# ULTRASSONOGRAFIA DERMATOLÓGICA

# ULTRASSONOGRAFIA DERMATOLÓGICA

EDITORES

Luciana Zattar

Giovanni Guido Cerri

MANOLE

HOSPITAL SÍRIO-LIBANÊS

Produção editorial: Júlia Nejelschi e Eliane Usui
Projeto gráfico: HiDesign Estúdio
Imagens da capa: Luciana Zattar
Capa: Agência Magor Design e Comunicação Criativa
Diagramação: HiDesign Estúdio
Ilustrações: HiDesign Estúdio e Luargraf Serviços Gráficos
Vídeos 1 a 5 do capítulo 8: Davi dos Santos Romão, médico graduado pelo Centro Universitário de Volta Redonda RJ (UniFOA). Residência Médica em Radiologia e Diagnóstico por Imagem pelo Hospital Sírio-Libanês. Especialização em Medicina Interna pelo Hospital Sírio-Libanês. Médico dos grupos de Radiologia Abdominal e Ultrassonografia do Hospital Sírio-Libanês.

CIP-BRASIL. CATALOGAÇÃO NA PUBLICAÇÃO
SINDICATO NACIONAL DOS EDITORES DE LIVROS, RJ

U42

Ultrassonografia dermatológica / editores Luciana Zattar, Giovanni Guido Cerri. - 1. ed.
- Santana de Parnaíba [SP] : Manole, 2021.

Inclui bibliografia e índice
ISBN 978-65-5576-458-1

1. Dermatologia. 2. Diagnóstico por ultrassom. 3. Ultrassom em dermatologia. I. Zattar, Luciana. II. Cerri, Giovanni Guido.

21-71867 CDD: 616.507543
CDU: 616.5-073

Meri Gleice Rodrigues de Souza - Bibliotecária - CRB-7/6439



1ª edição – 2021 – Reimpressão – 2022

Editora Manole Ltda.
Alameda América, 876
Tamboré – Santana de Parnaíba – SP – Brasil
CEP: 06543-315
Fone: (11) 4196-6000
www.manole.com.br | https://atendimento.manole.com.br/

Impresso no Brasil
*Printed in Brazil*

# SOBRE OS EDITORES

## LUCIANA ZATTAR

Médica Radiologista Especialista em Musculoesquelético. Membro da Comissão Administrativa do NOCS (Núcleo de Oncologia Cutânea e Sarcoma) e responsável pela Ultrassonografia Dermatológica, Pele e Partes Moles do Hospital Sírio-Libanês.

## GIOVANNI GUIDO CERRI

Professor Titular de Radiologia da Faculdade de Medicina da Universidade de São Paulo (FMUSP). Presidente do Conselho de Inovação e do Instituto de Radiologia do Hospital das Clínicas da FMUSP (HCFMUSP). Membro Titular da Academia Nacional de Medicina.

# SOBRE OS AUTORES

## ANDRÉ MATHIAS BAPTISTA

Médico Ortopedista do NOCS (Núcleo de Oncologia Cutânea e Sarcoma)/Hospital Sírio-Libanês e do Grupo de Melanoma e Sarcoma do Centro de Oncologia do Hospital Beneficência Portuguesa de São Paulo (BP). Chefe do Grupo de Oncologia Ortopédica do Instituto de Ortopedia e Traumatologia (IOT) e do Instituto do Câncer do Estado de São Paulo (ICESP/HCFMUSP).

## ANTÔNIO SÉRGIO ZAFRED MARCELINO

Médico Radiologista do Hospital Sírio-Libanês.

## CRISTINA ABDALLA

Mestre em Dermatologia e Doutora em Ciências da Saúde pela FMUSP e Coordenadora da Pós-graduação em Dermatologia Oncológica do Hospital Sírio-Libanês.

## ELOISA SANTIAGO GEBRIM

Doutora em Radiologia pela FMUSP. Coordenadora do Grupo de Diagnóstico por Imagem em Cabeça e Pescoço do Hospital Sírio-Libanês e do Instituto de Radiologia do HCFMUSP.

## FÁBIO BUSNARDO

Professor Livre-docente da FMUSP. Médico Coordenador do Serviço de Cirurgia Plástica Reparadora do ICESP/HCFMUSP. Chefe do Grupo de Tumores Cutâneos da Disciplina de Cirurgia Plástica do HCFMUSP. Membro da American Society of Plastic Surgery, da American Society of Reconstructive Transplantation. Membro Especialista e Titular da Sociedade Brasileira de Cirurgia Plástica.

## FÁBIO DE OLIVEIRA FERREIRA

Professor Livre-docente pela FMUSP. Coordenador do Grupo de Sarcomas e Melanomas do ICESP. Coordenador do NOCS do Hospital Sírio-Libanês. Cirurgião Oncologista.

## FERNANDO AUGUSTO DE ALMEIDA

Professor Associado Colaborador Aposentado do Departamento de Dermatologia da Universidade Federal de São Paulo (UNIFESP). Sócio Fundador do Grupo Brasileiro de Melanoma.

## FRANCISCO BELFORT

Cirurgião Oncologista. Doutor em Medicina pela UNIFESP. Membro Fundador do Grupo Brasileiro de Melanoma.

## FREDERICO TEIXEIRA JÚNIOR

Médico Cirurgião Oncológico. Doutor pela FMUSP. Chefe do Grupo de Cirurgia Oncológica do HCFMUSP.

## GABRIELLE ALINE ZATTAR MOCELIN

Médica Dermatologista Especialista pela Sociedade Brasileira de Dermatologia (SBD).

## JOÃO PAULO JUNQUEIRA

Médico Formado pela Escola Paulista de Medicina (EPM) da UNIFESP. Residência Médica em Dermatologia pela EPM-UNIFESP. Especialização em Dermatologia Avançada e em Dermatoscopia pela EPM-UNIFESP. Membro Titular da Sociedade Brasileira de Dermatologia. Membro Titular da Sociedade Brasileira de Cirurgia Dermatológica. Associado Titular do Grupo Brasileiro de Melanoma. Médico Dermatologista do Corpo Clínico do Hospital Sírio-Libanês. Médico Dermatologista do NUPEM – Núcleo Paulista de Especialidades Médicas.

## LUCIANA ZATTAR

Médica Radiologista Especialista em Musculoesquelético, Membro da Comissão Administrativa do NOCS (Núcleo de Oncologia Cutânea e Sarcoma) e Responsável pela Ultrassonografia Dermatológica, Pele e Partes Moles do Hospital Sírio-Libanês.

## LUIS FERNANDO R. TOVO

Dermatologista Mestre e Doutor em Medicina pela FMUSP com Ênfase em Diagnóstico por Imagem na Oncologia Cutânea.

## MARCELO BORDALO RODRIGUES

Médico Radiologista. Diretor do Centro Diagnóstico do IOT/HCFMUSP e Coordenador da Radiologia Musculoesquelética do Hospital Sirio-Libanês.

## MARCOS FELIPPE DE PAULA CORRÊA

Médico Radiologista Especialista dos Grupos Musculoesquelético e da Ultrassonografia do Hospital Sírio-Libanês. Coordenador do Setor de Ressonância Magnética do Hospital Sírio-Libanês.

## MARINA SAHADE

Oncologista Clínica do Núcleo de Oncologia Cutânea e Sarcomas do Hospital Sírio-Libanês. Vice-diretora Clínica do Hospital Sírio-Libanês.

## MARY LANE NEMER

Médica Dermatologista Especialista pela Sociedade Brasileira de Dermatologia.

## PAULO VICTOR PARTEZANI HELITO

Médico Radiologista Especialista em Diagnóstico e Intervenção no Sistema Musculoesquelético. Coordenador da Equipe de Radiologia Musculoesquelética do IOT/Instituto de Radiologia (InRad)/HCFMUSP.

## REINALDO TOVO FILHO

Mestre e Doutor em Dermatologia pela FMUSP. Chefe e Coordenador do Serviço de Residência Médica em Dermatologia do Instituto de Ensino e Pesquisa do Hospital Sírio-Libanês. Coordenador do Núcleo de Dermatologia do Hospital Sírio-Libanês. Ex-presidente da Sociedade Brasileira de Cirurgia Dermatológica.

## RENATO SERNIK

Médico Radiologista com Doutorado pela FMUSP e *Fellowship* na Mayo Clinic.

## RODRIGO MUNHOZ

Oncologista Clínico Especialista em Tumores Cutâneos e Sarcomas, Hospital Sírio-Libanês. *Ex-clinical Fellow* do Memorial Sloan Kettering Cancer Center. Coordenador do Programa de Residência Médica em Oncologia Clínica do Hospital Sírio-Libanês.

## SILMARA CESTARI

Professora Associada Aposentada do Departamento de Dermatologia da EPM-UNIFESP. Coordenadora e Supervisora do Programa de Residência Médica de Dermatologia do Hospital Sírio-Libanês.

# DEDICATÓRIA

Com amor e gratidão especial à minha família.

A profissão nos exige muito, desde nossa formação à necessidade de estudos e atualização continuada, quase que diária. Tenho consciência de que nem sempre estou tão próxima de vocês como gostaria e deveria, mas acreditem: vocês são a razão maior de tudo o que faço, minha inspiração, meu alicerce, meu grande e perene incentivo para continuar.

A vocês, este livro.

*Luciana Zattar*

# SUMÁRIO

Conteúdo complementar ........................ XIII

Prefácio ........................................... XV

Agradecimentos ................................ XVII

Introdução ........................................ XIX

1 Introdução à ultrassonografia ................................ 1
Luciana Zattar

2 Técnica, termos e conceitos aplicados ao ultrassom dermatológico ............. 12
Luciana Zattar, Gabrielle Zattar

3 Anatomia aplicada à ultrassonografia dermatológica ................................ 26
Luciana Zattar, Luiz Fernando R. Tovo

4 Anatomia da face ............................. 46
Luciana Zattar, Eloisa Santiago Gebrim

5 Algoritmo de aplicações da ultrassonografia cutânea .................. 77
Luciana Zattar

6 Principais lesões císticas .................... 88
Luciana Zattar, Fernando Augusto de Almeida, João Paulo Junqueira

7 Principais lesões sólidas benignas ... 101
Luciana Zattar, Reinaldo Tovo Filho

8 Avaliação de nervos periféricos e patologias neurais .......................... 111
Luciana Zattar, Marcos Felippe de Paula Corrêa

9 Diagnóstico e estadiamento de neoplasias cutâneas ......................... 126
Luciana Zattar, Marina Sahade, Francisco Belfort

10 Diferenciação e monitoramento de anomalias vasculares ....................... 152
Luciana Zattar, Silmara Cestari

11 Tumores de partes moles ............... 167
Luciana Zattar, Rodrigo Munhoz, Fábio de Oliveira Ferreira

12 Diagnóstico diferencial das lesões de partes moles por região corporal .... 187
Luciana Zattar, Marcelo Bordalo Rodrigues, André Mathias Baptista

13 Diagnóstico e acompanhamento das dermatoses inflamatórias ................ 208
Luciana Zattar, Cristina Abdalla

14 Ultrassonografia do aparelho ungueal ........................................... 234
Luciana Zattar, Renato Sernik

15 Ultrassonografia em procedimentos estéticos e cosmiatria ...................... 258
Luciana Zattar, Mary Lane Nemer

**16 Procedimentos dermatológicos guiados ..... 308**
Luciana Zattar, Paulo Victor P. Helito

**17 Ultrassonografia de alta resolução na avaliação dos retalhos cirúrgicos ..... 318**
Antônio Sérgio Zafred Marcelino, Fábio Busnardo, Frederico Teixeira Júnior, Luciana Zattar

**18 Solicitação, documentação e relatório da ultrassonografia dermatológica ..... 325**
Luciana Zattar

**Índice remissivo ..... 333**

# CONTEÚDO COMPLEMENTAR – PLATAFORMA DIGITAL

Esta obra possui conteúdo complementar disponibilizado em uma plataforma digital exclusiva.

Para ingressar no ambiente virtual, utilize o QR code abaixo, faça seu cadastro e digite o voucher:

**usgdermatologica**

O prazo para acesso a esse material limita-se à vigência desta edição.

# PREFÁCIO

A ultrassonografia começou a ocupar um importante papel no diagnóstico a partir dos anos 70 com a sua utilização em Obstetrícia. Nas décadas seguintes, a evolução dos aparelhos levou a uma ampla aceitação do método em diversas especialidades e órgãos. A introdução do Doppler e dos transdutores de alta resolução fez com que o método se tornasse de escolha para os estudos vasculares e de estruturas superficiais como a tireoide. A utilização do ultrassom em Dermatologia ficou limitada pela necessidade de transdutores com mais de 10 Mhz, não disponíveis em aparelhos comerciais até recentemente.

Este livro apresenta a nova realidade da Ultrassonografia Dermatológica, mostrando o enorme potencial diagnóstico do método onde os outros métodos de diagnóstico por imagem como a ressonância magnética têm uma limitação física. A utilização da Ultrassonografia em Dermatologia irá se expandir exponencialmente nos próximos anos, como já ocorreu anteriormente em outras áreas de Medicina.

A Dra. Luciana Zattar, junto com um destacado grupo de especialistas, faz ampla revisão, muito bem documentada, da aplicabilidade do ultrassom em tumores benignos e malignos, além de contribuir para o estadiamento e planejamento cirúrgico, no diagnóstico e monitoramento das lesões vasculares e das lesões inflamatórias, além dos procedimentos estéticos.

O ultrassom pode ser utilizado em todas as regiões anatômicas do corpo humano sem restrições, além de ter enorme valia em procedimentos terapêuticos intervencionistas.

Este livro tem grande utilidade para orientar os ultrassonografistas no aprimoramento do seu uso em partes moles superficiais, assim como para que os dermatologistas possam conhecer melhor as amplas possibilidades de utilização da ultrassonografia na sua especialidade.

Destaco também o cuidado da Editora Manole na publicação do livro, trabalho cuja qualidade tenho testemunhado ao longo de muitos anos como colaborador e leitor.

*Dr. Giovanni Guido Cerri*

# AGRADECIMENTOS


Há alguns anos iniciei uma carreira em Ultrassonografia Dermatológica, subespecialidade ainda não reconhecida, nova, mas cheia de oportunidades, assistenciais e acadêmicas; e, hoje, finalmente reuniram-se: experiência, material e forças para organizar e tornar realidade a edição deste livro.

Neste momento, agradeço colegas e inúmeros colaboradores que, direta ou indiretamente, ajudaram, propiciaram e permitiram a realização desta obra, em especial aos Doutores Luciana e Giovanni Cerri, extensivo à diretoria e aos colegas do Hospital Sírio-Libanês, que apoiaram e incentivaram o desenvolvimento das minhas atividades práticas e acadêmicas nesta área, contribuindo para construção do conhecimento compartilhado neste livro.

Foi e está sendo um caminho longo, de muito estudo, investimento pessoal, intelectual e de tempo, para chegar até aqui. Nesta jornada, agradeço a Deus por minha saúde, proteção e guia.

Agradeço ainda aos pacientes pelos ensinamentos transmitidos e agora consolidados por meio de cada imagem clínica e de ultrassom desta obra.

Aos amigos e família que, com compreensão e paciência, me ajudaram a trilhar este caminho:

Muito obrigada.

*Luciana Zattar*

# INTRODUÇÃO

As aplicações da ultrassonografia na avaliação da pele e partes moles vêm crescendo nos últimos anos, possibilitadas pelo desenvolvimento de equipamentos de ultrassom que aliam transdutores de alta frequência com novas tecnologias de pós-processamento. Tornou-se possível então a definição *in vivo*, não invasiva e em tempo real de estruturas superficiais, com imagens, informações e detalhamento sem precedentes, muito superior a outros métodos de imagem radiológicos.

A resolução alcançada permite ótima definição das camadas da pele, semelhante a cortes histológicos. É possível avaliar a anatomia normal do maior órgão do corpo, incluindo seus anexos como glândulas, folículos pilosos, pelos e unhas, e todas as estruturas adjacentes, desde nervos, vasos e cartilagens a estruturas musculotendíneas.

Com correta técnica aliada à resolução submilimétrica do aparelho, pode-se avaliar e localizar corretamente as lesões de acordo com sua composição e estrutura ou camada de origem. O diagnóstico preciso e a caracterização de patologias, sejam estas congênitas ou adquiridas, tornaram-se possíveis, incluindo lesões benignas e malignas, dermatoses inflamatórias, anomalias vasculares, alterações ungueais e de nervos periféricos.

Além do diagnóstico diferencial de patologias, os detalhes e dados anatômicos fornecidos permitem a avaliação antes, durante e após procedimentos e tratamentos, sejam estes clínicos, estéticos ou cirúrgicos, trazendo informações imprescindíveis para o melhor manejo dos pacientes. O uso do ultrassom auxilia na definição de conduta, avalia respostas e sucesso terapêutico, e pode ainda reduzir morbidades.

Há importante papel para o ultrassom ainda na cosmiatria e estética. Pode-se avaliar previamente as regiões que vão ser manipuladas, em busca de variantes e detalhes anatômicos relevantes. É possível detectar e localizar materiais e preenchedores estéticos, sendo o único método de imagem que permite a identificação *in vivo* da substância utilizada, além do acesso, seguimento e tratamento de complicações.

Com o crescimento do método e suas aplicações, ano após ano, e devido à importância cada vez maior e mais reconhecida do ultrassom na avaliação, no diagnóstico, acompanhamento e tratamento de lesões de pele e partes moles, aumentou também o interesse pela Ultrassonografia Dermatológica, assim como a demanda por radiologistas e operadores especializados. Crescentes são também os desafios apresentados pelo próprio avanço da prática médica.

Diante desse panorama de atualizações constantes e da necessidade pelo conhecimento, este livro fornece as bases para a prática da Ultrassonografia Dermatológica. Organizado didaticamente em 18 capítulos, dispõe de cerca de 500 figuras e vídeos e texto baseado em evidências, exposto de maneira didática e coesa. Esperamos atender às expectativas dos que desejam ter maior conhecimento a respeito, ajudar e motivar cada um dos leitores em sua prática diária para que façamos a diferença na assistência qualificada aos nossos pacientes.

# 1

# INTRODUÇÃO À ULTRASSONOGRAFIA

Luciana Zattar

## INTRODUÇÃO

O conhecimento dos princípios físicos e conceitos básicos sobre a ultrassonografia diagnóstica é imprescindível para o entendimento da interação do som com os tecidos, da formação da imagem e, consequentemente, das limitações, vantagens e aplicações clínicas desse exame de imagem.

## PRINCÍPIOS FÍSICOS

A ondulatória é a parte da física que estuda as ondas, suas características e propriedades. Por definição, onda é uma perturbação que se propaga transportando energia, e pode ser classificada de acordo com a natureza, a direção e a energia de propagação (Quadro 1).

Entre as ondas temos o som, uma onda mecânica, longitudinal, tridimensional, definida como uma vibração que gera regiões de compressão e rarefação, por oscilação de moléculas, e que transporta energia. Sua geração e propagação são estudadas pela acústica, que define três parâmetros principais (Figura 1):

1. **Oscilação espacial**: caracterizada pelo comprimento de onda (λ).
2. **Periodicidade no tempo**: medida pela frequência da onda (f). Período (T) é o inverso da frequência.
3. **Velocidade da onda**: depende do meio e relaciona os parâmetros comprimento e frequência da onda: $V = \lambda \times f$.

QUADRO 1 Classificação das ondas

| **Natureza** |
|---|
| Mecânicas: meio material |
| Eletromagnéticas: não precisam de meio material |
| **Direção de propagação** |
| Unidimensionais |
| Bidimensionais ou superficiais |
| Tridimensionais |
| **Energia de propagação** |
| Transversal: as partículas vibram perpendicularmente à propagação |
| Longitudinal: as partículas vibram no mesmo sentido da propagação |
| Circulares |

## PARÂMETROS ACÚSTICOS

### Velocidade da onda

É medida em metros por segundo (m/s), depende do meio (Figura 2) e relaciona: $V = \lambda \times f$.

> Se a velocidade de propagação for constante em um meio, temos que a frequência é inversamente proporcional ao comprimento de onda.

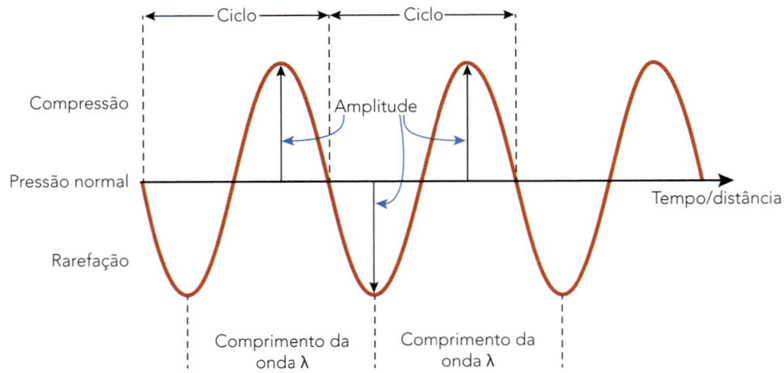


FIGURA 1 Esquema da onda sonora: o som é transmitido com certa amplitude, alternando entre compressão e rarefação, no meio de condução. De acordo com o tempo/distância percorridos, definimos, a cada ciclo: a oscilação espacial, caracterizada pelo comprimento de onda (λ), e o período (T), tempo em que se completa um ciclo, definido como o inverso da frequência.

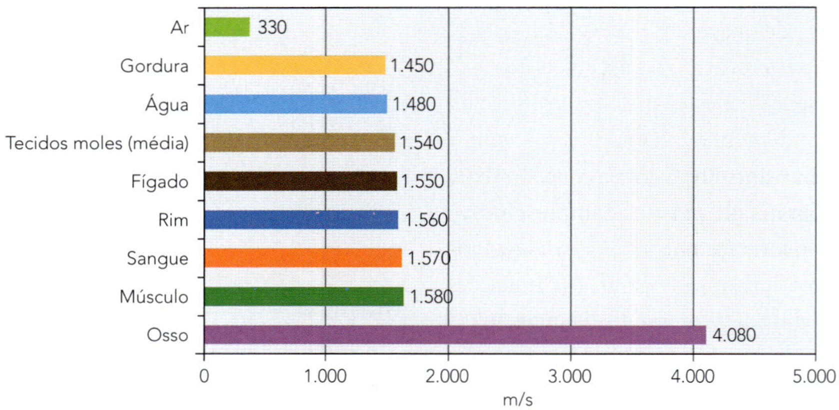


FIGURA 2 Diferentes velocidades de propagação do som nos tecidos. A velocidade depende do meio que o som percorre.

## Comprimento de onda (λ)

Medido em metros (m), é definido como a extensão ou distância mínima de um ciclo. Relaciona-se ao tamanho de um ciclo da onda sonora que se forma no espaço.

## Frequência da onda (f)

Medida em Hertz (Hz) que representa um ciclo por segundo, é definida como a quantidade de ciclos em unidade de tempo. Relaciona-se ao tempo que um ciclo da onda sonora leva para se formar, sendo determinada no instante de sua geração, e *não varia durante a propagação da onda.*

De acordo com a frequência, o som pode ser classificado em:

- **Infrassom**: abaixo de 20 Hz.
- **Som**: entre 20-20.000 Hz (sensível ao ouvido humano).
- **Ultrassom**: acima de 20.000 Hz (excede a capacidade auditiva).

Ultrassom de alta frequência: acima de 15 MHz (15 milhões Hz)*.

## Relações: V = λ × f

Se a velocidade da onda (V) é constante de acordo com o meio (*partes moles*), temos que a frequência (f) e o comprimento de onda (λ) são *inversamente proporcionais*. Deste modo:

Quanto maior a frequência, menor o comprimento de onda, menor a penetração nos tecidos, maior a atenuação do som e melhor a avaliação de estruturas superficiais (Figura 3).

* Considerada a frequência mínima ideal para o Ultrassom Dermatológico.

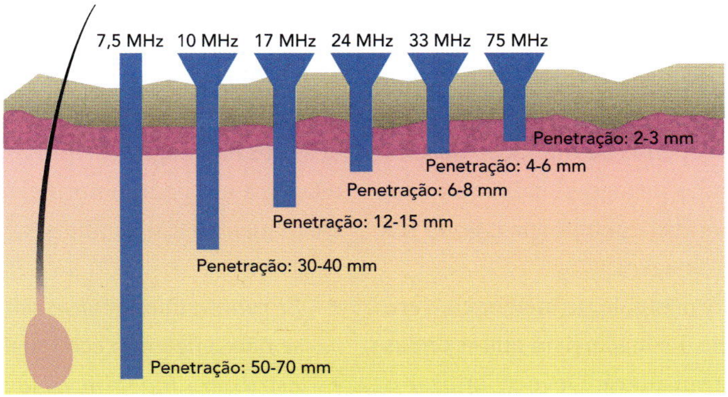


FIGURA 3 Desenho esquemático demonstrando que, quanto maior a frequência do som, menor o comprimento de onda e menor a penetração nos tecidos, melhorando a avaliação de estruturas superficiais. Transdutores com frequência mais alta têm, então, melhor resolução superficial.

## ULTRASSONOGRAFIA DIAGNÓSTICA

Consiste na obtenção de imagens por meio da transformação de energia elétrica em som (*acima do limiar do ouvido humano*), que interage de formas diferentes com cada tecido e estrutura, traduzido em diferentes tons de cinza, de acordo com o "eco" que retorna ao transdutor. Para compreender o princípio da formação das imagens é preciso entender como o som é gerado e como ocorre essa interação com o meio.

### Geração do som

Ondas mecânicas como o som podem ser geradas a partir de **materiais piezoelétricos**, que têm a capacidade de causar deformação mecânica (onda sonora) em certa direção após a aplicação de uma voltagem nos eletrodos de sua superfície e vice-versa. A piezoeletricidade ou o efeito piezoelétrico (Figura 4) pode ser direto, quando se transforma energia elétrica em mecânica, e inverso, quando se transforma energia mecânica em elétrica. Esses dois fenômenos ocorrem no transdutor de ultrassom.

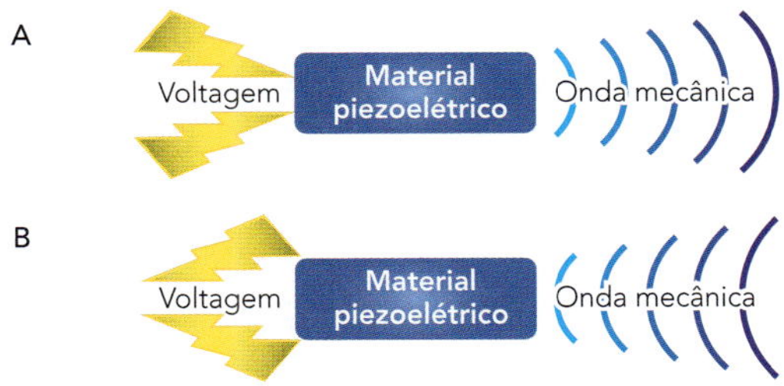


FIGURA 4 Esquema dos efeitos piezoelétricos direto (A), quando se transforma energia elétrica em mecânica, e inverso (B), quando se transforma energia mecânica em elétrica. Os dois fenômenos ocorrem no transdutor de ultrassom.

### Interação com o meio

Regida pela lei de refração de Snell-Descartes, ocorre quando o som encontra interfaces acústicas, ou seja, meios ou tecidos com diferentes características (p. ex., densidade e elasticidade), podendo sofrer reflexão, refração e absorção (Figura 5).

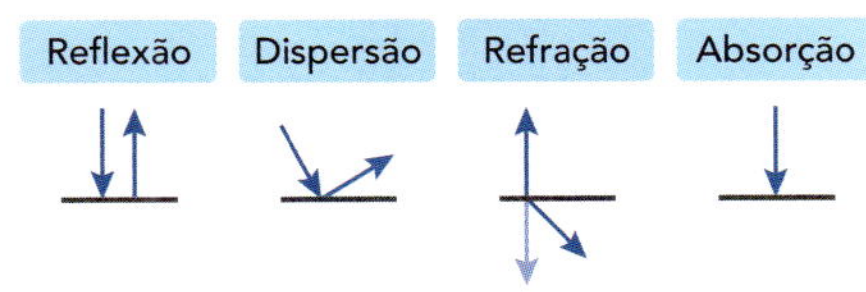


FIGURA 5 Esquema das diferentes interações do som diante de interfaces acústicas.

#### Reflexão

Retorno ao meio 1, de origem, formando o eco, quando retorna com a mesma direção/ângulo (*lido pelo transdutor*), ou sofrendo dispersão, quando muda o ângulo/direção (*perdido, não lido pelo transdutor*).

#### Refração

Mudança de velocidade e de direção. A onda é transmitida, se propagando pelo meio 2.

#### Absorção

Calor e vibração tecidual (imperceptíveis), até a cavitação. Utilizada em aparelhos específicos e com diferentes frequências, como na lipocavitação.

> Atenuação do som é resultado de absorção, reflexão e espalhamento (dispersão e refração). É diretamente proporcional à frequência do transdutor.

## Formação da imagem

### Física da formação da imagem

A formação da imagem depende da interação do som com os meios, formando ondas retroespalhadas ou o eco, definido como a parte das ondas que retorna e pode ser captada para que se forme a imagem.

Para evitar perdas do eco, o ângulo de incidência deve ser perpendicular à superfície insonada, para que as ondas refletidas retornem para o transdutor. Deve-se utilizar o gel entre o transdutor e a pele, uma vez que a interface ar/pele reflete 99% do ultrassom, mas com o uso do gel essa reflexão é de menos de 1%.

O eco é detectado e processado eletronicamente pelo aparelho de ultrassom, em escalas de tons de cinza (Figura 6), de acordo com a amplitude do eco, sendo projetado na tela de acordo com o tempo que demora para retornar (*tempo transmissão-reflexão*). Isso define a distância ou profundidade das estruturas na tela do exame (Figura 7).

### Ecogenicidade

Os tons de cinza da imagem definem a chamada ecogenicidade dos tecidos (Figura 8), ou seja, a intensidade dos ecos na imagem, sendo comparada ou classificada em relação a um padrão normal ou às estruturas a seu redor. De maneira geral, define-se:

- *Estruturas anecogênicas são pretas na imagem*, pois quase não refletem o eco (ausência de eco).
- *Estruturas hipogênicas têm tons de cinza na imagem*, pois refletem parte do eco (baixa intensidade de ecos).
- *Estruturas hiperecogênicas têm tons de branco na imagem*, pois refletem a maior parte do eco (alta intensidade de ecos).

O termo *isoecoica* ou *isoecogênica* refere-se à comparação entre duas estruturas com ecogenicidades/tons de cinza semelhantes ou muito próximos.

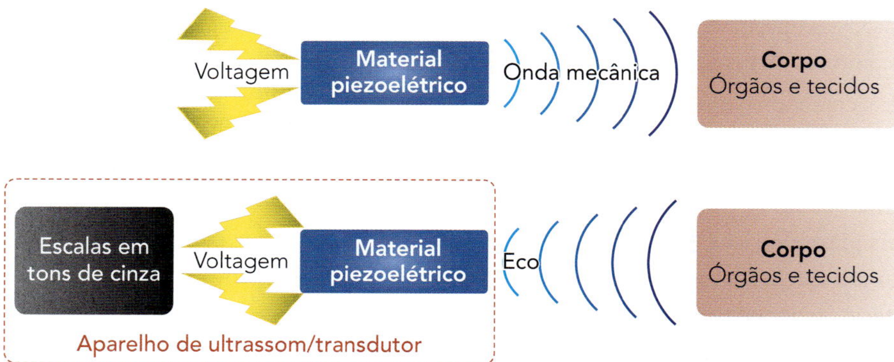


FIGURA 6 Esquema demonstrando a geração do som (onda mecânica) após a aplicação de voltagem sobre um material piezoelétrico, que interage com o corpo (órgãos e tecidos). O eco que retorna é captado e interage com o material piezoelétrico, gerando uma voltagem que é interpretada em tons de cinza pelo aparelho de ultrassom/transdutor.

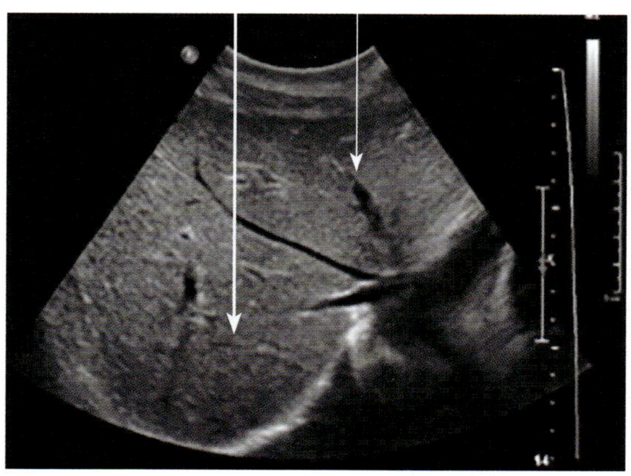

FIGURA 7 Imagem da tela do exame de ultrassom modo B demonstrando a formação da imagem, sendo o ponto mais inferior (seta maior) aquele com maior tempo entre a transmissão e a reflexão, quando comparado ao ponto mais superior (seta menor). O tempo que o eco demora para retornar define a distância ou profundidade das estruturas na tela do exame.

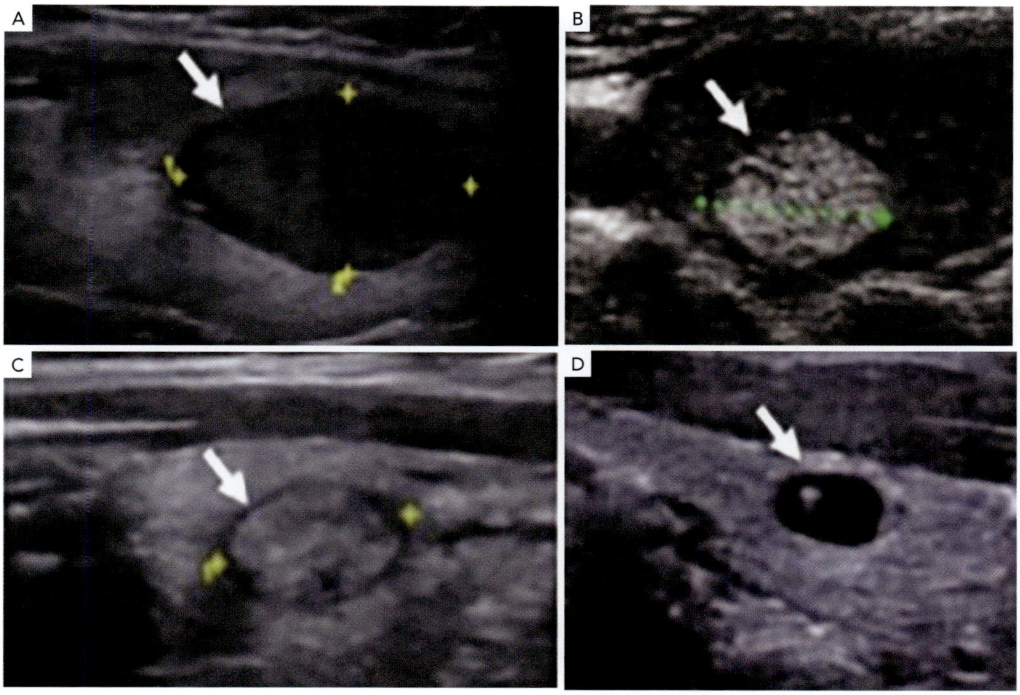


FIGURA 8 Diferentes nódulos na tireoide demonstrando diferentes ecogenicidades em relação ao parênquima ao modo B. (A) Hipoecogênico (mais preto que o parênquima). (B) Hiperecogênico (mais branco que o parênquima). (C) Isoecogênico (semelhante ao parênquima). (D) Anecogênico (preto).

> Essa forma de processar os ecos refletidos em imagem bidimensional e em tons de cinza define o chamado modo B no ultrassom, ou modo brilho (*brightness*).

### Artefatos ao modo B

A depender da interação do som com o meio, ou da ecogenicidade dos tecidos, pode-se observar os chamados artefatos, que ocorrem também se houver técnica inadequada ou erros relacionados ao equipamento. Seu entendimento e interpretação podem auxiliar no diagnóstico e caracterização das imagens. São ecos exibidos na imagem que não transmitem a realidade das informações da área estudada, o que pode gerar falsas interpretações. De maneira geral, têm-se:

- Estruturas anecogênicas (pretas) praticamente não refletem o som, formando o chamado **reforço acústico posterior**. Manifestam-se como uma faixa mais clara posterior (Figura 9), o que ocorre de maneira geral em estruturas com conteúdo líquido, como cistos.
- Estruturas hiperecogênicas (brancas) com alta atenuação ou reflexão, refletem muito o som, formando a chamada **sombra acústica posterior**. Manifestam-se como uma faixa mais escura posterior, uma sombra, impedindo o estudo de estruturas mais profundas (Figura 10); isso ocorre de maneira geral em estruturas calcificadas como o osso ou em preenchedores como hidroxiapatita de cálcio e polimetilmetacrilato.
- A interação dos feixes de ultrassom entre duas interfaces altamente refletoras resulta em múltiplas reflexões, criando um artefato de **reverberação**. Os "falsos ecos" aparecem na imagem igualmente espaçados e perpendiculares ao feixe de ultrassom. Isso ocorre em preenchedores como o polimetilmetacrilato (Figura 11), assim como na visualização de agulhas em biópsias.

## Avaliação da vascularização

### Física do efeito Doppler

O efeito Doppler pode ser aplicado nos exames de ultrassonografia diagnóstica, fornecendo informações sobre a presença, natureza, sentido e velocidade do fluxo sanguíneo. Consiste na alteração da percepção da frequência emitida (frequência aparente) por uma fonte sonora, por um observador, quando há movimento relativo entre eles (velocidade relativa entre fonte e receptor) (Figura 12).

### Interpretação das curvas de Doppler

A direção do fluxo é determinada por essa frequência relativa observada/captada pelo transdutor, e define o modo do Doppler colorido (*color* Doppler – cor). Por definição, o vermelho caracteriza o fluxo que está se aproximando

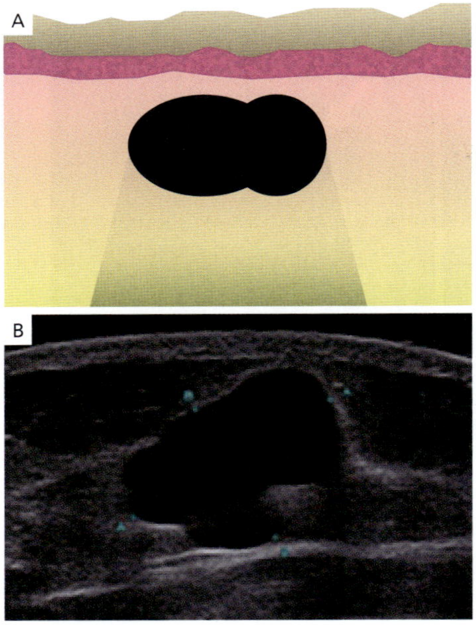


FIGURA 9 Esquema do artefato acústico posterior (A) e imagem modo B (B) anecogênica de silicone puro injetado no subcutâneo, demonstrando o artefato de reforço acústico posterior com formação de faixa mais clara posterior.

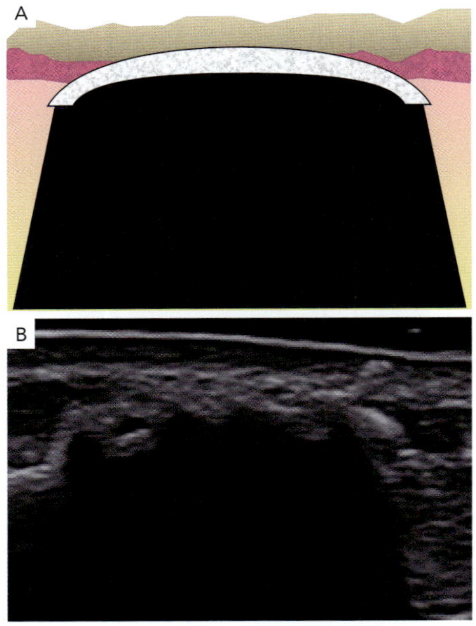


FIGURA 10 Esquema do artefato acústico posterior (A) e imagem modo B (B) de preenchedor de hidroxiapatita de cálcio injetado no subcutâneo, demonstrando o artefato de sombra acústica posterior com formação de faixa mais escura posterior, limitando a avaliação profunda.

do transdutor (artérias), e o azul caracteriza o fluxo que está se afastando do transdutor (veias).

No traçado do Doppler pulsado ou espectral, convencionou-se que a linha-base representa fluxo zero. O fluxo em direção ao transdutor fica disposto acima da linha de base (positivo), e o fluxo que vai em direção contrária ao transdutor fica disposto abaixo da linha de base (negativo). A curva espectral é uma representação do fluxo sanguíneo local e depende do ciclo cardíaco em vasos arteriais (Figura 13), sendo normalmente formado por uma porção sistólica tipicamente triangular e positiva. A curva ascendente do gráfico mostra a aceleração do sangue no vaso, sendo que o pico da onda A corresponde ao pico sistólico da velocidade do sangue (VPS), seguido pela curva descendente, que é a desaceleração do fluxo na sístole. Após a sístole o fluxo pode variar na diástole, de acordo com a resistividade do leito estudado.

Valores reais de velocidade do fluxo podem ser obtidos pela fórmula: $V = [c\ (Fs - Ft)]\ /\ 2\ Ft\ (\cos\theta)$, somente se o ângulo de insonação do Doppler com o vaso (box) não exceder 60°, este pode ser corrigido com a imagem congelada (pós-processada).

Os tipos de fluxos sanguíneos podem ser caracterizados em laminar e turbulento e fluxos venosos ou arteriais de alta, intermediária e baixa resistividade, de acordo com sua curva ou traçado espectral. Os principais padrões de fluxo são (Figura 14):

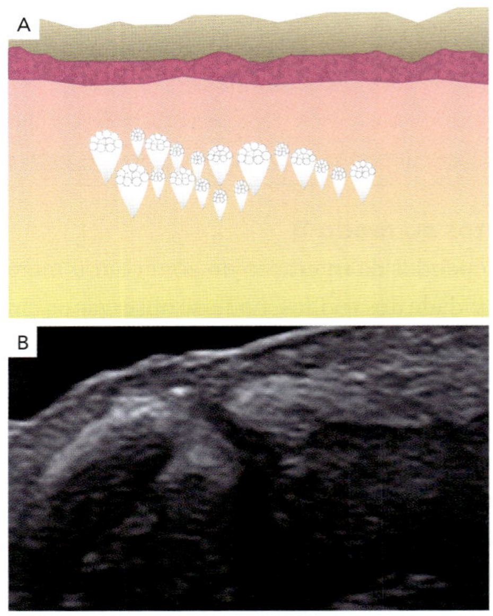


FIGURA 11 Esquema do artefato acústico posterior (A) e imagem modo B (B) de preenchedor de polimetilmetacrilato injetado na transição da derme com o subcutâneo, demonstrando o artefato de reverberação posterior com repetição de ecos.

- **Fluxos arteriais**: têm periodicidade de acordo com o ciclo cardíaco, sem variação com a respiração.
  - ***Fluxo de alta resistência***: presença de picos sistólicos finos (afilados) e fluxo reverso (negativo) no início da diástole. É caracterizado por alta pulsatilidade e alta resistividade de fluxo. Normalmente

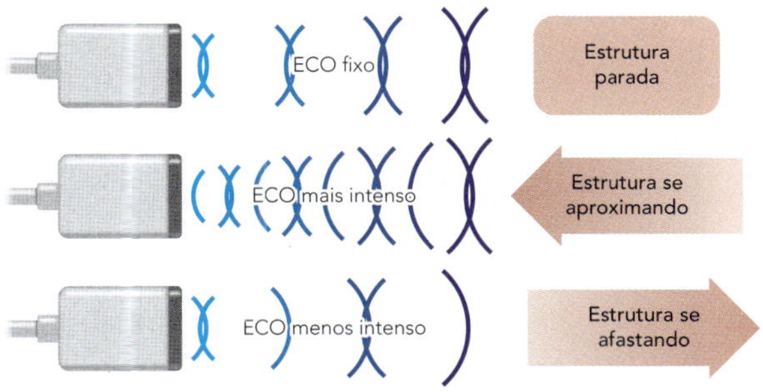


FIGURA 12 Esquema da frequência aparente percebida quando há movimento relativo entre a fonte sonora (transdutor) e o objeto insonado. A intensidade do som ou eco recebido é reduzida ou aumentada de acordo com a direção e a velocidade da estrutura insonada. Na imagem superior, o som é emitido em uma estrutura parada e o eco recebido tem as mesmas frequência e intensidade (fixo). Na imagem do meio, o som é emitido em uma estrutura que se aproxima do transdutor, formando um eco mais intenso. Na imagem inferior, o som é emitido em uma estrutura que se afasta do transdutor, formando um eco menos intenso.

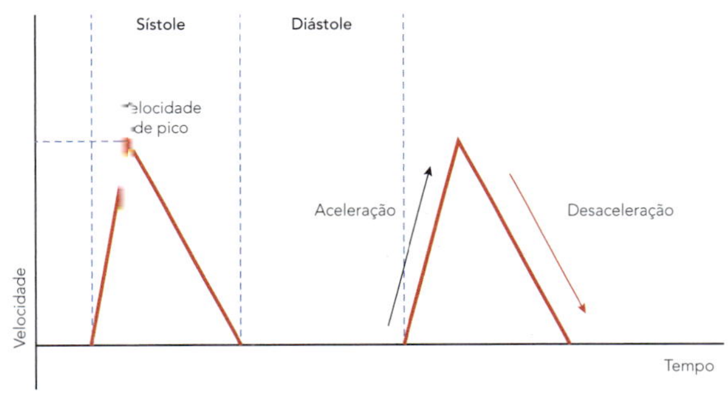


FIGURA 13 Curva de velocidade-tempo do Doppler espectral demonstrando os parâmetros utilizados em sua análise: velocidade de pico, aceleração e desaceleração.

presente em extremidades e estruturas com vascularização terminal. Exemplo: artéria carótida externa.

- ***Fluxo de resistência intermediária***: presença de picos sistólicos afilados, mais amplos, e fluxo direcional na diástole, sem fluxo reverso. É caracterizado por pulsatilidade e resistividade de fluxo intermediárias. Exemplo: artéria carótida comum.
- ***Fluxo de baixa resistência***: presença de picos sistólicos amplos e contínuos e alta velocidade decrescente de fluxo na diástole. É caracterizado por baixa pulsatilidade e baixa resistividade de fluxo. Normalmente presente em órgãos que exijam fluxo contínuo de sangue: cérebro e rins. Exemplo: artéria carótida interna e vertebrais.

- **Fluxos venosos**: geralmente laminares, podem variar com a respiração (inspiração e expiração), e geralmente com baixa periodicidade (Figura 15).

Índices podem ser utilizados para a análise do fluxo sanguíneo, auxiliando na avaliação de estenoses e de processos inflamatórios, por exemplo. Os mais utilizados são o índice de resistividade (IR) e o índice de pulsatilidade (IP). O IR relaciona o resultado da subtração entre as velocidades de pico sistólico e diastólico final (VDF) sobre a velocidade de pico sistólico (IR = VPS – VDF / VPS), e tem alta sensibilidade para diferenciar traçados anormais. O IP relaciona o resultado da subtração entre as velocidades de pico sistólico e diastólico final sobre a velocidade média

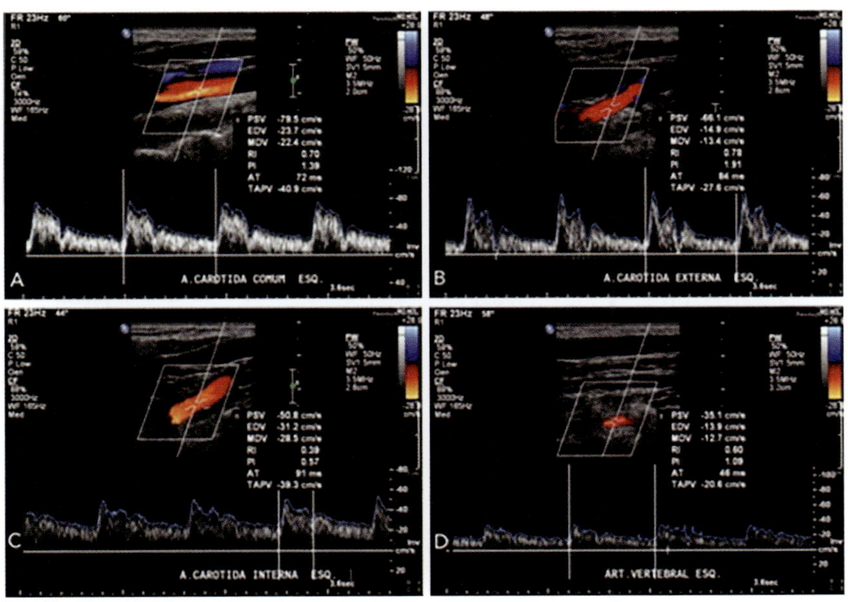


FIGURA 14 Imagens de Doppler espectral demonstrando os diferentes padrões clássicos de fluxo arterial. (A) Artéria carótida comum com fluxo de resistividade intermediária. (B) Artéria carótida externa com fluxo de resistividade alta. Artéria carótida interna (C) e vertebral (D) com fluxo de resistividade baixa.

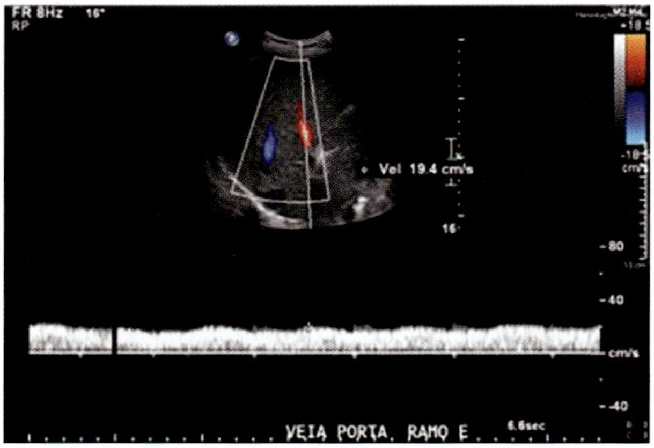


FIGURA 15 Imagem de Doppler espectral da veia porta demonstrando exemplo clássico de padrão de fluxo venoso.

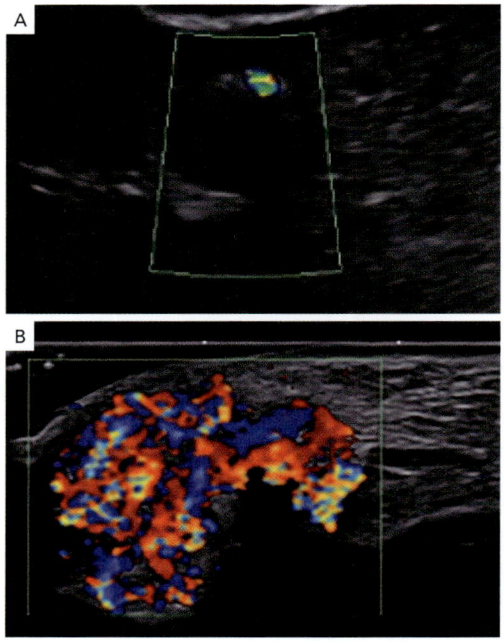


FIGURA 16 Exemplos de artefatos ao Doppler. (A) Reverberação posterior em calcificação. (B) *Aliasing* quando a velocidade excede a técnica de medida.

(VM) (IP = VPS – VDF / VM), e reflete o que ocorre durante todo o ciclo cardíaco.

De maneira geral, leitos arteriais com baixa resistividade apresentam baixo IR e alto fluxo na diástole; por sua vez, vasos com alta resistividade têm IR elevado e baixo fluxo ou fluxo ausente na diástole.

### Artefatos do modo Doppler

A depender da interação do som com os tecidos ou estruturas, pode-se observar os chamados artefatos ao Doppler (Figura 16), que ocorrem também se houver técnica inadequada ou erros do equipamento. Seu entendimento e interpretação podem auxiliar no diagnóstico e caracterização das imagens. De maneira geral, têm-se:

- **Reverberação/*twinkle***: interfaces altamente refletoras que resultam em múltiplas reflexões, criando "falsos ecos" que aparecem na imagem igualmente espaçados e perpendiculares ao feixe de ultrassom. Utilizado para avaliação de calcificações (cálculos renais, p. ex.)
- ***Aliasing***: ambiguidade de sinal detectado: artefato da técnica que ocorre quando a velocidade do sangue excede um limite superior de medida (*Nyquist*). Os fluxos então são demonstrados de maneira incorreta, impedindo a determinação correta da direção do fluxo.

## TRANSDUTORES

### Definição

Unidade básica dos equipamentos de ultrassom diagnóstico, os transdutores, ou sondas, são dispositivos que entram em contato com o paciente/região avaliada, conectados ao equipamento (gerador/monitor) por um cabo e construídos a partir de materiais piezoelétricos, aparato eletrônico e outros (Figura 17). Convertem a energia elétrica em sonora e vice-versa, produzindo e recebendo os ecos gerados.

### Funções (Figura 18)

- Transformar energia elétrica em mecânica: *emissor*.
- Transformar energia mecânica em elétrica: *detector*.

### Características

O elemento piezoelétrico determina a frequência do transdutor. E a conformação desses elementos (matriz) influencia na resolução, definida como a capacidade de diferenciar objetos muito próximos, pode ser dividida em três planos (Figura 19):

- **Axial**: dois pontos ao longo do eixo do som – melhor quanto maior a frequência.
- **Lateral**: dois pontos perpendiculares ao som – largura do feixe e alteração do foco; melhor feixes mais estreitos (transdutores lineares e especiais: Hockey).
- **Elevação**: dois pontos perpendiculares ao plano – determinada pela espessura do material piezoelétrico.

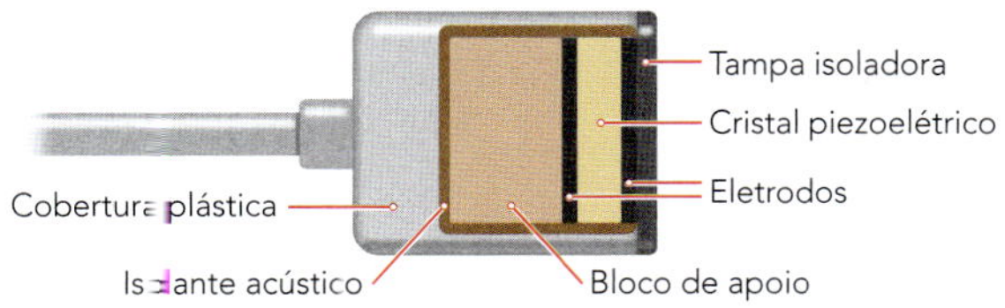


FIGURA 18 Esquema de um transdutor formado por cristal piezoelétrico, eletrodos, bloco de apoio, tampa isoladora e isolante acústico, além de cobertura plástica.

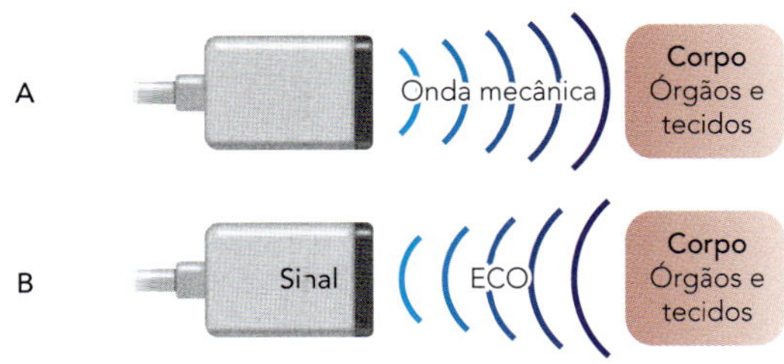


FIGURA 19 Esquema demonstrando as funções do transdutor – de emissor (A), quando emite a onda mecânica em direção ao corpo (órgãos e tecidos), e de detector (B), quando recebe o eco transmitido/refletido.

## Tipos de transdutor

### Tipos de imagem produzida (Figura 20)

- **Convexa**: feixe divergente e imagem em cunha (leque 60°). Normalmente utiliza frequências baixas: 3-6 MHz, para exames de abdome e pelve, por exemplo.
- **Setorial**: feixe divergente e imagem em cunha (leque 90°). Normalmente utiliza frequências baixas: 2-8 MHz, para exames cardiovasculares, por exemplo.
- **Linear**: feixe de linhas paralelas e imagem retangular. Normalmente utiliza frequências mais altas: 5-11 MHz, para exames de estruturas superficiais, tireoide, mama e pele, por exemplo.
- **Especiais e endocavitários**.

### Frequência utilizada

- **Baixa frequência** (2-5 MHz): maior penetração e menor resolução, utilizado em exame de abdome.
- **Alta frequência** (7-20 MHz): menor penetração e melhor resolução, utilizada em exame de estruturas superficiais (pele).

## MODOS DE IMAGEM (FIGURA 21)

Dependem da forma de processamento dos ecos refletidos:

- **Modo A** (amplitude): transdutores de elemento único. Imagem imóvel, unidimensional. Utilizada na oftalmologia.
- **Modo B** (bidimensional – brilho): vários transdutores de multielementos e multifrequência. Imagem com movimentação e bidimensionais. Recursos pré e pós-processamento.
- **Modo M** (movimento): representação gráfica de estruturas em movimento: 10-60 imagens/segundo. Utilizado na ecocardiografia.

## MODOS DE DOPPLER (FIGURA 22)

- **Colorido**: tenta definir a presença e a caracterização do tipo ou direção de fluxo. Por definição, o vermelho caracteriza o fluxo de artérias, e o azul, o fluxo de veias – quanto mais clara a cor (amarelo/verde), maior a velocidade de fluxo.
- ***Power***: tenta definir apenas a presença de fluxo, sem definição do tipo ou direção de fluxo – mais sensível.
- **Pulsado**: avalia a morfologia ou curva de fluxo sanguíneo. Por definição, o fluxo arterial é trifásico, enquanto o fluxo venoso é bifásico.

A associação dos modos descritos permite a definição de outros modos:

- *Duplex*: modo B + pulsado.
- *Triplex*: modo B + pulsado + colorido.

Confirmar a presença de fluxo com o Doppler pulsado sempre que possível.

**Transdutor ideal para avaliação da pele:**

1. Modo B (bidimensional) – com ótimo pré e pós-processamento.
2. Transdutores lineares.
3. Multifrequência – com altas frequências 24-33 MHz (14-18 MHz).
4. Doppler sensível.

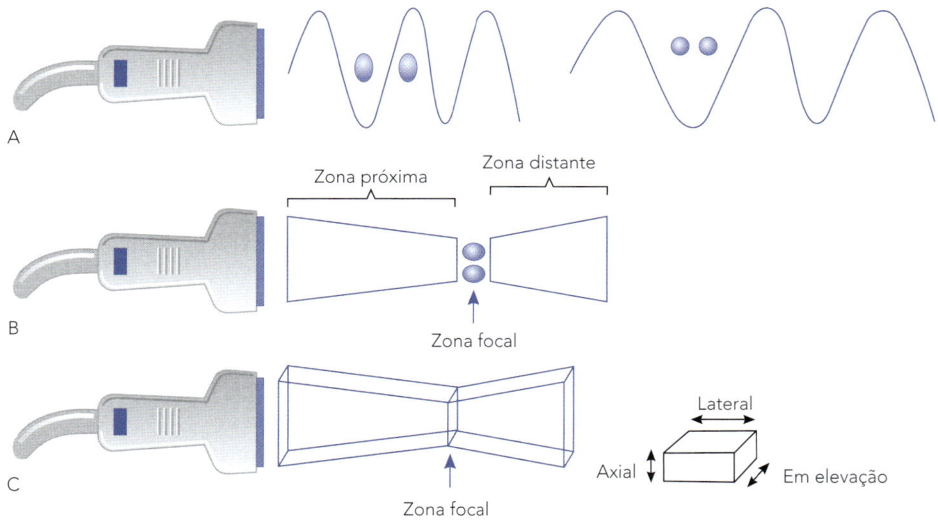


FIGURA 19 Esquemas demonstrando as diferentes resoluções dos transdutores de ultrassom diagnóstico. (A) Resolução axial: capacidade de distinguir dois pontos no eixo de propagação do som. (B) Resolução lateral: capacidade de distinguir dois pontos perpendiculares ao eixo de propagação do som. (C) Resolução em elevação: capacidade de distinguir dois pontos perpendiculares ao plano de propagação do som.

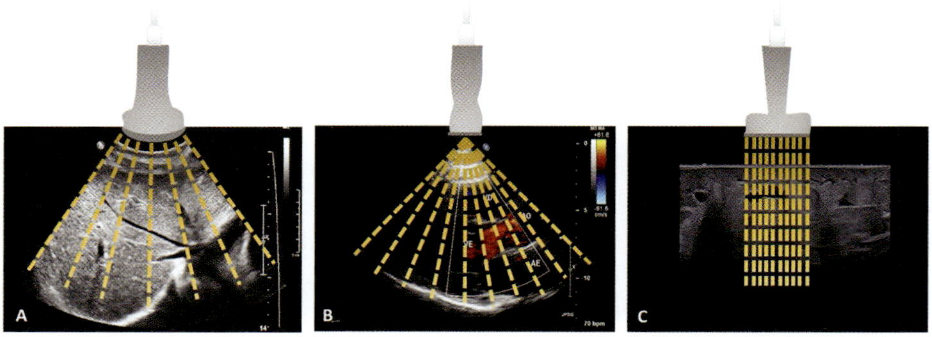


FIGURA 20 Exemplo de tipos de transdutores utilizados na ultrassonografia diagnóstica ao modo B. (A) Transdutor convexo com imagem em feixe divergente em cunha de 60°. (B) Transdutor setorial, com imagem divergente em cunha de 90°. (C) Transdutor linear, com imagem em linhas paralelas.

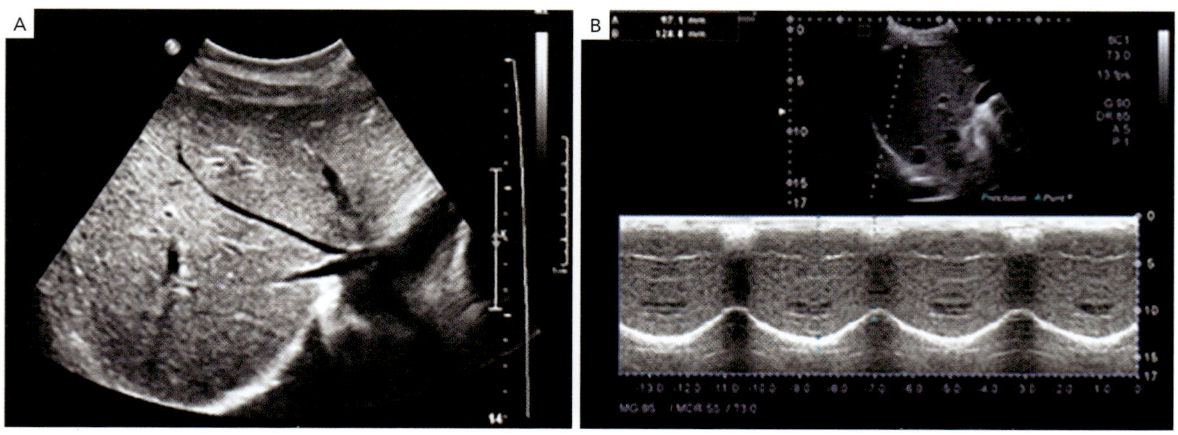


FIGURA 21 Imagens de modo B (A) e modo M (B).

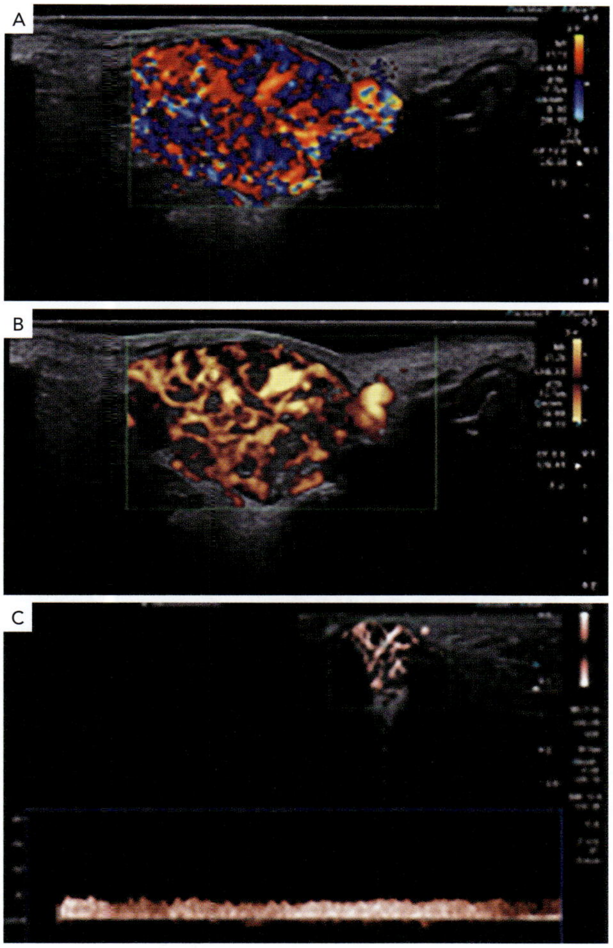


**FIGURA 22** Exemplos dos modos de Doppler. (A) Doppler colorido. (B) *Power* Doppler. (C) Doppler pulsado (fluxo venoso).

## VANTAGENS

- Ótima resolução e penetração variável: permite a avaliação de camadas da pele e de tecidos adjacentes. Resolução superior à ressonância magnética de 7 teslas.
- Avaliação em tempo real, permite a comparação contralateral e com tecido sadio, além de manobras dinâmicas.
- Análise da vascularização.
- Ausência de radiação/confinamento/reações alérgicas ao contraste (utiliza microbolhas).

## LIMITAÇÕES

- Operador-dependente.
- Lesões epidérmicas ou < 0,1 mm.
- Pigmentos (melanina).

> Outros métodos de imagem dermatológicos que utilizam a luz para obter imagens e têm baixa penetração:
> - Microscopia confocal: 0,2-0,3 mm.
> - Tomografia de coerência óptica: 1,8-2 mm.

## CONCLUSÃO

O conhecimento dos princípios físicos do ultrassom é fundamental para a prática clínica diária. Deve-se entender a interação do som com os tecidos, além de saber escolher o transdutor mais adequado, e estar sempre habituado ao próprio aparelho, aos artefatos e suas limitações.

A correta técnica, ajustes e princípios teóricos básicos são necessários para a melhor aquisição das imagens, além de importantes para o correto diagnóstico, manejo e acompanhamento dos pacientes.

## BIBLIOGRAFIA

1. Wortsman X. Atlas of dermatologic ultrasound. Springer; 2018.
2. Zattar L, Viana PCV, Cerri GG (eds.). Radiologia diagnóstica prática: manual da residência do Hospital Sírio-Libanês. Barueri: Manole; 2017.
3. Cerri GG, et al. Avaliação dúplex do fígado, sistema portal e vasos viscerais. In: Doppler. São Paulo: Sarvier; 1998. p. 120-1.
4. Wells PNT. Biomedical ultrasound. London: Academic Press; 1977.
5. Christensen DA. Ultrasonic bioinstrumentation. New York: John Wiley & Sons; 1988.
6. Wells PNT. Physical principles of ultrasonic diagnosis. London: Academic Press; 1969.

# 2

# TÉCNICA, TERMOS E CONCEITOS APLICADOS AO ULTRASSOM DERMATOLÓGICO

Luciana Zattar
Gabrielle Zattar

## INTRODUÇÃO

É recente a aplicação do ultrassom na avaliação da pele e anexos (década de 1970). Nos últimos anos tem sido observado um rápido crescimento do ultrassom dermatológico, passando em pouco tempo da fase experimental à prática diária mundial, com inúmeras publicações indexadas na área.

Para guiar esse avanço, é imprescindível seguir e conhecer as bases do conhecimento técnico-científico para a prática do ultrassom dermatológico. Padrões, normas médicas e técnicas foram baseados em consensos e convenções, norteados por grupos internacionais como a EFSUMB (*European Federation Societies for Ultrasound in Medicine and Biology*) e o Grupo Dermus (*Dermatologic Ultrasound*), e serão comentados neste capítulo.

## REQUISITOS BÁSICOS

### Aparelho

A frequência mínima preconizada dos transdutores lineares para a pele é de 15 MHz, sabendo-se que maiores frequências poderão trazer informações mais detalhadas e potencialmente relevantes (Figura 1).

Existem inúmeros aparelhos a serem utilizados (Tabela 1). Podem ser portáteis ou não, das mais diversas marcas, modelos e valores, mas devem sempre contar com transdutores lineares de frequências máximas.

### Operador

O exame de ultrassom dermatológico deve ser realizado por um *médico com conhecimento de radiologia e dermatolo-*

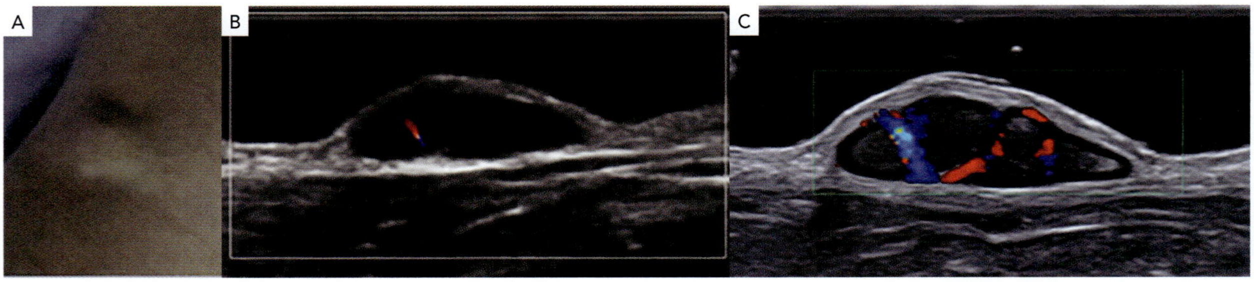


FIGURA 1 Nódulo em região poplítea de paciente do sexo masculino. (A) Foto clínica. Avaliado com transdutor de 14 MHz com *color* Doppler (B) e de 24 MHz com *color* Doppler (C), evidenciando-se maior detalhamento quanto maior a frequência utilizada.

TABELA 1 Aparelhos mais utilizados na literatura mundial

| Fabricante | Modelos |
|---|---|
| GE | LOGIQ E9 XD Clear (probes 8-18 e 5-16 MHz) |
| VisualSonics | Vevo MD e UHF (transdutor de 70 MHz) |
| Esaote | MyLab 70 XVG (> 13 MHz), Twice scanner (> 13 MHz), Technos MPX (7-13MHz) e AU5 (20 MHz anular e 13-7,5 MHz linear) |
| Hitachi-Aloka | EUB-7500 (6-14 MHz e 5-13 MHz) |
| Philips | Transdutor linear banda larga Lumify L12-4 |

*gia*. Nesse sentido, é imprescindível compreender os termos dermatológicos e radiológicos utilizados na prática diária.

## Termos dermatológicos

Inúmeros são os conceitos dermatológicos que devem ser do conhecimento do médico operador do ultrassom dermatológico. Muitas vezes a correta caracterização da lesão pode oferecer pistas diagnósticas. Como princípio, deve-se conhecer e saber fazer a descrição clínica das lesões tegumentares, de acordo com as seguintes características:

- **Localização**: áreas da pele expostas à radiação solar, couro cabeludo, face, língua, mãos e antebraços, pernas, pés, mucosa oral, nasal ou genital, semimucosa labial ou unhas.
- **Formato ou configuração**: anular (lembra um anel), arciforme (lembra um rim ou arco), circinada (lembra um círculo), discoide (lembra um disco), linear (em linha), miliar (lembra grânulos), numular (lembra uma moeda), serpiginosa (sinuosa, lembra o movimento da serpente), policíclica (confluência de vários círculos), em íris ou alvo (lesão com centro eritematovioláceo, circundado por halo mais claro e borda externa mais eritematosa), gutata (em gota), puntiforme, lenticular (lembra uma lentilha), foliácea (descamação em folhas), fungoide (lembra um cogumelo), girata (lembra uma curva, giros ou espiral), umbilicada (com depressão central), pedunculada (lembra um saco, é mole e tem base estreita), séssil (firmemente fixada à pele), acuminada (pontiaguda), cribriforme (lembra uma peneira).
- **Limites/contorno**: bordas bem ou mal definidas; regular ou geográfica (irregular).
- **Cor**: eritema, cianose, rubor, enantema, exantema, entre outros.
- **Relevo**: arredondada, séssil, umbilicada, pedunculada, plana, verrucosa ou acuminada.
- **Superfície**: rugosa, áspera ou lisa.
- **Profundidade.**
- **Alterações superficiais.**
- **Confluência.**
- **Distribuição**: simétrica ou assimétrica; regional, folicular, segmentar, localizada, universal (toda a pele), generalizada (lesões extensas intercaladas por pele sã), em áreas expostas, confluentes, seguindo as linhas de Blaschko ou disseminada (numerosas em várias regiões).
- **Número**: únicas ou múltiplas.
- **Tempo de evolução**: aguda, subaguda ou crônica.
- **Época de surgimento**: caracterização em relação à faixa etária ou à estação do ano.
- **Tipo de erupção**: monomorfa (constituída por um único elemento) ou polimorfa (constituída por vários tipos de elementos).

Outras características capazes de auxiliar o diagnóstico e que podem ser levantadas na abordagem inicial do paciente são: sexo, idade, etnia, profissão, procedência, presença ou não de comorbidades e tratamentos anteriores.

Existem outros descritores e modos de caracterizar as lesões elementares. Estas, de maneira geral, podem ser agrupadas, de acordo com descritores clínicos básicos e características, em lesões planas e elevadas (Figura 2).

### Lesões primárias ou elementares

As lesões elementares são padrões de alterações cutâneos cujo reconhecimento permite ou facilita a construção de hipóteses diagnósticas (Figura 3). No entanto, não há consenso entre os principais autores em dermatologia em relação a alguns conceitos, principalmente a respeito do tamanho das lesões.

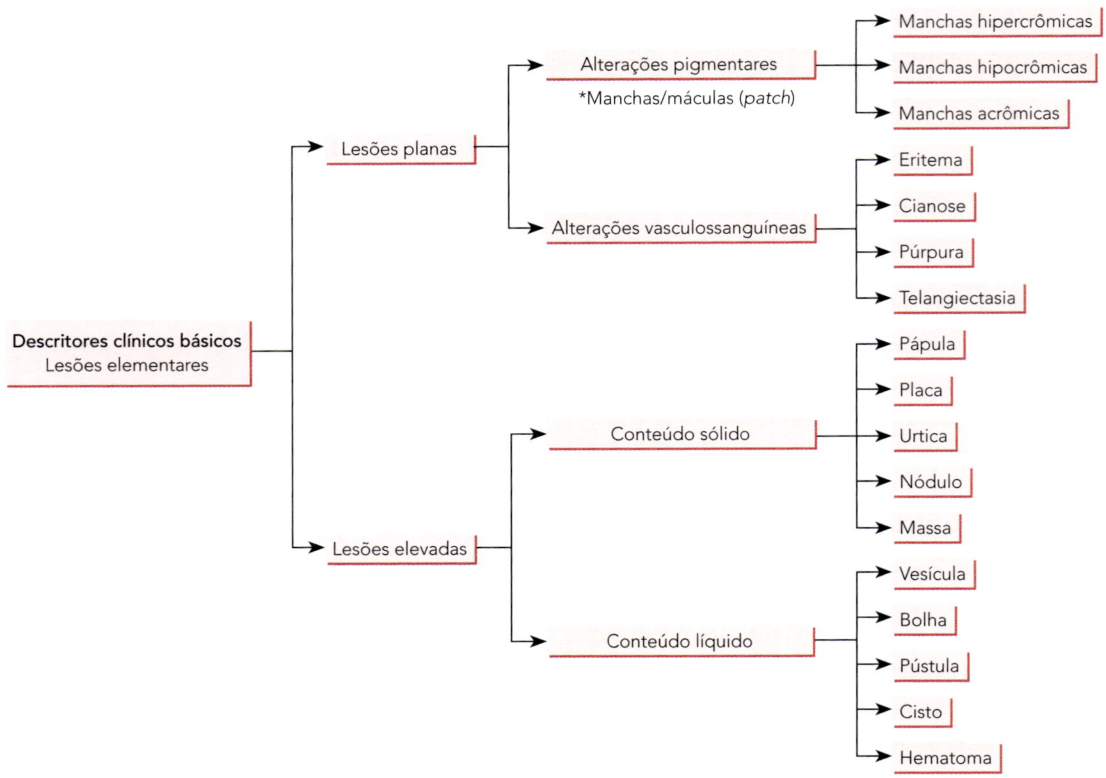


FIGURA 2 Organograma exemplificando as principais lesões clínicas elementares descritas em dermatologia.

## Lesões elementares planas

São lesões decorrentes de alteração na coloração da pele, sem alteração de relevo ou consistência. Podem ser de origem pigmentar ou vasculossanguínea. As pigmentares são decorrentes de deposição de pigmentos endógenos – como melanina e hemossiderina – ou exógenos. Já as lesões de origem vasculossanguínea ocorrem pela congestão ou constrição vascular ou ainda pelo extravasamento de hemácias na derme.

- **Mácula ou mancha**: lesão plana, sem relevo ou espessamento, não palpável, de tamanho variável – alguns autores preferem restringir o tamanho até 0,5 ou 1 cm, e outros consideram a nomenclatura para qualquer tamanho. São exemplos: vitiligo, efélide, melasma, mancha salmão.
- ***Patch***: considerada por alguns autores sinônimo de mácula ou mancha, porém com tamanho maior que 0,5 ou 1 cm.

### Alterações pigmentares

Relacionadas primariamente à concentração de melanina.

- **Mancha hipercrômica**: ocasionada pelo excesso de melanina.
- **Mancha hipocrômica**: causada pela diminuição de melanina na epiderme.
- **Mancha acrômica:** causada pela ausência de melanina na epiderme.

Outros pigmentos endógenos ou exógenos também podem alterar a coloração da pele. Dentre os endógenos, destacam-se a bilirrubina na icterícia e a alcaptona na ocronose. Quanto aos exógenos, o caroteno, por exemplo, pode deixar a pele com coloração amarelada, e medicamentos como a clofazimina (cor escura), antimaláricos (amarelada) e amiodarona (azul-acinzentada) podem imprimir colorações à pele.

### Alterações vasculossanguíneas

- **Eritema**: é a mancha de coloração avermelhada causada por vasodilatação, que desaparece com digitopressão ou vitropressão.
- **Cianose**: coloração azulada da pele quando a concentração de hemoglobina reduzida no sangue está aumentada.

- **Púrpura**: mancha vermelho-violácea formada por sangue extravascular visível a olho nu, que não desaparece com digitopressão ou vitropressão. Ocorre nos casos de hemorragias dérmicas ou, menos frequentemente, hipodérmicas. É chamada de equimose, quando maior que 1 cm, petéquia, quando menor que 1 cm de diâmetro, ou víbice, quando assume trajeto linear. Já os hematomas são grandes coleções, geralmente com abaulamento local.
- **Telangiectasia**: dilatação capilar de vasos com luz menor que 2 mm, na derme superficial.
- **Mancha anêmica**: lesão branca ou clara, geralmente bem delimitada, causada pela diminuição ou ausência de vasos sanguíneos no local ou devido a hiper-reatividade local a aminas vasoativas.
- **Mancha angiomatosa**: lesão decorrente de neoformação vascular na derme que regride quase totalmente à digitopressão ou vitropressão.

## Lesões elementares elevadas

### Lesões elementares elevadas sólidas

- **Pápula**: lesão elevada sólida, palpável, com margens circunscritas e menor que 0,5 cm (alguns autores consideram até 1 cm).
- **Placa**: lesão elevada sólida, geralmente plana na superfície, palpável, com margens circunscritas e maior que 0,5 ou 1 cm (dependendo do autor). Surge da confluência de numerosas pápulas.

Ambas podem ser oriundas de desordens da epiderme, derme ou mistas. Podem ou não ter alteração de coloração associadas. São exemplos: líquen plano, lesões do lúpus eritematoso sistêmico e dermatopolimiosite, morfeia, erisipela e necrobiose lipoídica.

- **Urtica**: lesão elevada, edematosa, circunscrita, efêmera, circundada por halo eritematoso ou anêmico, de coloração vermelho-rósea ou branca, decorrente de edema dérmico. Exemplo: urticária.
- **Nódulo**: lesão elevada sólida, visível e/ou palpável, de tamanho variável – em geral é descrito como maior que 0,5 ou 1 cm e menor que 2 ou 3 cm. Pode ocorrer por alterações na epiderme e/ou derme e/ou no subcutâneo. São exemplos: paniculite, sarcoidose, eritema nodoso, tumores benignos e malignos.
- **Massa/tumoração**: lesão elevada sólida, palpável, mais profunda e maior que 2 ou 3 cm. Pode ocorrer por alterações na derme ou no subcutâneo. São exemplos: lipomas.

### Lesões elementares elevadas com conteúdo líquido

- **Vesícula**: lesão elevada de localização subcórnea, intraepitelial ou subepidérmica, com conteúdo líquido e geralmente claro, circunscrita e menor que 0,5 ou 1 cm, dependendo do autor. Podem ocorrer por desordens epidérmicas inflamatórias. São exemplos: impetigo, algumas erupções por drogas, herpes simples, dermatite de contato.
- **Bolha ou flictena**: lesão elevada com conteúdo líquido, circunscrita e maior que 0,5 ou 1 cm. Situada na epiderme ou no espaço entre a epiderme e a derme. Pode ser flácida ou tensa, efêmera ou duradoura. São exemplos: penfigoide bolhoso, pênfigos e dermatite herpetiforme.
- **Pústula**: lesão epidérmica elevada semelhante à vesícula, mas com conteúdo líquido purulento. Pode ocorrer por desordens infecciosas. São exemplos: acne, impetigo, psoríase pustulosa e pustulose exantemática generalizada aguda.

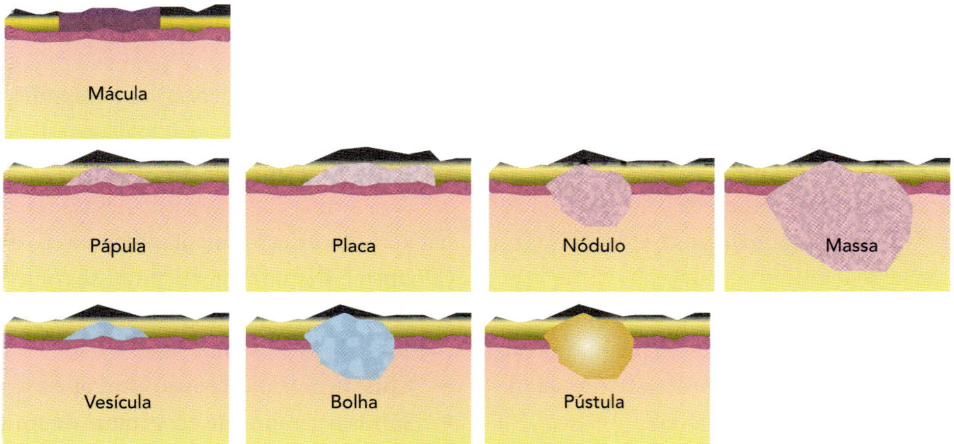


FIGURA 3 Esquema das principais lesões cutâneas primárias da prática clínica.

- **Cisto**: cavidade revestida por epitélio glandular ou queratinizado, com conteúdo líquido a pastoso, móvel em relação à pele. Exemplo: cisto epidermoide.
- **Hematoma**: coleção de sangue, localizada na derme ou no tecido subcutâneo, em geral restrita a local de trauma.

### Lesões secundárias

São as lesões elementares com alterações de consistência ou espessura.

- **Escama**: resulta do acúmulo de queratinócitos por distúrbio da queratinização, formando massa laminar de aspecto e dimensões variáveis.
- **Erosão**: solução de continuidade da pele por mecanismo patológico que compromete apenas a epiderme.
- **Exulceração**: corresponde a erosão mais profunda que acomete a derme papilar.
- **Escoriação**: erosões lineares.
- **Ulceração**: perdas teciduais mais profundas, envolvendo derme e epiderme.
- **Úlcera**: ulceração persistente e de evolução crônica.
- **Fissura ou rágade**: perda linear da epiderme e derme, em geral mais exuberante em orifícios naturais, pregas ou dobras.
- **Fístula**: pertuito da pele por onde se dá a drenagem de material proveniente de foco profundo de necrose ou supuração.
- **Crosta**: lesão que se forma em área de perda tecidual após o dessecamento de sangue ou serosidade, juntamente a restos epiteliais. Pode ser hemática, sero-hemática ou purulenta.
- **Escara**: lesão resultante de necrose tecidual, em geral de cor escura.
- **Cicatriz**: lesão destituída de anexos cutâneos, consequente a processo de reparação tecidual; pode ser atrófica, hipertrófica ou queloidiana.
- **Liquenificação**: espessamento da pele com acentuação de sulcos e saliências cutâneas consequente à coçadura prolongada e frequente.
- **Atrofia**: diminuição da espessura da pele; pode ser secundária a processos inflamatórios e infecciosos ou idiopática.
- **Esclerose**: endurecimento da pele consequente à proliferação de colágeno, que dificulta seu pregueamento. A superfície geralmente é lisa e brilhante e as alterações são mais palpáveis do que visíveis.
- **Queratose ou ceratose**: espessamento da camada córnea da pele, de consistência endurecida e coloração amarelada, esbranquiçada ou pardacenta, podendo assumir aspecto de verrucosidade.
- **Infiltração**: espessamento circunscrito ou difuso da pele, decorrente do aumento do número de células, podendo ser de natureza tumoral (neoplásica) ou inflamatória (como na hanseníase, p. ex.); ou ainda pelo acúmulo de substâncias na pele como mucina, amiloide e lipídeos, como ocorre nas doenças de depósito.

## Termos radiológicos

Inúmeros são os conceitos e termos radiológicos que devem ser do conhecimento do médico operador do ultrassom dermatológico. Como princípio, deve-se conhecer e saber fazer a descrição ultrassonográfica das lesões dermatológicas de acordo com os seguintes itens, entre outros:

- Número.
- Limites.
- Forma.
- Ecogenicidade/composição.
- Profundidade/localização.
- Alterações superficiais ou circunjacentes.
- Confluência.
- Configuração.
- Distribuição.
- Vascularização.
- Artefatos acústicos.

Serão comentados os mais relevantes para a prática.

### Ecogenicidade

- Anecogênicas: pretas.
- Hipoecogênicas: cinza.
- Hiperecogênicas: brancas.

Para mais informações, ver o Capítulo 1.

### Composição das lesões

Para avaliar a composição das lesões, deve-se combinar achados de ecogenicidade (modo B) e vascularização (Doppler). De modo geral, pode-se considerar três grandes grupos de lesões (Figura 4):

- **Císticas**: geralmente anecogênicas e sem vascularização.
- **Sólidas**: geralmente ecogênicas e com vascularização.
- **Vasculares**: geralmente hipoecogênicas e com vascularização.

## Localização

A correta avaliação e determinação da localização de alterações e lesões são imprescindíveis na prática e dependem da resolução do aparelho ou da frequência utilizada, devendo esta ser a maior possível e superior a 15 MHz. A localização é definida de acordo com as camadas da pele e tecidos (Figura 5):

- Epiderme.
- Derme.
- Subcutâneo.
- Anexos – aparelho ungueal.
- Fáscia.
- Músculos, tendões, cartilagens e outros.

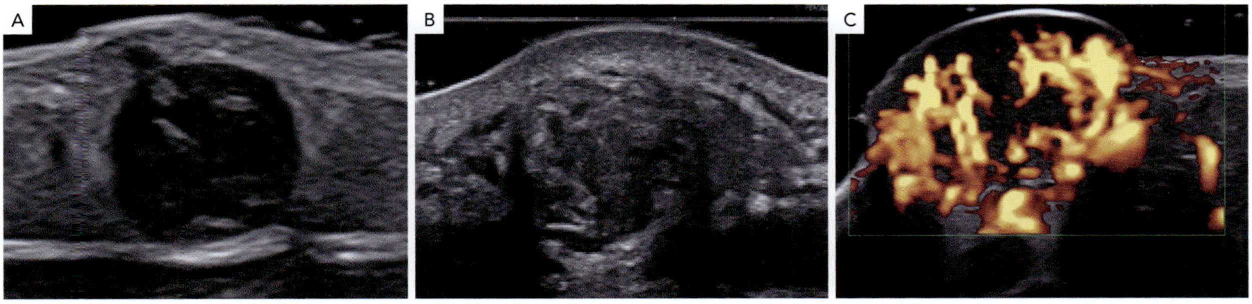

FIGURA 4 Exemplos de diferentes composições de lesões. (A) Lesão cística: cisto epidérmico caracterizado como lesão anecogênica e com reforço posterior, sem vascularização. (B) Lesão sólida: lipoma caracterizado como lesão hipo/isoecogênica circunscrita no subcutâneo com tênue vascularização de permeio. (C) Lesão vascular: hemangioma congênito caracterizado como lesão polipoide altamente vascularizada ao Doppler.

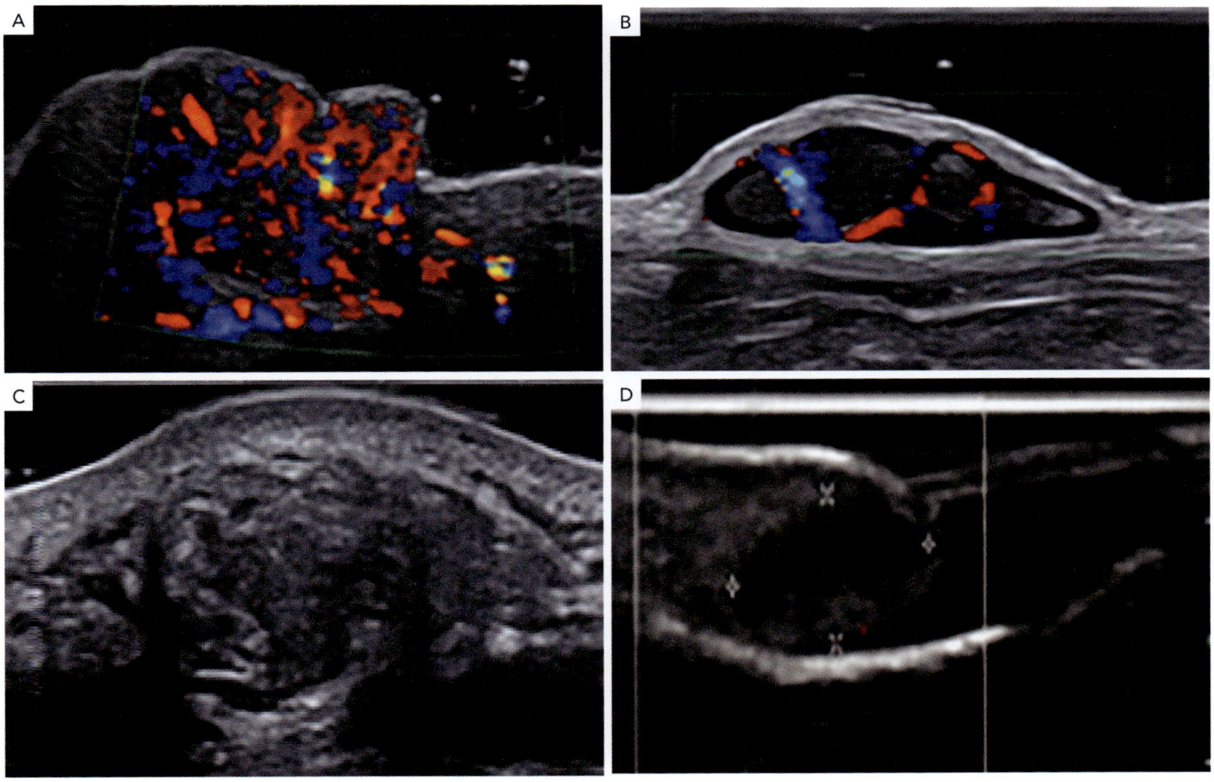

FIGURA 5 Exemplos de diferentes lesões de acordo com as camadas da pele. (A) Na epiderme a imagem demonstra um carcinoma espinocelular (CEC). (B) Na derme há um espiradenoma écrino. (C) No subcutâneo, um lipoma. (D) No anexo, o exemplo é da unha ou aparelho ungueal com lesão sólida por carcinoma espinocelular (CEC).

### Morfologia e margens

Os descritores de morfologia e margens das lesões podem variar, e incluem: lesões ovais, redondas ou irregulares; margens circunscritas ou bem definidas, anguladas, indistintas ou mal delimitadas, microlobuladas ou espiculadas (Figura 6).

### Padrão de fluxo

A análise dos padrões de fluxo ou da vascularização da pele e lesões é feita por meio do Doppler, que determina, além da presença ou não de fluxo, sua direção, velocidade, aceleração, índices e outros parâmetros baseados em medidas e na análise das curvas (ver Capítulo 1).

É possível diferenciar o padrão Doppler característico de cada vaso sanguíneo, seu traçado espectral característico, e detectar mudanças nesse padrão das ondas, que podem ter significado patológico, como nas isquemias ou embolizações por preenchedores, por exemplo (ver Capítulo 15). As características das ondas dependem do tipo de fluxo no local ou tecido, e podem ser alteradas por condições proximais e distais ao local de avaliação.

Mudanças no padrão de fluxo podem ocorrer em estenoses ou suboclusões distais, por exemplo, quando há redução do volume sanguíneo, com aumento do índice de resistividade (IR) do vaso estudado. Já em estados inflamatórios pode haver o aumento do fluxo sanguíneo em resposta à hiperemia, podendo ocorrer redução da resistência arterial e do IR.

### Artefatos acústicos

Os artefatos da imagem devem ser entendidos e interpretados, e podem auxiliar na avaliação e caracterização de estruturas de acordo com sua ecogenicidade e composição (ver Capítulo 1). De maneira geral ocorre:

#### Modo B

- **Sombra acústica posterior**: ocorre em estruturas refletoras como cortical óssea ou estruturas calcificadas. Exemplos: pilomatricoma maduro, preenchedores como polimetilmetacrilato e hidroxiapatita de cálcio.
- **Reforço acústico posterior**: ocorre em estruturas não refletoras como cistos ou com conteúdo líquido. Exemplo: cistos epidérmico e triquilemal, seromas e alguns preenchedores como silicone puro e poliacrilamida.
- **Reverberação**: ocorre quando há reflexão para trás e para frente em estruturas fortemente refletoras. Exemplo: preenchedores como o polimetilmetacrilato, com o artefato em cauda de cometa.

#### Doppler

- ***Aliasing***: erro de técnica que pode ser interpretado como aumento da velocidade do fluxo que ocorre em estenoses arteriais, por exemplo.
- **Reverberação**: ocorre quando há reflexão para trás e para a frente em estruturas fortemente refletoras. Exemplo: estruturas calcificadas.

## TÉCNICA DO EXAME DE ULTRASSOM DERMATOLÓGICO

### Antes do exame

- Avaliar o pedido médico e exames anteriores – *fazer contato com o solicitante se necessário.*
- Retirar a história clínica: antecedentes, evolução da doença atual – *sempre fazer anotações.*
- Inspeção visual e palpação das lesões – *fazer fotos clínicas.*

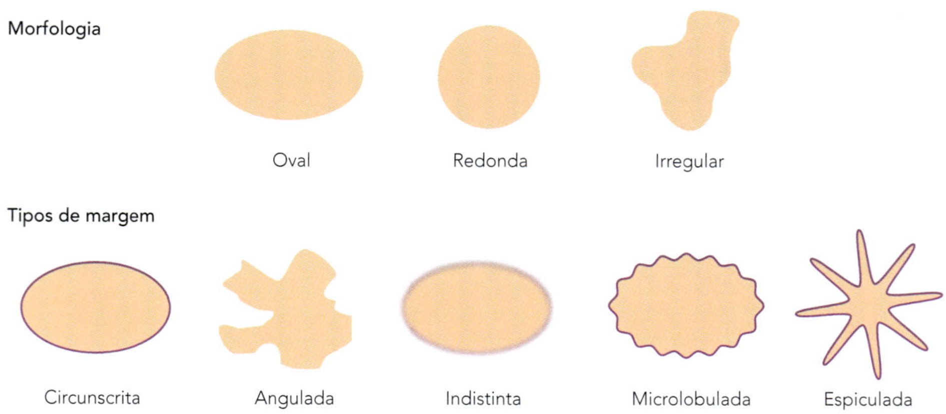


FIGURA 6 Esquema dos principais exemplos de descritores de margens e morfologia das lesões.

Só então apagar as luzes para iniciar o exame.

## Para o exame

- **Posicionamento do paciente**: de acordo com a área examinada, à direita do médico e do aparelho (Figura 7), podendo estar deitado na maca ou sentado em uma cadeira.
- **Opção de sedação em crianças**: hidrato de cloral 50 mg/kg (0-30 minutos), sempre com termo de consentimento assinado por responsáveis e com *monitoração de saturação de oxigênio.* Alternativas: amamentação em lactentes e distrações como vídeos e brinquedos.
- **Boa quantidade de gel (Figuras 8 e 9)**: aquecido, se possível, para conforto do paciente. *Pode-se utilizar água em bacias para avaliação de extremidades.*

A compressão da lesão ou área a ser estudada pode alterar suas conformações e características como medidas e padrão de vascularização – *sempre evitar* (Figura 10).

Em casos selecionados, a compressão pode auxiliar na caracterização de lesões (Figura 11), devendo o exame ser dinâmico e de acordo com a queixa e área a ser estudada.

Dificuldade por local:

- Couro cabeludo: deslocar fios e dividir com pente.
- Unhas: retirar esmaltes.
- Nariz e orelhas: transdutor em taco de hockey e algodão/tampão.
- Lesões com crosta: amolecer se possível (gel ou água).
- Feridas abertas: gel estéril e capa no transdutor.

## O exame

A realização do exame se inicia pela escolha do *preset* e do correto transdutor:

- ***Preset***: são os ajustes pré-selecionados por especialistas, devendo ser ajustado para avaliação de estruturas superficiais, e com fluxos sanguíneos baixos (inferior a 2 cm/s).
- **Transdutor**: idealmente lineares com alta frequência variável, acima de 15 MHz. São selecionados de acordo com o exame e o biotipo do paciente.

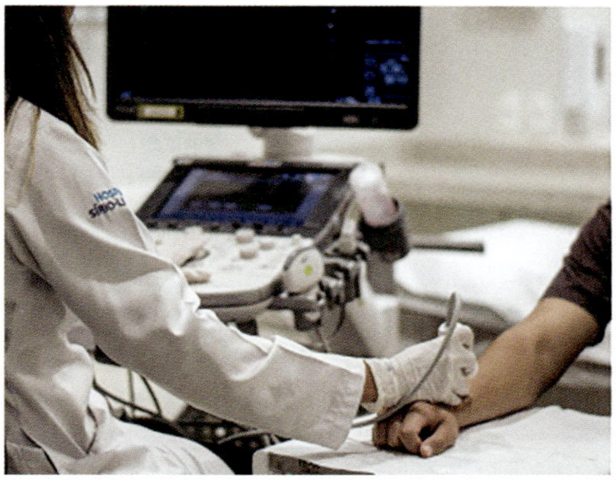

FIGURA 7 Exemplo de posicionamento do paciente sentado, com o braço apoiado sobre uma mesa, para avaliação de lesão cutânea no punho.

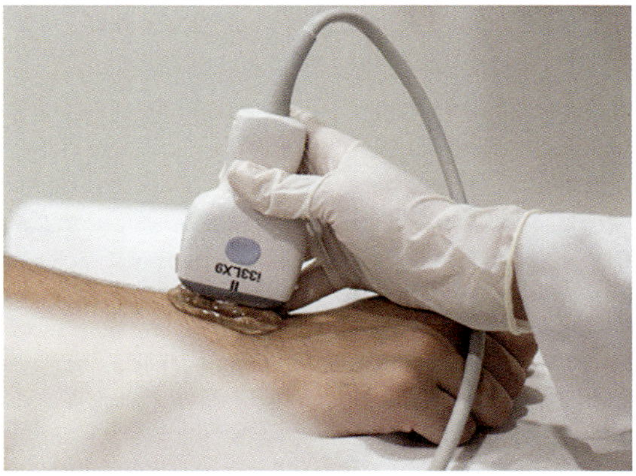

FIGURA 8 Exemplo da quantidade de gel utilizada no exame, evitando a compressão da área a ser avaliada.

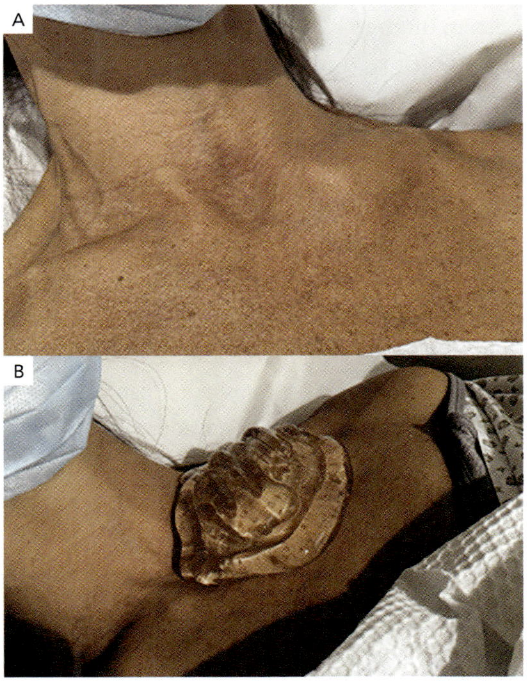

FIGURA 9 Exemplo de exame de lesão em região clavicular à esquerda (A) e da quantidade de gel utilizada (B), evitando a compressão da área a ser avaliada.

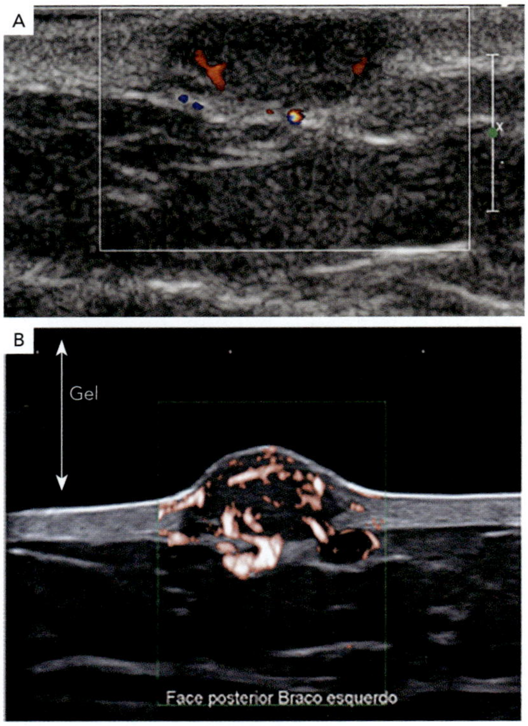


FIGURA 10 Lesão cutânea vascular localizada no braço esquerdo de paciente masculino. (A) Imagem modo Doppler colorido com técnica errada, comprimindo a lesão e dificultando sua avaliação. (B) Imagem da mesma lesão avaliada com correta técnica em modo SMI (*superb microvascular imaging*), evidenciando-se bastante gel entre o transdutor e a pele e possibilitando melhor caracterização da lesão – a fim de determinar sua correta localização (derme) e vascularização intensa.

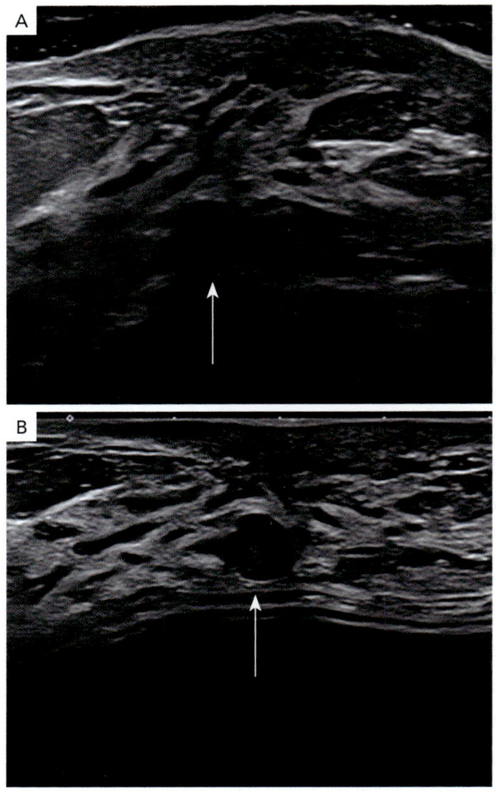


FIGURA 11 Imagens modo B demonstrando a avaliação de lesão mamária profunda (seta) sem compressão (A) e com compressão (B), neste caso auxiliando a caracterização, por aproximar a lesão do transdutor.

Existem inúmeros *ajustes da imagem* que devem ser conhecidos e feitos de acordo com cada exame, lesão e área a ser estudada, conforme será visto a seguir.

## Modo B

- **Foco**: utilizado para ajustar a escala da profundidade do feixe de ultrassom e da extensão focal. Otimiza a imagem aumentando a resolução para uma área específica. No ultrassom dermatológico deve estar ajustado logo abaixo da lesão/área a ser avaliada.
- **Profundidade**: usada para ajustar a distância sobre a qual a imagem do modo B é anatomizada, ajustando o tamanho da imagem. A taxa de quadros (*frame rate*) varia com a profundidade: tempo por segundo é adaptado. É representada pela letra D e medida em centímetros.
- **Frequência**: transdutores multifatoriais permitem a seleção e a mudança da frequência em faixas determinadas. Quanto maior a frequência, melhor a avaliação de estruturas superficiais.
- **Ganho**: brilho geral da imagem. Determina os fatores amplificadores para os ecos recebidos. Os ecos são amplificados com o mesmo valor de ganho, independentemente da profundidade.
- **TGC** (*time compensation gain*): é utilizada para compensar ou ajustar o ganho/brilho de acordo com a profundidade (atenuação). Ajustada durante a varredura, em tempo real. Equilibra a imagem para que a densidade dos ecos seja a mesma em toda a imagem. A curva de TGC é exibida no lado direito da área da imagem.
- ***Automatic image optimization***: ganho e contraste.
- ***Freeze:*** permite a seleção do *track/setball* e a adição de setas, textos, cálculos e medidas.
- **Ajustes de *software* para aumentar a resolução**: *compound* (SonoCT) ou harmônica: reduzem as interferências e melhoram a resolução de contraste.
- **Modos de aquisição de imagem**: *widescan*, EFOV ou *panoramic view:* usadas para ampliar a área de imagem ao executar uma varredura em tempo real usando as sondas lineares. Outros modos: vídeo/cine e 3D.

## Doppler

- **Tipos**: colorido, pulsado, *power*: podem ser selecionados na hora do estudo.

- **Mapa de cor**: codificação de cores do fluxo sanguíneo, pode ser alterado de acordo com o operador.
- **Escala de cor**: usada para ajustar a escala da velocidade de acordo com o vaso a ser estudado. Menores escalas detectam fluxos de menores velocidades.
- **Direção/inversão de fluxo**: codificação de cores que interpreta a direção do fluxo sanguíneo, e pode ser alterada de acordo com o operador.
- **ROI (*region of interest*)**: área a ser avaliada que pode ser selecionada de acordo com a posição e o tamanho de interesse. Pode também ser direcionado de acordo com o ângulo de interesse (*steer*).
- **Ganho**: otimiza a continuidade do fluxo de cores com menos interferência de ruído.
- **Linha de base**: altera a posição de velocidade zero, aumentando ou diminuindo o intervalo de velocidade em uma direção (positiva ou negativa). Pode eliminar o *aliasing*.
- **Tamanho e ângulo da amostra**: utilizados no Doppler pulsado para avaliação da velocidade de fluxo, devem ser posicionados dentro/em cima dos vasos a serem avaliados e com ângulo inferior a 60º.
- **PRF (frequência de repetição de pulso)**: utilizada para ajustar a escala de velocidade.
- **Filtro de parede**: usado para filtrar o ruído da baixa frequência dos tecidos, tais como a parede vascular.

## Varredura

Depende da combinação de movimentos do transdutor (Figura 12) em relação à superfície/estrutura analisada, incluindo:

- **Deslizamento**: deslocamento do transdutor ao longo da estrutura ou perpendicular a ela para visualizar estruturas adjacentes, alinhado ao tecido.
- **Compressão**: pressão do transdutor sobre o tecido, movido em direção às estruturas mais profundas, comprimindo-as para que se tornem mais superficiais e para distinguir diferentes estruturas por sua compressibilidade relativa, como veias de artérias.
- **Inclinação**: redução do ângulo formado entre o transdutor e o tecido (menor que 90°), fazendo com que a imagem obtida da estrutura seja distorcida verticalmente. Isso permite visualizar uma estrutura por meio de janela acústica estreita. Permite o balanço do transdutor, ou seja, sua oscilação ao longo do feixe sonoro, permitindo estender o plano de imagem quando há uma janela acústica estreita e visualizar estruturas localizadas nas extremidades, como as unhas.
- **Rotação**: o transdutor é rotacionado de modo que fique a 90° em relação a sua posição inicial, obtendo a imagem em um plano ortogonal. Pode-se fazer a rotação com ângulos menores de acordo com a área estudada.

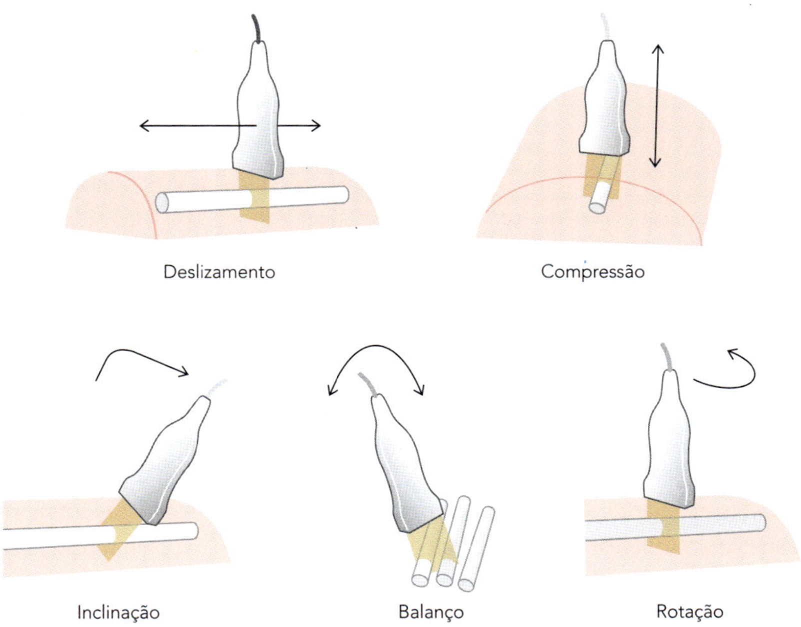


FIGURA 12 Esquema da varredura e movimentos do transdutor que permitem melhor focalização e estudo de estruturas conforme a necessidade do médico operador.

A possibilidade de exame dinâmico com variabilidade de movimentos no manuseio do transdutor permite ao médico operador focalizar estruturas conforme sua necessidade.

## Protocolo de exame sugerido – "Como eu faço"

Idealmente, deve-se padronizar o estudo das lesões e estruturas para que o exame possa ser parametrizado e reprodutível, fazendo-se medidas idealmente no mesmo local e com os mesmos parâmetros em exames de controle subsequentes.

As estruturas ou áreas podem ser divididas em terços e a varredura feita em dois eixos perpendiculares (longitudinal e transversal) (Figura 13).

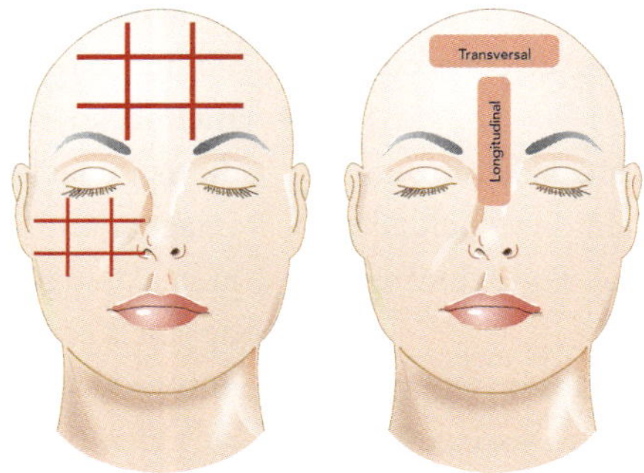


FIGURA 13 Esquema da avaliação padronizada das estruturas ou áreas de interesse, divididas em terços (linhas vermelhas) e avaliadas em dois eixos perpendiculares (longitudinal e transversal).

### Varredura em modo B/escala de cinza – dois eixos perpendiculares

Nessa varredura são incluídas a lesão ou área de interesse e áreas circunjacentes ou perilesionais. São observadas as ecogenicidades das camadas da pele, lesões e tecidos. Deve-se estar habituado ao padrão normal, uma vez que alterações podem representar doenças. São utilizados pelo menos três transdutores (Figura 14):

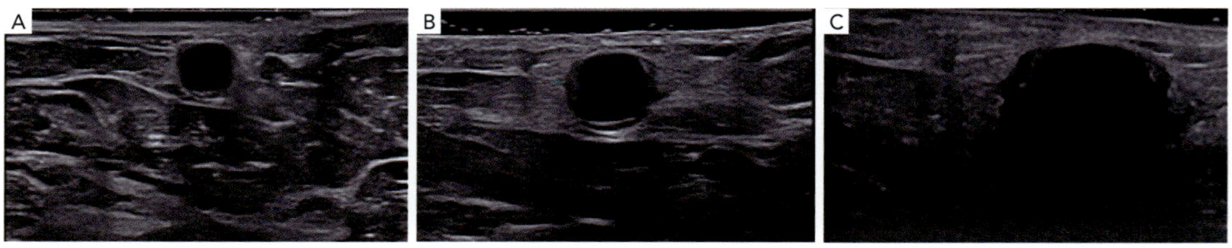


FIGURA 14 Exemplo da avaliação padronizada com três transdutores: 14 (A), 24 (B) e 33 MHz (C), permitindo a avaliação profunda e a relação deste cisto com estruturas e tecidos superficiais.

- 14 MHz: avalia a profundidade e a relação com estruturas e tecidos profundos.
- 24 MHz: melhor caracterização da lesão e estruturas adjacentes.
- 33 MHz: ótima visualização de estruturas superficiais e planas.

### Doppler – dois eixos perpendiculares – lesão e perilesional

Nessa varredura são feitas avaliações qualitativa e quantitativa do fluxo sanguíneo da pele, lesões e tecidos na área de interesse, podendo-se estabelecer e diagnosticar quadros inflamatórios ou sinais de neovascularização. O protocolo inclui:

- Uso dos modos: colorido/power e SMI (*superb microvascular imaging*) e espectral.
- Medida do diâmetro dos vasos (mm) e velocidade (cm/s).
- Análise do padrão de fluxo (curva): venoso ou arterial (padrões de resistência).

## Entendendo a tela do exame

Na tela do aparelho (Figuras 15 e 16) existem inúmeras informações e parâmetros que devem ser conhecidos e entendidos, e englobam desde a identificação do paciente até alguns dos ajustes de imagem disponíveis, abordados anteriormente.

A tela ainda demonstra o marcador "T", normalmente no canto superior esquerdo, indicando o lado da marcação em elevação da pega do transdutor (Figura 17). Essa marcação ou convenção pode ser alterada e selecionada com base em predefinição, mas, de maneira geral, deve corresponder ao lado superior e direito do paciente ou estrutura a ser avaliada, de acordo com os esquemas a seguir (Figuras 18 e 19).

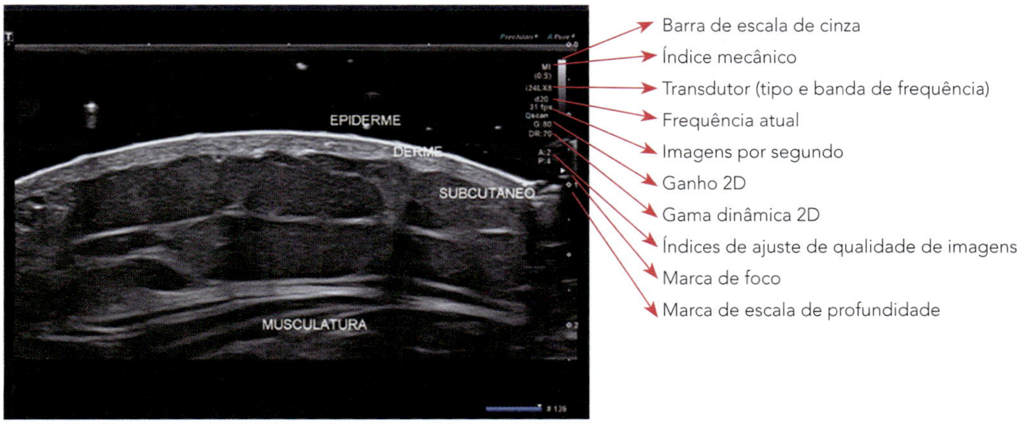


FIGURA 15 Exemplo de imagem da tela do aparelho/exame de ultrassom dermatológico em modo B, com exemplo dos principais ajustes (*preset*).

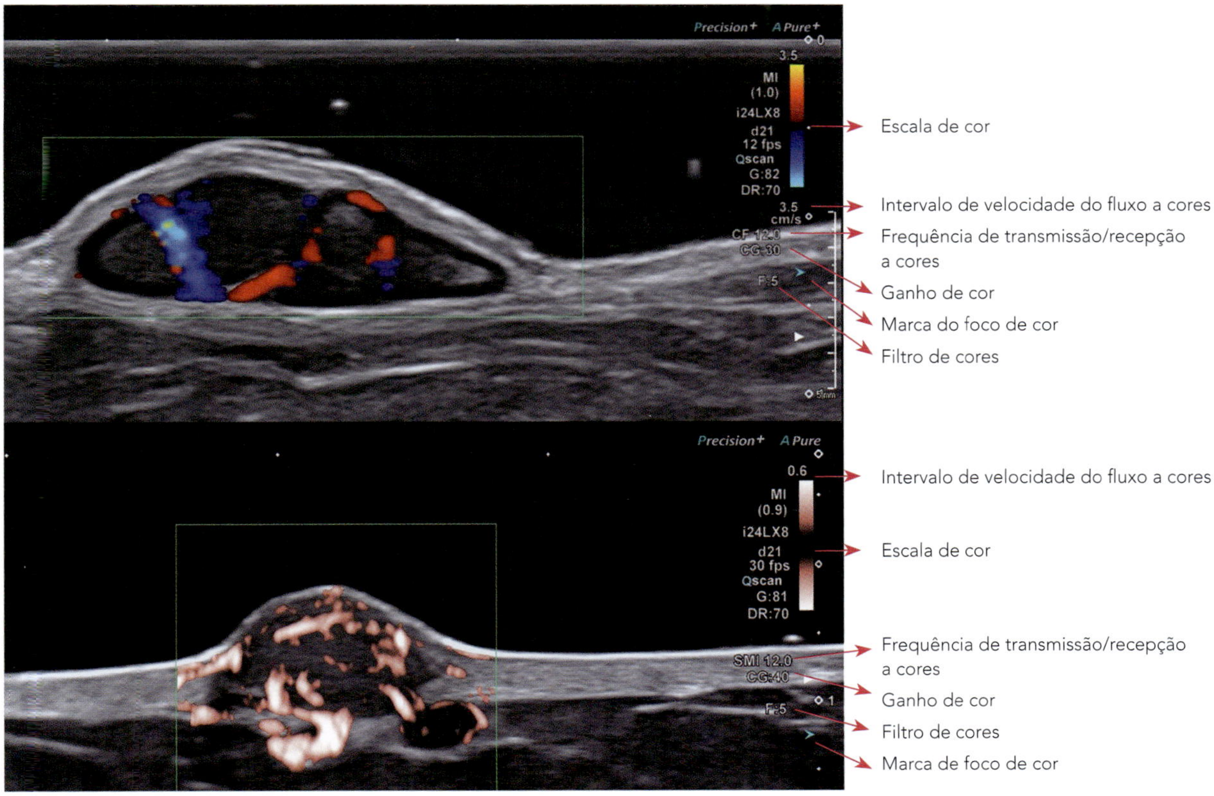


FIGURA 16 Exemplo de imagem da tela do aparelho/exame de ultrassom dermatológico em modo Doppler *color* e SMI, com exemplo dos principais ajustes (*preset*).

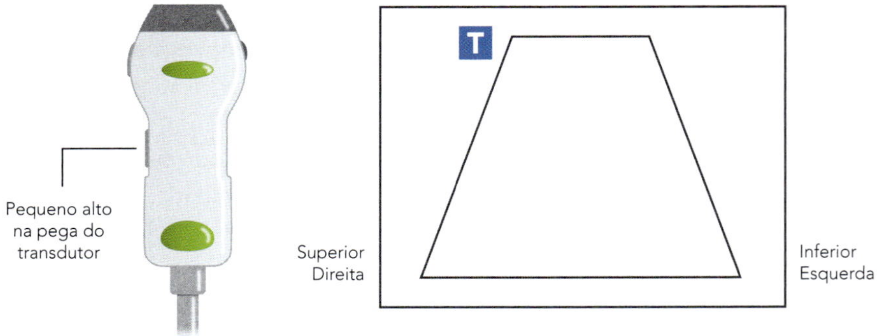


FIGURA 17 Esquema da marcação "T" na tela do exame de ultrassom, indicando o lado da marcação em elevação na pega do transdutor, que, por convenção, representa o lado superior ou direito do paciente/área estudada.

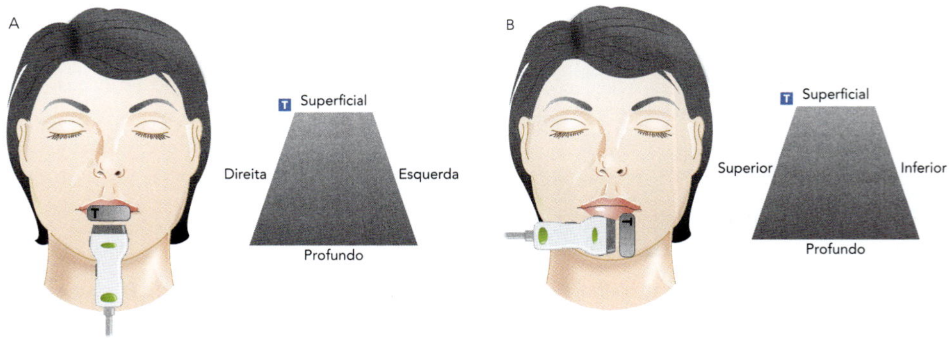


FIGURA 18 Esquemas de orientação da pega do transdutor em relação à tela do exame na avaliação ventral do paciente nos planos axial (A) e sagital (B).

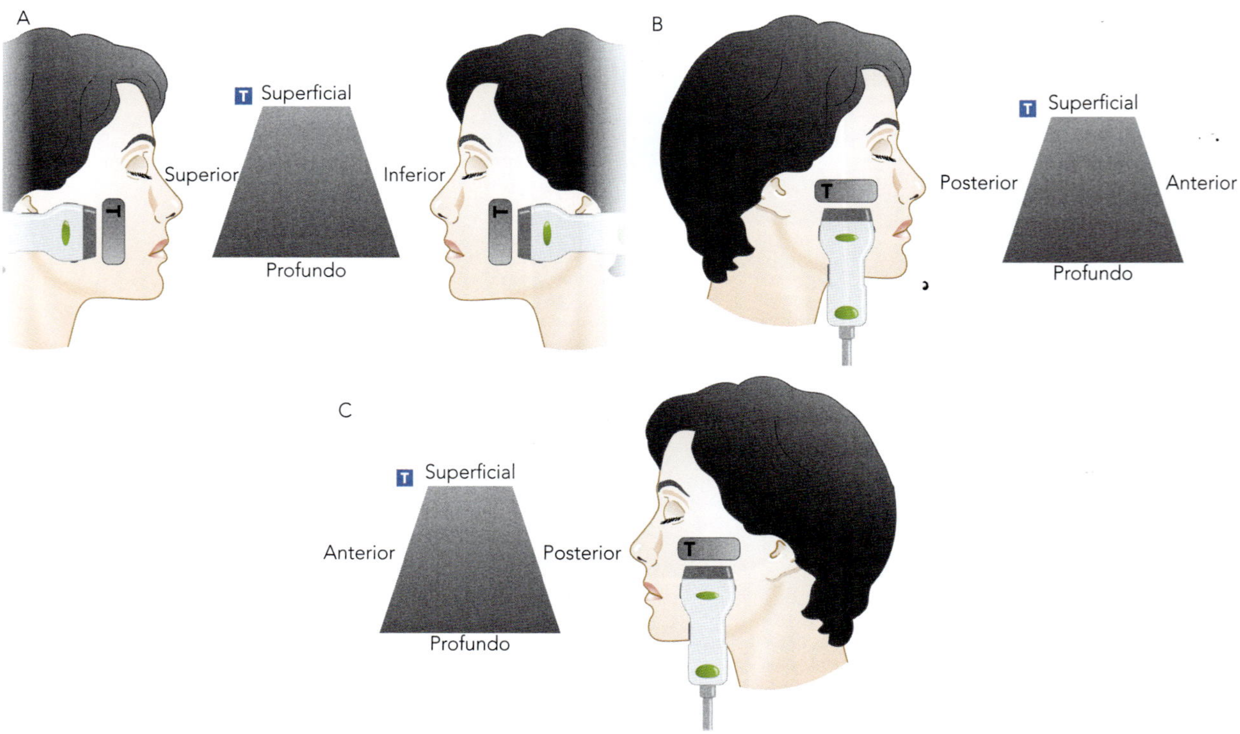


FIGURA 19 Esquemas de orientação da pega do transdutor em relação à tela do exame na avaliação lateral do paciente nos planos coronal (A) e axiais (à direita B e à esquerda C).

## CONSIDERAÇÕES FINAIS

O ultrassom dermatológico pode ser considerado um novo conceito de exame diagnóstico por imagem não invasiva, que alia conceitos dermatológicos e radiológicos e depende de um aprendizado contínuo da técnica, ajustes e termos mencionados.

A atualização do operador depende do estudo e de práticas continuadas, e sempre que possível deve contar com a imagem clínica e ultrassonográfica do paciente e lesão aliadas ao resultado ou confirmação anatomopatológica.

Por fim, são preconizados no mínimo 30 exames supervisionados para acessar competência, e no mínimo 300 exames por ano para manutenção dessa competência adquirida no ultrassom dermatológico.

## BIBLIOGRAFIA

1. Alfageme F, Wortsman X, Catalano O, Roustan G, Crisan M, Crisan D, et al. European Federation of Societies for Ultrasound in Medicine and Biology (EFSUMB) position statement on dermatologic ultrasound. Ultraschall Med. 2021;42(1):39-47.
2. Wortsman X. Atlas of dermatologic ultrasound. Springer; 2018.
3. Zattar L, Viana PCC, Cerri GG, Godoy LFS (eds.). Radiologia diagnóstica prática: manual da residência do Hospital Sírio-Libanês. Barueri: Manole; 2017.
4. Cardili RN, Roselino AM. Lesões elementares na semiologia dermatológica: revisão da literatura. An Bras Dermatol. 2016;91(5):629-33.
5. Wortsman X, Alfageme F, Roustan G, Arias-Santiago S, Martoell A, Catalano O, et al. Guidelines for performing dermatologic ultrasound examinations by the DERMUS Group. J Ultrasound Med. 2016;35(3):577-80.
6. Wortsman X, Alfageme F, Roustan G, Arias-Santiago S, Martoell A, Catalano O, et al. Proposal for an assessment training program in dermatologic ultrasound by the DERMUS Group. J Ultrasound Med. 2016;35(11):2305-9.
7. Belda Jr W, Di Chiacchio N, Criado PR. Tratado de dermatologia. 2.ed. São Paulo: Atheneu; 2014.
8. Azulay RD, Azulay DR, Abulafia-Azulay L. Dermatologia. 6.ed. Rio de Janeiro: Guanabara Koogan; 2013.
9. Goldsmith LA, Katz SI, Gilchrest BA, Paller AS, Leffell DJ, Wolff K. Fitzpatrick's dermatology in general medicine. 7.ed. New York: McGraw Hill Medical; 2013.
10. Sampaio SAP, Rivitti EA. Manual de dermatologia. 3.ed. São Paulo: Artes Médicas; 2008.

# 3

# ANATOMIA APLICADA À ULTRASSONOGRAFIA DERMATOLÓGICA

Luciana Zattar
Luiz Fernando R. Tovo

## INTRODUÇÃO

Para avaliação da pele são necessários quatro pilares:

1. Ultrassonografia de alta resolução.
2. Técnica do exame.
3. Conhecimento anatômico.
4. Conhecimento das patologias.

Nos capítulos anteriores foram abordados os dois primeiros pilares: os conhecimentos a respeito da ultrassonografia de alta resolução, desde a física, definições e ajustes (ver Capítulo 1), e a técnica do exame e conceitos relacionados (ver Capítulo 2). Para prosseguir na avaliação cutânea por ultrassom, torna-se necessária a construção do terceiro pilar: o conhecimento anatômico das mais diversas estruturas envolvidas no exame, e que serão abordadas a seguir.

O quarto pilar, o conhecimento sobre as patologias, será construído ao longo dos demais capítulos, e abordado de maneira sistemática no Capítulo 4.

## ANATOMIA DA PELE

### Camadas da pele

A pele é composta por três camadas (Figura 1): epiderme, derme e subcutâneo, detalhadas a seguir.

#### Epiderme

- Camada mais externa, com maior conteúdo de queratina. Varia de 0,06 a 0,6 mm.
- Ao ultrassom: linha superficial hiperecogênica – branca. Bilaminar na pele glabra.

#### Derme

- Camada intermediária, abaixo da epiderme, com maior conteúdo de colágeno. Varia entre 1 e 4 mm.
- Ao ultrassom: banda intermediária hiperecogênica menos brilhante – cinza.

#### Hipoderme ou tecido subcutâneo

- Camada mais profunda, com maior conteúdo de gordura. Varia entre 5 e 20 mm.

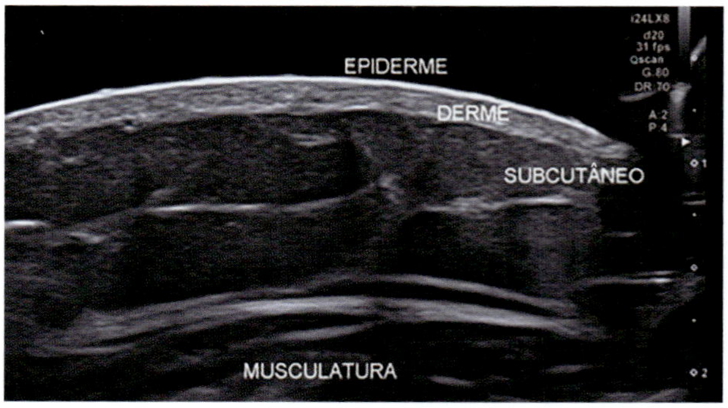


FIGURA 1 Anatomia ultrassonográfica da pele normal (modo B 24 MHz), não glabra, composta pelas camadas: epiderme (hiperecogênica e mais superficial), derme (cinza intermediário) e subcutâneo (hipoecogênica e mais profunda).

- Ao ultrassom: camada hipoecogênica – preta, com septos fibrosos lineares hiperecogênicos de permeio.

> **Importante:** a derme contém os anexos cutâneos (unidade pilossebácea e glândulas), os vasos sanguíneos e linfáticos, os nervos e as terminações nervosas sensoriais (livres ou encapsuladas).

## Informações específicas

O estudo da imagem das camadas da pele ao modo B pode fornecer informações importantes quanto ao local examinado, sobre fotoexposição e até sobre idade ou possível sexo do paciente avaliado, com base em diferenças regionais qualitativas e quantitativas e características a seguir:

### Local do corpo

As camadas da pele podem variar de acordo com a região do corpo estudada.

- **Epiderme:** linha hiperecoica bilaminar na pele glabra (região palmar e plantar), pela presença de maior conteúdo ou queratina mais espessa no extrato córneo (Figura 2).
- **Derme:** a espessura é maior no dorso (Figura 3) e mais fina na face e região ventral do antebraço, por exemplo.

### Idade

Fatores relacionados ao envelhecimento da pele determinam alterações em suas camadas (Figura 4):

- **Epiderme:** torna-se mais irregular, algo impermeável e mais queratinizada, com rugas finas.
- ***Subepidermal low echogenicity band*** **(SLEB):** surgimento de banda ou faixa subepidérmica hipoecogênica em áreas de exposição solar (Figura 5), relacionada ao fotoenvelhecimento. Corresponde a depósito de glicosaminoglicanos na derme superficial.
- **Derme:** espessura e ecogenicidade diminuem com o envelhecimento e degradação do colágeno.

### Sexo

A estruturação do subcutâneo pode estar relacionada à propensão de celulite e ao sexo do paciente.

- **Presença/propensão à celulite:** homens normalmente apresentam os septos do tecido gorduroso com trama mais estratificada e densa, enquanto as mulheres apresentam maior distribuição de gordura entre septos mais frouxos, favorecendo o agravamento das alterações fisiológicas da

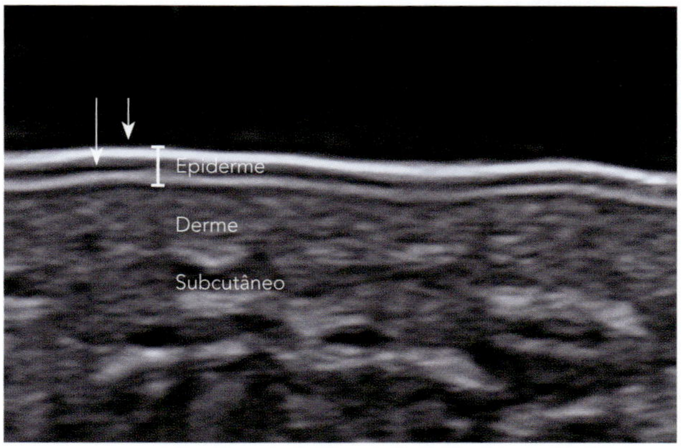


FIGURA 2 Anatomia ultrassonográfica da pele glabra normal (modo B 24 MHz), da região plantar, demonstrando o aspecto bilaminar da epiderme (setas).

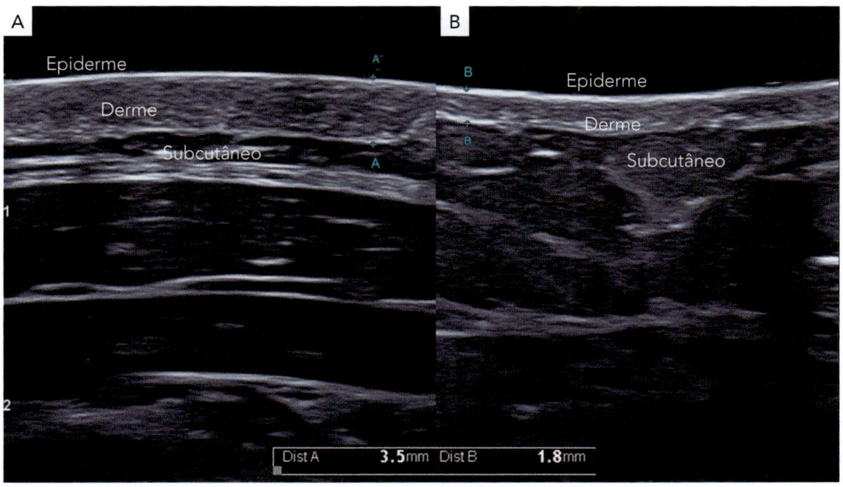


FIGURA 3 Anatomia ultrassonográfica da pele normal (modo B 24 MHz), não glabra, região dorsal (A) e ventral (B) do tórax do mesmo paciente, demonstrando diferenças na espessura da derme, de 3,5 e 1,8 mm, respectivamente.

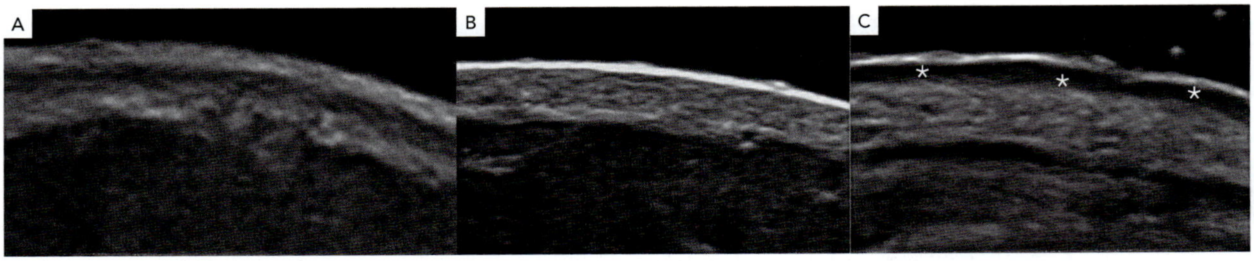


FIGURA 4 Anatomia ultrassonográfica da pele normal (modo B 24 MHz), não glabra, do braço de diferentes pacientes com idades distintas demonstrando as alterações nas camadas da pele com o envelhecimento, com maior irregularidade da epiderme, surgimento da SLEB (*) e alteração da ecogenicidade da derme. (A) 2 meses. (B) 30 anos. (C) 60 anos.

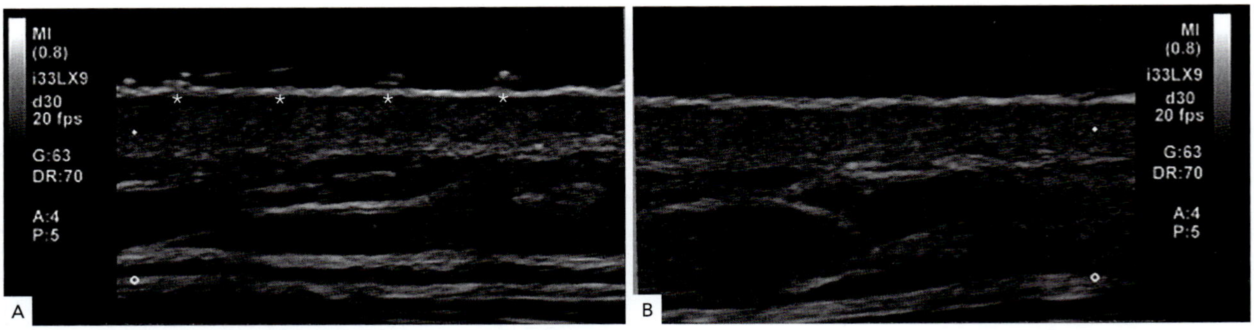


FIGURA 5 Anatomia ultrassonográfica da pele normal (modo B), não glabra, do braço da mesma paciente, demonstrando o surgimento da SLEB (*) na porção externa e fotoexposta (A), comparada à face interna, menos exposta à luz solar (B).

celulite. Somado a isso, pessoas com padrão estrutural da rede de septos fibrosos do subcutâneo perpendiculares à superfície epidérmica têm maior propensão à celulite, e isso ocorre geralmente em mulheres. Homens normalmente apresentam padrão estrutural da rede de septos fibrosos paralelos à superfície epidérmica, o que está relacionado à menor propensão de celulite (Figura 6).

## Vascularização da pele

Composta por vasos arteriais e venosos hipodérmicos e dérmicos (Figura 7), caracterizados ao ultrassom Doppler com velocidade de pelo menos 2 cm/s. Na pele normal, na dependência da sensibilidade dos aparelhos, a caracterização da vascularização na derme pode não ser possível, a menos que haja situações patológicas que determinem alterações no número, diâmetro ou velocidade dos vasos, como lesões de origem neoplásica, vascular ou inflamatória, por exemplo.

# ANATOMIA DAS ESTRUTURAS ANEXAS DA PELE

As estruturas anexas da pele são os pelos, as glândulas (sebáceas e sudoríparas) (Figura 8) e o aparelho ungueal. O correto entendimento de sua anatomia e estruturas é imprescindível para a avaliação cutânea.

## Anatomia dos pelos

Os pelos são compostos pelo folículo piloso e pela haste pilosa, e podem ser caracterizados e avaliados ao ultrassom.

### Folículos pilosos

São invaginações da epiderme para a derme e subcutâneo que dão origem às hastes pilosas, considerados reservatórios de queratinócitos e melanócitos, fundamentais na reparação da epiderme.

> Formam as unidades foliculares ou pilossebáceas, que incluem o músculo eretor do pelo, a glândula sebácea e a sudorípara.

Ao ultrassom são caracterizados como bandas dérmicas hipoecoicas oblíquas, localizadas na derme e subcutâneo superficial (Figura 9), com certas variações:

- **Grau de obliquidade:** pode variar de acordo com o tipo de cabelo e fatores étnicos. Indivíduos com cabelo liso têm folículos mais verticais que aqueles com cabelo crespo.

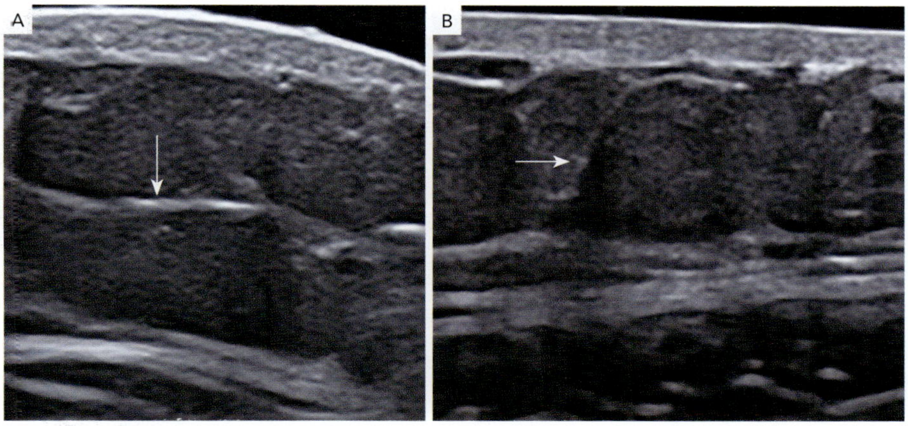


FIGURA 6 Anatomia ultrassonográfica da pele normal (modo B), não glabra, da coxa de diferentes pacientes demonstrando diferente padrão de estruturação da rede de septos fibrosos do subcutâneo. (A) Estruturação em paralelo à superfície epidérmica (seta). (B) Estruturação perpendicular à superfície epidérmica (seta).

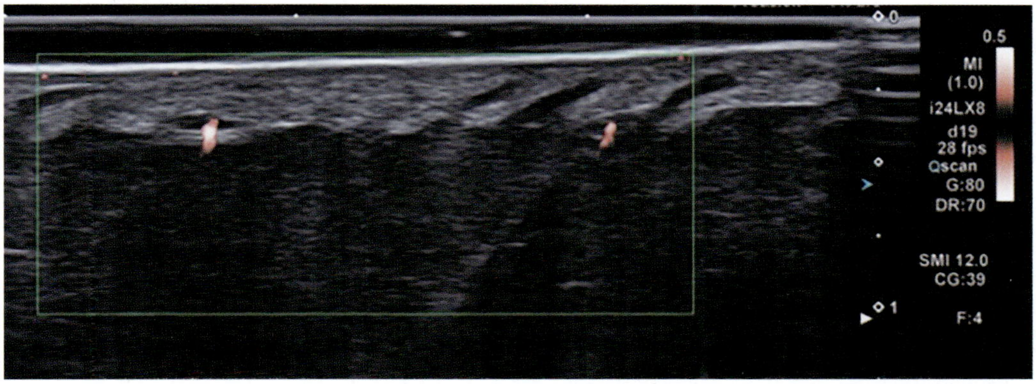


FIGURA 7 Anatomia ultrassonográfica da pele normal (modo Doppler SMI) demonstrando a caracterização da vascularização, com ajuste para vasos com velocidade superior a 0,5 cm/s.

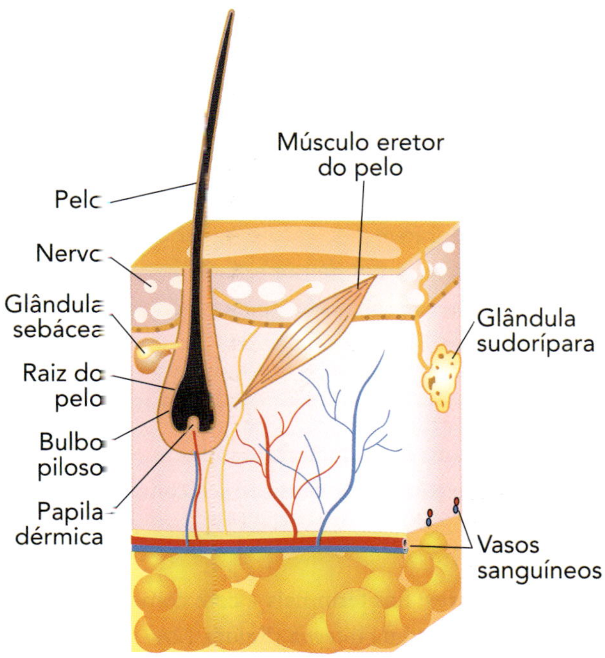


FIGURA 8 Anatomia normal da pele incluindo o folículo piloso, a unidade folicular ou pilossebácea e o pelo terminal.

- **Profundidade e espessura:** variam com a região corporal, aparecendo mais espessos e profundos na região púbica e no couro cabeludo, por exemplo, e mais finos e superficiais na face.

## Ciclo folicular

O desenvolvimento e a multiplicação das células da matriz folicular seguem um padrão cíclico, com três fases bem distintas no ciclo de crescimento dos pelos (Figura 10): anágena ou de crescimento, catágena ou de regressão e telógena ou de repouso, que podem ser observadas à ultrassonografia:

- **Anágena:** caracteriza-se por intensa atividade mitótica na matriz do folículo piloso, fase em que o pelo apresenta sua estrutura completamente desenvolvida. Ao ultrassom o folículo desenvolvido, caracterizado como banda dérmica hipoecoica oblíqua, é geralmente detectado na derme superior à inferior.

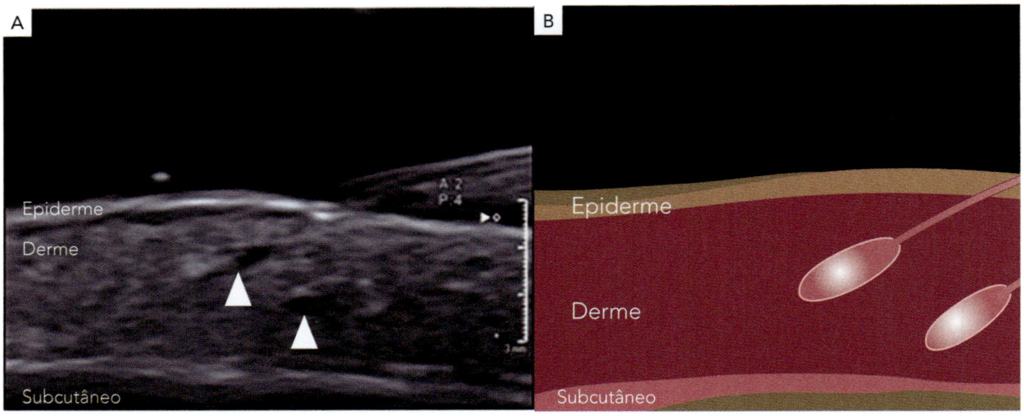


FIGURA 9 Anatomia normal da pele, não glabra, do couro cabeludo. Os folículos pilosos estão demonstrados como estruturas hipoecoicas oblíquas (cabeças de seta) em diferentes profundidades na derme. (A) Ultrassom (modo B 24 MHz). (B) Desenho esquemático.

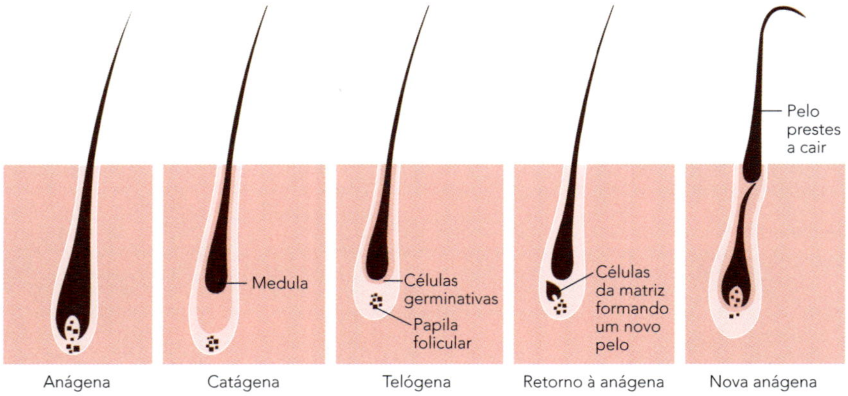


FIGURA 10 Representação do ciclo folicular normal da pele, com suas três fases: anágena, catágena e telógena.

- **Catágena:** período de transição em que o pelo para de crescer. Ao ultrassom está em localização entre as duas outras fases.
- **Telógena:** fase em que o pelo se separa da papila dérmica, é facilmente destacado, e o folículo apresenta comprimento inferior a 50% da fase anágena. Ao ultrassom os folículos são caracterizados como estruturas finas, hipoecogênicas, ovoides e superficiais, localizados geralmente na região subepidérmica.

A avaliação quantitativa e qualitativa dos folículos pilosos tem importância na avaliação das causas de alopecias e do eflúvio telógeno, por exemplo.

## Haste pilosa

Os pelos ou hastes pilosas são estruturas compactas de queratina formadas por três camadas: cutícula (única camada de finos corneócitos), córtex (várias camadas celulares, é responsável pelo volume) e medula (área central, presente apenas nos pelos terminais, a última a corneificar) (Figura 11).

**Existem dois tipos de pelos ou folículos:**

- **Velo ou *velus*:** finos, macios, sem medula e pigmento, apresentam menos de 0,03 mm de diâmetro e 2 cm de comprimento. Não andrógeno-dependentes.
- **Terminais:** longos, grossos, com medula e pigmentados, apresentam mais de 0,03 mm de diâmetro e podem ser curtos ou longos de acordo com a sua localização. São restritos ao couro cabeludo, sobrancelhas e cílios, antes da puberdade, e, por estímulo hormonal (andrógeno-dependentes), desenvolvem-se nas axilas e regiões pubianas de ambos os sexos e na face, em homens.

Ao ultrassom são caracterizadas como estruturas laminares hiperecoicas, por causa de seu conteúdo de queratina, e podem ser:

- **Trilaminares:** fios terminais – com complexo cutícula-córtex e medula interna (Figura 12A).
- **Bilaminar:** *velus* – sem a medula interna (Figura 12B).

- **Monolaminar:** cílios e sobrancelhas (em aparelhos com frequência inferior a 20 MHz), por sua camada mais fina de queratina (Figura 12C).

### Músculo eretor do pelo

Composto por feixe de fibras musculares lisas, está preso ao terço médio da bainha de tecido conjuntivo do folículo e se dirige obliquamente em direção à derme papilar. É inervado pelo sistema nervoso simpático, e sua contração reduz a inclinação do pelo e comprime a glândula sebácea.

Ao ultrassom é caracterizado em altas frequências como estrutura oblíqua hipoecoica do folículo à derme superficial (Figura 13), melhor caracterizado em tronco e membros.

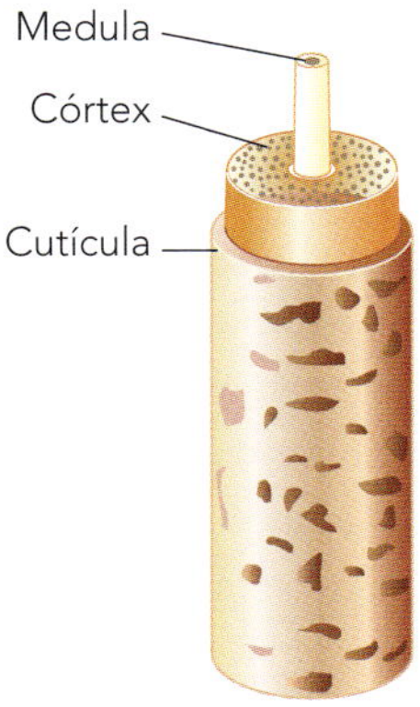


FIGURA 11 Anatomia normal da haste pilosa composta por três camadas: medula, córtex e cutícula.

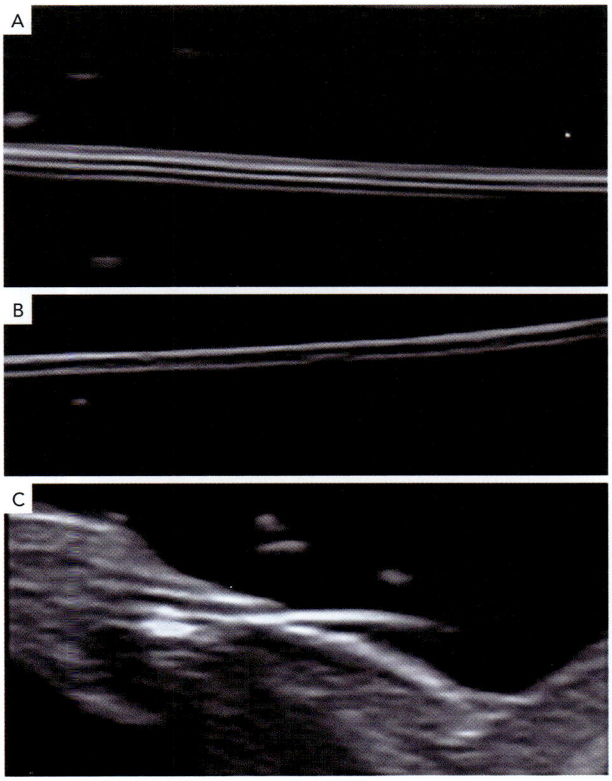


FIGURA 12 Anatomia ultrassonográfica normal dos pelos (modo B) demonstrando a caracterização das hastes pilosas. (A) Trilaminar em fios terminais (33 MHz). (B) Bilaminar em fios *velus* (33 MHz). (C) Monolaminar nos cílios (14 MHz).

## Glândulas anexas

### Glândulas sebáceas

- Glândulas exócrinas, acinares/alveolares, ramificadas e holócrinas encontradas na derme e responsáveis pela produção de sebo ou lubrificação da pele. São anexos dos folículos pilosos, formando a unidade folicular. São abundantes no couro cabeludo e ausentes na palma das mãos e na planta dos pés. Caracterizadas ao ultrassom como estruturas ovais

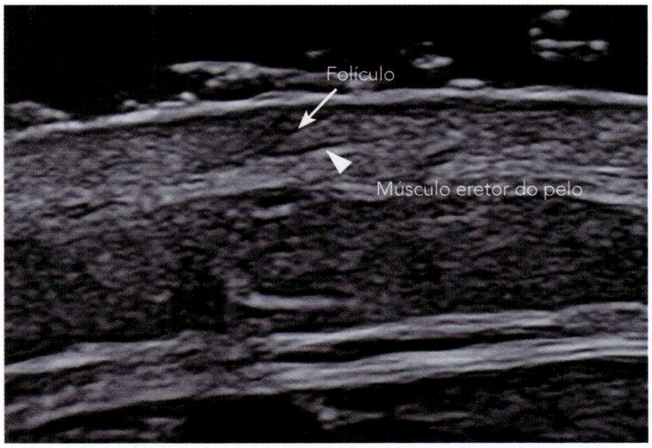


FIGURA 13 Anatomia ultrassonográfica normal (modo B 33 MHz) da unidade pilossebácea demonstrando o folículo (seta) e o músculo eretor do pelo (cabeça de seta).

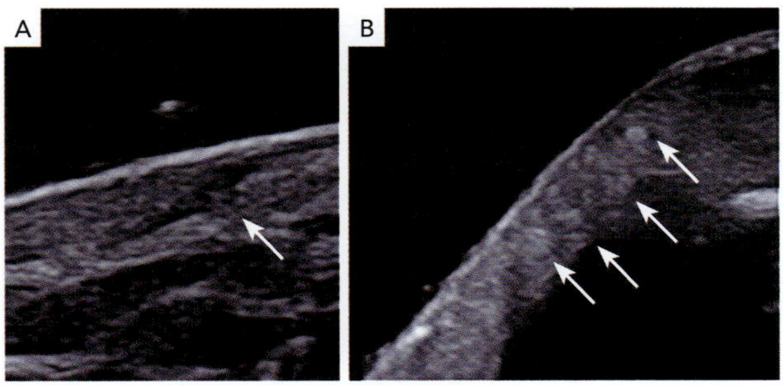


FIGURA 14 Anatomia ultrassonográfica normal (modo B 33 MHz) demonstrando as glândulas sebáceas como estruturas ovoides hiperecogênicas junto aos folículos pilosos no braço (A: seta) e em maior número na região da ponta nasal (B: setas).

hiperecoicas (Figura 14). Seu estudo pode auxiliar no entendimento e avaliação de patologias como rosácea e acne, por exemplo.

- As glândulas de Montgomery (Figura 15) são caracterizadas como um conjunto de glândulas sebáceas, localizadas principalmente nas regiões areolar/periareolar e no monte púbico/perineal. Ao ultrassom são evidenciadas como estruturas ovais hiperecoicas sem folículos.
- As glândulas sebáceas meibomianas ou de Meibomian se localizam nas pálpebras.

### Glândulas sudoríparas

- Glândulas exócrinas, tubulares, simples e enoveladas, encontradas na derme e responsáveis pela produção de suor. Estão distribuídas pela superfície corporal, são abundantes nas regiões palmar e plantar, excetuando-se lábios, clitóris, pequenos lábios, glande e superfície interna do prepúcio. Podem ser divididas em merócrinas/écrinas (maioria) ou apócrinas (regiões axilar, periareolar, perineal/pubiana e perianal). Ao ultrassom aparecem como estruturas hipoecoicas redondas/ovais sem folículos, com pequenas múltiplas regiões anecoicas de permeio, com aparência pseudo-ovariana (Figura 16).
- As glândulas de Moll (margem das pálpebras) e ceruminosas (canal auditivo/meato acústico externo) são subtipos de glândulas sudoríparas apócrinas.

## Unha

A unha é um anexo cutâneo superposto à face dorsal das falanges distais, que protege as extremidades digitais, e cresce cerca de 2-4,5 mm por mês. É formada pelo aparelho ungueal e pela região periungueal (Figuras 17 e 18), compostos por estruturas com diferentes densidades, que podem ser diferenciadas e caracterizadas ao ultrassom (Figuras 19 e 20), como será detalhado a seguir.

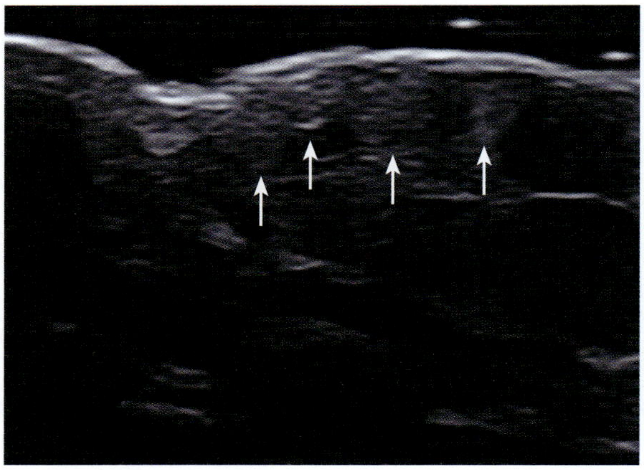

FIGURA 15 Anatomia ultrassonográfica normal (modo B 33 MHz) demonstrando as glândulas de Montgomery na região periareolar, caracterizadas como um conjunto de glândulas sebáceas e evidenciadas como estruturas ovoides hiperecogênicas (setas) sem folículos pilosos.

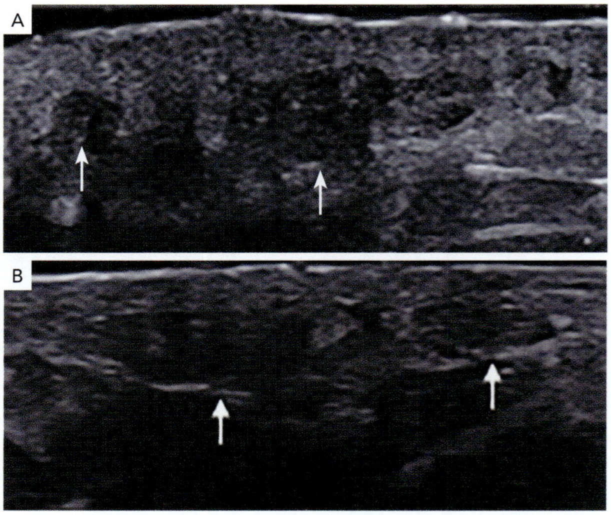


FIGURA 16 Anatomia ultrassonográfica normal (modo B 33 MHz) demonstrando as glândulas sudoríparas apócrinas na região axilar de diferentes pacientes (A e B), caracterizadas como estruturas hipoecoicas redondas ou ovais (setas), com diminutas imagens anecogênicas de permeio.

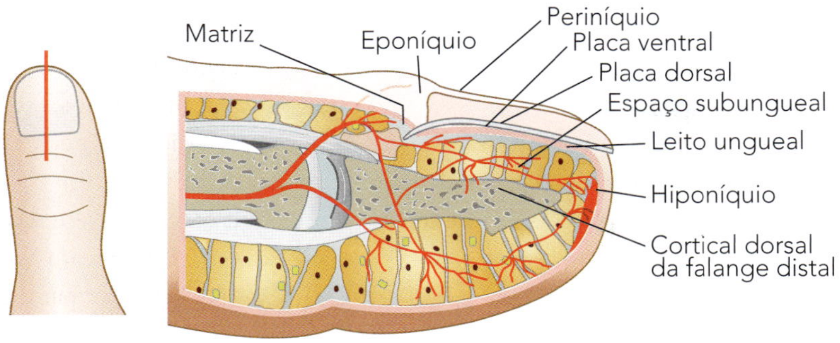


FIGURA 17 Anatomia normal da unha e seus principais componentes no eixo longo/plano sagital do dedo.

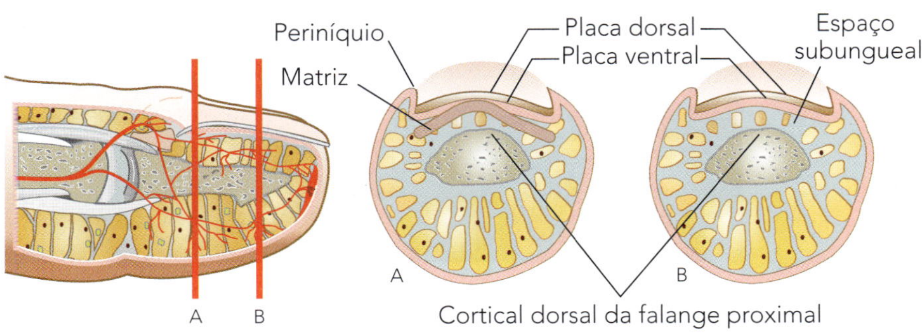


FIGURA 18 Anatomia normal da unha e seus principais componentes no eixo curto/plano axial do dedo proximal (A) e distal (B).

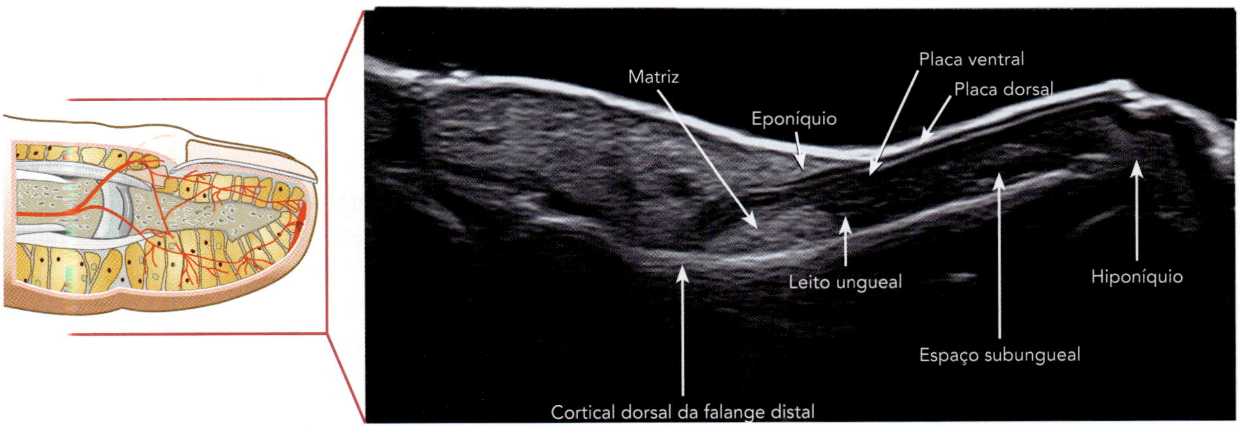


FIGURA 19 Anatomia normal da unha (imagem modo B 24 MHz) e seus principais componentes no eixo longo/plano sagital do dedo.

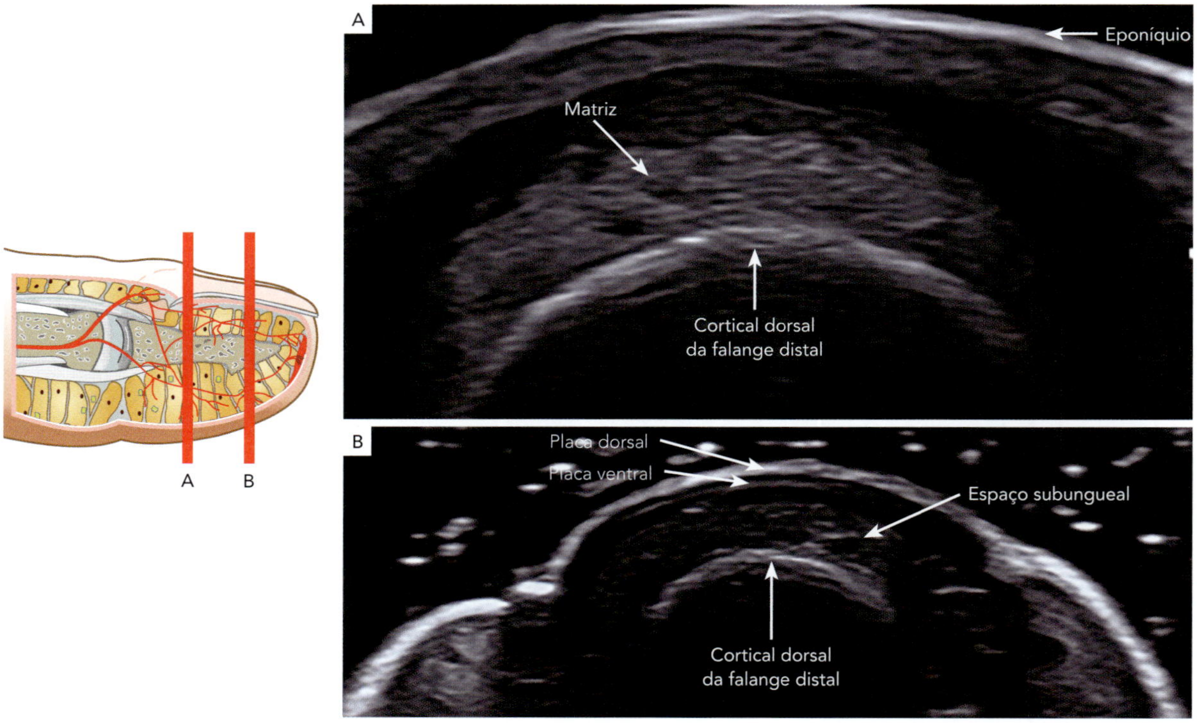


FIGURA 20 Anatomia normal da unha (imagem modo B 24 MHz) e seus principais componentes no eixo curto/plano axial do dedo, proximal (A), incluindo a matriz ungueal, e distal (B).

## Aparelho ungueal

- **Matriz ungueal:** porção geradora da lâmina ungueal, proximal ao leito ungueal, abaixo da prega ungueal proximal. Sua extremidade distal é visível em alguns dedos como uma área esbranquiçada em forma de meia-lua, a lúnula. Ao ultrassom apresenta-se como área hiperecogênica.
- **Lâmina ungueal:** constituída por células corneificadas, de arranjo lamelar, produto da queratinização da matriz. Ao ultrassom aparece como estrutura hiperecogênica bilaminar, composta pelas placas dorsal (mais externa) e ventral (mais interna), com espaço interlaminar geralmente anecogênico, pode ser mais ecogênico em altas frequências (acima de 20 MHz).
- **Leito ungueal:** formado por tecido epitelial, com corpos glômicos, vasos sanguíneos e rica inervação. Repousa abaixo da lâmina ungueal e é limitado distalmente pelo hiponíquio e proximalmente pela matriz. Não produz a placa ungueal. Ao ultrassom é caracterizado como espaço hipoecogênico (mais hiperecogênico proximal), com cerca de 1 a 2 mm de espessura.

## Região periungueal

- **Pregas ungueais:** ajudam a direcionar o crescimento ungueal. Ao ultrassom apresentam-se semelhantes à pele, com epiderme hiperecogênica e derme mais ecogênica. Componentes:
  - Proximal ou eponíquio (cutícula): cobre a porção menos queratinizada/proximal da lâmina ungueal.
  - Lateral ou periníquio: oclui as laterais da lâmina ungueal.
  - Distal ou hiponíquio: derivado do epitélio do leito ungueal, representa a junção do leito ungueal termi-

nal com a pele da digital dos dedos, local onde a lâmina ungueal se torna não aderente.

- **Falange óssea:** cortical dorsal da falange distal, apresenta-se ao ultrassom como linha hiperecogênica profunda ao leito ungueal, parte da sustentação do aparelho ungueal. É local de inserção do tendão terminal dos extensores do dedo e é componente da articulação interfalangiana distal.

## Vascularização

O fluxo sanguíneo das unhas provém das artérias digitais de ambos os lados, radial e ulnar ou medial e lateral, que formam uma rica rede anastomótica (Figura 21), detectada ao ultrassom principalmente nos 2/3 profundos do leito (Figura 22). Se a vascularização for mais superficial, tocando a placa ventral, pode-se considerar a presença de anormalidades que causam dilatação, aumento de fluxo ou do número dos vasos.

> A avaliação geral do dedo e dos demais componentes como estruturas musculotendíneas e articulares é importante para o diagnóstico de patologias do aparelho ungueal (Figura 23).

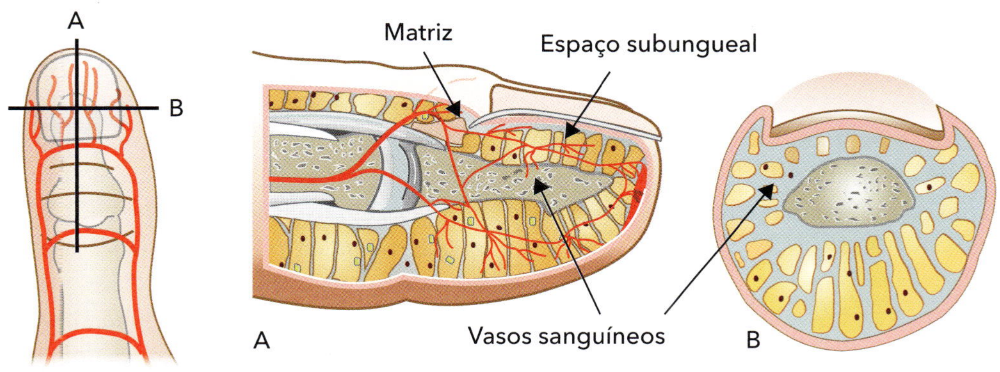


FIGURA 21 Anatomia normal da vascularização da unha nos eixos longo/plano sagital (A) e curto/plano axial (B) do dedo.

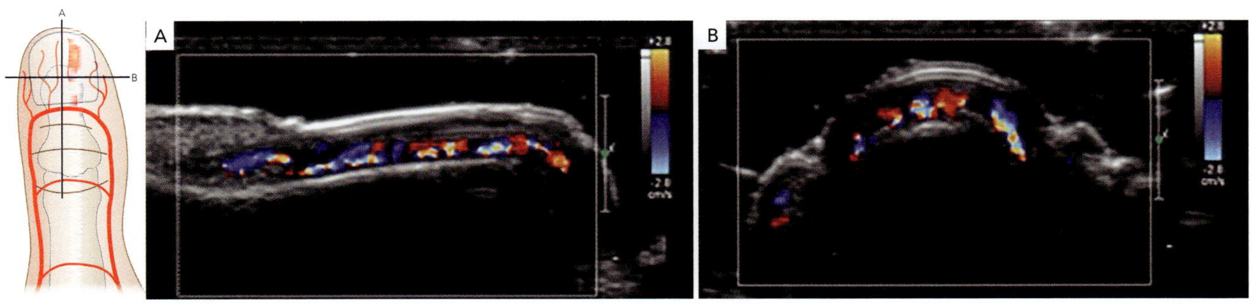


FIGURA 22 Vascularização normal da unha (modo B 18 MHz) e seus principais componentes no eixo (A) longo/plano sagital e (B) curto/plano axial do dedo.

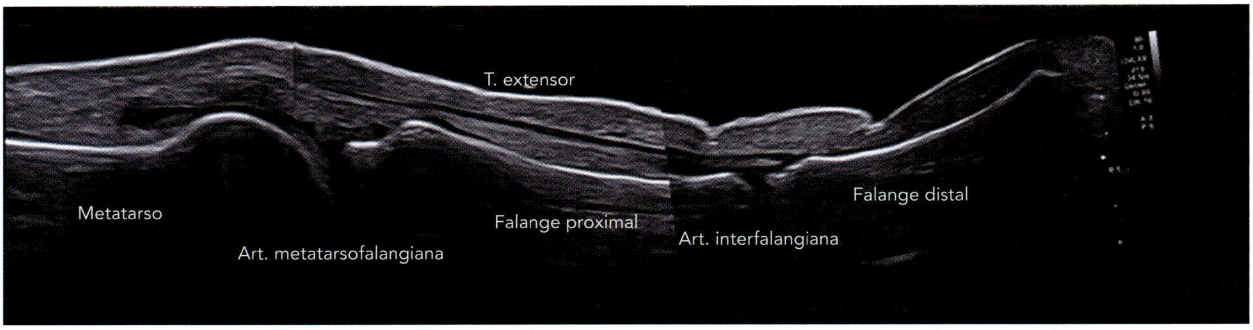


FIGURA 23 Anatomia ultrassonográfica normal do dedo (modo B 24 MHz) e seus principais componentes no eixo longo/plano sagital.

## OUTRAS ESTRUTURAS ANATÔMICAS IMPORTANTES

Para a realização do ultrassom dermatológico são imprescindíveis o conhecimento e a identificação de outras estruturas adjacentes à pele, que podem simular ou ser fatores de confusão para lesões cutâneas, que incluem: linfonodos, nervos, vasos, glândulas, estruturas musculotendíneas e cartilagens. É necessário reconhecer seus padrões de imagem ao método.

### Linfonodos

O linfonodo normal ao ultrassom é caracterizado como estrutura oval, circunscrita, com hilo hiperecogênico e halo/córtex hipoecogênico e vascularização polar centrípeta (Figura 24). O tamanho linfonodal normal varia de acordo com o sítio, os maiores se localizam nas regiões axilar, inguinal e jugulodigástrica.

Já os padrões patológicos podem incluir alterações na forma, na ecogenicidade, no hilo, espessamentos corticais assimétricos ou nodulares, aumento de tamanho, até mudanças na vascularização (Figura 25). Alguns desses fatores serão abordados durante a avaliação linfonodal em neoplasias cutâneas (ver Capítulo 9).

### Nervos

O padrão normal dos nervos periféricos à ultrassonografia é descrito como estrutura em favo de mel (eixo transverso ou axial) ou fascicular (eixo longitudinal), com epineuro hiperecogênico e fascículos hipoecogênicos (Figura 26). Lembrar-se de possíveis variantes anatômicas, como o nervo mediano bífido, que pode estar acompanhado da persistência da artéria mediana – esta, em casos de trombose, pode levar a dor e edema local.

O padrão patológico inclui perda do padrão fascicular, espessamento e maior hipoecogenicidade, além de lesões focais ou difusas. A avaliação dos nervos periféricos, assim como suas principais patologias, serão abordadas adiante (ver Capítulo 8).

### Vasos

Ao ultrassom apresentam-se como estruturas tubulares anecogênicas com diâmetro variável de acordo com o vaso ou localização anatômica. Para diferenciação ao ultrassom: as artérias pulsam e possuem paredes espessas, com fluxo bi/trifásico com sístole e diástole. Já as veias são compressíveis, possuem válvulas e fluxo monofásico (Figura 27) (para avaliação do fluxo de vasos ao Doppler pulsado, ver Capítulo 1). A velocidade do fluxo sanguíneo é variável e geralmente é inferior a 15 cm/s no subcutâneo.

Podem ocorrer variantes anatômicas de presença, número e localização de vasos, especialmente arteriais, em diferentes regiões corporais, por exemplo: artéria de calibre persistente (lábio).

### Glândulas tireoide, mamárias, lacrimais e salivares

O conhecimento da anatomia normal das glândulas é importante, especialmente na avaliação do ultrassom de pele e face, uma vez que alterações podem simular lesões dermatológicas.

- **Tireoide:** hiperecogênica homogênea. Pode simular massas dermatológicas cervicais em casos de formações expansivas como nódulos e cistos.
- **Mamárias:** ecogenicidade mista, com tecido adiposo e estruturas tubuliformes de permeio. Podem simular massas dermatológicas em casos de prolongamento axilar exuberante, glândulas ou mamilos ectópicos (Figura 28) e ginecomastia.

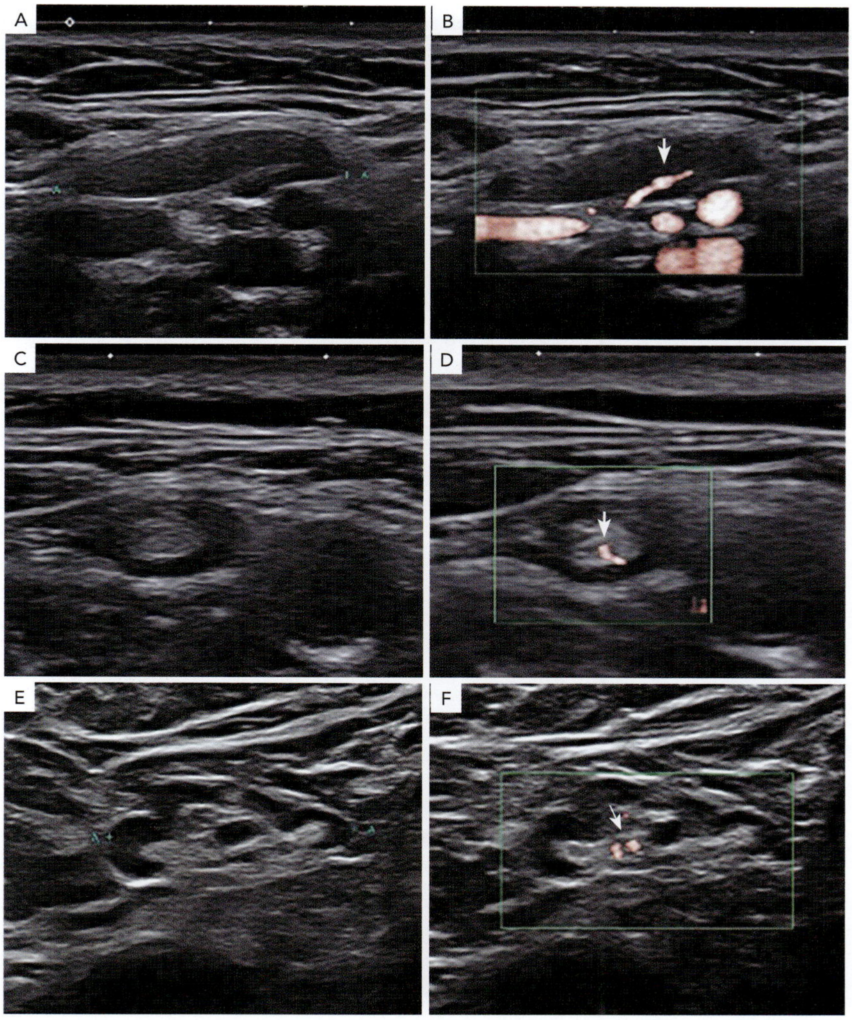


FIGURA 24 Anatomia ultrassonográfica normal dos linfonodos (modo B e Doppler SMI 24 MHz) das regiões jugulodigástrica (A e B), cervical (C e D) e axilar (E e F) com hilo hiperecogênico, córtex simétrico e hipoecogênico e vascularização polar centrípeta (setas).

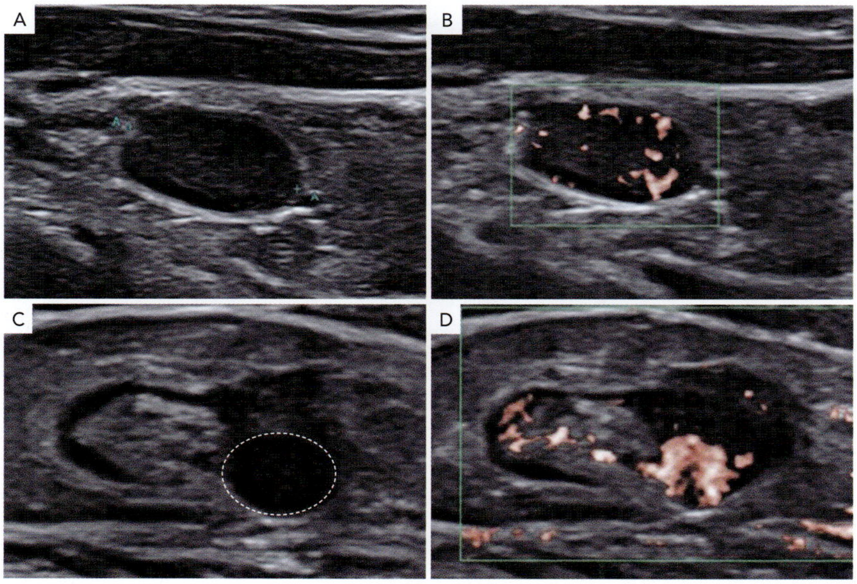


FIGURA 25 Linfonodos patológicos (imagens modo B e Doppler SMI 24 MHz). (A e B) Inflamatório ou reacional com hilo ausente, córtex espessado e hipoecogênico e vascularização polar difusa. (C e D) Metastático com espessamento cortical focal/nodular (linha pontilhada) hipervascularizado.

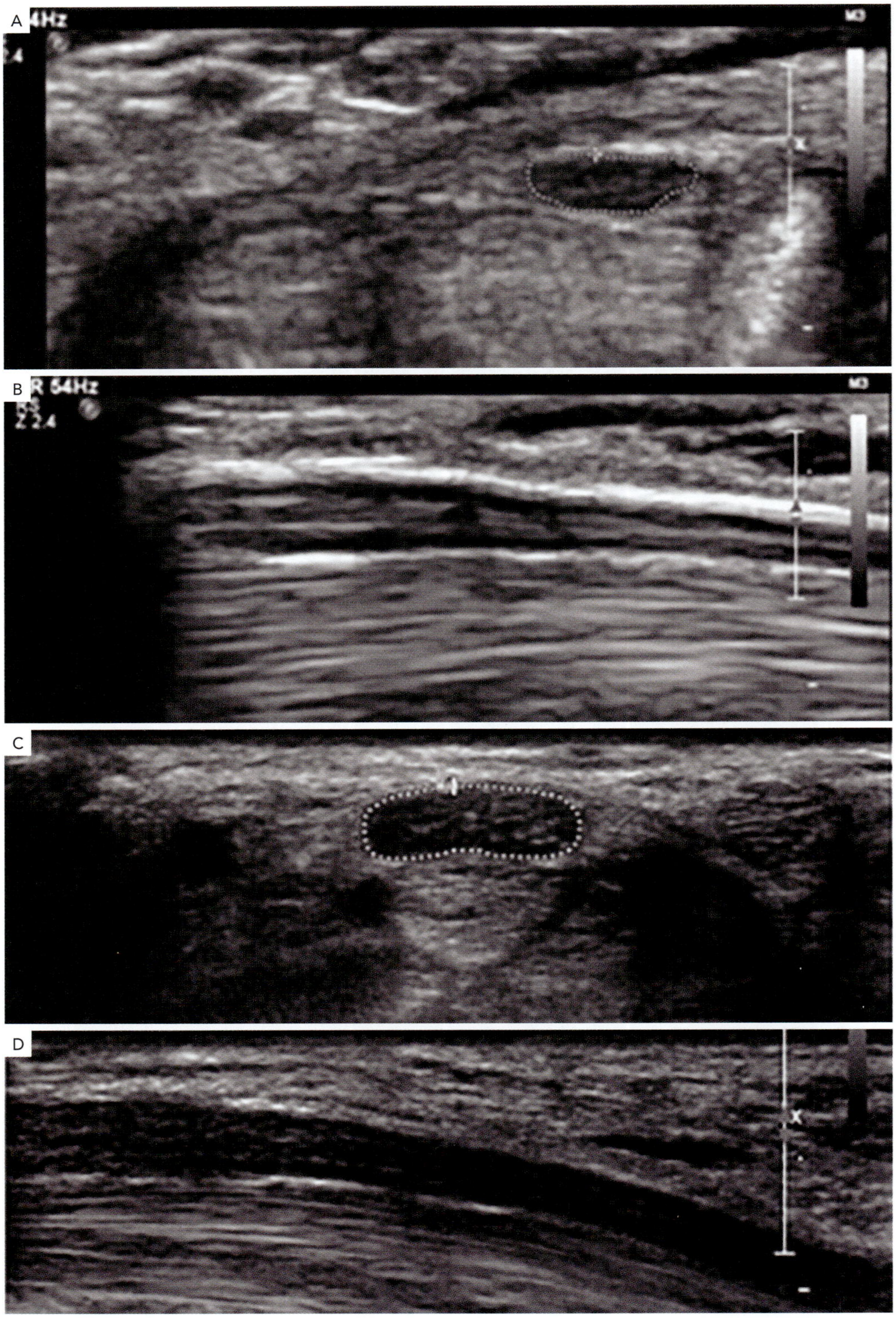

FIGURA 26 Imagens do nervo mediano (modo B 14 MHz) no punho, interior do túnel do carpo, demonstrando o padrão normal (A e B) e com sinais de neuropatia (C e D), nos eixos curto (A e C) e longo (B e D).

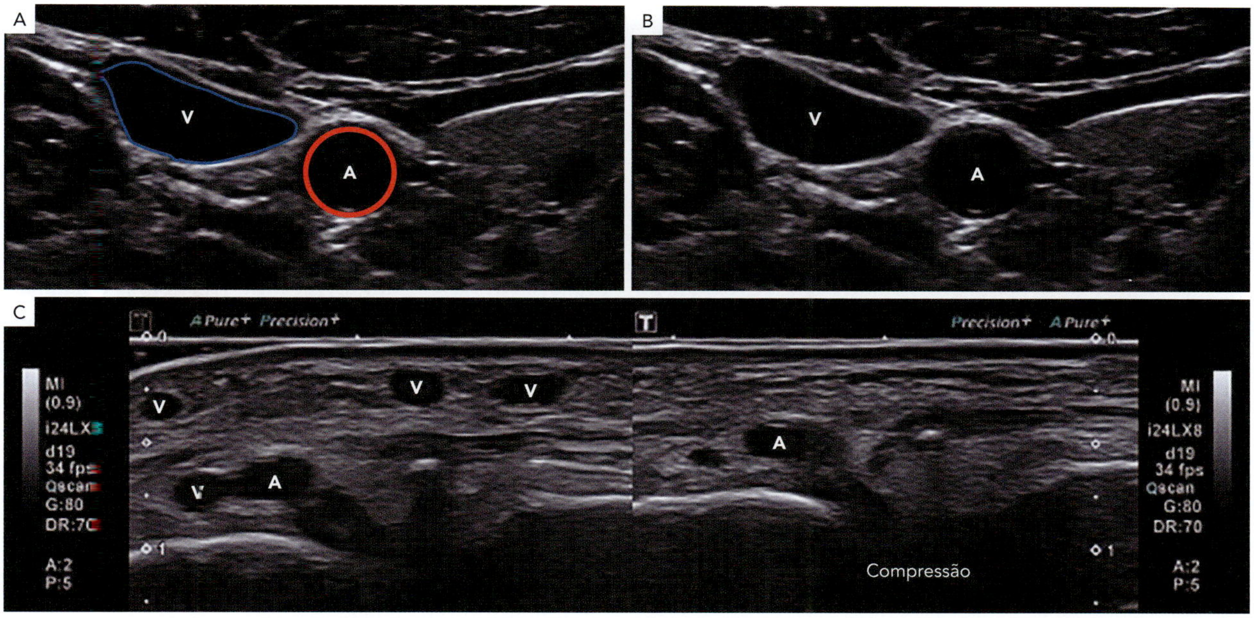


FIGURA 27 Imagens (modo B 24 MHz) demonstrando diferenças entre veias (V) e artérias (A). (A e B) Demonstração da diferente espessura de paredes da carótida (linha vermelha) e a veia jugular externa (linha azul). (C) Compressibilidade das veias.

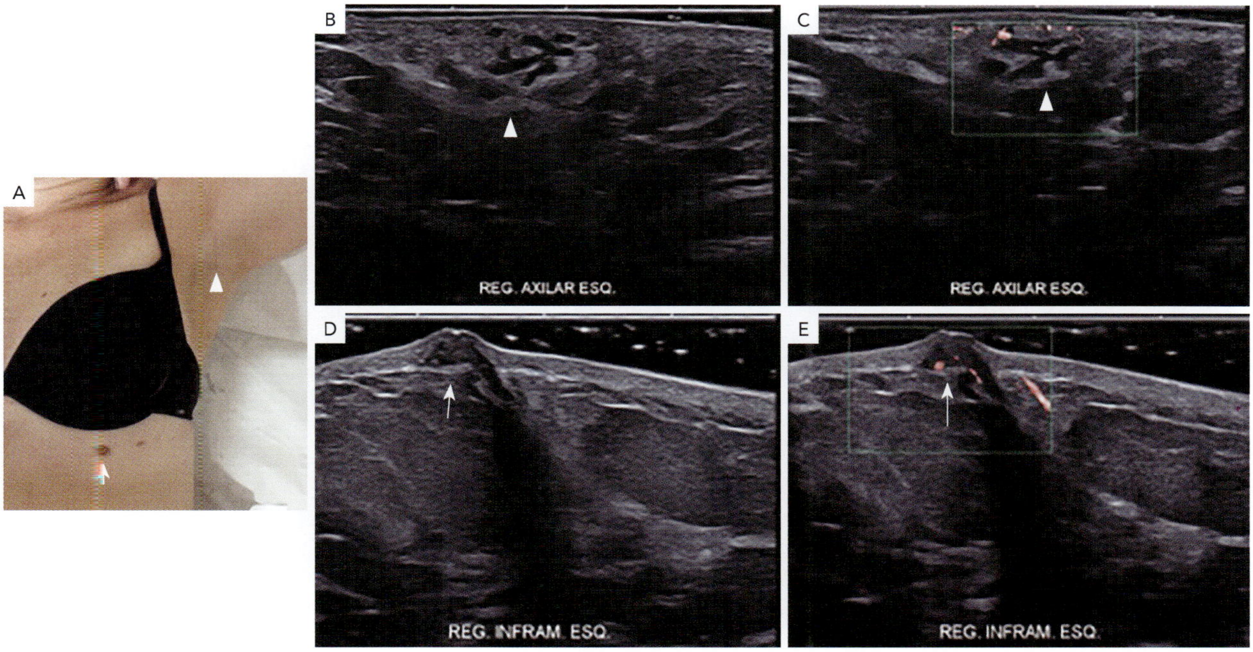


FIGURA 28 Imagem clínica (A) e ultrassom (modo B e Doppler SMI 24 MHz) demonstrando a presença de tecido mamário ectópico na axila (B e C: cabeça de seta) e mamilo ectópico em região inframamária (D e E: seta).

- **Lacrimais:** hipoecoicas e lobuladas melhor caracterizadas na borda superolateral das órbitas (Figura 29). Podem apresentar lesões expansivas, infiltrativas ou inflamatórias.
  - Nas pálpebras encontram-se as glândulas lacrimais acessórias de Krause e Wolfring.
- **Salivares:** podem simular massas dermatológicas em casos de aumento volumétrico e em inflamações (sialoadenites), obstruções por sialolitos e lesões expansivas (ver Capítulo 12).
  - Parótidas e submandibulares: hiperecogênicas e bem delimitadas (Figura 30).
  - Salivares submucosas menores (lábios): hipoecogênicas (região submucosa dos lábios) (Figura 31).

> Podem ocorrer variantes anatômicas de presença, número e localização das glândulas, especialmente nas parótidas, que incluem a proeminência do lobo anterior (Figura 32) ou lobo acessório (20-70%) (Figura 33) – que geralmente ocorrem na linha imaginária entre o tragus e a porção inferior da asa do nariz, além de alterações patológicas, como sialolitos e lesões primárias expansivas.

## Estruturas musculoesqueléticas

Algumas doenças dermatológicas podem cursar com alterações musculoesqueléticas, como tendinopatias/peritendinites, bursites e sinovites, destacando-se patologias reumatológicas e inflamatórias, como a psoríase, por exemplo. O conhecimento do padrão de normalidade e correta avaliação dessas estruturas, incluindo manobras dinâmicas em tempo real, são imprescindíveis para o correto diagnóstico e melhor prognóstico de pacientes.

- **Articulações:** as articulações sinoviais são formadas por extremidades ósseas lineares hiperecogênicas com sombra acústica posterior, cartilagem hipoecogênica marginal/epifisária, envolta por estruturas capsuloligamentares hipoecogênicas e com conteúdo líquido laminar intra-articular.
- **Tendões:** estruturas fibrilares hiperecogênicas* (Figura 34). Avaliar o excursionamento dinâmico.

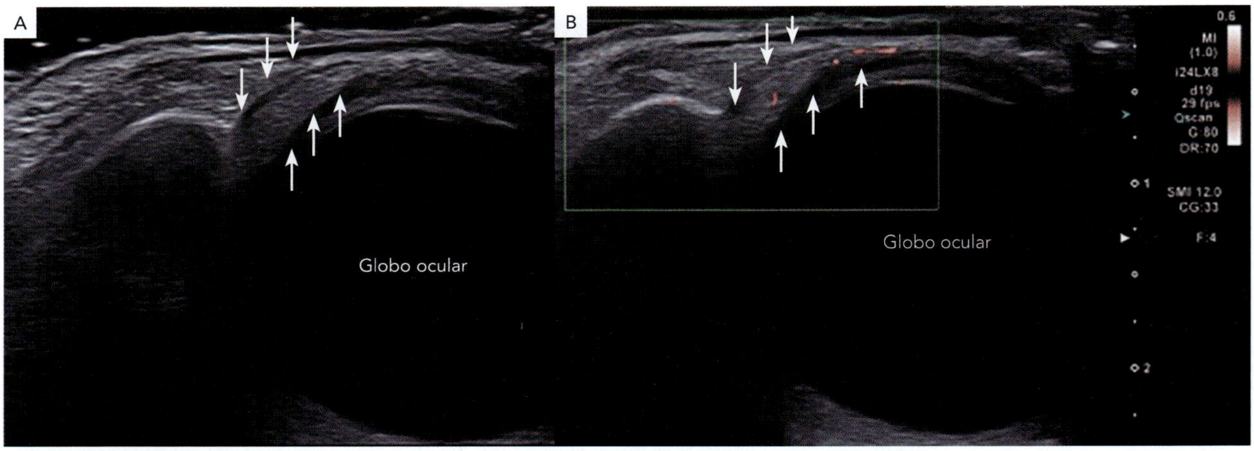


FIGURA 29 Imagens de ultrassom (A: modo B e B: Doppler SMI 24 MHz) demonstrando a glândula lacrimal normal (setas), discretamente hipoecogênica e com vascularização interna.

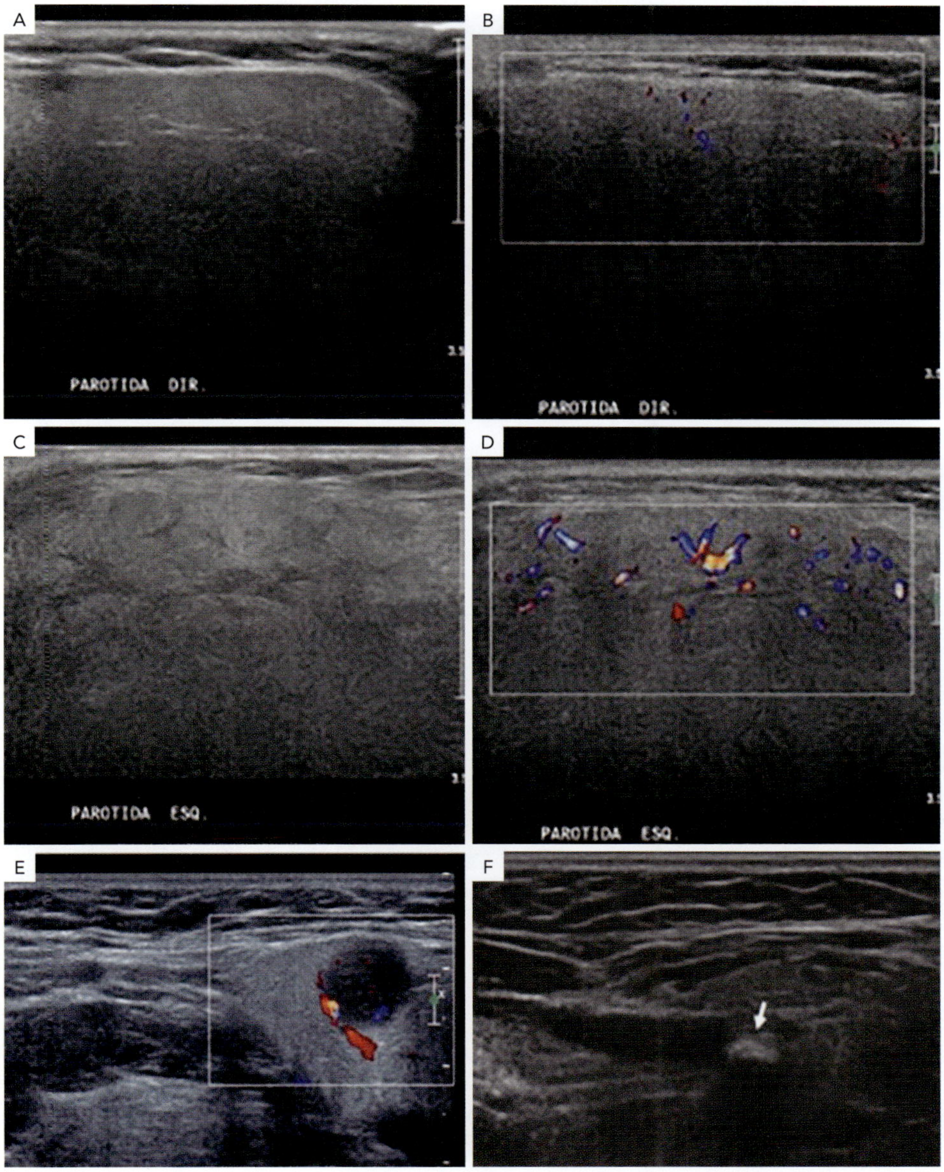


FIGURA 30 Imagens (modo B e *color* Doppler 14 MHz) demonstrando o aspecto normal da glândula parótida direita (A e B) e alteração com parotidite (C e D), quando a textura se torna heterogênea e há aumento da vascularização ao Doppler. Exemplos de alterações de glândulas salivares: imagem de nódulo sólido na glândula submandibular (E) e presença de cálculo/sialolito (F: seta).

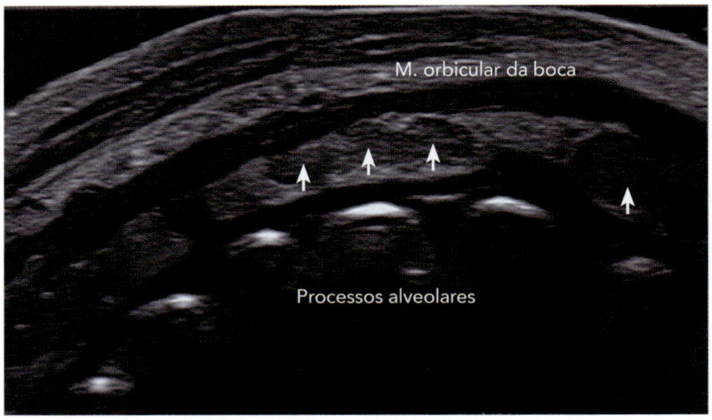


FIGURA 31 Imagem (modo B 24 MHz) demonstrando as glândulas salivares menores (setas), hipoecogênicas, na gordura da submucosa do lábio inferior.

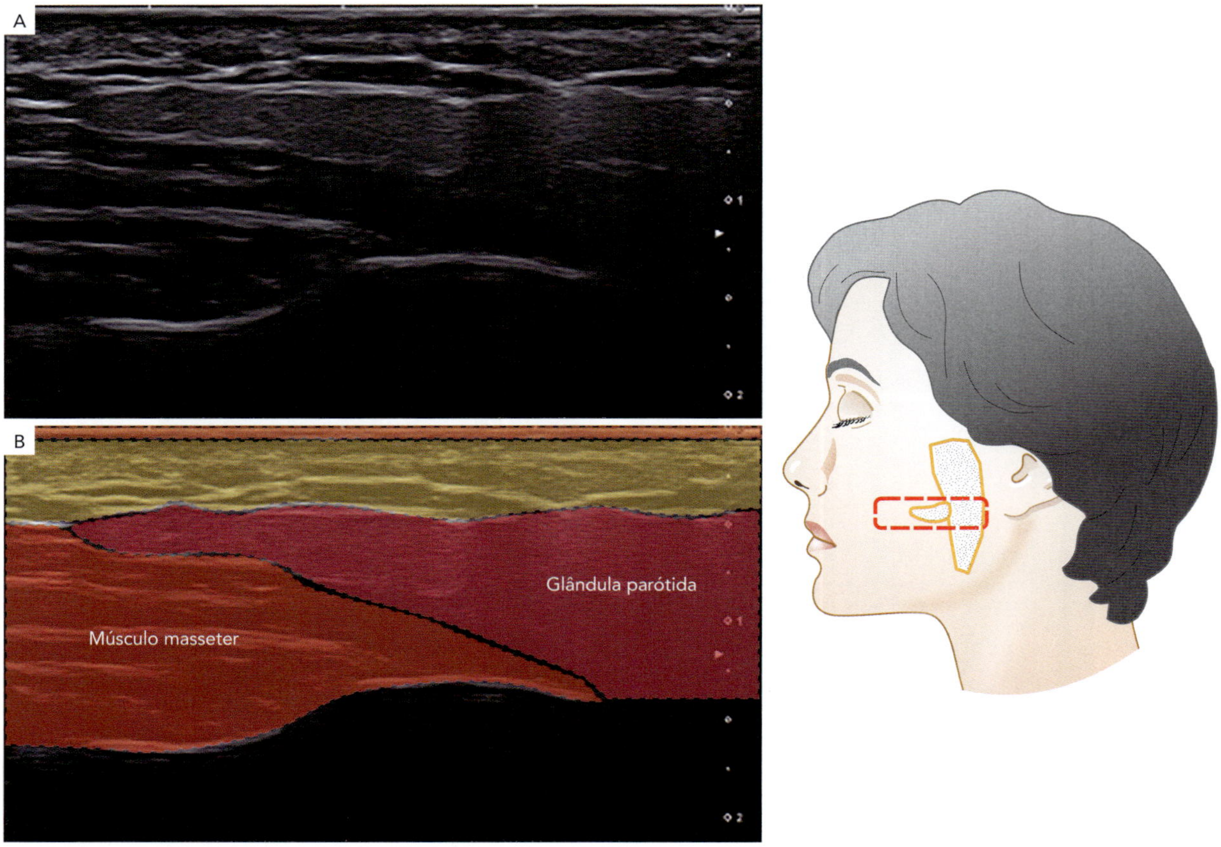


FIGURA 32 Imagem modo B 24 MHz (A) e esquemas do exame (B) demonstrando proeminência do lobo anterior da glândula parótida esquerda.

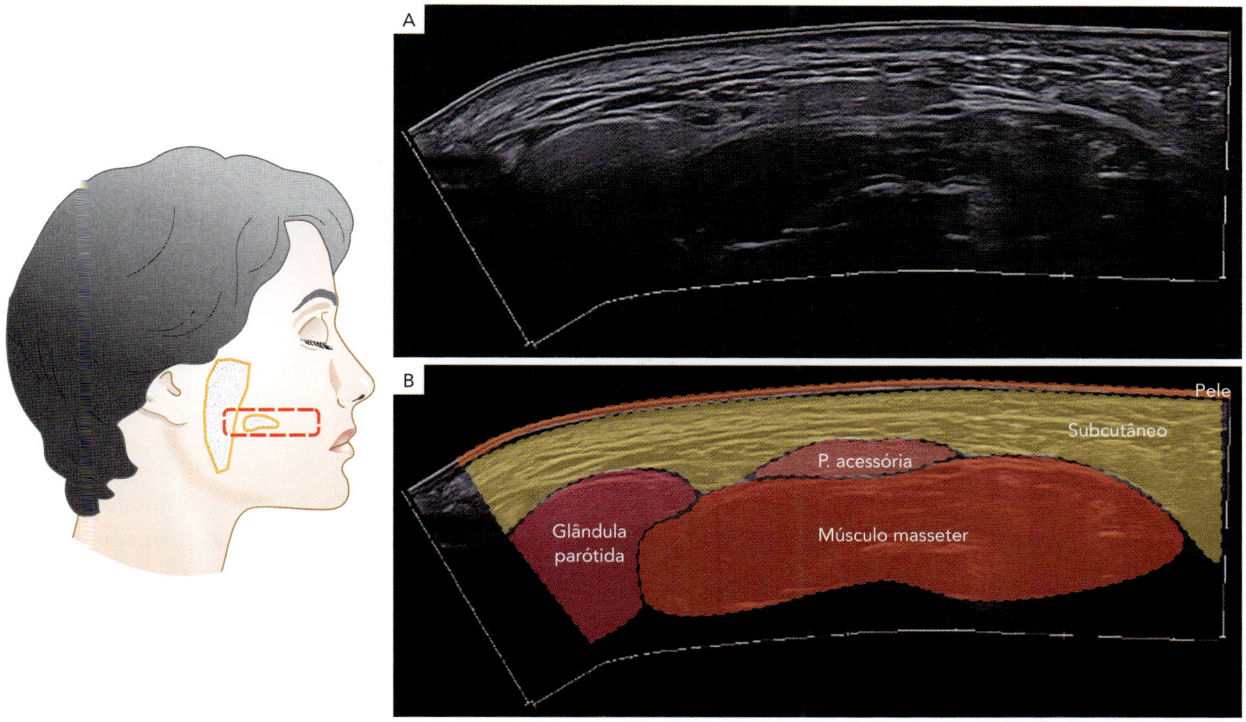


FIGURA 33 Panorâmica modo B 24 MHz (A) e esquemas do exame (B) demonstrando o lobo acessório da glândula parótida direita.

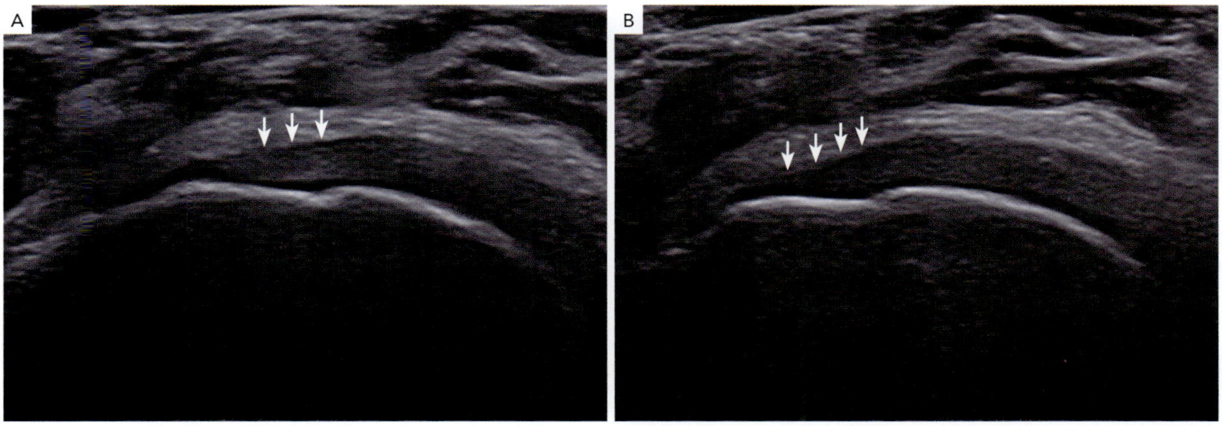


FIGURA 34 Imagens (modo B 14 MHz) demonstrando a anatomia normal dos tendões e o padrão de anisotropia*, caracterizado pela mudança de ecogenicidade com a alteração do ângulo de insonação de A para B (setas).

- **Músculos:** estruturas fibrilares hipoecogênicas* (Figura 35). Apresentam alterações dinâmicas (contração/repouso) e variantes acessórias diversas que podem simular massas dermatológicas (ver Capítulo 12).
- **Bursas:** estruturas saculares subcutâneas virtuais, localizadas em áreas expostas a atrito: olecraniana, trocantérica, pré e infrapatelar, calcaneana, metatarsianas distais e tuberosidade anterior da tíbia. Podem tornar-se visíveis em quadros patológicos como nas inflamações, por exemplo, dentre as quais se destacam as artropatias inflamatórias por deposição de cristais (gota), e podem simular lesões dermatológicas (ver Capítulo 12). Podem ser geradas ou adquiridas em locais de atrito, sendo chamadas de bursas adventícias.

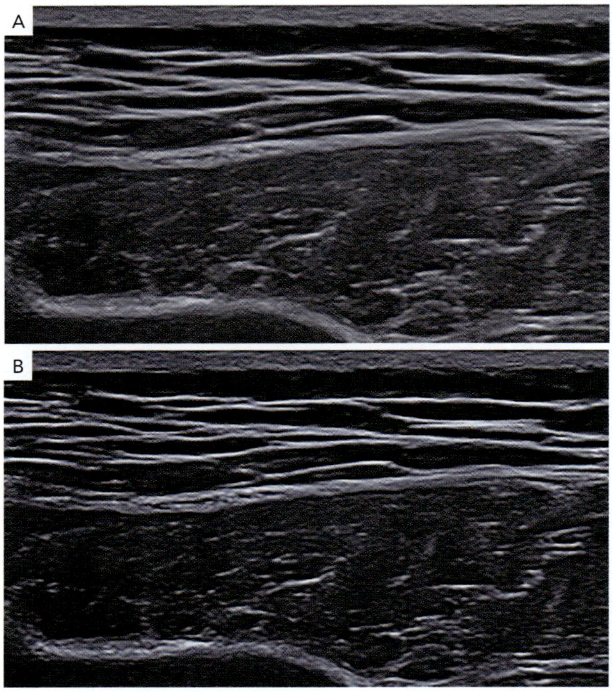


FIGURA 35 Imagens (modo B 14 MHz) demonstrando a anatomia normal dos ventres musculares e o padrão de anisotropia*, caracterizado como mudança de ecogenicidade com alteração do ângulo de insonação (A para B).

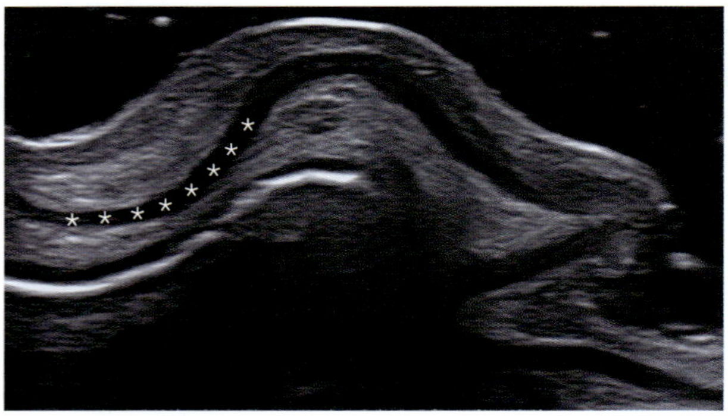

FIGURA 36 Imagem (modo B 24 MHz) demonstrando a anatomia normal do pavilhão auricular, com cartilagem em faixa hipoecogênica (*).

> * Lembrar da anisotropia: mudança na ecogenicidade de estruturas (tendões, nervos e músculos) devido ao ângulo de insonação (Figuras 34 e 35).

## Cartilagem

Ao ultrassom aparecem como faixas hipoecogênicas, geralmente sem vascularização detectável. A avaliação de estruturas nobres na face é importante no diagnóstico e estadiamento de neoplasias cutâneas, incluindo as cartilagens nasal (superior e alar) e do pavilhão auditivo (ver Capítulo 4), por exemplo.

## Calcificações/ossificações

Ao ultrassom apresentam-se como estruturas hiperecogênicas com sombra acústica posterior. É importante que sejam reconhecidas em tendinopatias calcárias, ossificações heterotópicas, granulomas de corpo estranho, miosites ossificantes, pilomatricomas e na identificação de preenchedores estéticos, por exemplo.

# CONCLUSÃO

O conhecimento da anatomia e das características normais dos tecidos e estruturas é fundamental à prática da ultrassonografia dermatológica e imprescindível para a detecção de patologias.

> "Só se encontra o que se procura, e só se procura o que se conhece."
>
> Marcel Cerqueira Cesar Machado
>
> *Só conhecemos aquilo que estudamos e aprendemos.*

# BIBLIOGRAFIA


1. Wortsman X, Carreño L, Ferreira-Wortsman C, et al. Ultrasound characteristics of the hair follicles and tracts, sebaceous glands, montgomery glands, apocrine glands, and arrector pili muscles. J Ultrasound Med. 2019;38(8):1995-2004.
2. Wortsman X. Atlas of dermatologic ultrasound. Springer; 2018.
3. Aluja Jaramillo F, Quiasúa Mejía DC, Martínez Ordúz HM, González Ardila C. Nail unit ultrasound: a complete guide of the nail diseases. J Ultrasound. 2017;20(3):181-92.

4. Zattar L, Viana PCC, Cerri GG, Godoy LF de S. Radiologia diagnóstica prática: manual da residência do Hospital Sírio-Libanês. Barueri: Manole; 2017.
5. Barcaui E de O, Carvalho ACP, Lopes FPPL, Piñeiro-Maceira J, Barcaui CB. High frequency ultrasound with color Doppler in dermatology. An Bras Dermatol. 2016;91(3):262-73.
6. Hamblin MR, Avci P, Gupta GK. Introduction to imaging in dermatology. Elsevier; 2016:1-4.
7. Zattar-Ramos LC, Leao R V, Correa MF, et al. Ultrasound imaging of the nails: anatomy, technique and image findings. Eur Soc Musculoskelet Radiol Conf. 2016. 2016:P-0085.
8. Wortsman X. Ultrasound in dermatology: why, how, and when? Semin Ultrasound, CT MRI. 2013;34(3):177-95.
9. Wortsman X, Jemec GBE. Dermatologic ultrasound with clinical and histologic correlations. Springer; 2013:1-623.
10. Kleinerman R, Whang TB, Bard RL, Marmur ES. Ultrasound in dermatology: principles and applications. J Am Acad Dermatol. 2012;67(3):478-87.
11. Thomas L, Vaudaine M, Wortsman X, Jemec GBE, Drapé JL. Imaging the nail unit. Baran Dawber's Dis Nails their Manag. 4.ed. 2012. p.101-82.
12. Bilgili Y, Taner P, Unal B, et al. Doppler sonography of the normal lacrimal gland. J Clin Ultrasound. 2005;33(3):123-6.
13. Riva FPL. Anatomia dos tecidos moles e glândulas salivares do sistema estomatognático de cães e gatos: enfoque anátomo-cirúrgico [dissertação]. São Paulo: Universidade de São Paulo, Faculdade de Medicina Veterinária e Zootecnia; 2005.

# 4

# ANATOMIA DA FACE

Luciana Zattar
Eloisa Santiago Gebrim

## INTRODUÇÃO

A avaliação ultrassonográfica da face tem extrema importância, por sua complexidade anatômica e especialmente pela questão estética. A correta caracterização das estruturas possibilita a localização, análise e mensuração de músculos, coxins adiposos, artérias, veias, nervos, glândulas e cartilagens, incluindo a avaliação das pálpebras, nariz, globo ocular, orelha e lábios.

## ANATOMIA DE SUPERFÍCIE DA FACE

A face pode ser estudada e avaliada com base em marcos anatômicos superficiais e dividida por regiões, geralmente nomeadas de acordo com sua estrutura óssea (Figuras 1 a 4). O conhecimento dessas regiões e marcos anatômicos é importante para a localização de lesões e para melhor comunicação médico-paciente e com o médico solicitante.

## CAMADAS ANATÔMICAS

A face pode ser dividida em 6 camadas anatômicas: pele, segmentos superficiais de gordura, o sistema musculoaponeurótico superficial (SMAS), camada muscular, segmentos profundos de gordura e esqueleto ósseo. Os vasos e nervos de maneira geral encontram-se entre o SMAS e os músculos.

O correto entendimento e caracterização das camadas da face são importantes para localização e identificação de patologias, além de possibilitar a compreensão do processo de envelhecimento e os meios de tratamento.

> Serão considerados segmentos de gordura e não compartimentos, por sua difícil separação e compartimentalização anatômica.

### Pele

Na face a pele é composta por epiderme e derme, ambas com fina espessura e estruturas anexas com folículos *velus* em mulheres e terminais (barba) em homens. A derme é mais espessa na região frontal, glabela e ponta nasal, e mais fina nas pálpebras. O subcutâneo é compreendido ou subdividido nos segmentos superficiais de gordura, possuindo ecogenicidade heterogênea e mais hiperecogênica no mento e sulco nasolabial (Figura 5).

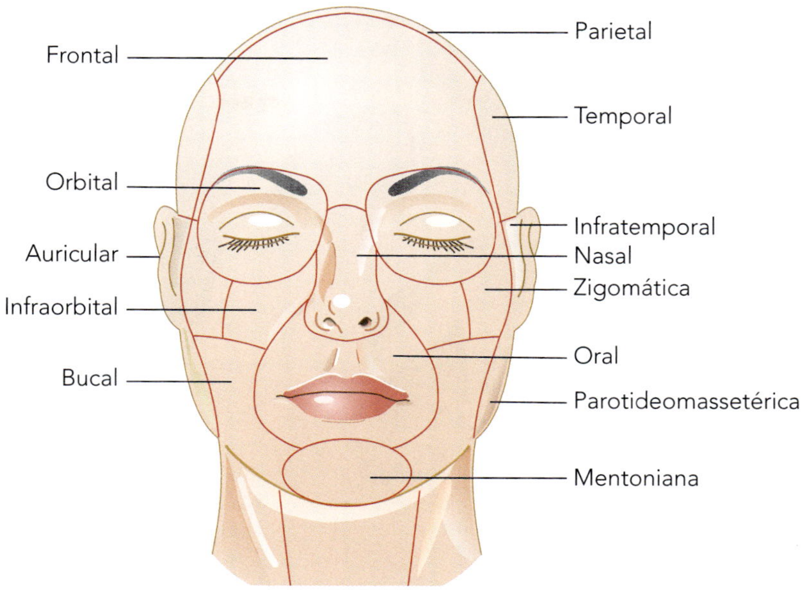


FIGURA 1 Anatomia de superfície normal da face por região – vista frontal.

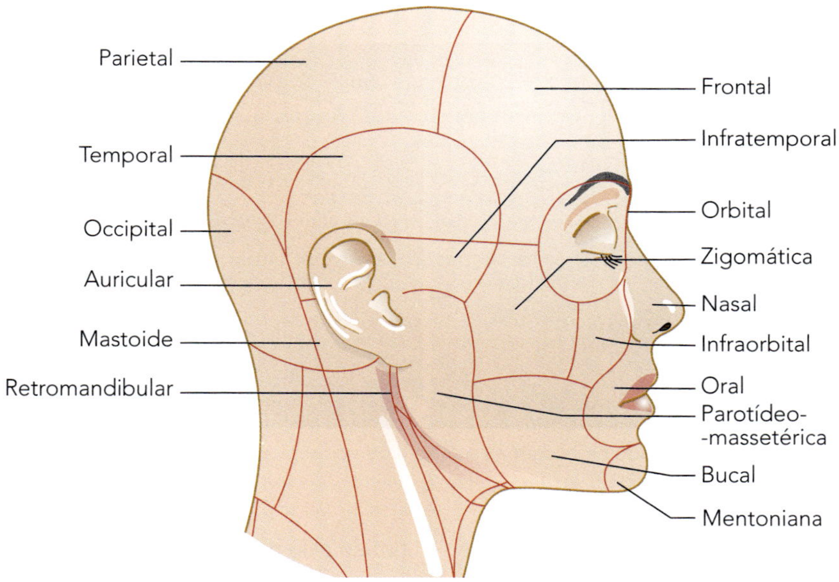


FIGURA 2 Anatomia de superfície normal da face por região – vista em perfil.

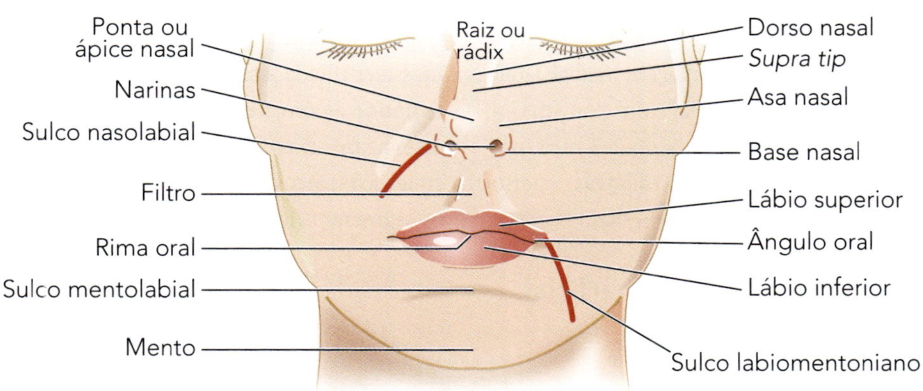


FIGURA 3 Anatomia de superfície normal da face – região nasal, oral e mentoniana.

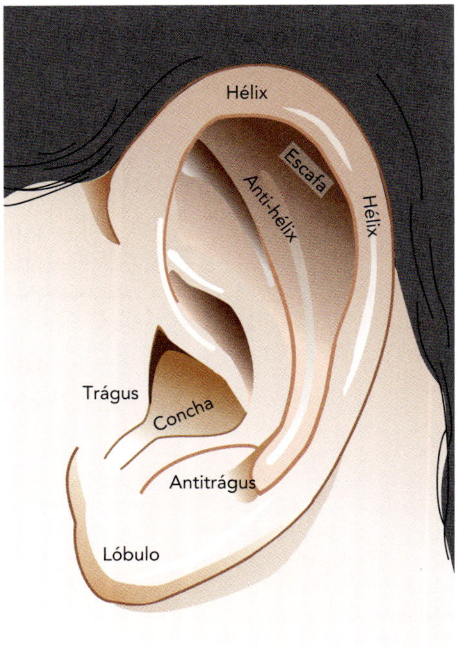


FIGURA 4 Anatomia de superfície normal da face – região auricular.

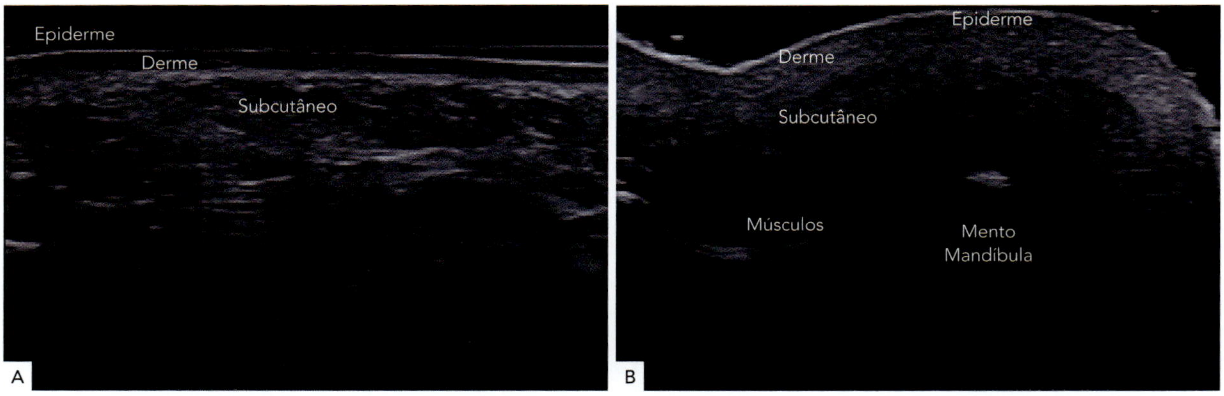


FIGURA 5 Subcutâneo com ecogenicidade heterogênea e mais hiperecogênica no (A) sulco nasolabial em plano oblíquo e (B) mento em plano sagital.

## Segmentos superficiais de gordura da face

Formados pelo tecido celular subcutâneo da pele (Figura 6), os segmentos podem ser divididos em: frontal; orbicular superior, inferior e lateral; labial; perioral; bucal; nasolabial; temporolateral; gordura malar intermediária e medial; labiomandibular; mandibular (*jowl*); mentual e pré-platisma.

O ligamento retentor orbicular, situado 2-3 mm inferiormente à borda orbitária inferior, forma a borda superior dos compartimentos nasolabial e malar medial.

## Sistema musculoaponeurótico superficial (SMAS)

Formado por uma rede de tecido conjuntivo, entre a pele e os músculos, com componentes fibrosos e elásticos. É constituído pelo platisma e pela fáscia cervical e continua superiormente com a fáscia temporoparietal e posteriormente com a fáscia parotídea superficial, envolvendo a parótida, músculos temporal e masseter, mais visível na porção posterior ou lateral da face (linha imaginária na borda anterior do masseter divide a face). As estruturas neurovasculares, que definirão as zonas de perigo da face, estão localizadas entre esses ligamentos de retenção, em membranas bilaminares de conexão ou áreas de fusão. Suas projeções em teoria separam os segmentos de gordura superficiais e profundos.

> O termo SMAS já é estabelecido, mas pode ser considerado um equívoco anatômico, uma vez que não há participação de aponeuroses em sua formação, tampouco outro sistema profundo.

O SMAS pode ser dividido em tipos de acordo com sua configuração (Figura 7):

- Região pré-parotídea, lateral ao sulco nasolabial (SNL): **SMAS tipo I**: subcutâneo com rede tridimensional paralelo aos planos musculares e perpendiculares na pele.
- Mento e perioral, medial ao SNL: **SMAS tipo II**: rede densa e irregular de fibras com coxins adiposos escassos e aumento da densidade e espessura de septos fibromusculares – confere aspecto mais *heterogêneo e hiperecogênico do subcutâneo do mento e SNL*.
- Região de pálpebras inferiores, cranial ao sulco infraorbital: **SMAS tipo III**: tecido conjuntivo pobre em gordura e com rede fibroelástica frouxa e irregular, conectando o orbicular dos olhos à pele.
- Região parotídea: **SMAS tipo IV**: configuração em paralelo de septos fibrosos ao longo da pele ancorando a fáscia parotídea.
- Platisma: **SMAS tipo V**.

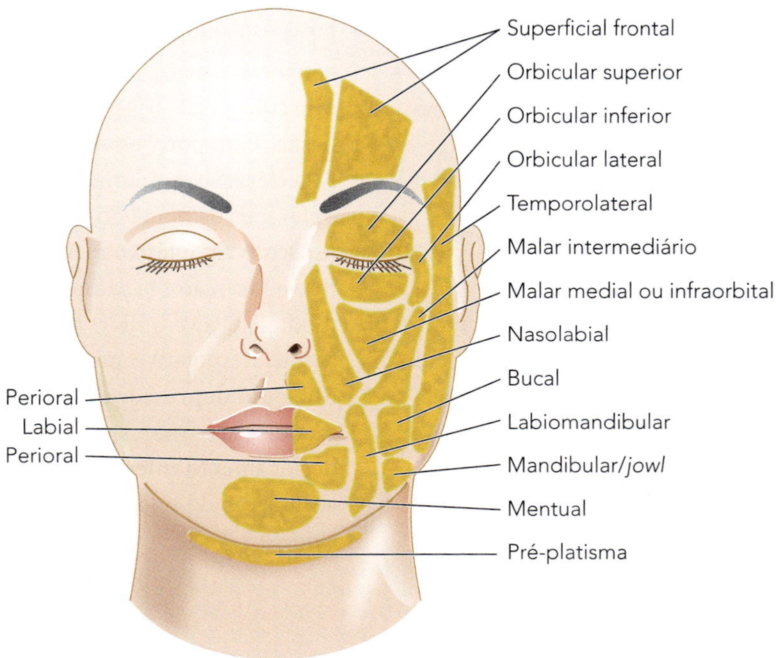


**FIGURA 6** Anatomia dos segmentos superficiais de gordura da face.

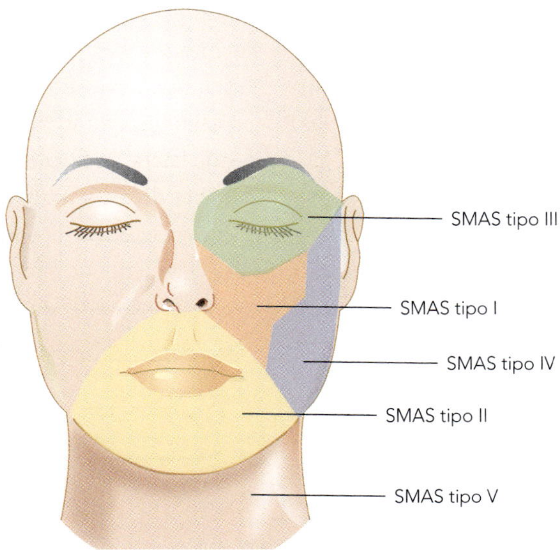


**FIGURA 7** Tipos de SMAS de acordo com sua localização e configuração.

## Músculos

Na porção anterior da face estão os músculos da mímica facial, com origem em ossos e inserção variável em mucosa, derme ou outro músculo. Apresentam trajeto oblíquo, da profundidade para uma região mais superficial, auxiliando na divisão do subcutâneo em segmentos. Responsáveis pela importante "expressão facial", são agonistas e antagonistas inervados principalmente por ramos do nervo facial. Na porção posterior localizam-se os músculos relacionados à mastigação, com origem e inserção óssea.

A correta caracterização, localização e avaliação dinâmica dos músculos por meio do conhecimento da origem e inserção e da principal ação permitem o entendimento de patologias, como paralisias, e das aplicações estéticas, como o uso da toxina botulínica (ver capítulo 16), pelo surgimento de linhas e rugas e acentuação de sulcos. Didaticamente, os músculos da mímica facial podem ser organizados em 4 camadas (Figura 8), conforme será explicado a seguir.

### Primeira camada (superficial)

- **Músculo frontal**: origem na aponeurose do epicrânio e inserção nos músculos orbicular dos olhos e prócero e no subcutâneo das sobrancelhas. Eleva as sobrancelhas e enruga a testa. Pode apresentar bifurcação (88%).
- **Músculo corrugador do supercílio**: origem na margem da órbita, osso frontal e processo nasal superior. Inserção na metade medial do subcutâneo das sobrancelhas. Aproxima medialmente as sobrancelhas e enruga a glabela.
- **Músculo prócero**: origem na fáscia dos ossos e cartilagens nasais e inserção musculoaponeurótica frontal e tecido fibroadiposo da glabela. Aproxima e abaixa as sobrancelhas e abre as narinas. Responsável pelas rugas nasais.
- **Músculo orbicular dos olhos**: origem no osso frontal e maxila e inserção nos ligamentos/tecido fibroadiposo das pálpebras, com porções orbital e palpebral. Responsável pelo fechamento voluntário (orbital) e involuntário (palpebral) da abertura/rima ocular, compressão do saco lacrimal, surgimento de rugas perioculares ("pés de galinha") e acentuação do sulco nasojugal ou goteira lacrimal.
- **Músculo nasal**: origem na maxila e inserção nos ossos nasais, com porções alares e transversa. Responsável pela elevação das narinas, compressão do dorso nasal e elevação da ponta do nariz.
- **Músculo zigomático menor**: origem no osso zigomático e inserção fibroadiposa subcutânea próxima ao modíolo. Move o lábio superior para cima e externamente. Responsável pelo sulco nasolabial.
- **Músculo depressor do ângulo da boca**: origem na mandíbula e inserção no modíolo. Responsável pelo deslocamento inferior e lateral do ângulo da boca e acentuação do sulco labiomentoniano ("linhas de marionete").

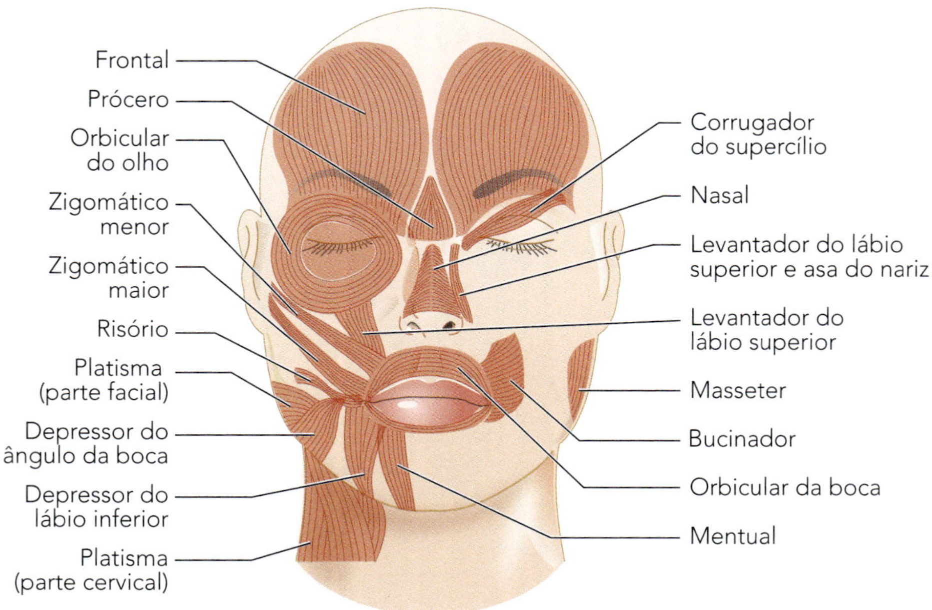


FIGURA 8 Anatomia dos principais músculos da face.

### Segunda camada

- **Músculo levantador do lábio superior e da asa do nariz**: origem nos ossos nasal e maxila e inserção nas cartilagens alares, tecido fibroadiposo lateral das narinas e camada muscular do lábio superior. Responsável pela dilatação das narinas, elevação do lábio superior e da asa do nariz e acentuação do sulco nasojugal.
- **Músculo zigomático maior**: origem no osso zigomático e inserção no modíolo. Responsável pelo ato de elevar o ângulo da boca superior e lateralmente (ato de sorrir) e acentuação do sulco nasolabial. Estrutura bífida que pode levar à formação de sulcos nas bochechas ("covinhas").
- **Músculo risório:** origem no músculo platisma e na fáscia parotídea e do masseter e inserção no modíolo. Responsável pelo deslocamento posterior dos ângulos da boca.
- **Músculo depressor do lábio inferior**: origem na mandíbula e inserção no tecido fibroadiposo do lábio inferior. Responsável pelo deslocamento inferior dos lábios inferiores e acentuação do sulco mentolabial.
- **Músculo platisma**: origem no tecido fibroadiposo infraclavicular e acromial e fáscia dos músculos peitoral e deltoide. Inserção na mandíbula e tecidos do mento. Responsável por abaixar a mandíbula e cantos da boca, com acentuação do sulco labiomentoniano ("linhas de marionete"), sulco mentolabial e de rugas no pescoço.

### Terceira camada

- **Músculo orbicular da boca**: origem na mandíbula e maxila e inserção no tecido fibroadiposo dos lábios. Responsável por franzir os lábios (beijos) e pelo surgimento das rugas periorais ("códigos de barra").
- **Músculo levantador do lábio superior**: origem na margem infraorbital medial e inserção no músculo orbicular da boca ou tecido fibroadiposo do lábio superior. Responsável pela elevação do lábio superior, surgimento de rugas periorais e acentuação do sulco nasolabial.

### Quarta camada (profunda)

- **Músculo elevador do ângulo da boca**: origem na maxila e inserção no modíolo. Permite elevação do lábio superior (ato de sorrir).
- **Músculo mentual**: origem na mandíbula e inserção no tecido fibroadiposo do lábio inferior. Responsável pela protrusão do lábio inferior e elevação do mento com formação de rugas no queixo ("caroço de ameixa").

> O **modíolo** representa um pilar fibromuscular perpendicular, lateral e superiormente ao ângulo da boca, onde há fusão ou inserção de diversos músculos (músculos orbicular da boca, levantador do ângulo da boca, zigomático maior, risório, bucinador, depressor do ângulo da boca, depressor do lábio inferior e platisma), medindo cerca de 1-1,5 cm de extensão.

- **Músculo masseter:** origem no arco e processo maxilar do zigomático e inserção no ângulo e ramo da mandíbula. Responsável pela elevação da mandíbula (mastigação). Relação com os vasos faciais (*medialmente*), parótida (*lateralmente*), ducto parotídeo (Figura 9 e Vídeo 1), artéria facial transversal e ramos do nervo facial (zigomático e bucal).
- **Músculo bucinador**: origem na maxila e inserção no ângulo da boca, junto ao modíolo. Deprime e comprime as bochechas contra a estrutura óssea, sendo acessório para a mastigação e importante para soprar ou assobiar.

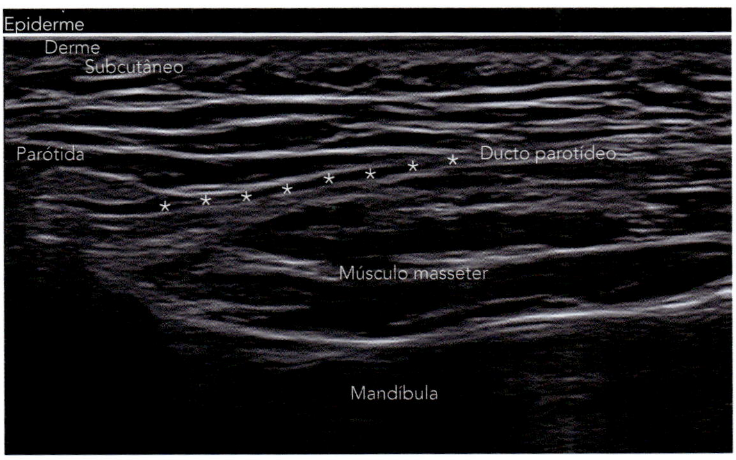


FIGURA 9 Imagem (transversal modo B 24 MHz) demonstrando a relação do músculo masseter com a parótida e o ducto parotídeo (*).

VÍDEO 1 Imagens dinâmicas (transversal modo B 24 MHz) demonstrando a relação do músculo masseter com a parótida e o ducto parotídeo.

## Divisão por região

Existem outros músculos e diversas classificações ou modos de agrupar a musculatura que compõe a anatomia da face e crânio, que podem também ser divididos por região (Quadro 1), incluindo:

QUADRO 1 Músculos da face divididos por região

| Couro cabeludo |
|---|
| Epicrânio |
| Temporoparietal |
| Gálea aponeurótica |
| **Pálpebras** |
| Orbicular do olho |
| Corrugador do supercílio |
| **Nariz** |
| Prócero |
| Nasal ou transverso do nariz |
| Depressor do septo nasal |
| **Orelha** |
| Auriculares anterior, superior e posterior |

*(continua)*

QUADRO 1 Músculos da face divididos por região (continuação)

| Boca |
|---|
| Levantador do lábio superior |
| Levantador do lábio superior e asa do nariz |
| Levantador do ângulo da boca |
| Zigomático maior |
| Zigomático menor |
| Risório |
| Depressor do lábio inferior |
| Depressor do ângulo da boca |
| Mentual |
| Orbicular da boca |
| Bucinador |
| **Articulação temporomandibular** |
| Temporal |
| Masseter |
| Pterigóideos medial e lateral |

## Segmentos profundos de gordura

Composta por grandes lóbulos de gordura contendo escassa rede de finos septos fibrosos, podendo ser dividida por região (Figura 10):

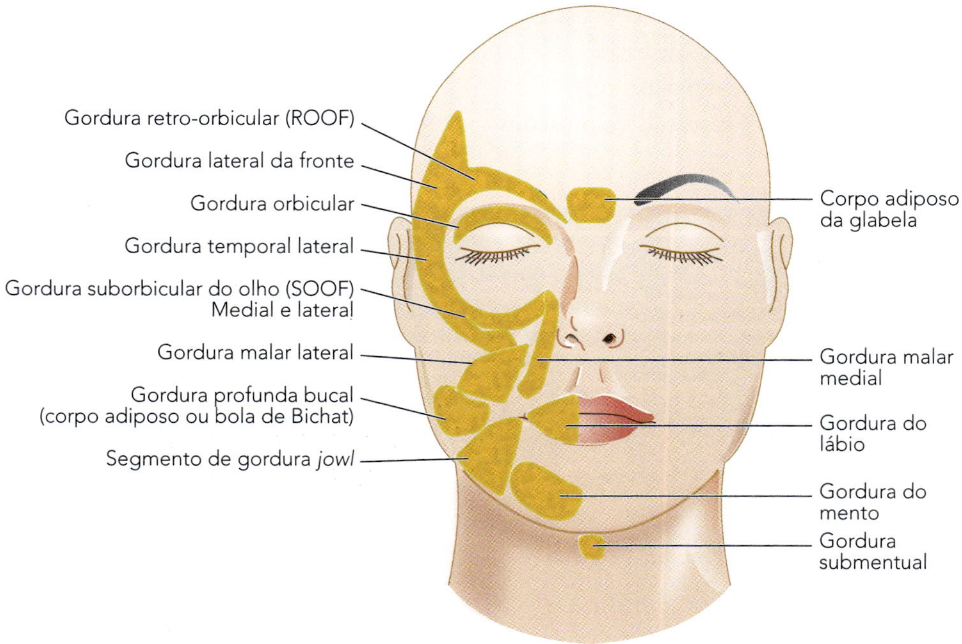


FIGURA 10 Anatomia dos segmentos profundos de gordura da face.

- Periorbitária: orbital inferior nasal, central e lateral e gordura orbital retro-orbicular (ROOF).
- Terço médio: malar medial e lateral e gordura ocular suborbicular (SOOF) medial e lateral.
- Terço inferior: mandibular/*jowl*, bucal, dos lábios, do mento e submentual.

### Corpo adiposo profundo bucal ou bola de Bichat

- É um corpo adiposo de porção central na hemiface ou no triângulo submalar.
- Possui projeções ou extensões entre os músculos masseter, temporal e pterigoide, definindo suas porções temporal, pterigopalatina, pterigoide e bucal.
- Relação com os vasos faciais (*anteriormente*), parótida (*lateralmente*), ducto parotídeo e ramos do nervo facial (zigomático e bucal) (Figuras 11 e 12).

A extensão bucal pode causar aumento volumétrico no terço médio da face (submalar). Sua localização e mensuração têm importância na cirurgia plástica/estética (Figura 13), podendo ser feita a avaliação dinâmica (Vídeo 2) para melhor avaliação, identificação de fatores de risco e indicação real de necessidade cirúrgica (bichectomia).

**VÍDEO 2** Imagens dinâmicas de ultrassom (modo B 24 MHz) demonstrando sua maior mobilidade em relação aos tecidos adjacentes.

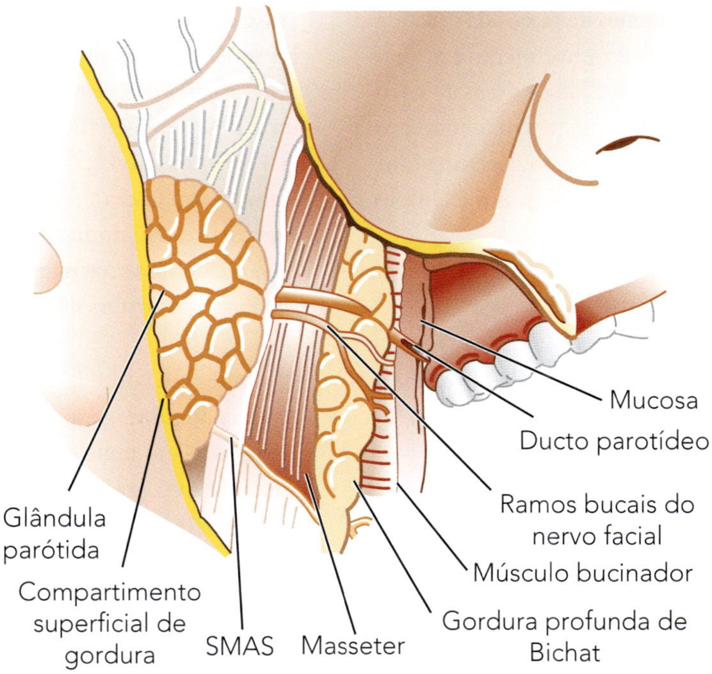


**FIGURA 11** Anatomia do corpo adiposo profundo bucal ou bola de Bichat e suas relações anatômicas.

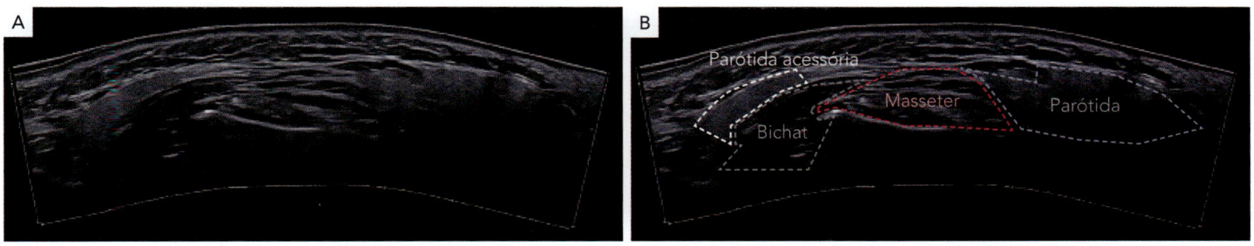


**FIGURA 12** Imagem (panorâmica modo B 24 MHz) e esquema do exame de ultrassom demonstrando a relação do corpo adiposo profundo bucal ou bola de Bichat com a parótida e o masseter.

## Ossos

A estrutura óssea da face fornece suporte estrutural às partes moles, sendo local de inserção de músculos da mímica facial e da mastigação, e proteção a órgãos como os globos oculares, por exemplo.

O esqueleto da face (viscerocrânio) é formado por 6 ossos aos pares (2 ossos nasais, 2 conchas nasais inferiores, 2 maxilares, 2 palatinos, 2 ossos zigomáticos e 2 ossos lacrimais) e 2 ossos ímpares (mandíbula e vômer), perfazendo 14 ossos, e formando os espaços anatômicos na face: as órbitas e a cavidade nasal. Já o neurocrânio é formado por 2 ossos temporais, 2 parietais e os ossos esfenoide, etmoidal (conchas nasais superiores e médias) e frontal (Figura 14).

# VASCULARIZAÇÃO

A vascularização da face se dá através de uma rica rede de vasos e anastomoses provenientes de ramos da carótida externa e interna (Figura 15). Seu conhecimento e avaliação são importantes para caracterização de áreas de risco ou zonas de perigo da face, especialmente em fenômenos de embolia ou trombose, que podem ser iatrogênicos durante a injeção de preenchedores estéticos, por exemplo (ver Capítulo 15).

## Irrigação arterial

Os principais ramos arteriais, suas localizações e características serão abordados a seguir.

### Ramos da carótida externa (Figura 16)

#### Artéria facial

Ramo da carótida externa, contorna a borda inferior da mandíbula no nível da borda anterior do masseter e penetra na face (Figura 17). Considerado o vaso mais relevante, apresenta variações anatômicas que devem ser conhecidas, e possui ramos importantes, entre os quais:

- **Artéria submentoniana**: originada na artéria facial no nível da glândula submandibular, trajeto ao longo da borda inferior da mandíbula, terminando na região mentoniana. Anastomosa-se com ramos terminais da arcada inferior.
- **Artéria labial inferior**: originada da artéria facial próximo à comissura labial, sob o depressor do ângulo bucal e atravessando o orbicular dos lábios, com trajeto entre o músculo e a mucosa. Mede de 1,2-1,4 mm de diâmetro. Anastomosa-se com o lado oposto (Figura 18).
- **Artéria labial superior**: maior e mais tortuosa, com trajeto entre o músculo e a mucosa, mede 1-1,8 mm de diâmetro. Anastomosa-se com o lado oposto. Emite ramos: septal (septo nasal) e alar (asa do nariz). Pode ter posição submucosa (maioria: cerca de 85%), intramuscular (cerca de 15%) e subcutânea (cerca de 1%) (Figura 19). Na prática pode assumir mais de uma posição, tornando-se geralmente mais superficial na linha média.
- **Ramo nasal lateral**: originada próximo à asa nasal, irriga asa e dorso do nariz (Figura 20). Anastomosa-se com o lado oposto e ramos septal e alar:
  - Ramo nasal dorsal lateral tem origem na artéria oftálmica.
  - Ramo infraorbital tem origem na artéria maxilar.
- **Artéria angular**: geralmente é parte terminal da artéria facial – em meio ao músculo levantador do lábio superior e da asa do nariz, tem trajeto em direção à borda medial da órbita (Figura 21). Anastomosa-se com a artéria infraorbital (saco lacrimal e orbicular do olho) e ramo dorsal da artéria oftálmica.

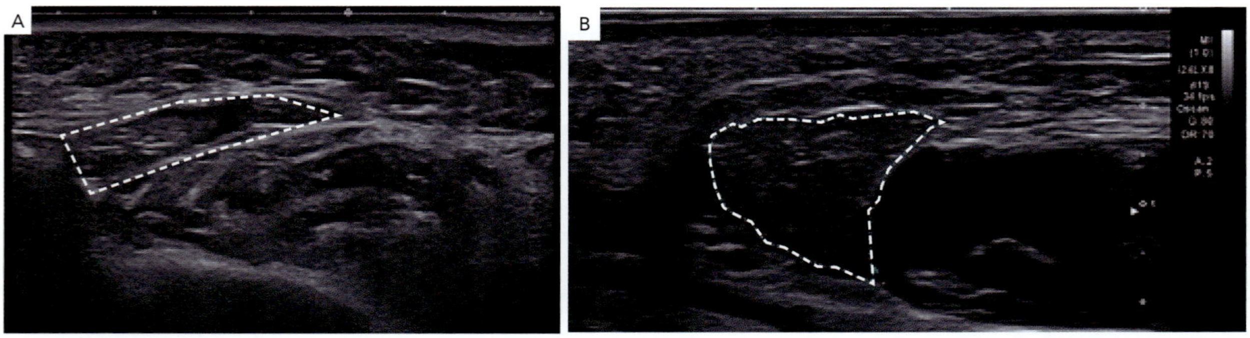


FIGURA 13 Ultrassom (transversal modo B 24 MHz) demonstrando modo de mensuração (linha tracejada branca) do corpo adiposo profundo bucal ou bola de Bichat em pacientes diferentes (A e B), notando-se distintas conformações e tamanhos. Observar a relação com o músculo masseter.

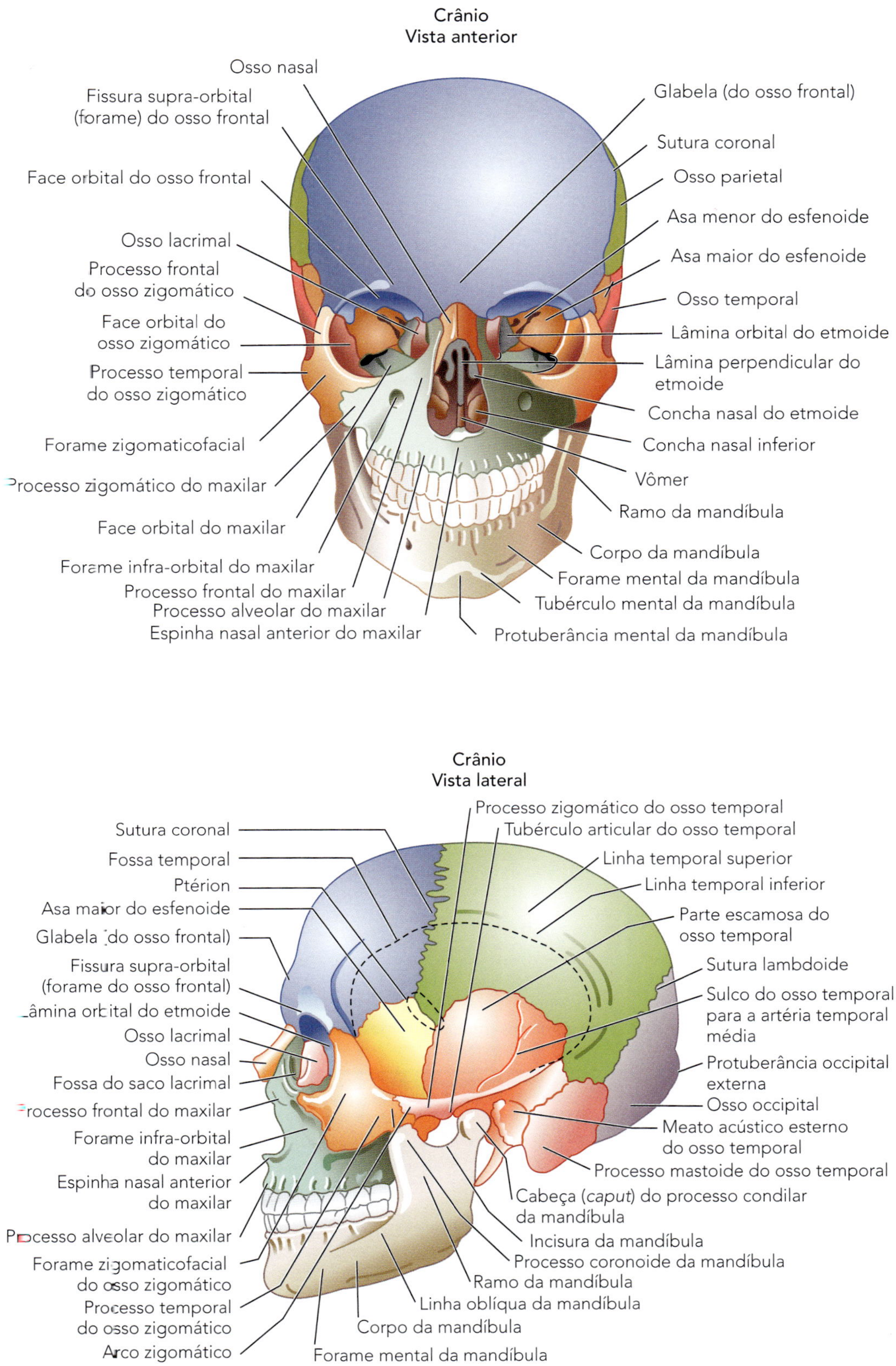


**FIGURA 14** Anatomia dos ossos da face e crânio em vista anterior e lateral, com seus principais marcos anatômicos.

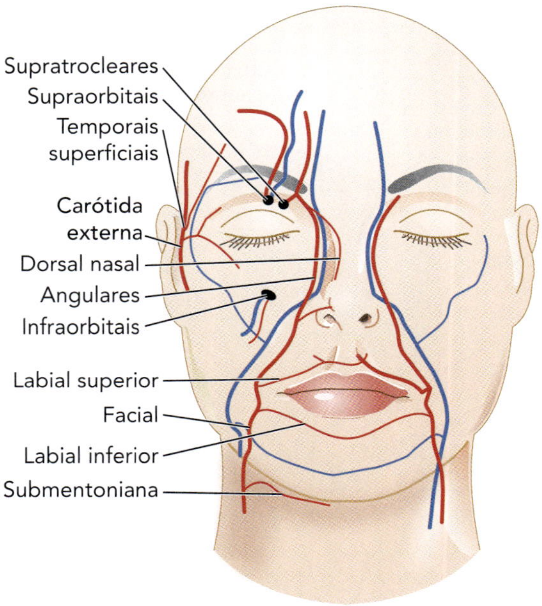


**FIGURA 15** A anatomia da vascularização da face com seus principais ramos (vista anterior).

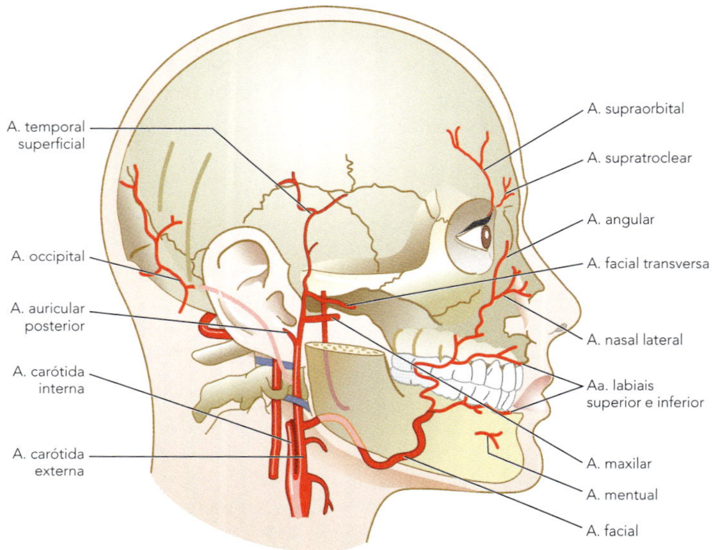


**FIGURA 16** Anatomia da vascularização da face com seus principais ramos da artéria carótida externa (vista lateral).

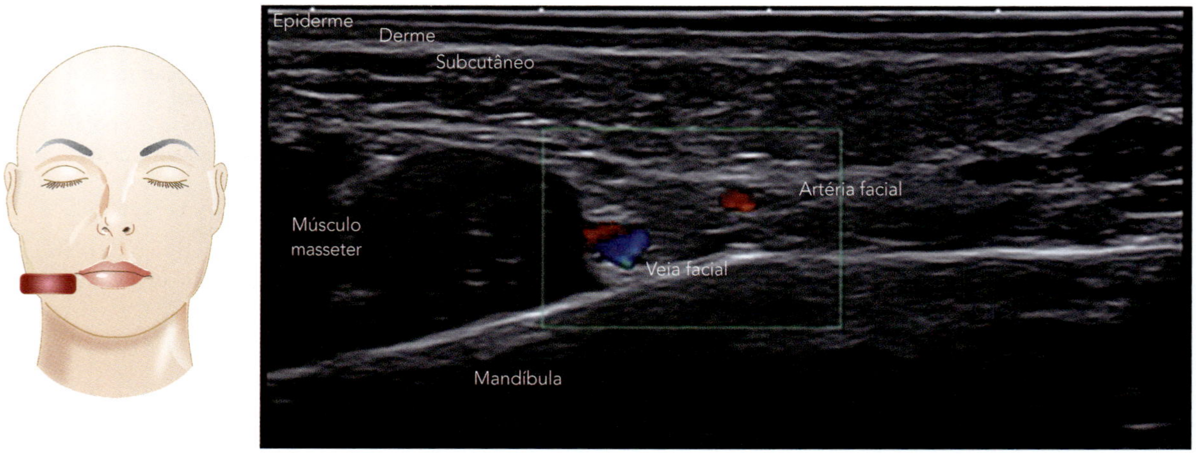


**FIGURA 17** Esquema do exame e imagem (transversal modo color Doppler 24 MHz) da anatomia da artéria facial e suas relações anatômicas na face. O retângulo vermelho representa aposição do transdutor de ultrassom na face.

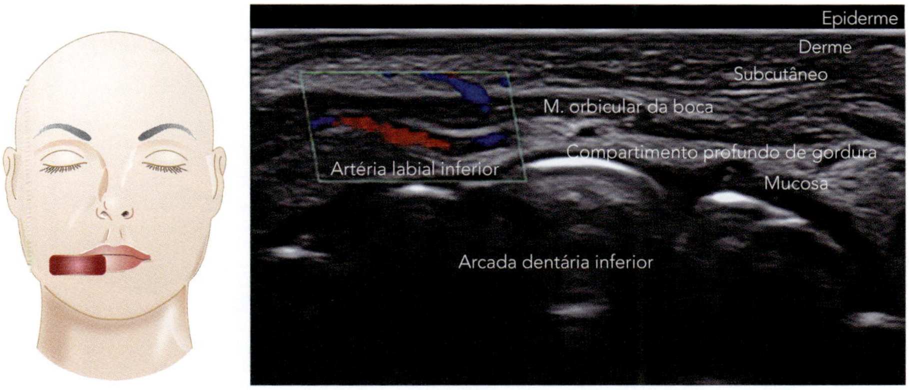


FIGURA 18 Esquema do exame e imagem (transversal modo color Doppler 24 MHz) da anatomia da artéria labial inferior e suas relações anatômicas na face.

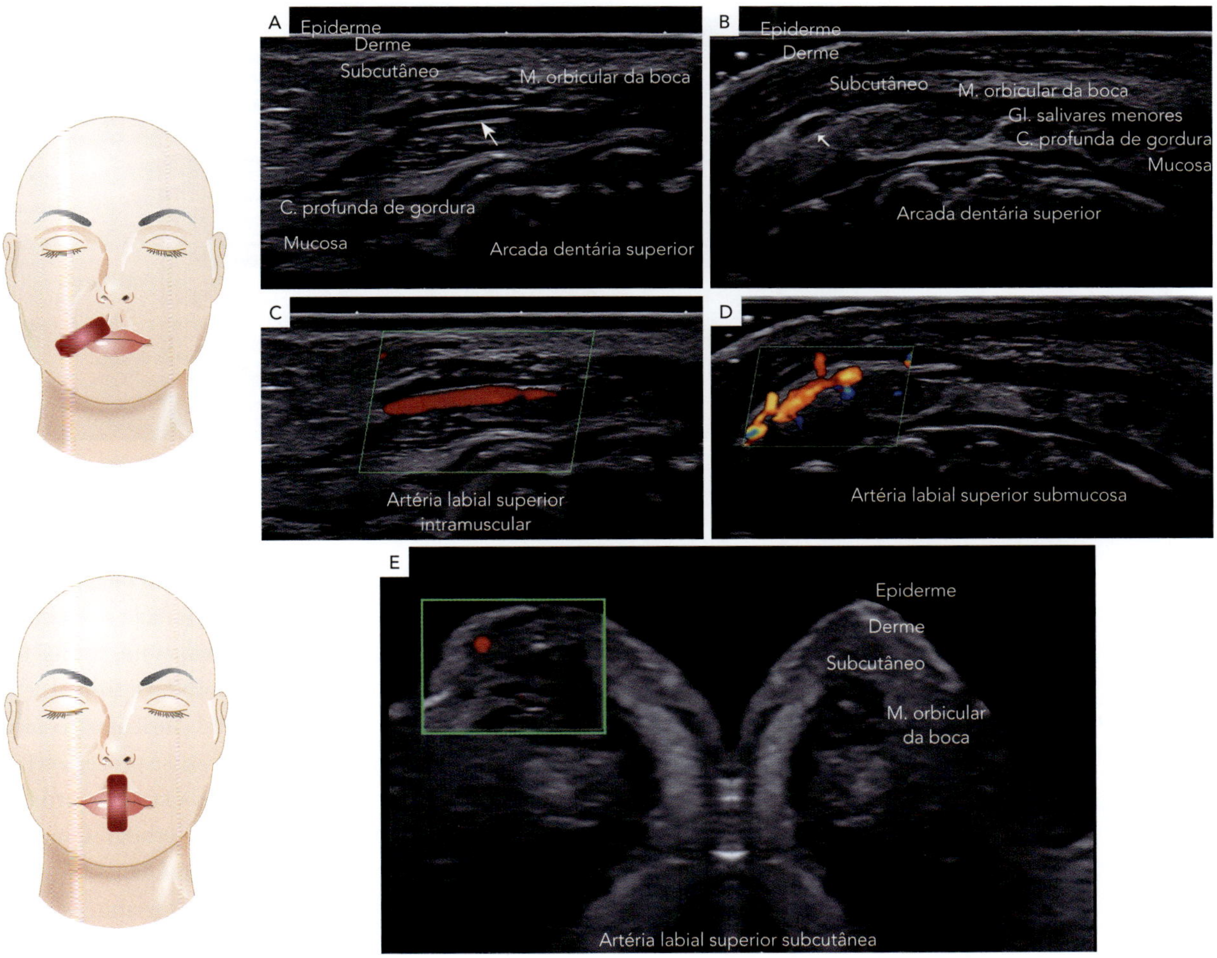


FIGURA 19 Esquema do exame e imagem (A e B: modo B e C, D e E: *color* Doppler 24 MHz) da anatomia da artéria labial superior, seus trajetos ou classificações [intramuscular (A e C), submucosa (B e D) e subcutânea (E)] e suas relações anatômicas na face.

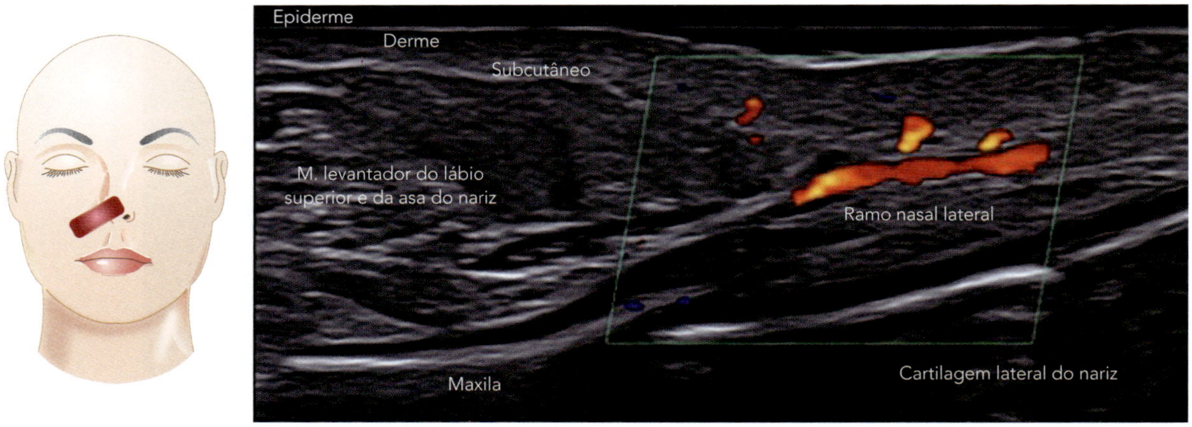


FIGURA 20 Esquema do exame e imagem (transversal modo *color* Doppler 24 MHz) da anatomia do ramo nasal lateral da artéria facial e suas relações anatômicas na face.

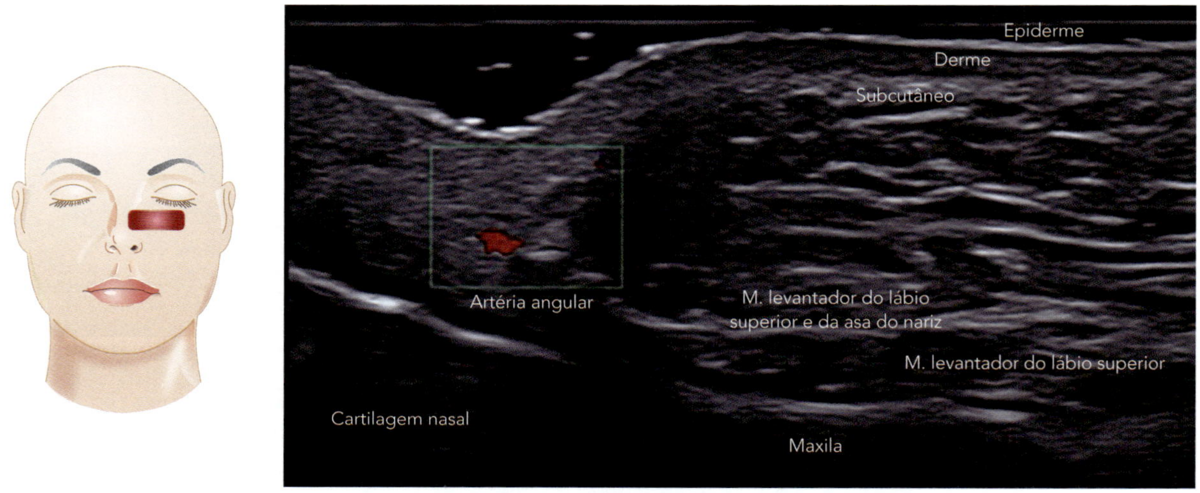


FIGURA 21 Esquema do exame e imagem (transversal modo *color* Doppler 24 MHz) da anatomia da artéria angular e suas relações anatômicas na face.

A artéria facial pode ser identificada superficialmente ao músculo bucinador e profunda aos músculos da expressão/mímica facial, próxima e ligada ao modíolo por estruturas ligamentares, pode ser identificada cerca de 1-2 cm lateralmente ao ângulo da boca no plano horizontal. Tem variantes anatômicas importantes e com diferentes classificações. Em seu trajeto na face, geralmente emite os ramos labiais inferior e superior e nasal lateral, terminando em artéria angular na maioria dos casos (cerca de 75% dos casos, o que varia entre os estudos). Pode ainda terminar como artéria labial superior, inferior, nasal lateral ou alares (Figura 22). Outras classificações incluem a saída isolada ou conjunta (troncos) desses principais ramos, a possível continuação com ramos frontais e outros.

- **Artéria temporal superficial**: início na glândula parótida, posterior ao colo da mandíbula e por cima do processo zigomático, divide-se em ramos frontal (anastomosa-se com artérias supraorbital e frontal) e temporal (anastomose contralateral, auricular posterior e occipital) cerca de 5 cm acima desse processo (Figura 23). Emite a artéria transversa da face (dentro da parótida) (Figura 24) e zigomático-orbital. É mais calibrosa que a artéria temporal profunda.
- **Artéria maxilar**: maior dos ramos terminais da carótida externa (Figura 25): origina-se na parótida e atrás do colo da mandíbula, com porções mandibular, pterigóidea (ramos temporais profundos anterior e posterior) e pterigopalatina (artéria infraorbital: forame infraorbital) (Figura 26). Emite o ramo alveolar inferior que penetra o forame mandibular até o forame mentual, onde emite a artéria mentoniana (Figura 27).

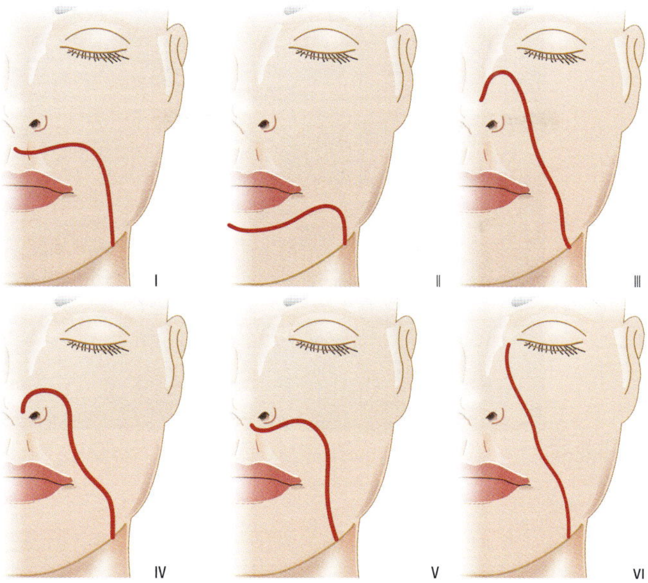


FIGURA 22 Figuras das variações anatômicas da artéria facial com seus principais ramos terminais: (tipo I) labial superior; (tipo II) labial inferior; (tipo III) nasal lateral; (tipo IV) alar superior; (tipo V) alar inferior; (tipo VI) angular.

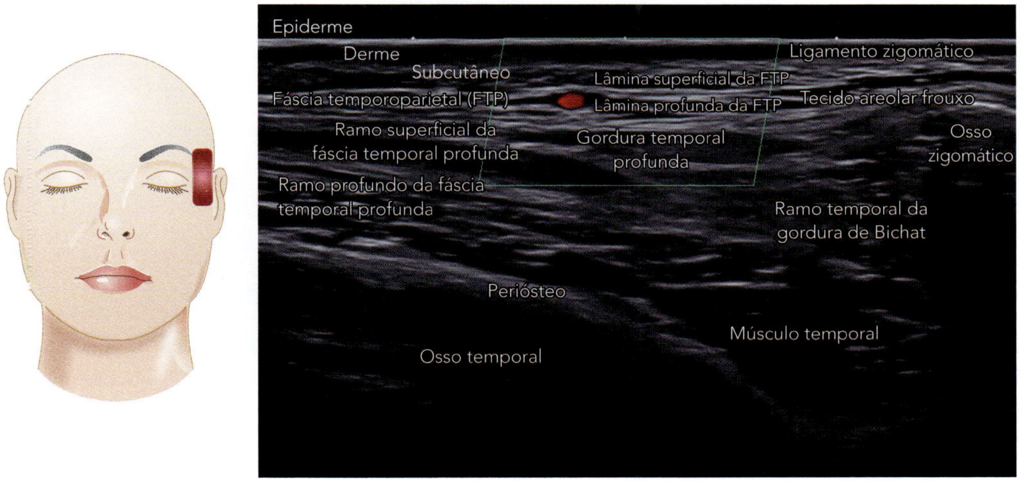


FIGURA 23 Esquema do exame e imagem (transversal oblíquo modo *color* Doppler 24 MHz) da anatomia da artéria temporal superficial e suas relações anatômicas na face e as camadas da região temporal.

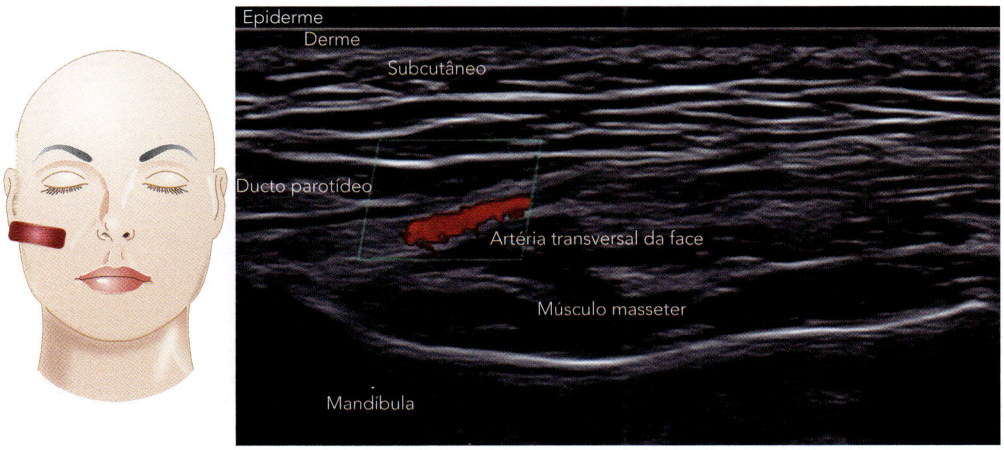


FIGURA 24 Esquema do exame e imagem (transversal oblíquo modo *color* Doppler 24 MHz) da anatomia da artéria transversa da face e suas relações anatômicas na face.

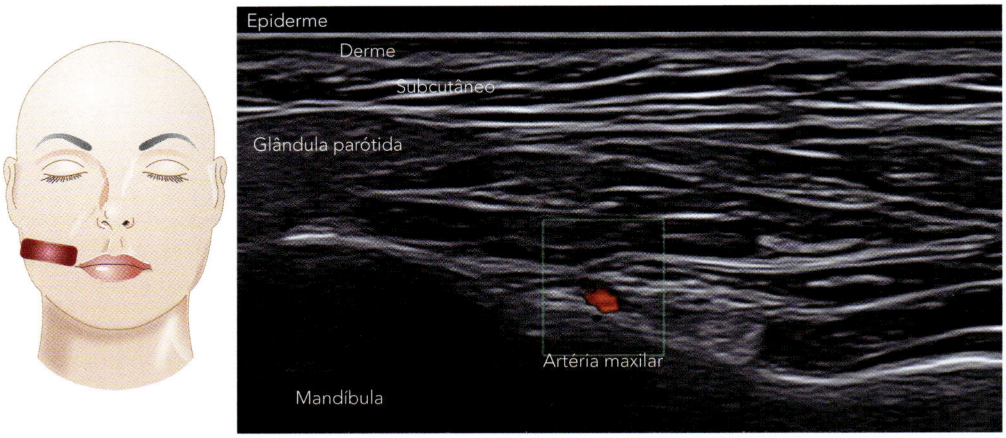


**FIGURA 25** Esquema do exame e imagem (transversal oblíquo modo *color* Doppler 24 MHz) da anatomia da artéria maxilar e suas relações anatômicas na face.

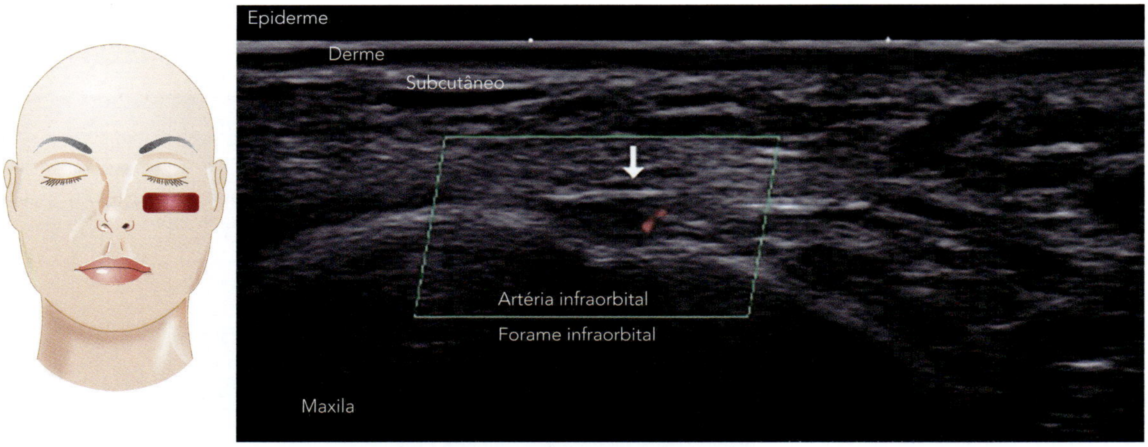


**FIGURA 26** Esquema do exame e imagem (transversal modo *color* Doppler 24 MHz) da anatomia do forame e artéria infraorbital e suas relações anatômicas na face.

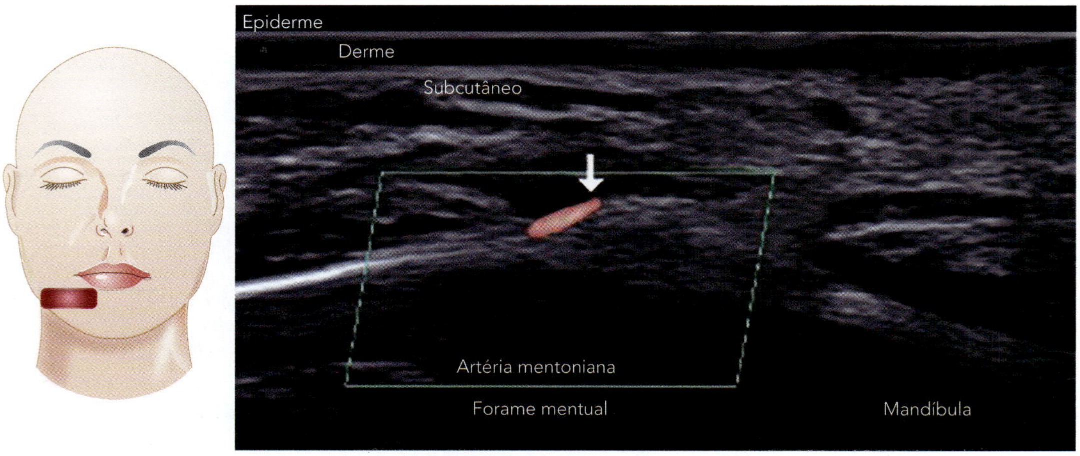


**FIGURA 27** Esquema do exame e imagem (transversal modo *color* Doppler 24 MHz) da anatomia do forame e artéria mentual e suas relações anatômicas na face.

### Ramos da carótida interna

- **Artéria oftálmica** (artéria central da retina): ramo da porção cavernosa da carótida interna – passa pelo canal óptico, e emite os ramos cutâneos.
- **Artéria supratroclear**: um dos ramos terminais da artéria oftálmica, chega à face através do forame supratroclear junto ao nervo supratroclear (Figura 28), irriga a fronte inferior e o couro cabeludo. Faz anastomoses com a artéria supraorbital e os vasos contralaterais.
- **Artéria dorsal do nariz**: emerge da órbita acima do ligamento palpebral medial (Figura 29), irriga a raiz e o dorso do nariz, cruza a raiz nasal e dá dois ramos que se anastomosam com as artérias contralateral, lateral do nariz e angular.
- **Artéria supraorbital**: ramo emitido por cima do nervo óptico, chega à face através do forame supraorbital junto ao nervo supraorbital (Figura 30). Anastomosa-se com a artéria supratroclear e o ramo frontal da artéria temporal superficial, e com a artéria supraorbital.

## Drenagem venosa

A drenagem venosa da face em geral é feita por veias próximas às artérias de mesmo nome. As regiões frontais laterais, temporais e parietais drenam para a veias temporais superficiais, enquanto a porção frontal central, região superciliar e superior da órbita para as veias angulares ou oftálmicas até o seio cavernoso. A drenagem da região central da face se faz através das veias infraorbitais e plexos pterigoides, e os lábios e bochechas drenam para as veias faciais.

As maiores veias da região da face são as veias sentinela e **veia temporal média** (Figura 31), localizadas na região temporal, esta última percorre paralelamente o arco zigomático cerca de 2 cm acima deste, e possui diâmetro médio de 5,1 mm. A injeção intravenosa inadvertida de preenchedores e substâncias nesse vaso pode levar à embolia pulmonar, raramente relatada.

> **Importante:** infecções centrais na face podem ser letais, pois as veias drenam para o sistema venoso intracraniano, podendo causar meningite, bem como trombose do seio cavernoso.

### Zonas de perigo ou zonas anatômicas de risco da face

A classificação da face por zonas de risco pode ser feita através da inervação ou da irrigação arterial. A divisão abordada será de acordo com as artérias, pelo grave risco inerente à crescente injeção de preenchedores e outros produtos estéticos – com possível punção vascular inadvertida e consequentes tromboses ou embolizações, culminando em ulcerações, isquemias e necroses que podem ser avassaladoras, incluindo a possibilidade de embolia pulmonar, cegueira e acidentes isquêmicos encefálicos.

> As áreas de maior risco são locais com artérias emergentes de forames cranianos, áreas irrigadas por ramos diretos da carótida interna e regiões com anastomose do sistema arterial da carótida interna e externa.

As principais regiões são, do maior para o menor risco (Figura 32):

1. **Glabela/frontal:** a glabela irrigada pelas artérias supratroclear, infratroclear e nasal dorsal. Circulação colateral escassa. A região frontal é irrigada pelas artérias supraorbital, supratroclear e ramo frontal da temporal superficial, com anastomoses. Risco de fluxo retrógrado com oclusão da artéria central da retina.
2. **Temporal**: irrigada por ramo frontal da artéria temporal superficial e ramos anterior e posterior da artéria temporal profunda, anastomosam-se com as artérias supratroclear e supraorbital. Risco de fluxo retrógrado com oclusão da artéria central da retina e acidente vascular encefálico isquêmico.
3. **Dorso nasal**: irrigado pela artéria dorsal nasal, ramo terminal da oftálmica, que se anastomosa com a artéria angular e ramo nasal lateral da artéria facial, assim como com a artéria contralateral. A ponta nasal e columela são irrigadas por ramos da carótida externa – nasal lateral e labial superior.
4. **Perioral**: irrigada pelas artérias labiais, que normalmente estão em situação submucosa, apresentam ramos alares e septais que podem se anastomosar com a artéria nasal lateral e até a dorsal nasal.
5. **Infraorbital**: irrigada pelas artérias infraorbital e angular, que pode se anastomosar com a artéria dorsal nasal.
6. **Nasolabial**: sulco nasogeniano: artéria facial com trajeto no plano subcutâneo ou superficial em seu terço superior; faz anastomose com as artérias infraorbital e ramo dorsal da artéria oftálmica.

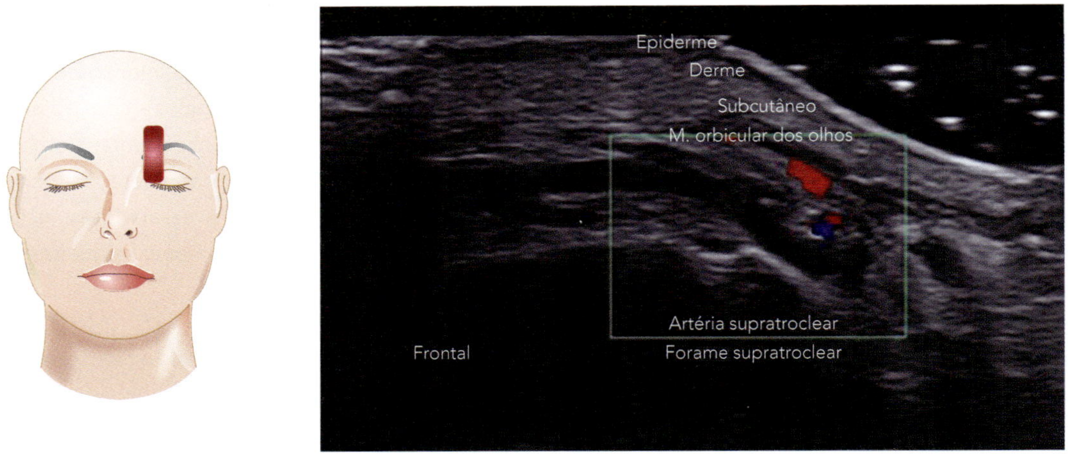


**FIGURA 28** Esquema do exame e imagens (longitudinais modo *color* Doppler 24 MHz) da anatomia do forame e artéria supratroclear e suas relações anatômicas na face.

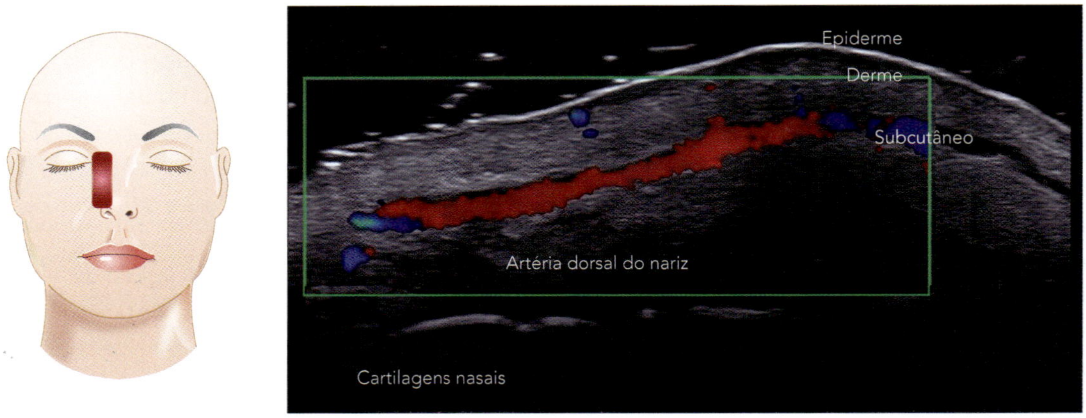


**FIGURA 29** Esquema do exame e imagem (longitudinal modo *color* Doppler 24 MHz) da anatomia da artéria dorsal do nariz e suas relações anatômicas na face.

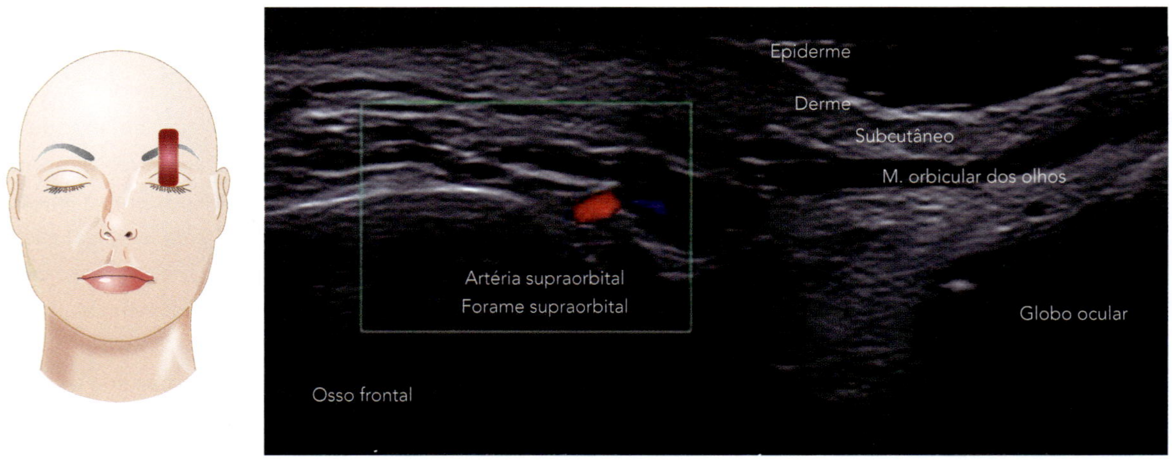


**FIGURA 30** Esquema do exame e imagem (longitudinal modo color Doppler 24 MHz) da anatomia do forame e artéria supraorbital e suas relações anatômicas na face.

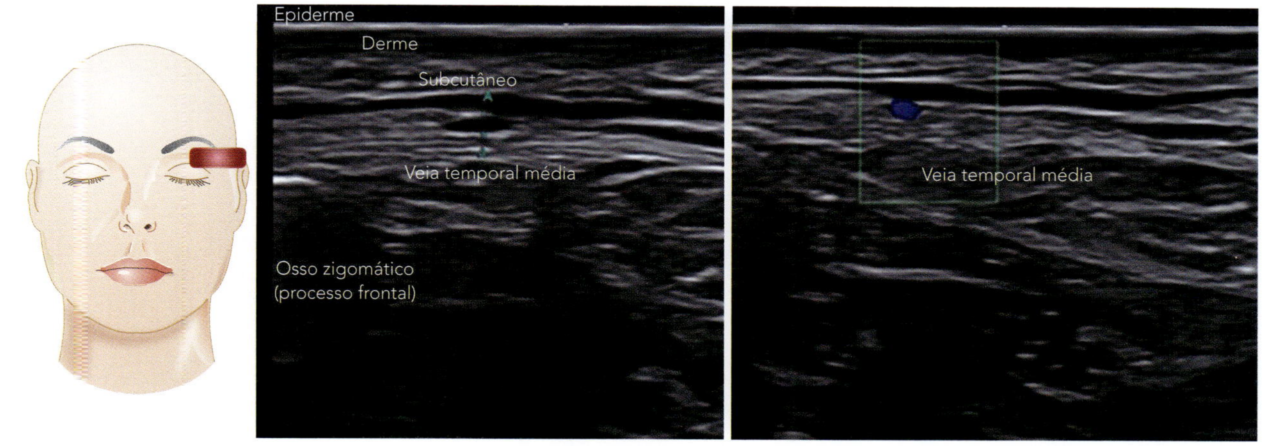


**FIGURA 31** Esquema do exame e imagem (transversal modo B e *color* Doppler 24 MHz) da anatomia da veia temporal média e suas relações anatômicas na face.

## INERVAÇÃO

A face é inervada predominantemente pelos nervos trigêmeo e facial (Figura 33). O nervo trigêmeo (V nervo craniano) é sensitivo cutâneo (sensibilidade e propriocepção da face, boca e articulação temporomandibular) e motor da mastigação. Já o nervo facial (VII nervo craniano) é misto, motor para expressão facial, couro cabeludo e orelha externa, bucinador e platisma, sensitivo para a região auricular e gustação (2/3 anteriores da língua) e autonômico para as glândulas lacrimais e salivares.

### Nervo trigêmeo

Os prolongamentos periféricos sensitivos do gânglio trigeminal formam 3 ramos:

- **Nervo oftálmico** (V1 – 1ª divisão): sensitivo – penetra na cavidade orbital através da fissura orbital superior, e inerva a mucosa dos seios paranasais (seio frontal, células etmoidais e seio esfenoidal), a túnica conjuntiva do olho (reflexo conjuntival), a pele da região frontal e o dorso do nariz. É dividido em 3 ramos: nervo nasociliar, lacrimal e frontal, e este último emite os ramos supraorbital e supratroclear ao penetrar a órbita, e estes adentram a face por forames de mesmo nome – forame supraorbital (Figura 30) e forame supratroclear (Figura 28).
- **Nervo maxilar** (V2 – 2ª divisão): sensitivo – atravessa o forame redondo, passa pela fossa pterigopalatina e penetra na cavidade orbital, através da fissura orbital inferior, em direção ao sulco e canal infraorbital. Dá origem a ramos que formarão o plexo dental da maxila, e que inervam a mucosa do seio maxilar e a pele da região maxilar e asa do nariz. Outros ramos incluem o nervo zigomático (ramos zigomaticofacial e zigomático-temporal), que inerva a pele da região temporal anterior e zigomática, o nervo infraorbital, na porção posterior da órbita, que penetra na face através do forame infraorbital (Figura 26), e o nervo alveolar superior, que inerva os dentes da arcada superior no interior da cavidade oral.
- **Nervo mandibular** (V3 – 3ª divisão): misto a partir da sua passagem pelo forame oval em direção à fossa infratemporal. Emite ramos: meníngeo, pterigóideo medial e lateral, massetérico, temporais profundos, bucal, auriculotemporal, lingual e alveolar inferior. É responsável pela sensibilidade da porção mais inferior da face, a região da mandíbula e o assoalho da cavidade oral. Além disso, inerva parte da língua e da cavidade oral (nervo lingual) e fornece ramos motores para todos os músculos mandibulares (mastigação). Seu ramo terminal é o nervo mentoniano, que passa pelo forame mentoniano ou mentual (Figura 27), responsável pela inervação do lábio inferior e pela região mandibular da face.

Os ramos periféricos sensitivos do trigêmeo podem ser caracterizados no ultrassom de alta resolução, próximos aos vasos de mesmo nome, com transdutores de mais alta frequência, como o de 24 MHz (Figura 34) (Vídeos 3 e 4).

**VÍDEO 3** Imagens dinâmicas de ultrassom (modo B transversal 24 MHz) demonstrando forame e nervo infraorbitários.

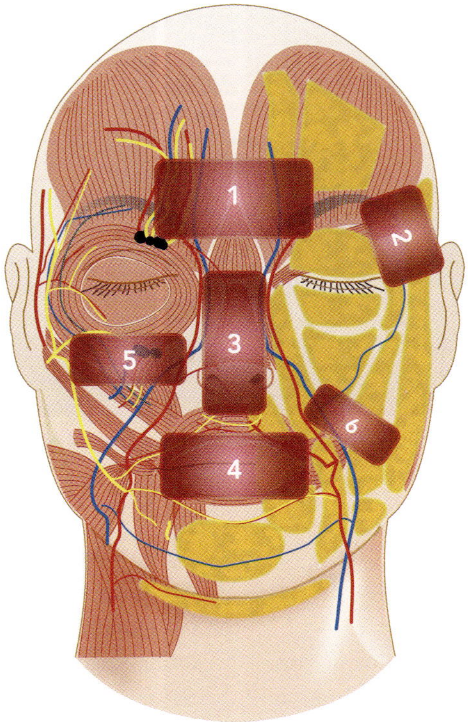


FIGURA 32 Zonas anatômicas de risco da face de acordo com a irrigação arterial. 1: Glabela/frontal; 2: temporal; 3: nasal; 4: perioral; 5: infraorbital; 6: nasolabial.

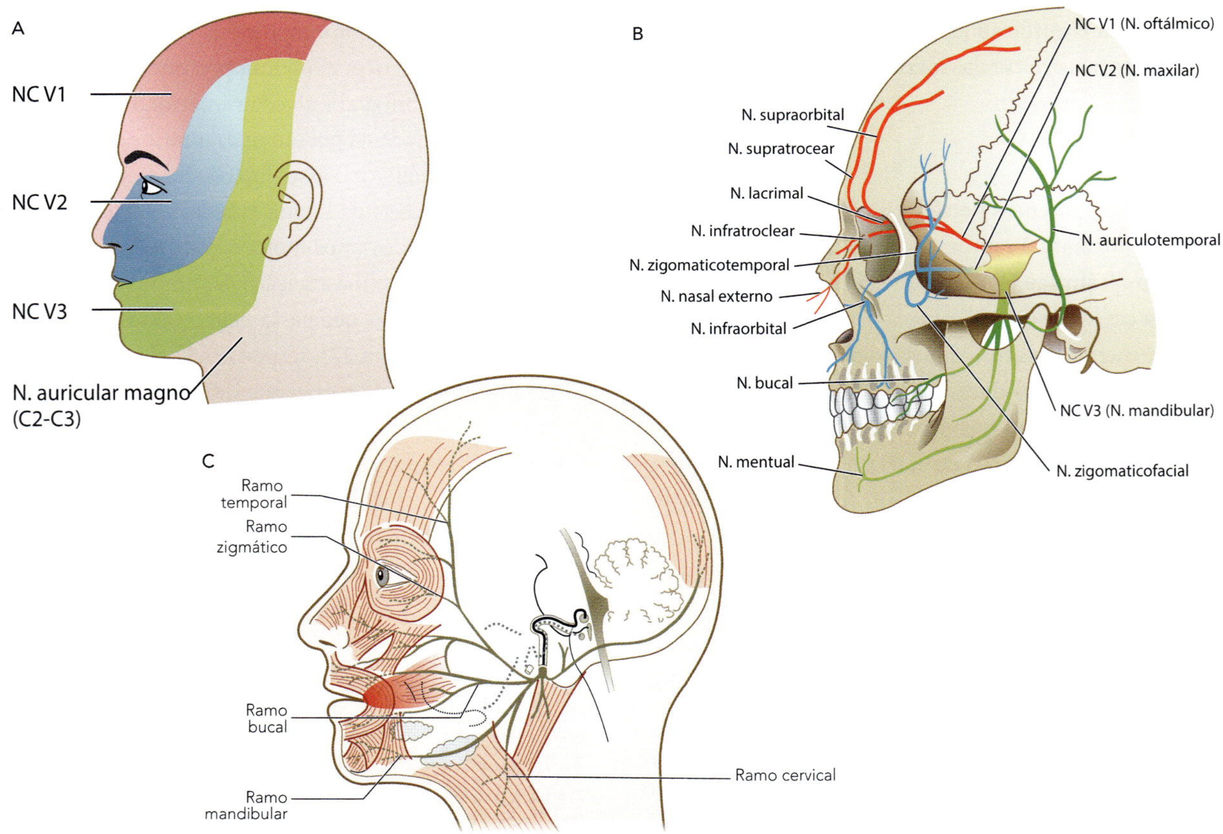


FIGURA 33 Inervação da face com esquema da anatomia dos nervos trigêmeo (A e B) e facial (C).

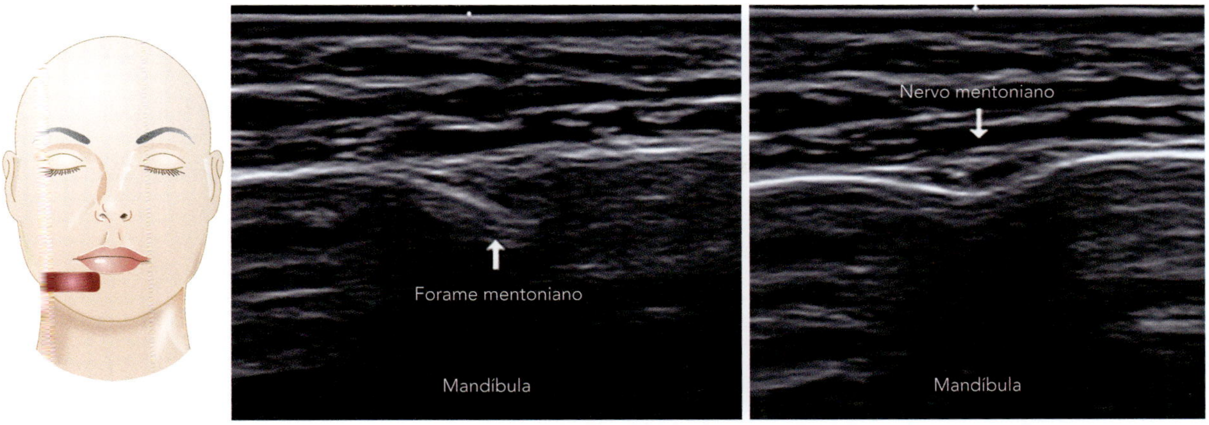


FIGURA 34 Esquema do exame e imagens (transversais modo B 24 MHz) da anatomia do forame e nervo mentoniano.

> VÍDEO 4 Imagens dinâmicas de ultrassom (modo B transversal 24 MHz) demonstrando o forame e nervo mentonianos.

## Nervo facial

Penetra o osso temporal pelo meato acústico interno e atravessa o canal facial, emergindo do crânio através do forame estilomastóideo e, dentro da parótida, emite ramos terminais – troncos temporofacial e e cervicofacial, que vão emitir ramos: temporais, zigomáticos, bucais, mandibular e cervical.

## Nervo auricular magno

Proveniente das raízes C2-C3 do plexo cervical, emerge junto à borda posterior do esternocleidomastóideo (cerca de 5 cm abaixo do meato auditivo externo), e inerva a pele sobre a parótida e o ângulo da mandíbula, região pré-auricular e mastóidea e dorso do pavilhão da orelha.

> **Marcos anatômicos dos forames neurais da face (Figura 35)**
>
> - Infrorbitário – na maxila: 0,5-1 cm do rebordo orbitário inferior (ROI) na linha mediopupilar.
> - Mentoniano – na mandíbula: base da raiz do 2° dente pré-molar inferior (PMI), cerca de 1,1 cm da linha gengival.
> - Supratroclear – no osso frontal/borda superior da órbita: 1,7 cm da linha média (LM).
> - Supraorbitário – no osso frontal/borda superior da órbita: 2,7 cm da linha média (LM).

# OUTRAS ESTRUTURAS DA FACE

Além da anatomia geral de ossos, músculos, nervos e vasos, é imprescindível o entendimento da anatomia de estruturas especiais da face como o nariz, pavilhão auricular, globo ocular, lábios e pálpebras.

## Nariz

Estrutura central da face possui complexa estrutura tridimensional com diferenças individuais, entre sexos e raças. É formado por pele, tecido adiposo, muscular, cartilagens e mucosa, e dividido em raiz, dorso, ponta, columela e asas nasais. Na linha média, pode-se identificar a parte mais baixa e superior do nariz, que é denominada raiz, inferiormente localiza-se o dorso, até a divisão entre as cartilagens laterais superiores e inferiores, seguido da ponta nasal e da columela, margem inferior do septo nasal. Lateralmente se encontram as asas nasais.

- **Pele:** a superior é mais fina (0,6 mm) e móvel, e a inferior mais espessa, com muitas glândulas sebáceas e sudoríparas, e mais imóvel ou fixa.
- **Planos mioadiposos:** camada adiposa superficial, fibromuscular (SMAS), adiposa profunda (sem septos fibrosos) e periósteo ou pericôndrio.
- **Músculos:** elevadores (prócero, levantador do lábio superior e da asa do nariz, nasais anômalos), depressores (porção alar do nasal e depressor do septo), compressores (porção transversa do nasal) e dilatadores (dilatador superior e inferior).
- **Artérias:** ramos da oftálmica (etmoidal anterior e dorsal nasal), artéria angular e labial superior.

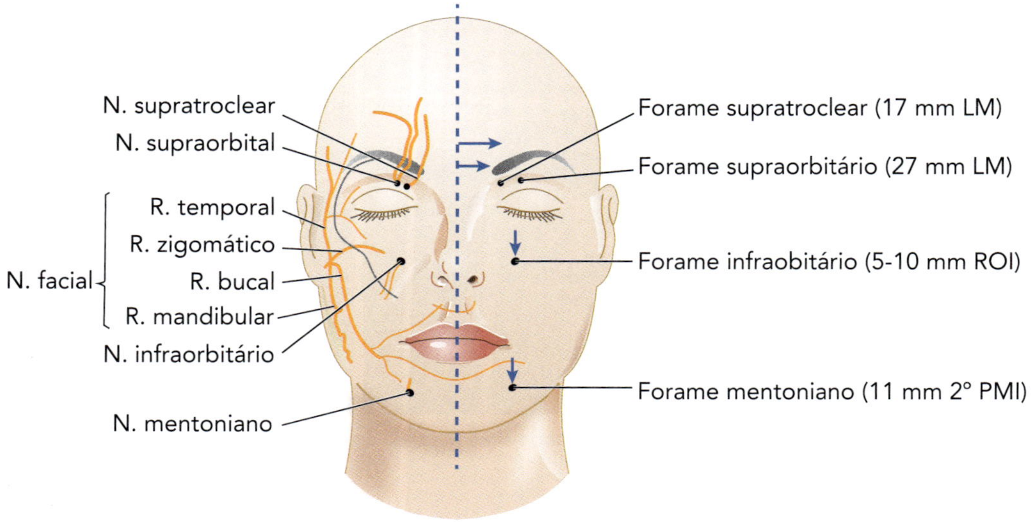


FIGURA 35 Inervação da face com esquema da anatomia de superfície e principais forames neurais.

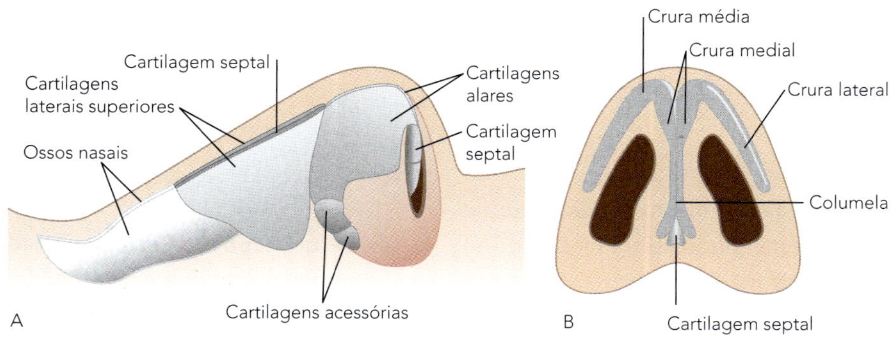


FIGURA 36 Anatomia do nariz e seus componentes osteocartilaginosos (A) Plano sagital do nariz. (B) Plano axial da ponta nasal.

- **Osso e cartilagens:** estrutura osteocartilaginosa (Figura 36) formada pela união dos ossos nasais ao osso frontal superiormente (sutura frontonasal), aos processos frontais ou nasais das maxilas lateralmente (sutura nasomaxilar) e às cartilagens laterais superiores inferiormente (tecido conjuntivo denso). As cartilagens laterais superiores se unem medialmente à porção cartilaginosa do septo nasal e possuem um *gap* com a cartilagem septal; inferiormente se unem às cruras laterais das cartilagens laterais inferiores, também conhecidas como cartilagens alares. As cartilagens alares são divididas em cruras laterais, mediais (columela) e médias (ponta nasal). A crura lateral das cartilagens alares se unem ao ligamento/abertura piriforme por meio de cartilagens acessórias/sesamoides.

Essas estruturas e suas peculiaridades podem ser caracterizadas ao ultrassom de alta resolução (Figuras 37 a 39).

## Pálpebras

As pálpebras são estruturas especializadas em forma de elipse, com espessura de 7-10 mm nos homens e de 8-12 mm nas mulheres. Contém componentes anatômicos únicos e diferenças de camadas de acordo com a porção ou região avaliada (Figura 40). Pele, subcutâneo, camada muscular e conjuntiva estão sempre presentes, e são caracterizadas conforme descrição a seguir.

- **Pele:** dividida em porção orbitária e tarsal, é a mais fina do corpo, com cerca de 700-800 μm.
- **Subcutâneo:** tecido conjuntivo frouxo, muito escasso na pele palpebral, parte dos segmentos superficiais de gordura da face, anteriormente descritos.
- **Músculo orbicular dos olhos:** com porções orbital e palpebral.

- **Conjuntiva:** membrana mucosa da pálpebra.

> A pálpebra é uma unidade complexa, com particularidades anatômicas ainda em estudo, sobretudo a respeito de sua configuração de SMAS, vascularização e drenagem linfática e venosa, perfazendo uma área peculiar, sujeita a muitas complicações, especialmente relacionadas a edemas, que podem ser causados por preenchedores

As outras camadas variam nas pálpebras superior e inferior, e incluem:

### Porção tarsal

Formada por 5 camadas: pele, subcutâneo, músculo orbicular dos olhos, placa tarsal e conjuntiva.

- **Placa tarsal**: tecido conjuntivo denso que dá estrutura à pálpebra, estabilizando a margem palpebral, mede 29 mm de largura e 1 mm de espessura, sendo a superior mais alta, medindo 10-12 mm de altura no ponto médio e a inferior cerca de 5-6 mm de altura. Entre as lâminas tarsais encontram-se as glândulas sebáceas de Meibomian (30-40 nas pálpebras superiores e 20-30 nas inferiores) e as e glândulas lacrimais acessórias de Krause e Wolfring.

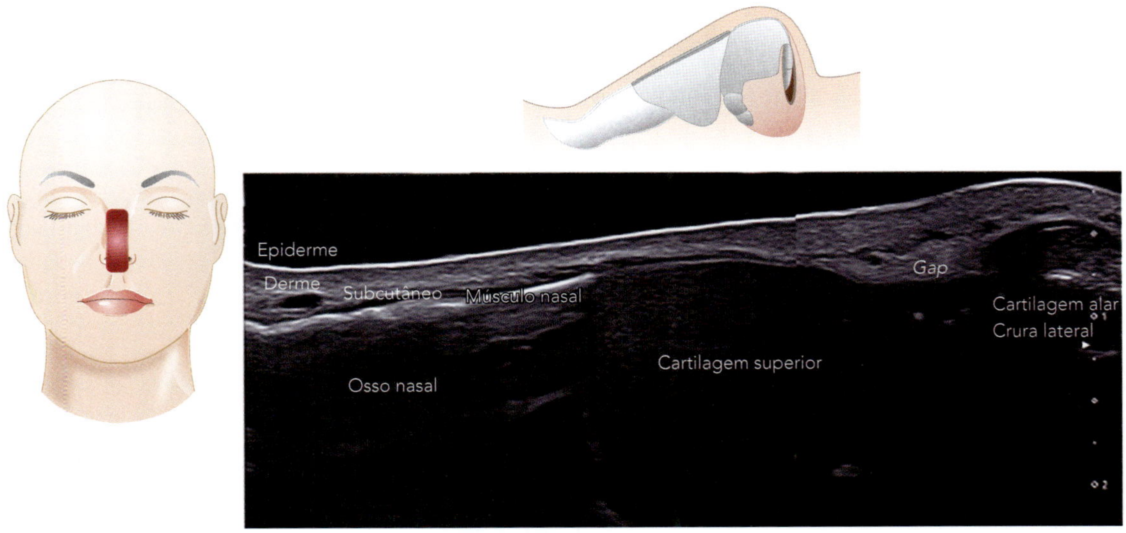


FIGURA 37 Imagem (eixo longo/longitudinal modo B 24MHz) e esquemas do exame demonstrando a anatomia normal do nariz e cartilagens no eixo longo do dorso e ponta nasal.

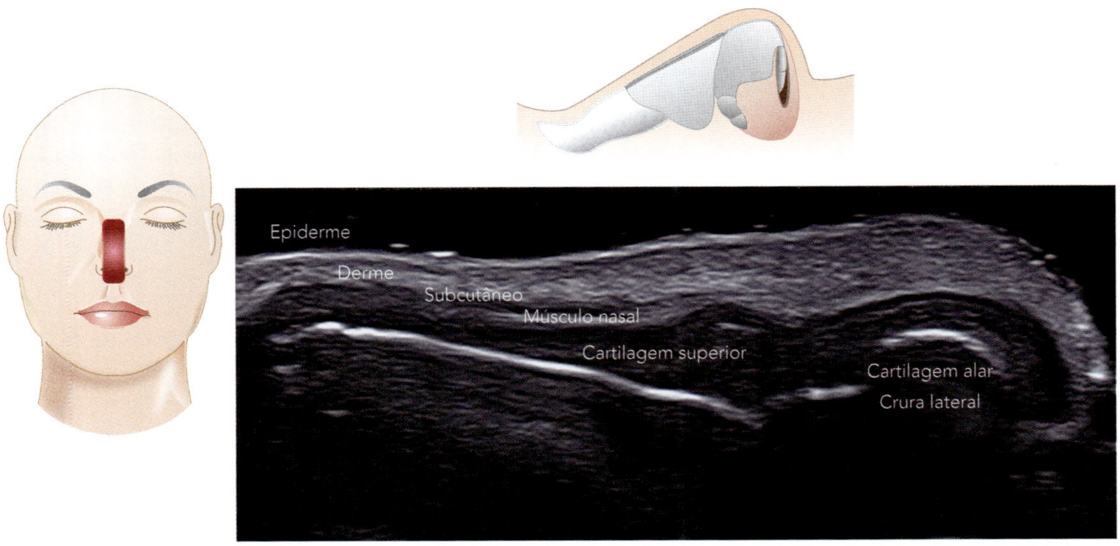


FIGURA 38 Imagem (longitudinal modo B 24MHz) e esquemas do exame demonstrando a anatomia normal do nariz e cartilagens no eixo longo do dorso e ponta nasal.

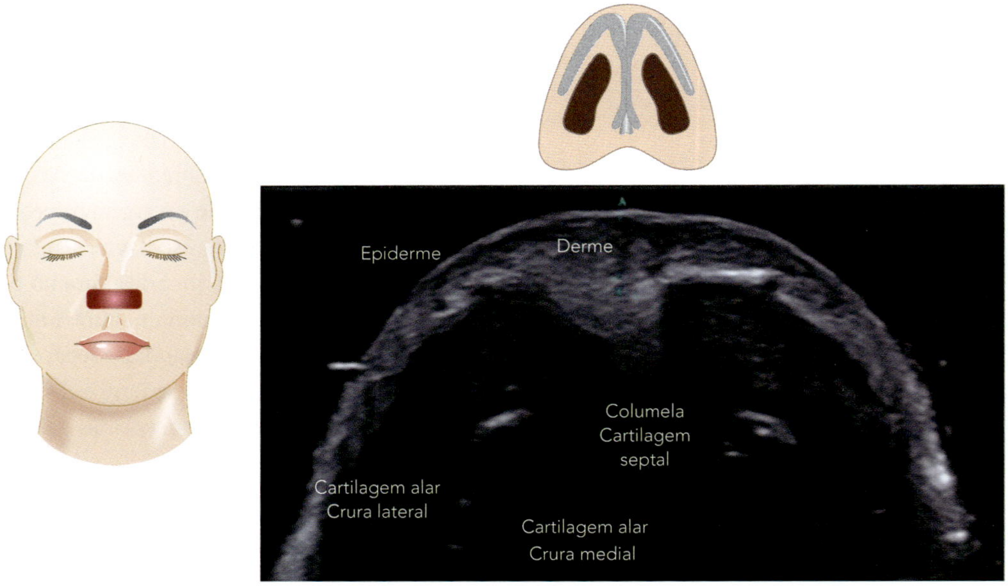


**FIGURA 39** Imagem (transversal modo B 24MHz) e esquemas do exame demonstrando a anatomia normal do nariz e cartilagens no eixo curto da ponta nasal.

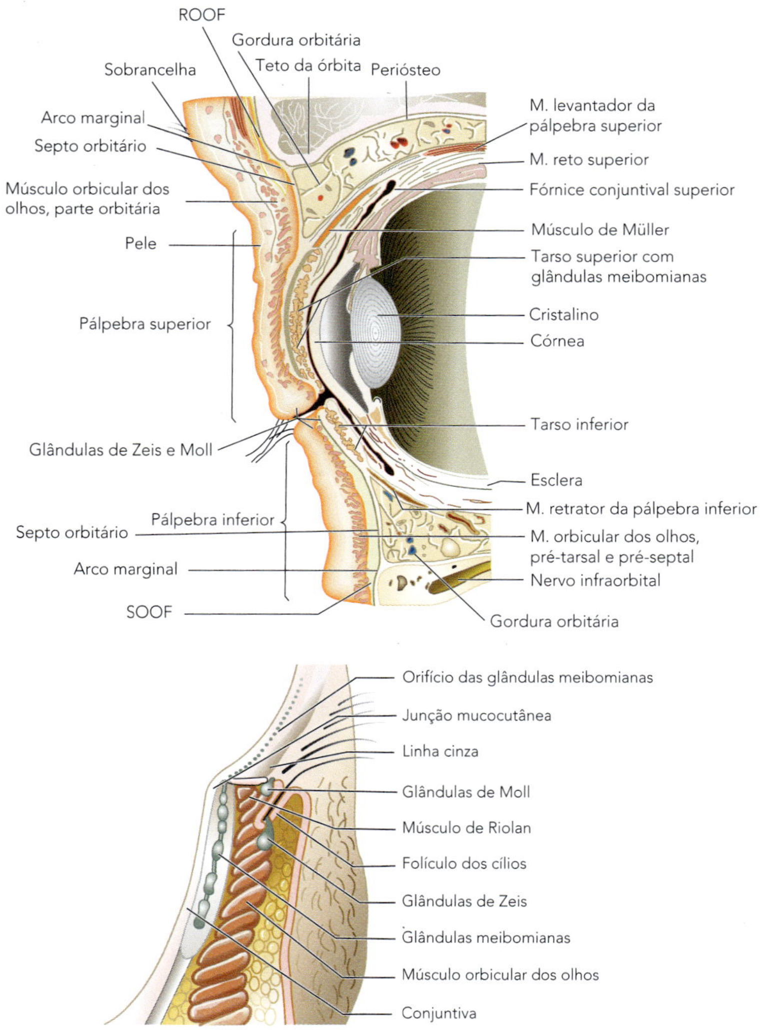


**FIGURA 40** Anatomia das pálpebras e suas camadas.

### Região proximal, orbitária, acima do septo orbital

Composta por 7 camadas, na pálpebra superior incluem pele, subcutâneo, músculo orbicular dos olhos, septo orbital e gordura pós-septal ou orbital, aponeurose do elevador da pálpebra superior, músculo de Müller e conjuntiva. Em analogia, na pálpebra inferior a fáscia capsulopalpebral (retratores da pálpebra) e o músculo tarsal inferior correspondem à aponeurose do elevador da pálpebra superior e do músculo do Müller, sendo as demais camadas semelhantes.

- **Septo orbital**: membrana fibrosa de tecido conjuntivo, junção do periósteo com a gálea aponeurótica, que separa as bolsas de gordura orbitais e estruturas orbitais profundas da própria pálpebra. Local de junção e inserções musculotendíneas.
- **Gordura pós-septal ou orbital**: as bolsas de gordura palpebrais estão localizadas atrás do septo orbital e à frente dos retratores da pálpebra. Na pálpebra inferior existem três compartimentos orbitais inferiores: nasal, central e lateral. Na pálpebra superior, existem dois compartimentos: a gordura pré-aponeurótica e a gordura nasal.
- **Aponeurose do elevador da pálpebra superior**: funde-se com o septo orbital e se insere na face anterior do tarso. É firmemente aderido ao músculo orbicular do olho e à pele por bandas fibrosas onde se marca o sulco palpebral superior.
- **Fáscia capsulopalpebral** (retratores da pálpebra inferior): lâmina de tecido fibroso, tem origem na bainha do músculo reto inferior e sua inserção na borda inferior do tarso. Responsável pelo abaixamento da pálpebra inferior ao olhar para baixo.
- **Músculo de Müller** (tarsal superior): insere-se na margem superior da lâmina tarsal. Contribui para a elevação tônica da pálpebra (2 mm) sob controle simpático.
- **Músculo tarsal inferior**: pouco desenvolvido, localiza-se na face posterior da fáscia capsulopalpebral.

A avaliação ultrassonográfica permite definir a origem das lesões e a caracterização de estruturas importantes na cirurgia plástica e na dermatologia estética (Figura 41).

## Globo ocular

É importante o conhecimento da anatomia e estruturas dos olhos, pois, por vezes, alterações e patologias podem ser surpreendidas durante a avaliação palpebral, e estes podem ser ainda acometidos por patologias da pele como melanomas e *nevus*.

O globo ocular (Figura 42) é constituído por 3 túnicas: externa ou fibrosa (córnea e esclera), média ou vascular (úvea: íris, corpo ciliar e coroide) e interna ou neurossensorial (retina). Internamente, é formado pelo cristalino, pelo humor aquoso e pelo corpo vítreo, que o divide em 3 compartimentos: câmara anterior, câmara posterior e espaço vítreo. É possível ainda separar o olho em 2 segmentos: anterior e posterior, sendo o cristalino o marco anatômico para essa divisão. Outras estruturas ainda podem ser analisadas, como o nervo óptico e a papila, e as artérias oftálmica e retiniana central.

Suas medidas e dimensões normais podem variar (Figura 43), normalmente se observando diâmetro antero-

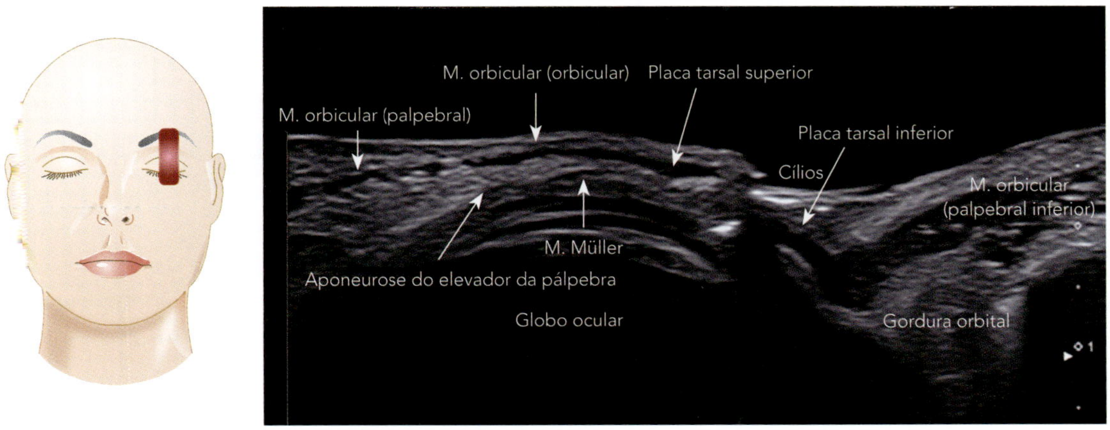


FIGURA 41 Imagem (longitudinal modo B 24MHz) e esquema do exame demonstrando a anatomia normal das pálpebras.

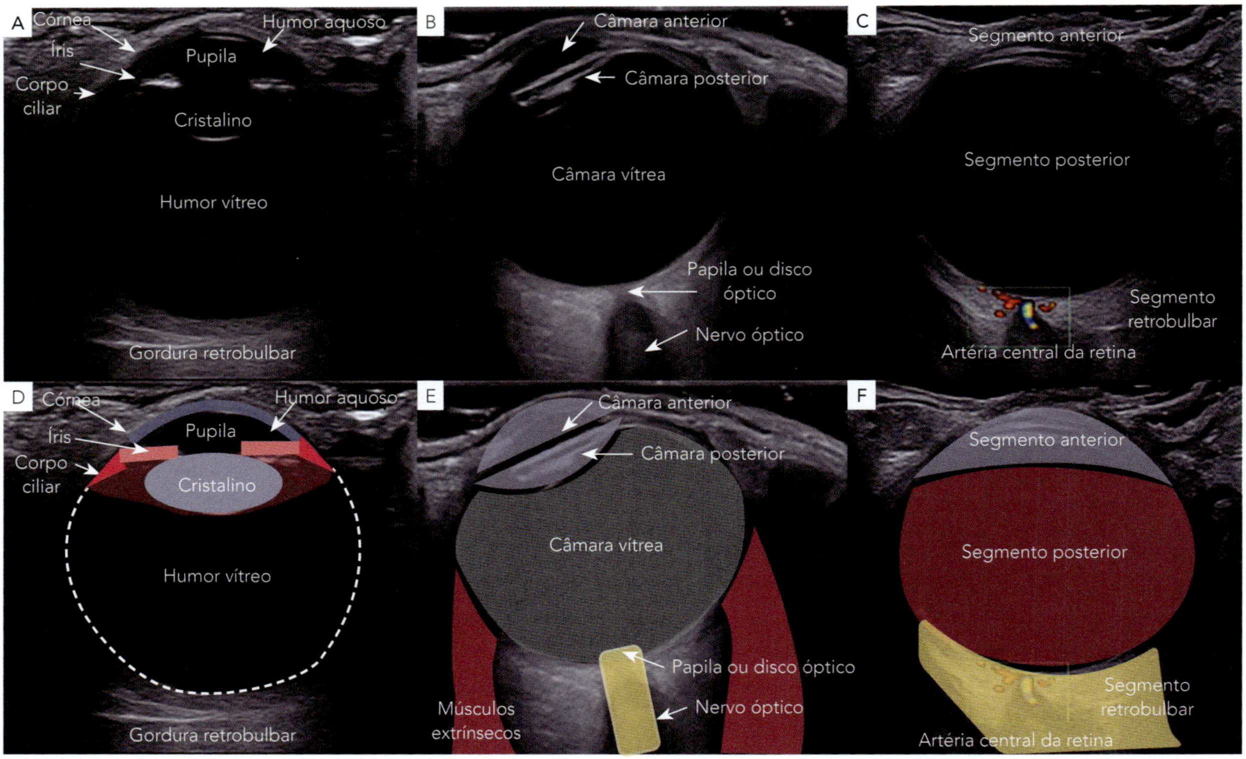


FIGURA 42 Imagens (modo B e Doppler 24 MHz) e esquemas do exame demonstrando a anatomia normal do globo ocular, seus segmentos e constituintes. (A e D) Modo B, plano axial, componentes do globo ocular. (B e E) Modo B, plano axial, câmaras. (C e F) Doppler colorido, plano axial, segmentos.

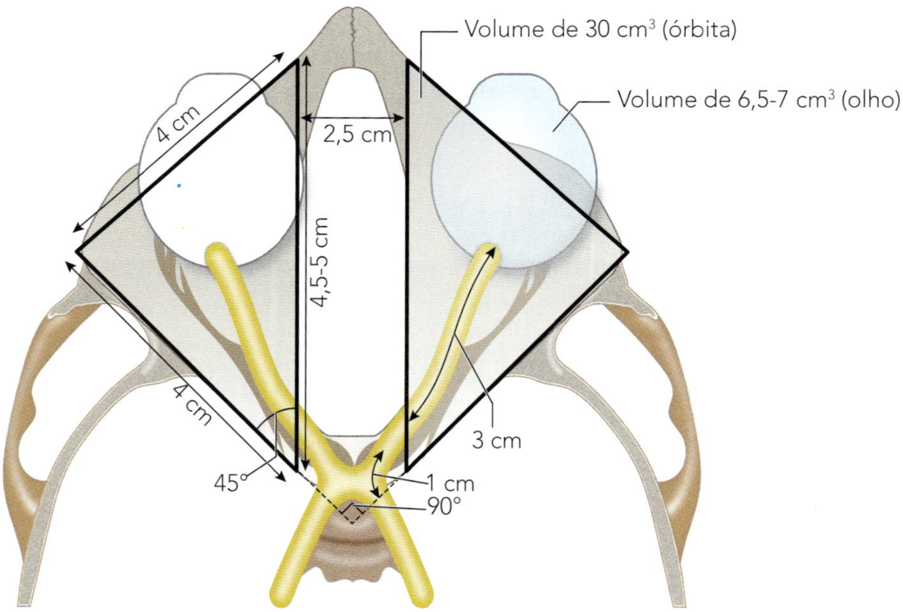


FIGURA 43 Figura da anatomia das regiões orbitárias, com suas medidas e dimensões.

posterior do globo de 22-25 mm e papila inferior a 5 mm (medida posterior ao globo).

Possíveis alterações que podem ser diagnosticadas ao exame ultrassonográfico incluem:

- **Alterações do cristalino:** catarata (ecos intralenticulares, aumento da espessura ou ecogenicidade da parede posterior ou ambas); afacia (remoção); luxação (deslocamento).
- **Alterações da cavidade vítrea:** degeneração do humor vítreo com a idade (degeneração senil, geralmente bilateral), infecção, hemorragias e hialose asteroide (depósitos de cálcio e lipídeo, relacionados à hiperlipidemia, hipertensão arterial, diabetes).
- **Alterações das túnicas:** cistos de íris e corpos ciliares; descolamentos de retina ou coroide; uveíte.
- **Alterações da papila e nervo óptico:** elevações (neurites, hipertensão intracraniana e drusas) ou escavação (atrofia glaucomatosa); tumores neurais no nervo óptico.
- **Outros:** pseudomassas (granulomas: tuberculose e histoplasmose); hematomas; corpo estranho; hemangiomas ou linfangiomas; metástases; retinoblastoma; linfoma.

## Lábios

De dentro para fora, os lábios são formados por (Figura 44):

- **Mucosa:** rica em vasos sanguíneos e glândulas salivares menores.
- **Compartimento profundo de gordura.**
- **Músculo orbicular da boca:** que se insere no limite da porção interna (mucosa).
- **Zona de transição (vermelhão):** epitélio estratificado queratinizado, sem anexos, exceto glândulas sebáceas.
- **Compartimento superficial de gordura.**
- **Pele:** com anexos, com glândulas mais numerosas em homens, folículos com número semelhante.

Para a avaliação ao ultrassom (Figura 45), o conhecimento de sua anatomia e padrão de vascularização podem auxiliar a identificar patologias, preenchedores estéticos e suas complicações. Nesse contexto é importante relembrar a anatomia vascular das artérias labiais, com suas diferentes posições (Figura 46 – submucosa, intramuscular e subcutânea) e da possível variante anatômica: a artéria labial

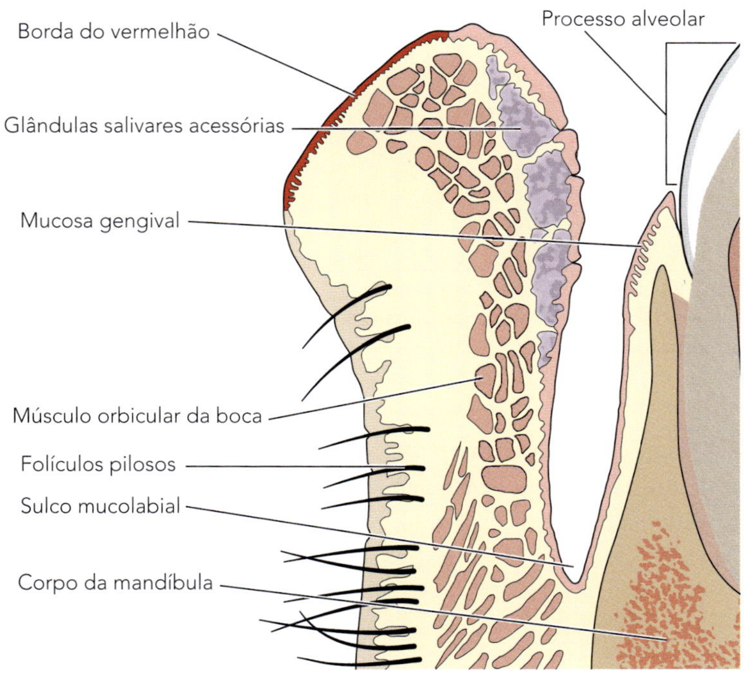


FIGURA 44 Anatomia normal do lábio com suas camadas e relações anatômicas.

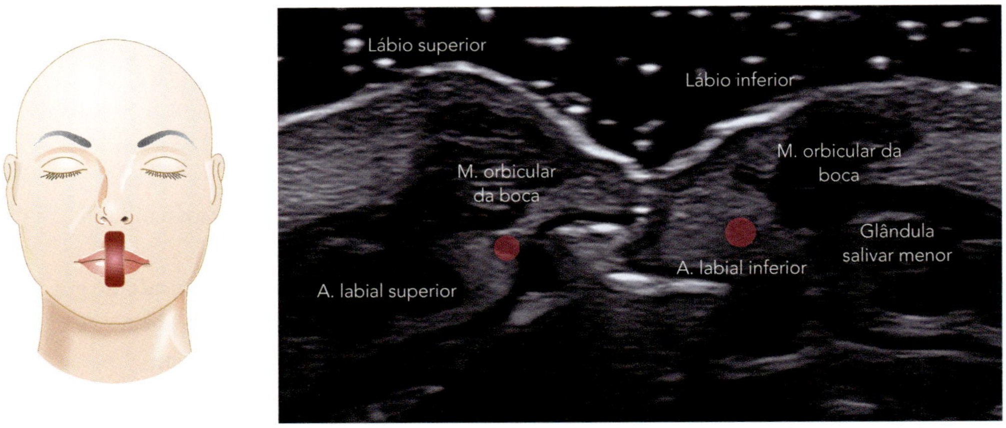


FIGURA 45 Imagem (modo B 24 MHz) e esquema do exame demonstrando a anatomia normal dos lábios, seus segmentos e constituintes.

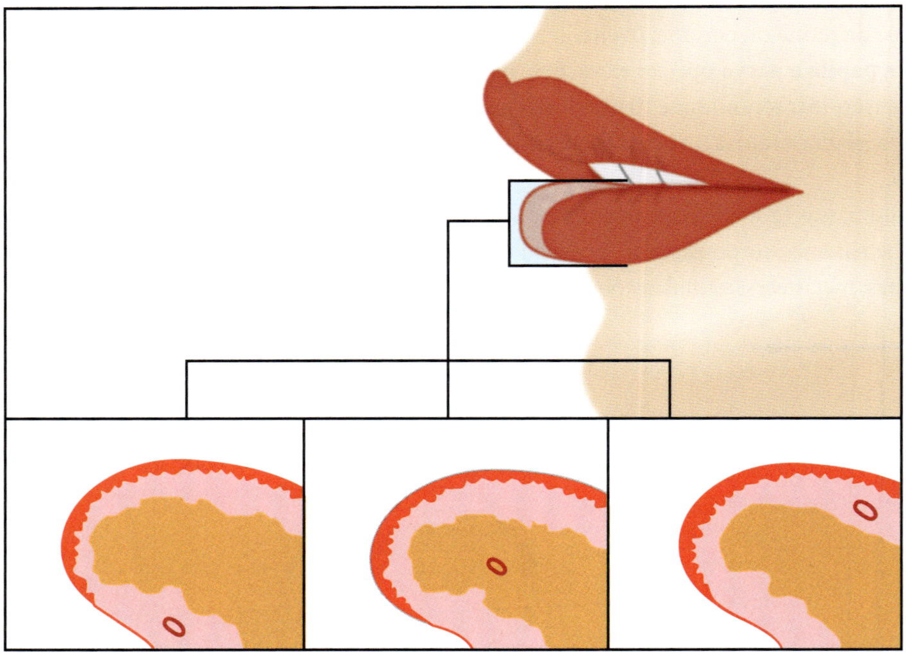

FIGURA 46 Anatomia normal do lábio com as diferentes possíveis posições das artérias labiais, da esquerda para a direita: subcutânea, intramuscular e submucosa.

de calibre persistente (ALCP), que consiste em uma parte dilatada do ramo principal da artéria labial que penetra no tecido submucoso sem perda de calibre.

## Pavilhão auricular

O pavilhão auricular é uma estrutura côncava, auxiliar na audição, e de anatomia delicada. Fixada ao crânio (osso temporal) por ligamentos, é composta basicamente de pele e cartilagem elástica envolta por pericôndrio (Figura 47), e dividida em superfícies lateral e medial. Na porção lateral é formada por pericôndrio e uma camada subcutânea extremamente fina, possui sulcos e proeminências (concavidades e convexidades), anteriormente demonstradas na anatomia de superfície. A porção medial possui pele mais espessa, e sulcos e proeminências com padrão inverso da lateral. O segmento mais inferior é o lóbulo da orelha, formado basicamente por tecido subcutâneo envolto por duas camadas de pele, sem cartilagem.

Ao ultrassom, sua avaliação é possível (Figura 48), importante na definição de invasão em tumores cutâneos (ver Capítulo 9).

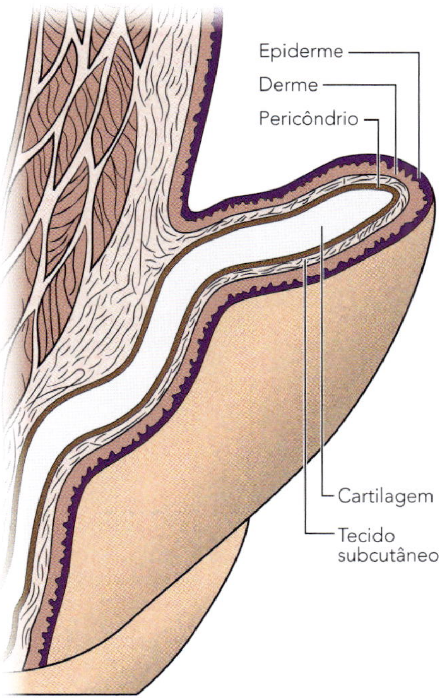


FIGURA 47 Figura da anatomia normal do pavilhão auricular e suas camadas.

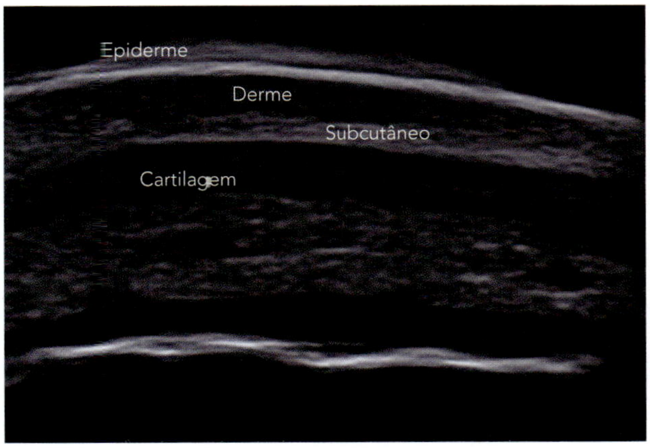


FIGURA 48 Imagem (modo B 33 MHz) demonstrando a anatomia normal do pavilhão auricular.

### Glândulas

Na face estão as glândulas lacrimais e salivares. Sua localização e características foram abordadas no Capítulo 3.

## PROCESSO DE ENVELHECIMENTO

Além da anatomia normal da face, é importante conhecer as alterações que ocorrem com o passar dos anos. O processo de envelhecimento determina mudanças nas diversas camadas da face, levando ao surgimento de sulcos e linhas, considerados os marcadores finais. De acordo com cada camada, esse processo envolve:

- **Pele:** no envelhecimento há flacidez, com diminuição da sustentação e da elasticidade, redução da espessura, perda de colágeno, com acentuação de sulcos e surgimento de rugas, também pela deterioração de ligamentos de sustentação, especialmente nas regiões nasolabiais e labiomandibulares.
- **Estruturas ósseas:** no envelhecimento, o esqueleto facial sofre expansão e reabsorção seletiva (Figura 49). A região frontal torna-se mais proeminente e a borda supraorbital sofre maior deposição óssea. A região orbital perde sua forma arredondada normal e torna-se irregular, com reabsorção na porção lateral inferior e porção medial superior. Há reabsorção anterior e inferior da maxila e anterior do zigomático com remodelamento do arco (retrusão do terço médio da face). Ocorre ainda aumento do ângulo da mandíbula com reabsorção inferior, o queixo cresce para a frente e oblíquo e há acentuação da fossa temporal anterior.
- **Músculos:** no envelhecimento há aumento da tensão facial. Há redução da massa e força musculares, e os músculos do terço médio da face podem encurtar e ficar mais rígidos, permitindo o prolapso ou proeminência dos tecidos adiposos.

- **Segmentos de gordura:** no envelhecimento há deslocamento inferior e inversão de volume (Figura 50). Durante o envelhecimento, a maioria dos segmentos superficiais perde volume, enquanto os segmentos nasolabiais e mandibular/*jowl* podem hipertrofiar. Há alterações nas propriedades viscoelásticas e na configuração tridimensional da SMAS que resultam em ptose dos segmentos de gordura. As camadas profundas

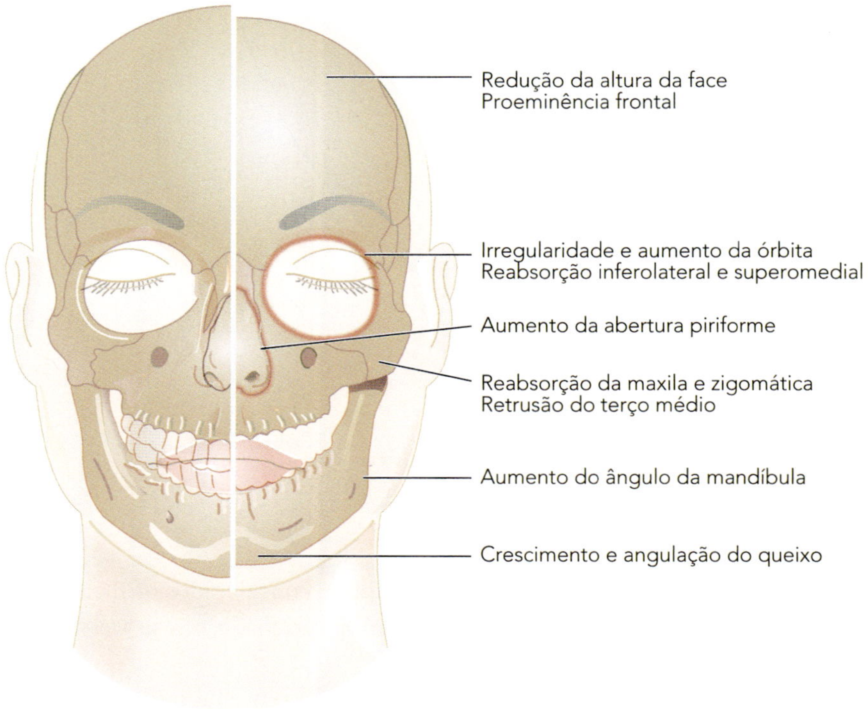


FIGURA 49 Anatomia do envelhecimento da estrutura óssea da face.

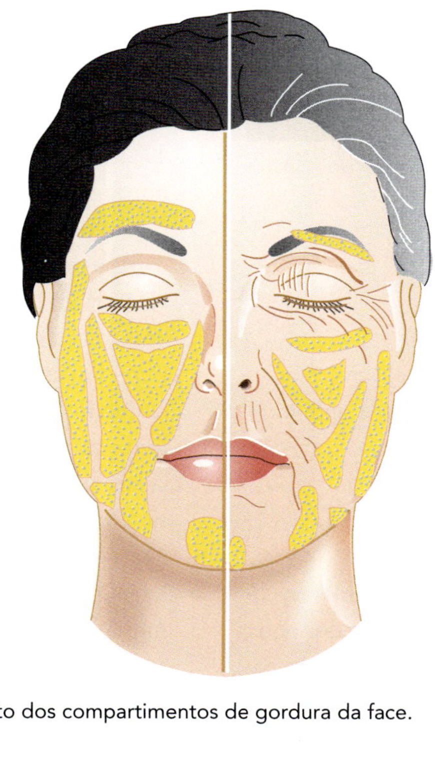

FIGURA 50 Anatomia do envelhecimento dos compartimentos de gordura da face.

de gordura podem deslocar inferiormente, fazendo sobressair a borda inferior do orbicular e acentuando também o sulco nasojugal. Há atrofia do compartimento de gordura bucal (Bichat), que agrava a migração inferior dos segmentos malar medial e intermediário, e exteriorização e migração inferior do segmento suborbicular dos olhos (SOOF) (Figura 51) – ambos podem ser avaliados e mensurados ao ultrassom.

A nomenclatura dos sulcos da face e das rugas que surgem com o envelhecimento é importante para a identificação de alterações e na comunicação médico-paciente (Figura 52). As principais incluem:

- Rugas frontais.
- Rugas da glabela.
- Rugas nasais ("*bunny* ou coelho").
- Sulcos nasojugal ou goteira lacrimal.
- Sulco palpebromalar ou depressão infrapalpebral lateral.
- Sulco nasogeniano ou nasolabial ("bigode chinês").
- Sulco mentolabial.
- Rugas periorais ("código de barras").
- Sulco labiomentoniano ou labiomandibular ("linhas de marionete").

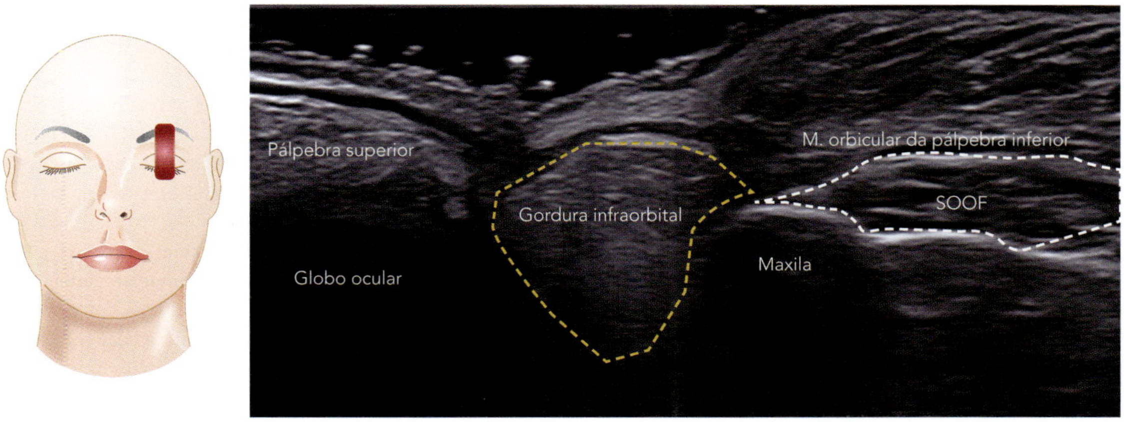


**FIGURA 51** Imagem (modo B 24 MHz) e esquema do exame demonstrando a projeção do compartimento de gordura infraorbital.

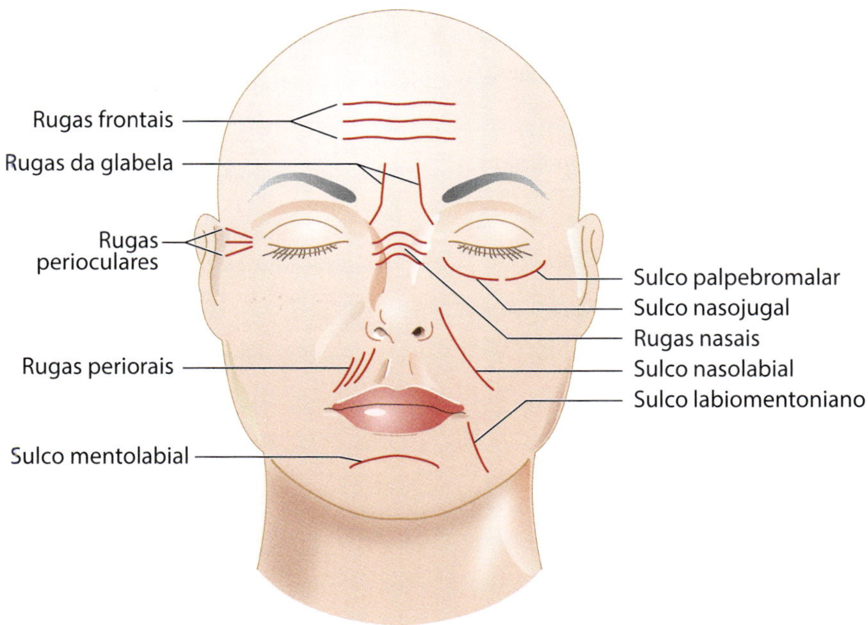


**FIGURA 52** Principais sulcos e rugas que surgem ou se intensificam na face com o processo do envelhecimento.

## CONCLUSÃO

O conhecimento da anatomia e das características normais dos tecidos e estruturas da face é fundamental à prática da ultrassonografia dermatológica e imprescindível para a detecção de patologias, e possui especial importância na cosmiatria e estética, e no estudo do envelhecimento da face e nos procedimentos terapêuticos.

## BIBLIOGRAFIA


1. Catalano O, Wortsman X. Dermatology ultrasound: imaging technique, tips and tricks, high-resolution anatomy. Ultrasound Q. 2020;36(4):321-7.
2. Palermo EC, Anzai A, Jacomo AL. Three-dimensional approach of cosmetic patient: aging gracefully. In: Tamura MCAIB (ed.). Botulinum toxins, fillers and related substances, clinical approaches and procedures in cosmetic dermatology. Springer; 2019. p.1-22.
3. Wortsman X, Carreño L, Ferreira-Wortsman C, et al. Ultrasound characteristics of the hair follicles and tracts, sebaceous glands, montgomery glands, apocrine glands, and arrector pili muscles. J Ultrasound Med. 2019;38(8):1995-2004.
4. Schenck TL, Koban KC, Schlattau A, Frank K, Sykes JM, Targosinski S, et al. The functional anatomy of the superficial fat compartments of the face: a detailed imaging study. Plast Reconstr Surg. 2018;141(6):1351-9.
5. Wortsman X. Atlas of dermatologic ultrasound. Springer; 2018.
6. Aluja Jaramillo F, Quiasúa Mejía DC, Martínez Ordúz HM, González Ardila C. Nail unit ultrasound: a complete guide of the nail diseases. J Ultrasound. 2017;20(3):181-92.
7. Cotofana S, Pretterklieber B, Lucius R, Frank K, Haas M, Schenck TL, et al. Distribution pattern of the superior and inferior labial arteries: impact for safe upper and lower lip augmentation procedures. Plast Reconstr Surg. 2017;139(5):1075-82.
8. Osetinsky LM, Hamilton GS, Carlson ML. Sport injuries of the ear and temporal bone. Clin Sports Med. 2017;36(2):315-35.
9. Zattar L, Viana PCC, Cerri GG (eds.). Radiologia diagnóstica prática: manual da residência do Hospital Sírio-Libanês. Barueri: Manole; 2017.
10. Barcaui E de O, Carvalho ACP, Lopes FPPL, Piñeiro-Maceira J, Barcaui CB. High frequency ultrasound with color Doppler in dermatology. An Bras Dermatol. 2016;91(3):262-73.
11. Hamblin MR, Avci P, Gupta GK. Introduction to imaging in dermatology. Elsevier;. 2016:1-4.
12. Cavadas B. O mecanismo da visão: o percurso da luz através do olho humano nos manuais escolares portugueses de ciências naturais (1900-1950). Sci zudia. 2016;357-86.
13. Watanabe K, Shoja MM, Loukas M, Tubbs RS. Anatomy for plastic surgery of the face, head, and neck. Thieme; 2016.
14. Zattar-Ramos LC, Leao R V, Correa MF, et al. Ultrasound imaging of the nails: anatomy, technique and image findings. Eur Soc Musculoskelet Radiol Conf 2016. 2016:P-0085.
15. Ahmed MK, Murudkar PK, Ahmed MK. A study on facial artery variation and its clinical implication for facial surgeries. Int J Anat Res. 2015;3(1):966-9.
16. Dickson G, Clark SK, George D, Mackenzie F, Mann NA, Wright K, et al. The variability of the facial artery in its branching pattern and termination point and its relevance in craniofacial surgery. Eur J Plast Surg. 2014;37(1):1-8.
17. Tansatit T, Apinuntrum P, Phetudom T. A typical pattern of the labial arteries with implication for lip augmentation with injectable fillers. Aesthetic Plast Surg. 2014;38(6):1083-9.
18. Palermo EC. Anatomia da região periorbital. Surg Cosmet Dermatology. 2013;5(3):245-56.
19. Silva JV, Ferreira BFA, Pinto HSR. Anátomo-histologia funcional do olho. 2013;1-5.
20. Tamura BM. Facial topography of the injection areas for dermal fillers, and associated risks. Surg Cosmet Dermatology. 2013;5(3):234-8.
21. Wortsman X. Ultrasound in dermatology: why, how, and when? Semin Ultrasound, CT MRI. 2013;34(3):177-195.
22. Wortsman X, Jemec GBE. Dermatologic ultrasound with clinical and histologic correlations. Dermatologic Ultrasound with Clin Histol Correl. 2013:1-623.
23. Braz AV, Aquino BO. Preenchimento do sulco nasojugal e da depressão infraorbital lateral com microcânula 30G. Surg Cosmet Dermatology. 2012;4(1):178-81.
24. Isolan GR, Pereira AH, Henrique P, Aguiar P De, Cláudio Á, Antunes M, et al. Anatomia microcirúrgica da artéria carótida externa: um estudo estereoscópico [Microsurgical anatomy of the external carotid artery: a stereoscopic study]. J Vasc Br. 2012;11(1):3-11.
25. Kleinerman R, Whang TB, Bard RL, Marmur ES. Ultrasound in dermatology: principles and applications. J Am Acad Dermatol. 2012;67(3):478-87.
26. Thomas L, Vaudaine M, Wortsman X, Jemec GBE, Drapé JL. Imaging the nail unit. Baran Dawber's Dis Nails their Manag. 4.ed. 2012:101-82.
27. Tamura BM. Anatomia da face aplicada aos preenchedores e à toxina botulínica: parte I. Surg Cosmet Dermatology. 2010;2(3):195-204.
28. Bilgili Y, Taner P, Unal B, Simsir I, Kara SA, Bayram M, Alicioglu B. Doppler sonography of the normal lacrimal gland. J Clin Ultrasound. 2005;33(3):123-26.
29. Riva FPL. Anatomia dos tecidos moles e glândulas salivares do sistema estomatognático de cães e gatos: enfoque anátomo-cirúrgico [dissertação]. São Paulo: Universidade de São Paulo, Faculdade de Medicina Veterinária e Zootecnia; 2005.

5

# ALGORITMO DE APLICAÇÕES DA ULTRASSONOGRAFIA CUTÂNEA

Luciana Zattar

## INTRODUÇÃO

Historicamente, o uso do ultrassom na dermatologia iniciou próximo à década de 1970, com a realização de medidas de espessura cutânea. Nos últimos anos, as aplicações da ultrassonografia na avaliação da pele e partes moles vêm crescendo, possibilitadas pelo desenvolvimento de equipamentos de ultrassom que aliam transdutores de alta frequência (acima de 15 MHz) com novas tecnologias de pós-processamento. Tornou-se possível então a definição *in vivo*, não invasiva e em tempo real de estruturas superficiais com imagens, informações e detalhamento sem precedentes, muito superior a outros métodos de imagem.

Hoje são inúmeras as aplicações na prática dermatológica, que aumentam as possibilidades diagnósticas e terapêuticas, e serão abordadas neste capítulo de maneira didática por meio de um organograma (Figura 1), a fim de que se tenha em mente as possibilidades de uso do ultrassom dermatológico.

Todas as patologias comentadas serão abordadas em capítulos específicos.

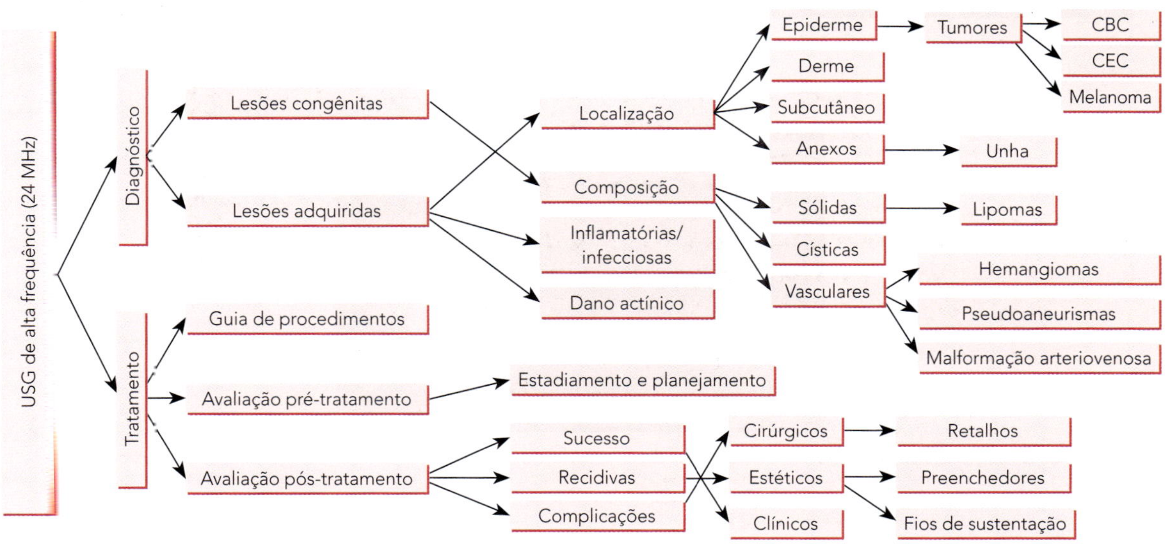


FIGURA 1 Organograma de aplicações práticas do ultrassom dermatológico. CBC: carcinoma basocelular; CEC: carcinoma espinocelular.

# APLICAÇÕES DIAGNÓSTICAS

## Origem das lesões: congênitas ou adquiridas

No diagnóstico de lesões dermatológicas, pode-se utilizar o ultrassom tanto na avaliação de lesões congênitas como de lesões adquiridas. Dentre as doenças congênitas que, independentemente da causa, já se apresentam desde o nascimento, pode-se destacar seios, fístulas e cistos (branquiais, tireoglosso, dermoides), defeitos de formação como a aplasia *cutis* e lesões vasculares como os hemangiomas e as malformações vasculares (Figura 2). Das lesões adquiridas, que surgem ao longo da vida, destacam-se as patologias infecciosas, que incluem a erisipela, abscessos e furúnculos (Figura 3), e as inflamatórias, como a psoríase, a esclerodermia, a morfeia e a hidradenite supurativa (Figura 4) (ver Capítulo 13). Ainda a respeito das doenças adquiridas, vale lembrar o fotoenvelhecimento ou fotodano, com o surgimento da banda subepidérmica, caracterizada por elastose e edema na derme papilar (Figura 5).

## Localização

A resolução alcançada pela ultrassonografia permite ótima definição das camadas da pele, semelhante a cortes

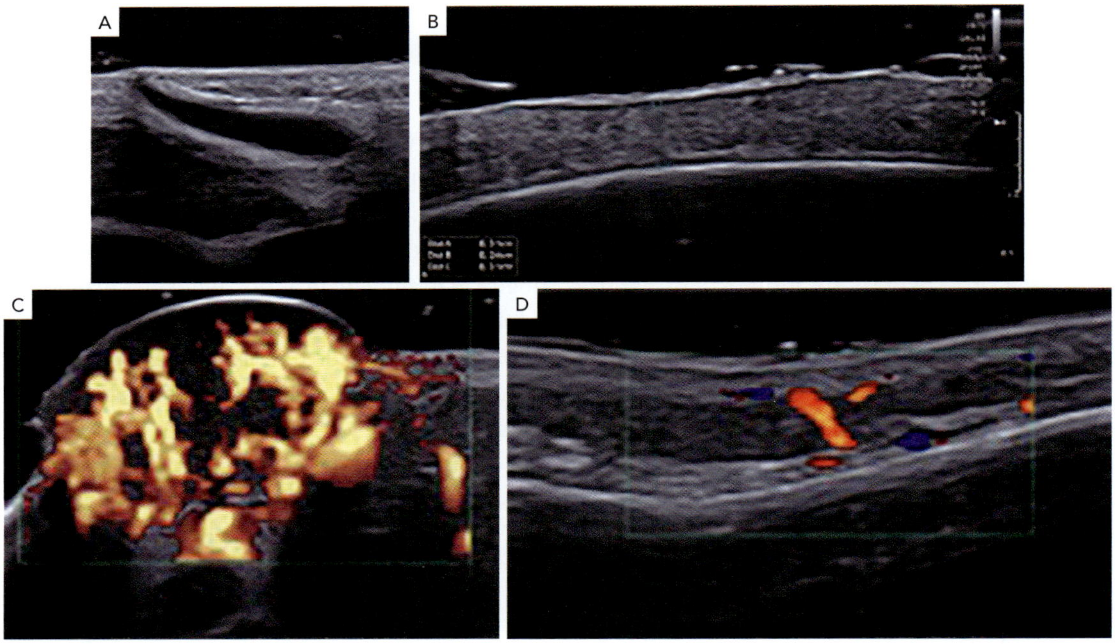


FIGURA 2 Imagens de ultrassom (24 MHz) demonstrando exemplos de lesões cutâneas congênitas. (A) Fístula de 2º (segundo) arco branquial. (B) Aplasia cutis. (C) Hemangioma. (D) Malformação vascular.

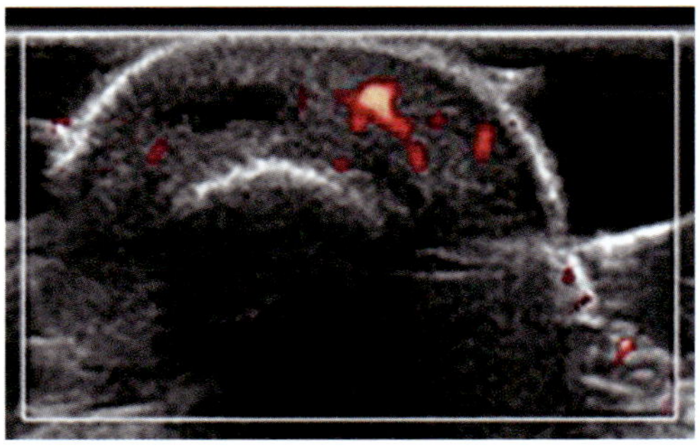

FIGURA 3 Imagem de ultrassom (17 MHz) demonstrando exemplo de lesão adquirida infecciosa (abscesso subungueal).

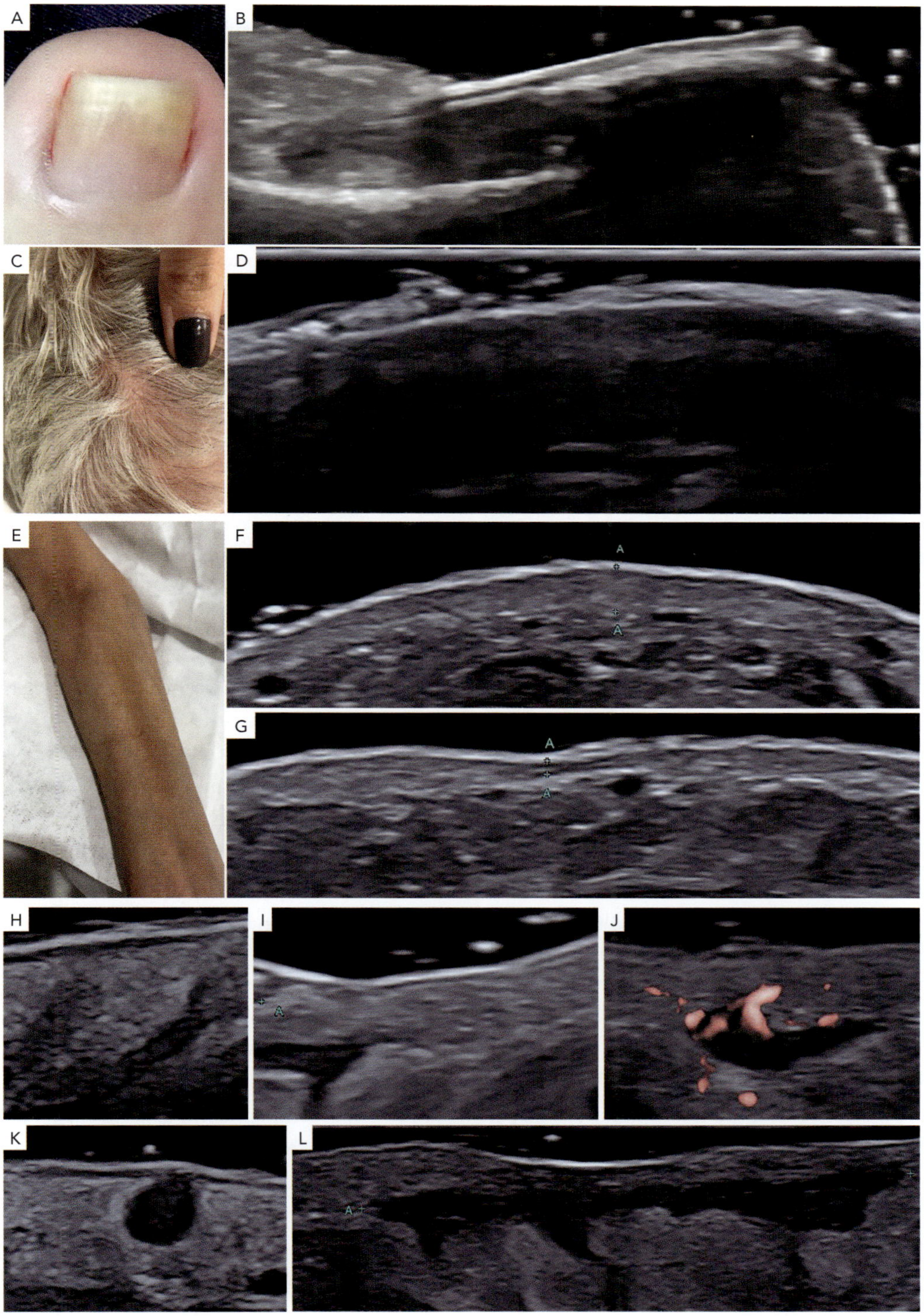

FIGURA 4 Imagens clínicas e de ultrassom (24 MHz) demonstrando exemplos de lesões adquiridas inflamatórias. (A a D) Psoríase: lesão ungueal (A e B) e em couro cabeludo (C e D). (E a G) Esclerodermia/morfeia: espessamento (F) e atrofia (G) cutânea. Hidradenite supurativa: espessamento de folículos (H), espessamento da derme (I), coleções líquidas (J), pseudocistos (K) e fístulas (L).

histológicos, de acordo com seus principais componentes - epiderme (queratina), derme (colágeno) e subcutâneo (gordura) - e com diferentes ecogenicidades. É possível avaliar a anatomia normal da pele, incluindo seus anexos como glândulas, folículos pilosos, pelos e unhas, e todas as estruturas adjacentes desde nervos, vasos e cartilagens à estruturas musculotendíneas (ver Capítulo 3).

Com a técnica certa aliada à resolução submilimétrica do aparelho, pode-se localizar corretamente as lesões de acordo com as camadas da pele acometidas (Figura 6): epiderme, derme, subcutâneo e anexos, nas quais se destacam, respectivamente, como exemplos, os tumores cutâneos (melanoma, carcinomas espinocelular e basocelular), o espiradenoma écrino, o lipoma e lesões do aparelho ungueal (carcinoma espinocelular - CEC).

### Composição das lesões

Além da localização, é possível determinar a composição das lesões da pele, que dependem de características ao modo B e ao Doppler.

Lesões sólidas (Figura 7) têm ecogenicidade variável e vascularização presente. São exemplos os lipomas, os tumores cutâneos e de anexos (ver Capítulo 7). Lesões císticas (Figura 8) são geralmente anecogênicas e sem vascularização e incluem os cistos dermoides, de inclusão epidérmica, cistos pilares/triquilemais, artrossinoviais e mucosos (ver Capítulo 6). Já as lesões vasculares (Figura 9) podem ser anecogênicas ou hipoecogênicas com vascularização presente ao Doppler, e abrangem pseudoaneurismas, hemangiomas e malformações vasculares (ver Capítulo 10).

Com o conhecimento das características das lesões, o diagnóstico preciso e a caracterização de patologias da pele tornaram-se possíveis, incluindo lesões tumorais, da pele ou anexos, benignas ou malignas.

## APLICAÇÕES TERAPÊUTICAS

### Guia de procedimentos

Além do diagnóstico diferencial de patologias, *o ultrassom pode atuar como guia de procedimentos* por meio de punções de coleções ou abscessos, seleção do melhor local para biópsias cutâneas e linfonodais, orientação da correta injeção de toxina botulínica em glândulas salivares, além de guiar a colocação de preenchedores e seu tratamento com a hialuronidase, por exemplo (Figura 10) (ver Capítulo 16).

### Avaliação pré-tratamento

Os detalhes e dados anatômicos fornecidos pela ultrassonografia permitem, ainda, a avaliação pré-tratamento de lesões, com a caracterização da lesão primária, suas medidas, limites e profundidade (Figura 11), e o estadiamento locorregional, detectando possíveis invasões - de estruturas como vasos, nervos e cartilagens - e metástases locais ou linfonodais, imprescindíveis para definição da melhor conduta e manejo de pacientes.

Especialmente na avaliação dos tumores cutâneos primários (Figura 12), o ultrassom de alta resolução acrescenta informações relevantes para o planejamento terapêutico, como a espessura (semelhante ao Breslow no melanoma), e permite a predição de subtipos histológicos de alto risco de recorrência, sobretudo no carcinoma basocelular (ver Capítulo 9).

No planejamento de cirurgias que necessitem de retalhos cutâneos, o exame permite a detecção de vasos perfurantes ao Doppler, diminuindo o tempo cirúrgico e a área doadora a ser ressecada, assim como a morbidade dos pacientes, com melhor sucesso cirúrgico (Figura 13) (ver Capítulo 17).

### Avaliação pós-tratamento

O acompanhamento pós-tratamento de lesões e afecções pode também ser realizado com a ultrassonografia, avaliando-se resposta terapêutica (Figura 14), lesões remanescentes, recidivas e complicações.

Além das aplicações clínicas e cirúrgicas citadas, o ultrassom desempenha importante papel na estética (ver Capítulo 15). Pode-se avaliar previamente as regiões que vão ser manipuladas, em busca de variantes e detalhes anatômicos relevantes, com o mapeamento pré-procedimento. A ultrassonografia é capaz de detectar e localizar fios (Figura 15) e preenchedores estéticos (Figura 16), sendo o único método de imagem que permite a identificação *in vivo* da substância utilizada, além do acesso, acompanhamento e tratamento de suas complicações (Figura 17).

São inúmeras as aplicações práticas, graças à resolução das imagens dos novos equipamentos, estas insuperáveis, atingindo níveis microestruturais antes não vistos. O detalhamento das informações é sem precedentes.

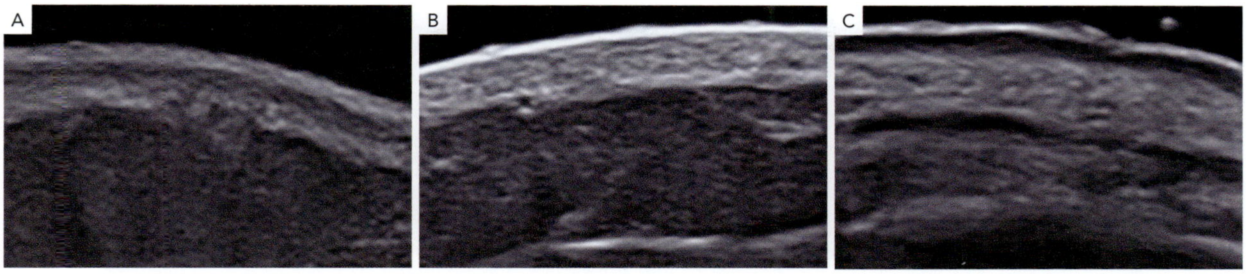


FIGURA 5 Imagens de ultrassom (24 MHz) demonstrando exemplo de alteração adquirida, o fotoenvelhecimento. (A) 2 meses. (B) 30 anos. (C) 60 anos. Com surgimento de irregularidades da epiderme, heterogeneidade da derme e banda subepidérmica hipoecogênica.

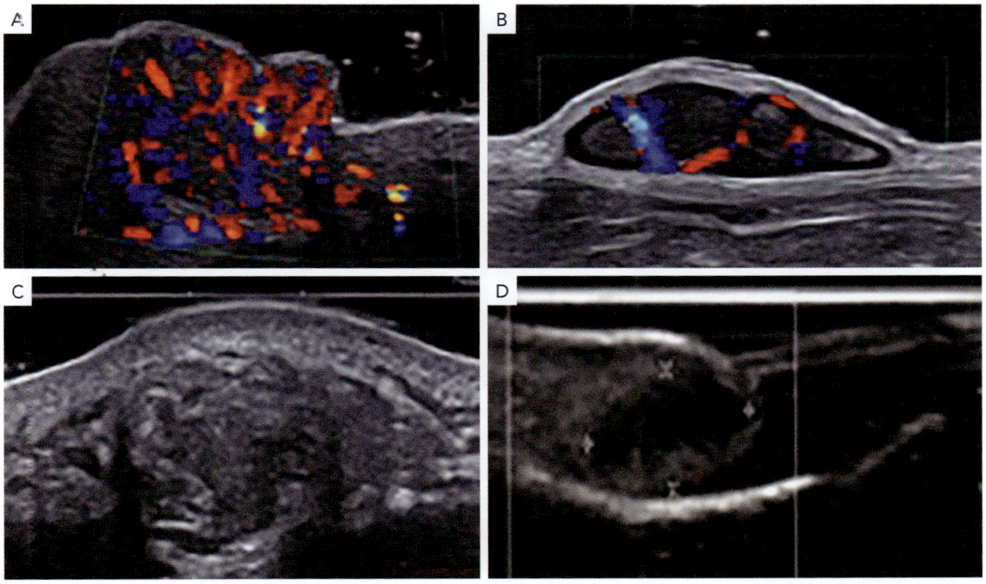


FIGURA 6 Imagens de ultrassom (24 MHz) demonstrando exemplos das lesões cutâneas por camada de acometimento. (A) Epiderme – carcinoma espinocelular. (B) Derme – espiradenoma écrino. (C) Subcutâneo – lipoma. (D) Anexo – unha (carcinoma espinocelular).

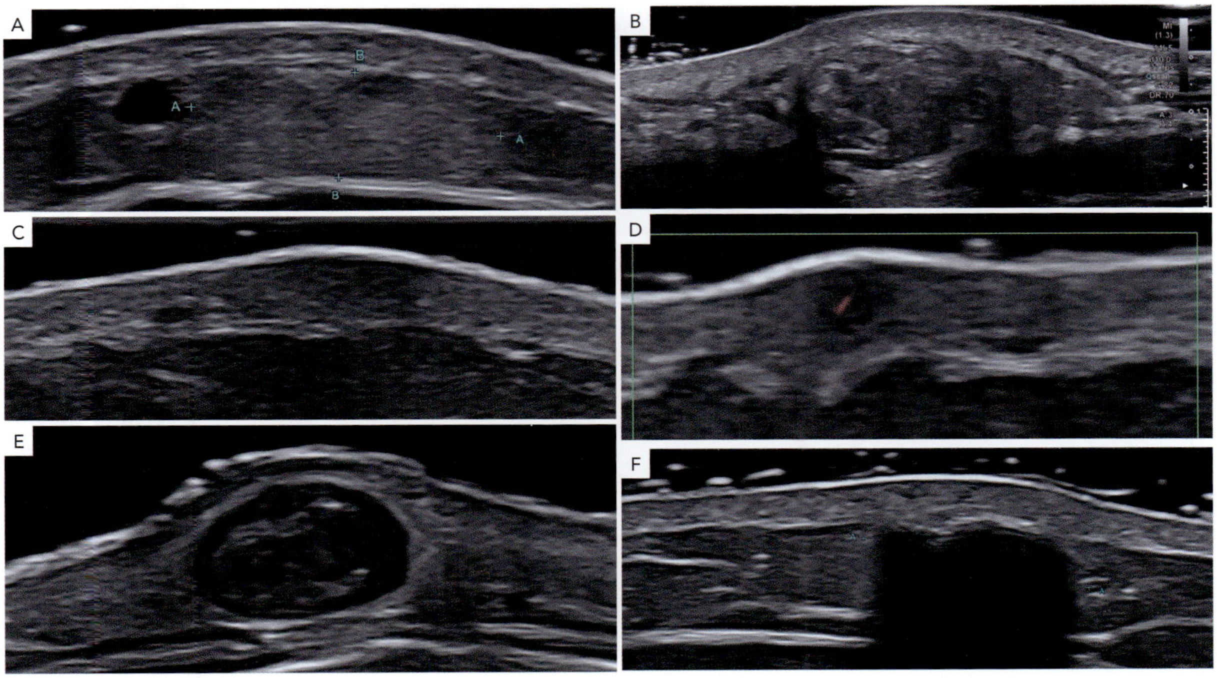


FIGURA 7 Imagens de ultrassom modo B e Doppler SMI (24 MHz) demonstrando exemplos das lesões cutâneas sólidas. (A) Angiolipoma. (B) Fibrolipoma. (C e D) Dermatofibromas. (E e F) Pilomatricomas.

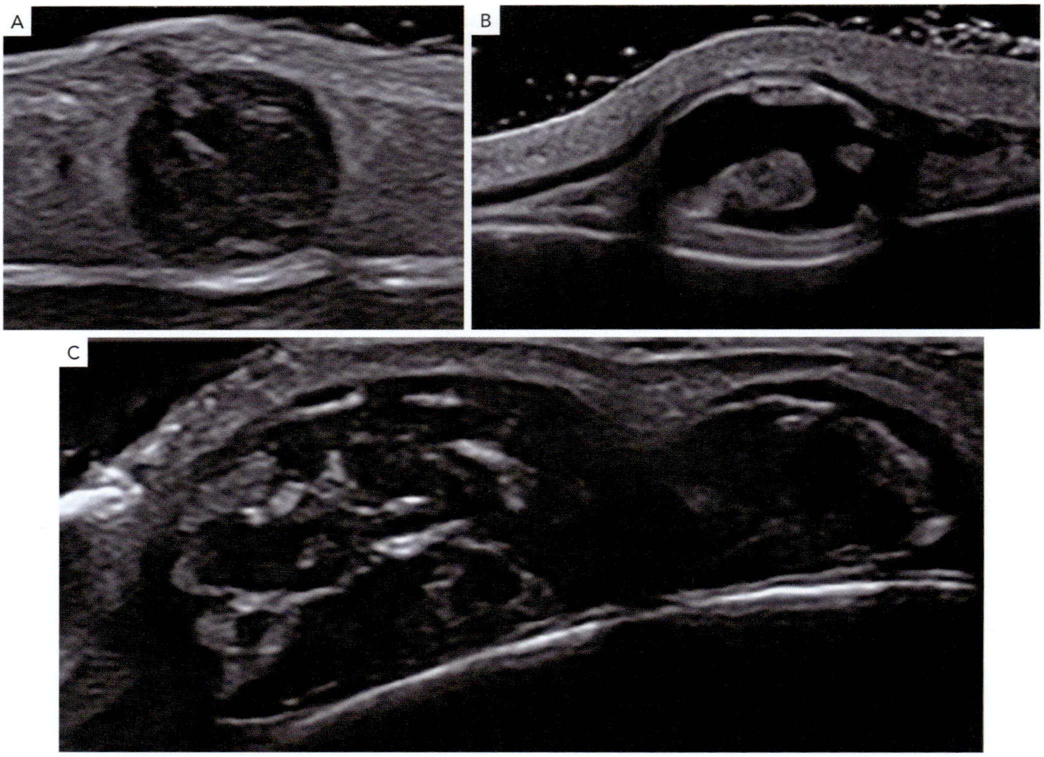


FIGURA 8 Imagens de ultrassom (24 MHz) demonstrando exemplos das lesões cutâneas císticas. (A) Cisto epidérmico. (B) Cisto dermoide. (C) Cisto triquilemal.

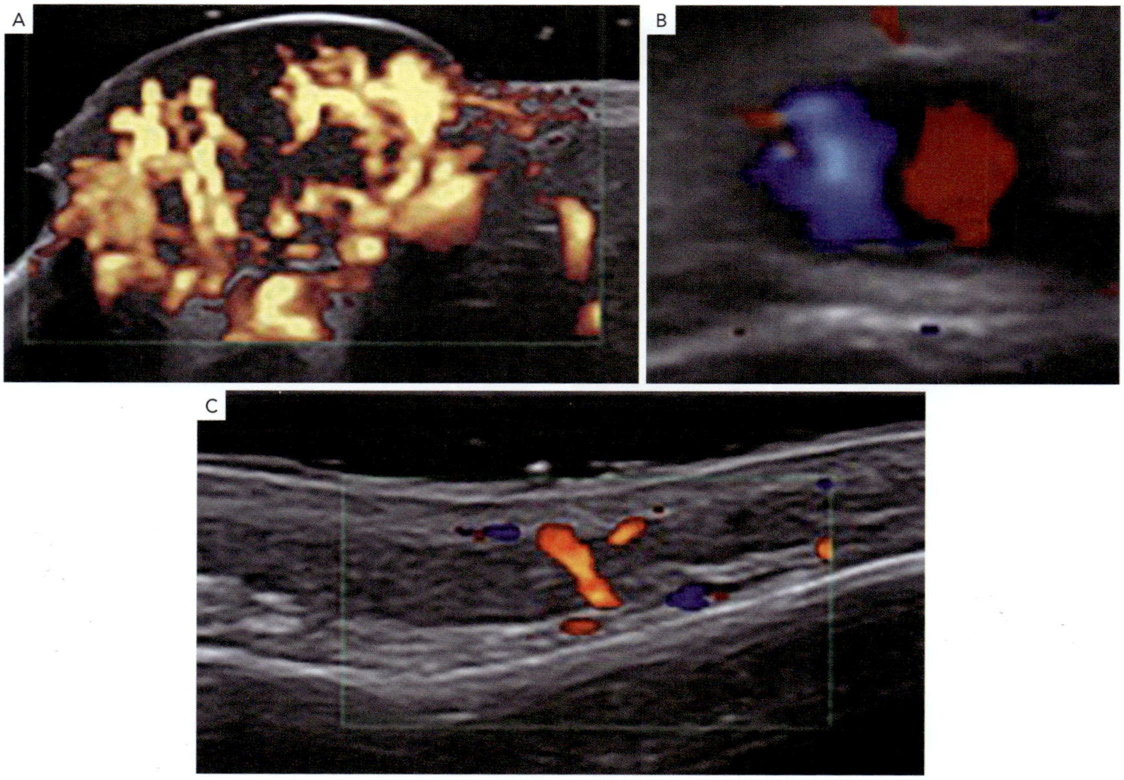


FIGURA 9 Imagens de ultrassom *power* e *color* Doppler (24 MHz) demonstrando exemplos das lesões cutâneas vasculares. (A) Hemangioma. (B) Pseudoaneurisma. (C) Malformação vascular.

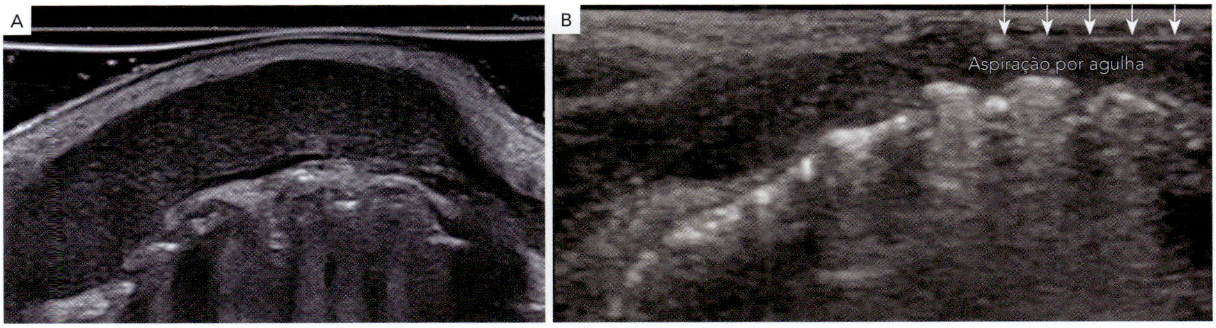


**FIGURA 10** Imagens de ultrassom (modo B 24 e 14 MHz) demonstrando abscesso labial (A) e aspiração guiada por ultrassom (B) (setas: agulha).

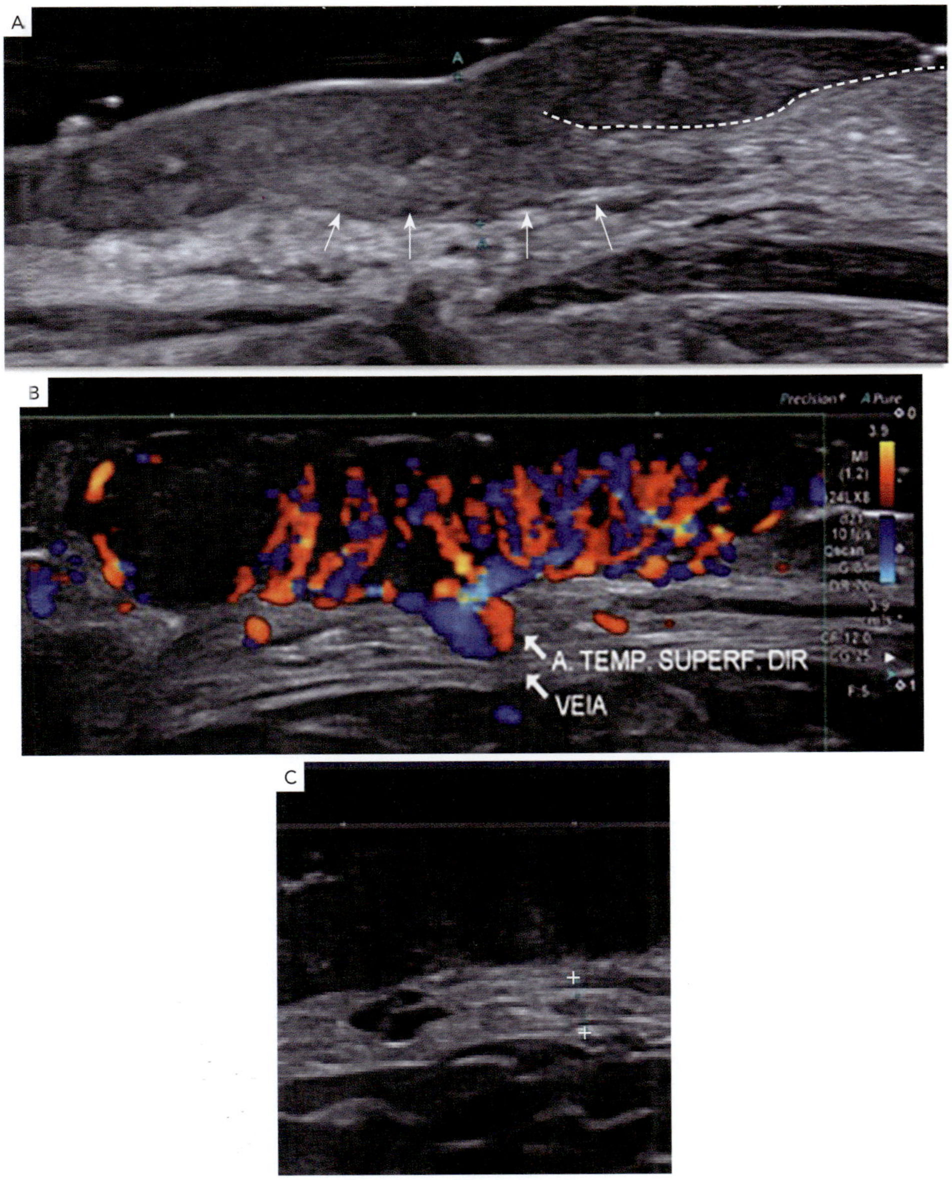


**FIGURA 11** Imagens de ultrassom (24 MHz) demonstrando o uso do ultrassom para estadiamento locorregional de lesões, especialmente tumores. Carcinoma basocelular (A: modo B) com margens circunscritas à direita (tracejado) e sinais de invasão à esquerda (setas). Carcinoma espinocelular com pedículos vasculares em comunicação com a veia e a artéria temporal superficial (B: *color Doppler*) e sem acometimento do nervo (C: modo B - marcadores).

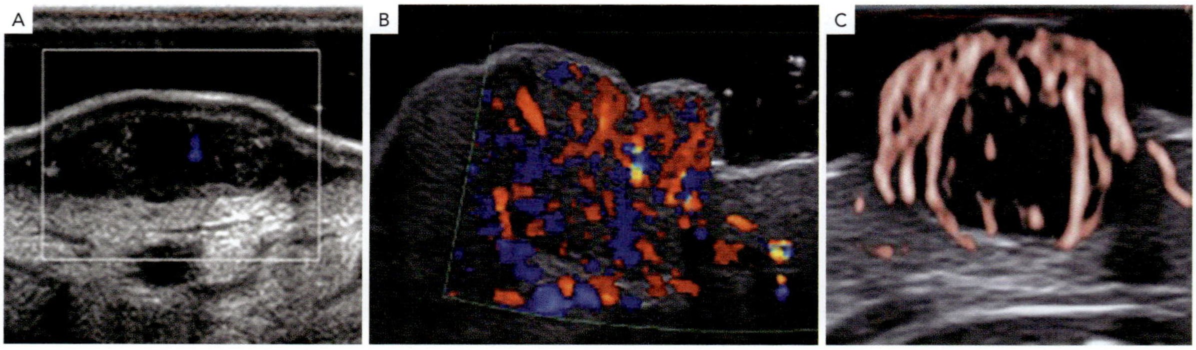


FIGURA 12 Imagens de ultrassom (24 MHz Doppler *color* e SMI) demonstrando o uso do ultrassom para avaliação dos principais tumores cutâneos e suas características. (A) Carcinoma basocelular. (B) Carcinoma espinocelular. (C) Melanoma.

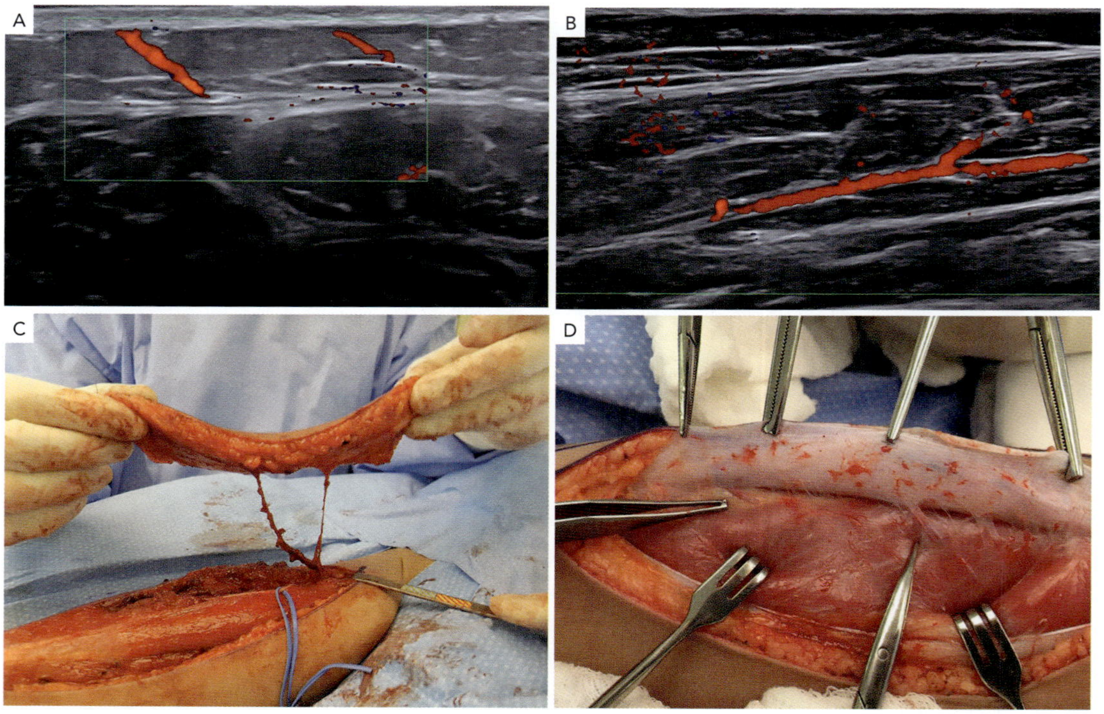


FIGURA 13 Imagens de ultrassom *color* Doppler (24 MHz) demonstrando o uso do ultrassom para planejamento de retalhos cirúrgicos, com ótima correlação com os achados intraoperatórios. (A) Vasos cutâneos. (B) Vasos intramusculares. (C e D) Correlação intraoperatória.

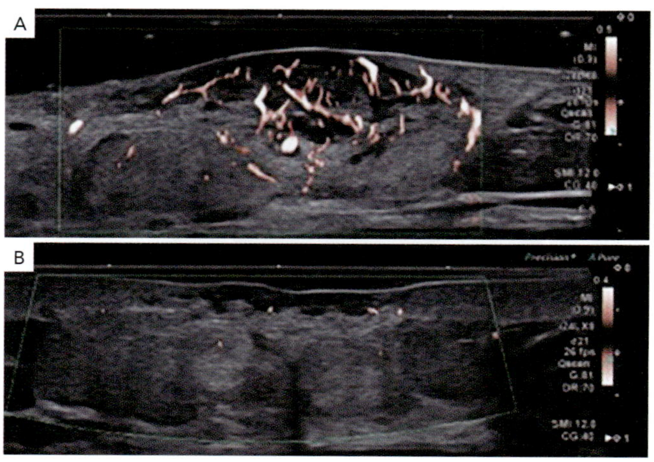


FIGURA 14 Imagens de ultrassom (24 MHz Doppler SMI) demonstrando o uso do ultrassom no acompanhamento e avaliação de resposta a tratamentos clínicos. Caso de dermatofibrossarcoma *protuberans* antes (A) e após (B) o uso de imunoterapia.

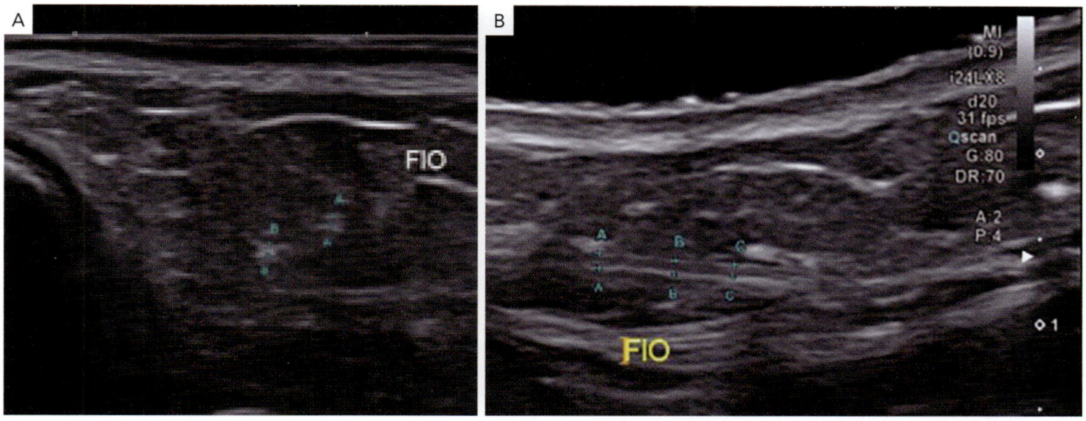


FIGURA 15 Imagens de ultrassom (24 MHz modo B) demonstrando a caracterização e a localização de fios estéticos no eixo curto (A) e longo (B).

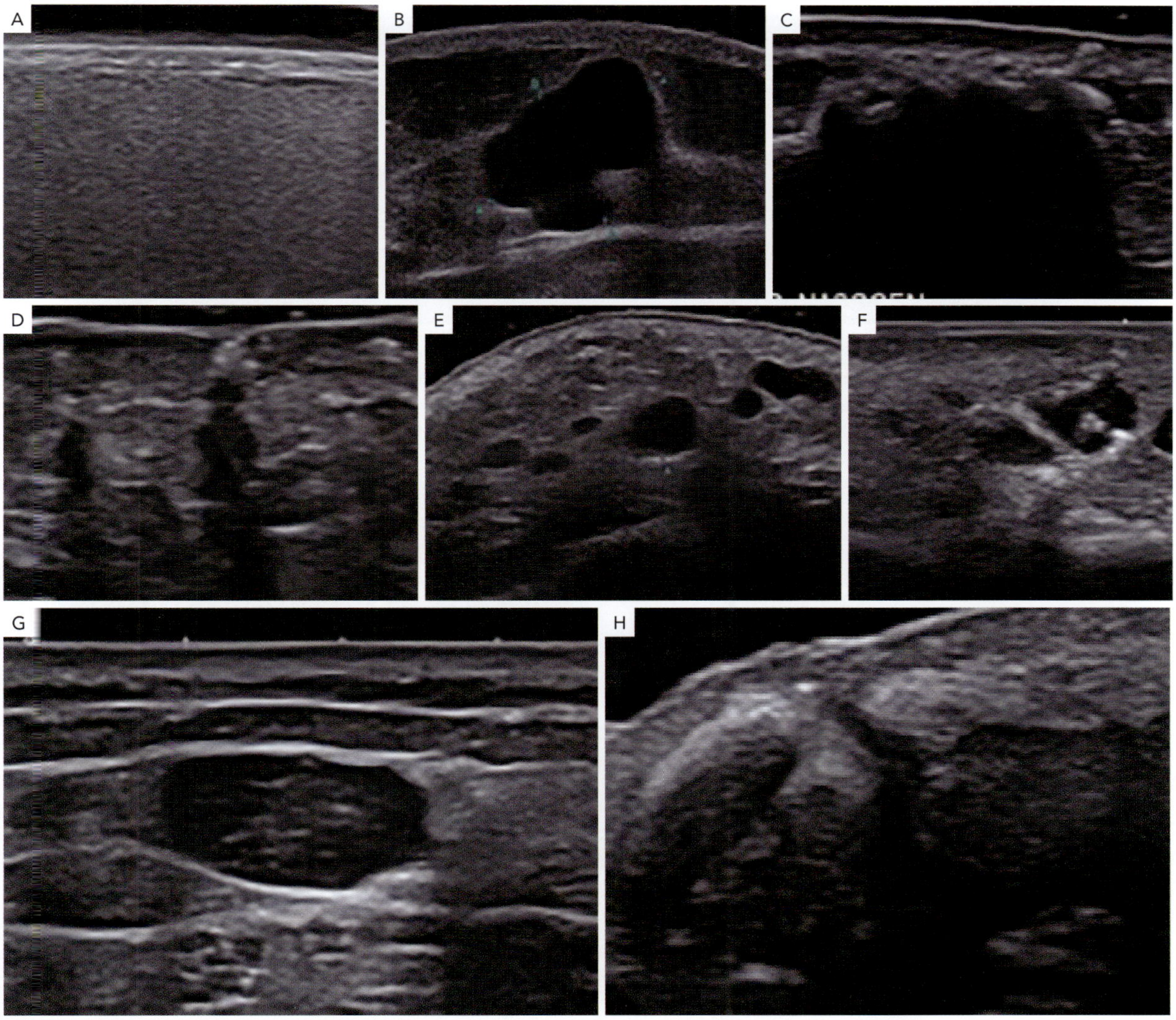


FIGURA 16 Imagens de ultrassom (24 MHz modo B) demonstrando a caracterização e a diferenciação dos principais preenchedores estéticos. (A e B) Silicone – óleo e puro. (C e D) Hidroxiapatita de cálcio. (E) Ácido hialurônico, sem lidocaína. (F) Ácido hialurônico, com lidocaína. (G) Poliacrilamida. (H) Polimetilmetacrilato.

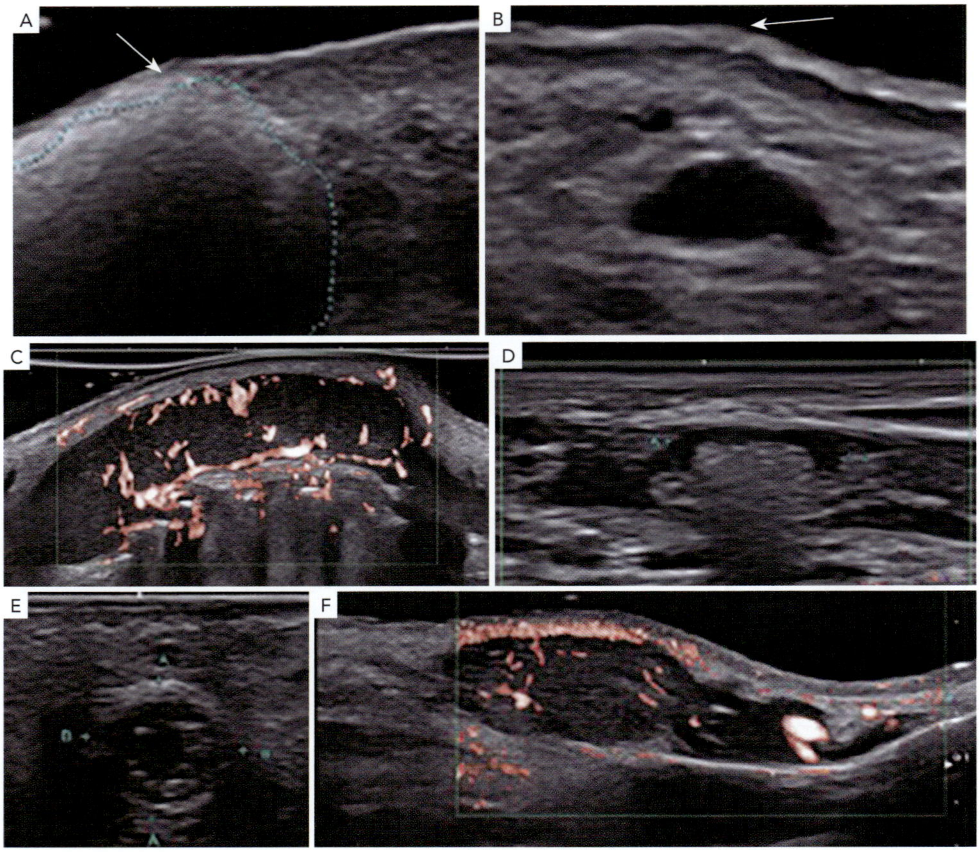


FIGURA 17 Imagens de ultrassom (24 MHz modo B e Doppler SMI) demonstrando a caracterização e a diferenciação das principais complicações relacionadas aos preenchedores estéticos. (A) *Overcorrection*. (B) Material. (C) Infecção. (D) Migração linfonodal. (E) Granuloma/neoformação tecidual (reação de hipersensibilidade tipo IV). (F) *Angry red bump*.

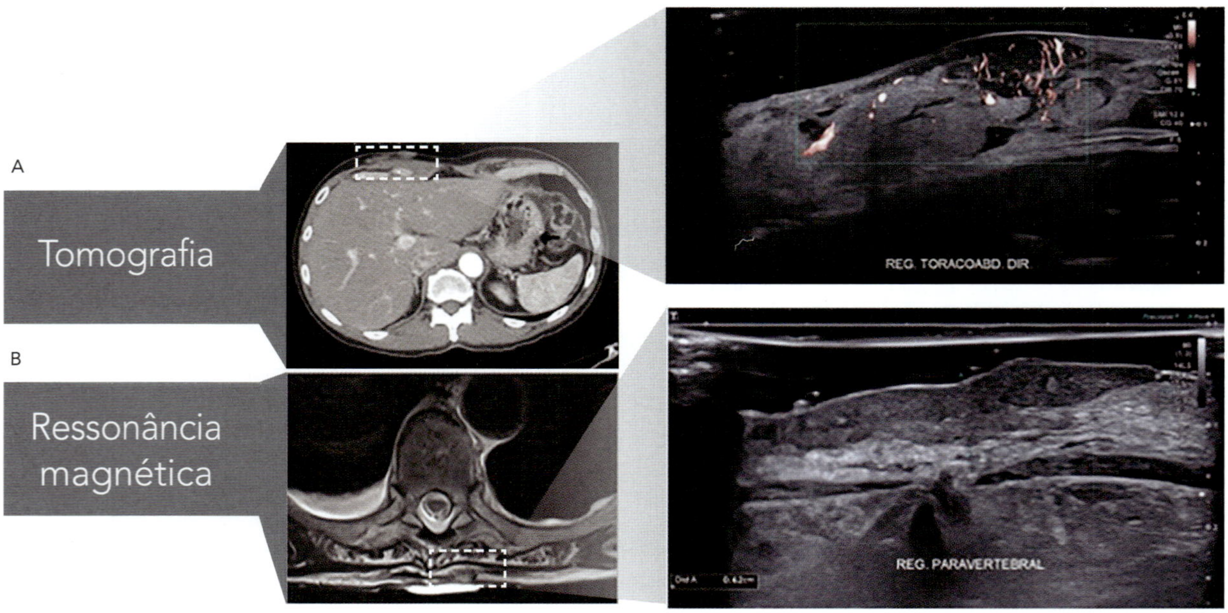


FIGURA 18 Esquema de imagens demonstrando a superioridade do ultrassom na caracterização de lesões cutâneas quando comparado aos métodos axiais convencionais. (A) Dermatofibrossarcoma *protuberans* caracterizado em imagem de tomografia computadorizada (janela de partes moles com contraste) comparado à imagem de ultrassom (24 MHz Doppler SMI). (B) Carcinoma basocelular caracterizado à ressonância magnética (T2), comparado à imagem de ultrassom (24 MHz modo B).

## CONCLUSÃO

A ultrassonografia hoje é então o melhor método para avaliação da pele, seus anexos e partes moles, é mais sensível, traz mais informações e tem melhor resolução do que qualquer outra ferramenta de diagnóstico radiológico disponível (Figura 18), da dermatologia oncológica à estética. Esse "mundo microestrutural" deve ser conhecido e difundido na radiologia, pois se trata de um marco, um grande avanço, que modifica nossa visão anterior e traça um novo futuro para a especialidade, aproximando a radiologia da dermatologia.

## BIBLIOGRAFIA


1. Wortsman X. Atlas of dermatologic ultrasound. Springer; 2018.
2. MacFarlane D, Shah K, Wysong A, Wortsman X, Humphreys TR. The role of imaging in the management of patients with nonmelanoma skin cancer: diagnostic modalities and applications. J Am Acad Dermatol. 2017;76(4):579-88.
3. Raffin D, Zaragoza J, Georgescou G, Mourtada Y, Maruani A, Ossan F, et al. High-frequency ultrasound imaging for cutaneous neurofibroma in patients with neurofibromatosis type I. Eur J Dermatology. 2017;27(3):260-5.
4. Zattar L, Viana PCC, Cerri GG, Godoy LF de S. Radiologia diagnóstica prática: manual da residência do Hospital Sírio-Libanês. Barueri: Manole; 2017.
5. Barcaui E de O, Carvalho ACP, Lopes FPPL, Piñeiro-Maceira J, Barcaui CB. High frequency ultrasound with color Doppler in dermatology. An Bras Dermatol. 2016;91(3):262-73.
6. Digiacinto D, Bagley J, Goldsbury AM. The value of sonography in the assessment of skin cancers and their metastases. J Diagnostic Med Sonogr. 2016;32(3):140-6.
7. Faundez E, Vega N, Vera E, Vega P, Sepulveda D, Wortsman X. Clinical and color Doppler ultrasound evaluation of polyacrylamide injection in HIV patients with severe facial lipoatrophy secondary to antiretroviral therapy. Skin Res Technol. 2016:1-6.
8. Ulrich M, Themstrup L, De Carvalho N, Manfredi M, Grana C, Ciardo S, et al. Dynamic optical coherence tomography in dermatology. Dermatology. 2016;232(3):298-311.
9. Wortsman X. Identification and complications of cosmetic fillers: sonography first. J Ultrasound Med. 2015;34(7):1163-72.
10. Barcaui E de O, Carvalho PaCP, Piñeiro-Maceira J, Valiante PM, Barcaui CB. Ultrassonografia de alta frequência (22 MHz) na avaliação de neoplasias cutâneas malignas. Surg Cosmet Dermatol. 2014;6(2):105-11.
11. Hibler B, Qi Q, Rossi A. Current state of imaging in dermatology. Semin Cutan Med Surg. 2016;35(1):2-8.
12. Quezada-Gaón N, Wortsman X. Ultrasound-guided hyaluronidase injection in cosmetic complications. J Eur Acad Dermatology Venereol. 2016;30(10):e39-e40.
13. Wortsman X, Vergara P, Castro A, Saavedra D, Bobadilla F, Sazunic I, et al. Ultrasound as predictor of histologic subtypes linked to recurrence in basal cell carcinoma of the skin. J Eur Acad Dermatology Venereol. 2015;29(4):702-7.
14. Echeverría-García B, Borbujo J, Alfageme F. The use of ultrasound imaging in dermatology. Actas Dermosifiliogr. 2014;105(10):887-90.
15. M A-A. Ultrasound technologies for dermatologic applications. J Drugs Dermatology. 2014;13(11):1305.
16. Alfageme Roldán F. Handbook of skin ultrasound. Charleston: CreateSpace Independent Publishing Platform; 2013.
17. Dasgeb B, Kainerstorfer J, Mehregan D, Van Vreede A, Gandjbakhche A. An introduction to primary skin imaging. Int J Dermatol. 2013;52(11):1319-30.
18. Elluru RG. Cutaneous vascular lesions. Facial Plast Surg Clin North Am. 2013;21(1):111-26.
19. Mandava A, Ravuri P, Konathan R. High-resolution ultrasound imaging of cutaneous lesions. Indian J Radiol Imaging. 2013;23(3):269.
20. Wassef C, Rao BK. Uses of non-invasive imaging in the diagnosis of skin cancer: an overview of the currently available modalities. Int J Dermatol. 2013;52(12):1481-9.
21. Wortsman X. Ultrasound in dermatology: why, how, and when? Semin Ultrasound, CT MRI. 2013;34(3):177-95.
22. Kleinerman R, Whang TB, Bard RL, Marmur ES. Ultrasound in dermatology: principles and applications. J Am Acad Dermatol. 2012;67(3):478-87.
23. Marone U, Catalano O, Caracò C, Anniciello AM, Sandomenico F, Di Monta G, et al. Can high-resolution ultrasound avoid the sentinel lymph-node biopsy procedure in the staging process of patients with stage I-II cutaneous melanoma? Ultraschall der Medizin. 2012;33(7):179-85.
24. Thomas L, Vaudaine M, Wortsman X, Jemec GBE, Drapé JL. Baran Dawber's Dis Nails their Management. 4. ed. John Wiley & Sons Inc; 2012. Imaging the nail unit;101-82.
25. Wortsman X, Wortsman J, Orlandi C, Cardenas G, Sazunic I, Jemec GBE. Ultrasound detection and identification of cosmetic fillers in the skin. J Eur Acad Dermatology Venereol. 2012;26(3):292-301.
26. Catalano O, Setola SV, Vallone P, Raso MM, D'Errico AG. Sonography for locoregional staging and follow-up of cutaneous melanoma: how we do it. J Ultrasound Med. 2010;29(5):791-802.
27. Lassau N, Lamuraglia M, Koscielny S, Spatz A, Roche A, Leclere J, et al. Prognostic value of angiogenesis evaluated with high-frequency and colour Doppler sonography for preoperative assessment of primary cutaneous melanomas: correlation with recurrence after a 5 year follow-up period. Cancer Imaging. 2006;6(1):24-9.
28. Rallan D, Harland CC. Skin imaging: is it clinically useful? Clin Exp Dermatol. 2004;29(5):453-9.
29. Aspres N, Egerton IB, Lim AC, Shumack SP. Imaging the skin. Australas J Dermatol. 2003;44(1):19-27.
30. Bates J. Manual of diagnostic ultrasound. Ultrasound Med Biol. 1996;22(6):767.
31. Srivastava A, Hughes LE, Woodcock JP, Laidler P. Vascularity in cutaneous melanoma detected by Doppler sonography and histology: correlation with tumour behaviour. Br J Cancer. 1989;59(1):89-91.

# 6

# PRINCIPAIS LESÕES CÍSTICAS

Luciana Zattar
Fernando Augusto de Almeida
João Paulo Junqueira

## INTRODUÇÃO

### Definição

Cistos são lesões benignas, arredondadas e encapsuladas (Figura 1) com conteúdo líquido ou pastoso. Já os pseudocistos são lesões também com conteúdo líquido, mas sem cápsula.

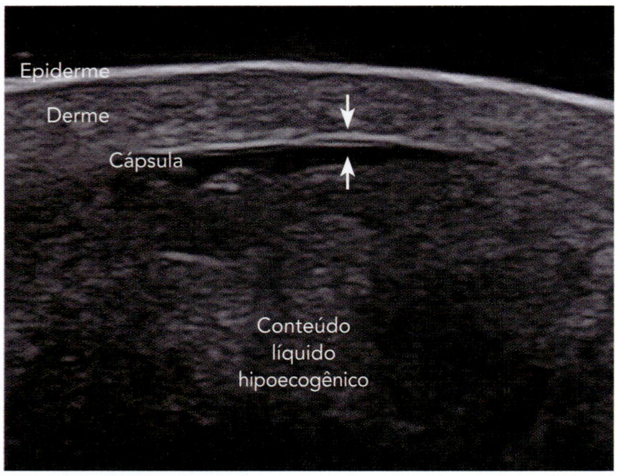


FIGURA 1 Imagem de ultrassom (modo B 33 MHz), plano axial/transversal, demonstrando envoltório/cápsula (setas) de cisto epidérmico.

### Epidemiologia

Cistos são lesões comuns na prática clínica diária, acometendo cerca de 20% dos adultos, a maioria homens, podendo chegar à proporção de 2H:1M (2 homens para cada mulher).

### Causas

Podem ser lesões congênitas, já presentes ao nascimento, ou adquiridas, mas sua exata etiologia, na maioria das vezes, é desconhecida. Incluem origem genética (cisto triquilemal e esteatocitoma), proliferação epidérmica (cisto epidérmico), trauma (cisto de inclusão), hamartomatosa (cisto dermoide), degeneração mucoide (cistos mucosos e gangliônicos), oclusão (*milium* e mucoceles).

## CARACTERIZAÇÃO

### Clínica

Na prática clínica os cistos são caracterizados como lesões palpáveis com efeito de massa, firmes ou flutuantes, geralmente fixos na derme e parcialmente móveis sobre o tecido celular subcutâneo, às vezes opacos como os cistos epidérmicos, de inclusão e *miliuns* e outras translúcidas como os mucosos, gangliônicos e mucoceles.

### Ultrassonográfica

Ao ultrassom geralmente aparecem como lesões circunscritas e anecogênicas ou hipoecogênicas (com *debris*) ao modo B, e reforço acústico posterior, sem vascularização ao Doppler.

## PRINCIPAIS LESÕES

Inúmeras são as lesões císticas de origem cutânea. Nesta seção serão abordadas as mais comuns observadas na prática diária e suas características.

### Cisto epidérmico

- **Sinônimos:** cisto de inclusão, epidermoide, folicular infundibular.
- **Origem:** inclusão de elementos epidérmicos (*camada granular, queratina, colesterol*) na derme, de causa congênita ou relacionada a traumas/cirurgias.
- **Aspectos clínicos:** nódulo palpável, que pode apresentar drenagem de conteúdo espesso oleoso (Figura 2).
- **Aspectos ultrassonográficos:** lesão ane/hipoecoica na derme e subcutâneo com ecos internos/*debris*, circunscrita e com reforço acústico posterior (Figura 3). Podem apresentar conteúdo de cálcio/calcificação e/ou hastes pilares compactas e hiperecogenicidade linear central (Figura 4). Comumente apresentam trajeto ane/hipoecoico em direção subepidérmica, chamado *punctum* (Figura 5).

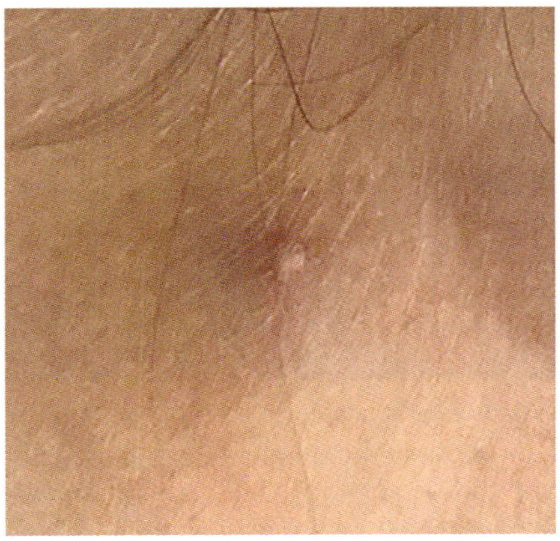

FIGURA 2 Imagem clínica clássica de paciente com cisto epidérmico, este na região cervical.

Achados de imagem podem modificar o tratamento, indicando-se antibioticoterapia (ATB) se sinais inflamatórios/infecciosos ou conduta cirúrgica.

A aparência ao ultrassom pode variar de acordo com tamanho e integridade:

- **Gigante:** aspecto em pseudotestículo (colesterol) ou casca de cebola (camadas de queratina) (Figuras 6 a 8).
- **Inflamação ou rotura:** contorno irregular, densificação e aumento da vascularização circunjacentes (Figura 9).

### Cisto triquilemal

- **Sinônimos:** cisto pilar, istmocatágeno, sebáceo.
- **Origem:** bainha externa do folículo piloso, sem camada granulosa (diferença histológica), com conteúdo de queratina. Causa relacionada à herança autossômica dominante.

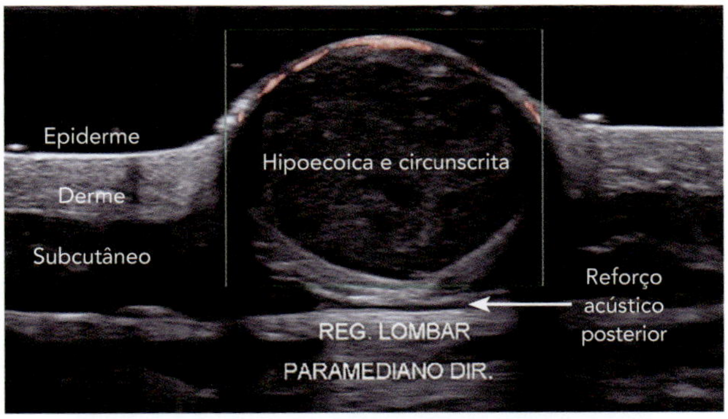


FIGURA 3 Imagem de ultrassom (Doppler SMI 24 MHz), plano axial/transversal, demonstrando imagem clássica de cisto epidérmico caracterizado por formação nodular circunscrita na transição da derme com o subcutâneo, com conteúdo heterogêneo e reforço acústico posterior (seta), sem vascularização interna ao Doppler.

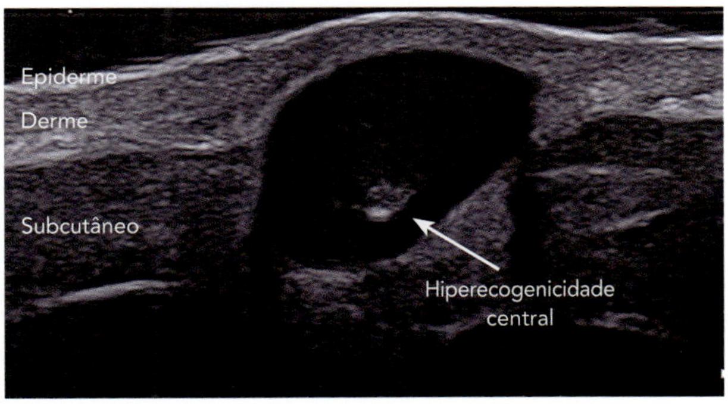


FIGURA 4 Imagem de ultrassom (modo B 33 MHz), plano axial/transversal, de face posterior do antebraço esquerdo demonstrando cisto epidérmico caracterizado por formação nodular anecoica circunscrita na transição entre a derme e o subcutâneo, com hiperecogenicidade central (seta).

- **Aspectos clínicos:** podem ser múltiplos ou uma única lesão firme, geralmente nódulos móveis palpáveis. Mais comumente no couro cabeludo (90%), podendo ser associados a áreas de alopecia (Figura 10).
- **Aspectos ultrassonográficos:** lesão arredondada hipoecogênica heterogênea na derme e subcutâneo com tratos/hastes pilosas e material queratinizado no interior (Figuras 11 e 12). Calcificações são mais frequentes (Figuras 13 e 14).

> Há risco de transformação maligna: **cisto triquilemal proliferante ou maligno**. Maior risco quando fora do couro cabeludo, crescimento rápido, diâmetro maior que 5 cm, hipervascularização ou nódulos sólidos hipoecogênicos internos.

- **Diagnóstico diferencial:** pilomatricomas, tumor benigno da matriz do folículo piloso, hiperecogenicidade central *spot-like* (ver Capítulo 7).

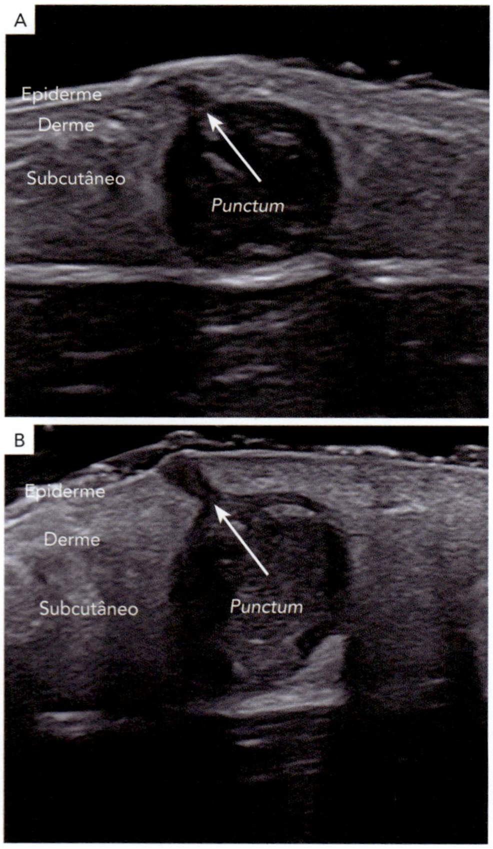


FIGURA 5 Imagens de ultrassom, plano axial/transversal, de face lateral direita do pescoço demonstrando cisto epidérmico caracterizado por formação nodular hipoecoica circunscrita na transição da derme com o subcutâneo, com *punctum* (seta). (A) Modo B 24 MHz. (B) Modo B 33 MHz.

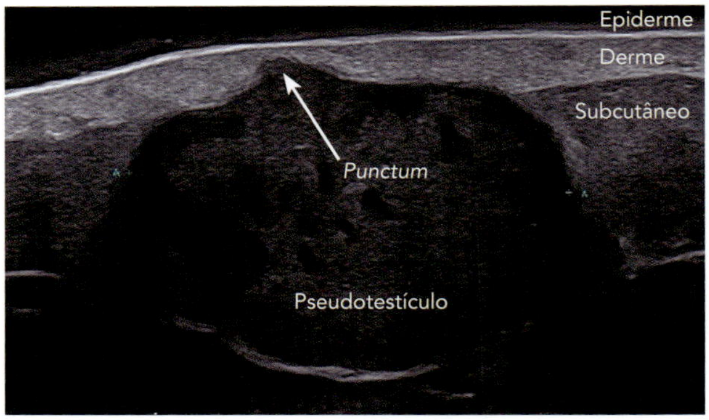


FIGURA 6 Imagem de ultrassom (modo B 33 MHz), plano axial/transversal, da face posterior da coxa esquerda, demonstrando cisto epidérmico gigante caracterizado por formação nodular heterogênea e circunscrita na transição da derme com o subcutâneo, com *punctum* e aspecto de pseudotestículo.

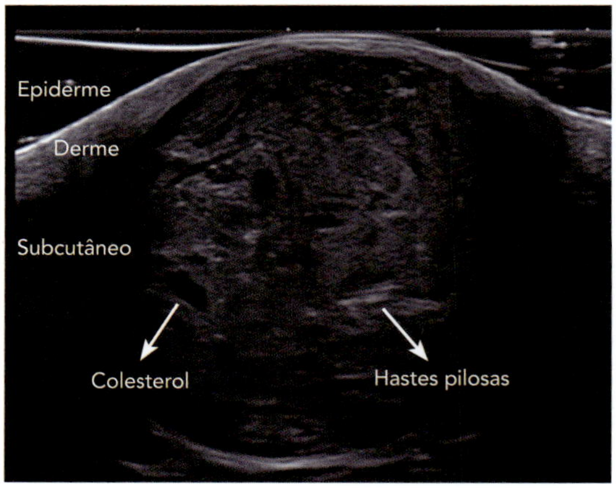


FIGURA 7 Imagem de ultrassom (modo B 24 MHz), plano axial/transversal, de região glútea esquerda demonstrando cisto epidérmico gigante caracterizado por formação nodular heterogênea e circunscrita na transição da derme com o subcutâneo, com conteúdo heterogêneo, formado por colesterol (anecogênico) e hastes pilosas (estruturas lineares hiperecogênicas).

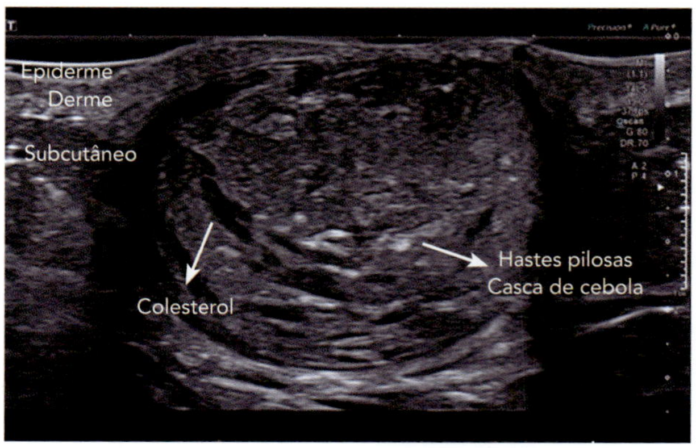


FIGURA 8 Imagem de ultrassom (modo B 14 MHz), plano axial/transversal, demonstrando cisto epidérmico gigante caracterizado por formação nodular heterogênea e circunscrita na transição da derme com o subcutâneo, com conteúdo heterogêneo, formado por colesterol (anecogênico) e hastes pilosas (estruturas lineares hiperecogênicas), com aspecto em casca de cebola.

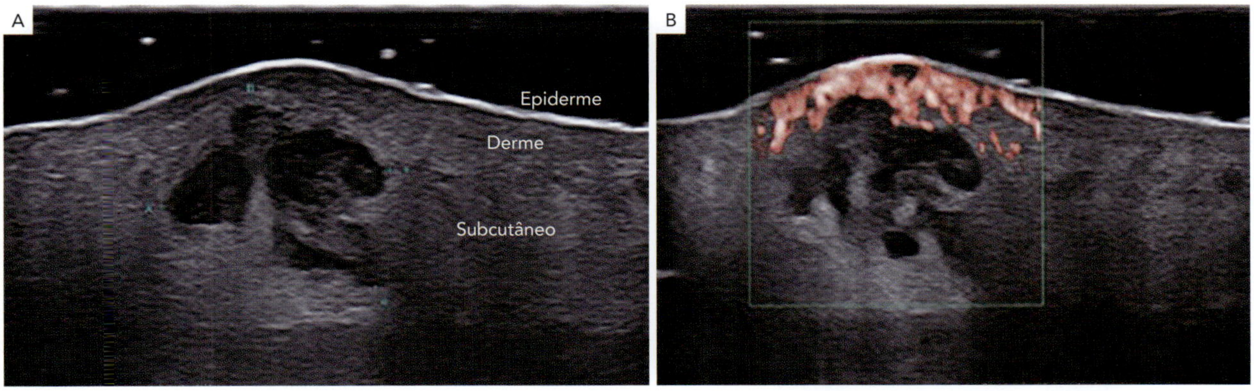


FIGURA 9 Imagens de ultrassom (A: modo B e B: Doppler SMI 24 MHz), plano axial/transversal, demonstrando cisto epidérmico roto caracterizado por formação nodular heterogênea e de limites imprecisos na transição da derme com o subcutâneo, com hiperecogenicidade e aumento da vascularização ao Doppler circunjacente.

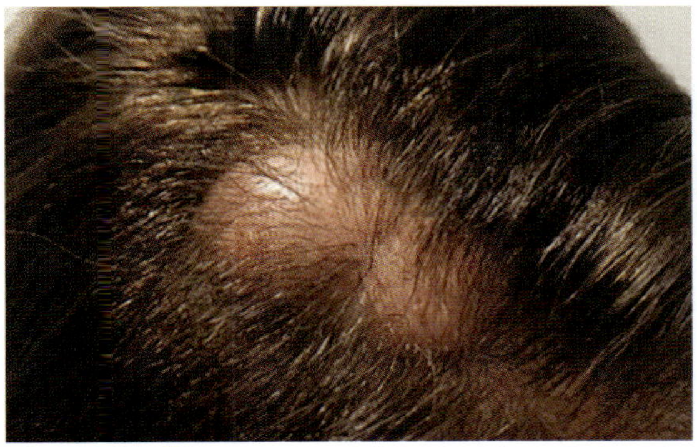

FIGURA 10 Imagem clínica clássica de paciente com cistos triquilemais no couro cabeludo, com alopecia associada.

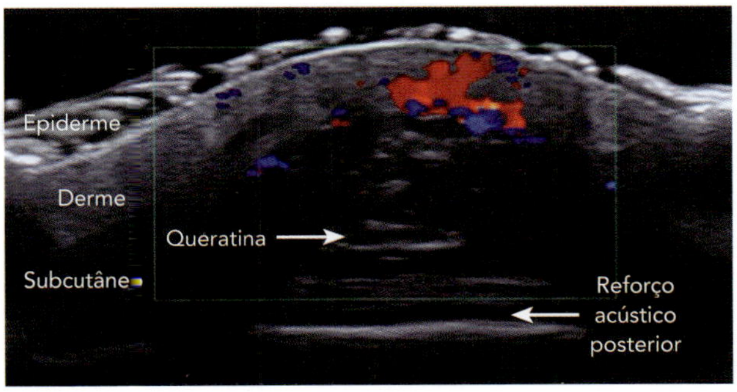


FIGURA 11 Imagem de ultrassom (Doppler colorido 24 MHz), plano longitudinal/coronal, demonstrando cisto triquilemal caracterizado por formação nodular heterogênea no subcutâneo do couro cabeludo, com conteúdo hiperecogênico e reforço acústico posterior.

## Cisto dermoide

- **Origem:** remanescentes de tecidos cutâneos em linhas de fechamento embrionário. Pode incluir dentes, cartilagem e ossos.
- **Aspectos clínicos:** geralmente nódulo único amolecido ou endurecido, presente ao nascimento (congênito) e ao longo de linhas de fusão germinativas.

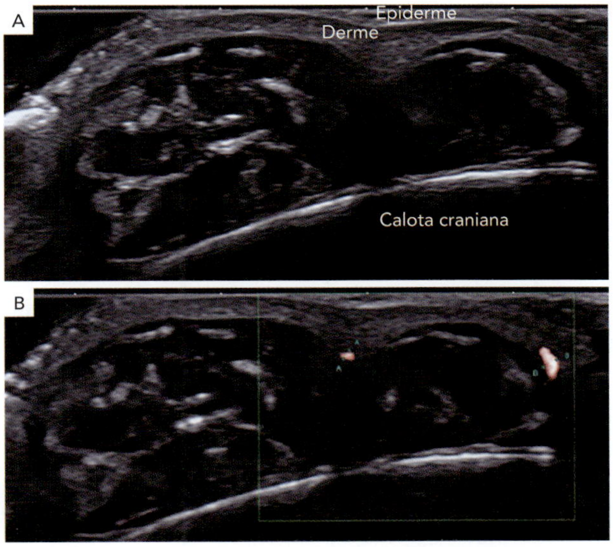


FIGURA 12 Imagens de ultrassom (A: modo B e B: Doppler SMI 24 MHz), plano longitudinal/sagital, demonstrando cistos triquilemais caracterizados por formação nodular heterogênea no subcutâneo do couro cabeludo, com tratos lineares hiperecogênicos de permeio sem vascularização ao Doppler.

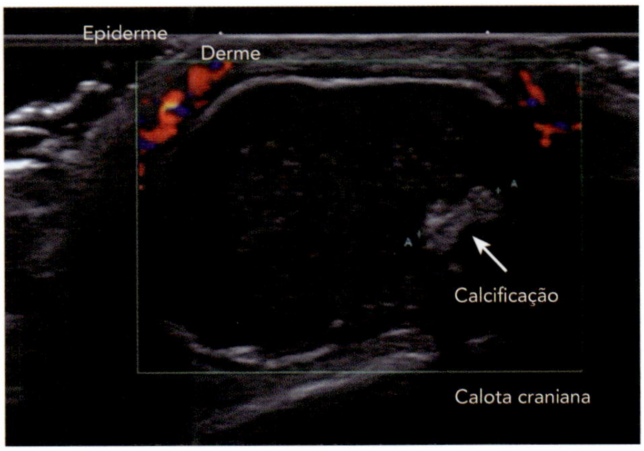


FIGURA 13 Imagem de ultrassom (Doppler colorido 24 MHz), plano longitudinal/sagital, demonstrando cisto triquilemal caracterizado por formação nodular hipoecogênica no subcutâneo do couro cabeludo, com calcificação em seu interior (seta).

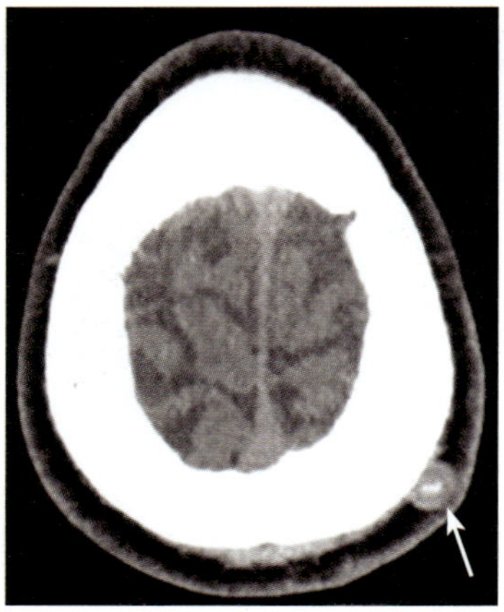

FIGURA 14 Tomografia computadorizada de crânio – janela de partes moles – demonstrando cisto triquilemal caracterizado por formação nodular hipoatenuante no subcutâneo do couro cabeludo, com calcificação (seta) em seu interior.

Os locais mais comuns dos cistos dermoides são a lateral da sobrancelha e da pálpebra superior.

- **Aspectos ultrassonográficos:** lesão ane/hipoecoica subfascial com paredes espessas. Pode apresentar *debris* ou linhas hiperecogênicas periféricas (*fragmentos de hastes pilosas*) e remodelar a cortical óssea externa (Figuras 15 a 17).

Exames de imagem são importantes em lesões na linha média para exclusão de fístulas, tratos ou trajetos conectados ao sistema nervoso central.

## Cisto sinovial

- **Origem:** sinovial, em comunicação com bainhas tendíneas ou articulações. Pode ser associado à artrose – *ultrassom pode avaliar a articulação próxima à lesão.*
- **Aspectos clínicos:** nódulo único/lobulado, firme e geralmente nas extremidades, pouco móvel e por vezes translúcido que, por crescimento e compressão extrínseca, pode causar alterações na lâmina ungueal se for localizado adjacente à matriz ungueal (Figura 18).

Os cistos sinoviais são mais comuns em: extremidades, como mãos e pés; dorsal no punho; e em mulheres.

- **Aspectos ultrassonográficos:** lesões anecoicas circunscritas na derme/subcutâneo, com tratos que co-

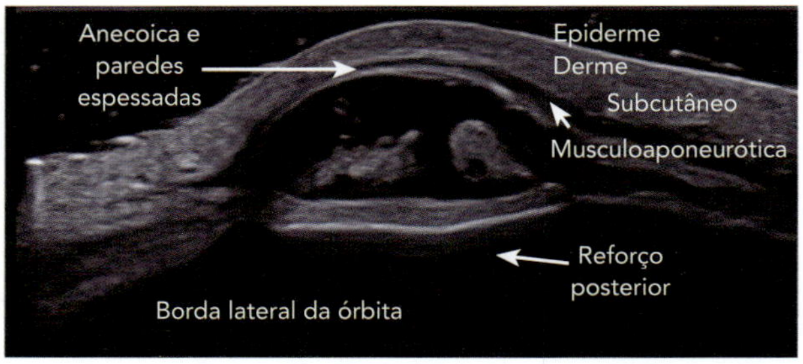


FIGURA 15 Imagem de ultrassom (modo B 24 MHz), plano longitudinal/sagital, demonstrando cisto dermoide, caracterizado por lesão anecoica heterogênea com paredes espessas apresentando reforço acústico posterior.

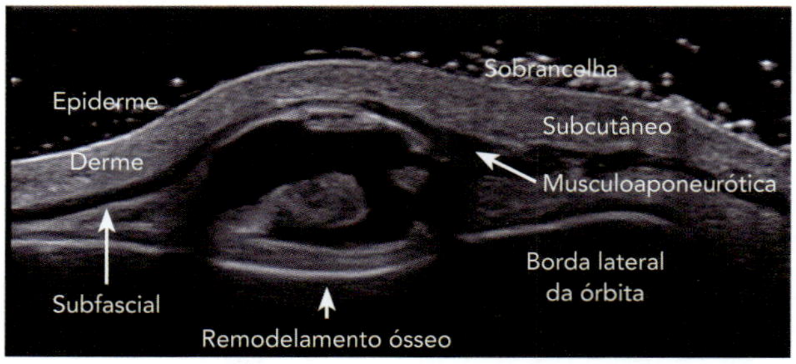


FIGURA 16 Imagem de ultrassom (modo B 24 MHz) em plano transversal/axial demonstrando cisto dermoide na lateral da sobrancelha direita de paciente jovem, caracterizado por lesão anecoica heterogênea com paredes espessas em situação subfascial, apresentando remodelamento ósseo.

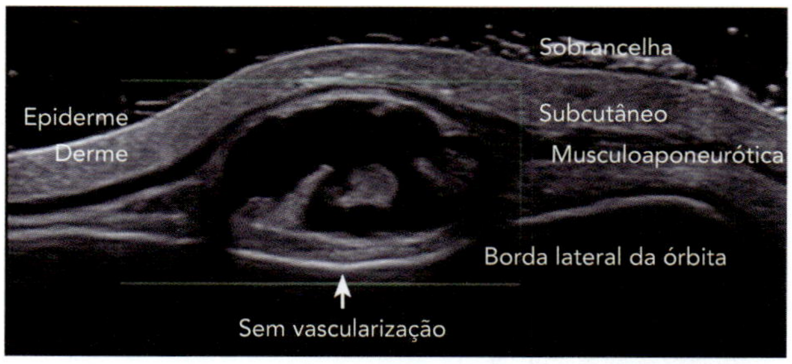


FIGURA 17 Imagem de ultrassom (*power* Doppler 24 MHz), plano transversal/axial, de cisto dermoide demonstrando ausência de vascularização ao Doppler.

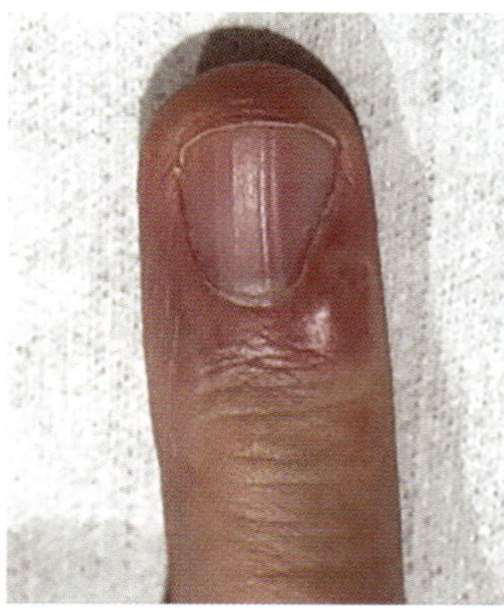

FIGURA 18 Imagem clínica de paciente com lesão translúcida na margem ulnar da falange distal do terceiro quirodáctilo.

nectam às bainhas tendíneas ou às articulações (Figuras 19 e 20).

> Os cistos sinoviais podem se originar do tendão extensor terminal ou articulação interfalangiana distal e se insinuar ao aparelho ungueal – *diferente dos cistos mucosos.*

## Mucocele labial

- **Sinônimos:** cisto mucoso de retenção, cisto de mucosa oral
- **Origem:** pode ocorrer por oclusão de ductos salivares de glândulas menores, formando cistos verdadeiros, ou por ruptura desses ductos e consequente derramamento de mucina nas partes moles circunjacentes, resultando em pseudocisto – *este geralmente relacionado a trauma local.*
- **Aspectos clínicos:** tumefações moles a nódulos firmes e translúcidos nos lábios, indolores, coloração azulada a normocrômica (rosada como na mucosa oral) (Figura 21).
- **Aspectos ultrassonográficos:** lesões ane/hipoecoicas circunscritas internas no lábio, profundas ao músculo orbicular da boca (*junto à mucosa labial*) (Figura 21).

## Pseudocistos

### Cisto mucoide

- **Origem:** degeneração mucoide ou do colágeno.
- **Aspectos clínicos:** nódulo firme geralmente em extremidade, que, por crescimento e compressão extrínseca, pode causar alterações na lâmina ungueal se for localizado adjacente à matriz ungueal. Clinicamente pode ser impossível diferenciá-lo do cisto sinovial. Por isso o achado ultrassonográfico do trato com comunicação com a articulação pode ser determinante no diagnóstico diferencial (Figura 22).
- **Aspectos ultrassonográficos:** lesões anecoicas circunscritas na derme/subcutâneo sem conexões com tendões ou articulações (Figura 22).

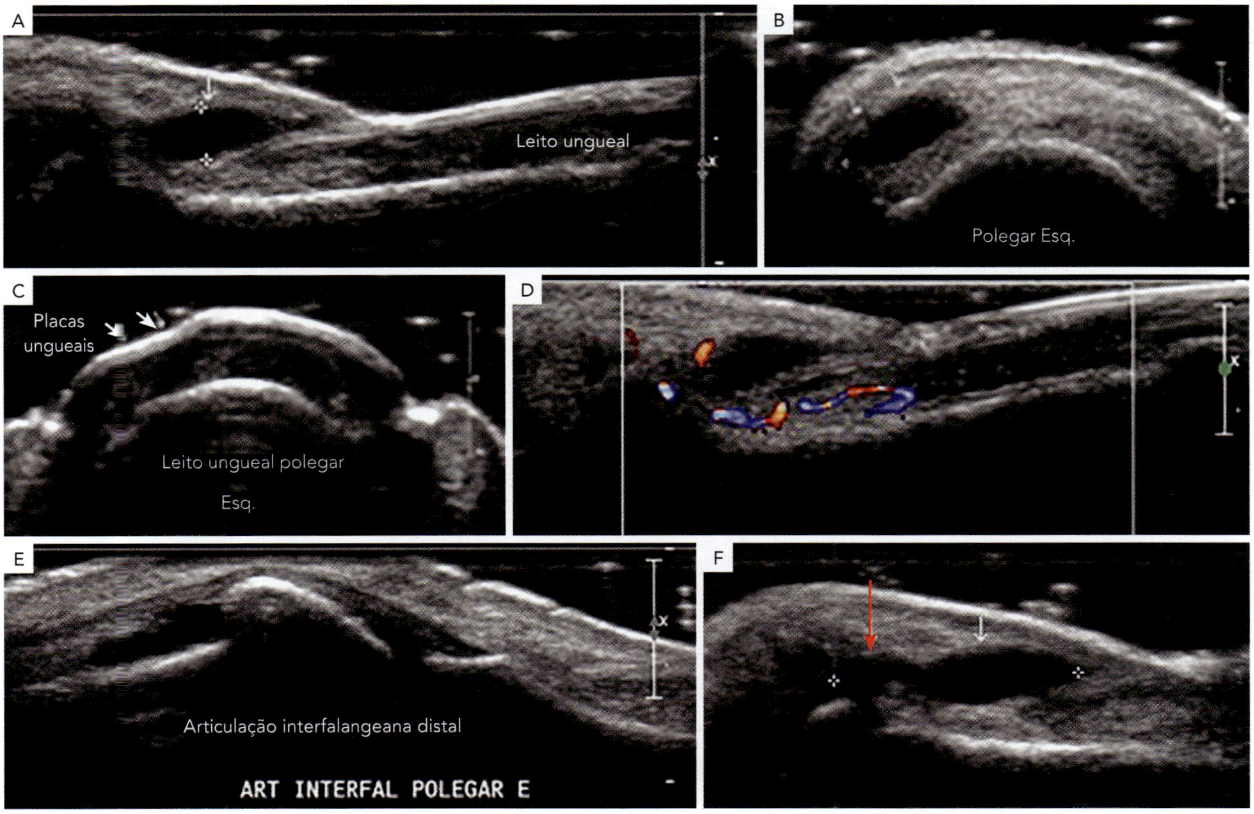


FIGURA 19 Imagens de ultrassom (17 MHz) demonstrando cisto sinovial em dedo (Figura 18), caracterizado por lesão anecoica (modo B, A: longitudinal; B: transversal) determinando remodelamento das placas ungueais (C: setas, plano transversal modo B), sem fluxo ao Doppler (D: plano longitudinal Doppler colorido). Sinais de artropatia degenerativa da interfalangiana distal (E: plano longitudinal modo B) com osteófitos marginais e trato anecoico em comunicação articular (F: seta vermelha, plano longitudinal modo B).

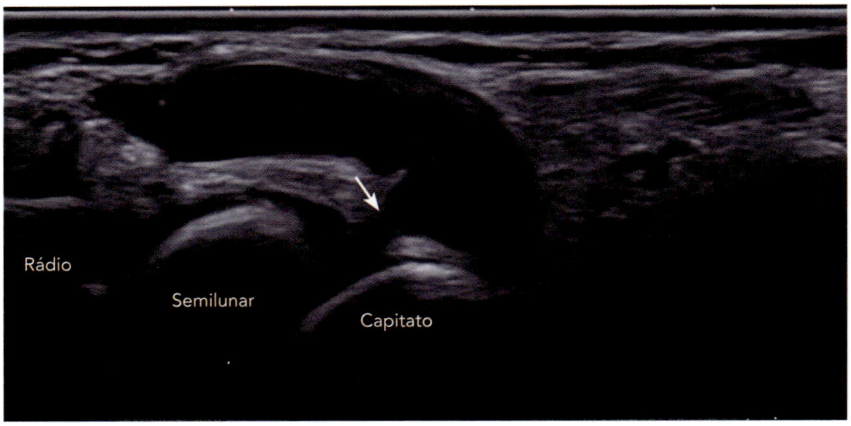


FIGURA 20 Imagem de ultrassom (modo B 24 MHz), plano longitudinal/sagital, de punho esquerdo demonstrando cisto sinovial dorsal no punho, caracterizado por lesão anecoica em comunicação com a articulação intercárpica dorsal (seta).

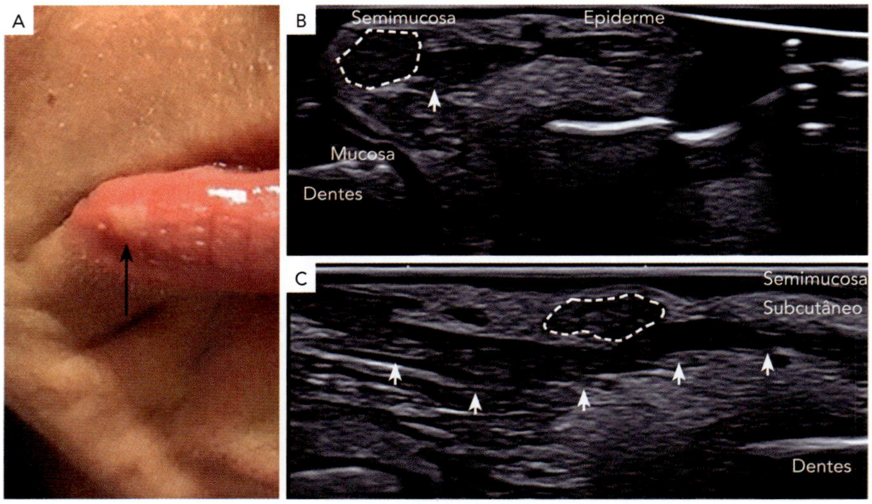


FIGURA 21 Mucocele labial, caracterizada por lesão hipoecoica circunscrita (linhas tracejadas) profunda ao músculo orbicular da boca (setas), junto ao subcutâneo da mucosa labial. (A) Imagem clínica. (B) Ultrassom (modo B 24 MHz), plano longitudinal/sagital. (C) Ultrassom (modo B 24 MHz), plano transversal/axial.

Cistos mucoides são geralmente encontrados no leito ungueal: cursam com abaulamentos das placas ungueais por compressão proximal da matriz ungueal.

## Cisto pilonidal

- **Origem:** conglomerado de hastes pilosas e queratina na região sacral. Relacionado a trauma crônico, como em "profissões sentadas", obesidade, excesso de pelo.

*O cisto pilonidal pode ser considerado a forma localizada da hidradenite supurativa*, uma doença inflamatória folicular, parte da tétrade de oclusão folicular.

Tétrade de oclusão folicular:

- Cisto pilonidal.
- Hidradenite supurativa.
- Foliculite dissecante do couro cabeludo.
- Acne conglobata.

- **Aspectos clínicos:** nódulo único mal delimitado clinicamente na região interglútea/sacrococcígea, que pode apresentar sinais flogísticos ou drenagem de secreção (Figura 23).
- **Aspectos ultrassonográficos:** estrutura anfractuosa/sinuosa ane/hipoecoica, dérmica/hipodérmica e conectada à base dilatada dos folículos pilosos, e pode ter linhas hiperecogênicas de permeio (que correspondem a hastes pilosas) (Figuras 23 e 24).

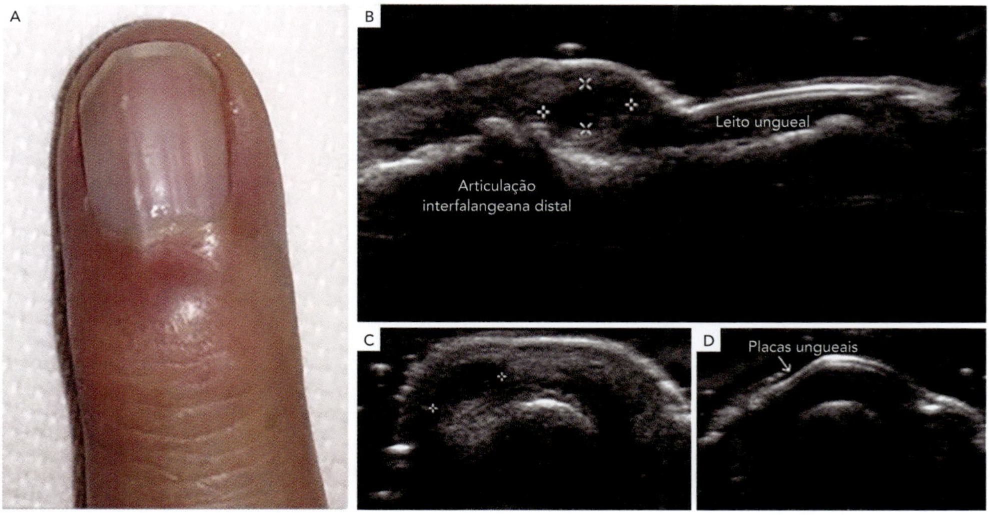


FIGURA 22 Imagens clínica (A) e de ultrassom (modo B 17 MHz) demonstrando cisto mucoide caracterizado por lesão anecoica circunscrita (marcadores brancos) no eixo longo (B) e curto (C) determinando deformidade das placas ungueais (seta) (D).

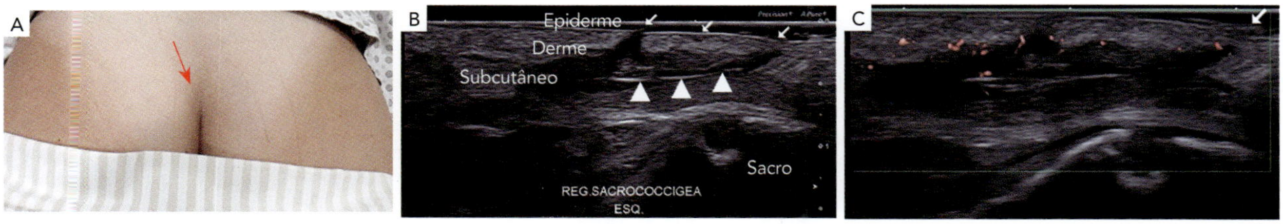


FIGURA 23 Cisto pilonidal (seta vermelha), caracterizado por lesão anfractuosa hipoecoica em comunicação com folículos dilatados (setas), com linhas hiperecogênicas de permeio (cabeças de seta) e aumento da vascularização circunjacente ao Doppler. (A) Imagem clínica. (B) Ultrassom modo B e (C) Doppler SMI, 24 MHz, plano longitudinal/sagital.

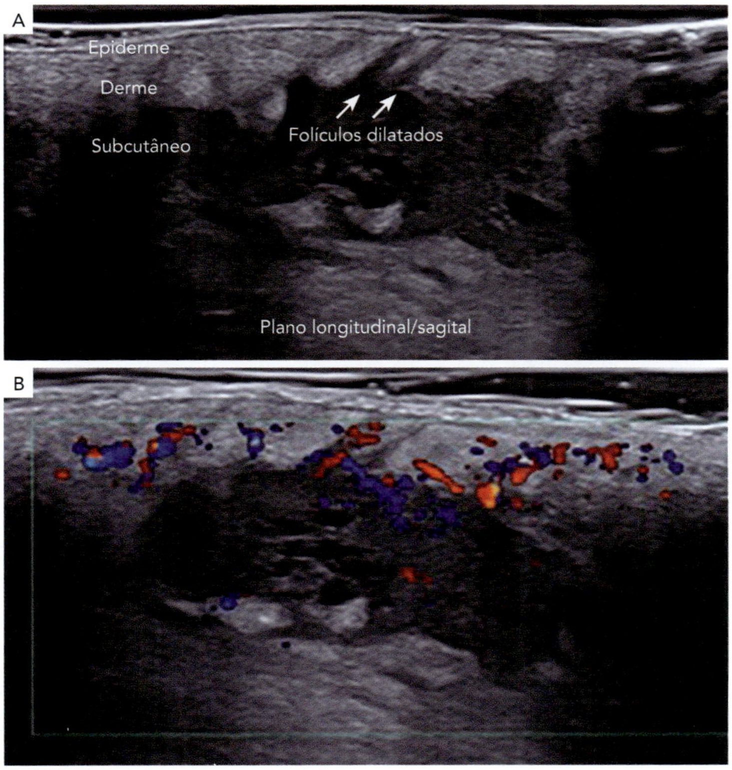


FIGURA 24 Imagens de ultrassom (A: modo B e B: Doppler colorido 24 MHz) demonstrando cisto pilonidal, caracterizado por lesão anfractuosa hipoecoica em comunicação com folículos dilatados (setas) e aumento da vascularização circunjacente ao Doppler.

**RESUMO DAS PRINCIPAIS LESÕES CÍSTICAS E PSEUDOCÍSTICAS DA PRÁTICA**

| Lesões císticas mais comuns | Origem | Aspectos clínicos | Aspectos ultrassonográficos | Comentários |
|---|---|---|---|---|
| **Cisto epidérmico** | Elementos epidérmicos (camada granular e queratina) Congênito, trauma/cirurgias | Nódulo palpável, drenagem de conteúdo espesso oleoso | Lesão arredondada na derme e subcutâneo com trajeto ane/hipoecoico em direção subepidérmica: *punctum* | Aparência de acordo com tamanho e integridade:<br>▪ Gigante: pseudotestículo (colesterol), casca de cebola<br>▪ Inflamação ou rotura: irregular, densificação circunjacente e aumento da vascularização ao Doppler<br>Achados de imagem podem modificar o tratamento: ATB ou cirurgia |
| **Cisto pilar ou triquilemal** | Conteúdo de queratina, derivado da bainha externa do folículo piloso – autossômico dominante | Múltiplos ou única lesão firme, nódulos móveis palpáveis | Lesão ane/hipoecoica na derme e subcutâneo com ecos internos/*debris* (cálcio/calcificação) e/ou hastes pilares compactas ou hiperecogenicidade linear central | Mais comumente no couro cabeludo, associado a áreas de alopecia<br>Diagnóstico diferencial: pilomatricomas – tumor benigno da matriz do folículo piloso; hiperecogenicidade central *spot-like*<br>Risco de transformação: proliferante ou maligno |
| **Cisto dermoide** | Remanescentes de tecidos cutâneos em linhas de fechamento embrionário | Nódulo único ao longo de linhas de fusão óssea: lateral da sobrancelha ou pálpebra superior | Lesão ane/hipoecoica subfascial com paredes espessas e *debris* ou linhas hiperecogênicas periféricas (fragmentos de hastes pilosas) podem remodelar a cortical óssea externa | Exames de imagem são importantes em lesões na linha média para exclusão de tratos ou trajetos conectados ao sistema nervoso central |
| **Cisto sinovial (mixoide)** | Sinovial em comunicação com bainhas tendíneas ou articulações, pode ser associado à artrose | Nódulo único lobulado geralmente em extremidades | Lesões anecoicas circunscritas na derme/subcutâneo com tratos que conectam a bainhas tendíneas ou articulações | Mais comumente em mãos e pés: podem insinuar-se ao aparelho ungueal – diferente dos cistos mucosos |
| **Cisto mucoso (gangliônico)** | Degeneração mucoide ou do colágeno | Nódulo firme geralmente em extremidades | Lesões anecoicas circunscritas na derme/subcutâneo sem conexões | Geralmente encontrados no leito ungueal: costumam cursar com abaulamentos das placas ungueais por compressão proximal da matriz ungueal |
| **Cisto pilonidal** | Fatores de risco: trauma crônico – ocupações que exigem muito tempo na posição sentada, hipertricose, obesidade | Formação nodular mais comumente na região interglútea/sacrococcígea | Lesões pseudocísticas anecoicas ou hipoecoicas anfractuosas com trajetos sinuosos na derme e subcutâneo com linhas hiperecoicas internas (hastes pilosas) | Ultrassom permite melhor planejamento cirúrgico, com melhor resultado estético e menores taxas de recidiva |

Exames de imagem são importantes no planejamento cirúrgico para melhor resultado estético e menores taxas de recorrência.

## Pseudocistos menos comuns

- ***Milium*:** pápula epidérmica amarelada milimétrica e com queratina. Pode ter o envolvimento de pele e mucosas.
- **Acne e comedões:** oclusão de folículos, relacionada a trauma, irritação crônica, drogas e hormônios (ver Capítulo 12), formando lesões pseudocísticas anecoicas/hipoecoicas com densificação circunjacente e aumento da vascularização ao Doppler (Figura 25).
- **Calázio:** obstrução de glândulas meibomianas formando um pseudocisto com reação lipogranulomatosa (posterior das pálpebras), geralmente circunscrita, ane/hipoecogênica, aumento da ecogenicidade e vascularização da derme; comprime o músculo orbicular dos olhos.

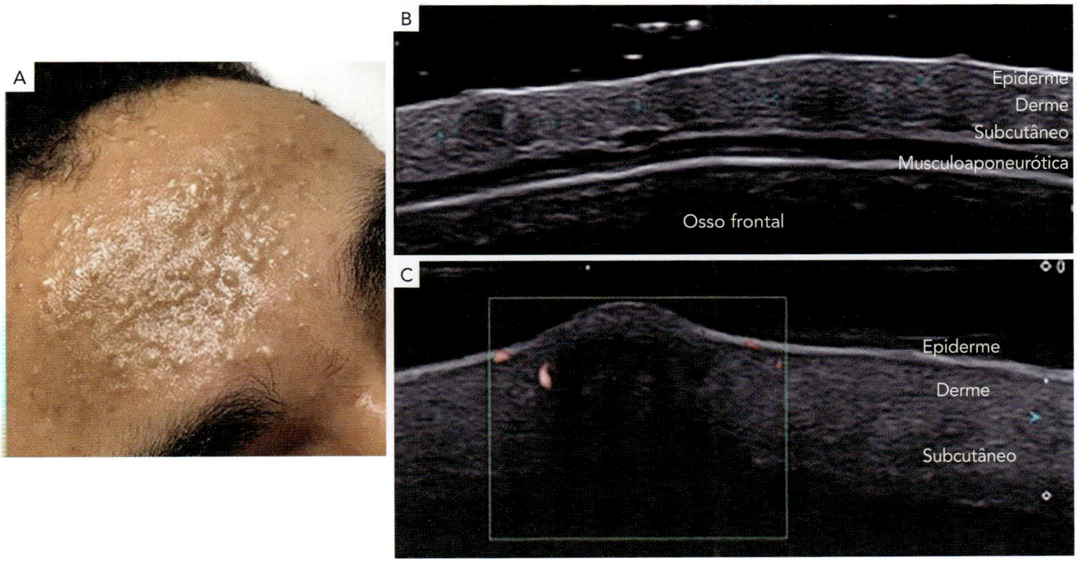


FIGURA 25 Paciente com acne comedogênica, caracterizada por lesões pseudocísticas anecoicas/hipoecoicas (marcadores) com densificação e discreto aumento da vascularização circunjacente ao Doppler. (A) Imagem clínica. (B) Ultrassom (modo B 24 MHz) em plano longitudinal/sagital. (C) Ultrassom (Doppler SMI 33 MHz) em plano transversal/axial.

## LESÕES RARAS

Existem ainda lesões císticas raras, muitas vezes não avaliadas por exames de imagem, mas que devem ser do conhecimento para prática médica, conforme será visto a seguir.

### Hidrocistoma

- **Sinônimos:** cisto de Moll ou sudorífero, cistadenoma.
- **Origem:** cistos por obstrução/proliferação das glândulas de Moll (sudoríparas/secretórias apócrinas ou écrinas), na face e em contorno das pálpebras e comissuras palpebrais, que comprimem o músculo orbicular dos olhos. Os cistos apócrinos são mais comuns que os écrinos.
- **Aspectos clínicos:** nódulos translúcidos nas pálpebras que podem ser múltiplos, não dolorosos, geralmente no canto externo da pálpebra inferior (Figura 26).
- **Aspectos ultrassonográficos:** cistos dérmicos, circunscritos, anecogênicos, deslocando superiormente a epiderme e inferiormente o músculo orbicular dos olhos (Figura 26).

### Hidradenoma

- **Sinônimos:** espiradenoma.
- **Origem:** tumor benigno de glândulas sudoríparas (apócrino/écrino).
- **Aspectos clínicos:** nódulo sólido ou cístico mais comum no sexo feminino que no masculino e com predileção pelas regiões do couro cabeludo, pescoço e membros.
- **Aspectos ultrassonográficos:**
  - *Apócrino*: dérmico e hipodérmico, circunscrito, misto com áreas sólidas hipoecogênicas e líquidas anecogênicas, com reforço acústico posterior, septos e níveis líquido-líquido.
  - *Écrino*: dérmico e hipodérmico, circunscrito, áreas sólidas ou murais hipoecogênicas e líquidas anecogênicas, com reforço acústico posterior (Figura 27).

## COMPLICAÇÕES

Raramente as lesões císticas podem complicar, e/ou apresentar os achados a seguir.

### Rotura

Limites imprecisos, densificação/inflamação circunjacentes (Figuras 9, 28 e 29).

### Infecção secundária

Ocorre mais comumente por *S. aureus*. Associam-se achados inflamatórios, com eritema e edema, até coleções (abscessos) e drenagem de secreções purulentas (Figura 30).

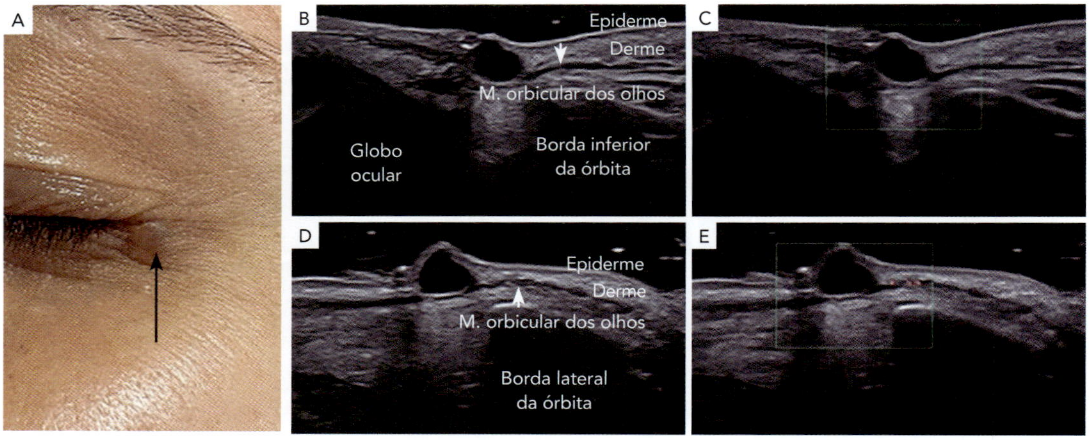


**FIGURA 26** Imagens clínica (A) e de ultrassom (B e D: modo B e C e E: Doppler SMI 24 MHz) demonstrando paciente com hidrocistoma (seta preta), caracterizado por cisto anecogênico dérmico, superficial ao músculo orbicular dos olhos (setas brancas) e SMAS (B e C: plano sagital/longitudinal), sem vascularização circunjacente ao Doppler SMI (D e E: plano axial/transversal).

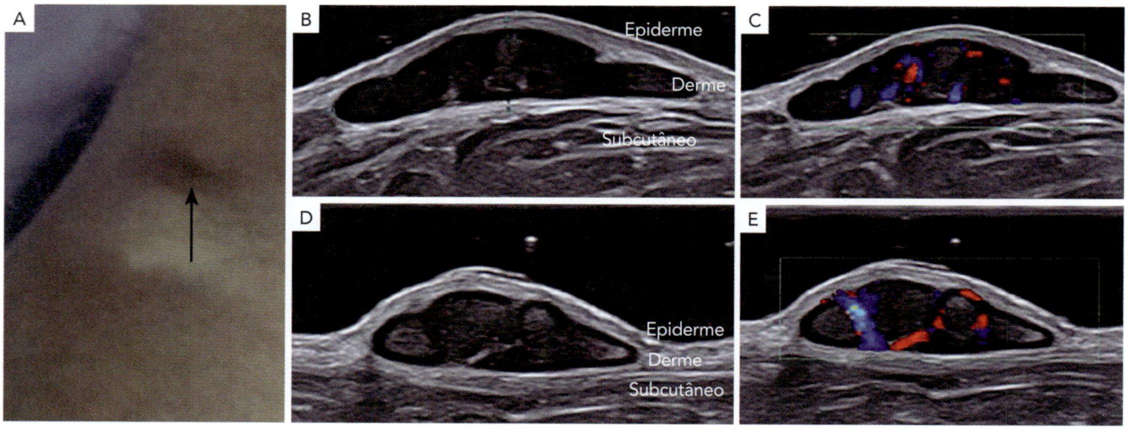


**FIGURA 27** Paciente com lesão em fossa poplítea (seta preta), caracterizada por formação nodular com áreas sólidas de permeio e vascularização ao Doppler. (A) Imagem clínica. (B) Modo B e (C) Doppler colorido 24 MHz em plano transversal/axial. (D) Modo B e (E) Doppler colorido 24 MHz em plano sagital/longitudinal.

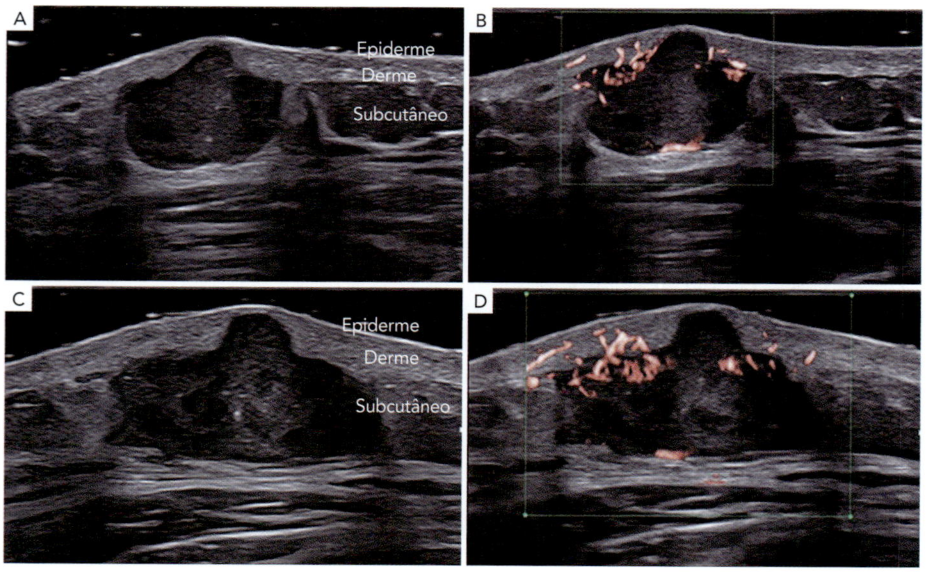


**FIGURA 28** Imagens de ultrassom (A e C: modo B e B e D: Doppler SMI 24 MHz) demonstrando sinais de rotura iminente e inflamação de lesão cística, caracterizada por irregularidades de suas paredes, hiperecogenicidade circunjacente e aumento da vascularização ao Doppler. (A e B) Plano transversal/axial. (C e D) Plano longitudinal/sagital.

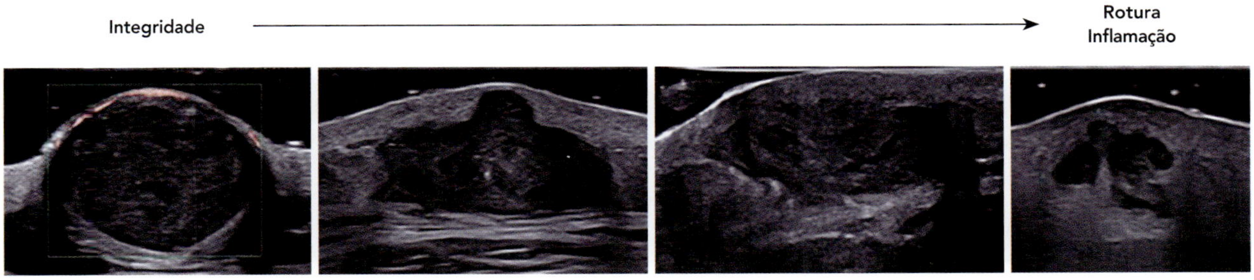


FIGURA 29 Imagens de ultrassom (Doppler SMI e modo B 24 MHz) de diferentes lesões císticas cutâneas, demonstrando o espectro dos sinais de rotura e inflamação caracterizadas por alterações progressivas com maior irregularidade parietal e hiperecogenicidade circunjacente.

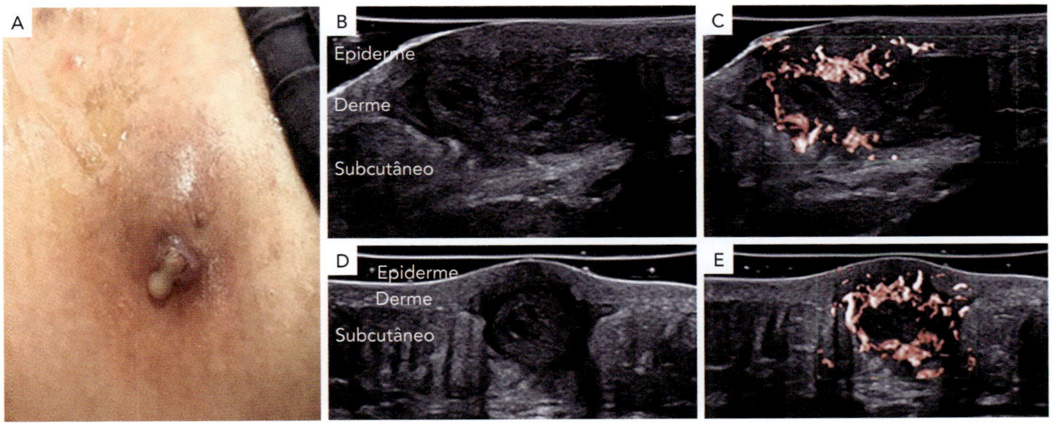


FIGURA 30 Formação cística cutânea com sinais flogísticos e drenagem de secreção amarelada, observando-se indefinição das paredes, conteúdo denso/heterogêneo de permeio e hiperecogenicidade circunjacente com aumento da vascularização ao Doppler. (A) Imagem clínica. (B) Modo B e (C) Doppler SMI 24 MHz em plano transversal/axial. (D) Modo B e (E) Doppler SMI 24 MHz em plano sagital/longitudinal.

### Efeito de massa

Podem levar a:

- Depressões ósseas: dermoide (Figura 16).
- Alterações da placa ungueal: mucoide e sinovial (matriz) (Figuras 19 e 21).
- Compressão de vasos e nervos: raro.

### Malignização

Cistos são lesões benignas. Algumas lesões malignas podem ser diagnóstico diferencial, e incluem: carcinoma basocelular nodulocístico e cisto triquilemal maligno proliferativo. Raramente cistos dermoides podem sofrer transformação maligna, contudo esse evento é mais comum em cistos dermoides ovarianos.

## CONCLUSÃO

Cistos são lesões benignas comuns na prática clínica. Sua correta avaliação é importante para melhor manejo dos pacientes. Para caracterização, sua localização auxilia na elaboração de hipóteses:

- **Couro cabeludo:** triquilemal.
- **Sobrancelha:** dermoide.
- **Extremidades:** sinovial.
- **Sacrococcígea:** pilonidal.
- **Demais:** epidérmico.

A ultrassonografia auxilia na caracterização de cistos, permite diagnóstico diferencial e é modificadora de condutas.

## BIBLIOGRAFIA


1. Wortsman X. Atlas of dermatologic ultrasound. Springer; 2018.
2. Zattar L, Viana PCC, Cerri GG, Godoy LF de S. Radiologia diagnóstica prática: manual da residência do Hospital Sírio-Libanês. Barueri: Manole; 2017.
3. Campos S, Lencastre A. Dermatoscopic correlates of nail apparatus disease: a look at the nail from another scope, the dermatoscope. Imaging in Dermatology. 2016; p.43-58.
4. Zattar-Ramos LC, Leao R V, Correa MF, Sernik RA, Zattar A, Helito P et al. Ultrasound imaging of the nails: anatomy, technique and image findings. Eur Soc Musculoskelet Radiol Conf 2016. São Paulo/Florianópolis: 2016; p.85.
5. Echeverría-García B, Borbujo J, Alfageme F. The use of ultrasound imaging in dermatology. Actas Dermosifiliogr. 2014;105(10):887-90.
6. Haddad N, Corbett AMF, Filho J de O, Tebet ACF, Nasser K da R, Reis MLJ. Musculoskeletal and cutaneous sarcoidosis: exuberant case report. An Bras Dermatol. 2014;89(4):660-2.
7. Hung EHY, Griffith JF, Ng AWH, Lee RKL, Lau DTY, Leung JCS. Ultrasound of musculoskeletal soft-tissue tumors superficial to the investing fascia. Am J Roentgenol. 2014;202(6).
8. Toprak H, Kiliç E, Serter A, Kocakoç E, Ozgocmen S. Ultrasound and doppler US in evaluation of superficial soft-tissue lesions. J Clin Imaging Sci. 2014;4(1):1-9.
9. Vasanth V, Chandrashekar B. Follicular occlusion tetrad. Indian Dermatol Online J. 2014;5(4):491.
10. Wortsman X, Claveria P, Valenzuela F, Molina MT, Wortsman J. Sonography of acne vulgaris. J Ultrasound Med. 2014;33(1):93-102.
11. Mandava A, Ravuri P, Konathan R. High-resolution ultrasound imaging of cutaneous lesions. Indian J Radiol Imaging. 2013;23(3):269.
12. Wortsman X. Ultrasound in dermatology: why, how, and when? Semin Ultrasound, CT MRI. 2013;34(3):177-95.
13. Wortsman X, Jemec GBE. Dermatologic ultrasound with clinical and histologic correlations. Springer; 2013. p.1-623.
14. Zappi E, Zappi EA. Dermatopathology: classification of cutaneous lesions. Springer; 2013. p.1-204.
15. Andrade VC, Bacchi A, Salim MAA, Filho AMB. Cisto mucoso de retenção: relato de caso clínico mucous retention cyst - case report. Saber Científico Odontológico. 2012;2(1):66-72.
16. Leung LK. Differential diagnosis of soft scalp lumps. BMJ Case Rep. 2011 Nov;10-3.
17. Mittal MK, Malik A, Sureka B, Thukral BB. Cystic masses of neck: a pictorial review. Indian J Radiol Imaging. 2012;22(4):334-43.
18. Thomas L, Vaudaine M, Wortsman X, Jemec GBE, Drapé JL. Baran Dawber's Dis Nails their Management. 4. ed. John Wiley & Sons Inc; 2012. Imaging the nail unit;101-82.
19. Wortsman X. Common applications of dermatologic. 2012. p.97-111.
20. Chiou H-J. Ultrasonography of soft tissue "oops lesions". J Med Ultrasound. 2008;16(3):231-2.
21. Alfageme F. Skin ultrasound handbook. CreateSpace Independent Publishing Platform; 2013.

# 7

# PRINCIPAIS LESÕES SÓLIDAS BENIGNAS

Luciana Zattar
Reinaldo Tovo Filho

## INTRODUÇÃO

### Definição

Lesões geralmente arredondadas, sólidas e benignas, com ecogenicidade e vascularização variáveis.

### Epidemiologia

Lesões sólidas benignas são comuns na prática clínica, e podem ser congênitas (*nascimento*) ou adquiridas, sendo os lipomas os mais frequentes tumores de partes moles.

### Causas

As lesões sólidas benignas possuem, em sua maioria, etiologia desconhecida. Algumas possuem causa genética, como a neurofibromatose tipo 1 cursando com neurofibromas e schwannomas, e outras podem ser neoplásicas, reacionais (trauma) ou fibroproliferativas.

## CARACTERIZAÇÃO

### Clínica

Na prática clínica, as lesões sólidas benignas são geralmente palpáveis, com efeito de massa, firmes, ditas fibroelásticas e com coloração variável.

### Ultrassonográfica

Na ultrassonografia apresentam-se como lesões circunscritas e hipoecogênicas a hiperecogênicas ao modo B, muitas com artefato posterior de sombra acústica e com vascularização variável ao Doppler.

## PRINCIPAIS LESÕES

Inúmeras são as lesões sólidas de origem cutânea. Neste capítulo serão abordadas as lesões mais comuns na prática diária e suas características.

### Lipoma

- **Origem:** é o tumor mais comum de partes moles, de origem mesenquimal, formado por células adiposas maduras com componentes fibrosos **(fibrolipoma)** e capilares **(angiolipoma)** variáveis. Pode ser de origem genética, e cerca de 5% dos angiolipomas são familiares.
- **Aspectos clínicos:** cursa como abaulamento ou nódulo palpável (Figura 1), amolecido, que pode ser doloroso, principalmente quando do tipo angiolipoma.
- **Aspectos ultrassonográficos:** na imagem, apresentam-se como lesões ovais ou arredondadas, com finos septos (menores que 0,2 cm) e maior eixo paralelo à pele. Os fibrolipomas são geralmente hipoecoicos (Figura 2) e hipovasculares ao Doppler; já os angiolipomas são

hiperecoicos/heterogêneos (Figura 3), com componentes capilares de permeio (Figura 4).

- **Diagnóstico diferencial:** deve-se diferenciar de gordura normal ou acúmulos assimétricos de gordura (Figura 5) e do lipossarcoma bem diferenciado.

Risco de lesão maligna lipomatosa bem diferenciada (1%): principalmente em lesões em membros inferiores, ombros e retroperitônio, quando maiores que 5 cm, com calcificações ou rápido crescimento/invasão.

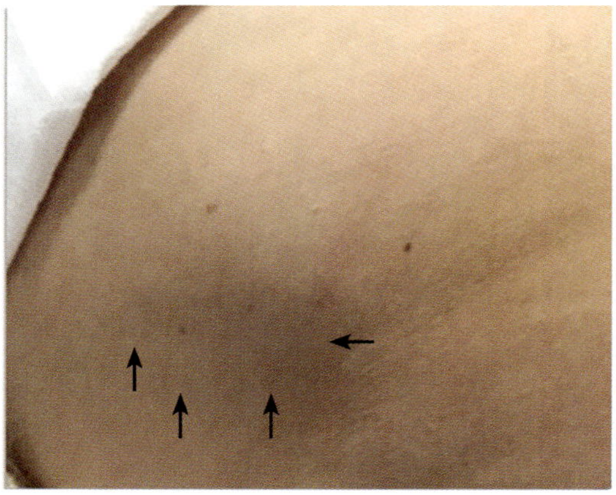

FIGURA 1 Imagem clínica de lipoma (setas) caracterizado por abaulamento macio, este em flanco.

Importante: descrever a localização de acordo com a camada da pele acometida – geralmente na hipoderme, mas podem ser intra ou submusculares ou até intradérmicos (Figura 6) – e as relações anatômicas de acordo com vasos (Figura 7), nervos e estruturas musculotendíneas (gálea ou camada musculoaponeurótica), especialmente em lesões subgaleais (Figura 8), pois pode modificar a conduta cirúrgica e permitir melhor planejamento terapêutico.

## Pilomatricoma

- **Sinônimos:** epitelioma calcificado ou ossificante de Malherbe.
- **Origem:** tumor derivado da matriz pilosa (células primitivas na derme).
- **Aspectos clínicos:** os pilomatricomas representam menos de 1% dos tumores cutâneos e cursam como nódulos únicos ou múltiplos, tumefações cor da pele, eritematosas a azuladas (Figura 9). Ocorrem mais comumente na cabeça, pescoço e extremidades. Acometem mais crianças ou adultos jovens, sendo o tumor sólido mais comum em menores de 20 anos, com segundo pico em adultos de 50-65 anos.

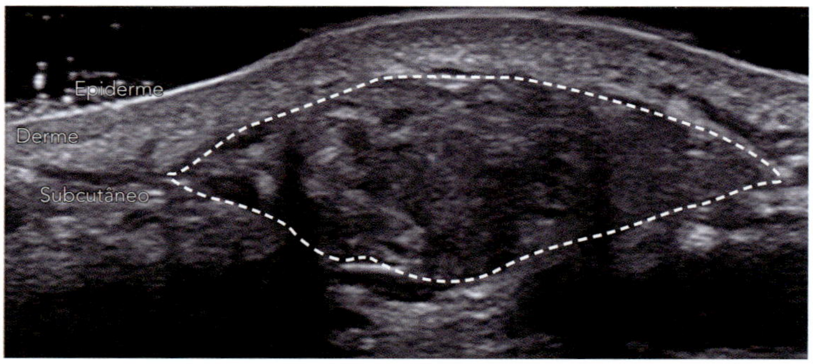


FIGURA 2 Imagem de ultrassom (modo B 14 MHz), plano sagital/longitudinal, de região retroauricular esquerda de fibrolipoma (linha tracejada branca) caracterizado por formação nodular sólida, hipoecogênica, e semelhante à gordura.

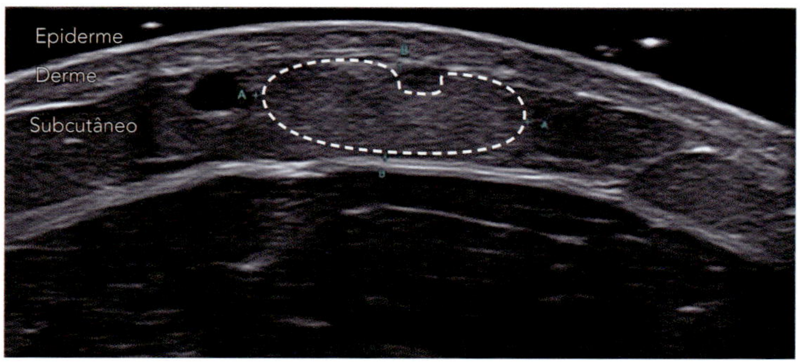


FIGURA 3 Imagem de ultrassom (modo B 24 MHz), plano axial/transversal, de angiolipoma (linha tracejada branca) em braço direito caracterizado por formação nodular sólida, circunscrita e hiperecogênica.

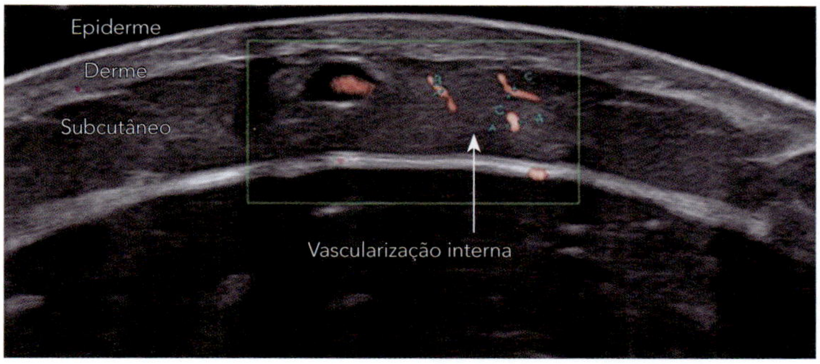


FIGURA 4 Imagem de ultrassom (Doppler SMI 24 MHz), plano axial/transversal, de angiolipoma em braço direito caracterizado por formação nodular sólida e hiperecogênica, com finas estruturas vasculares de permeio (marcadores A, B e C).

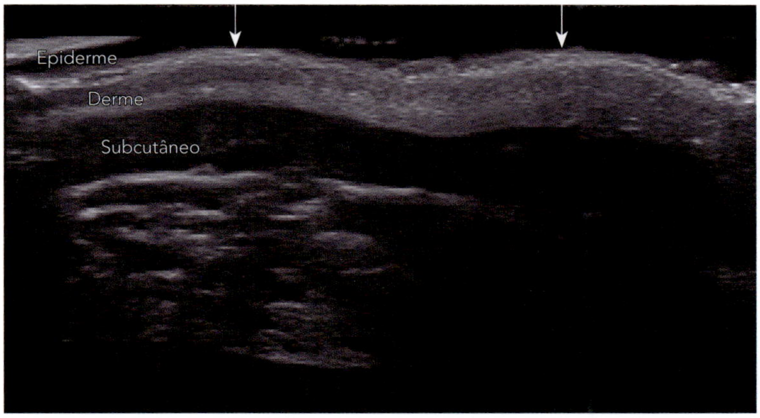


FIGURA 5 Imagem de ultrassom (Doppler SMI 14 MHz), plano sagital/longitudinal, em região occipital em paciente com queixa de abaulamento em região cervical, notando-se adiposidade que determina elevação da pele (setas)/aumento de volume local e assimétrico.

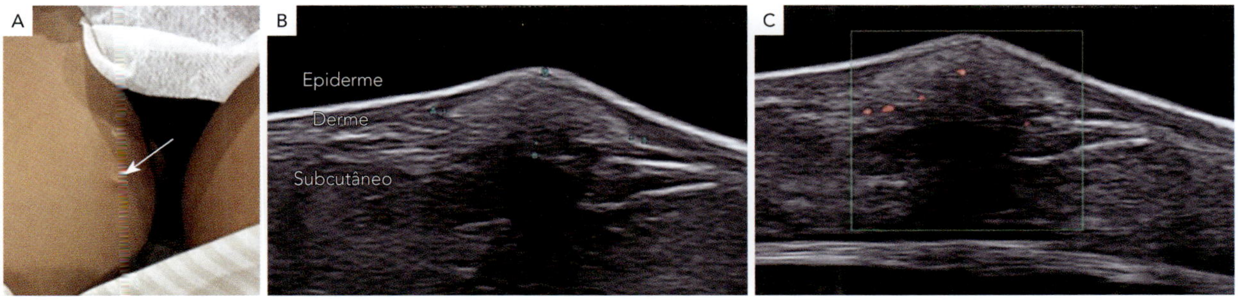


FIGURA 6 Angiolipoma intradérmico em coxa direita caracterizado por formação nodular hiperecogênica (marcadores azuis) com vasos capilares de permeio, e discreta sombra acústica posterior. (A) Imagem clínica. (B) Ultrassom (modo B 24 MHz), plano sagital/longitudinal. (C) Ultrassom (Doppler SMI 24 MHz), plano sagital/longitudinal.

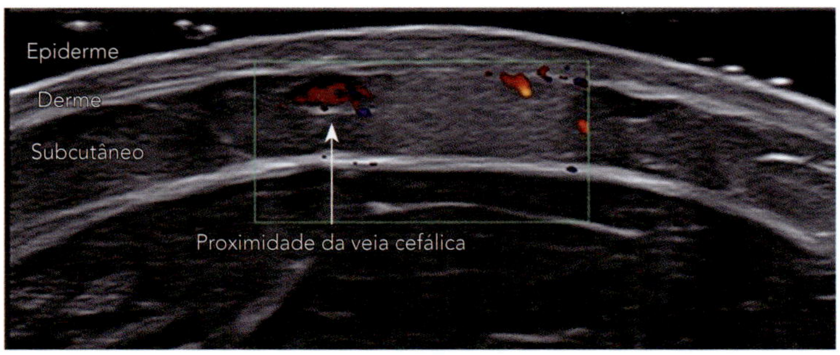


FIGURA 7 Imagem de ultrassom (Doppler colorido 24 MHz), plano axial/transversal, de angiolipoma em braço direito demonstrando relação anatômica com íntima proximidade da veia cefálica (seta) – informação importante para planejamento cirúrgico.

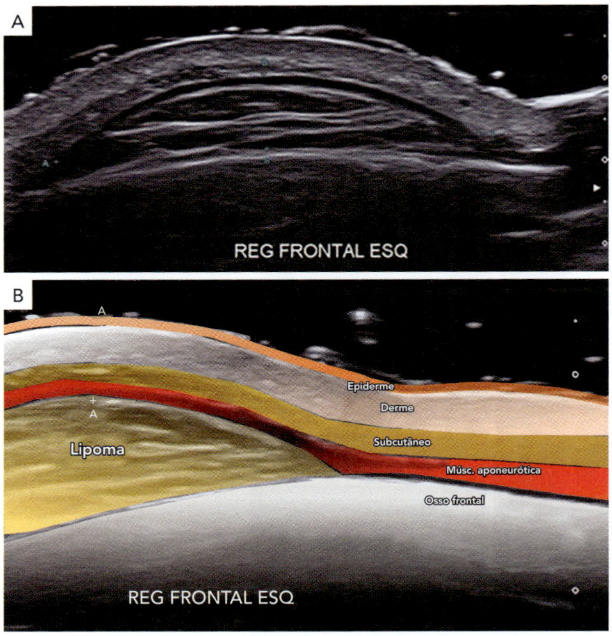


FIGURA 8 Lipoma subgaleal caracterizado por formação nodular com ecogenicidade semelhante a gordura (fibrolipoma) em situação subgaleal. (A) Ultrassom (modo B 24 MHz). (B) Esquema ilustrativo.

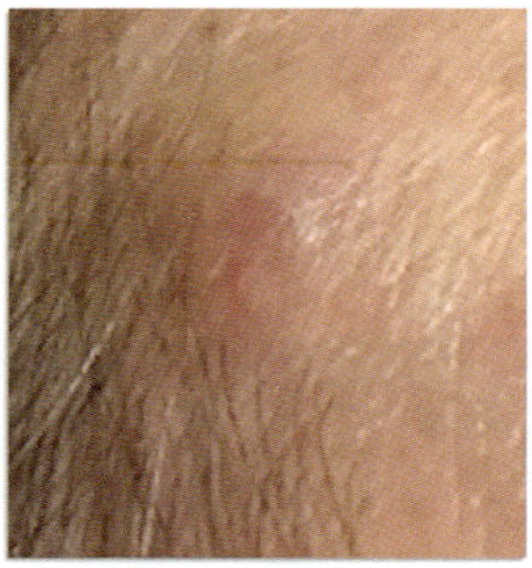

FIGURA 9 Pilomatricoma em região frontal caracterizado por nódulo único eritematoso.

- **Achados ultrassonográficos:** apresentam-se como nódulos dérmicos/hipodérmicos, arredondados e circunscritos, geralmente menores que 3 cm (Figura 10). Podem ter conteúdo cálcico com focos hiperecoicos de permeio com sombra acústica posterior – cerca de 85% dos casos apresentam calcificação e geralmente central. Podem ter componente cístico (hemorragia) e vascularização variável (Figuras 11 e 12).

> Mais comum (em alvo): centro hiperecogênico e halo hipoecogênico, com reforço posterior (Figura 13).
>
> Segundo mais comum: completamente calcificado (Figura 14) – causa de calcinose cutânea.

> **Calcinose cutânea**
>
> - Definição: é a precipitação de cristais de cálcio na pele. Pode ser dividida em 4 categorias: distrófica, metastática, iatrogênica e idiopática. A forma distrófica é a mais comum, com níveis séricos normais de cálcio e de fósforo. Pode ser localizada (dano tecidual por trauma, inflamação, infecção, necrose ou neoplasia) ou generalizada (associada às colagenoses). Dentre as causas infecciosas destacam-se a cisticercose, a histoplasmose, a criptococose, e dentre as neoplásicas o pilomatricoma, cistos epiteliais e siringomas. Em relação às colagenoses, são mais comuns na dermatomiosite, sobretudo na forma juvenil, sendo também descritas no lúpus eritematoso e na esclerodermia sistêmica (forma CREST: calcinose, Raynaud, esofagopatia, esclerodactilia e telangiectasias).
> - Aspectos clínicos: pode causar abaulamentos endurecidos na pele, atrofia muscular, contraturas articulares e úlceras cutâneas com episódios recorrentes de inflamação e/ou infecção local.
> - Aspectos ultrassonográficos: apresentam-se como focos hiperecogênicos em diferentes camadas da pele, geralmente hipodérmicos, de dimensões variáveis, com sombra acústica posterior (Figura 15).

## Dermatofibroma

- **Sinônimos:** histiocitoma fibroso benigno/cutâneo.
- **Origem:** é um tumor fibroso variável, que pode surgir por processo reacional (trauma, estrófulo).
- **Aspectos clínicos:** cursa como nódulo palpável eritematoso/marrom, indolor e firme (Figura 16). Ocorre mais em membros e tronco e em mulheres de meia-idade. À compressão lateral a lesão apresenta-se deprimida (sinal de Fitzpatrick, da "covinha" ou "casa de botão").
- **Achados ultrassonográficos:** apresenta-se como estrutura dérmica hipoecogênica mal definida. Pode ter distorção dos folículos pilosos regionais (tipo nodular: 75-80%) (Figura 17), conteúdo cístico (tipo hemorrágico/aneurismático) (Figura 18) e atrofia da derme (tipo atrófico). Ao Doppler apresenta vascularização variável.

## Fascite nodular

- **Sinônimos:** tumor fibroblástico/miofibroblástico.
- **Origem:** doença fibroproliferativa reacional/proliferação fibrosa benigna, com história de trauma em 10-15% dos pacientes.

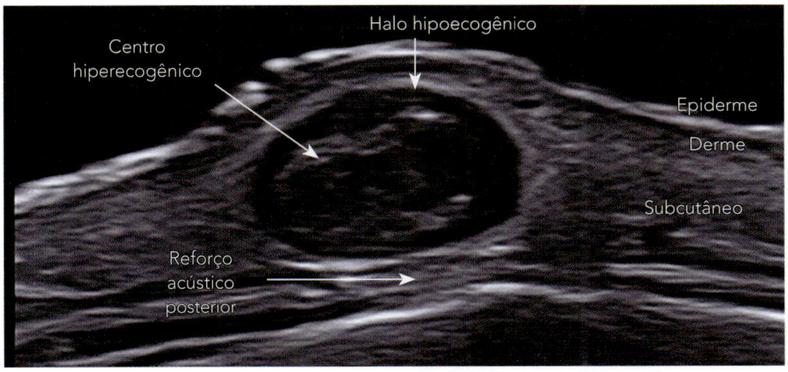


**FIGURA 10** Imagem de ultrassom (modo B 24 MHz), plano axial/transversal, de pilomatricoma em região frontotemporal direita caracterizado por formação nodular sólida, na transição da derme com o subcutâneo, com halo hipoecogênico e centro hiperecogênico e com reforço acústico posterior.

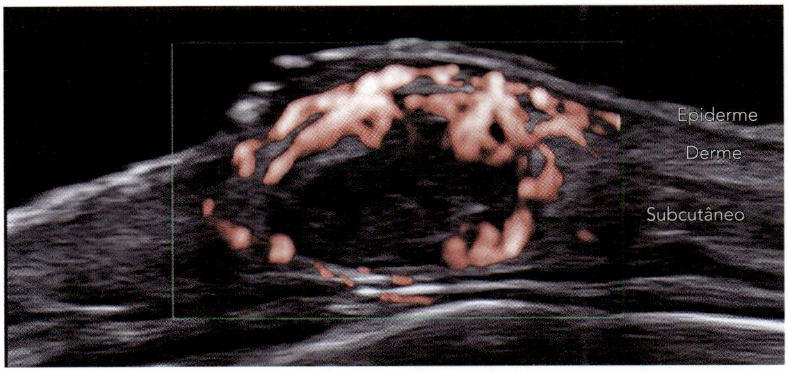


**FIGURA 11** Imagem de ultrassom (Doppler SMI 24 MHz), plano axial/transversal, de pilomatricoma em região frontotemporal direita caracterizado por formação nodular sólida na transição da derme com o subcutâneo, com vascularização periférica ao Doppler.

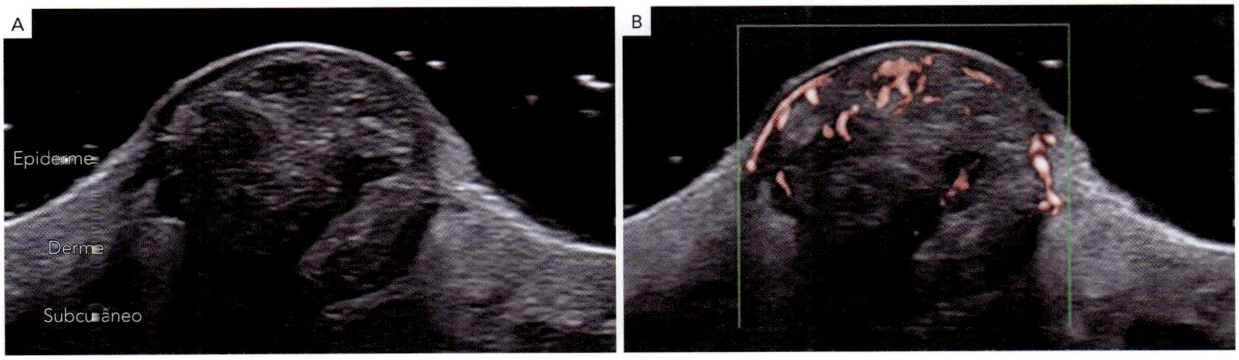


**FIGURA 12** Imagens de ultrassom, plano axial/transversal, de pilomatricoma em ombro esquerdo caracterizado por formação nodular sólida heterogênea na transição da derme com o subcutâneo, com halo hipoecoico e vascularização predominantemente periférica ao Doppler. (A) Modo B 24 MHz. (B) Doppler SMI 24 MHz.

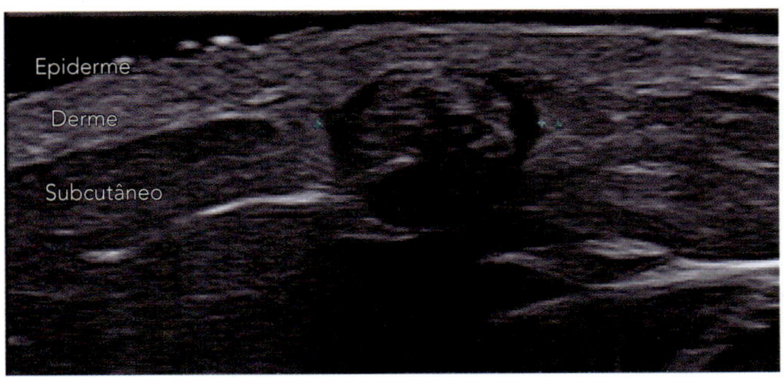


**FIGURA 13** Imagem de ultrassom (modo B 24 MHz), plano axial/transversal, de pilomatricoma em braço esquerdo caracterizado por formação nodular sólida na transição da derme com o subcutâneo, com aspecto em alvo, forma mais comum de apresentação.

- **Aspectos clínicos:** cursa como massa ou nódulo de crescimento rápido, doloroso, localizado mais comumente no aspecto volar do antebraço de adultos jovens (20-40 anos).

> Localização: membros superiores (45%), tronco (20%), cabeça e pescoço (16%) e membros inferiores (16%).

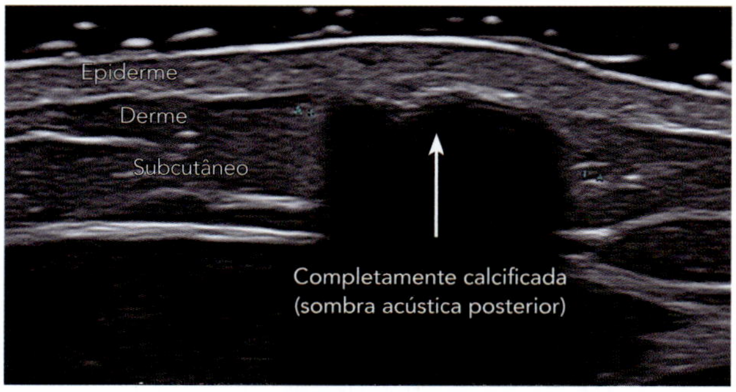


FIGURA 14 Imagem de ultrassom (modo B 24 MHz), plano axial/transversal, de pilomatricoma em braço esquerdo caracterizado por formação nodular sólida calcificada, com sombra acústica posterior, sendo a segunda forma mais comum de apresentação.

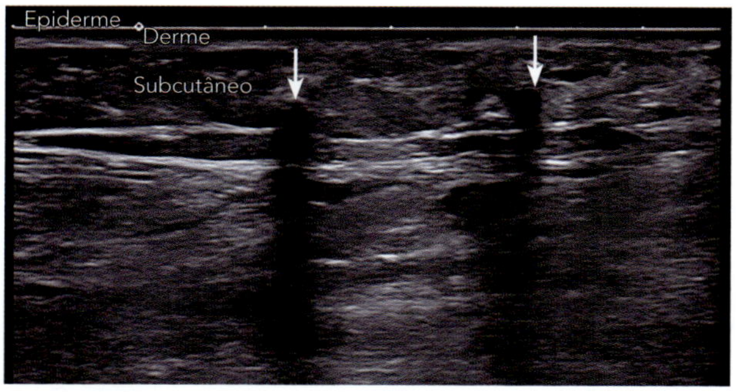


FIGURA 15 Imagem de ultrassom (modo B 24 MHz), plano sagital/longitudinal, de calcinose cutânea em perna direita caracterizada por focos hiperecogênicos (setas) no subcutâneo com sombra acústica posterior.

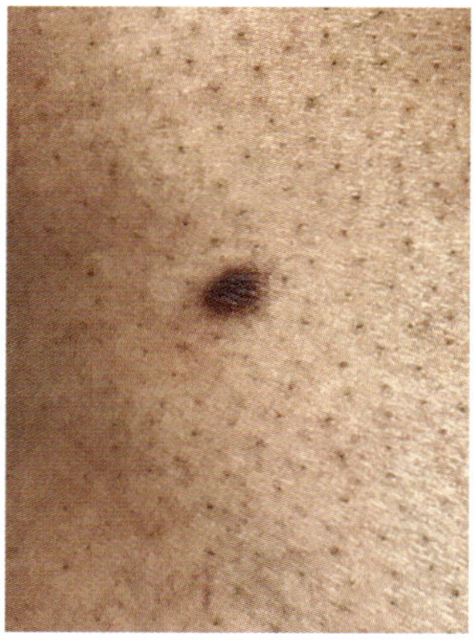

FIGURA 16 Aspecto clínico do dermatofibroma na perna de uma paciente do sexo feminino.

- **Achados ultrassonográficos:** apresenta-se como formação nodular hipoecogênica mal definida ou nódulo hipoecogênico irregular no subcutâneo ou perifascial e vascularização variável (Figura 19).

> Fibromatoses
> - **Ledderhose**: plantar.
> - **Dupuytren**: palmar.
> - **Peyronie**: peniana.
> - **Tumor desmoide**: profunda; mais agressivo, irregular, infiltrativo.

## Nevos

- **Origem:** proliferação de células névicas/melanócitos na junção dermoepidérmica. Aumentam com a maior exposição solar, iniciando em crianças e aumentando na idade adulta, especialmente em fototipos baixos.
- **Aspectos clínicos:** lesões em placa/maculopapulares ou nodulares, cor da pele ou com coloração enegrecida, que podem estar associadas a hipertricose.
- **Aspectos ultrassonográficos:** lesões arredondadas a planas, circunscritas, hipoecogênicas, melhor caracterizadas quanto maior a frequência do transdutor utilizado (Figura 20).

### Nevo melanocítico congênito

Nevo presente desde o nascimento ou que se desenvolve na infância a partir de células névicas preexistentes. Presente em 1% dos recém-nascidos, são hamartomas cutâneos localizados nos 2/3 inferiores da derme, ocasionalmente envolvendo o subcutâneo. Podem ser classificados em pequenos (menores que 1,5 cm de diâmetro), médios e gigantes (maiores que 20 cm de diâmetro). Apresentam risco de malignização e acometimento neurológico, além de questões estéticas, com impacto socioemocional. Na imagem aparecem como espessamentos da derme, associados a aumento de anexos cutâneos (Figura 21).

### Nevo sebáceo de Jadassohn

Lesão hamartomatosa com origem epitelial e anexial que pode conter qualquer componente da pele. Presente em cerca de 0,3% dos recém-nascidos, normalmente se apresenta como lesão circular, oval ou linear em placa alaranjado-amarelada na cabeça, pescoço e couro cabeludo, levando à alopecia. Apresenta risco de neoplasias secundárias. Ao ultrassom apresenta-se como placa hipoecogênica heterogênea na derme com aumento da vascularização ao Doppler (Figura 22).

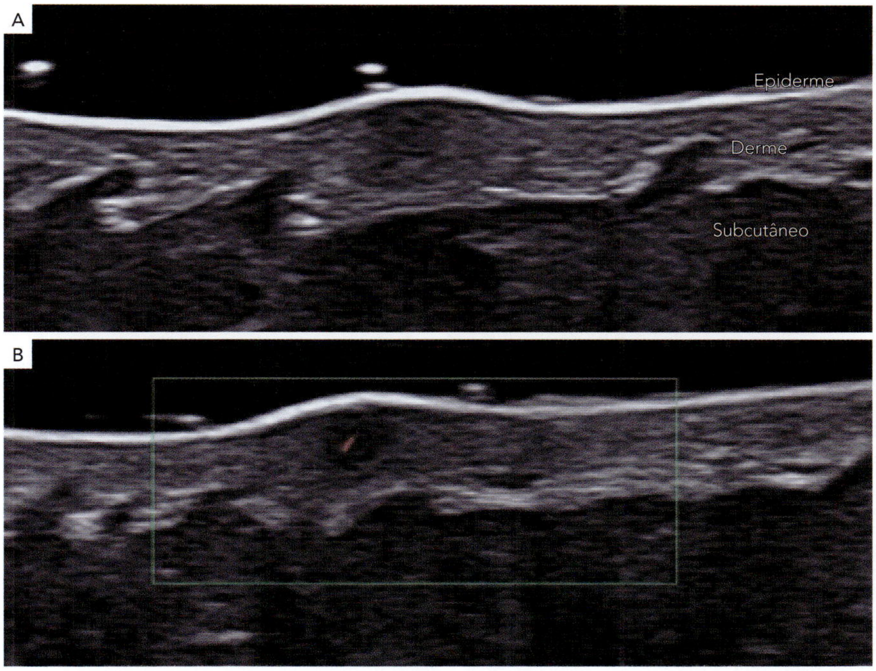


FIGURA 7 Imagem de ultrassom, plano sagital/longitudinal, de dermatofibroma em perna direita caracterizado por formação nodular sólida hipoecoica intradérmica, de limites indistintos, e discreta vascularização ao Doppler. (A) Modo B 24 MHz. (B) Doppler SMI 24 MHz.

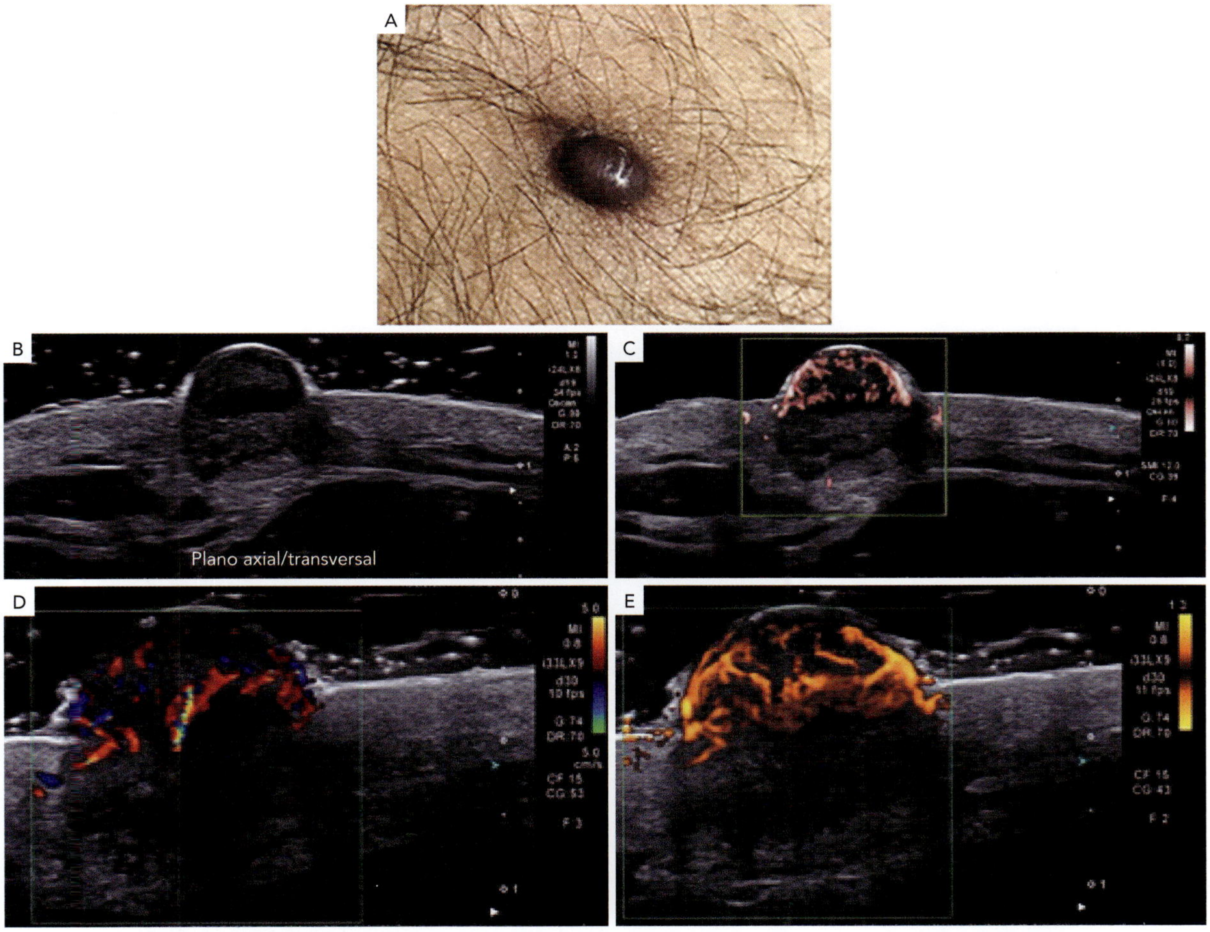


FIGURA 8 Dermatofibroma hemorrágico/aneurismático em ombro esquerdo caracterizado por formação nodular sólida hipoecoica intradérmica, de limites indistintos, e intensa vascularização ao Doppler em seu componente superficial. (A) Imagem clínica. (B) Modo B 24 MHz. (C) Doppler SMI 24 MHs. (D) *Color* Doppler 33 MHz. (E) *Power* Doppler 33 MHz.

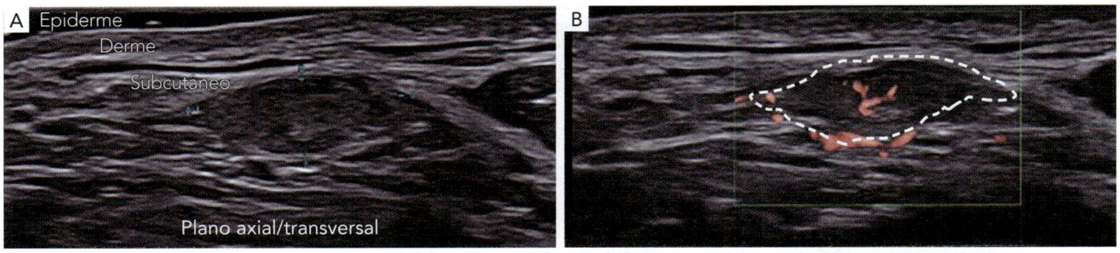


**FIGURA 19** Fascite nodular em região cervical esquerda, caracterizada por formação nodular hipoecoica mal definida (linha pontilhada) com vascularização central e periférica ao Doppler. (A) Modo B 24 MHz. (B) Doppler SMI 24 MHz.

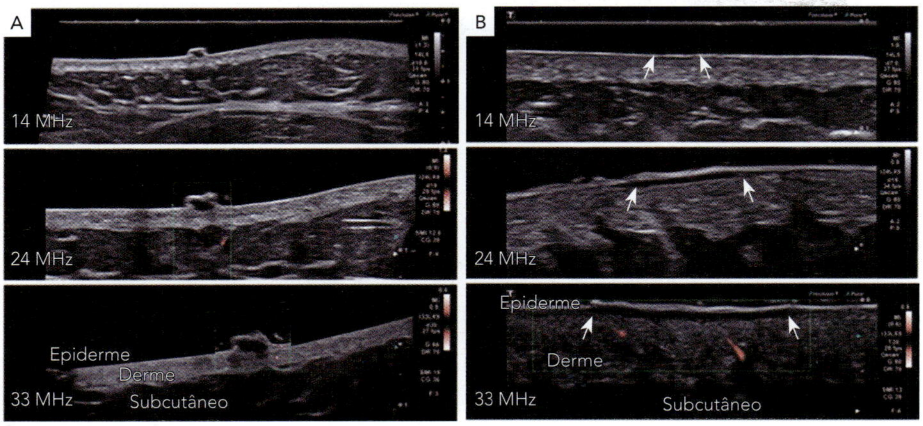


**FIGURA 20** Imagens de ultrassom (modo B e Doppler SMI) de nevos, um deles superficial e outro plano, avaliados com transdutores de 14, 24 e 33 MHz, evidenciando-se melhor resolução e definição quanto maior a frequência do probe. (A) Lesão superficial. (B) Lesão plana (setas).

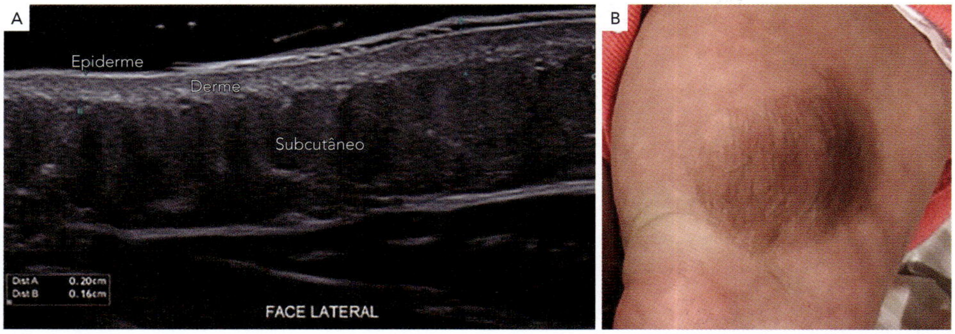


**FIGURA 21** Nevo congênito em coxa esquerda caracterizado por discreto espessamento da derme com heterogeneidade e aumento dos folículos pilares. (A) Ultrassom (modo B 24 MHz), plano sagital/transversal, face lateral. (B) Imagem clínica.

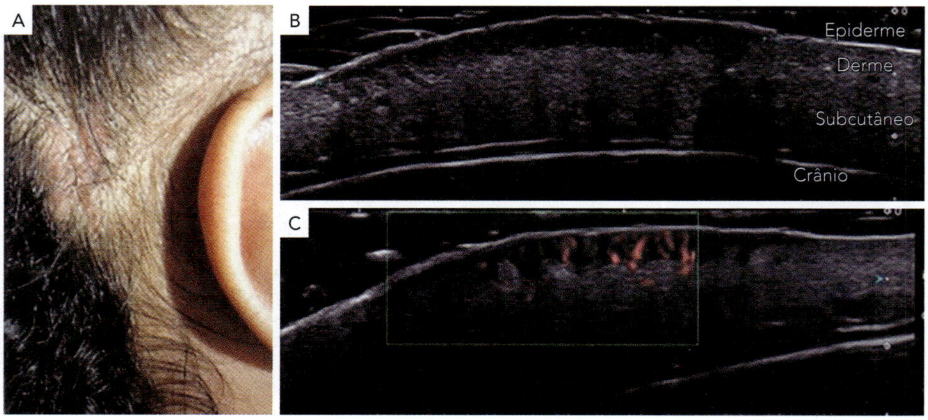


**FIGURA 22** Nevo sebáceo de Jadassohn em região retroauricular direita caracterizado por discreto espessamento da derme com hipoecogenicidade e heterogeneidade e aumento da vascularização ao Doppler. (A) Imagem clínica. (B) Ultrassom modo B 24 MHz, plano sagital/longitudinal. (C) Ultrassom Doppler SMI 24 MHz.

**RESUMO DAS PRINCIPAIS LESÕES SÓLIDAS BENIGNAS DA PRÁTICA**

| Lesões sólidas mais comuns | Origem | Aspectos clínicos | Aspectos ultrassonográficos | Comentários |
|---|---|---|---|---|
| Lipoma | Células adiposas maduras com graus variáveis de componentes mesenquimais: fibrosos (*fibrolipoma*) e capilares (*angiolipoma*) | Abaulamento ou nódulo palpável, não doloroso | Lesão oval ou arredondada com maior eixo paralelo à pele, hipoecoicas (*fibrolipoma*) ou hiperecoicas/heterogêneas (*angiolipoma*), com finos septos (< 0,2 cm) e hipovasculares ao Doppler | ▪ Tumor mais comum de partes moles<br>▪ Risco de lesão maligna: 1%: membros inferiores, ombros e retroperitônio, > 5 cm, calcificações, rápido crescimento/invasão<br>▪ Descrever relações anatômicas com vasos, nervos e estruturas musculotendíneas (gálea ou camada musculoaponeurótica) |
| Dermatofibroma | ▪ Tumor fibroso variável (nodular 75-80%)<br>▪ Processo reacional (trauma, estrófulo) | Nódulos eritematosos/ marrons indolores e firmes | ▪ Estrutura dérmica hipoecogênica mal definida. Pode ter distorção dos folículos pilosos regionais (nodular), conteúdo cístico (hemorrágico/aneurismático) e atrofia da derme (atrófico)<br>▪ Vascularização variável | ▪ Mais em membros e tronco e em mulheres de meia-idade<br>▪ Sinônimo: histiocitoma fibroso benigno/cutâneo |
| Fascite nodular | ▪ Doença fibroproliferativa reacional<br>▪ Tumor fibroblástico/ miofibroblástico | ▪ Massa ou nódulo de crescimento rápido, doloroso<br>▪ História de trauma (10-15%) | Formação nodular hipoecogênica mal definida ou nódulo hipoecogênico irregular no subcutâneo ou perifascial, vascularização variável | ▪ Mais comumente no aspecto volar do antebraço de adultos jovens (20-40 anos)<br>▪ Localização: MMSS (45%), tronco (20%), cabeça e pescoço (16%) e membros inferiores (16%)<br>▪ Pode ter sinais de paniculite associada |
| Pilomatricoma | Tumor derivado da matriz pilosa | Nódulos únicos ou múltiplos, tumefações eritematosas e azuladas | ▪ Nódulo dérmico/ hipodérmico, arredondado, circunscrito, em alvo com focos hiperecoicos com sombra acústica posterior (cálcio/calcificação)<br>▪ Pode ser completamente calcificado<br>▪ Pode ter componente cístico (hemorragia) e vascularização variável | ▪ Mais comumente em cabeça, pescoço e extremidades<br>▪ Crianças ou adultos jovens<br>▪ Sinônimo: epitelioma calcificante ou ossificante de Malherbe |
| Neurofibroma | Tumor derivado de bainha neural, únicos ou múltiplos | ▪ Formas: difusa, localizada e plexiforme<br>▪ Lesões nodulares palpáveis | ▪ Localizado: nódulos hipoecoicos, circunscritos, subfasciais<br>▪ Difuso: placas dérmicas ou hipodérmicas de contornos mal definidos, ecogenicidade mista<br>▪ Plexiforme: nódulos hipoecogênicos que seguem feixes neurais em "saco de vermes" | ▪ Vascularização variável<br>▪ Podem ter tratos aferentes e eferentes<br>▪ Podem estar relacionados à neurofibromatose tipo 1 (von Recklinghausen) |
| Schwannoma | Neoplasias benignas das células de Schwann | Lesões nodulares sólidas solitárias: (90%) | ▪ Lesão nodular fusiforme, circunscrita, hipoecogênica, excêntrica ao nervo<br>▪ Pode ter o sinal do alvo e *split-fat-sign* | ▪ Mais comuns que neurofibromas<br>▪ Pode estar relacionados à neurofibromatose tipo 2 |

## TUMORES DE BAINHA NEURAL

- Neurofibroma.
- Schwannoma: neurinoma, neurilemoma.

Para mais informações, ver o Capítulo 8.

## CONCLUSÃO

As patologias benignas são as mais comuns na pele, e incluem lesões sólidas, especialmente os lipomas, os tumores sólidos benignos mais comuns. A ultrassonografia auxilia na caracterização, permite diagnóstico diferencial *in vivo*, sem necessidade de biópsias, e auxilia no melhor planejamento cirúrgico dessas lesões.

Mesmo em lesões benignas, as relações anatômicas, especialmente com vasos e nervos, devem ser documentadas e relatadas, para melhor abordagem dos pacientes.

## BIBLIOGRAFIA


1. Pérez-Muñoz N, Llamas Velasco M, Castillo-Capponi G, Morgado--Carrasco D, Iglesias-Sancho M, Carrasco-García M-A, et al. Dermatopathology of cutaneous cystic lesions: a practical review with diagnostic clues and pitfalls. The American Journal of Dermatopathology. 2019 ;41(Issue 11):783-93.
2. Piccinini PS, Gómez MER, Cioffi MAB, Silveira GD, Oliveira MP de, Jaeger MR de O. Nevo sebáceo de Jadassohn: relato de caso. Rev Bras Cir Plástica – Brazilian J Plast Sugery. 2018;33:67-9.
3. Wortsman X. Atlas of dermatologic ultrasound. Springer; 2018.
4. Raffin D, Zaragoza J, Georgescou G, Mourtada Y, Maruani A, Ossant F, et al. High-frequency ultrasound imaging for cutaneous neurofibroma in patients with neurofibromatosis type I. Eur J Dermatology. 2017;27(3):260-5.
5. Zattar L, Viana PCC, Cerri GG, Godoy LF de S. Radiologia diagnóstica prática: manual da residência do Hospital Sírio-Libanês. Barueri: Manole; 2017.
6. Barcaui E de O, Carvalho ACP, Lopes FPPL, Piñeiro-Maceira J, Barcaui CB. High frequency ultrasound with color Doppler in dermatology. An Bras Dermatol. 2016;91(3):262-73.
7. Hibler B, Qi Q, Rossi A. Current state of imaging in dermatology. Semin Cutan Med Surg. 2016;35(1):2-8.
8. Echeverría-García B, Borbujo J, Alfageme F. The use of ultrasound imaging in dermatology. Actas Dermosifiliogr. 2014;105(10):887-90.
9. Toprak H, Kiliç E, Serter A, Kocakoç E, Ozgocmen S. Ultrasound and doppler US in evaluation of superficial soft-tissue lesions. J Clin Imaging Sci. 2014;4(1):1-9.
10. Alfageme Roldán F. Handbook of skin ultrasound. Charleston: CreateSpace Independent Publishing Platform; 2013.
11. Elluru RG. Cutaneous vascular lesions. Facial Plast Surg Clin North Am. 2013;21(1):111-26.
12. Mandava A, Ravuri P, Konathan R. High-resolution ultrasound imaging of cutaneous lesions. Indian J Radiol Imaging. 2013;23(3):269.
13. Wortsman X. Ultrasound in dermatology: why, how, and when? Semin Ultrasound, CT MRI. 2013;34(3):177-95.
14. Kleinerman R, Whang TB, Bard RL, Marmur ES. Ultrasound in dermatology: Principles and applications. J Am Acad Dermatol. 2012;67(3):478-87.
15. Thomas L, Vaudaine M, Wortsman X, Jemec GBE, Drapé JL. Imaging the nail unit. Baran Dawber's Dis Nails their Manag. 4. ed. 2012:101-82.
16. Diniz M dos S, Almeida LMC, Machado-Pinto J, Alves MFF, Alvares MCB. Nódulos reumatoides: avaliação comparativa da resposta terapêutica com triancinolona e fluoruracil intralesional. An Bras Dermatol. 2011;86(6):1236-8.
17. Chiou H-J. Ultrasonography of soft tissue "oops lesions". J Med Ultrasound. 2008;16(3):231-2.
18. Gielen J, Ceulemans R, van Holsbeeck M. Ultrasound of soft tissue tumors. In: PPM (ed.). De Schepper AM, Vanhoenacker F, Gielen J. Imaging of soft tissue tumors. 3.ed. Berlin: Heidelberg: Springer Berlin Heidelberg; 2006. p.3-18.
19. Aspres N, Egerton IB, Lim AC, Shumack SP. Imaging the skin. Australas J Dermatol. 2003;44(1):19-27.
20. Bates J. Manual of diagnostic ultrasound. Ultrasound Med Biol. 1996;22(6):767.

# 8

# AVALIAÇÃO DE NERVOS PERIFÉRICOS E PATOLOGIAS NEURAIS

Luciana Zattar
Marcos Felippe de Paula Corrêa

## INTRODUÇÃO

A ultrassonografia possui ótima resolução espacial para avaliação de nervos periféricos, permite o estudo de longos segmentos dos nervos e ainda uma avaliação dinâmica e comparativa com o lado contralateral. Apesar de se tratar de um exame operador dependente e restrito à avaliação de nervos superficiais, é de extrema importância na avaliação de neuropatias e patologias neurais periféricas, auxiliando no diagnóstico diferencial e localização das lesões.

Com a melhora evolutiva dos aparelhos e transdutores ultrassonográficos, dispõe-se atualmente de resolução sem precedentes para a análise de estruturas superficiais e de dimensões muito pequenas, como os nervos periféricos. Frequentemente, essa resolução é superior à dos exames de ressonância magnética, tornando a ultrassonografia um método complementar indispensável ou mesmo de primeira escolha.

O conhecimento da anatomia, trajeto e relações desses nervos, assim como das principais síndromes compressivas, deve ser de conhecimento do médico operante (Figuras 1 a 3), e pode ser estudado por meio de vídeos (Vídeos 1 a 5). Os aspectos principais relacionados à avaliação dos nervos periféricos e patologias neurais serão abordados neste capítulo.

**VÍDEO 1** Composição de vídeos da realização do exame e do modo B 24 MHz demonstrando o trajeto e a anatomia do nervo mediano no membro superior.

**VÍDEO 2** Composição de vídeos da realização do exame e do modo B 24 MHz demonstrando o trajeto e a anatomia do nervo ulnar no membro superior.

**VÍDEO 3** Composição de vídeos da realização do exame e do modo B 24 MHz demonstrando o trajeto e a anatomia do nervo radial e interósseo posterior no membro superior.

**VÍDEO 4** Composição de vídeos da realização do exame e do modo B 24 MHz demonstrando o trajeto e a anatomia do nervo tibial posterior no membro inferior.

**VÍDEO 5** Composição de vídeos da realização do exame e do modo B 24 MHz demonstrando o trajeto e a anatomia do fibular comum no membro inferior.

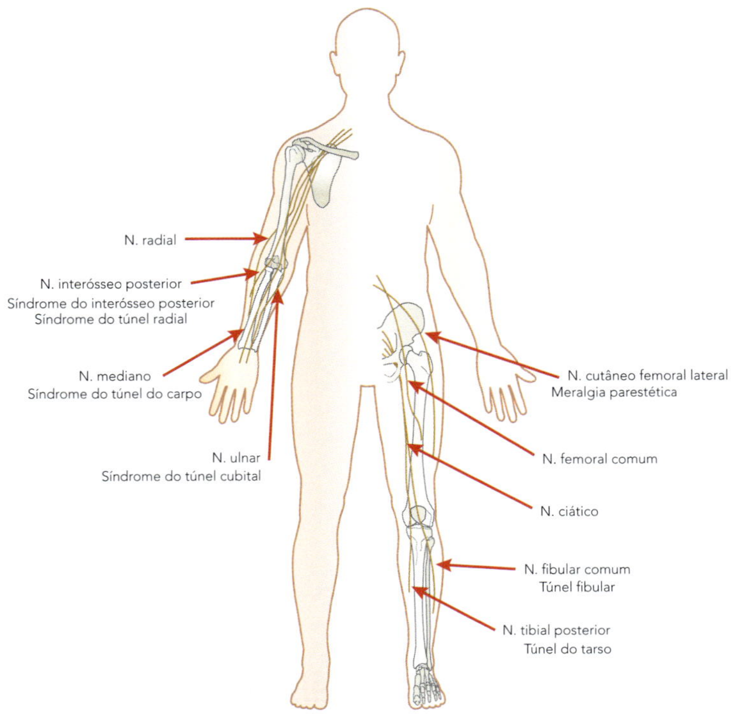


**FIGURA 1** Principais nervos periféricos e suas síndromes compressivas, que devem ser do conhecimento do médico operador.

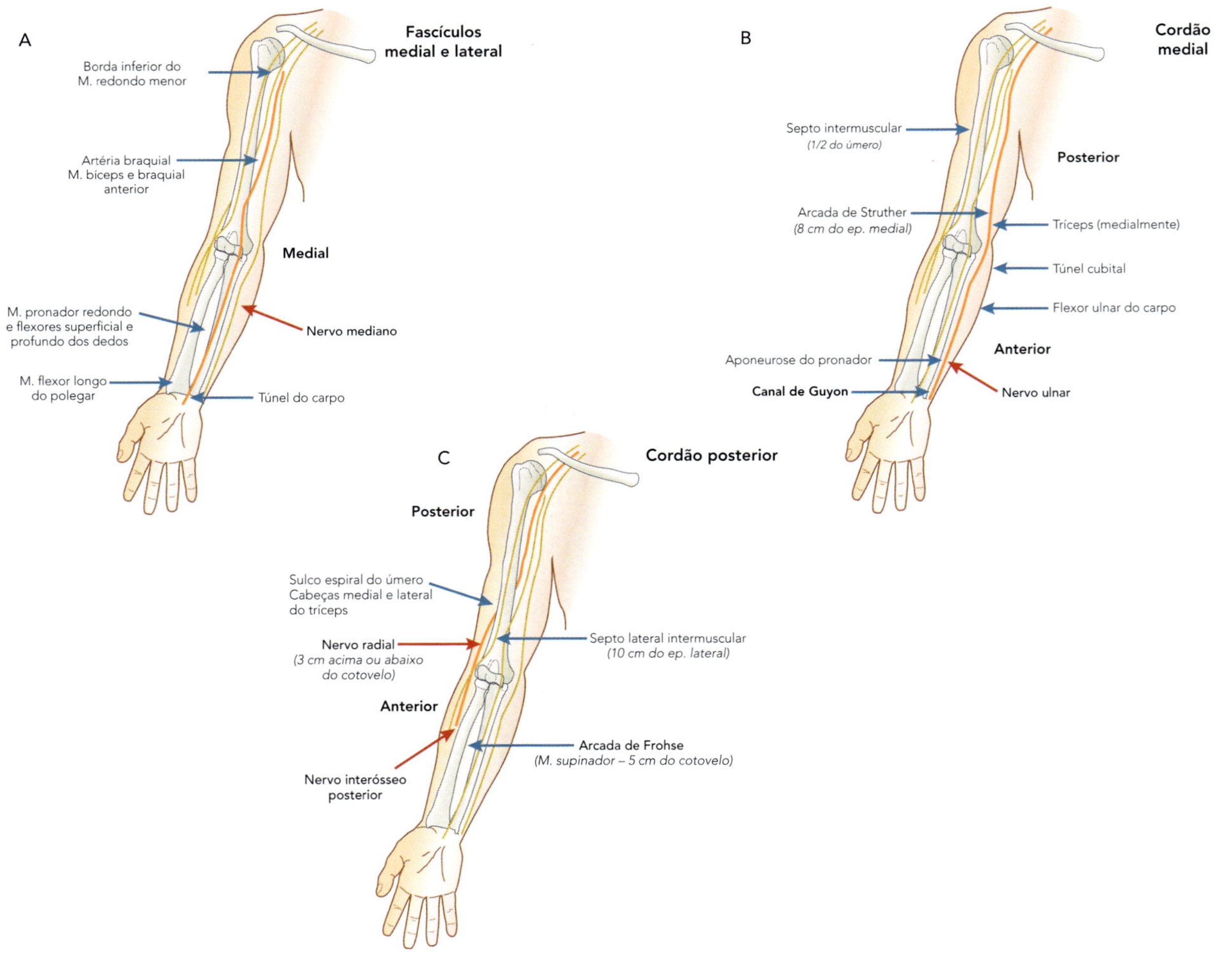


**FIGURA 2** Anatomia dos principais nervos periféricos dos membros superiores, que deve ser do conhecimento do médico operador. (A) Nervo mediano. (B) Nervo ulnar. (C) Nervo radial e interósseo posterior. Epicôndilo (ep.). Músculo (M.).

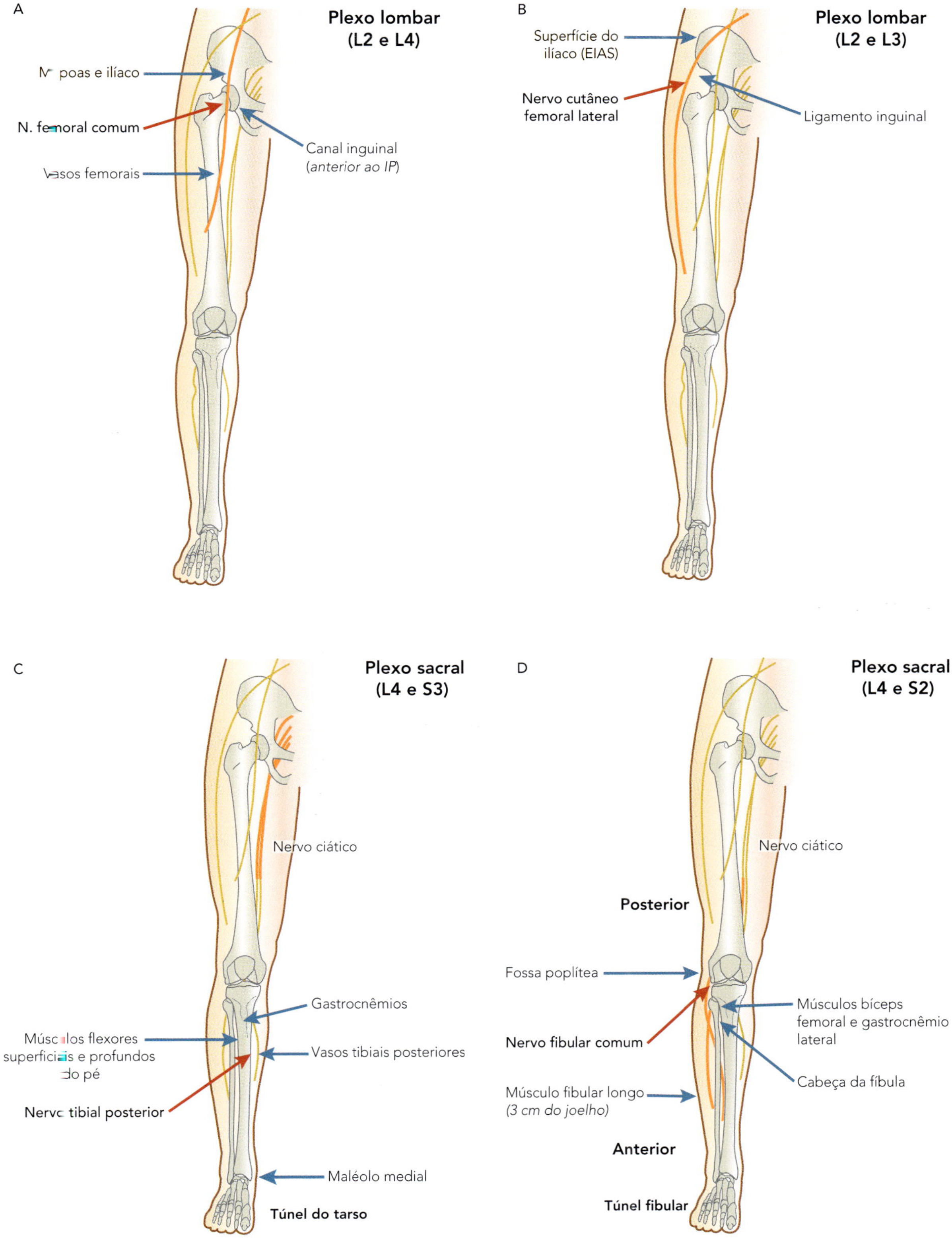


FIGURA 3 Anatomia dos principais nervos periféricos dos membros inferiores que deve ser do conhecimento do médico operador. (A) Nervo femoral comum. (B) Nervo cutâneo femoral lateral. (C) Nervo tibial posterior. (D) Nervo fibular comum. IP: iliopsoas; EIAS: espinha ilíaca anterossuperior.

# ANATOMIA E ACHADOS DE IMAGEM DOS NERVOS PERIFÉRICOS

## Anatomia

Os nervos periféricos são feixes ou fascículos neurais conectados à medula espinal, formados pela união das raízes dorsais – compostas por fibras sensitivas – e ventrais – constituídas por fibras motoras –, cujos corpos celulares darão origem ao gânglio da raiz posterior, e após este as raízes se unem para formar o nervo espinal – assim, os 31 pares de nervos espinais ou periféricos são mistos. Existe então a combinação de fibras aferentes e eferentes, motoras e sensitivas e mielínicas e amielínicas.

Histologicamente, são constituídos por fibras nervosas e fascículos neurais, envoltos por tecido conjuntivo: endoneuro, epineuro e perineuro. As fibras são formadas por axônio, células de Schwann e bainha de mielina. Essas fibras estão envoltas pelo endoneuro, que contém pequenos vasos capilares, e se agrupam formando os fascículos neurais. Os fascículos são envoltos pelo perineuro, que é originado por invaginações do epineuro, a camada mais externa que reveste os nervos periféricos (Figura 4), e é rica em vasos sanguíneos.

Os nervos são estruturas altamente vascularizadas. Os *vasa nervorum* são os vasos que penetram o epineuro em diversos níveis e interligam os compartimentos epineural e endoneural. Já os vasos linfáticos estão presentes no epineuro e no perineuro.

## Achados de imagem comuns aos nervos periféricos

As fibras nervosas e o endoneuro não são distinguidos separadamente pela ultrassonografia. Já os fascículos e demais componentes podem ser individualizados.

### Nervos periféricos normais

No plano transversal, apresentam aspecto arredondado ou ovalado em "favo de mel", com múltiplas estruturas arredondadas hipoecoicas (fascículos) em fundo hiperecogênico (perineuro e epineuro). Já no plano longitudinal, têm aparência ondulada/enrugada, com múltiplas bandas paralelas hipoecoicas (fascículos) separadas por linhas hiperecogênicas (perineuro) (Figura 5).

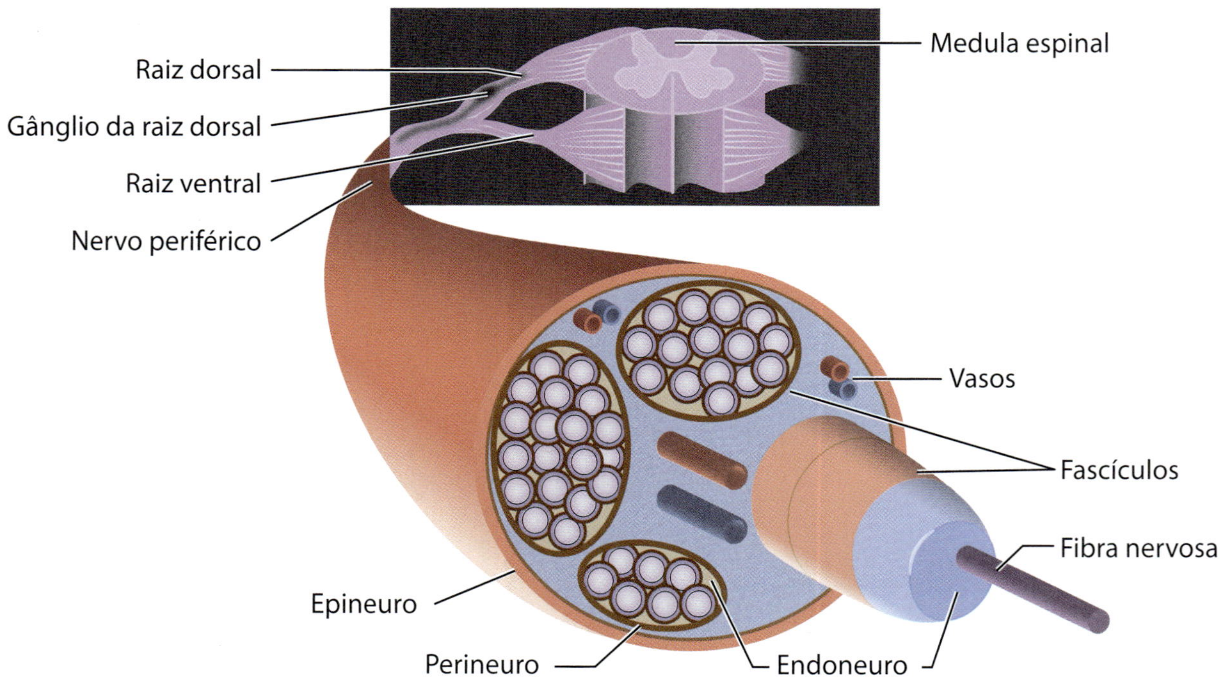


FIGURA 4 Anatomia e histologia do nervo periférico.

### Fatores que modificam o aspecto característico dos nervos periféricos

- **Localização:** nervos profundos podem perder o aspecto fascicular.
- **Compressão:** a passagem dos nervos por forames ou estruturas osteofibrosas pode aproximar os fascículos, conferindo aparência hipoecogênica – atentar-se à técnica do exame.
- **Artefato de anisotropia:** o ângulo de insonação pode acentuar a hipoecogenicidade dos nervos periféricos, o que também pode ocorrer quando estes contornam estruturas ósseas.
- **Tecidos circunjacentes:** estruturas hipoecogênicas ao redor dos nervos, como músculos, acentuam seu aspecto em favo de mel; já estruturas hiperecoicas, como a gordura, podem indefinir o contorno externo e tornar o nervo aparentemente mais hipoecoico.

## Achados de neuropatia

Ocorrem principalmente em patologias compressivas, por exemplo, na síndrome do túnel do carpo.

- **Diretos:** lesão inferida. Ocorrem alterações morfológicas, com espessamento dos fascículos ou do nervo (aumento consequente de seu diâmetro) e perda do padrão fascicular, por alterações da ecogenicidade, caracterizada por hipoecogenicidade difusa ou heterogeneidade fascicular (Figura 6). Pode-se observar ainda a obliteração de planos circunjacentes por tecido fibroso ou edema. Afilamento focal ou acotovelamento de seu trajeto também pode ser identificado.
- **Indiretos:** lesão presumida. Ocorrem os sinais de denervação muscular, com lipossubstituição e hipo/atrofia da musculatura inervada.

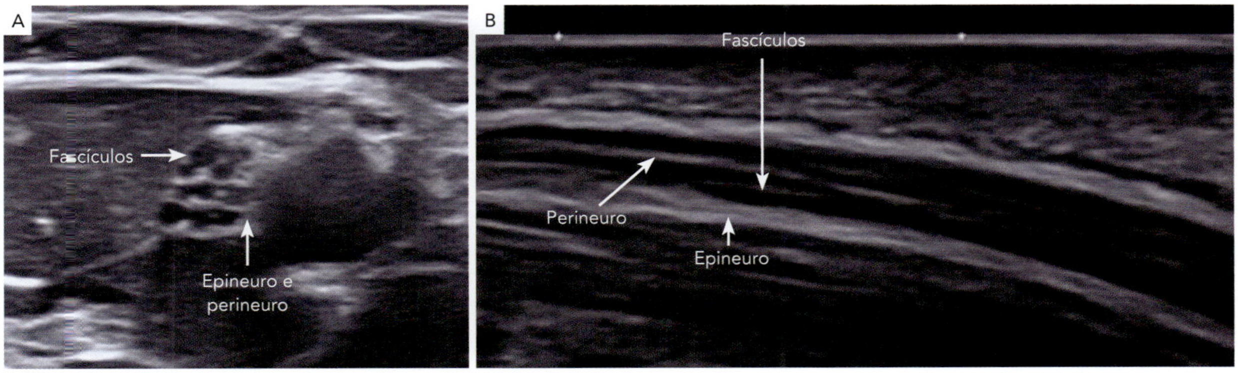


FIGURA 5 Imagens de ultrassom (modo B 24 MHz) demonstrando a anatomia normal dos nervos periféricos, com o padrão em favo de mel no plano axial/transversal (A) e ondulado no sagital/longitudinal (B).

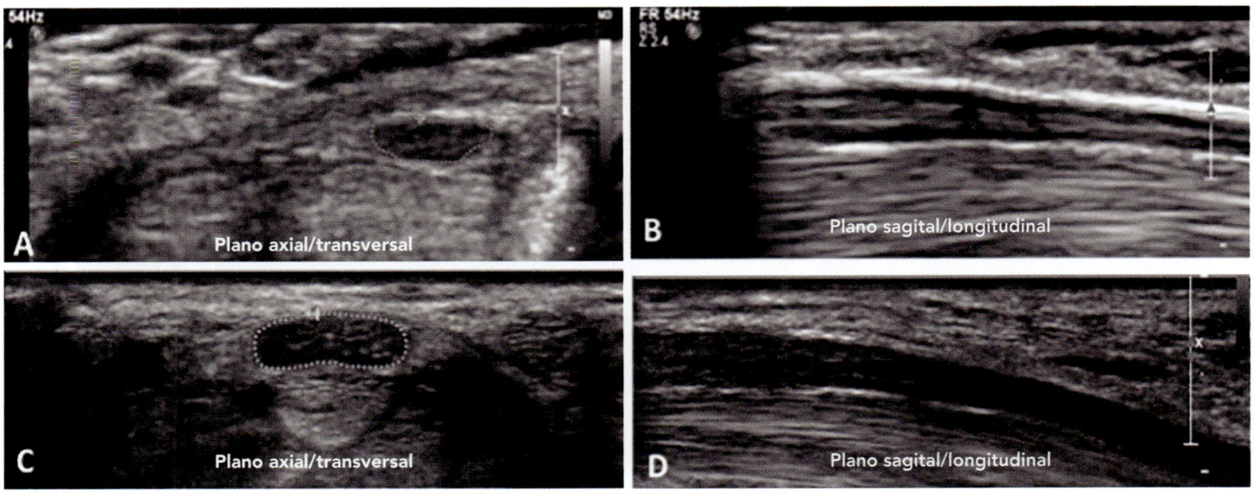


FIGURA 6 Imagens de ultrassom (modo B 14 MHz) do nervo mediano no punho, interior do túnel do carpo, demonstrando o padrão normal (A e B) e com sinais de neuropatia (C e D).

Com os novos aparelhos de ultrassom, que propiciam melhor pós-processamento e mais alta frequência, tem-se observado achados novos ou mais sensíveis de neuropatia, que incluem alterações inflamatórias perineurais mais tênues, o espessamento do epi/perineuro e hiperfluxo/neovascularização dos *vasa nervorum* (Figura 7).

## Lesões focais

Observam-se lesões expansivas com espessamento nodular ou nódulos sólidos. Exemplos incluem os neurofibromas e os schwannomas.

## Lesões infiltrativas

Caraterizadas por espessamento difuso dos nervos, que pode ser segmentar ou plexiforme. Podem ocorrer na hanseníase, por exemplo.

## Lesões traumáticas

Caracterizadas pela descontinuidade de fibras neurais. Em traumas agudos perfurantes podemos observar a descontinuidade parcial ou total dos fascículos neurais, uma situação grave denominada neurotmese (Figuras 8 e 9). Podem associar-se à formação de neuromas de coto.

### Neuromas

São lesões benignas proliferativas, não neoplásicas, com desorganização do tecido neural, que envolvem um nervo submetido a trauma (direto ou indireto) após cerca de 1-12 meses. Podem ser de extremidade, os neuromas de coto (tipo lateral), com configuração nodular arredondada ou bulbosa, ou em continuidade com as fibras nervosas, os neuromas fusiformes, por edema focal com forma alongada. Em nervos subcutâneos superficiais podem ser caracterizados como nódulos sólidos hipoecoicos, de contornos bem definidos, com bandas hipoecoicas periféricas (aferentes e eferentes) que confirmam a origem neural (Figura 10) (Vídeo 6) e que podem simular lesões focais.

## Outras lesões

Pode-se ainda observar envolvimento tumoral secundário dos nervos periféricos, especialmente em tumores cervicais com invasão do plexo braquial.

### Classificação das lesões neurais

- **Neuropraxia:** não há alteração estrutural, bloqueio fisiológico da condução nervosa. Condução proximal e distal à área afetada preservada.
- **Axonotmese:** perda parcial da continuidade axonal. Epineuro preservado. Degeneração walleriana com perda motora e sensitiva no segmento distal. Pode haver recuperação espontânea. Casos mais graves requerem cirurgia.
- **Neurotmese:** descontinuidade total da fibra nervosa. Comprometimento motor, sensorial e autonômico. Recuperação não esperada sem intervenção cirúrgica.

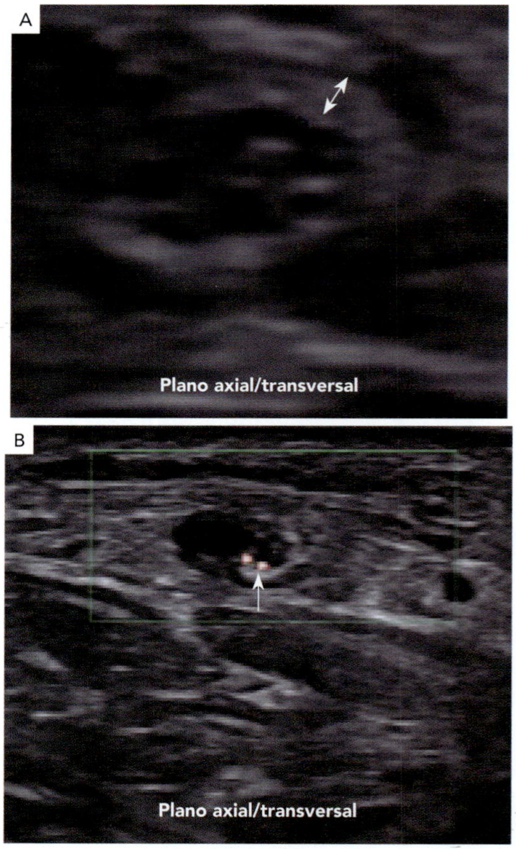


FIGURA 7 Imagens de ultrassom (24 MHz), plano axial/transversal, demonstrando achados de neuropatia que incluem o espessamento do epi/perineuro (A: modo B) e o hiperfluxo/neovascularização dos *vasa nervorum* (B: Doppler SMI).

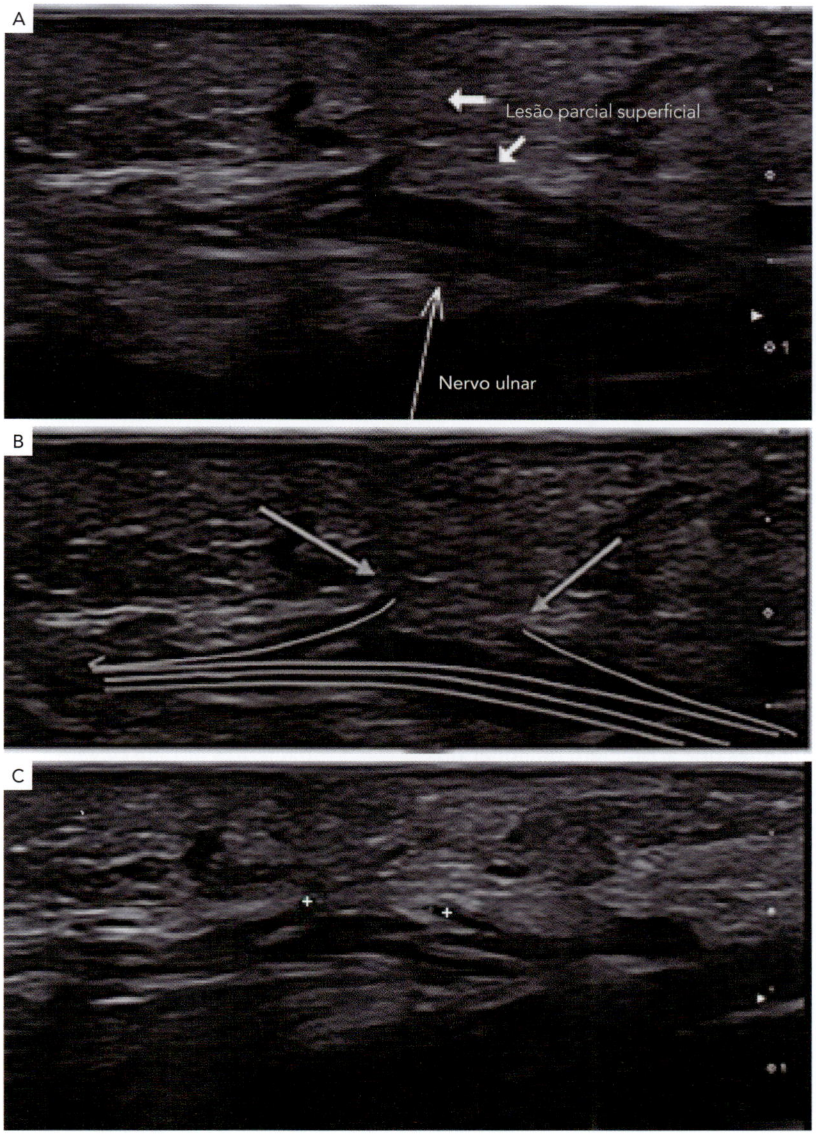


FIGURA 8 Imagens de ultrassom (modo B 24 MHz), plano longitudinal/sagital, demonstrando lesão parcial superficial do nervo ulnar (A: setas) com descontinuidade de fibras superficiais, demonstrado por meio de esquema (B: setas) e entre marcadores (C).

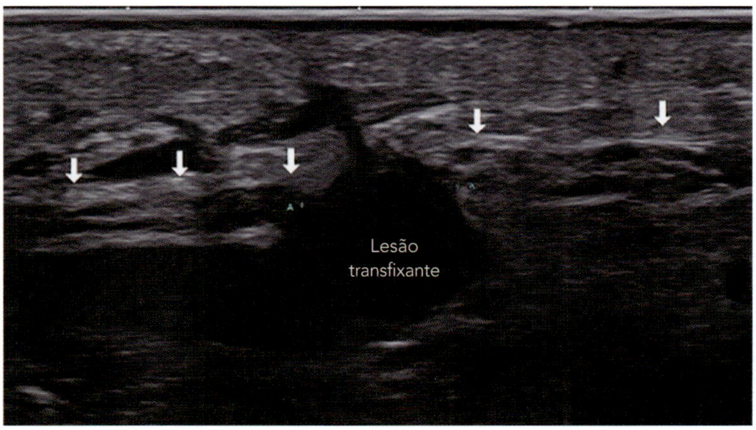


FIGURA 9 Imagem de ultrassom (modo B 24 MHz), plano longitudinal/sagital, demonstrando lesão completa/transfixante (marcadores) do nervo mediano (setas) na mão, com descontinuidade total das fibras.

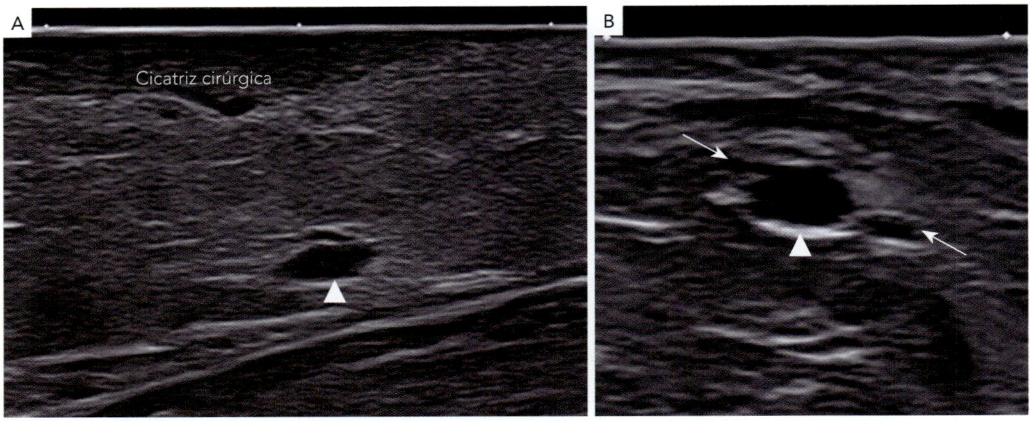


FIGURA 10 Imagens de ultrassom (modo B 24 MHz) demonstrando pequenos nódulos sólidos hipoecoicos (cabeça de seta) no subcutâneo, próximos à área de cicatriz cirúrgica. Destacam-se as bandas hipoecoicas periféricas (setas). (A) Plano sagital/longitudinal. (B) Plano axial/transversal.

# PRINCIPAIS PATOLOGIAS NEURAIS

## Tumores de bainha neural

São tumores infrequentes que acometem qualquer dos 31 nervos periféricos, incluem os neurofibromas, schwannomas e tumores malignos, apresentam características específicas ao método, mas que podem ser, às vezes, difíceis de diferenciar.

De maneira geral, são fusiformes e contínuos aos nervos, podendo apresentar os seguintes sinais, originalmente descritos na ressonância magnética: *fascicular sign* (múltiplas estruturas em anel), *split-fat sign* (presença de gordura ao redor da lesão) e sinal do alvo (centro hiperecoico com halo hipoecoico).

VÍDEO 6 Exame modo B 24 MHz de neuromas, caracterizados por lesões benignas proliferativas, não neoplásicas, com configuração nodular arredondada, sólidos hipoecoicos, de contornos bem definidos, com bandas hipoecoicas periféricas (aferentes e eferentes) que confirmam a origem neural.

### Neurofibroma

- **Origem:** tumor benigno derivado de bainha neural, uma neoplasia benigna inseparável do nervo, que pode estar relacionado à neurofibromatose tipo 1 (NF1) (*von Recklinghausen*), principalmente quando múltiplos ou extensos.
- **Aspectos clínicos:** são lesões nodulares palpáveis, e podem se apresentar de três formas:

1 **Localizada:** mais comum (90%), geralmente única e não relacionada à NF1, pode ser dividida em:

A **Neurofibroma cutâneo localizado**, restrito à derme e à epiderme (possuem variantes clínicas como os neurofibromas nascentes, planos, sesséis, globosos e pedunculados) e presente na maioria dos pacientes em NF1 (99%).

B **Neurofibroma intraneural localizado**, menos comum, envolvendo os nervos periféricos e seus ramos, não associado à NF1.

2 **Difusa:** acomete em geral crianças e adultos jovens e na maioria dos casos não está associado a NF1 (90%), comprometem todas as camadas da pele, podendo penetrar em músculos, ossos e vísceras.

3 **Plexiforme:** praticamente patognomônica de NF1, desenvolvendo-se principalmente na infância, forma extensa rede no subcutâneo, com o envolvimento de grandes extensões de raízes dos nervos dorsais.

Classicamente, as manifestações dermatológicas da neurofibromatose caracterizam-se pela presença de neurofibromas e manchas café com leite, distribuídas de maneira variável pela pele (Figura 11).

- **Aspectos ultrassonográficos:** são diferentes de acordo com a forma clínica, mas estão *sempre centrais ao nervo*, com vascularização variável podendo apresentar tratos aferentes e eferentes (bandas hipoecoicas periféricas):

1 **Localizado:** geralmente apresentam-se como nódulos fusiformes, hipoecoicos, circunscritos, menores que 5 cm. Podem ser restritos à derme e à epiderme, neurofibroma cutâneo localizado (Figura 12), ou mais profundos, subcutâneos ou subfasciais, em nervos periféricos e seus ramos cutâneos superficiais, neurofibroma intraneural localizado (Figuras 13 e 14).

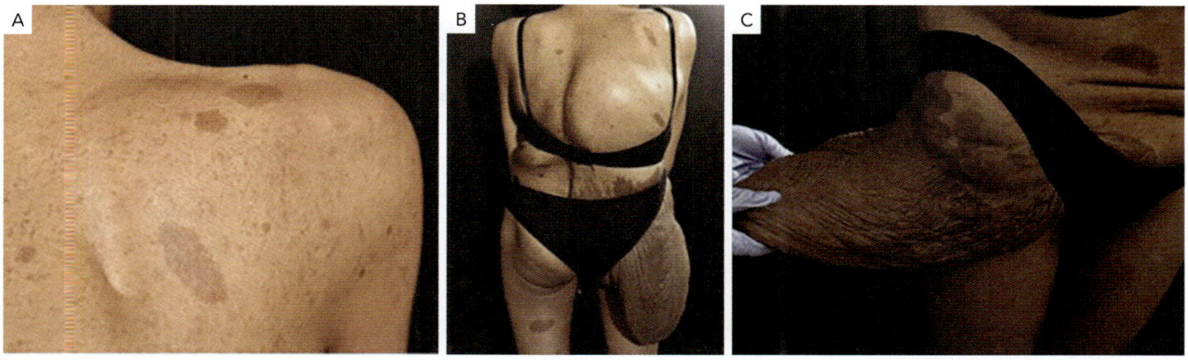


FIGURA 11 Paciente com NF1, apresentando manchas café com leite (A) e múltiplos neurofibromas profundos palpáveis (B), destacando-se neurofibroma difuso plexiforme extenso em região lombar/glútea à direita (C).

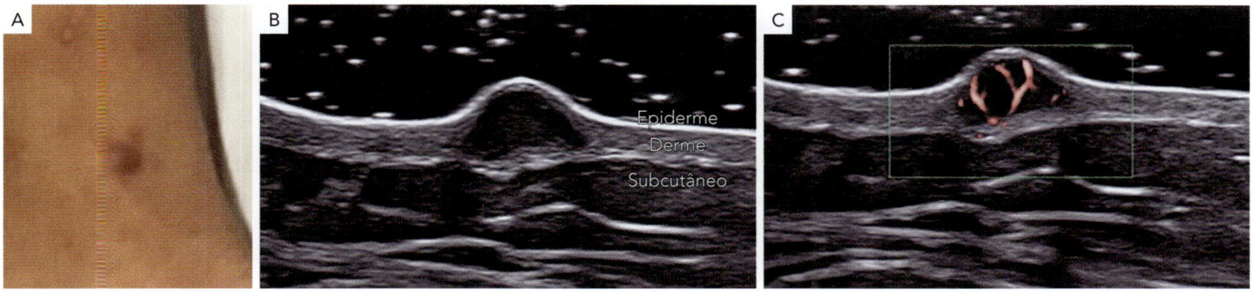


FIGURA 12 Neurofibroma cutâneo localizado, perna direita, caracterizado por nódulo sólido hipoecoico intradérmico com vascularização intralesional. (A) Imagem clínica. (B) Ultrassom (modo B 24 MHz), plano axial/transversal. (C) Ultrassom (Doppler SMI), plano axial/transversal.

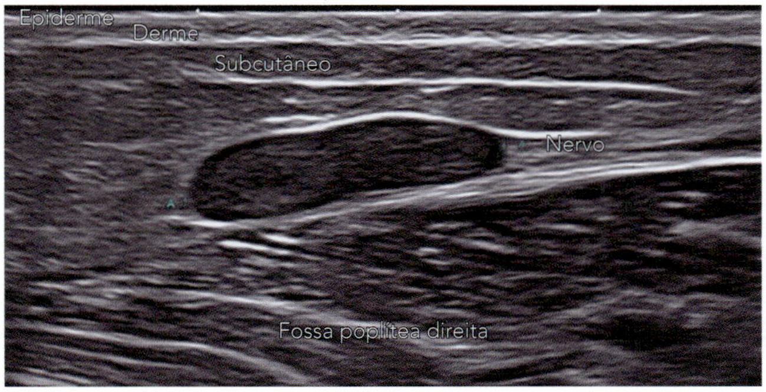


FIGURA 13 Imagem de ultrassom (modo B 24 MHz), plano sagital/longitudinal, demonstrando neurofibroma localizado, caracterizado por nódulo sólido hipoecoico no subcutâneo, provavelmente em ramo cutâneo superficial de nervo periférico.

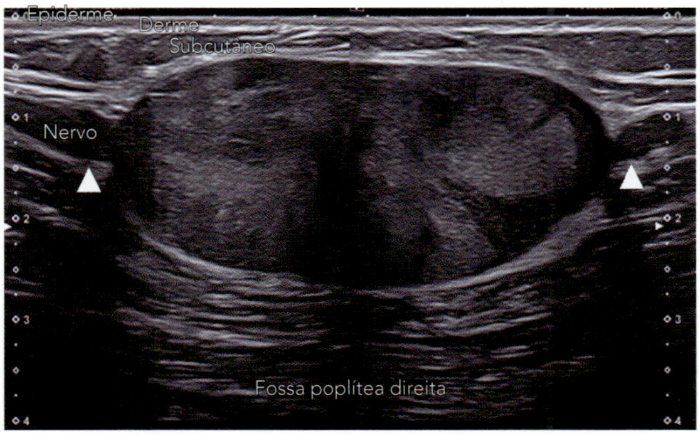


FIGURA 14 Imagem composta (modo B 24 MHz), plano sagital/longitudinal, demonstrando neurofibroma localizado, caracterizado por nódulo sólido heterogêneo com reforço acústico posterior, medindo 5,0 x 2,2 cm, em continuidade com o nervo tibial posterior (cabeças de seta), e central ao nervo.

2 **Difuso (plexiforme difuso):** configuram lesões mal definidas, com placas ou estruturas dérmicas ou hipodérmicas de contornos indistintos ou mal delimitados, ecogenicidade mista, com áreas heterogêneas, tratos e nódulos hipoecogênicos de permeio, principalmente em cabeça e pescoço (Figura 15).

3 **Plexiforme (plexiforme nodular):** formam lesões tortuosas, difusas e irregulares de longos segmentos dos nervos e ramos, nódulos hipoecogênicos que seguem feixes neurais em "saco de vermes" ou colar de contas (Figuras 16 e 17).

Áreas císticas e liquefeitas de necrose podem ser evidenciadas em lesões malignas ou de crescimento muito rápido, associadas à indefinição dos contornos da lesão: *sinal de alerta.*

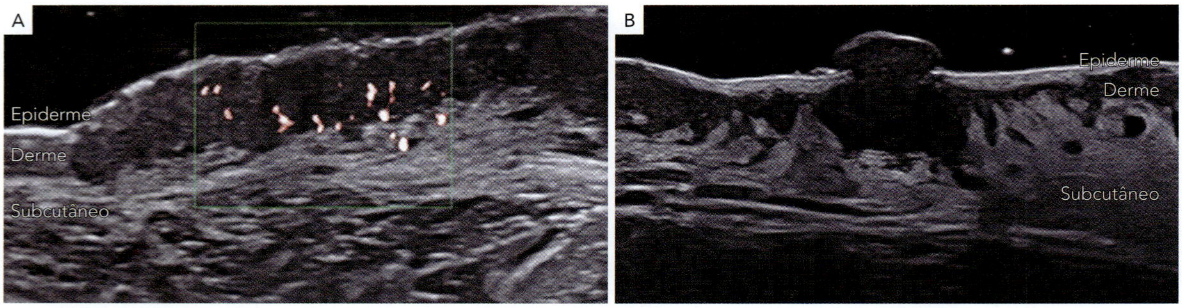


FIGURA 15 Imagens (A: Doppler SMI e B: modo B 24 MHz) em ombro esquerdo, plano axial/transversal, demonstrando neurofibromas difusos, caracterizados por lesões mal definidas, acometendo todas as camadas da pele, com placas dérmicas hipoecogênicas de contorno indistinto, com áreas heterogêneas, tratos e nódulos hipoecogênicos de permeio, vascularizadas ao Doppler.

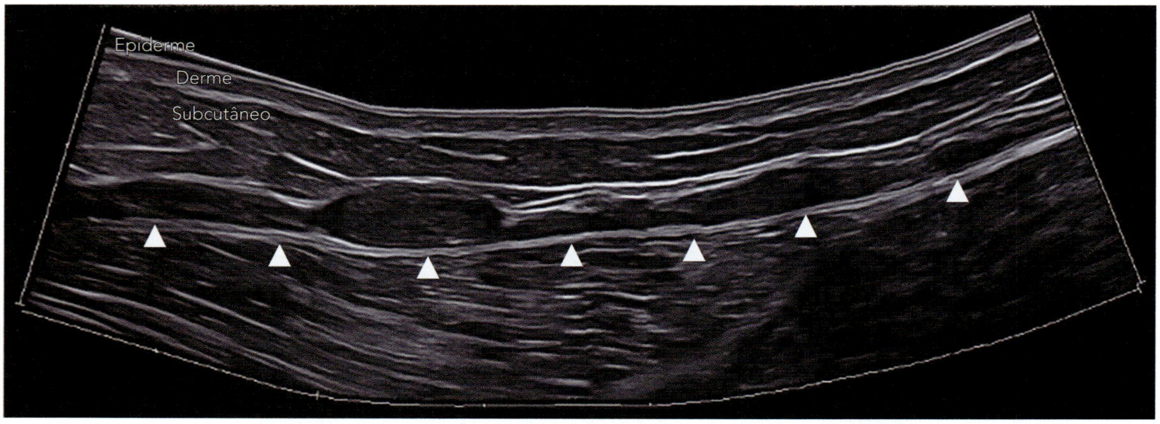


FIGURA 16 Imagem (panorâmica modo B 24 MHz) demonstrando neurofibroma plexiforme nodular caracterizado por espessamento nodular e múltiplos nódulos hipoecogênicos acompanhando o trajeto do nervo fibular, com aspecto em "saco de vermes" (cabeças de seta).

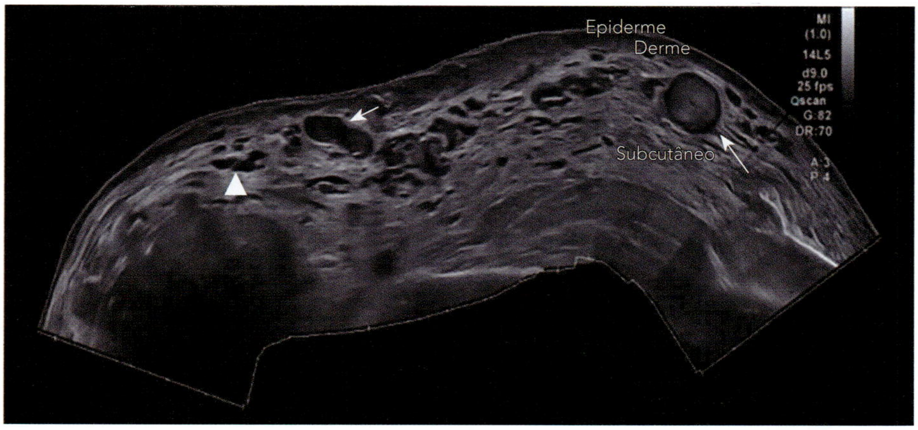


FIGURA 17 Imagem (panorâmica modo B 24 MHz) de flanco/glúteo direito demonstrando neurofibroma difuso plexiforme (lesão da mesma paciente da Figura 11), caracterizado por extensa massa sólida hiperecoica; margens irregulares e limites imprecisos, com múltiplos nódulos hipoecogênicos (setas: sinal do alvo) e pedículos vasculares com extenso calibre (cabeça de seta).

## Schwannoma

- **Sinônimos:** neurinoma, neurilemoma.
- **Origem:** neoplasia benigna das células de Schwann, contida por cápsula de epineuro e de localização *excêntrica ao nervo*, sendo geralmente (90%) solitário/esporádico, e poucos são relacionados à neurofibromatose tipo 2 (NF 2).
- **Aspectos clínicos:** mais comum que neurofibroma. Responsável por cerca de 5% dos tumores benignos de partes moles, é caracterizado como lesão nodular palpável, com maior incidência de 20-30 anos. Ocorre principalmente na face extensora dos membros, em particular nos nervos ulnar e fibular comum.
- **Aspectos ultrassonográficos:** caracterizado como lesão nodular ou massa bem delimitada, hipoecogênica, ovalada ou fusiforme, encapsulada, em continuidade mas excêntrica ao nervo. Pode apresentar reforço acústico posterior e mais comumente o sinal do alvo (Figuras 18 a 20). Pode apresentar hemorragia (5%) e calcificações ou degenerações císticas, raras, em lesões antigas.

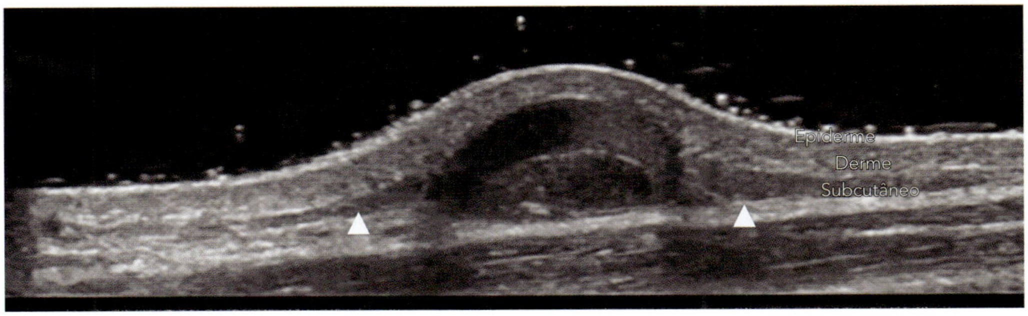


FIGURA 18 Imagem de ultrassom (modo B 18 MHz) em antebraço esquerdo (face extensora), plano sagital/longitudinal, demonstrando schwannoma caracterizado por lesão nodular sólida hipoecogênica, localizado na face extensora do antebraço, com o *split-fat sign* (cabeças de seta).

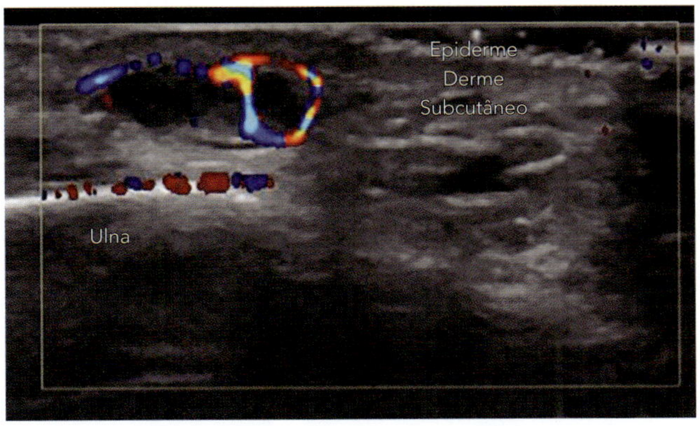


FIGURA 19 Imagem de ultrassom (Doppler colorido 18 MHz) de antebraço esquerdo (face extensora), plano sagital/longitudinal, demonstrando schwannoma caracterizado por lesão nodular sólida hipoecogênica com vascularização interna e periférica ao Doppler, localizado na face extensora do antebraço.

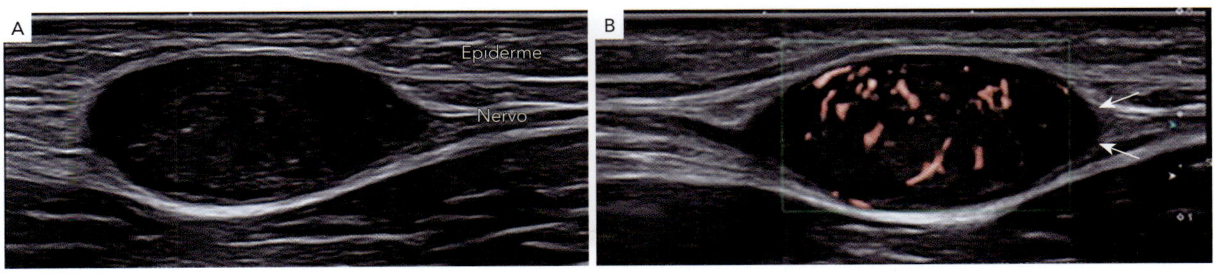


FIGURA 20 Imagens de ultrassom (A: modo B e B: Doppler SMI 24 MHz), plano sagital/longitudinal, demonstrando schwannoma caracterizado por lesão nodular sólida hipoecogênica excêntrica aos fascículos, com contornos bem definidos (setas) e hipervascularização ao Doppler.

### Tumores malignos de bainha dos nervos periféricos

- **Origem:** neoplasia maligna que geralmente acomete nervos maiores, como o ciático e plexos braquial e sacral. Podem estar relacionados a NF1 ou a antecedente de radioterapia.
- **Aspectos clínicos:** maior incidência entre 20-50 anos, representando 5-10% dos sarcomas de partes moles. São geralmente mais sintomáticos que lesões benignas.
- **Aspectos ultrassonográficos:** apresentam-se como lesões nodulares expansivas, fusiformes, com espessamento do epineuro e do perineuro proximal e distal à lesão. Geralmente possuem grandes dimensões, acima de 5 cm, são mais vascularizados e heterogêneos, com áreas císticas ou liquefeitas de necrose, e com margens mal definidas (Figura 21). Comumente não apresentam o sinal do alvo, mas podem apresentar reforço acústico posterior.

### Hamartoma fibrolipomatoso

- **Origem:** neoplasia benigna de etiologia desconhecida caracterizada por infiltração do epineuro e perineuro por tecido fibroadiposo.
- **Aspectos clínicos:** massa localizada e amolecida e de crescimento lento. Geralmente ocorre em membros superiores (80-90%) e mais comumente acomete o nervo mediano (80%), podendo cursar com sintomas de síndrome do túnel do carpo e macrodactilia (macrodistrofia lipomatosa). Outros, mais raros, podem acometer o nervo ulnar próximo ao canal de Guyon e determinar atrofia em seu território.
- **Aspectos ultrassonográficos:** caracterizado por espessamento neural com aspecto de "cabo coaxial" no plano transversal com tecido adiposo hiperecoico circundando os fascículos hiperecoicos (Figura 22).

### Hanseníase

- **Sinônimo:** doença de Hansen.
- **Origem:** doença infecciosa granulomatosa crônica causada pelo *Mycobacterium leprae*, com tropismo para pele e nervos, que acomete nervos periféricos e cutâneos, endêmica em países tropicais e subtropicais. Geralmente acomete nervos periféricos superficiais, pois o agente prolifera mais em menores temperaturas, tais como ulnar (principalmente acima do epicôndilo medial), mediano, radial, tibial e fibular comum.
- **Aspectos clínicos:** incluem sintomas neurológicos diversos na dependência do nervo acometido, desde paralisias a redução de sensibilidade e parestesias, o que facilita a ocorrência de infecções e lesões mutilantes. Podem ocorrer neurites agudas e lesões do tipo eritema nodoso, estas em qualquer lugar do corpo. Existem duas formas polares, além de formas intermediárias, assim caracterizadas:

1. **Virchowiana:** resposta branda ou inexistente a micobactéria, podendo esta se multiplicar. Normalmente os nervos estão mais conservados.
2. **Tuberculoide:** intensa resposta imune a micobactéria, determinando a destruição de fascículos com espessamento do epineuro e do perineuro.

- **Aspectos ultrassonográficos:** em quadros iniciais, o exame ultrassonográfico pode ser normal. Alterações

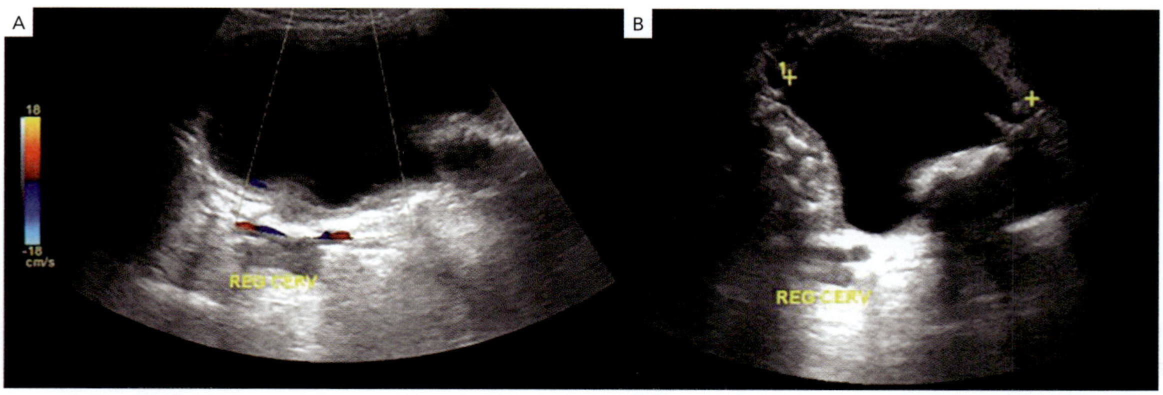


FIGURA 21 Imagens de ultrassom (A: Doppler colorido e B: modo B 8 MHz) demonstrando lesão heterogênea com áreas císticas de permeio e reforço acústico posterior, medindo cerca de 10 x 8 cm, localizada em região cervical paravertebral profunda, de crescimento rápido, em paciente com neurofibromatose.

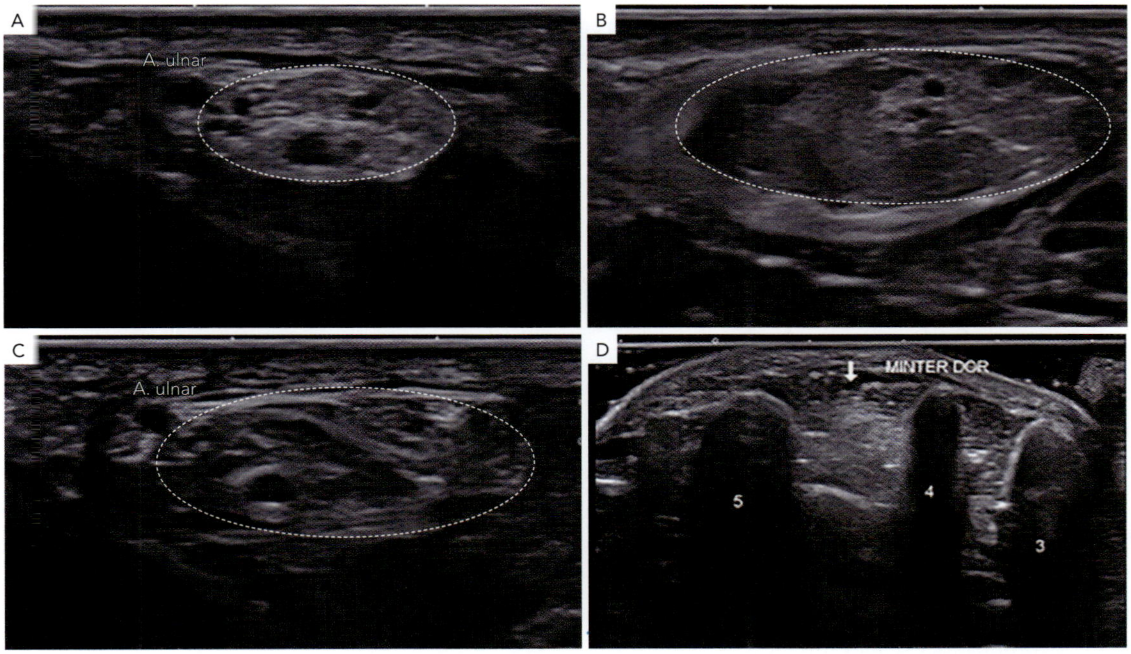


FIGURA 22 Imagens de ultrassom (modo B 24 MHz) demonstrando tumor fibrolipomatoso do nervo ulnar (linha tracejada branca), comprometendo seus ramos superficial e profundo, com consequente atrofia muscular interóssea associada (seta). (A-C) Punho em face ventral, plano axia/transversal. (D) Mão em face dorsal, plano axial/transversal.

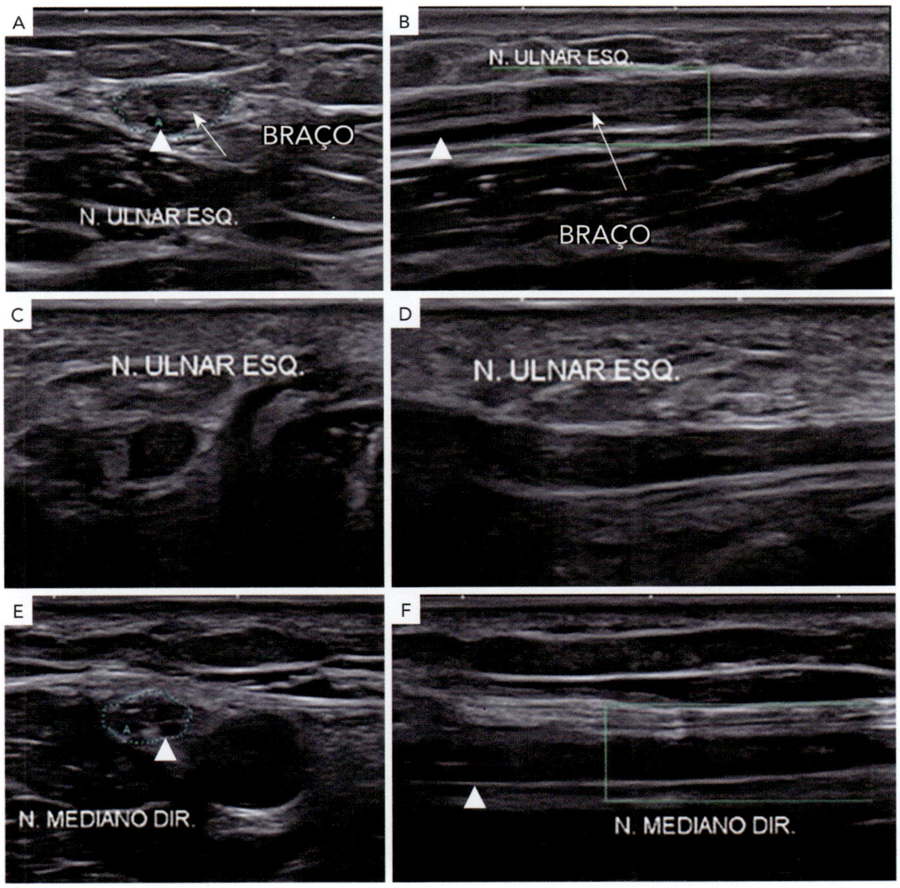


FIGURA 23 Imagens de ultrassom (24MHz) em paciente com diagnóstico de hanseníase crônica, evidenciando aspecto heterogêneo dos nervos periféricos, com espessamento/edema de fascículos (cabeças de seta) dos nervos ulnar supracubital e mediano, hipoecogenicidade difusa no segmento infracubital do nervo ulnar e áreas hiperecogênicas (setas) no nervo ulnar por espessamento do perineuro (depósito de colágeno). (A, C e E) Modo B, plano axial/transversal. (B e F) Doppler SMI e (D) modo B, plano sagital/longitudinal.

comuns podem incluir os achados na pele, com lesões do tipo eritema nodoso (ver Capítulo 13) e redução da ecogenicidade da derme e aumento do subcutâneo, além de lesões neurais. Comumente se observa espessamento difuso de nervos periféricos superficiais, que podem apresentar-se hipo ou hiperecogênicos, com ou sem perda do padrão fascicular habitual, com vascularização variável ao Doppler, na dependência do grau de inflamação, edema e esclerose (Figura 23). Em casos de neurites agudas, observa-se hipervascularização, que pode ser intraneural ou circunjacente. Abscessos e linfonodomegalias podem estar associados.

## Perineuromas ou perineuriomas

- **Origem:** grupo raro de neoplasias benignas da bainha do nervo compostas, exclusivamente, por células com diferenciação perineural.
- **Aspectos clínicos:** cursam com fraqueza muscular, assimetria de membros ou massas profundas. Existem três categorias:

1. ***Perineurioma intraneural (PI):*** proliferação de células perineurais de formato fusiforme ocorre no corpo de um tronco nervoso, em pacientes abaixo dos 30 anos de idade com espessamento segmentar e disfunção de um tronco nervoso periférico de uma extremidade.
2. ***Perineurioma de partes moles:*** subcutâneo das extremidades e da cintura escapular ou pélvica e do tronco, 30% dos casos envolvem partes moles mais profundas, incluindo alguns localizados na cavidade peritoneal.
3. ***Perineurioma esclerosante:*** apresenta-se como pápula, nódulo ou pequeno tumor indolor, da cor da pele, mais em mãos, não associado a nervo específico periférico.

- **Aspectos ultrassonográficos:** variável de acordo com as categorias, os perineuriomas intraneurais cursam como espessamento neural hipoecogênico e fusiforme (Figura 24). Os demais podem se apresentar como nódulos sólidos em distintas camadas.

# CONCLUSÃO

O ultrassom de alta resolução é o melhor método para avaliação de nervos periféricos, auxiliando na caracterização de neuropatias e outras patologias, definindo o exato local de lesões e permitindo diagnóstico diferencial *in vivo*, sem necessidade de biópsias.

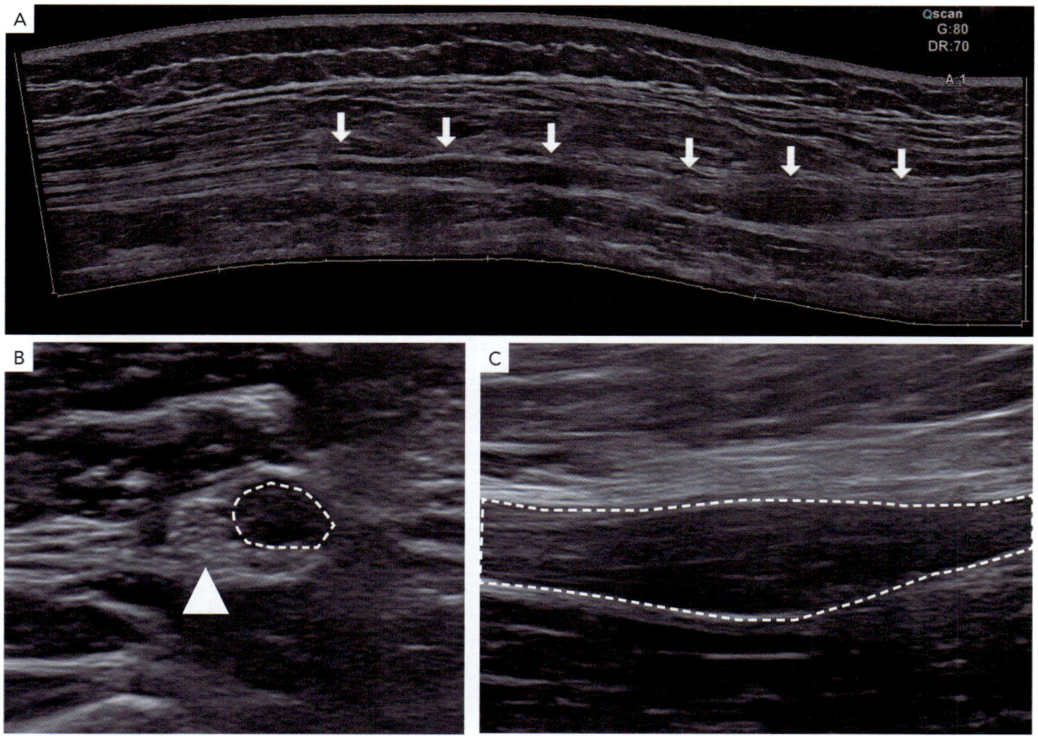


FIGURA 24 Imagens de ultrassom demonstrando perineurioma intraneural acometendo o nervo tibial posterior na coxa, caracterizado como espessamento neural fusiforme (A: setas e C: linha tracejada) e hipoecogênico (B: linha tracejada). Padrão mantido do nervo fibular comum (B: cabeça de seta). (A) Imagem modo B 14 MHz panorâmica, plano sagital/longitudinal. (B) Plano axial/transversal e (C) longitudinal/sagital, modo B 24 MHz.

## BIBLIOGRAFIA


1. Tovo Filho R, Carnevale FC, Curi TZ, Tovo FM, da Costa Pereira Cestari S, Vaz de Oliveira Bomtempo AP, et al. Surgery combined with embolization in the treatment of plexiform neurofibroma: case report and literature review. JAAD Case Reports. 2020;6(5):462-4.
2. Wortsman X. Atlas of dermatologic ultrasound. Springer; 2018.
3. Raffin D, Zaragoza J, Georgescou G, Mourtada Y, Maruani A, Ossant F, et al. High-frequency ultrasound imaging for cutaneous neurofibromas in patients with neurofibromatosis type I. Eur J Dermatology. 2017;27(3):260-5.
4. Zattar L, Viana PCC, Cerri GG, Godoy LF de S. Radiologia diagnóstica prática: manual da residência do Hospital Sírio-Libanês. Barueri: Manole; 2017.
5. Lugão HB, Frade MAC, Marques-Jr W, Foss NT, Nogueira-Barbosa MH. Ultrasonography of leprosy neuropathy: a longitudinal prospective study. PLoS Negl Trop Dis. 2016;10(11):e0005111.
6. Vadapalli RMS V, Ak M, Yerasu M, Kr H V. Many imaging faces of Hansen's disease on MRI and MR neurography revisited. In: ECR 2015. 2015. p.1-27.
7. Echeverría-García B, Borbujo J, Alfageme F. The use of ultrasound imaging in dermatology. Actas Dermosifiliogr. 2014;105(10):887-90.
8. Wortsman X, Jemec GBE. Dermatologic ultrasound with clinical and histologic correlations. Springer; 2013. p.1-623.
9. Zaidman CM, Seelig MJ, Baker JC, Mackinnon SE, Pestronk A. Detection of peripheral nerve pathology: comparison of ultrasound and MRI. Neurology. 2013;80(18):1634-40.

# 9

# DIAGNÓSTICO E ESTADIAMENTO DE NEOPLASIAS CUTÂNEAS

Luciana Zattar
Marina Sahade
Francisco Belfort

## INTRODUÇÃO

As neoplasias cutâneas são as mais prevalentes no mundo, e podem ser divididas em câncer de pele não melanoma, o tipo de câncer mais frequente do Brasil, e melanoma, representado apenas por 4%, um tumor raro, mas responsável por 75% da mortalidade relacionada ao câncer de pele. Todos esses, se cedo detectados e tratados precocemente, apresentam altos índices de cura. Sua correta caracterização é, então, imprescindível para o melhor manejo, menor morbidade e maior sobrevida dos pacientes.

Hoje, um dos grandes aliados na identificação e caracterização de tumores cutâneos, bem como de outras lesões de pele, é o ultrassom. Os mais recentes equipamentos que aliam transdutores lineares de alta frequência e novas tecnologias de pós-processamento possibilitam uma avaliação mais acurada e diagnósticos bastante precisos das neoplasias de pele. É possível a definição *in vivo*, não invasiva e em tempo real das lesões, com imagens, informações e detalhamento sem precedentes, muito superiores a outros métodos de imagem.

## PRINCIPAIS TIPOS DE TUMORES CUTÂNEOS

Pode-se caracterizar o tipo de câncer de pele, diferenciando as principais histologias, com o uso do ultrassom de alta frequência. Trata-se de uma ferramenta confiável ainda para a predição de subtipos histológicos com alto risco de recorrência, especialmente no carcinoma basocelular, achado importante na avaliação pré-tratamento, sobretudo em áreas de difícil ressecção, como em cabeça e pescoço.

Os principais tumores de pele podem ser divididos, didaticamente, de acordo com a camada da pele acometida ou a estrutura de origem, conforme pode ser visto no Quadro 1.

**QUADRO 1** Divisão dos principais tumores de pele de acordo com a camada da pele acometida ou a estrutura de origem

| Origem epidérmica |
|---|
| Melanoma |
| Não melanoma:<br>▪ Carcinoma basocelular (CBC)<br>▪ Carcinoma espinocelular (CEC)<br>▪ Carcinoma de Merkel |
| **Componentes dérmicos** |
| Dermatofibrosarcoma protuberans (DFSP) |
| Sarcoma de kaposi |
| **Apêndices/anexos cutâneos** |
| **Linfomas cutâneos** |

Neste capítulo serão abordadas as neoplasias cutâneas mais comuns e representativas, iniciando pelos tumores não melanoma, por sua maior prevalência.

As neoplasias cutâneas apresentam características diagnósticas não específicas à ultrassonografia de alta resolução, mas o exame traz informações relevantes para conduta.

## Não melanoma

São os tumores de pele mais comuns. Estimam-se 160 mil novos casos ao ano no Brasil; cerca de 3/4 desses casos são representados pelo carcinoma basocelular (CBC), e cerca de 1/4 pelo carcinoma espinocelular (CEC), estando relacionados à exposição solar crônica e acumulada e ao envelhecimento. Existem outros subtipos raros, que também serão comentados a seguir.

### Carcinoma basocelular

- **Definição**: o carcinoma basocelular (CBC) é uma neoplasia epitelial maligna com origem da epiderme mais profunda (*camada basal*). É o tumor de pele mais comum, perfazendo cerca de 75-80% dos cânceres cutâneos.
- **Achados clínicos**: tem apresentação clínica e comportamento variados, geralmente cursando como pápulas ou nódulos superficiais brilhantes, transparentes a róseos com telangiectasias e crescimento lento (Figura 1). Subtipos: nodular (60%), superficial (30%), morfeiforme (5-10%) e outros. São comuns em pessoas de pele clara com história de exposição solar, especialmente na região da cabeça e pescoço.
- **Achados ultrassonográficos**: na imagem apresenta-se como lesão hipoecogênica dérmica ou subepidérmica com pontos hiperecogênicos de permeio (Figura 2), que correspondem a agrupamentos compactos de células neoplásicas. Ao Doppler possui vascularização discreta/moderada no interior ou profunda, e vasos de baixa velocidade (Figura 3).

O exame de ultrassom pode predizer subtipos histológicos do CBC, com base no número de pontos hiperecogênicos e na presença de cistos (áreas anecogênicas) no interior da lesão. Quando houver mais que 7 desses pontos (Figura 4), maior será a chance de estarmos diante de subtipos mais agressivos ou mais invasivos, com maior risco de recorrência ou recidiva local, que incluem: micronodular, esclerosante, morfeiforme e metatípico. Já a presença de áreas císticas (Figura 5) aponta para a possibilidade de diferenciações císticas ou adenoides.

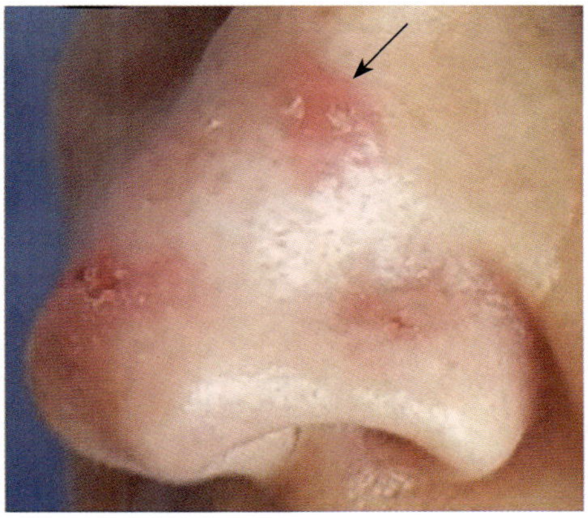

FIGURA 1 Aspecto clínico clássico de lesão de carcinoma basocelular no dorso nasal à esquerda, caracterizado como nódulo superficial brilhante, róseo e telangiectasias (seta).

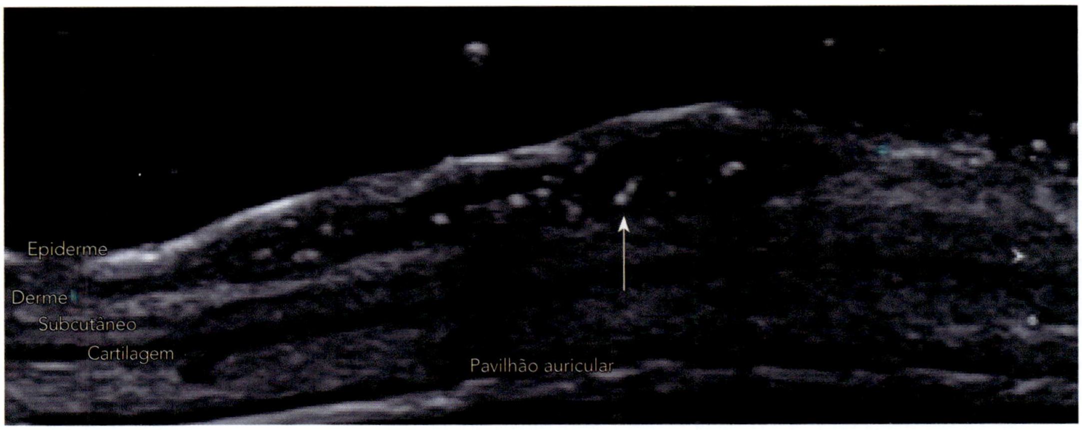


FIGURA 2 Aspecto ultrassonográfico (modo B 33 MHz), plano sagital/longitudinal, clássico de carcinoma basocelular retroauricular, caracterizado como lesão hipoecogênica dérmica ou subepidérmica com múltiplos pontos hiperecogênicos de permeio (seta).

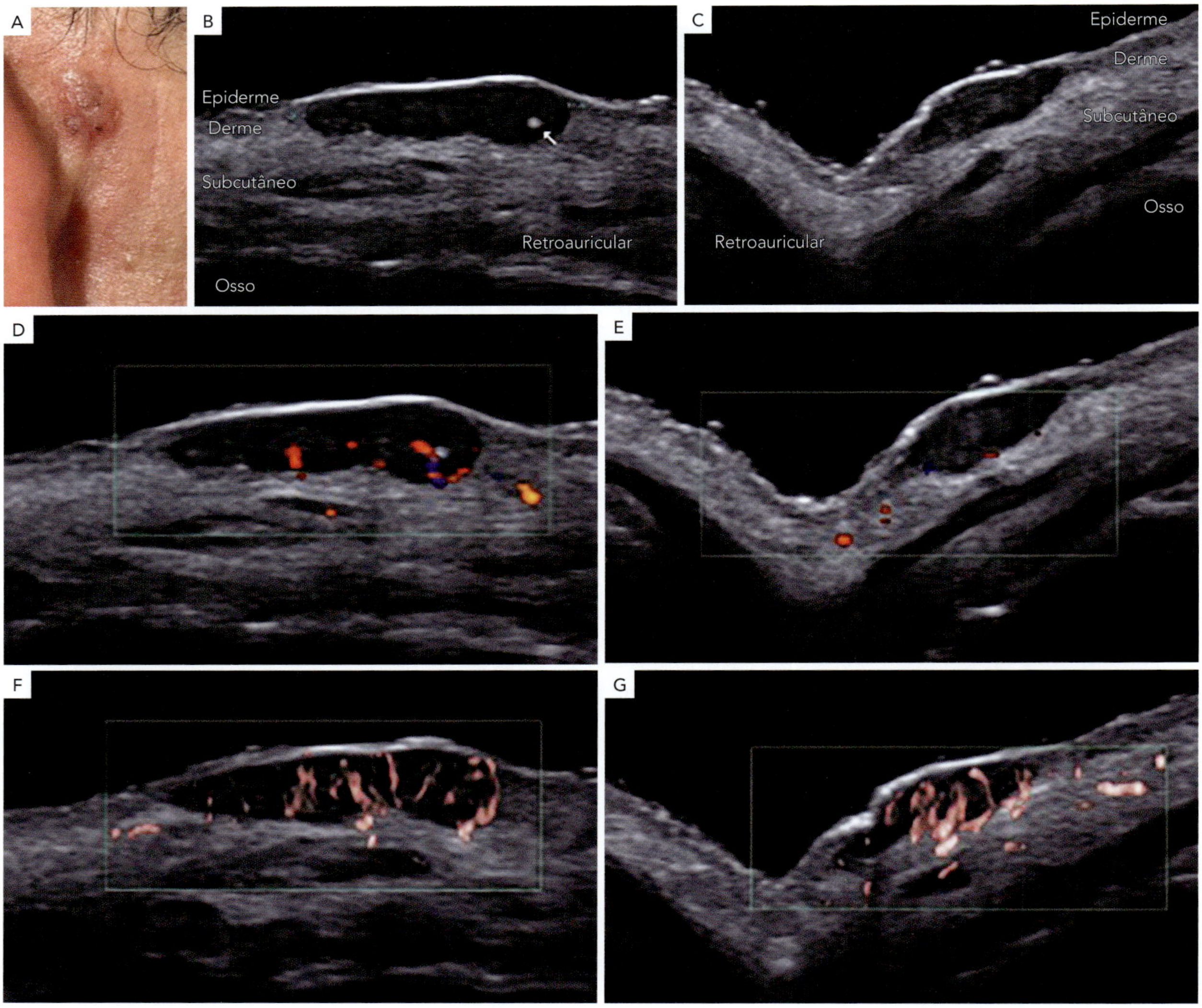


FIGURA 3 Imagem clínica (A) e de ultrassom [modo B (B e C), Doppler colorido (D e E) e SMI (F e G) 24 MHz] de carcinoma basocelular retroauricular, caracterizado como lesão hipoecogênica dérmica ou subepidérmica com pequeno ponto hiperecogênico de permeio (seta), favorecendo a possibilidade de lesão menos agressiva, com vascularização discreta profunda ao Doppler colorido, mais bem caracterizada a microcirculação com o Doppler SMI. (B, D e F) Plano sagital/longitudinal. (C, E e G) Plano axial/transversal.

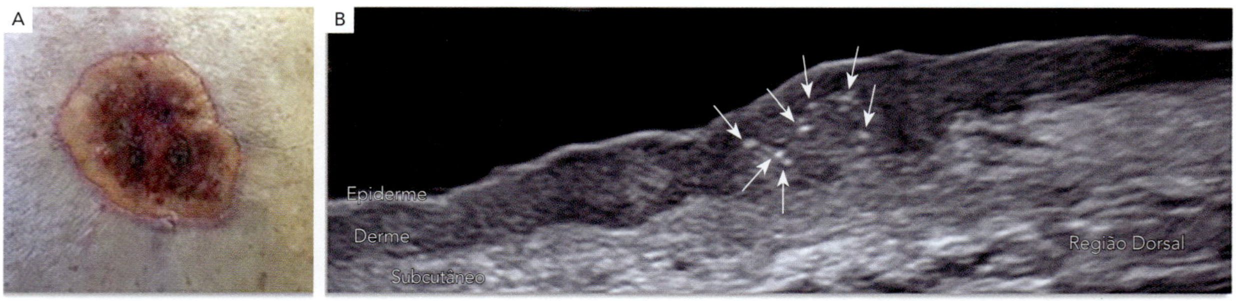


FIGURA 4 Carcinoma basocelular no dorso de paciente idoso, caracterizado como lesão hipoecogênica dérmica ou subepidérmica com múltiplos pontos hiperecogênicos de permeio (setas), favorecendo a possibilidade de lesão mais invasiva, com maior chance de recidiva. Observe que no local do maior número de pontos a borda da lesão é mais indistinta/invasiva. (A) Imagem clínica. (B) Ultrassom (modo B 24 MHz), plano axial/transversal.

## Carcinoma espinocelular

- **Definição**: o carcinoma espinocelular (CEC), também chamado de carcinoma de células escamosas, é uma neoplasia epitelial maligna com origem da epiderme mais superficial (*camada espinhosa*). É um tumor de pele mais agressivo, segundo tipo mais comum, perfazendo cerca de 20% dos cânceres cutâneos. Quando *in situ*, é chamado de doença de Bowen.
- **Achados clínicos**: também possui apresentação clínica e comportamento variados. Geralmente são manchas avermelhadas persistentes, lesões espessas, descamativas e irregulares. Podem ser elevadas, ter crostas, sangramento e ulcerações (Figura 6). Ocorrem em áreas do corpo expostas ao sol, como rosto, orelhas, pescoço, lábios e dorso das mãos. Também pode se desenvolver em cicatrizes antigas ou feridas crônicas da pele e, às vezes, iniciar-se em queratoses actínicas.
- **Achados ultrassonográficos**: na imagem apresenta-se como lesão hipoecogênica subepidérmica, com maior invasão, vascularização moderada mista interna e periférica ao Doppler (Figura 7).

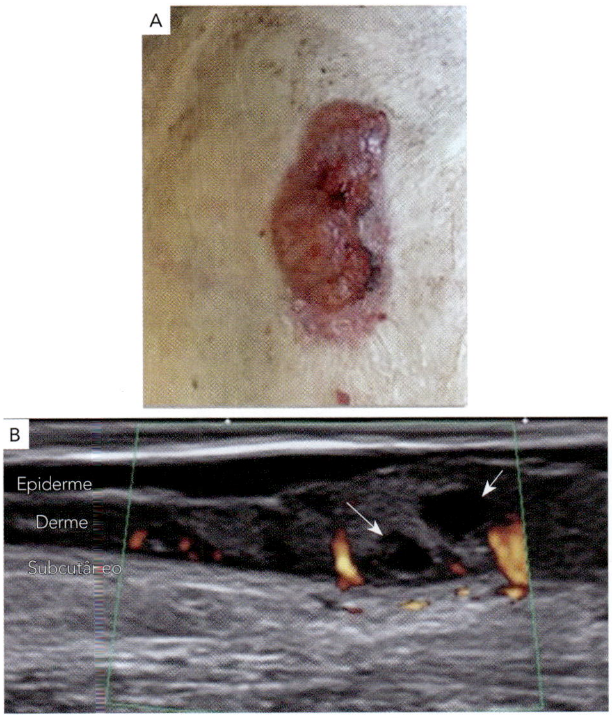


FIGURA 5 Lesão de carcinoma basocelular no flanco esquerdo de paciente idoso, caracterizado como lesão hipoecogênica dérmica ou subepidérmica com áreas anecogênicas/císticas de permeio (setas), favorecendo a possibilidade das diferenciações cística e adenoide do carcinoma basocelular. Observe o padrão de vascularização profunda da lesão com vasos de baixa velocidade. (A) Imagem clínica. (B) Ultrassom (*power* Doppler 24 MHz), plano sagital/longitudinal.

## Dermatofibrossarcoma *protuberans* (DFSP)

- **Definição**: tumor mesenquimal fibroblástico/miofibroblástico maligno de grau intermediário com origem na derme. É o sarcoma cutâneo mais comum, perfazendo cerca de 6% dos tumores de partes moles.

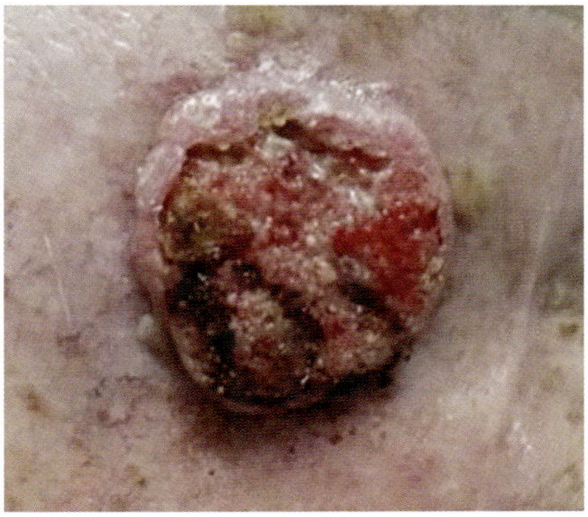

FIGURA 6 Aspecto clínico clássico de lesão de carcinoma espinocelular em região pré-auricular à direita, caracterizado como lesão exofítica, irregular, com crostas e ulcerações.

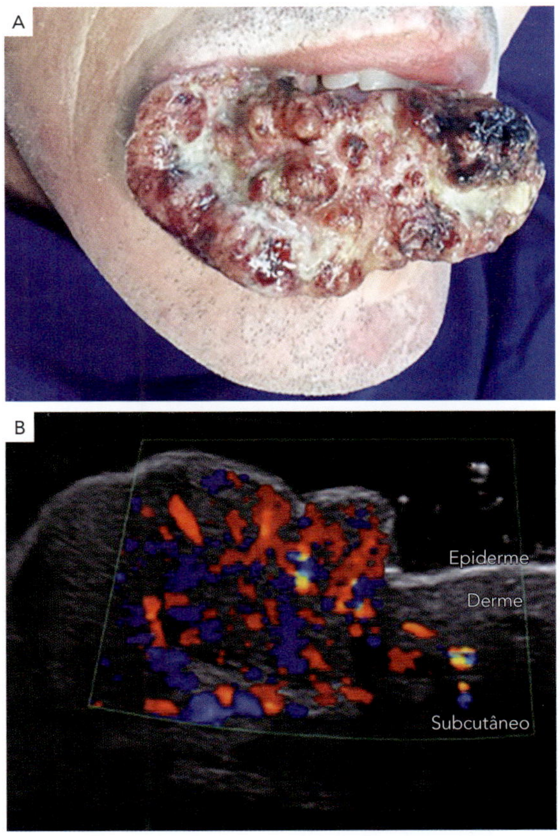


FIGURA 7 Lesão de carcinoma espinocelular no lábio inferior, caracterizado como lesão hipoecogênica dérmica ou subepidérmica exofítica e infiltrativa, com intensa vascularização interna ao Doppler. (A) Imagem clínica. (B) Ultrassom (Doppler colorido 24 MHz), plano longitudinal/axial.

- **Achados clínicos**: tem apresentação clínica inespecífica, podendo ser similar a um queloide, placa ou nódulo endurecido, róseo, assintomático e firme (Figura 8), com comportamento geralmente indolente, de crescimento lento, podendo ulcerar. Ocorre mais comumente na parede torácica/tronco (50%) e extremidades, em adultos de 20-50 anos e principalmente em homens.

Extensão difícil de prever com base apenas no exame clínico.

- **Achados ultrassonográficos**: na imagem aparece como lesão hipoecogênica, bem delimitada e com bordas lobuladas, áreas de maior hipoecogenicidade e vascularização moderada interna e periférica. Pode apresentar reforço acústico posterior, interdigitações ao subcutâneo e hiperecogenicidade circunjacente (Figura 9).

## Sarcoma de Kaposi

- **Definição**: é uma neoplasia angioproliferativa maligna, com origem no endotélio vascular. Causado pelo herpes vírus humano tipo 8 (HHV-8).
- **Achados clínicos**: cursa como lesões eritematosas ou vinhosas, em placas, máculas ou nódulos elevados, geralmente na pele e subcutâneo dos membros inferiores ou face e tronco (Figura 10), e podem cursar com comprometimento linfonodal e visceral disseminado. Apresenta quatro variantes clínico-epidemiológicas:
  - Clássica ou esporádica.
  - Africano/endêmica.
  - Iatrogênica/imunossupressão (transplantados).

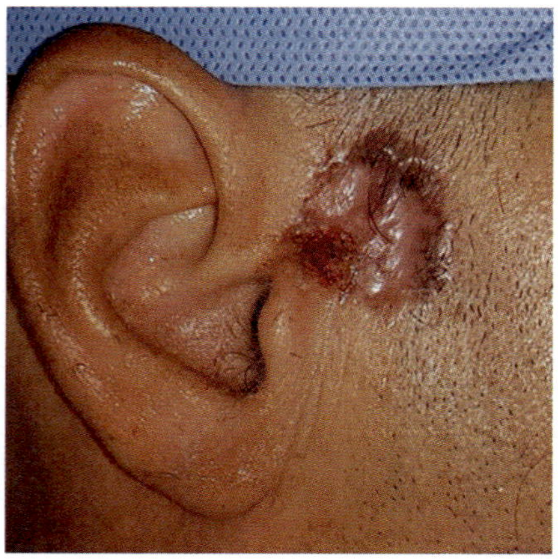

FIGURA 8 Aspecto clínico clássico de lesão de dermatofibrossarcoma *protuberans* em região pré-auricular à direita, caracterizada como lesão nodular rósea, algo exofítica, semelhante a um queloide, com área de ulceração.

  - Epidêmica/associada à infecção pelo vírus da imunodeficiência humana adquirida (HIV): apresenta-se de forma mais agressiva e pode ser o primeiro sintoma da síndrome da imunodeficiência adquirida (AIDS).

Sarcoma de Kaposi é a neoplasia mais comum associada ao HIV.

- **Achados ultrassonográficos**: na imagem apresentam-se como lesões sólidas e hipoecogênicas na derme ou então no subcutâneo. São nódulos homogêneos e circunscritos ou placas mais irregulares. Ao Doppler apresentam vascularização moderada, profunda em nódulos e mais escassa nas placas. A vascularização é mais pronunciada quando associado ao HIV. Pode ter ainda padrão de linfedema com densificação do subcutâneo e espessamento de septos interlobulares (Figura 11).

## Carcinoma de Merkel

- **Definição**: é um carcinoma cutâneo primário, raro e agressivo, com origem das células de Merkel (camada basal da epiderme), parte do sistema neuroendocrinoimunocutâneo.
- **Achados clínicos**: geralmente cursa como tumor nodular ou em placa, com rápido crescimento, assintomático e único, firme, da cor da pele a avermelhado. Ocorre principalmente em homens, com outras neoplasias cutâneas, e em áreas de exposição solar, como cabeça e pescoço (40-50%), tronco e membros. Apresenta alta incidência de recidiva local, acometimento linfonodal (20%), metástase a distância e alta taxa de letalidade.
- **Achados ultrassonográficos**: à imagem apresenta-se como lesão hipoecogênica na derme ou subcutâneo com intensa vascularização ao Doppler. Pode ter sinais de invasão de estruturas como músculos e ossos.

## Linfoma cutâneo

- **Definição**: neoplasia maligna que se origina dos linfócitos. Pode ser primário da pele, com melhor prognóstico, ou secundário à doença sistêmica. Representa 19% dos linfomas extranodais, sendo o segundo mais comum acometimento dos linfomas não Hodgkin, atrás apenas da manifestação no trato gastrointestinal. O acometimento cutâneo em linfomas de Hodgkin é incomum.
- **Achados clínicos**: cerca de 65% dos casos primários são constituídos por linfomas de células-T (LCT), que possuem manifestação clínica polimórfica. O subtipo mais comum do LCT é a micose fungoide (60%), e comumen-

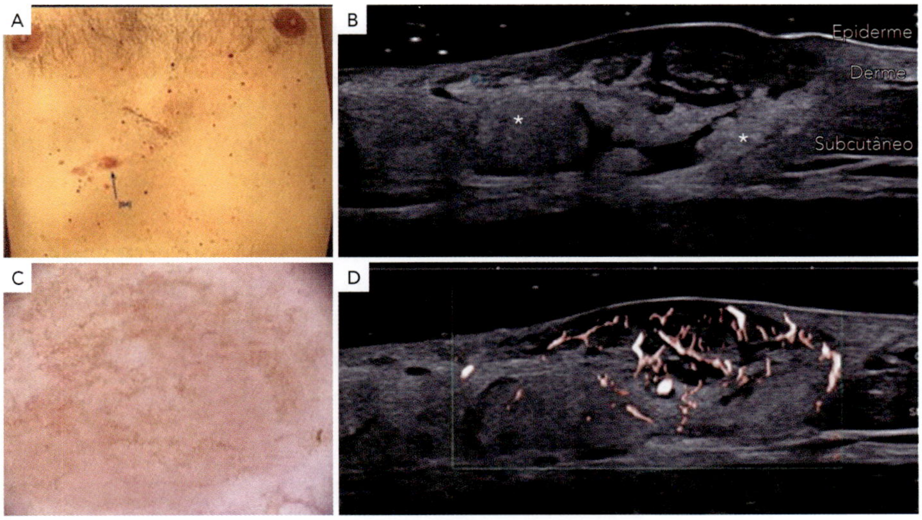


FIGURA 9 Lesão de dermatofibrossarcoma *protuberans* na transição toracoabdominal à direita, caracterizada como lesão hipoecogênica dérmica com áreas de maior hipoecogenicidade, interdigitações ao subcutâneo e hiperecogenicidade circunjacente (*) e com vascularização moderada interna e periférica ao Doppler. (A) Imagem clínica. (B) Ultrassom (24 MHz, modo B), plano axial/transversal. (C) Dermatoscopia. (D) Ultrassom (Doppler SMI), plano axial/transversal.

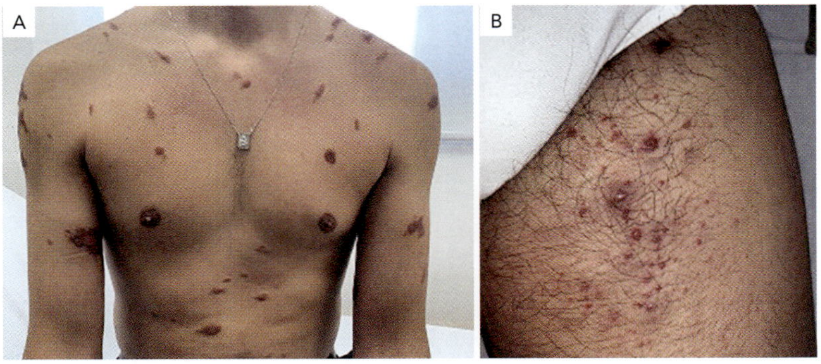


FIGURA 10 Aspecto clínico clássico de lesão de sarcoma de Kaposi em paciente com HIV, destacando-se placas vinhosas no tronco e membros superiores e nódulos elevados em membros inferiores.

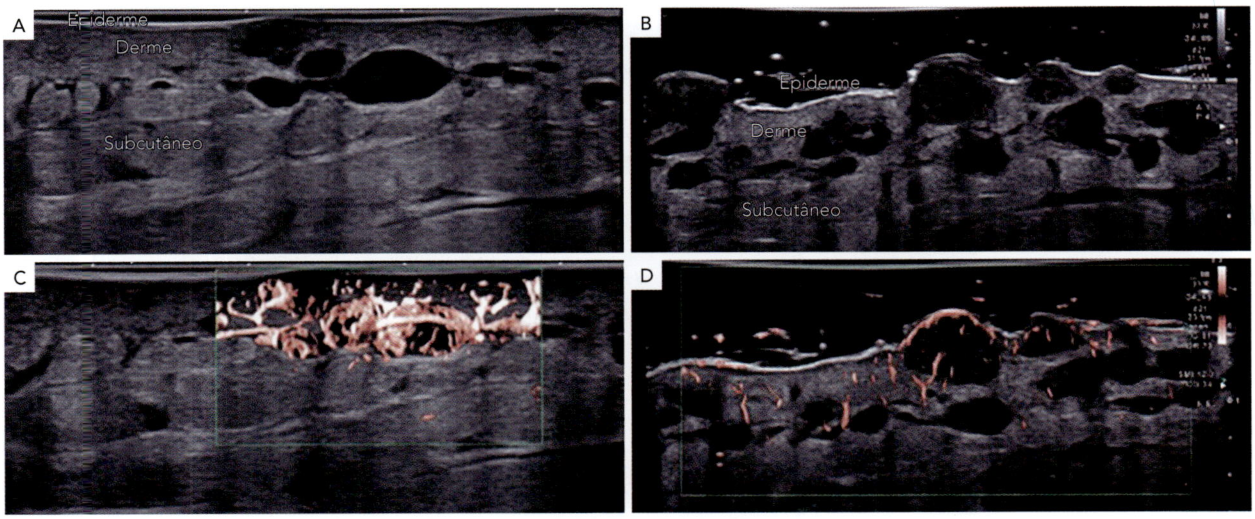


FIGURA 11 Lesões de sarcoma de Kaposi, caracterizadas como nódulos sólidos hipoecogênicos na derme e subcutâneo (A e B), com intensa vascularização ao Doppler SMI (C e D) e densificação/hiperecogenicidade difusa do subcutâneo. (A e B) Ultrassom (24 MHz, modo B), plano longitudinal/sagital. (C e D) Doppler SMI, plano longitudinal/sagital.

te aparecem como manchas eczematosas, placas espessas ou nódulos e massas na pele e subcutâneo com linfonodomegalias. O linfoma de células-B (LCB) representa 35% dos linfomas cutâneos primários e é geralmente monomórfico, cursando com nódulos solitários ou confluentes, eritematosos, em tronco, braços e cabeça. Em cerca de 25% dos casos de linfoma cutâneo primário observam-se manifestações extracutâneas, e em cerca de 50% dos linfomas sistêmicos pode-se ter manifestações cutâneas, sejam infiltrados malignos específicos ou infiltrados não específicos, como infecções cutâneas.

- **Achados ultrassonográficos**: à imagem a apresentação varia de acordo com os subtipos do linfoma, destacando-se os principais padrões:
  - ***Focal infiltrativo***: infiltrado hipoecoico irregular na derme e/ou subcutâneo (Figuras 12 a 14).
  - ***Nodular***: nódulos hipoecoicos circunscritos/indefinidos com vasos perpendiculares (Figura 15).
  - ***Pseudonódulos***: nódulos hipoecoicos polilobulados indefinidos.
  - ***Difuso infiltrativo***: área hiperecoica indefinida (derme e subcutâneo) com paniculite (Figura 16).

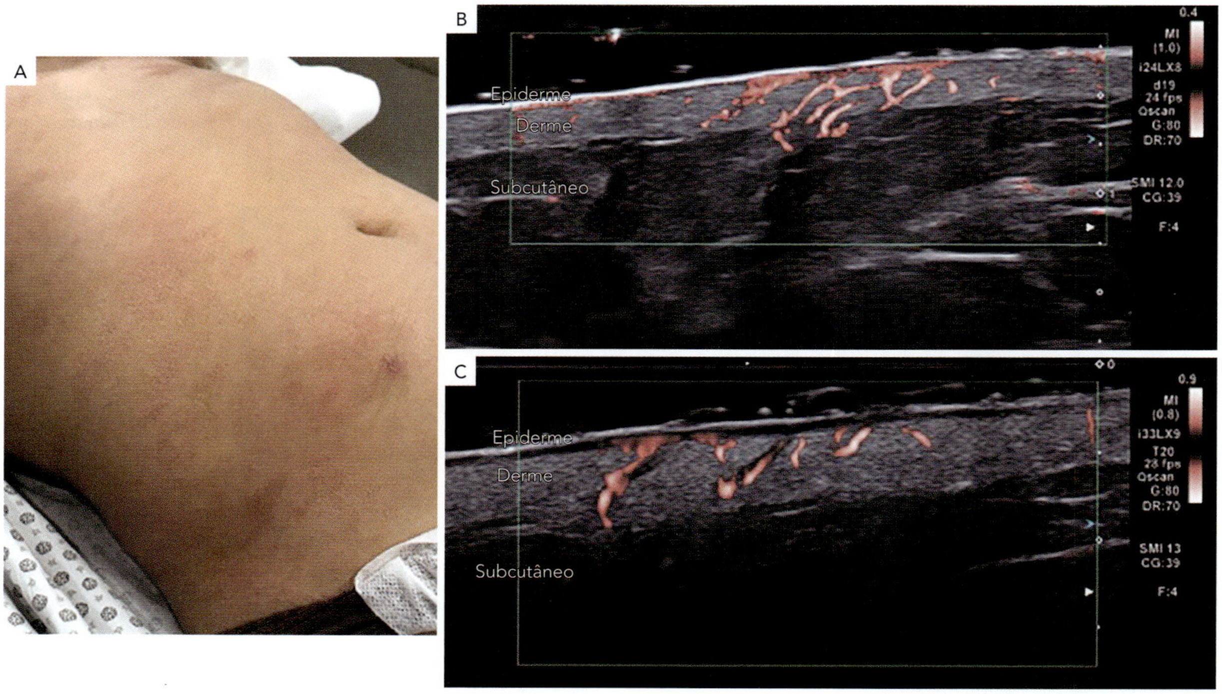


FIGURA 12 Lesão de linfoma cutâneo focal infiltrativo, do tipo micose fungoide, com lesões em abdome, caracterizado como infiltrado hipoecogênico subepidérmico/na derme com aumento da vascularização e vasos perpendiculares ao Doppler. (A) Imagem clínica. (B) Ultrassom (Doppler SMI 24 MHz), plano longitudinal/sagital. (C) Ultrassom (Doppler SMI 33 MHz), plano longitudinal/sagital.

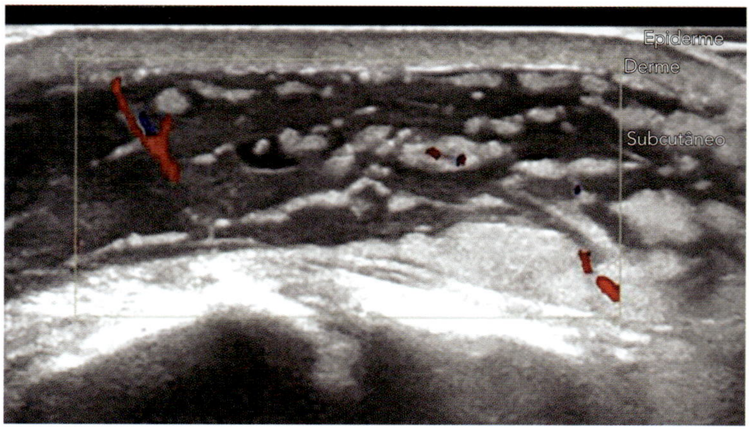


FIGURA 13 Imagem de ultrassom (Doppler colorido 14 MHz), plano longitudinal/sagital, de lesão em dorso do pé de linfoma cutâneo focal infiltrativo caracterizado como infiltrado hipoecogênico no subcutâneo sem significativo aumento da vascularização ao Doppler.

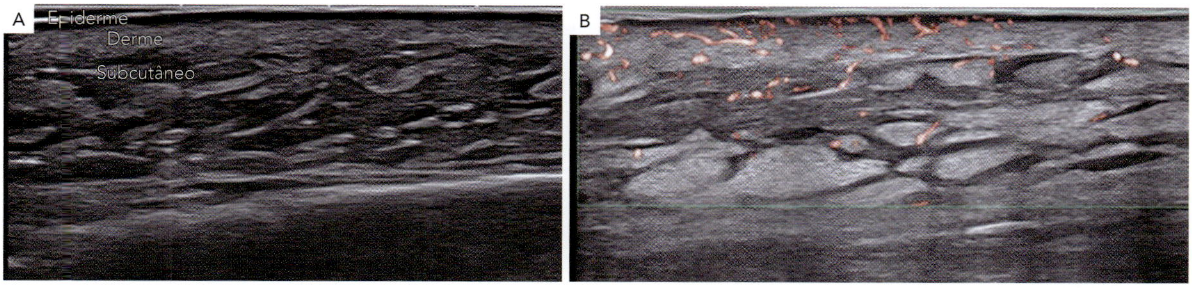


FIGURA 14 Imagens de ultrassom, plano longitudinal/sagital, de lesão de linfoma cutâneo focal infiltrativo em perna esquerda caracterizado como infiltrado hipoecogênico na derme e subcutâneo com aumento difuso da vascularização ao Doppler. (A) Modo B 24 MHz. (B) Doppler SMI 24 MHz.

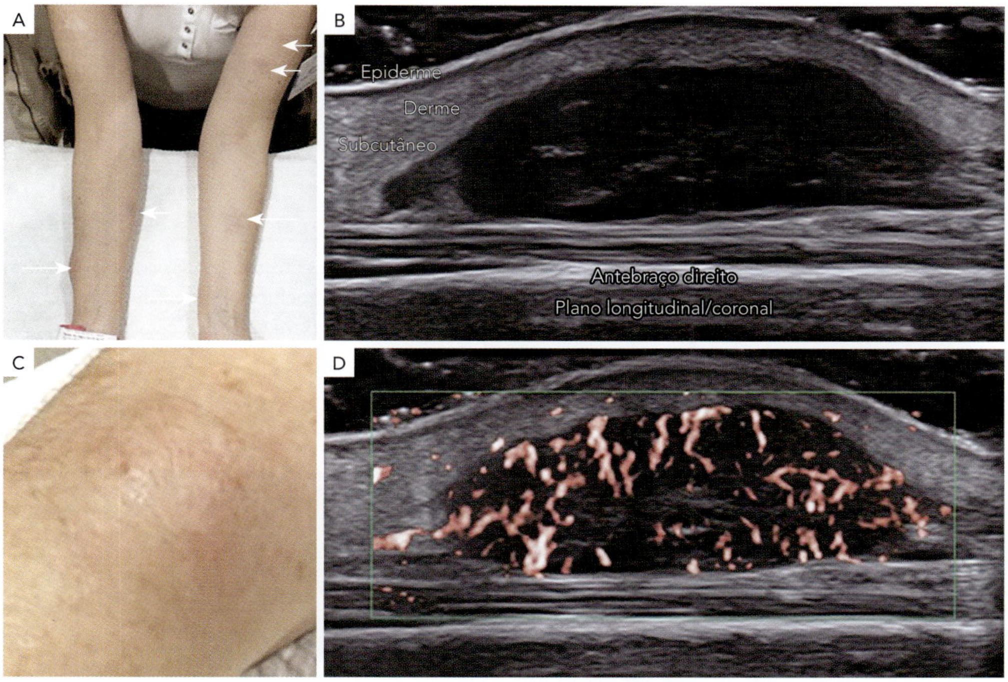


FIGURA 15 Imagens clínicas (A: setas e C) e de ultrassom (B: modo B 24 MHz e D: Doppler SMI 24 MHz) de lesão de linfoma cutâneo nodular caracterizado como nódulos hipoecoicos circunscritos e hipervascularizados com vasos perpendiculares ao Doppler.

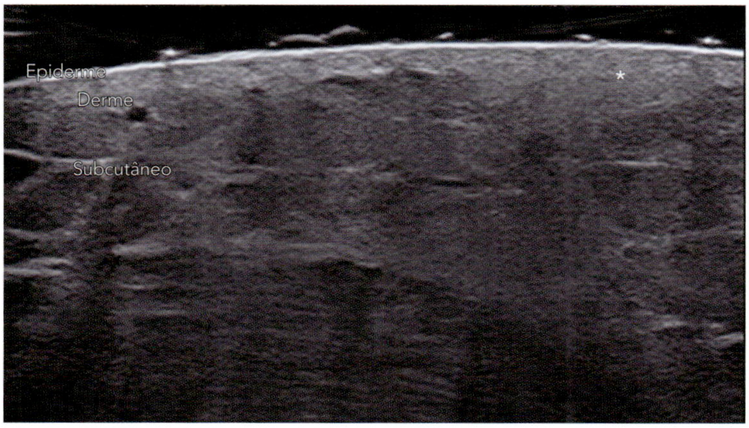


FIGURA 16 Imagem de ultrassom (modo B 24 MHz), plano transversal/axial, de lesão de linfoma cutâneo difuso infiltrativo em perna esquerda caracterizado como densificação e hiperecogenicidade difusa do subcutâneo com perda da interface com a derme (*) (padrão de paniculite).

## Melanoma

- **Definição**: neoplasia cutânea primária maligna com origem nos melanócitos na epiderme mais profunda. É um tipo raro de tumor, que está relacionado à exposição solar ocasional ou esporádica com queimaduras solares na infância, adolescência e em fase adulta jovem. No Brasil, estimam-se cerca de 8.500 novos casos ao ano.
- **Achados clínicos**: apresenta-se geralmente como lesão cutânea melanocítica assimétrica, com bordas irregulares, coloração com diferentes tons (Figura 17), mostrando rápido crescimento em diâmetro e mudanças evolutivas em curto espaço de tempo (1-3 meses). Pode apresentar sangramento. Este é o ABCDE das lesões suspeitas:
  - Assimetria.
  - Bordas irregulares.
  - Coloração variada.
  - Diâmetro (maior que 6 mm).
  - Evolução.
- **Achados ultrassonográficos**: à imagem apresenta-se como lesão subepidérmica/dérmica anecogênica, hipoecogênica ou com ecogenicidade irregular (associado a *nevus*). Ao Doppler apresenta vascularização intensa, estando a angiogênese diretamente relacionada ao risco de disseminação e metástases (Figura 18).

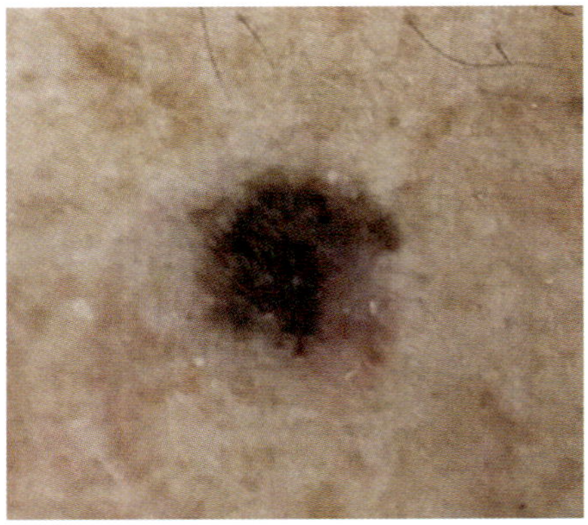

FIGURA 17 Aspecto clínico clássico de melanoma, destacando-se lesão melanocítica assimétrica, com bordas irregulares e coloração de diferentes tons.

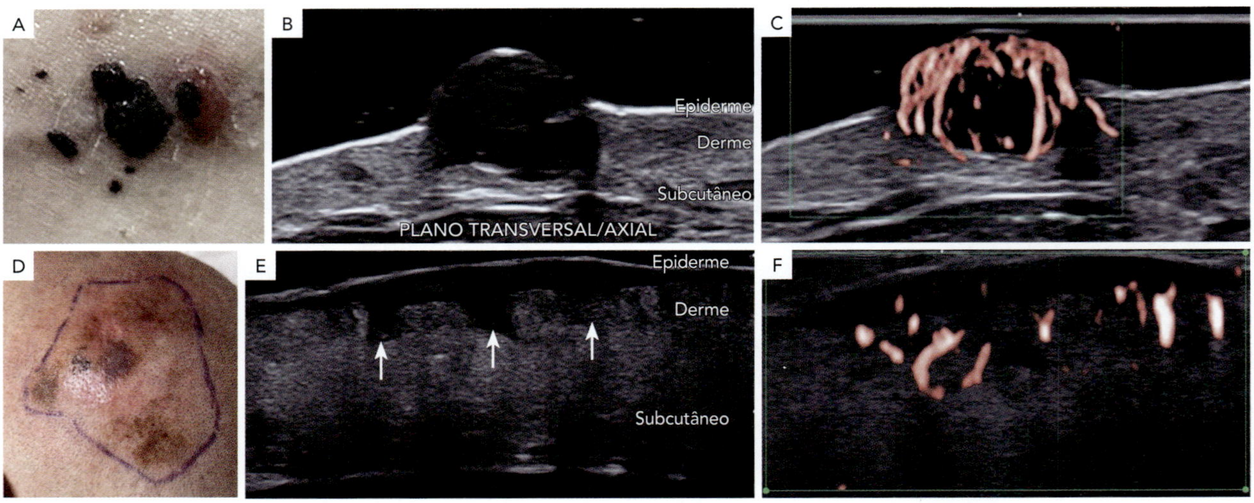


FIGURA 18 Lesões de melanoma. (A) Imagem clínica de melanoma na mama esquerda e imagens de ultrassom (B: modo B e C: Doppler SMI 24 MHz), plano axial/transversal, caracterizado como nódulo hipoecoico circunscrito epidérmico e dérmico, hipervascularizado ao Doppler. (D) Imagem clínica de melanoma em couro cabeludo e imagens de ultrassom (E: modo B e F: Doppler SMI 33 MHz), plano axial/transversal, caracterizado como lesão hipoecoica subepidérmica em placa, com interdigitações (setas) e vascularização profunda ao Doppler.

## Metástases

- **Definição**: são neoplasias cutâneas secundárias, que podem ser de origem hematogênica, linfática ou implantes. Representam 2% das neoplasias cutâneas, e ocorrem em 5% (0,7-10,4%) das "neoplasias internas".
- **Achados clínicos**: têm apresentação clínica de nódulos palpáveis em pacientes com antecedente de câncer, sendo os sítios primários mais comuns a neoplasia de mama em mulheres e o melanoma em homens. Ocorrem geralmente de meses a anos após o tumor primário (7[illegible]% após 5 anos). Outros possíveis sítios primários incluem o câncer de pulmão, colorretal, cabeça e pescoço (CEC), ovário, próstata, renal (carcinoma de células renais), pancreático, endometrial, gástrico, testículo e vesícula biliar.

> Lembre-se de que as neoplasias cutâneas também podem levar a metástases ou a doença secundária na pele.

- **Achados ultrassonográficos**: na imagem apresenta-se como nódulo único ou múltiplos pequenos nódulos menores que 2 cm, ou ainda como massas infiltrativas (Figuras 19 a 21).

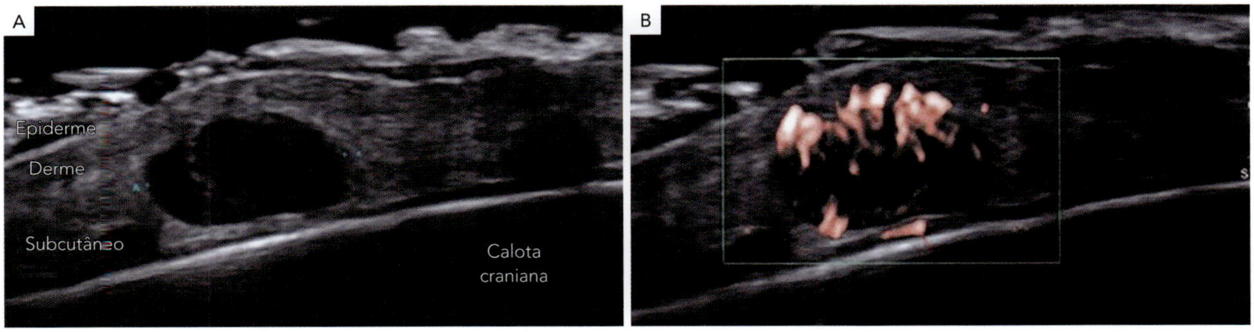


FIGURA 19 Metástase de melanoma em couro cabeludo, caracterizado como nódulo hipoecoico circunscrito no subcutâneo, hipervascularizado ao Doppler. Imagens de ultrassom modo B (A) e Doppler SMI 24 MHz (B), plano transversal/axial.

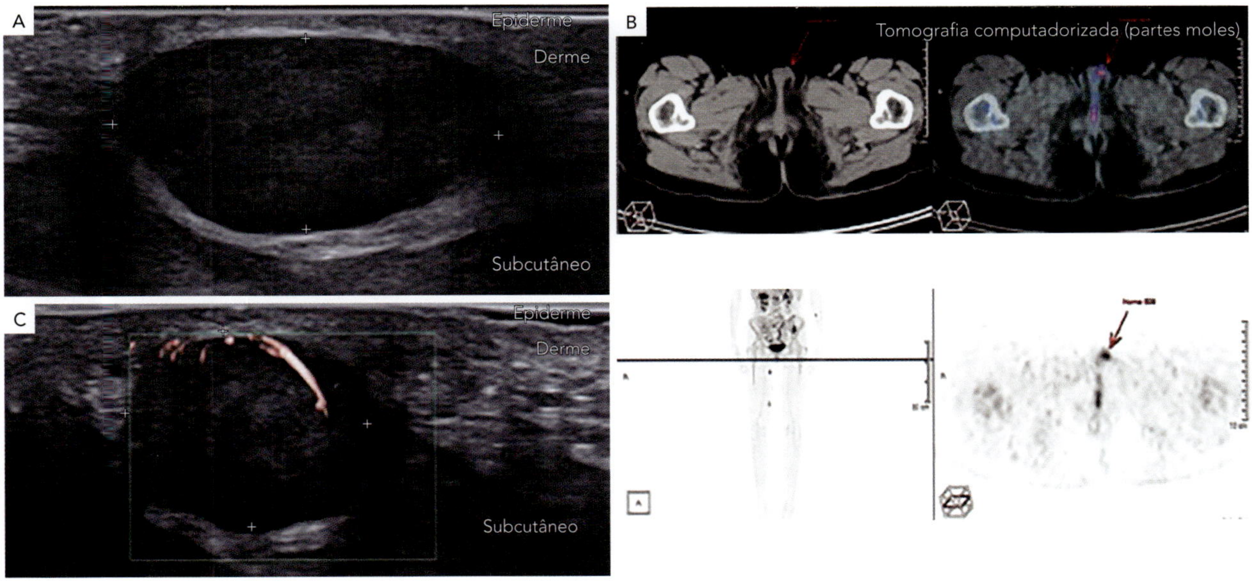


FIGURA 20 Imagens de ultrassom 24 MHz modo B (A) e Doppler SMI (C) demonstrando metástase de leiomiossarcoma uterino em região da vulva caracterizada como nódulo hipoecoico circunscrito no subcutâneo, com hiperecogenicidade circunjacente e vascularização interna escassa ao Doppler. Composição de imagens de tomografia computadorizada por emissão de prótons (PET-CT) (B) demonstrando captação suspeita na lesão metastática (setas vermelhas).

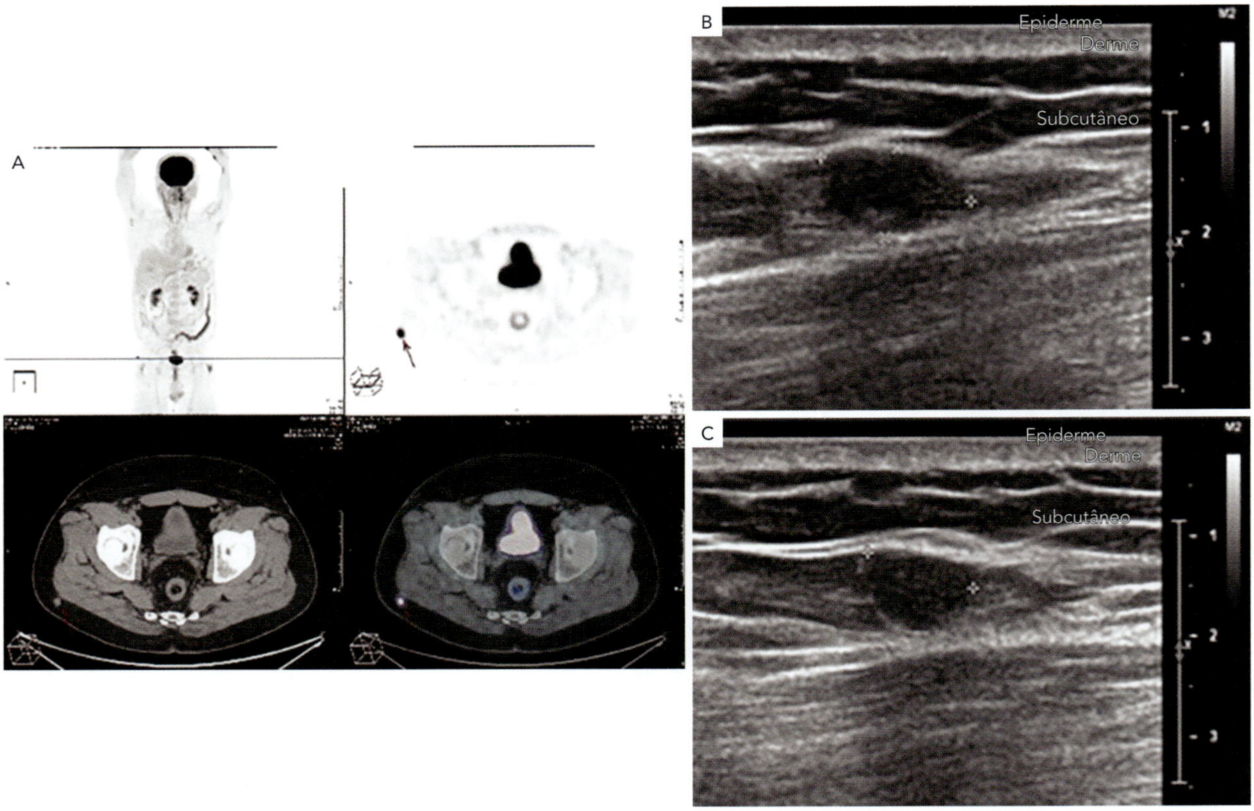


FIGURA 21 Composição de imagens de PET-CT (A) e de ultrassom (B e C: modo B 14 MHz) de metástase de carcinoma de células renais no subcutâneo da região lombar, caracterizado como nódulo hipoecoico circunscrito no subcutâneo, sem significativa vascularização.

## CARACTERÍSTICAS IMPORTANTES DO TUMOR PRIMÁRIO AO ULTRASSOM

### Medidas

Além do diagnóstico diferencial, das características do tipo ou até do subtipo dos tumores de pele, já comentado, os detalhes e dados anatômicos fornecidos pela ultrassonografia permitem ótima caracterização da lesão primária. Com base na mensuração da lesão, com resolução submilimétrica, é possível fornecer as dimensões tridimensionais, com marcação de margens e delimitação na pele do paciente (Figura 22). Especialmente a avaliação da espessura das lesões é importante, característica relacionada ao estadiamento (T) e relevante para o planejamento terapêutico – sobretudo no melanoma, sendo semelhante ao Breslow quando se faz uso dos transdutores acima de 22 MHz –, pois ajuda a definir as margens cirúrgicas e está relacionada ao prognóstico e à sobrevida dos pacientes (Tabela 1).

TABELA 1 Relação da espessura tumoral do melanoma com a sobrevida em 5 anos e as margens cirúrgicas preconizadas

| Espessura tumoral | Sobrevida (5 anos) | Margens cirúrgicas |
|---|---|---|
| < 1,0 mm | 95-100% | 1 cm |
| 1-2 mm | 80-96% | 1-2 cm |
| 2,1-4 mm | 60-75% | 2 cm |
| ≥ 4 mm | 50% | 2 cm |

O ultrassom de alta resolução permite boa discriminação entre lesões maiores ou menores de 1 mm, os chamados melanomas finos, o que pode definir ou auxiliar no planejamento cirúrgico.

O ultrassom avalia melhor a extensão das lesões além das margens clinicamente detectáveis, especialmente em casos de lesões infiltrativas como o dermatofibrossarcoma *protuberans*, em que a extensão microscópica do tumor pode variar entre 0,3-12 cm além das margens macroscópicas.

O método pode ter acurácia variável na mensuração de lesões, com tendência a superestimar as dimensões quando existem outras lesões benignas como *nevus* associados ou pela presença de infiltrado inflamatório. É ainda operador-dependente e dependente do aparelho e resolução; consegue-se melhor definição de lesões superficiais e epidérmicas com transdutores de maior frequência (33 MHz) (Figura 23).

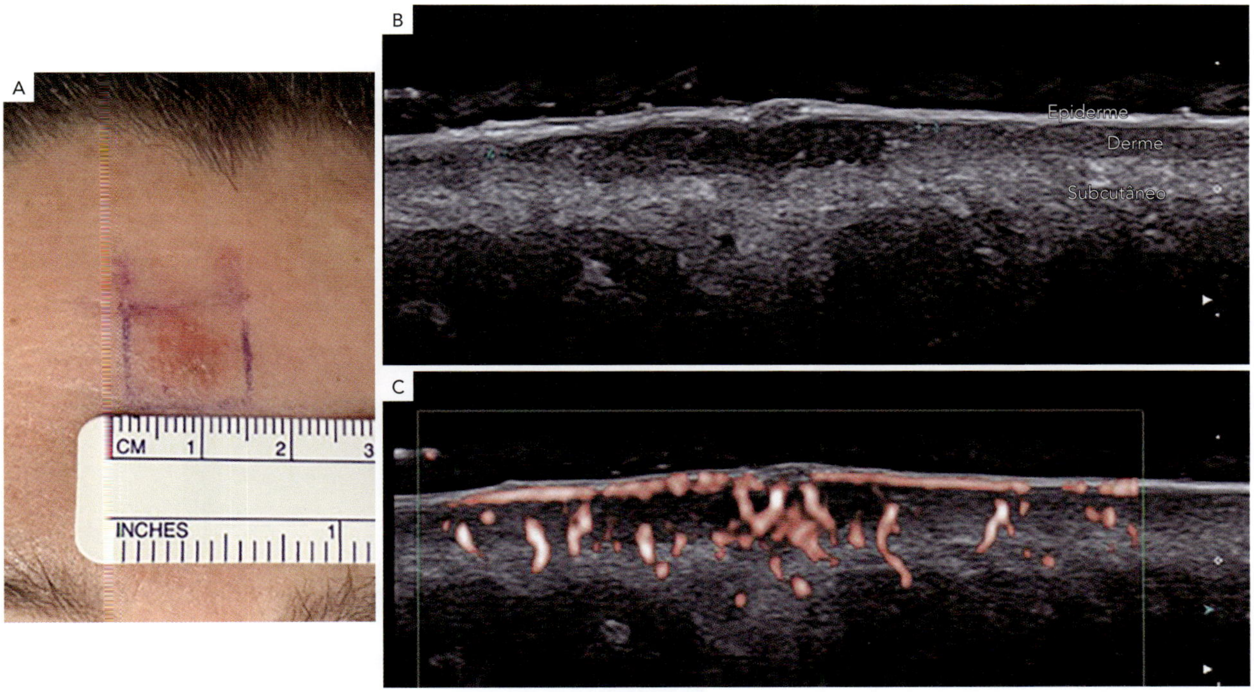


FIGURA 22 Lesão de carcinoma basocelular infiltrativo demonstrando-se a possibilidade da mensuração submilimétrica da lesão com demarcação na pele do paciente. (A) Imagem clínica. (B) Ultrassom (modo B), plano transversal/axial. (C) Ultrassom (Doppler SMI 24 MHz), plano transversal/axial.

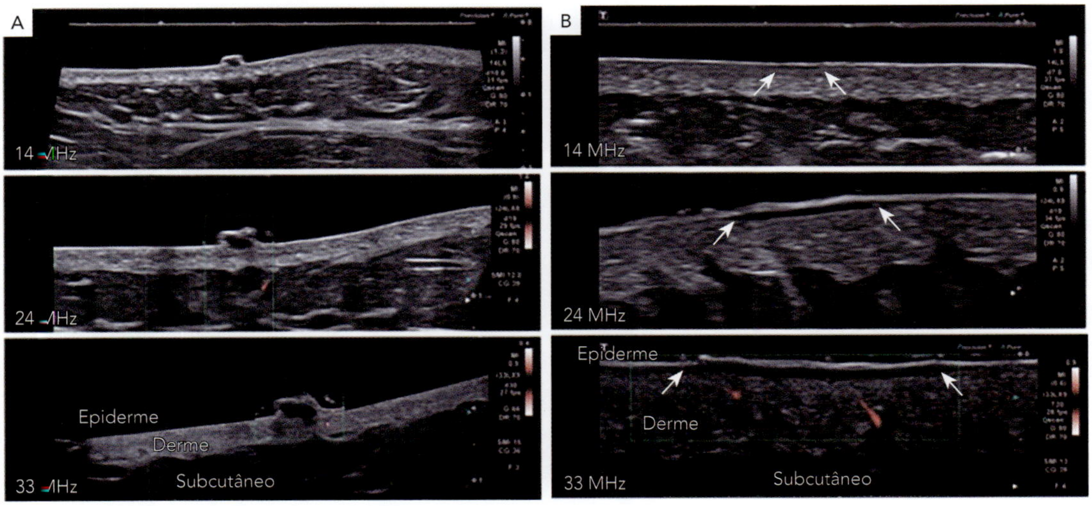


FIGURA 23 Imagens de ultrassom (modo B e Doppler SMI) de lesões superficial e plana demonstrando a superioridade e melhor resolução com o uso de transdutores de maiores frequências, de cima para baixo: 14, 24 e 33 MHz. (A) Lesão superficial. (B) Lesão plana.

## Camadas e estruturas invadidas

O detalhamento alcançado permite ainda sua correta localização e limites, com base na visualização das relações anatômicas e das camadas da pele invadidas ou envolvidas (Figura 24). É possível avaliar estruturas nobres e superficiais que podem estar acometidas, como glândulas salivares, cartilagens (Figuras 25 e 26), vasos (veias e artérias) e nervos superficiais e periféricos (Figura 27), que não eram sequer antes identificadas pelos métodos de imagem.

> A avaliação de estruturas nobres como vasos e nervos tem extrema importância em lesões na face, especialmente no CBC, que em até 85% dos casos ocorre em cabeça e pescoço.

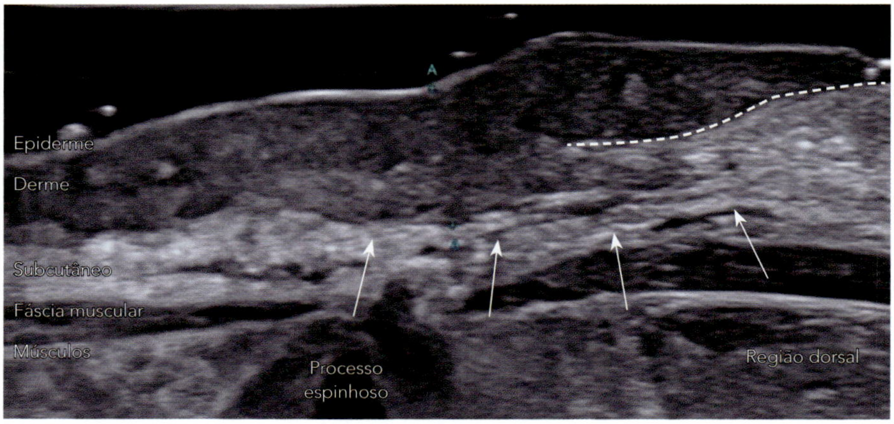


FIGURA 24 Imagem de ultrassom (modo B 24 MHz), plano transversal/axial, de carcinoma basocelular demonstrando a ótima distinção das margens da lesão e das camadas da pele acometidas, observando-se margem bem delimitada à direita (linha tracejada) e sinais de invasão do subcutâneo e da fáscia muscular superficial à esquerda (setas), com estriações hipoecogênicas profundas.

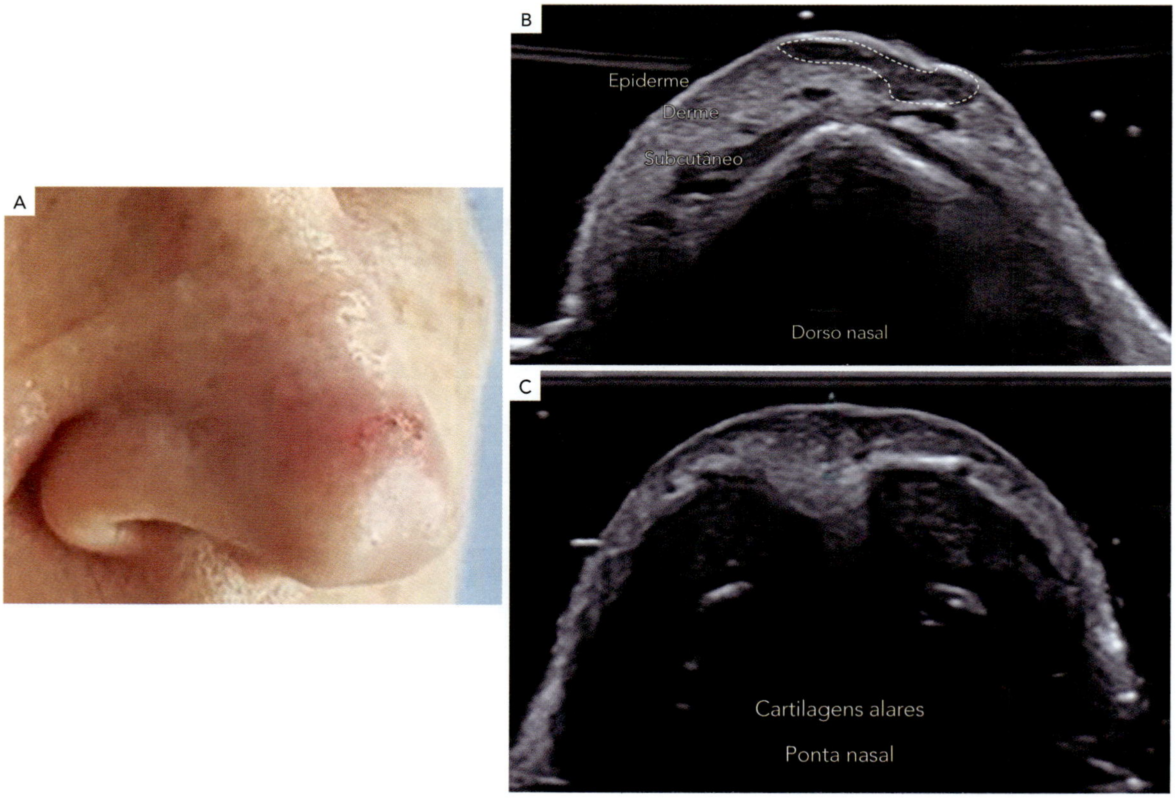


FIGURA 25 Imagem clínica (A) e de ultrassom modo B 24 MHz (B e C), plano transversal/axial, de carcinoma basocelular na ponta nasal evidenciando lesão superficial circunscrita (B: linha pontilhada) sem sinais de invasão das cartilagens (C).

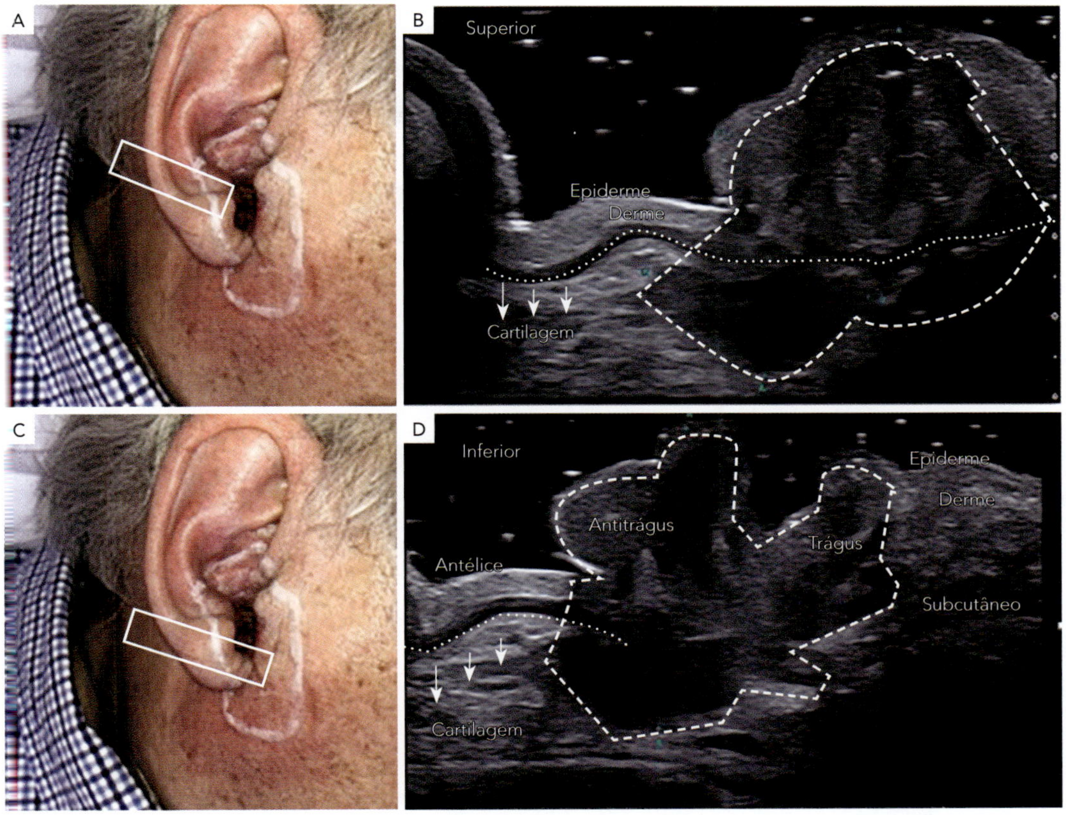


FIGURA 26 Imagens clínicas (A e C com posicionamento do probe: retângulo branco) e de ultrassom modo B 24 MHz (B e D, plano transversal/axial), de carcinoma basocelular recidivado em orelha externa direita, evidenciando lesão profunda invasiva (linha tracejada) envolvendo a cartilagem auricular (linha pontilhada).

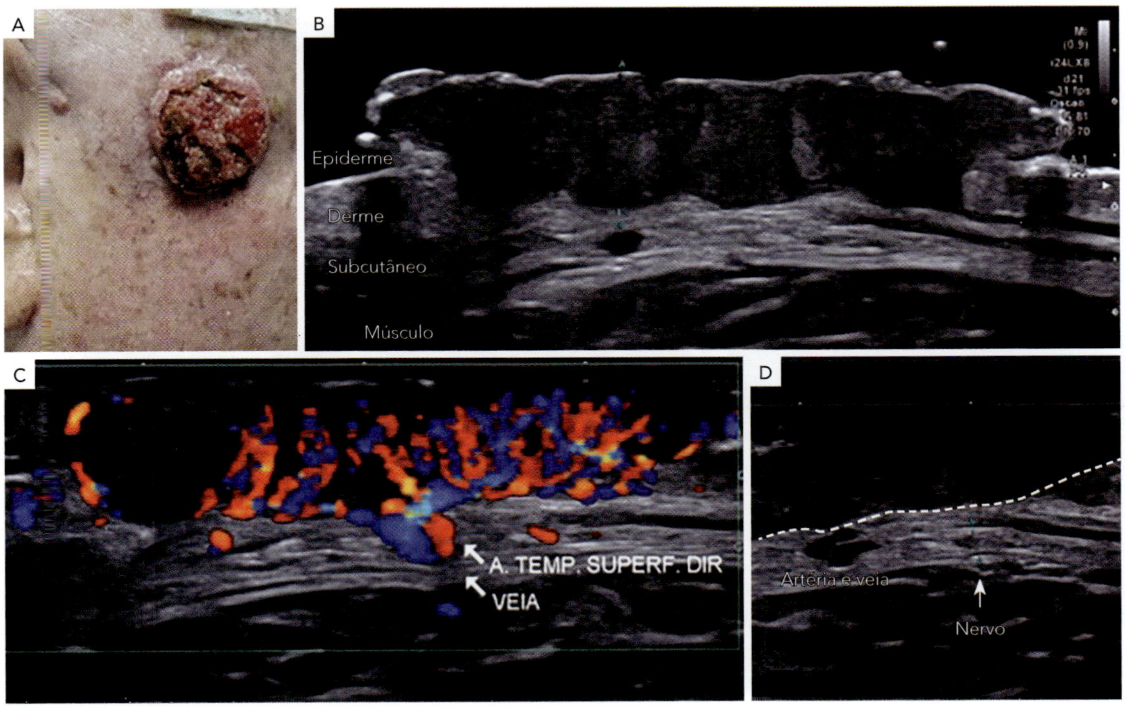


FIGURA 27 Imagens clínica (A) e de ultrassom 24 MHz modo B (B e D) e Doppler colorido (C), plano longitudinal/sagital, de carcinoma espinocelular na região pré-auricular à direita, evidenciando lesão hipoecogênica exofítica superficial (B: marcadores) com pedículos vasculares profundos em comunicação com a artéria e veia temporais superficiais (C: setas), mas sem acometimento do nervo (D: seta) (margem profunda da lesão representada por linha tracejada).

A possibilidade de exame dinâmico permite o uso do contraste microbolhas – ainda não liberado no Brasil para este fim, mas utilizado de maneira experimental e em estudos –, com visualização em tempo real de componentes profundos das lesões (Vídeo 1). A invasão de fáscias musculares, tendões e ventres musculares (Figura 28) também pode ser avaliada de maneira dinâmica, com base na visualização direta com a movimentação/contração muscular (Vídeo 2). Todos esses dados, assim como a avaliação de invasão do periósteo e ósseas, são importantes no planejamento cirúrgico e de reconstruções, com fechamento direto, uso de retalhos e até enxertos.

## Seleção de áreas para biópsia e diferenciação de processos fibrocicatriciais

Ainda na avaliação da lesão primária, com o detalhamento alcançado e as informações obtidas, é possível auxiliar na seleção de sítios, orientar e guiar biópsias de áreas mais suspeitas, diferenciando-se de processos fibrocicatriciais (Figura 29), além de salientar áreas e estruturas que devem ser evitadas (Figura 30).

**VÍDEO 1** Imagens dinâmicas de ultrassom (modo B 14 MHz com contraste microbolhas) de carcinoma basocelular operado e recidivado na região nasal à esquerda, evidenciando componente profundo da lesão com o uso do contraste microbolhas (seta).

**VÍDEO 2** Imagens dinâmicas de ultrassom (modo B 24 MHz) de carcinoma espinocelular operado e recidivado no dorso do punho/antebraço, evidenciando lesão infiltrativa com componentes profundos da lesão invadindo veia subcutânea, em contato com os compartimentos extensores do punho (comp. I e comp. II) e com estriações ao periósteo.

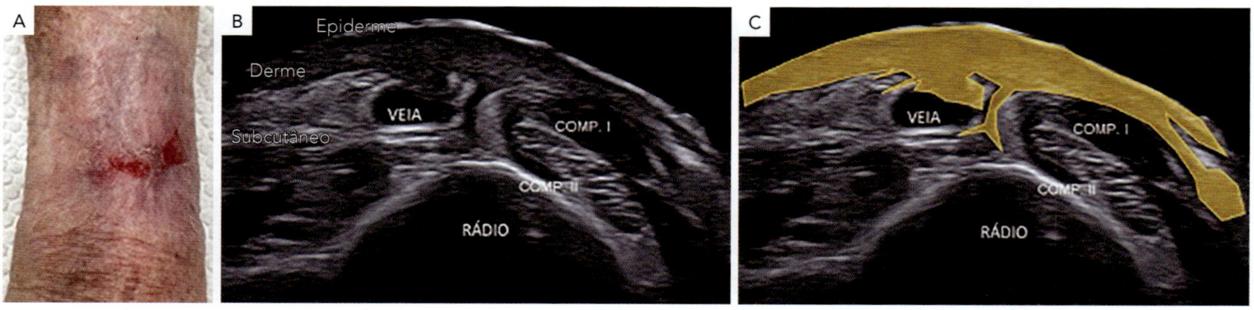


FIGURA 28 Carcinoma espinocelular operado e recidivado no dorso do punho/antebraço, evidenciando lesão infiltrativa hipoecogênica com componentes profundos da lesão invadindo veia subcutânea, em contato com os compartimentos extensores do punho (comp. I e comp. II) e com estriações ao periósteo do rádio (lesão demarcada em amarelo). (A) Imagem clínica. (B e C) Ultrassom (modo B 24 MHz), plano axial/transversal, de face dorsal do antebraço.

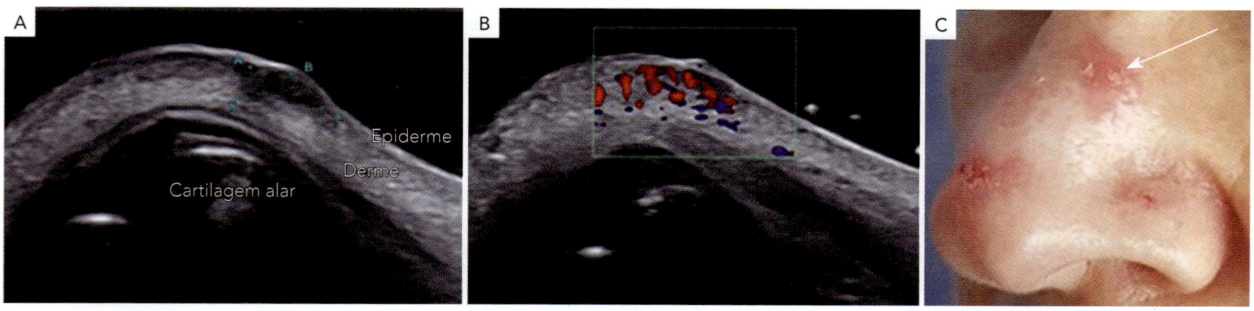


FIGURA 29 Imagens clínica (C) e de ultrassom 24 MHz modo B (A) e Doppler colorido (B), plano axial/transversal, de área mais suspeita para carcinoma basocelular, caracterizada ao exame de ultrassom como lesão sólida, hipoecogênica e hipervascularizada, em região da ponta/asa nasal à esquerda (seta).

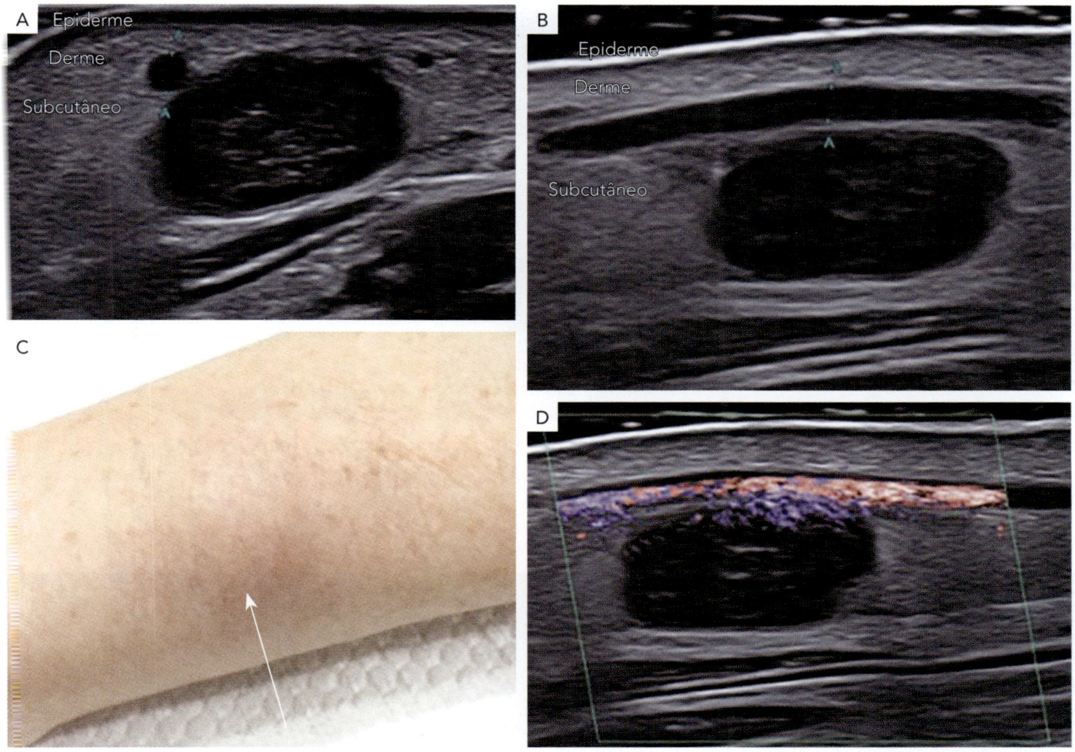


FIGURA 30 Imagens clínica (C) e de ultrassom 24 MHz modo B (A e B) e Doppler colorido de amplitude (D) em exame de avaliação antes da biópsia de linfoma nodular em antebraço direito, evidenciando estrutura vascular no contorno superomedial da lesão (marcadores), que foi relatada para evitar a punção inadvertida. (A) Plano axial/transversal. (B e D) Plano sagital/longitudinal. (C) Imagem clínica.

## Avaliação locorregional (estadiamento)

Na avaliação primária das lesões, ou logo no primeiro exame oncológico, deve-se ainda realizar o estadiamento locorregional, com varredura de cerca de 10 cm de diâmetro da lesão ou cicatriz primária, detectando possíveis metástases locais.

### Satelitoses e metástases em trânsito

Definidas como metástases linfáticas entre o tumor primário e o linfonodo ou a cadeia linfonodal de drenagem local/regional (Figura 31). As satelitoses são metástases localizadas a menos de 2 cm do tumor primário, enquanto as metástases em trânsito distam mais de 2 cm do primário, e antes da cadeia linfonodal principal (Figuras 32 e 33). Ambas são caracterizadas como nódulos subcutâneos hipoecoicos e circunscritos, que podem ter densificação circunjacente e aumento da vascularização ao Doppler (Figura 34).

### Avaliação linfonodal

Nesse momento é avaliada ainda a possibilidade de acometimento linfonodal. Existem inúmeras características linfonodais que podem ser abordadas e avaliadas ao exame, e incluem (Figura 35):

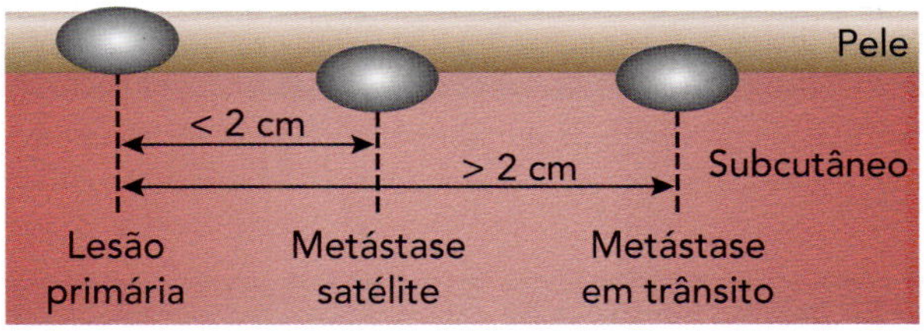


FIGURA 31 Esquema das metástases linfáticas de lesões de pele entre o tumor primário e o linfonodo ou a cadeia linfonodal de drenagem local/regional: satelitoses (< 2 cm) e metástases em trânsito (> 2 cm).

- **Tamanho**: medir o maior eixo, importante no acompanhamento; pode variar de acordo com a cadeia avaliada.
- **Forma**: linfonodos mais arredondados ou globosos são mais suspeitos para acometimento secundário.
- **Contorno**: quando irregular ou espiculado, pode ser suspeito para disseminação extranodal.
- **Hilo, córtex e medula**: espessamentos nodulares ou nódulos corticais, assim como espessamentos corticais assimétricos, são suspeitos para doença secundária. Hilo ou medula reduzida ou ausente também são suspeitos.
- **Ecogenicidade**: linfonodos heterogêneos são mais suspeitos para metástases.

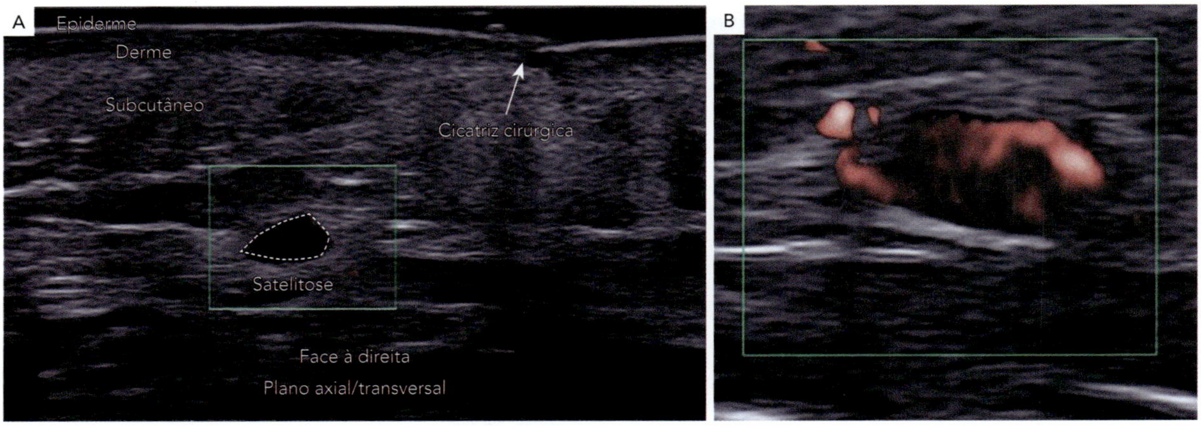


FIGURA 32 Imagens de ultrassom 24 MHz modo B (A) e Doppler SMI (B) demonstrando satelitose, metástase linfática localizada a menos de 2 cm da lesão primária (cicatriz cirúrgica: seta), caracterizada como nódulo hipoecoico e circunscrito, vascularizado ao Doppler SMI.

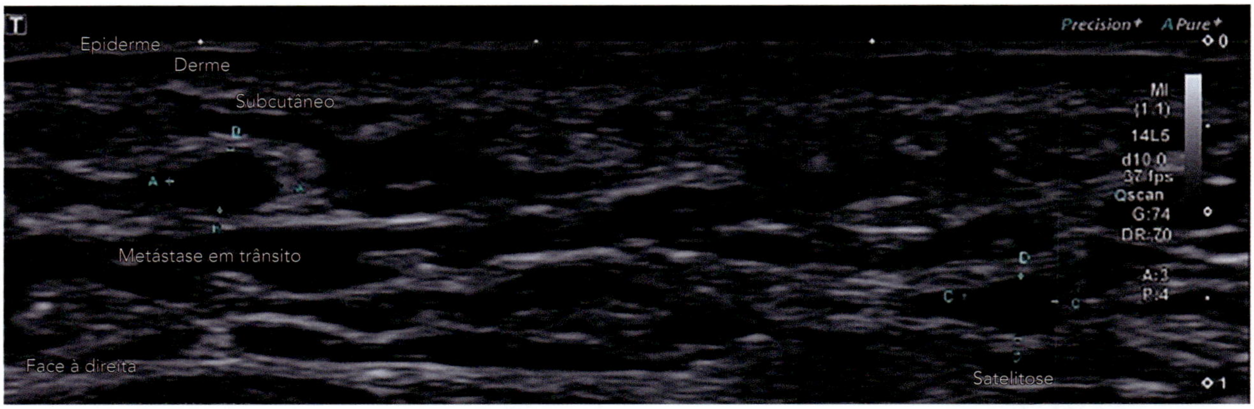


FIGURA 33 Imagem de ultrassom (modo B 14 MHz), plano axial/transversal, demonstrando satelitose e metástase em trânsito (marcadores), metástases linfáticas localizadas respectivamente a menos e a mais de 2 cm da lesão primária/cicatriz cirúrgica.

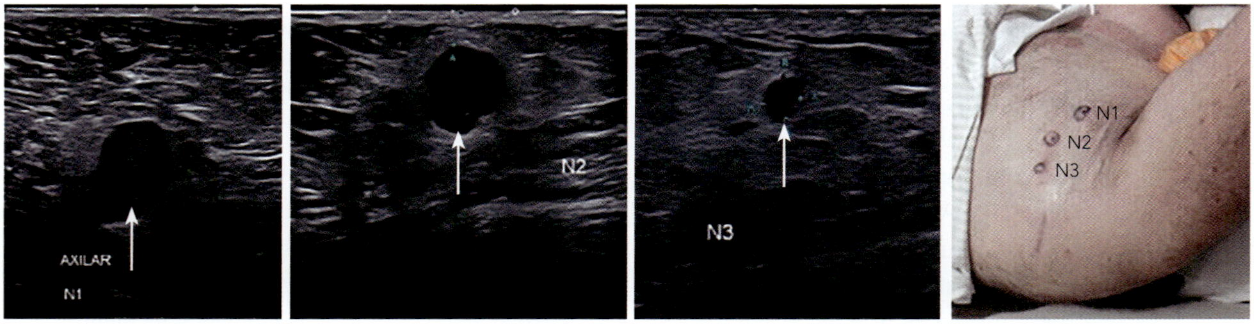


FIGURA 34 Imagens de ultrassom (modo B 24 MHz) demonstrando metástases linfáticas caracterizadas por nódulos hipoecoicos, circunscritos, algo lobulados/irregulares com densificação/hiperecogenicidade circunjacente (setas) no subcutâneo axilar. As três lesões caracterizadas ao ultrassom foram marcadas na pele para correta abordagem cirúrgica (imagem clínica).

- **Vascularização**: existem padrões de benignidade e malignidade descritos, mas que podem se sobrepor.

As características descritas são relevantes para a avaliação linfonodal, mas nenhuma é absoluta, devendo-se reconhecer o padrão normal dos linfonodos (ver Capítulo 3) e conhecer alguns dos padrões patológicos descritos na literatura, que incluem (Figura 36):

- **Sinal da cauda**: ingurgitamento linfático por células neoplásicas, caracterizado como banda única ou dupla hipoecoica na margem do nódulo.

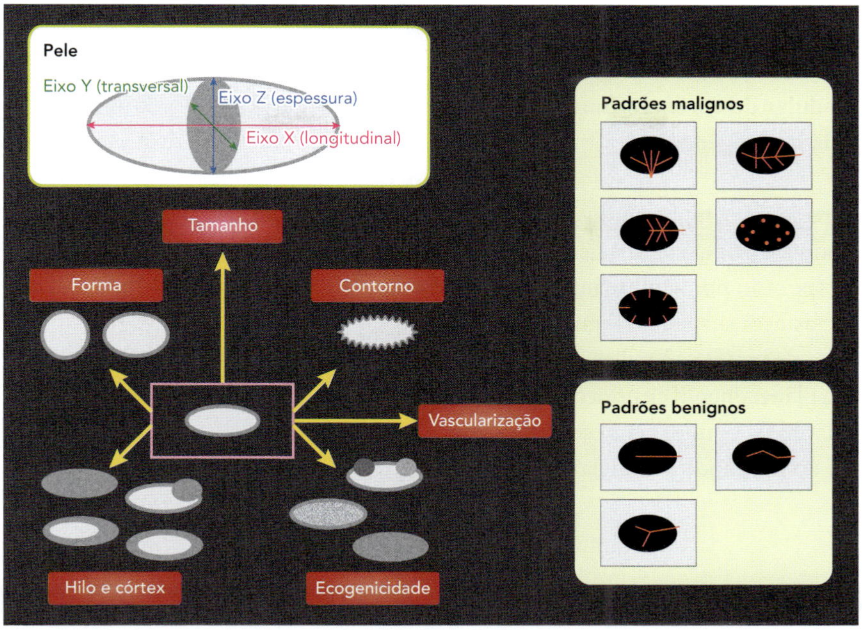


FIGURA 35 Características linfonodais que podem ser acessadas e avaliadas ao ultrassom.

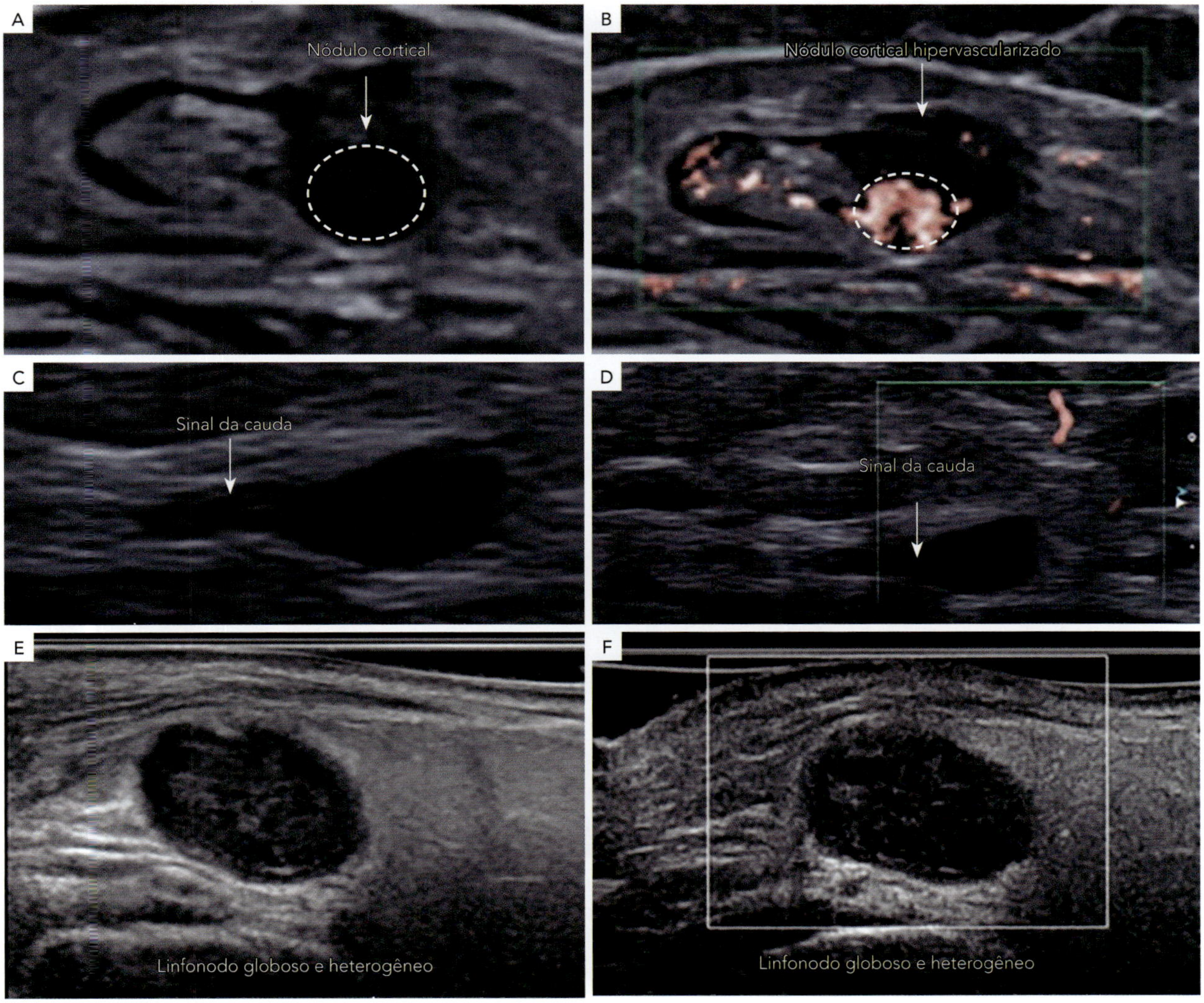


FIGURA 36 Imagem de ultrassom 24 MHz modo B (A, C e E) e Doppler (B, D e F) demonstrando padrões de linfonodos metastáticos, acometidos por doença secundária. (A e B) Nódulo cortical. (C e D) Sinal da cauda. (E e F) Linfonodo globoso e heterogêneo.

- **Sinal da corda ou cordão**: linfonodos globosos hipoecoicos e contíguos.
- **Espessamento nodular do córtex linfonodal.**
- **Linfonodomegalia heterogênea.**

A avaliação locorregional é imprescindível para a definição da melhor conduta e manejo dos pacientes, podendo-se guiar a biópsia (punção por agulha fina: PAAF) de lesões satélites ou metástases suspeitas (Figuras 37 e 38) (ver Capítulo 16), além de marcar na pele a correta localização das lesões para planejamento cirúrgico (Figuras 34 e 39), reduzindo-se assim os tempos ou necessidades de cirurgias ou a biópsia do linfonodo sentinela (BLS).

O ultrassom tem maior sensibilidade e deve ser associado ao exame físico para avaliação linfonodal; a possível combinação do método com PAAF melhora significativamente a acurácia do exame. Sua realização exige tempo e treinamento (protocolos direcionados), e pode incluir grandes varreduras, com a avaliação de cadeias locorregionais e contralaterais.

A ultrassonografia de alta frequência fornece informações diagnósticas definidoras (e modificadoras) de conduta.

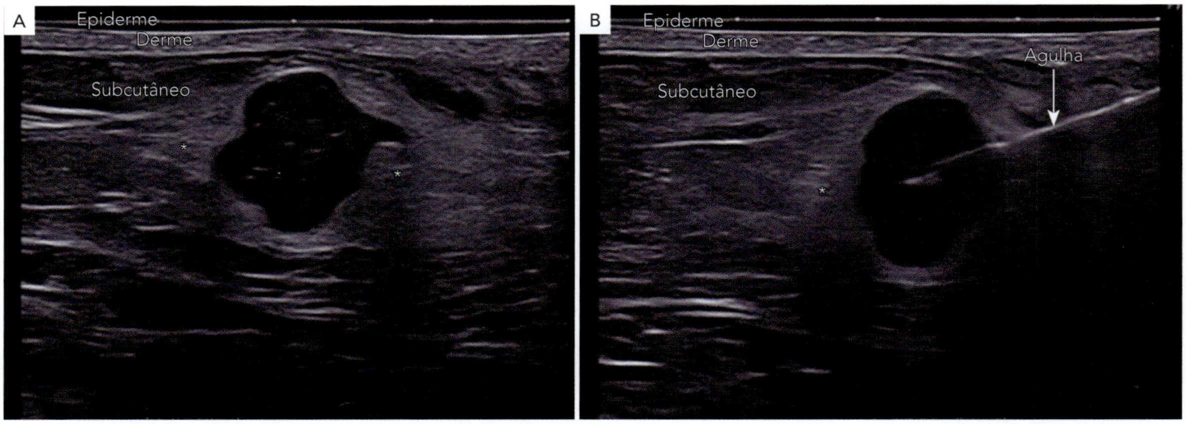


FIGURA 37 Imagem de ultrassom (modo B 24 MHz), plano axial/transversal, em axila esquerda demonstrando lesão nodular hipoecoica heterogênea, com densificação/hiperecogenicidade circunjacente (*) no subcutâneo, suspeita para metástase linfática de melanoma (satelitose), utilizando-se do método para guiar biópsia por agulha (seta).

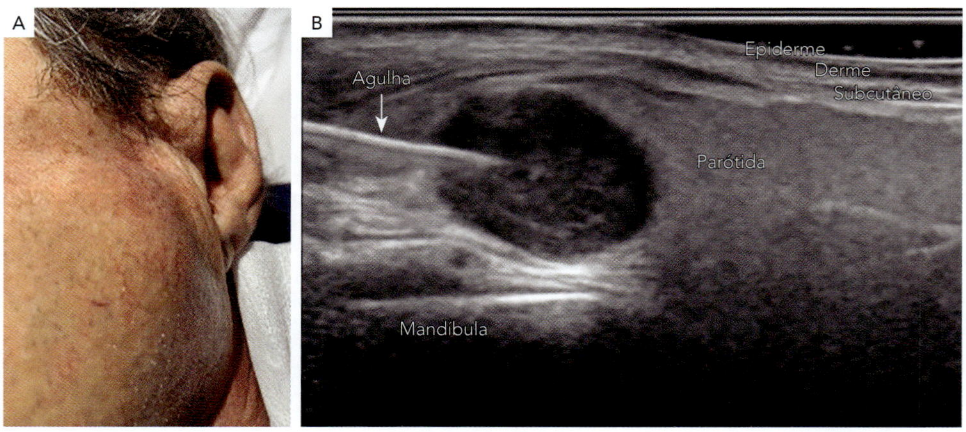


FIGURA 38 Imagem clínica e de ultrassom (modo B 14 MHz), plano axial/transversal, de parótida esquerda demonstrando lesão nodular hipoecoica heterogênea suspeita para metástase linfonodal intraparotídea de melanoma, utilizando-se do método para guiar biópsia por agulha (seta).

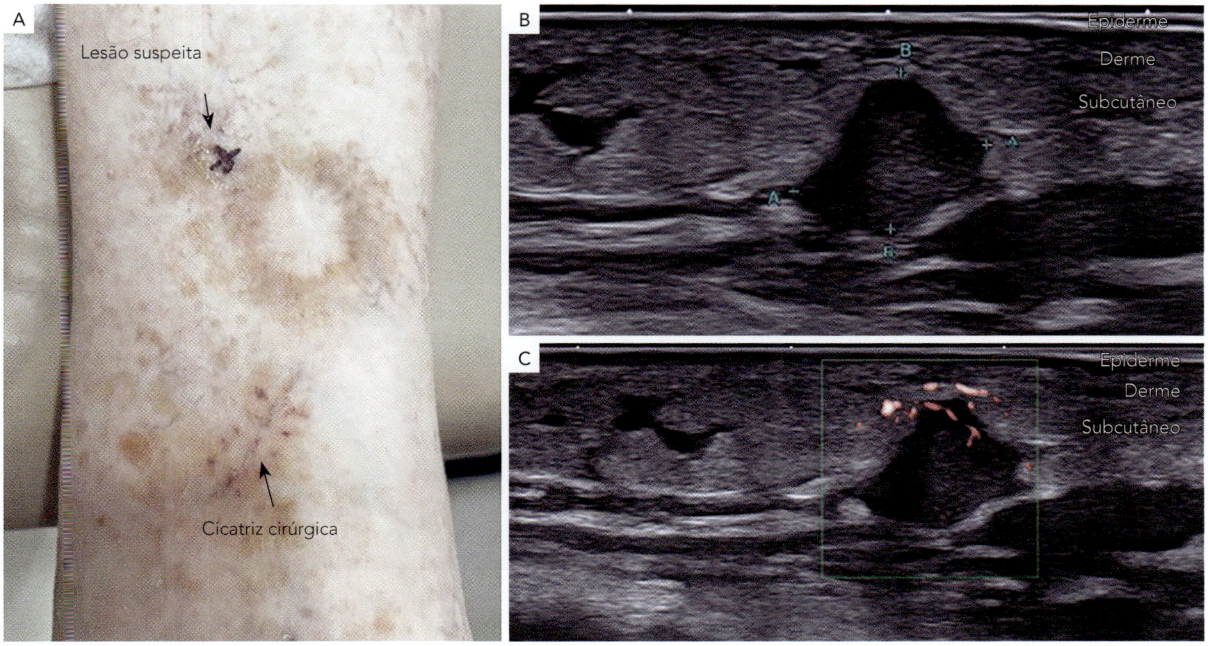


FIGURA 39 Imagens clínica (A) e de ultrassom 24 MHz modo B (B) e Doppler SMI (C), plano longitudinal/sagital, de perna direita (face anterior) demonstrando lesão subcutânea nodular hipoecoica heterogênea e irregular, suspeita para metástase linfática de melanoma (metástase em trânsito). Utiliza-se o método para marcação da lesão na pele.

# PAPEL NO ACOMPANHAMENTO E TRATAMENTO

## Avaliação locorregional e vigilância linfonodal

No acompanhamento e seguimento de lesões tumorais da pele, deve-se repetir a avaliação locorregional, com pesquisa de doença remanescente e sinais de recidiva, que podem ser diferenciados de lesões fibrocicatriciais de acordo com características suspeitas, como nódulos sólidos ou hipervascularizados (Figura 40) ou ainda com o controle evolutivo – *se houver dúvida durante o exame, repetir em 2-4 semanas.*

Além da avaliação da cicatriz, faz-se a mesma varredura em busca de lesões satélites ou metástases em trânsito, assim como a avaliação e vigilância linfonodais. Vale destacar que o risco de metástase depende das características e peculiaridades de cada tumor primário, e isso pode definir os métodos de imagem e periodicidade do acompanhamento/necessidade de reavaliação. De maneira geral, apresentam maior risco de metástase as lesões mais profundas, ulceradas ou de maiores dimensões, mas com variáveis de acordo com os itens descritos a seguir.

### Histologia/subtipo de tumor de pele

Cada tumor de pele tem peculiaridades e maior ou menor chance de invasão e metástases, destacando-se:

- **Carcinoma basocelular**: normalmente são lesões de crescimento lento, que raramente metastatizam (cerca de 0,1%). Podem apresentar invasão locorregional, de acordo com os subtipos de maior chance de recorrência, antes apresentados. Geralmente não precisam de exames de imagem, exceto em casos de suspeita de lesões localmente invasivas, que acometam fáscia, cartilagens e periósteo. Indica-se primeiramente a ultrassonografia para avaliação, podendo-se fazer uso posterior da ressonância magnética, especialmente na suspeita de disseminação neural.
- **Carcinoma espinocelular**: normalmente são lesões mais agressivas, com chance de metástase de 2-6%. Alguns fatores podem ser preditores ou determinantes do risco de metástase, como o diâmetro (maior que 2 cm) e a espessura (acima de 2-6 mm), ou lesões em pacientes imunossuprimidos ou em cicatrizes (risco de 26%). Indicam-se exames de imagem quando lesões maiores que 2 cm e espessas (estágio II), usando-se primeiramente a ultrassonografia e podendo fazer uso posterior da ressonância magnética, especialmente na suspeita de disseminação neural, ou tomografia computadorizada por emissão de pósitrons (PET-CT) e tomografia computadorizada para lesões à distância.
- **Melanoma**: considerado um tumor mais letal, apresenta metástases mais frequentemente, geralmente nodais, mas também à distância, com disseminação

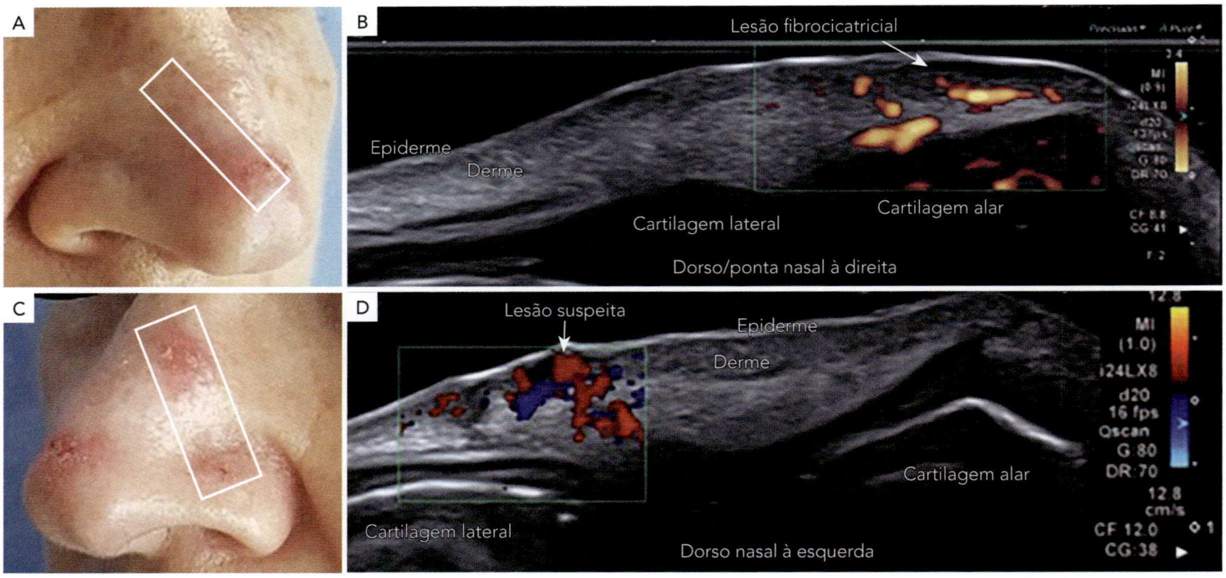


FIGURA 40 Imagens clínicas (A e C) e de ultrassom 24 MHz *power* (B) e *color* (C) Doppler demonstrando paciente com múltiplas lesões nasais, caracterizando-se lesão de aspecto fibrocicatricial no dorso/ponta nasal à direita (A e B), sem configuração nodular ou vascularização alterada, e lesão nodular hipervascularizada suspeita para malignidade no dorso nasal à esquerda (C e D).

linfática e hematogênica não linear. A escolha para o uso de exames de imagem no estadiamento dos pacientes submetidos a cirurgia ou recém-diagnosticados deve levar em consideração o risco de doença metastática sincrônica. A avaliação do tumor primário, considerando Breslow, ulceração e comprometimento nodal (*inclusive com a medida da extensão tumoral*), dentre outras variáveis, permite uma estimativa do risco – existem hoje nomogramas e calculadoras que podem ser utilizados.

### Região corporal

A disseminação ou drenagem de células neoplásicas varia de acordo com o local em que se encontra o tumor primário (Figura 41). Tumores em membros superiores, por exemplo, costumam drenar ou metastatizar para as cadeias axilares; já lesões em membros inferiores, para as inguinais. Em lesões de cabeça e pescoço, deve-se lembrar da avaliação de cadeias parotídeas e retroauriculares. Já as lesões em tronco e abdome podem ser um desafio, devendo-se avaliar as cadeias axilares e/ou inguinais, de acordo com seu local de ocorrência. De maneira geral, para avaliação, definem-se duas linhas ou divisões: medial (sagital ou vertical) e transversal (axial ou horizontal), que seriam "divisores de águas", na drenagem linfonodal. Descrevem-se ainda anastomoses que devem ser conhecidas: interaxilares, axiloinguinais e interinguinais, importantes na disseminação tumoral.

> Devemos ter em mente que a biópsia do linfonodo sentinela (BLS) e a linfadenectomia podem modificar a drenagem normal das lesões tumorais.

> Além das metástases linfáticas, *as lesões de pele podem dar metástases à distância*, e os principais sítios incluem pulmão, fígado, pele e subcutâneo, sistema nervoso central e ossos. De acordo com a suspeita, outros métodos de imagem podem ser indicados, e incluem PET-CT (carga tumoral e lesões a distância), tomografia computadorizada (lesões ósseas, pulmonares e hepáticas) e ressonância magnética (especialmente em lesões do sistema nervoso central e ósseas incipientes).

## Monitoramento de respostas a tratamentos clínicos

A quimioterapia e a imunoterapia são opções de tratamento clínico/medicamentoso para as neoplasias cutâneas. Suas indicações dependem de características do tumor primário, assim como peculiaridades de cada paciente. Seu uso ganhou força nos últimos anos com a comprovação do benefício dessas novas drogas. Particularmente, considerando que muitas neoplasias cutâneas ocorrem em sítios nos quais o tratamento local torna-se muito mórbido, e sobretudo pelo fato de muitos pacientes serem idosos e

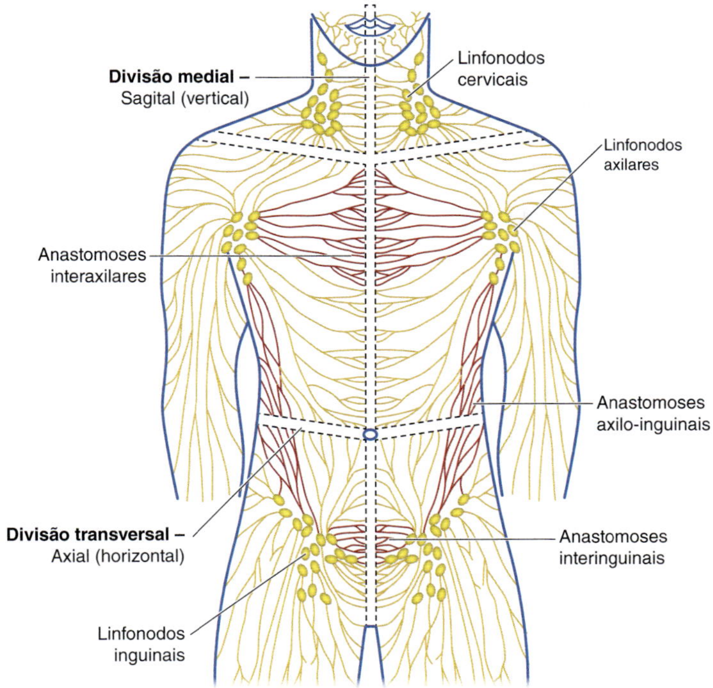


FIGURA 41 Esquema da drenagem linfonodal corpórea, definindo-se duas linhas ou divisões: medial (sagital ou vertical) e transversal (axial ou horizontal), que seriam "divisores de águas", na drenagem linfonodal. Descrevem-se ainda anastomoses que devem ser conhecidas: interaxilares, axiloinguinais e interinguinais.

com comorbidades limitantes, o tratamento sistêmico com imunoterapia tem se tornado cada vez mais um forte aliado no manejo desses tumores.

O tratamento sistêmico pode ser uma opção para controle local, ou ainda ser realizado em caráter neoadjuvante, no intuito de permitir uma ressecção menos mórbida. Nesse cenário, documentar a resposta ao tratamento por meio da imagem torna-se de fundamental importância (Figuras 38 e 39). Atenção deve ser dada ainda aos padrões de resposta atípica, como a pseudoprogressão com imunoterapia, além de possíveis efeitos adversos cutâneos das medicações.

## Planejamento cirúrgico

No planejamento de cirurgias, além das características já mencionadas e da possibilidade de marcação de lesões primárias ou suspeitas na pele, o uso do ultrassom também se destaca em cirurgias que necessitem de retalhos cutâneos (ver Capítulo 17). O exame permite a detecção de vasos perfurantes ao Doppler, diminuindo o tempo cirúrgico e a área doadora a ser ressecada, assim como a morbidade dos pacientes com melhor sucesso cirúrgico.

## Análise de complicações pós-tratamento/cirúrgicas

Após os tratamentos de tumores cutâneos, o ultrassom pode ainda ser utilizado para avaliar possíveis complicações cirúrgicas que podem até simular recidivas e incluem: necrose, granuloma de corpo estranho, linfocele, processos inflamatórios e mesmo infecciosos, como abscessos (ver Capítulo 15).

### Protocolo de avaliação de lesões cutâneas tumorais

- Transdutores e técnica adequados (ver Capítulos 2 e 3)
- Avaliação da lesão primária/sítio cirúrgico (varredura local): 10 cm de diâmetro ao redor
- Busca de satelitoses e metástases em trânsito (varredura regional): da lesão primária à cadeia de drenagem principal
- Avaliação e sítios linfonodais (varredura linfonodal)
- Descrição e documentação do exame
- Conclusão: seguimento/vigilância mantida, indicação de punção aspirativa com agulha fina (PAAF) ou prosseguir investigação

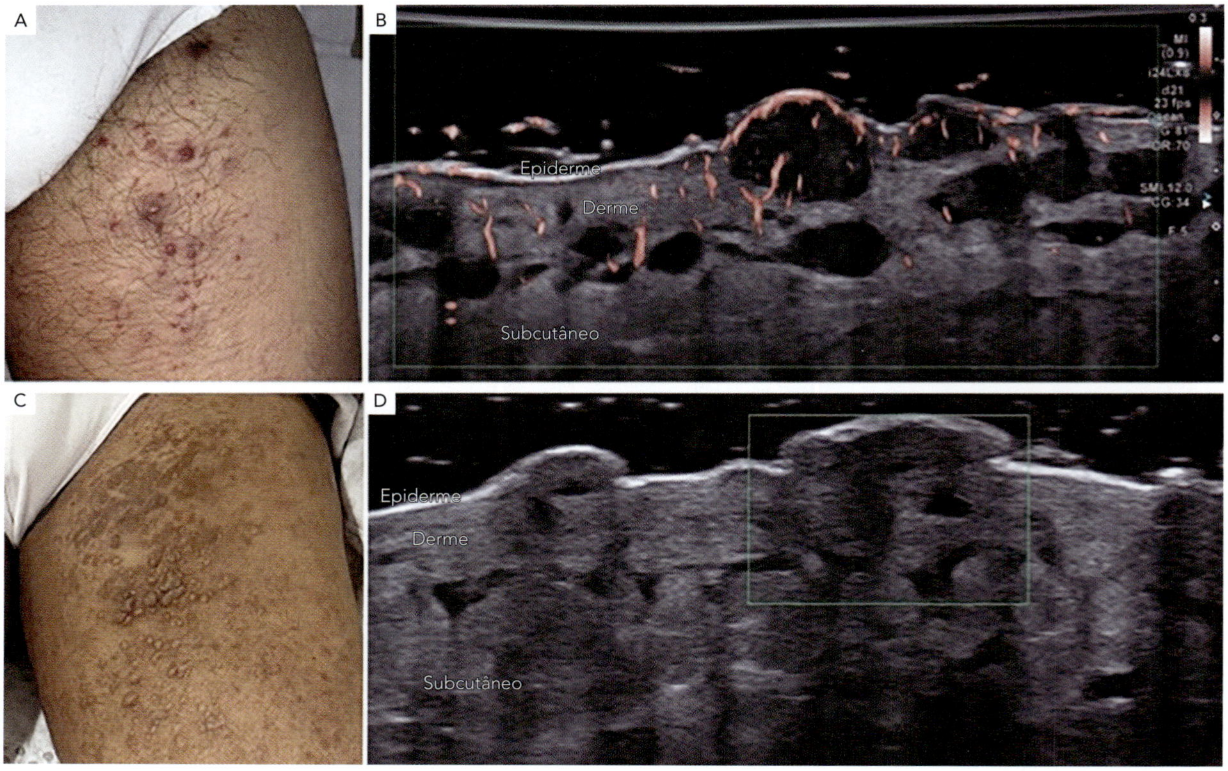


FIGURA 42 Imagens clínicas (A e C) e de ultrassom Doppler SMI 24 MHz (B e D), plano longitudinal/sagital, de coxa esquerda demonstrando paciente com sarcoma de Kaposi, antes (A e B) e após (C e D) o tratamento com quimioterapia, caracterizando-se boa resposta ao tratamento por meio do ultrassom, onde se demonstra importante redução da vascularização ao Doppler e não mais se caracterizam os nódulos dérmicos e subcutâneos bem delimitados.

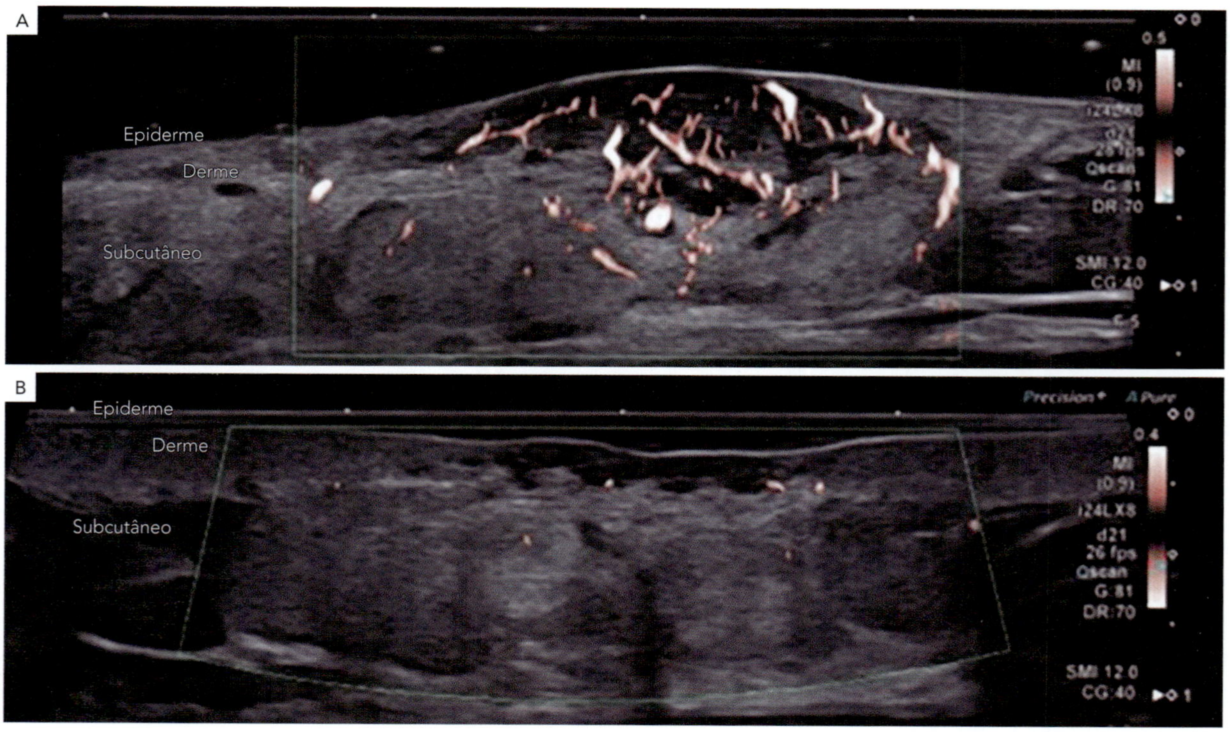


FIGURA 43 Imagens de ultrassom (Doppler SMI 24 MHz), plano axial/transversal, de região toracoabdominal direita demonstrando paciente com dermatofibrossarcoma *protuberans*, antes (A) e após (B) o tratamento com imunoterapia por 3 meses, caracterizando-se boa resposta ao tratamento por meio do ultrassom, onde se demonstra importante redução da vascularização ao Doppler e das dimensões da lesão, assim como da densificação circunjacente.

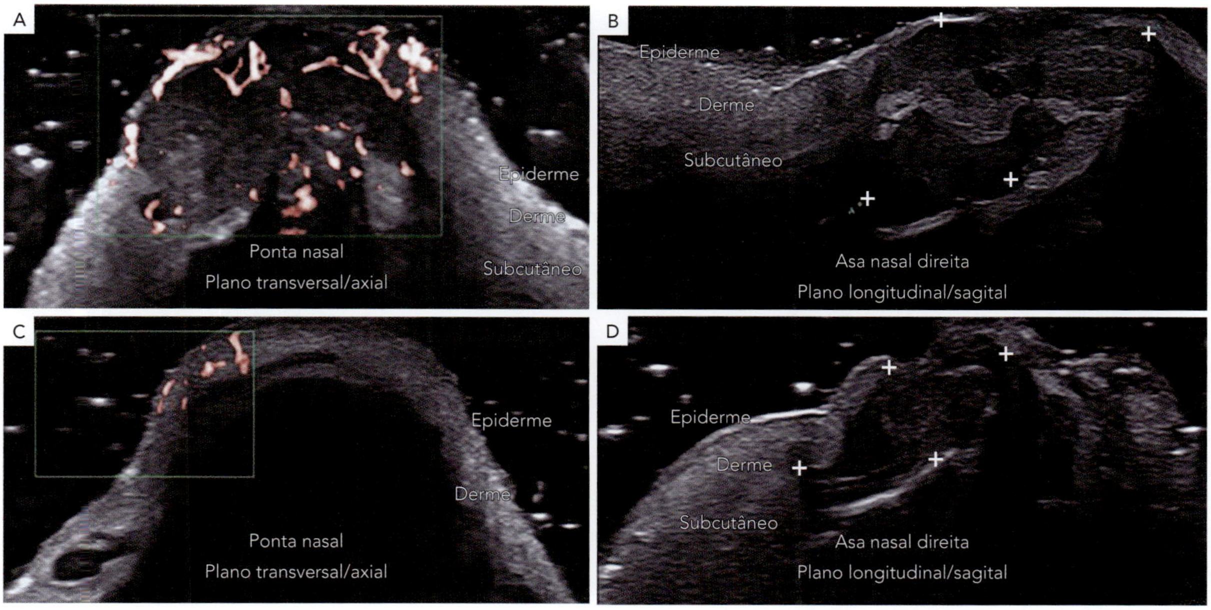


**FIGURA 4** Imagens de ultrassom 24 MHz Doppler SMI (A e C) e modo B (B e D) demonstrando paciente com carcinoma basocelular avançado, antes (A e B) e após (C e D) o tratamento com imunoterapia, caracterizando-se boa resposta por meio do ultrassom, onde se demonstra importante redução do volume da lesão (marcadores em B e D) e resta tecido hipoecogênico (D) hipovascularizado ao Doppler.

## CONCLUSÃO

A ultrassonografia hoje é um método de elevada acurácia, que vem ganhando cada vez mais espaço para avaliação pré e pós-operatória de tumores cutâneos. Trata-se de tecnologia de ponta, que oferece maior precisão diagnóstica, traz mais informações e tem melhor resolução do que qualquer outra ferramenta de diagnóstico radiológico disponível. Ultrassonografia de alta frequência permite criteriosa análise *in vivo* dos tumores e suas características, imprescindíveis no diagnóstico e modificadoras de conduta, o que permite o estadiamento locorregional e melhor planejamento cirúrgico, diminuindo a morbidade e o número de intervenções. As aplicações são infinitas, promissoras, modificadoras de condutas e paradigmas, devendo ser do conhecimento de médicos e pacientes e sempre considerado método auxiliar na avaliação dos tumores cutâneos.

### O que avaliar ao ultrassom

- Características e dimensões/espessura ao modo B
- Camadas da pele acometidas e invasão de estruturas nobres
- Estadiamento: lesão primária, local, regional e linfonodal
- Acompanhamento: avaliação locorregional, respostas clínicas e complicações
- Metástases cutâneas e abdominais podem ser acessadas à ultrassonografia

**RESUMO DAS PRINCIPAIS NEOPLASIAS CUTÂNEAS DA PRÁTICA**

| | Principais tumores cutâneos | Incidência | Origem (histologia) | Achados ao ultrassom (modo B) | Vascularização (Doppler/SMI) | Importante |
|---|---|---|---|---|---|---|
| Não melanoma | **Carcinoma basocelular** | 80% dos tumores cutâneos (85% na face) | Epiderme profunda (basal) | Lesão dérmica ou subepidérmica hipoecoica com pontos hiperecogênicos | Vascularização discreta/ moderada interna ou profunda, vasos de baixa velocidade | USAF pode diferenciar subtipos histológicos |
| Não melanoma | **Carcinoma escalocelular** | 20% dos tumores cutâneos | Epiderme mais superficial (espinhosa) | Lesão subepidérmica hipoecoica (maior invasão) | Vascularização mista moderada interna e periférica | USAF importante no planejamento cirúrgico: cabeça e pescoço – invasão de vasos, cartilagens e nervos |
| | **Melanoma** | 4-5% dos tumores cutâneos | Epiderme profunda (melanócitos) | Lesão dérmica/ subepidérmica hipoecoica ou com ecogenicidade irregular (*nevus*) | Vascularização intensa (relacionada à angiogênese e risco de metástases) | USAF importante no estadiamento: satelitoses, metástases em trânsito e metástases linfonodais |

USAF: ultrassonografia de alta frequência.

## BIBLIOGRAFIA


1. Catalano O, Wortsman X. Dermatology ultrasound: imaging technique, tips and tricks, high-resolution anatomy. Ultrasound Q. 2020;36(4):321-7.
2. Stratigos AJ, Garbe C, Dessinioti C, Lebbe C, Bataille V, Bastholt L, et al. European interdisciplinary guideline on invasive squamous cell carcinoma of the skin: part 1. Epidemiology, diagnostics and prevention. Eur J Cancer. 2020;128:60–82.
3. Bertolli E, Franke V, Calsavara VF, de Macedo MP, Pinto CA, van Houdt WJ, et al. Validation of a nomogram for non-sentinel node positivity in melanoma patients, and its clinical implications: a Brazilian-Dutch study. Annals of Surgical Oncology. 2019;26(2):395-405.
4. Grupo Brasileiro de Melanoma. Recomendação para o tratamento do melanoma cutâneo. 2019. Disponível em: https://gbm.org.br/wp-content/uploads/2019/09/Livro-GBM.pdf.
5. Mandava A, Koppula V, Wortsman X, Catalano O, Alfageme F. The clinical value of imaging in primary cutaneous lymphomas: role of high resolution ultrasound and PET-CT. Br J Radiol. 2019;92(1096):1-6.
6. Wortsman X. Atlas of dermatologic ultrasound. Springer; 2018.
7. Bilimoria KY, Russell MC, Hyngstrom J. Melanoma sentinel-node metastasis. N Engl J Med. 2017;377(9):891-2.
8. Faries MB, Thompson JF, Cochran AJ, Andtbacka RH, Mozzillo N, Zager JS, et al. Completion dissection or observation for sentinel-node metastasis in melanoma. N Engl J Med. 2017;376(23):2211-22.
9. MacFarlane D, Shah K, Wysong A, Wortsman X, Humphreys TR. The role of imaging in the management of patients with nonmelanoma skin cancer: diagnostic modalities and applications. J Am Acad Dermatol. 2017;76(4):579-88.
10. Rotter A, Samorano LP, de Oliveira Labinas GH, Alvarenga JG, Rivitti-Machado MC, Bouer M, et al. Ultrasonography as an objective tool for assessment of infantile hemangioma treatment with propranolol. Int J Dermatol. 2017;56(2):190-4.
11. Barcaui E de O, Carvalho ACP, Lopes FPPL, Piñeiro-Maceira J, Barcaui CB. High frequency ultrasound with color Doppler in dermatology. An Bras Dermatol. 2016;91(3):262-73.
12. Digiacinto D, Bagley J, Goldsbury AM. The value of sonography in the assessment of skin cancers and their metastases. J Diagnostic Med Sonogr. 2016;32(3):140-6.
13. Hibler B, Qi Q, Rossi A. Current state of imaging in dermatology. Semin Cutan Med Surg. 2016;35(1):2-8.
14. Menapace D, Mitkov M, Towbin R, Hogeling M. The changing face of complicated infantile hemangioma treatment. Pediatr Radiol. 2016;46(11):1494-506.
15. Ungureanu L, Jid CB, Candrea E, Cosgarea R, Şenilâ SC. The role of lymph node ultrasound evaluation in melanoma: review of the literature. Med Ultrason. 2016;18(2):224-30.
16. Wortsman X, Vergara P, Castro A, Bobadilla F, Sazunic I, Zemelman V, et al. Ultrasound as predictor of histologic subtypes linked to recurrence in basal cell carcinoma of the skin. J Eur Acad Dermatology Venereol. 2015;29(4):702-7.
17. Barcaui E de O, Carvalho ACP, Piñeiro-Maceira J, Barcaui CB. Ultrassonografia de alta frequência (22 MHz) na avaliação dos tumores malignos cutâneos. Rev Hosp Univ Pedro Ernesto. 2014;13(5):61-9.
18. Echeverría-García B, Borbujo J, Alfageme F. The use of ultrasound imaging in dermatology. Actas Dermosifiliogr. 2014;105(10):887-90.
19. M A-A. Ultrasound technologies for dermatologic applications. J Drugs Dermatology. 2014;13(11):1305.
20. Juan YH, Saboo SS, Tirumani SH, Khandelwal A, Shinagare AB, Ramaiya N, et al. Malignant skin and subcutaneous neoplasms in adults: multimodality imaging with CT, MRI, and 18F-FDG PET/CT. Am J Roentgenol. 2014;202(5):422-38.
21. Shi H, Song H, Wang J, Xia Li, Yang J, Shang Y, et al. Ultrasound in assessing the efficacy of propranolol therapy for infantile hemangiomas. Ultrasound Med Biol. 2014;40(11):2622-9.
22. Dasgeb B, Kainerstorfer J, Mehregan D, Van Vreede A, Gandjbakhche A. An introduction to primary skin imaging. Int J Dermatol. 2013;52(11):1319-30.
23. Mandava A, Ravuri P, Konathan R. High-resolution ultrasound imaging of cutaneous lesions. Indian J Radiol Imaging. 2013;23(3):269.
24. Solivetti FM, Elia F, Guerrisi A, Desiderio F, Santaguida M, Sperduti I, et al. Cutaneous melanoma follow-up: appropriateness of requests

for ultrasound tests. The S. Gallicano National Referral Centre experience. J Exp Clin Cancer Res. 2013;32(1):1.
25. Wassef C, Rao BK. Uses of non-invasive imaging in the diagnosis of skin cancer: an overview of the currently available modalities. Int J Dermatol. 2013;52(12):1481-9.
26. Wortsman X. Ultrasound in dermatology: why, how, and when? Semin Ultrasound, CT MRI. 2013;34(3):177-95.
27. Kleinerman R, Whang TB, Bard RL, Marmur ES. Ultrasound in dermatology: principles and applications. J Am Acad Dermatol. 2012;67(3):478-87.
28. Marone U, Catalano O, Caracò C, Anniciello A. Can high-resolution ultrasound avoid the sentinel lymph-node biopsy procedure in the staging process of patients with stage I-II cutaneous melanoma? Ultraschall der Medizin. 2012;33(7):179-85.
29. Wortsman X. Sonography of the primary cutaneous melanoma: a review. Radiol Res Pract. 2012;2012:1-6.
30. Chami L, Lassau N, Chebil M, Robert C. Imaging of melanoma: usefulness of ultrasonography before and after contrast injection for diagnosis and early evaluation of treatment. Clin Cosmet Investig Dermatol. 2011;4:1-6.
31. Catalano O, Setola SV, Vallone P, Raso MM, D'Errico AG. Sonography for locoregional staging and follow-up of cutaneous melanoma: how we do it. J Ultrasound Med. 2010;29(5):791-802.
32. Van Akkooi AC, Voit CA, Verhoef C, Eggermont AMM. New developments in sentinel node staging in melanoma: controversies and alternatives. Curr Opin Oncol. 2010;22(3):169-77.
33. Wortsman X, Wortsman J. Clinical usefulness of variable-frequency ultrasound in localized lesions of the skin. J Am Dermatology. 2010;62(2):247-56.
34. Gambichler T, Moussa G, Bahrenberg K, Vogt M, Ermert H, Weyhe D, et al. Preoperative ultrasonic assessment of thin melanocytic skin lesions using a 100-MHz ultrasound transducer: a comparative study. Dermatologic Surg. 2007;33(7):818-24.
35. Oxman M, Levin J, Johnson G, Schmader K, Straus S. Sentinel-node biopsy or nodal observation in melanoma. N Engl J Med. 2005;353(10):977-87.
36. Goldberg BB, Merton DA, Liu J, et al. Radiology sentinel lymph nodes in a swine model with melanoma: lymphatic US 1. Radiology. 2004;230:727-34.
37. Rallan D, Harland CC. Skin imaging: Is it clinically useful? Clin Exp Dermatol. 2004;29(5):453-9.
38. Wainstein AJA, Belfort FA. Conduta para o melanoma cutâneo. Rev Col Bras Cir. 2004;31(3):204-14.
39. Aspres N, Egerton IB, Lim AC, Shumack SP. Imaging the skin. Australas J Dermatol. 2003;44(1):19-27.

# 10

# DIFERENCIAÇÃO E MONITORAMENTO DE ANOMALIAS VASCULARES

Luciana Zattar
Silmara Cestari

## INTRODUÇÃO

### Definição

As anomalias vasculares compõem um espectro de lesões de origem vascular, constituindo um grupo heterogêneo com achados clínicos e radiológicos variáveis.

### Etiologia

As afecções vasculares podem ser congênitas ou adquiridas. Podem ocorrer isoladamente (configurando enfermidades estritamente dermatológicas) ou como parte de processos sistêmicos (constituindo manifestações dermatológicas de doenças sistêmicas). A maioria das anomalias vasculares é cutânea e congênita.

### Classificação das anomalias vasculares

A Sociedade Internacional para Estudo das Anomalias Vasculares (ISSVA – *International Society for the Study of Vascular Anomalies*) revisou sua classificação em 2018, e divide tais alterações em dois grupos principais:

1. **Tumores vasculares** (lesões vasculares proliferativas):
   - Benignos.
   - Localmente agressivos/*borderline*.
   - Malignos.
2. **Malformações vasculares** (alterações estruturais ou da morfogênese de vasos):
   - Simples ou combinadas.
   - Vasos principais.
   - Associadas a outras anomalias.

Existem algumas anomalias vasculares não classificadas, algumas mais raras e outras sem necessidade de exames de imagem, como as manchas salmão (*lesão vascular benigna mais comum da infância*) ou em vinho do Porto, que não serão comentadas. Neste capítulo serão abordadas as anomalias principais e mais comuns na prática.

O diagnóstico correto das anomalias vasculares é fundamental para o tratamento e o prognóstico. A investigação da lesão por métodos de imagem permite a confirmação diagnóstica, bem como o planejamento e acompanhamento do tratamento.

A ultrassonografia com Doppler pode ser utilizada como a primeira ferramenta de investigação, por ser um exame seguro, de fácil acesso e com relativo baixo custo. Ela evidencia se a lesão é cística ou sólida, demonstra a presença ou não de fluxo sanguíneo e suas características. É muito utilizada para distinguir os hemangiomas das malformações vasculares e diferenciar as malformações vasculares de alto e baixo fluxo.

## CARACTERIZAÇÃO

### Achados clínicos

As lesões vasculares possuem amplo espectro de manifestações (Figura 1) e cursam como lesões superficiais e/ou profundas, amolecidas, avermelhadas, arroxeadas ou azuladas. Podem ser clinicamente semelhantes, mas apresentar diferentes fisiopatologias, evoluções, prognósticos e tratamentos. Nesse sentido, alguns questionamentos devem fazer parte da anamnese e do raciocínio médico, e incluem:

- Presença já ao nascimento?
- Qual o padrão de crescimento, é proporcional ou não à criança?
- Houve mudança de aparência ou tamanho da lesão?
- Há alteração da cor da pele associada?
- Existem outras anormalidades cutâneas ou patologias congênitas?

## Achados ultrassonográficos

Ao exame ultrassonográfico as anomalias vasculares podem também ter um espectro de achados, que incluem, ao modo B, alterações da ecogenicidade das camadas da pele, lesões nodulares hipo ou anecogênicas (Figura 2),

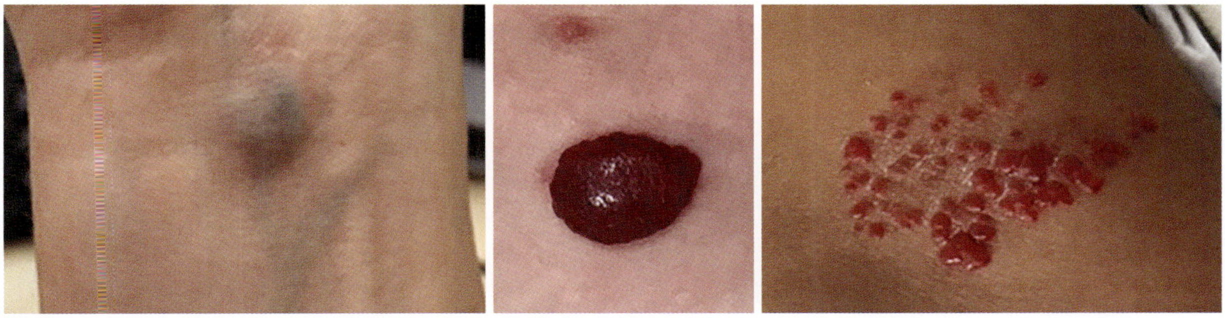

FIGURA 1 Imagens de diferentes apresentações clínicas de lesões vasculares, com colorações, tamanhos e profundidades distintos.

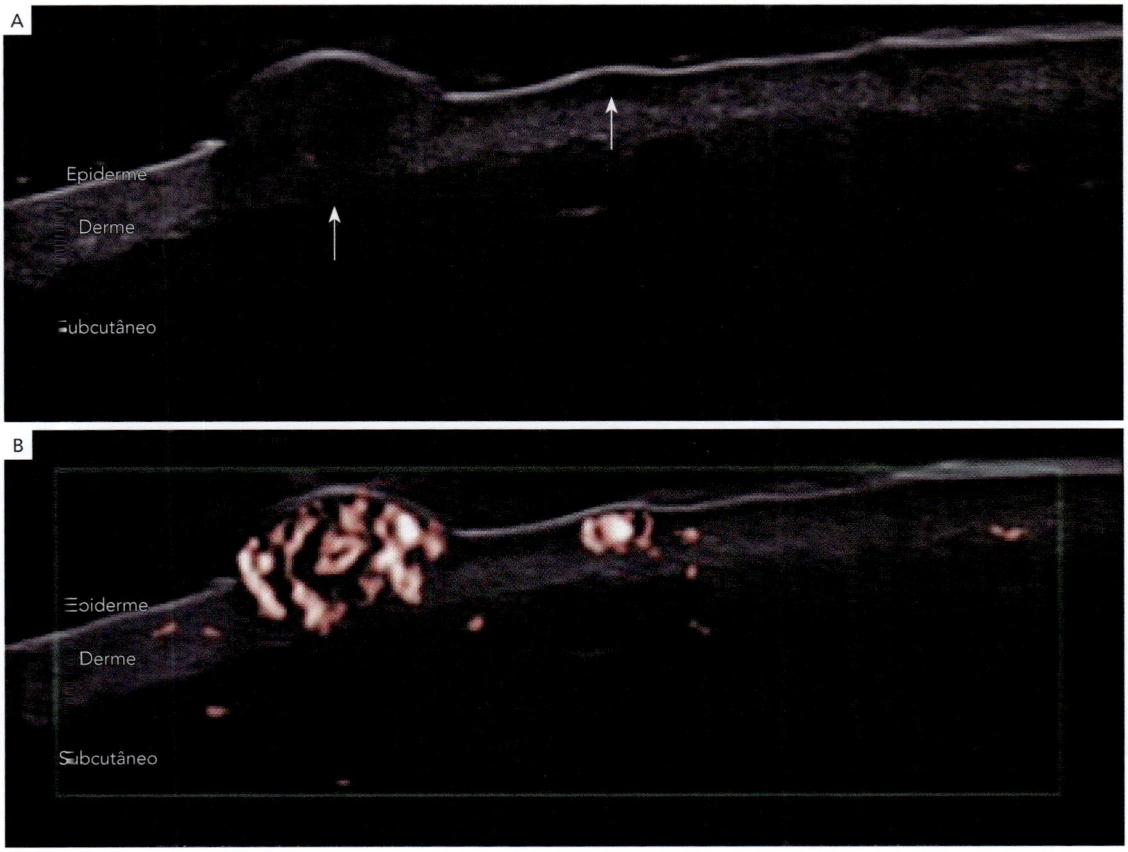


FIGURA 2 Imagens de ultrassom (A: modo B, e B: Doppler SMI 24 MHz), plano axial/transversal, de anomalia vascular (hemangiomas superficiais: setas) em região frontal, caracterizadas por nódulos sólidos, hipoecogênicos, parcialmente circunscritos e hipervascularizados ao Doppler, com localização intradérmica.

estruturas tubuliformes ou vasos tortuosos (Figura 3), que podem estar em diferentes profundidades ou camadas da pele, com ou sem lesões satélites ou pedículos vasculares.

Ao Doppler são lesões vascularizadas (Figura 4), com diferentes padrões que devem ser acessados e descritos no exame, de acordo com a curva espectral e as velocidades, e incluem padrão venoso e/ou arterial e de baixo e/ou alto fluxo (Figura 5). Consideram-se lesões de alto fluxo as anomalias arteriais e arteriovenosas, e de baixo fluxo as anomalias venosas, capilares e linfáticas – *nesses casos pode ser necessário um ajuste fino do aparelho para detecção de fluxos de baixíssimas velocidades, ou lançar mão da manobra de compressão para refluxo* (Vídeo 1).

## PRINCIPAIS LESÕES

### Tumores vasculares

- **Fisiopatologia:** são caracterizados por proliferação endotelial.
- **Classificação:** podem ser classificados em lesões benignas, localmente agressivos ou *borderline* e malignos, sendo as lesões benignas as mais frequentes e cujos principais representantes incluem o hemangioma infantil e o hemangioma congênito. O Quadro 1 apresenta a classificação (*International Society for the Study of Vascular Anomalies* – ISSVA 2018) com as lesões mais comuns.

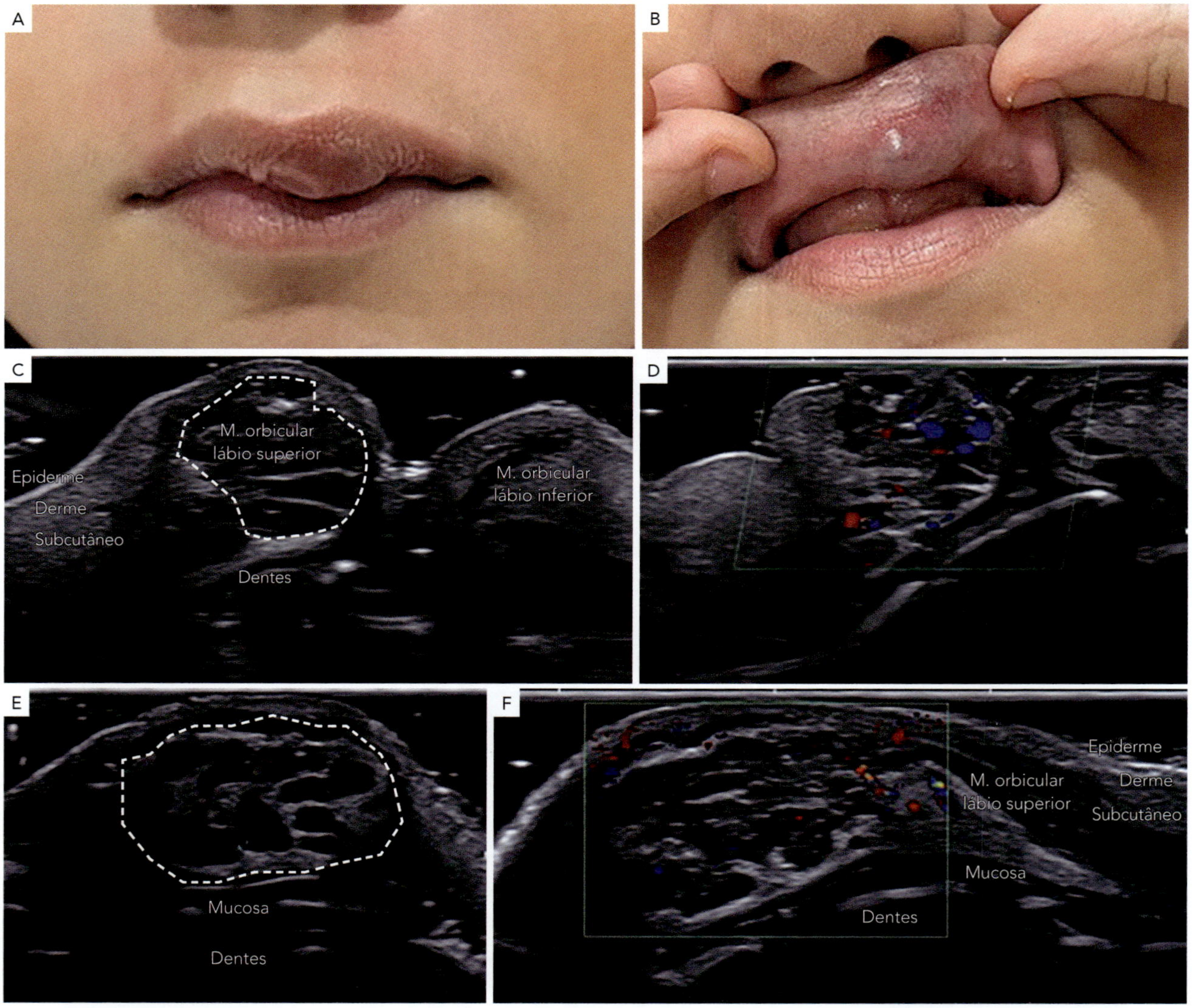


FIGURA 3 Imagens clínicas e de ultrassom (C e E: modo B e D a F: Doppler colorido 24 MHz) de malformação vascular no lábio superior, caracterizada por estruturas tubuliformes anecogênicas de limites imprecisos (linha tracejada) que envolvem toda a espessura labial, da submucosa à derme, englobando o músculo orbicular da boca. Ao Doppler apresenta vascularização de baixo fluxo. (A e B) Imagens clínicas. (C e D) Plano sagital/longitudinal. (E e F) Plano axial/transversal.

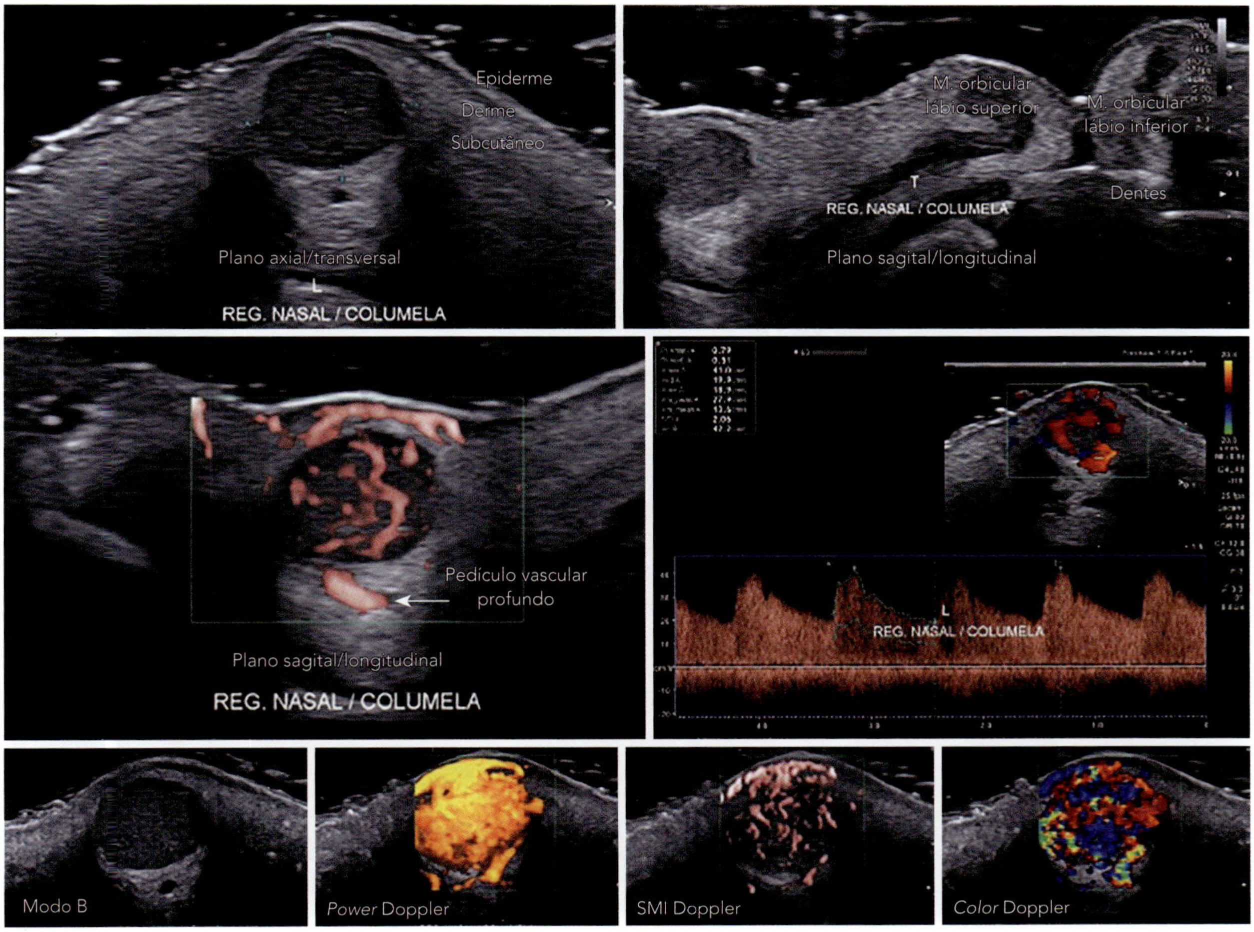


FIGURA 4 Imagens de ultrassom (modo B, Doppler colorido, *power*, SMI e pulsado 24 MHz) de hemangioma em região da columela/filtro, caracterizado por nódulo sólido, subcutâneo, hipoecogênico, circunscrito e hipervascularizado ao Doppler, com fluxo arterial de alta velocidade ao Doppler pulsado. Apresenta pedículo arterial inferior (seta), característica importante de ser mencionada.

VÍDEO 1 Imagens dinâmicas de ultrassom (Doppler SMI 24 MHz) de malformação vascular no lábio superior (Figura 5), caracterizada por estruturas tubuliformes anecogênicas de limites imprecisos com vascularização de baixo fluxo, mais bem caracterizada à manobra de compressão.

QUADRO 1 Classificação dos tumores vasculares

| **Benignos** |
|---|
| Hemangioma infantil |
| Hemangioma congênito |
| Granuloma telangiectásico |
| **Localmente agressivos/*borderline*** |
| Hemangioendotelioma kaposiforme |
| Sarcoma de Kaposi |
| **Malignos** |
| Angiossarcoma |
| Hemangioendotelioma epitelioide |

## Tumores vasculares benignos

### Hemangioma infantil

- **Definição:** conhecido também como hemangioma da infância, é uma proliferação benigna de células endoteliais, positiva para o transportador de glicose do tipo GLUT-1. É o tumor mais comum da infância, representa 5% de todos os tumores e possui prevalência de 5-10% em neonatos e até 30% em prematuros, ocorrendo geralmente em meninas (3 a 9:1). Normalmente cursam como lesão única (80%), que surge entre 2 semanas e 2 meses de vida. A lesão evolui em fases com crescimento rápido após o nascimento (*fase proliferativa*), que pode durar até 2 anos, seguido de platô e de regressão espontânea (*fase involutiva parcial ou total*), por vezes com sequelas (*fase involuída*).
- **Achados clínicos:** ocorrem mais em bebês prematuros, no sexo feminino e na região da cabeça e pescoço (60%), tronco (25%) e membros (15%), com manifestações clínicas que variam com a fase:

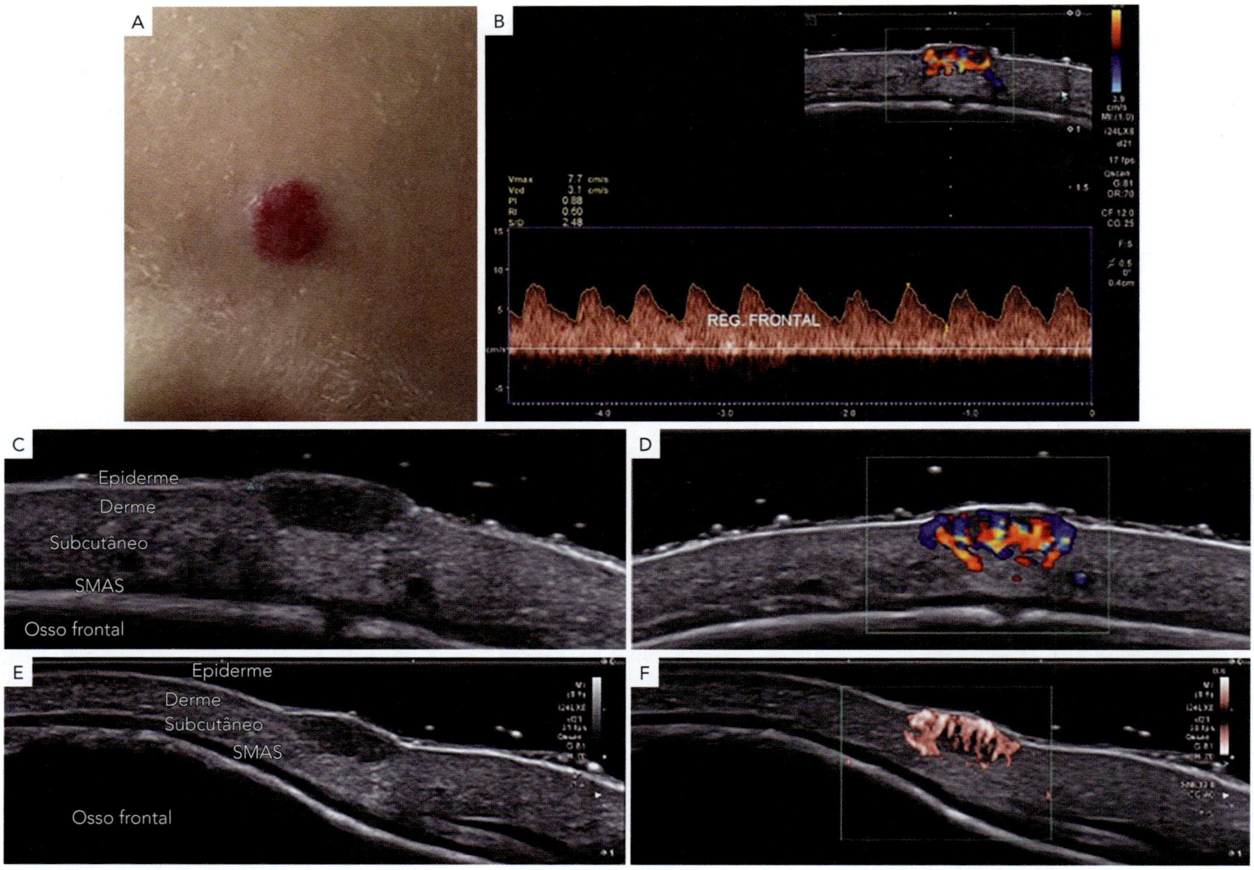


FIGURA 5 Imagem clínica (A) e de ultrassom (C e E: modo B, D: Doppler colorido, F: SMI e B: pulsado 24 MHz) de hemangioma infantil em região frontal, em fase proliferativa, caracterizado por nódulo sólido, subepidérmico, hipoecogênico, parcialmente circunscrito e hipervascularizado ao Doppler, com fluxo arterial ao Doppler pulsado (B), sem pedículos ou comunicação profunda com suturas cranianas ou encéfalo. (C e D) Plano transversal/axial. (E e F) Plano sagital/longitudinal.

- **Fase proliferativa:** geralmente lesão sólida, compressível, com aumento de temperatura e sinais de hiperfluxo. É mais pronunciada entre 3-6 meses, com tamanho máximo aos 12 até 24 meses.
- **Fase involutiva (parcial ou total):** as lesões involuem cerca de 10% ao ano e cerca de 70% estão involuídas aos 7 anos. Observa-se nessa fase mudança de coloração, geralmente do vermelho vivo ao pálido ou cinza.
- **Fase involuída:** é quando se observam as sequelas, com tumor residual, atrofia/retrações, telangiectasias, discromia, alopecia.

- **Classificações:** os hemangiomas infantis podem ser classificados de acordo com os padrões de distribuição (focal, multifocal, segmentar e indeterminado), camadas acometidas da pele (dérmico ou superficial, hipodérmico e/ou camadas mais profundas ou profundo e misto) e crescimento (reticular, abortivo ou mínimo).
- **Achados ultrassonográficos:** ecogenicidade e grau de vascularização variam conforme a fase da lesão:
  - ***Fase proliferativa:*** lesão sólida, hipoecogênica e de contornos mal definidos, nodular ou com efeito de massa e com vasos arteriais e venosos e/ou fístulas arteriovenosas e ramos arteriais de calibre médio (Figura 6).
  - ***Fase involutiva:*** nessa fase ocorre diferenciação de células mesenquimais em adipócitos, e são observadas alterações no tamanho, na ecogenicidade e na vascularização ao Doppler ao longo do tempo, caracterizando-se:
    - *Involução parcial:* nódulo heterogêneo ou efeito de massa, de contornos mal definidos e vascularização/ecogenicidade mista com áreas hiper e hipovascularizadas (Figura 7).
    - *Involução total:* estrutura de contornos mal definidos hipo ou avascular, com derme mais fina, sinais de lipodistrofia, hipertrofia hipodérmica ou subcutâneo mais hiperecogênico.
- **Acompanhamento:** os hemangiomas infantis podem ser monitorados e merecem investigação quando:

- **Mais de 5 hemangiomas cutâneos** (hemangiomatose): avaliação de hemangioma em outros órgãos, principalmente no fígado (hemangiomas hepáticos).
- **Lesão na linha média:** avaliação cerebral e da medula espinal. A avaliação do encéfalo e do canal vertebral pode ser feita por ultrassom em pacientes com menos de 6 meses, antes do fechamento ósseo.
- ***Possibilidade de síndromes:*** pesquisar sinais e sintomas associados:
  - *Síndrome Phace:* malformações de fossa posterior como *Dandy-Walker*, hemangiomas cervicofaciais, anomalias arteriais, cardíacas, oculares e do esterno.
  - *Síndrome Lumbar:* hemangioma congênito segmentar lombossacro ou corporal inferior, miopatia, deformidades ósseas, anomalias urogenitais, anorretais, renais e arteriais.

## Hemangioma congênito

- **Definição:** é uma proliferação benigna de células endoteliais, presente ao nascimento e totalmente desenvolvido, sem crescimento pós-natal. São negativos para

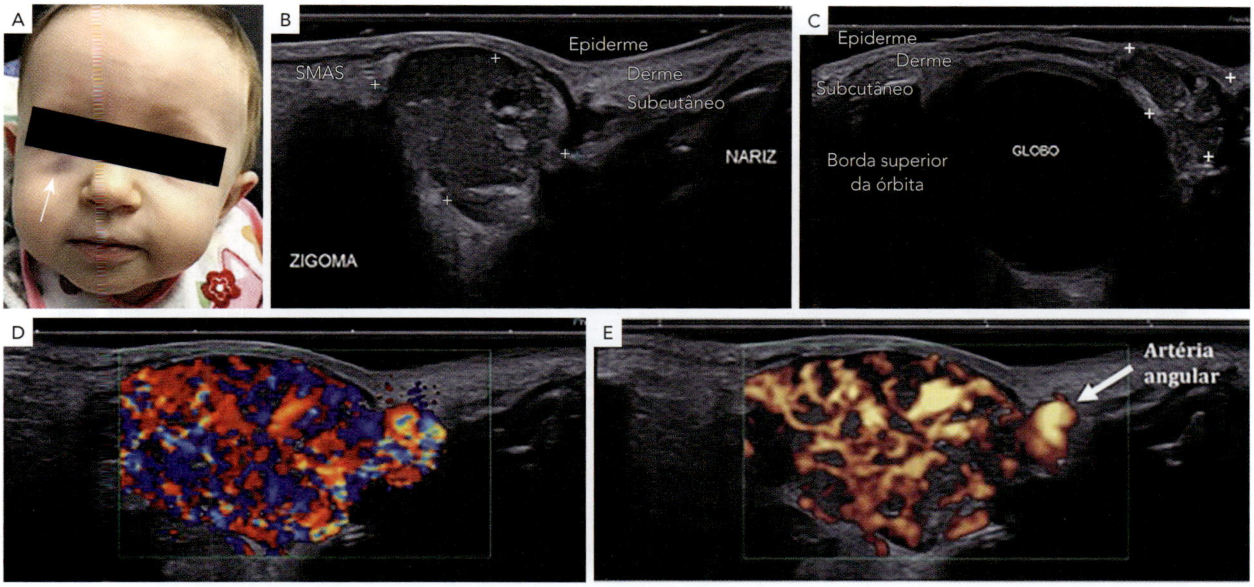


FIGURA 6 Imagem clínica (A: seta) e de ultrassom (B e C: modo B, D: Doppler colorido e E: *power* 24 MHz) de hemangioma infantil em pálpebra inferior direita, em fase proliferativa, caracterizado por nódulo sólido, hipoecogênico, parcialmente circunscrito (marcadores) e hipervascularizado ao Doppler (D), com pedículo arterial junto à artéria angular (E: seta). (A) Imagem clínica. (B, D e E) Plano axial/transversal. (C) Plano sagital/longitudinal.

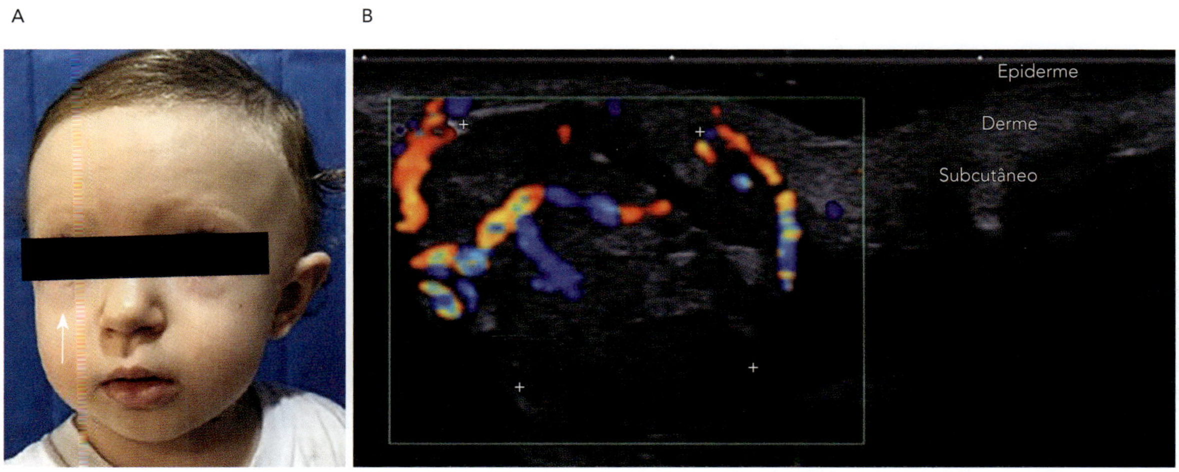


FIGURA 7 Imagem clínica (A) e de ultrassom (B: Doppler colorido 24 MHz), plano axial/transversal, de hemangioma infantil em pálpebra inferior direita (A: seta), em fase involutiva parcial, caracterizado por nódulo sólido, hipoecogênico e heterogêneo, parcialmente circunscrito e hipovascularizado ao Doppler (B: marcadores).

o transportador de glicose do tipo GLUT-1. São menos comuns que os hemangiomas infantis.

- **Achados clínicos:** as manifestações clínicas são variáveis, ocorrem mais frequentemente na cabeça e pescoço e sua aparência depende da profundidade, com lesões mais avermelhadas e nodulares quando superficiais a azuladas ou arroxeadas e planas, se mais profundas.
- **Classificação:** podem ser classificados de acordo com sua evolução, ou involução, em:
  - RICH: rapidamente involutivo: regride nos primeiros 6-18 meses de vida.
  - NICH: não involutivo: não regride espontaneamente.
  - PICH: parcialmente involutivo: involução inicial com regressão parcial.
- **Achados ultrassonográficos:** na imagem, são geralmente lesões que envolvem a derme, hipoderme e estruturas mais profundas. Os achados variam com as fases de evolução:
  - RICH: hipoecogênicos, vascularização acentuada, com vasos venosos, mais proeminentes, e arteriais (Figura 8).
  - NICH: hipoecogênicos ou algo heterogêneos, com maior dilatação venosa, calcificações e ramos nutridores.
  - PICH: sinais de regressão parcial, com áreas heterogêneas e ramos nutridores.

Na ultrassonografia, a regressão é caracterizada como redução das dimensões, aumento da ecogenicidade e diminuição da vascularização (Figura 9).

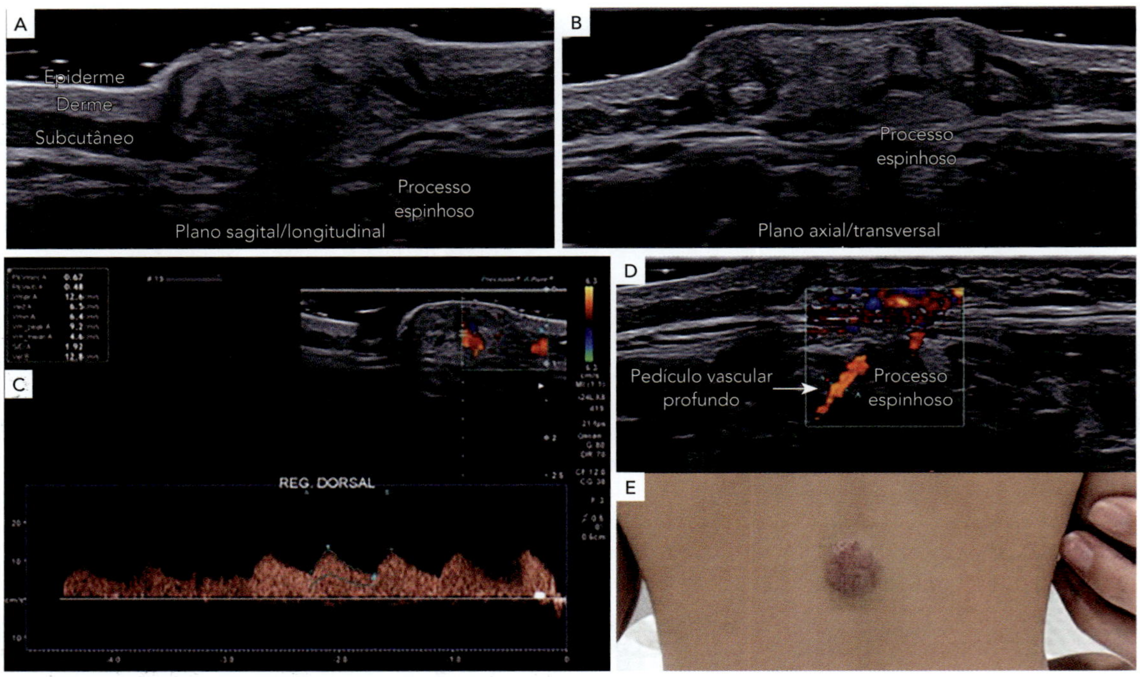


FIGURA 8 Imagem clínica (E) e de ultrassom (A e B: modo B, C: Doppler pulsado e D: *color* Doppler 24 MHz) de hemangioma congênito em região dorsal, rapidamente involutivo, caracterizado por nódulo sólido, hiperecogênico vascularizado ao Doppler, com vasos arteriais de permeio e pedículo arterial paravertebral à esquerda (D: seta).

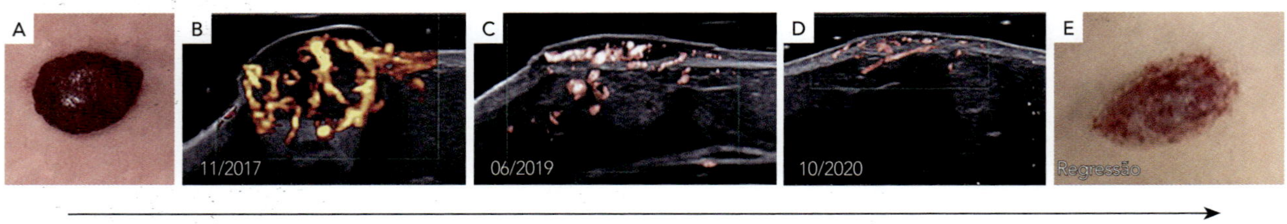


FIGURA 9 Imagens clínicas (A e E) e de ultrassom (B: Doppler *power* e C e D: SMI 24 MHz) de hemangioma congênito em região mamária/torácica, parcialmente involutivo, caracterizado por nódulo sólido, hipoecogênico vascularizado ao Doppler inicialmente, com sinais de regressão parcial (A para E), caracterizada por redução das dimensões, do componente nodular e diminuição da vascularização ao longo do tempo.

### Granuloma teleangectásico

- **Definição:** conhecido também como granuloma piogênico e hemangioma capilar lobular, é uma proliferação benigna de células endoteliais, com surgimento relacionado a trauma, irritação crônica, drogas e hormônios.
- **Achados clínicos:** são lesões avermelhadas polipoides/exofíticas com crescimento rápido, que frequentemente apresentam ulceração e sangramentos. Acometem pele e mucosas, e podem ter localização intravascular (incomum). São mais comuns no sexo feminino e localizados na face e dedos/mãos e pés.
- **Achados ultrassonográficos:** na imagem aparecem como nódulos sólidos polipoides, epidérmicos ou dérmicos, com vascularização acentuada, mista e de baixa velocidade ao Doppler. Quando intravasculares, aparecem como formações nodulares lobuladas e vascularizadas (Figura 10 e Vídeo 2).

**VÍDEO 2** Imagens dinâmicas de ultrassom (modo B 24 MHz longitudinal) de granuloma teleangectásico intravascular em dedo de gestante com surgimento após trauma, caracterizado por nódulo sólido, lobulado e hipoecogênico.

Existem outros tumores vasculares benignos, que incluem o angioma em tufos, hemangioma de células fusiformes e hemangioma epitelioide, mas são mais raros e não serão aqui abordados.

## Tumores vasculares borderline

### Hemangioendotelioma kaposiforme

- **Definição**: é uma proliferação endotelial rara, de histologia benigna mas localmente agressiva, que predomina na infância e tende a infiltrar a pele e camadas adjacentes, envolvendo a hipoderme, o músculo e até o retroperitônio em casos graves.
- **Achados clínicos**: apresenta-se como nodulação cutânea única na pele, pápulas eritematosas a nódulos vinhosos, sendo mais comum em tronco ou extremidades, e que crescem até 18 meses de vida. Associam-se à coagulopatia de consumo e à síndrome de Kasabach-Merritt (trombocitopenia, anemia hemolítica e coagulopatia), com curso clínico rápido e grave. Há necessidade de diagnóstico e tratamento precoces para melhor prognóstico e sobrevida.
- **Achados ultrassonográficos:** à imagem cursa como nódulos de contornos mal definidos e heterogêneos, com envolvimento de camadas mais profundas e vascularização proeminente de baixa velocidade.

### Sarcoma de Kaposi

Para mais informações, ver Capítulo 9.

## Tumores vasculares malignos

### Angiossarcoma

- **Definição:** é uma proliferação endotelial maligna, agressiva, geralmente com envolvimento cutâneo. Cerca de 60% das lesões são localizadas primariamente na pele, com envolvimento de camadas mais profundas.
- **Achados clínicos:** lesão única ou múltipla, com satélites, eritematosa ou violácea, com crescimento ao longo do tempo. Pode estar associada a dor, sangramento e edema. Ocorre mais comumente em idosos (oitava década) e é localizada em cabeça e pescoço (50-60%) no couro cabeludo, mamas e extremidades.
- **Achados ultrassonográficos:** na imagem aparece como massa hipoecogênica lobulada, invasiva e envolvendo camadas profundas, com contornos mal definidos e vascularização proeminente, mista e de baixo fluxo ao Doppler.

### Hemangioendotelioma epitelioide

- **Definição:** neoplasia endotelial maligna rara, com células epitelioides, que apresenta envolvimento cutâneo raro, geralmente relacionado a doença multissistêmica, acometendo fígado, pulmão, osso, baço, pleura e linfonodos. Considerada intermediária entre o hemangioma e o angiossarcoma.
- **Achados clínicos:** apresentação clínica e prognóstico variável, pode cursar como massa única eritematosa de partes moles em qualquer localização, sobretudo em extremidades.
- **Achados ultrassonográficos:** existem poucos relatos na literatura, e aparecem como área hiperecogênica mal definida, com pequenos nódulos hipoecogênicos vascularizados de permeio (Figura 11 e Vídeo 3).

**VÍDEO 3** Imagens dinâmicas de ultrassom (modo B 24 MHz) de hemangioendotelioma epitelioide, caracterizado como área hiperecogênica mal definida com pequenos nódulos hipoecogênicos de permeio.

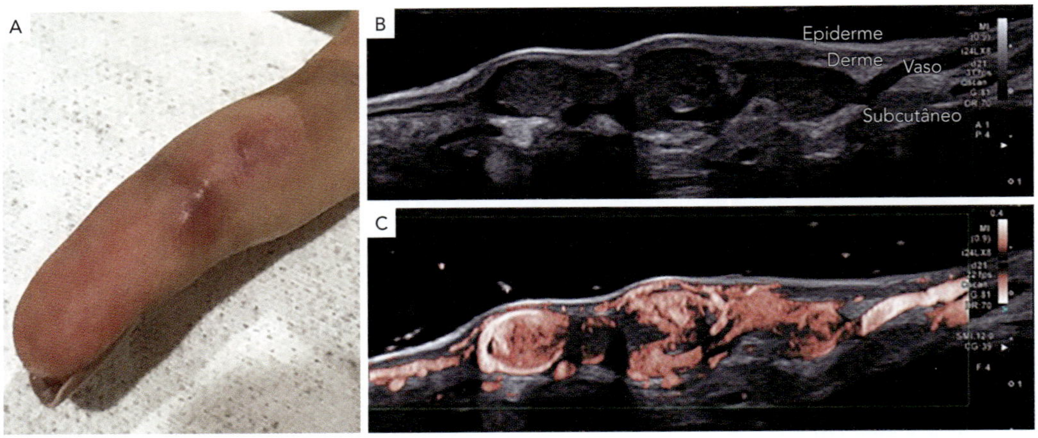


FIGURA 10 Imagem clínica (A) e de ultrassom (B: modo B e C: Doppler SMI 24 MHz longitudinal), plano sagital/longitudinal – eixo longo do dedo, de granuloma teleangectásico intravascular em dedo de gestante com surgimento após trauma, caracterizado por nódulo sólido, lobulado, hipoecogênico e hipervascularizado ao Doppler.

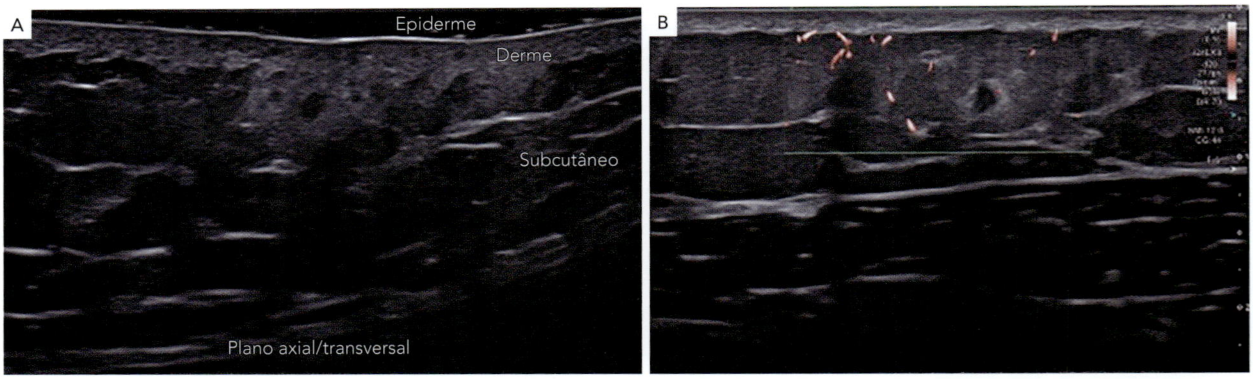


FIGURA 11 Imagens de ultrassom (A: modo B e B: Doppler SMI 24 MHz) de hemangioendotelioma epitelioide, caracterizado como área hiperecogênica mal definida, com discreto aumento da vascularização ao Doppler e pequenos nódulos hipoecogênicos de permeio.

## Malformações vasculares

- **Fisiopatologia:** são alterações estruturais ou da morfogênese de vasos, não tumorais, com canais vasculares displásicos. São mais raras que os tumores vasculares, com prevalência estimada em 1,2-1,5%.
- **Achados clínicos:** são geralmente lesões vasculares congênitas, presentes ao nascimento, que não apresentam crescimento. O aumento de tamanho é proporcional ao crescimento da criança. Podem estar associadas a inúmeras síndromes. Em uma minoria dos casos podem ser adquiridas, relacionadas a trauma, condições sistêmicas/alterações hormonais, idade (*senis*) ou malignidade.
- **Classificação:** podem ser classificados de acordo com o fluxo, em alto (arterial, comunicante e fístulas arteriovenosas) e baixo fluxo (venoso, capilar, linfático ou misto) ou de acordo com subtipos, em malformações simples ou combinadas, de vasos principais ou associadas a outras anomalias. O Quadro 2 apresenta a classificação (ISSVA 2018), com as lesões mais comuns.

QUADRO 2 Classificação das malformações vasculares (alterações estruturais ou da morfogênese de vasos)

| Simples |
|---|
| Malformações capilares (mancha salmão e mancha do vinho do Porto) |
| Malformações linfáticas |
| Malformações venosas |
| Malformações arteriovenosas |
| Fístulas arteriovenosas |
| **Combinadas** |
| **Mais de um componente:** capilar e/ou linfático e/ou venoso e/ou arterial |
| **Vasos principais** |
| **Associadas a outras anomalias** |

- **Achados ultrassonográficos:** geralmente cursam como rede de estruturas anecogênicas, tubuliformes e tortuosas, ou áreas lacunares, sem aspecto de massa, com diferentes tipos de fluxo ao Doppler (Figuras 12 a 17):

- ***Venosas:*** fluxo monofásico, vasos compressíveis, podendo ter a presença de flebólitos (9-16%) ou de trombose.
- ***Arteriais:*** vasos não compressíveis com picos sistólicos e diastólicos.
- ***Linfáticas e capilares:*** áreas lacunares e ausência de fluxo detectável* (2 cm/s) (Vídeo 4).

**VÍDEO 4** Imagens dinâmicas de ultrassom (modo B 24 MHz) de malformação angiolinfática na face anterolateral do quadril/coxa, caracterizada por área heterogênea com perda da diferenciação da derme com o subcutâneo e hiperecogenicidade da hipoderme, associado a vasos ectasiados, diminutas formações nodulares subepidérmicas e áreas anecogênicas anfractuosas de permeio, que envolvem toda a espessura, inclusive a musculatura.

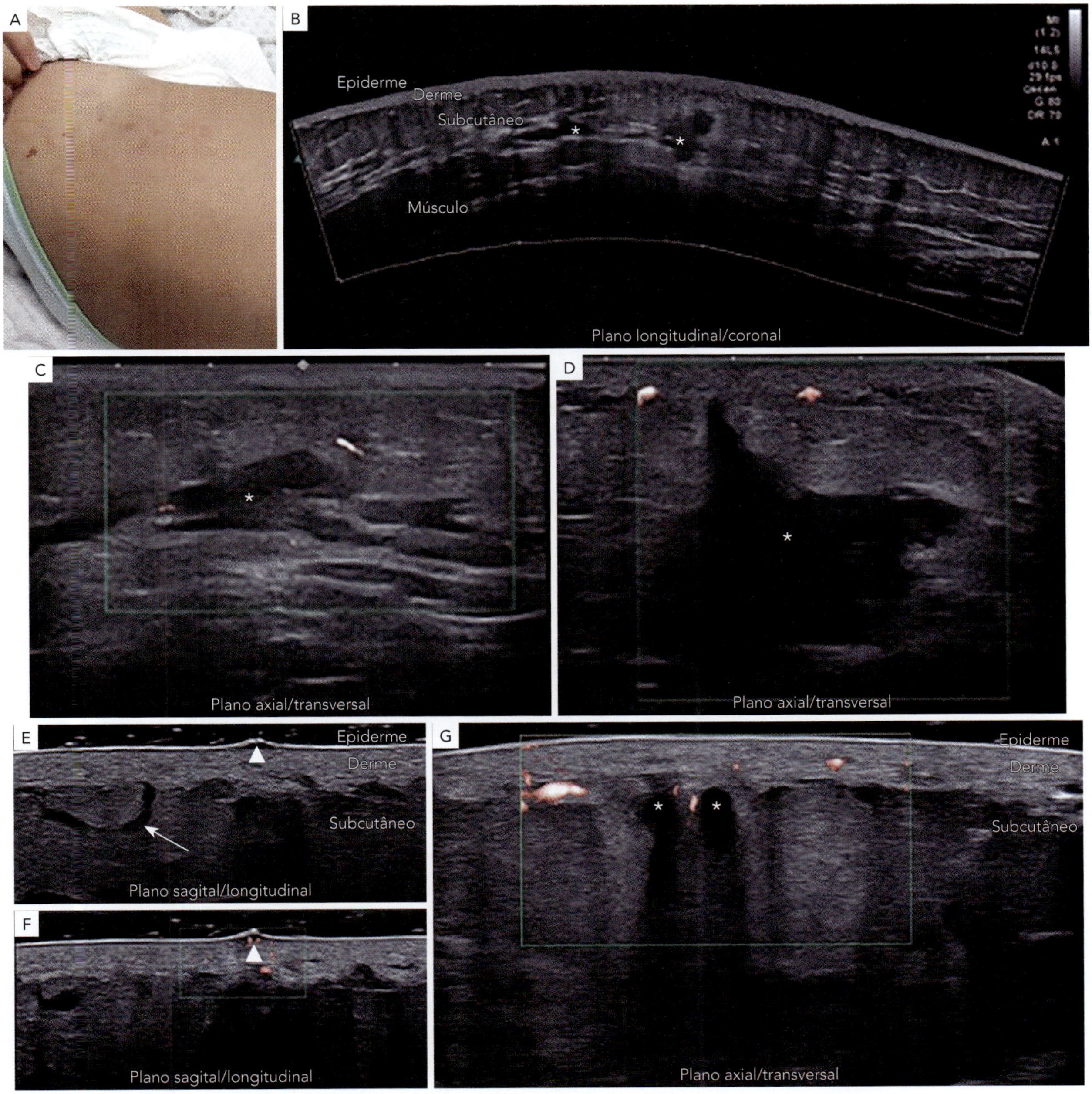


**FIGURA 12** Imagens clínica (A) e de ultrassom (B e E: modo B e C, D, F e G: Doppler SMI 14 e 24 MHz) de malformação angiolinfática na face anterolateral do quadril/coxa, caracterizada por área heterogênea com perda da diferenciação da derme com o subcutâneo e hiperecogenicidade da hipoderme, associado a vasos ectasiados (E: seta), áreas anecogênicas anfractuosas de permeio (*) e diminutas formações nodulares subepidérmicas (cabeça de seta), por vezes vascularizadas, que envolvem toda a espessura, inclusive a musculatura.

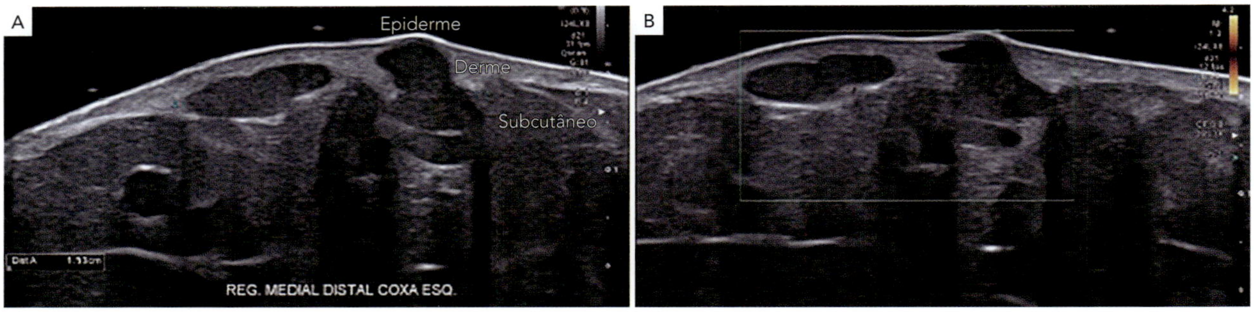


FIGURA 13 Imagens de ultrassom (A: modo B e B: *power* Doppler 24 MHz), plano axial/transversal, de malformação venosa na região medial distal da coxa, caracterizada por estruturas hipoecogênicas tubuliformes e tortuosas, que envolvem da transição dermoepidérmica até o subcutâneo profundo, sem vascularização evidente ao *power* Doppler.

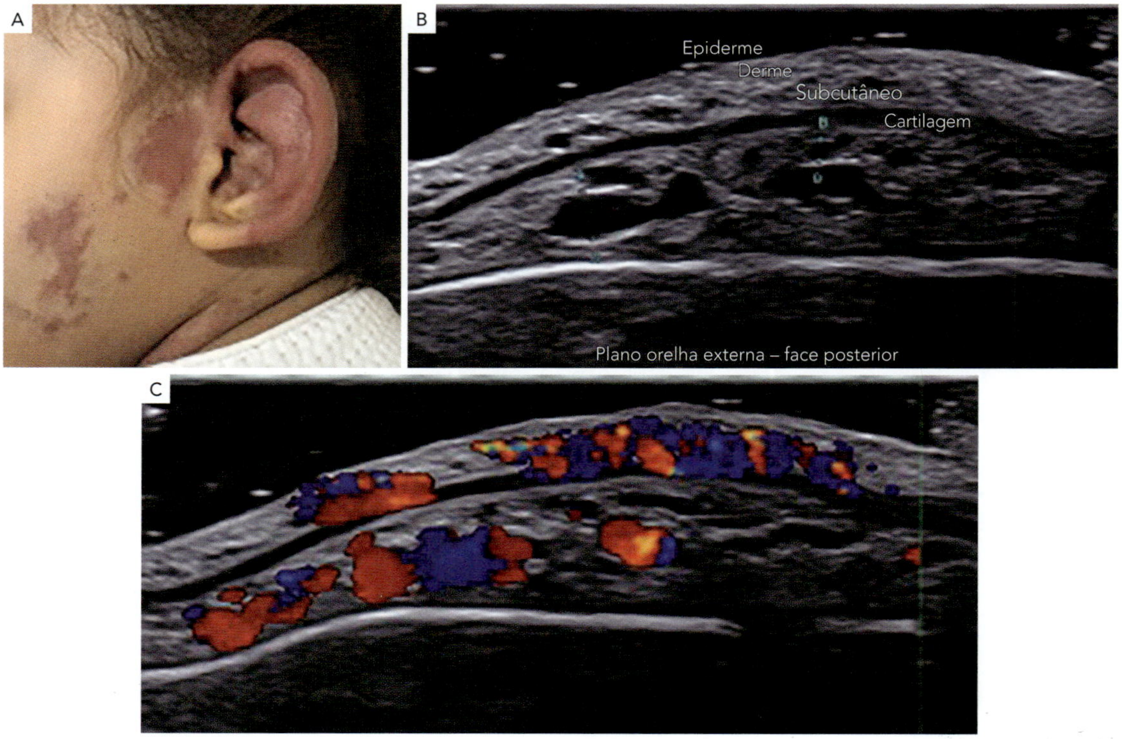


FIGURA 14 Imagens clínica (A) e de ultrassom (B: modo B e C: Doppler colorido 24 MHz), plano sagital/longitudinal, de malformação arteriovenosa na face, envolvendo o pavilhão auricular. Ao ultrassom observa-se acometimento da espessura total da orelha externa com envolvimento da cartilagem, importante de ser relatado para melhor planejamento terapêutico.

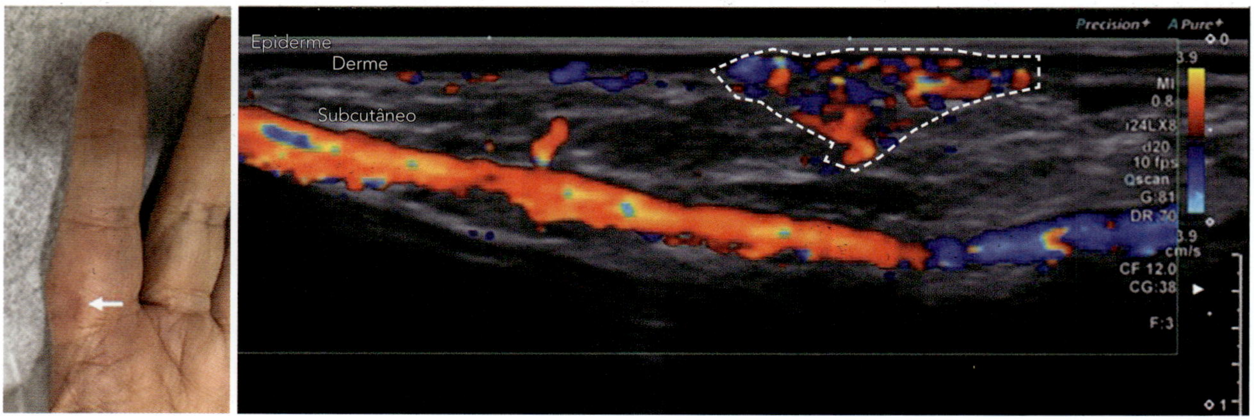


FIGURA 15 Imagens clínica e de ultrassom (*color* Doppler 24 MHz), plano sagital/longitudinal, de malformação arteriovenosa superficial, na face radial do II dedo esquerdo, sem evidente pedículo profundo, melhor caracterizado no estudo dinâmico (Vídeo 6).

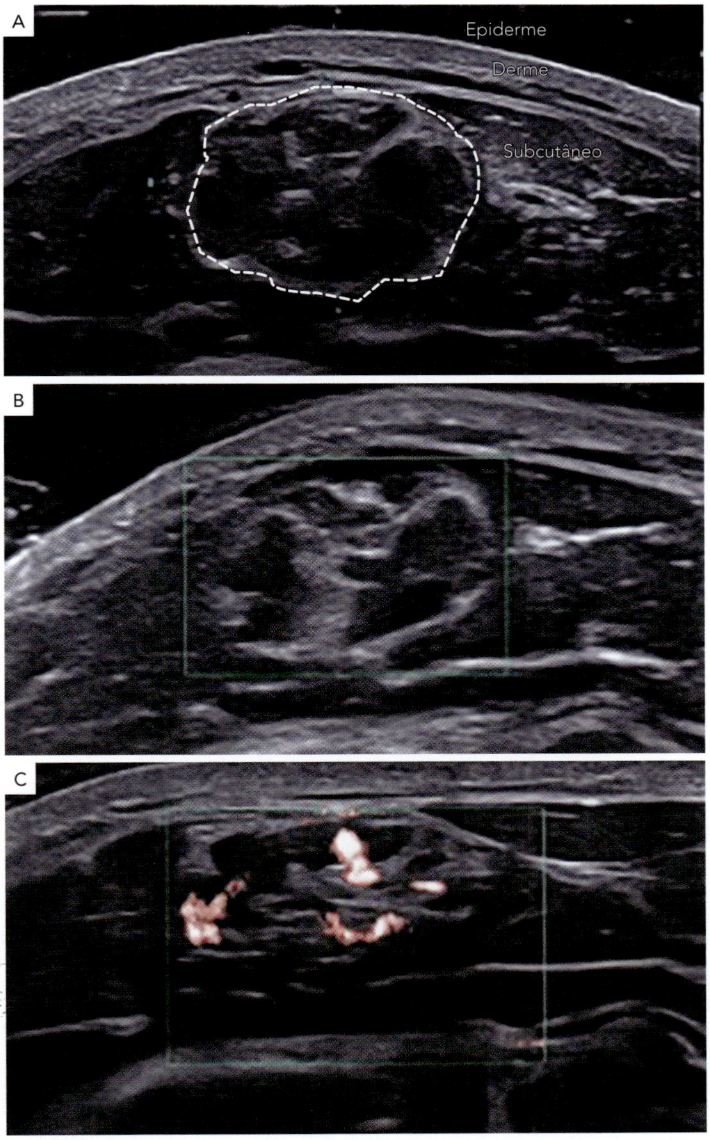


FIGURA 6 Imagens de ultrassom (24 MHz plano axial/transversal) de malformação venolinfática no braço direito, mal delimitada (linha tracejada branca), envolvendo o subcutâneo, sem evidente fluxo ao Doppler no estudo estático, evidenciando-se fluxo de baixa velocidade à manobra de compressão. (A) Modo B. Doppler SMI sem (B) e com compressão (C).

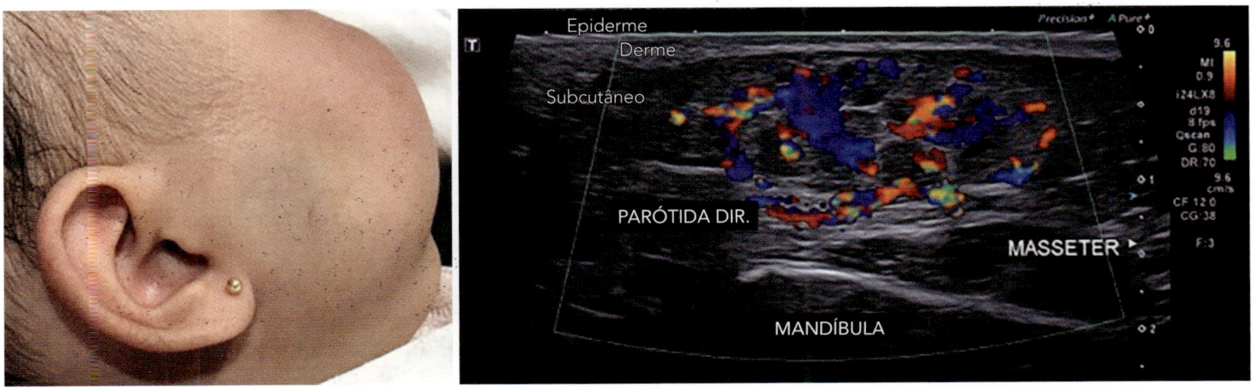


FIGURA 7 Imagens clínica e de ultrassom (*color* Doppler 24 MHz), plano axial/transversal, de malformação arteriovenosa na face, mal delimitada, com envolvimento profundo da parótida e do músculo masseter direito, importante de ser relatado para melhor planejamento terapêutico.

* Os aparelhos atuais de alta resolução podem identificar fluxos com velocidades menores que 2 cm/s. Outra opção para a caracterização do fluxo é a compressão ou visualização direita no modo B (Vídeos 5 e 6).

O ultrassom auxilia na avaliação das malformações vasculares, uma vez que pode definir o tipo de fluxo (venoso e/ou arterial), identificar componentes capilares e linfáticos, além definir as camadas envolvidas e de avaliar a velocidade de fluxo (alto/baixo). É, então, relevante no diagnóstico e na conduta, pois é possível optar por diferentes tratamentos de acordo com o tipo de alteração detectada.

## ACOMPANHAMENTO

O ultrassom é o método ideal para avaliação e monitorização ou seguimento das lesões cutâneas vasculares. É possível a avaliação de sua evolução, identificando se há sinais de regressão ou involução. Facilmente se detectam mudanças das dimensões, ecogenicidade e padrão de fluxo das lesões, sendo importante na avaliação de resposta a tratamentos clínicos (Figura 18). Há indicação do uso de medicações para os hemangiomas da infância (p. ex., propranolol via oral ou tópico), em casos específicos, especialmente quando há risco de ulceração, disfunção ou desfiguração, sobretudo quando em face ou lesões oculares e palpebrais, pelo risco de astigmatismo, ambliopia e proptose.

Existem sinais de possível malignidade das anomalias vasculares, os chamados ***red flags***, que incluem: rápido crescimento após 6-12 meses, massa dolorosa, envolvimento muscular, linfonodomegalias, destruição óssea, presença de calcificações, hemorragia ou necrose em lesões não congênitas.

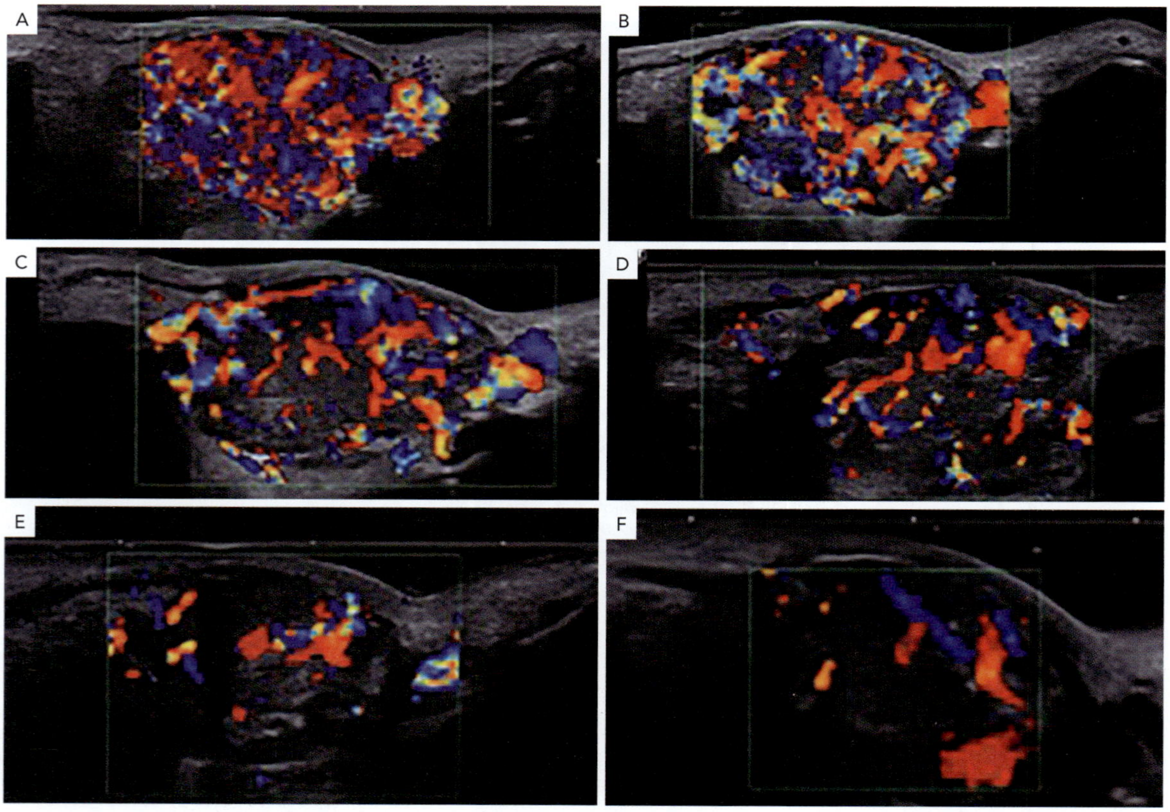


FIGURA 18 Imagens de ultrassom (*color* Doppler 24 MHz) de hemangioma infantil em pálpebra inferior direita, em fase proliferativa, caracterizado por nódulo sólido, hipoecogênico, parcialmente circunscrito e hipervascularizado ao Doppler inicialmente (A: 20/7/2018), quando foi iniciado o tratamento medicamentoso, realizando-se exames seriados para verificar resposta. Nota-se maior heterogeneidade e redução gradativa da vascularização ao Doppler com o passar do tempo, após 1 ano e 9 meses (F: 8/12/2019). (A) 20/07/2018. (B) 21/09/2018. (C) 09/10/2018. (D) 06/11/2018. (E) 23/11/2018. (F) 08/12/2019.

## COMPLICAÇÕES

As anomalias vasculares podem complicar-se com:

- **Ulcerações:** complicação mais comum, ocorre em hemangiomas proliferativos e sobretudo em lesões em nariz, lábios e periorbitais.
- **Trombose:** caracterizada por conteúdo intravascular não compressível, sem fluxo (Figura 19).
- **Sangramentos.**
- **Infecção secundária:** geralmente em malformações císticas linfáticas, com celulites recorrentes.
- **Efeito de massa:**
  - Obstrução de laringe/traqueia: geralmente em malformações císticas linfáticas cervicais (higromas).
  - Compressão de vasos e nervos.
- **Necrose.**
- **Aneurismas.**
- **Falência cardíaca.**

VÍDEO 5 Imagens dinâmicas de ultrassom (modo B 24 MHz) de malformação venosa na região medial distal da coxa (Figura 13), caracterizada por estruturas hipoecogênicas tubuliformes e tortuosas, que envolvem da transição dermoepidérmica até o subcutâneo profundo, sendo possível a visualização direta de fluxo ao modo B.

VÍDEO 6 Imagens dinâmicas de ultrassom (*color* Doppler 24 MHz) de malformação arteriovenosa superficial (Figura 15), na face radial do dedo, com pedículo profundo para a artéria digital, melhor caracterizado no estudo dinâmico.

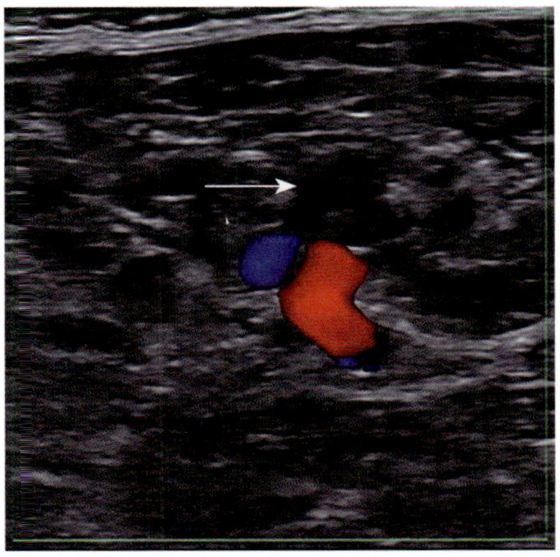

FIGURA 19 Imagem de ultrassom (*color* Doppler 24 MHz) de malformação vascular, notando-se complicação com trombose, caracterizada por conteúdo hipoecogênico endoluminal (seta), sem vascularização ao Doppler e com ausência de compressibilidade.

## CONCLUSÃO

A ultrassonografia de alta frequência permite criteriosa análise *in vivo* das lesões vasculares da pele e suas características, imprescindíveis no diagnóstico, avaliação de estágios, involução ou regressão, assim como seu seguimento, planejamento e análise de resposta a tratamentos.

O ultrassom deve ser sempre considerado como método auxiliar no diagnóstico e acompanhamento de lesões vasculares de partes moles.

### O que avaliar

- Características e dimensões ao modo B: tamanho (espessura), localização, distribuição e número de lesões.
- Camadas da pele e estruturas acometidas e presença de pedículos profundos.
- Padrão de fluxo ao Doppler (arterial/venoso e alto/baixo fluxo).
- Outras alterações associadas: extracutâneas e síndromes.
- Acompanhamento: mudanças — involução/regressão.
- Complicações.

## BIBLIOGRAFIA


1. Flucke U, Karanian M, Broek RW ten, Thway K. Soft tissue special issue: perivascular and vascular tumors of the head and neck. Head Neck Pathol. 2020;14(1):21-32.
2. Buehler D, Billings SD. Cutaneous vascular lesions. In: Billings S, Patel R, Buehler D. (eds.). Soft tissue tumors of the skin. New York: Springer; 2019.
3. ISSVA Classification of Vascular Anomalies ©2018 International Society for the Study of Vascular Anomalies Disponível em: issva.org/classification. Acesso em 28 jan 2021.
4. Cestari S. Malformações vasculares. In: Cestari S (ed.). Dermatologia pediátrica: diagnóstico e tratamento. São Paulo: Editora dos Editores; 2018.
5. Wortsman X. Atlas of Dermatologic ultrasound. Springer; 2018.
6. Rotter A, Samorano LP, de Oliveira Labinas GH, Alvarenga JG, Rivitti-Machado MC, Bouer M, et al. Ultrasonography as an objective tool for assessment of infantile hemangioma treatment with propranolol. Int J Dermatol. 2017;56(2):190-4.
7. Blei F, Bittman M. Congenital vascular anomalies: current perspectives on diagnosis, classification, and management. J Vasc Diagnostics Interv. 2016;4:23-37.
8. Menapace D, Mitkov M, Towbin R, Hogeling M. The changing face of complicated infantile hemangioma treatment. Pediatr Radiol. 2016;46(11):1494-506.

9. Filho TJ da S, de Oliveira DHIP, Moura I de S, Medeiros LK da S, Gonzaga AKG, Brasil VLM, et al. Importância da GLUT1 no diagnóstico diferencial das anomalias vasculares. J Vasc Bras. 2015;14(2):168-76.
10. Scotto di Santolo M, Sagnelli M, Mancini M, Scalvenzi M, Delfino M, Schonauer F, et al. High-resolution color-Doppler ultrasound for the study of skin growths. Arch Dermatol Res. 2015;307(7):559-66.
11. Echeverría-García B, Borbujo J, Alfageme F. The use of ultrasound imaging in dermatology. Actas Dermosifiliogr. 2014;105(10):887-90.
12. Wójcicki P, Wójcicka K. Epidemiology, diagnostics and treatment of vascular tumours and malformations. Adv Clin Exp Med. 2014;23(3):475-84.
13. Wójcicki P, Wójcicka K. Epidemiology, diagnostics and treatment of vascular tumours and malformations. Adv Clin Exp Med. 2014;23(3):475-84.
14. Hung EHY, Griffith JF, Ng AWH, Lee RKL, Lau DTY, Leung JCS. Ultrasound of musculoskeletal soft-tissue tumors superficial to the investing fascia. Am J Roentgenol. 2014;202(6).
15. Toprak H, Kiliç E, Serter A, Kocakoç E, Ozgocmen S. Ultrasound and doppler US in evaluation of superficial soft-tissue lesions. J Clin Imaging Sci. 2014;4(1):1-9.
16. Shi H, Song H, Wang J, Xia L, Yang J, Shang Y, et al. Ultrasound in assessing the efficacy of propranolol therapy for infantile hemangiomas. Ultrasound Med Biol. 2014;40(11):2622-9.
17. Elluru RG. Cutaneous vascular lesions. Facial Plast Surg Clin North Am. 2013;21(1):111-26.
18. Wortsman X, Jemec GBE. Dermatologic ultrasound with clinical and histologic correlations. Dermatologic Ultrasound with Clinical and Histologic Correlations. Springer; 2013. p.1-623.
19. Wortsman X, Jemec GBE. Dermatologic ultrasound with clinical and histologic correlations. Dermatologic Ultrasound with Clin Histol Correl. 2013;1-623.
20. Kane KS-M, Lio PA, Stratigos AL, Johnson RA. Color atlas & synopsis of pediatric dermatology. 2.ed. Mc Graw Hill Medical; 2009. p.6-8.
21. Wu JS, Hochman MG. Soft-tissue tumors and tumorlike lesions: a systematic imaging approach. Radiology. 2009;253(2):297-316.
22. Pantanowitz L, Duke WH. Intravascular lesions of the hand. Diagn Pathol. 2008;3(1):1-7.
23. Rallan D, Harland CC. Skin imaging: Is it clinically useful? Clin Exp Dermatol. 2004;29(5):453-9.
24. Navarro O. Ultrasound imaging of vascular anomalies: pearls and pitfalls.

11

# TUMORES DE PARTES MOLES

Luciana Zattar
Rodrigo Munhoz
Fábio de Oliveira Ferreira

## INTRODUÇÃO

Neste capítulo será abordada a classificação dos tumores de partes moles, bem como sua propedêutica radiológica, especialmente para identificação e investigação de lesões malignas ao ultrassom. Cabe ao médico operador saber identificar sinais de alerta e quando indicar outros exames, como tomografia computadorizada e ressonância magnética, ou mesmo diretamente o estudo anatomopatológico.

Alguns subtipos desses tumores já foram abordados em conjunto com as lesões sólidas benignas e de origem neural e vascular (ver Capítulos 7, 8 e 10), mas é necessária sua compreensão e estudo em conjunto, uma vez que fazem diagnóstico diferencial com lesões de pele e também podem ser avaliados com a ultrassonografia.

### Definição

Tumores de partes moles são originários do tecido mesenquimal, extraesquelético e não epitelial, representado por músculos, gordura, componentes da circulação sanguínea e linfática, tecido fibroso, nervos periféricos e outros (Figura 1). São tumores com origem na mesoderme, e com contribuição da neuroectoderme.

### Epidemiologia

Tumores de partes moles são comuns na prática diária, sendo os tumores benignos cerca de 100 vezes mais frequentes que os malignos.

Dentre as lesões benignas, presentes em cerca de 0,3% da população mundial, 30% são lipomas, 30% tumores fibro-histiocitários, 10% lesões vasculares e 5% tumores de bainha neural. Já os sarcomas, ou neoplasias mesenquimais malignas de partes moles, representam cerca de 15% das neoplasias malignas em crianças e 1% em adultos, ocorrendo a maioria em extremidades (75%) – *daí a importância da ultrassonografia de alta resolução em sua avaliação.* Os sarcomas de partes moles mais frequentemente diagnosticados incluem lipossarcomas, leiomiossarcomas, sarcoma pleomórfico de alto grau e tumor estromal gastrointestinal (GIST). Todavia, diversas outras variantes menos frequentes podem se somar aos possíveis diagnósticos diferenciais clínico-radiológicos.

### Classificação

O agrupamento ou classificação das neoplasias de partes moles representam um desafio na prática diária, uma vez que existem mais de 50 subtipos histológicos com características clínicas e biológicas variáveis, além de aspectos moleculares distintos. De maneira geral, podem ser divididos em lesões benignas ou malignas, determinadas ou indeterminadas pela imagem, mas a classificação mais aceita, e utilizada pela Organização Mundial da Saúde (OMS), é baseada no tecido ao qual o tumor mais se assemelha, ou diferenciação fenotípica.

#### Benignas *versus* malignas

O Quadro 1 resume as principais características que distinguem, de maneira geral, lesões benignas e malignas.

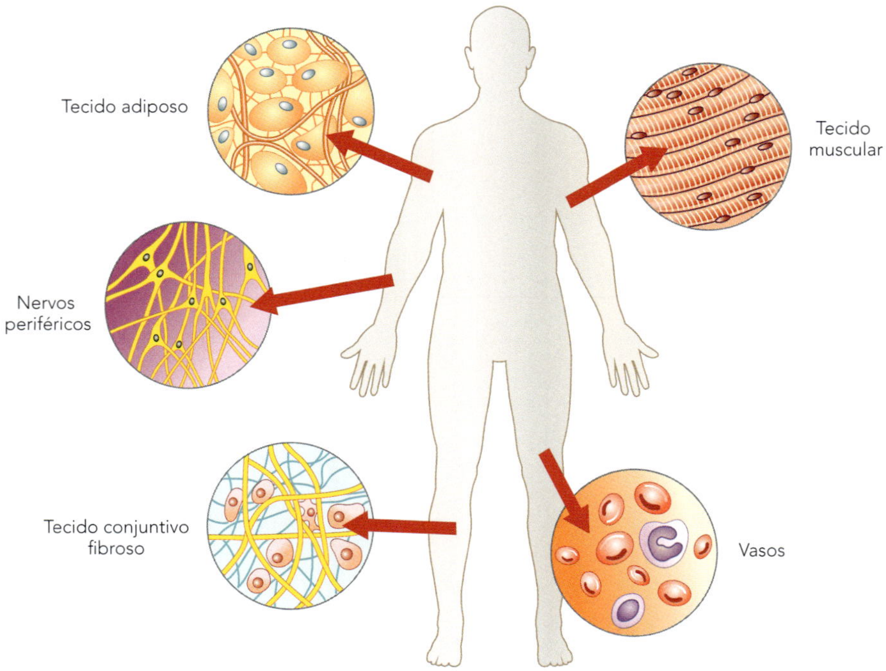


FIGURA 1 Esquema da origem dos tumores de partes moles: músculos, gordura, vasos, tecido fibroso, nervos periféricos.

QUADRO 1 Diferenciação entre lesões benignas e malignas

| | Benignos | Malignos |
|---|---|---|
| Diferenciação histológica | Assemelham-se ao tecido normal (*bem diferenciados*) | Indiferenciados (*diferentes graus histológicos*) |
| Crescimento autônomo | Capacidade limitada | Maior capacidade |
| Invasão local | Limitada | Comum |
| Recorrência | Variável | Variável |
| Metástases | Não ocorrem | Comuns |

Esta é uma classificação esquemática, genérica e aproximada, com muitas variações, por ser difícil estabelecer padrões, uma vez que existem lesões benignas com rápido crescimento, como a fibromatose agressiva (tumor desmoide), cistos gangliônicos e hemangiomas, e malignos com crescimento lento, porém com potencial metastático, como o leiomiossarcoma de baixo grau e o sarcoma fibromixoide de baixo grau.

## Classificação

A classificação é feita segundo a capacidade de predição da histologia por características clínicas e radiológicas (lesões determinadas *versus* indeterminadas).

A precisão para predizer a histologia exata do tumor com base apenas nas características de imagem varia entre 22-50%, mas a combinação de dados clínicos que incluem sexo, idade e sítio de origem dos tumores de partes moles com achados de imagem (Figura 2) permite classificar as lesões em:

- **Determinadas:** lesões cuja imagem permite o diagnóstico sem biópsia.
- **Indeterminadas:** lesões que devem ser biopsiadas para elucidação diagnóstica.

Assim, a patologia representa o padrão ouro em termos de diagnóstico dos tumores de partes moles, e a correlação radiologia-patologia é imprescindível para evitar erros ou armadilhas diagnósticas, sendo importante já no planejamento de biópsias e amostras. As possibilidades, diante da necessidade de confirmação anatomopatológica, incluem biópsias por agulha grossa, biópsias excisionais ou mesmo biópsias incisionais, devendo o planejamento ser discutido em conjunto com a equipe multidisciplinar, levando em consideração fatores como o acesso à lesão e as comorbidades do paciente. Tal planejamento pode ser guiado e auxiliado por métodos de imagem, aumentando a acurácia diagnóstica, especialmente em lesões não homogêneas (ver Capítulo 16).

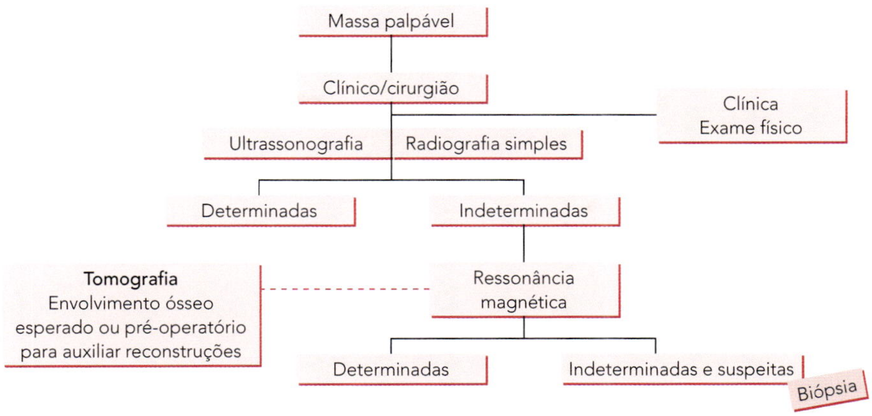


FIGURA 3 Organograma/esquema da investigação de massas palpáveis na prática médica, diferenciando-se em lesões determinadas e indeterminadas.

## Classificação histológica

A classificação histológica é feita de acordo com o tecido ao qual os tumores se assemelham, e é englobada na Classificação de Tumores de Tecido Mole e Ossos da OMS. A última versão ou 5ª edição, publicada em 2020, reflete o consenso entre um conselho editorial de especialistas internacionais, e divide os tumores de partes moles nos seguintes subtipos:

1. Lipomatosos ou adiposos.
2. Fibroblásticos/miofibroblásticos.
3. Fibro-histiocíticos.
4. Musculares lisos.
5. Pericíticos/perivasculares.
6. Musculares estriados.
7. Vasculares.
8. Condro-ósseos.
9. Estromais gastrointestinais (GIST).
10. Tumor de bainha neural.
11. Diferenciação incerta.
12. Sarcomas indiferenciados de células redondas.

Dessas lesões, poucas possuem achados clássicos por imagem, e incluem: lipomas (Capítulo 8), hemangioma (Capítulo 10), tumor de células gigantes de bainha tendínea, miosite ossificante e neuroma de Morton (Capítulo 12).

Outras lesões devem ser do conhecimento do médico operador que apenas fazem diagnóstico diferencial com tumores de partes moles (*tumor-like*) e incluem hematomas, abscessos, cistos, hérnias e outros (Capítulo 12).

# PROPEDÊUTICA RADIOLÓGICA

Ainda é um desafio na prática distinguir confiavelmente lesões benignas de malignas por meio do ultrassom. No entanto, o operador pode assumir uma postura ativa, utilizando sistematicamente achados de imagem e a história clínica, com perguntas-chave, para o estreitamento das hipóteses e a elaboração do diagnóstico diferencial de lesões de partes moles, de acordo com o organograma apresentado (Figura 3) e as questões que serão vistas a seguir.

## Qual a clínica?

- **Idade:** sarcomas apresentam distribuição bimodal, com picos na infância/adolescência e ao redor da sexta década de vida (Figura 4).
- **Trauma:** considerar a possibilidade de hematoma ou miosite ossificante.
- **História de malignidade:** aventar a possibilidade de metástases e sarcoma radioinduzido, mais comumente o mixofibrossarcoma/sarcoma pleomórfico de alto grau.
- **História familiar:** sarcomas de partes moles apresentam maior associação com síndromes familiares, como síndrome de Li-Fraumeni e neurofibromatose tipo 1 (NF1).
- **Características da lesão:** crescimento rápido aumenta a suspeição de malignidade, assim como lesões aderidas e indolores.
- **Dor:** pode estar presente em algumas lesões de partes moles, tais como glômus, leiomioma, espiradenoma écrino, neurilemoma, dermatofibroma, angiolipoma,

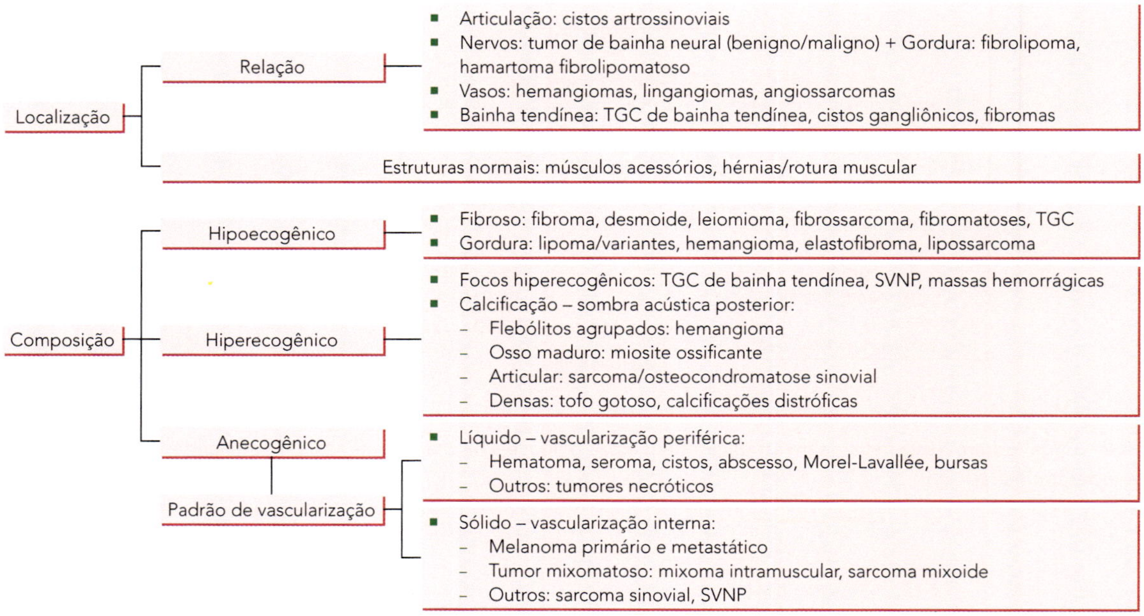


FIGURA 3 Organograma/esquema da investigação de lesões de partes moles de acordo com os achados de imagem ao ultrassom. TGC: tumor de células gigantes. SVNP: sinovite vilonodular pigmentada.

tumor de células granulosas, neuroma – *além da endometriose, também descrita como dolorosa.*

- **Múltiplas lesões:** considerar a possibilidade de metástases, lipomatoses ou lipomas hereditários múltiplos, tumores de bainha neural na NF1, tumores glômicos múltiplos ou eventualmente linfoma.

## A localização é típica?

Alguns tumores ocorrem com maior frequência em localizações específicas do corpo (Figura 5). São eles:

- **Elastofibroma:** entre a parede torácica posterior e a borda inferomedial da escápula.
- **Tumor glômico:** leito ungueal/subungueal.
- **Neuroma de Morton:** espaço intermetatársico distal (3º/4º).
- **Fascite nodular:** aspecto volar do antebraço.
- **Fibromatoses superficiais:** Dupuytren (aponeurose volar da mão) e Ledderhose (aspecto medial da fáscia plantar).

## Origina-se a partir de alguma estrutura?

Algumas lesões podem ser acompanhadas e ter sua origem definida por meio do ultrassom (Figura 6).

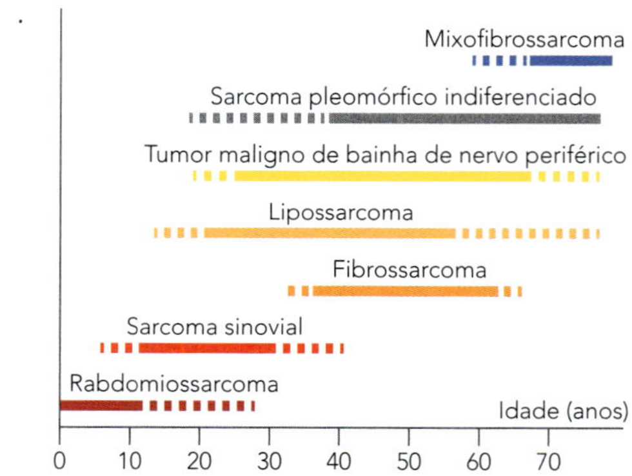


FIGURA 4 Gráfico demonstrando a relação entre a idade dos pacientes e a incidência de tumores de partes moles. A linha contínua indica o pico de incidência do tumor, e a pontilhada, idades de incidência reduzida.

- **Nervos:** tumores de bainha neural (benignos/malignos) (ver Capítulo 8).

Tumores neurais com gordura: fibrolipoma, hamartoma fibrolipomatoso.

- **Vasos:** hemangioma: (tumor mais comum da infância) (Capítulo 10), linfangiomas, angiossarcomas e pseudoaneurisma (história de trauma) (Capítulo 12).
- **Bainha tendínea:** tumor de células gigantes (TGC: 85% nos dedos) (Capítulo 12), cistos gangliônicos e fibromas.

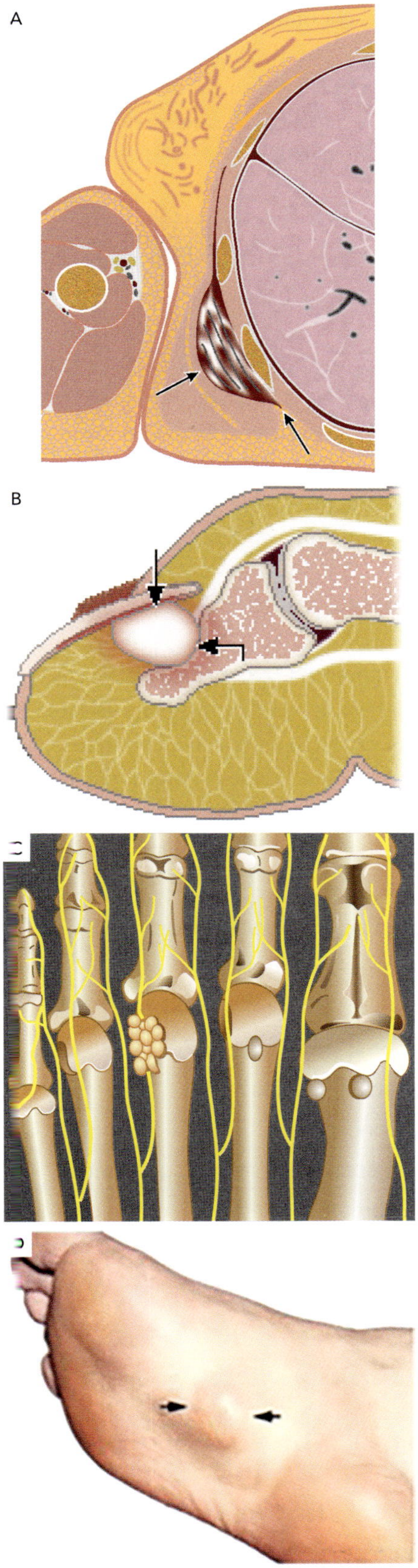


FIGURA 5 Local típico de algumas lesões de partes moles. (A) Elastofibroma. (B) Tumor glômico. (C) Neuroma de Morton. (D) Fibromatoses.

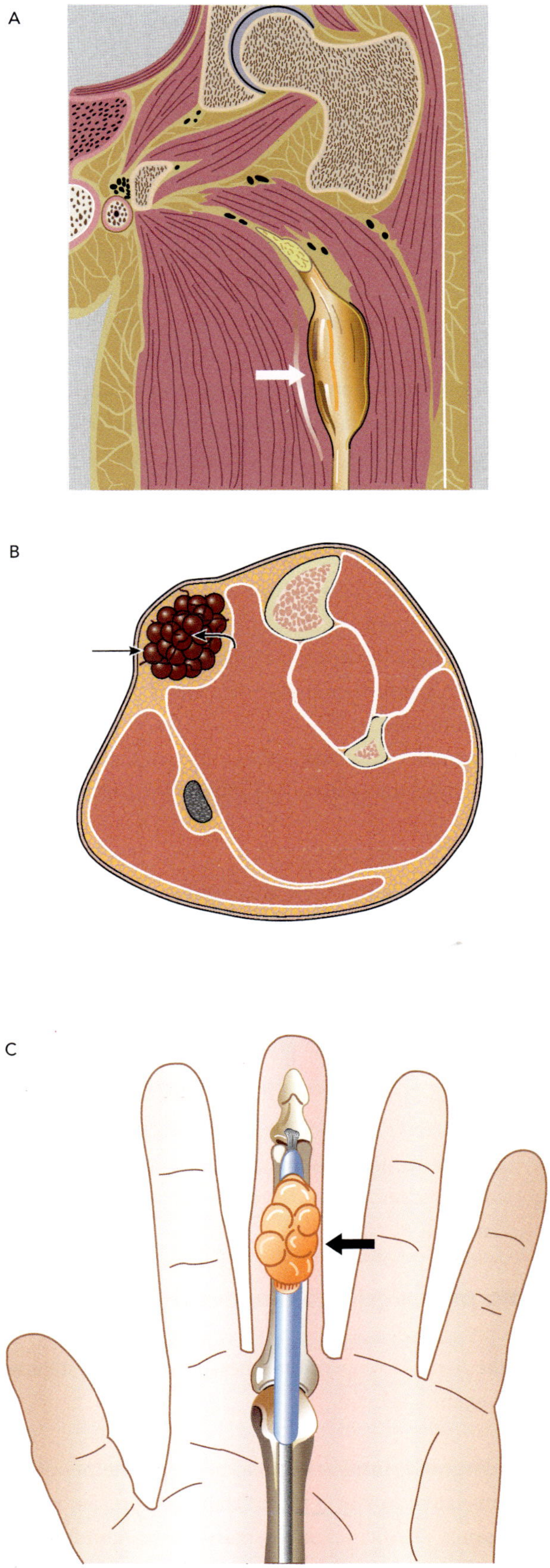


FIGURA 6 Estruturas/origem de tumores de partes moles. (A) Neural. (B) Vasos. (C) Bainha tendínea.

## Quais os achados ultrassonográficos?

### Modo B

- **Anecogênicas:** hematoma (com *debris* ou septos), abscesso (parede espessa e conteúdo com *debris*/espesso), cistos gangliônicos (anecogênicos), melanoma e metástases de melanoma.
- **Tecido adiposo:** ecogenicidade semelhante à gordura, hipoecogênico com septos hiperecogênicos: lipoma e variantes, lipossarcoma bem diferenciado, hemangioma (pode ter flebólitos), elastofibroma.
- **Tecido fibroso:** componente hipoecogênico: fibroma, desmoide (irregular), leiomioma, fibrossarcoma, fibromatoses, TGC.
- **Focos hiperecogênicos:** em matriz hipoecogênica: TGC de bainha tendínea, sinovite vilonodular pigmentada (SVNP), massas hemorrágicas.
- **Calcificação:** material hiperecogênico com sombra acústica posterior:
  - Flebólitos agrupados: hemangioma.
  - Osso maduro: miosite ossificante (calcificação heterotópica).
  - Articular: sarcoma/osteocondromatose sinovial.
  - Densas: tofo gotoso, calcificações distróficas.

### Doppler

Especialmente em lesões anecogênicas ou com reforço acústico posterior:

- **Vascularização periférica**: hematoma, seroma, cistos, abscesso, Morel-Lavallée, bursas. Outros: tumores necróticos.
- **Sólido**: vascularização interna:
  - Melanoma primário e metastático, tumor mixomatoso.
  - Mixoma intramuscular, sarcoma mixoide.
  - Outros: sarcoma sinovial, SVNP, tumor de bainha neural.

## Como prosseguir com a investigação

Cabe ao médico operador saber orientar a investigação e quais exames solicitar.

- **Radiografia simples:** especialmente para lesões de extremidades: buscar o remodelamento/erosão óssea e presença de calcificação ou matriz óssea/condral.
- **Tomografia computadorizada:** especialmente em lesões profundas: buscar o remodelamento/erosão óssea e calcificação/matriz óssea/condral.
- **Ressonância magnética:** especialmente para lesões profundas: sobretudo em lesões infecciosas, suspeita de osteomielite, ou neurais/neurites, *devendo-se observar as características de sinal e realce pelo meio de contraste paramagnético.*

# PRINCIPAIS LESÕES DE PARTES MOLES

Serão representados alguns casos de lesões malignas avaliadas por meio da ultrassonografia, e suas principais características, classificadas de acordo com a última versão ou 5ª edição da Classificação de Tumores de Tecido Mole e Ossos da OMS. As lesões incluídas nessa nova classificação (2020) serão marcadas com asterisco (*).

## Lipomatosos ou adiposos

São os tumores de partes moles mais comuns, com similaridades nos achados de imagem entre lesões benignas e malignas, especialmente as bem diferenciadas. Os principais representantes estão listados no Quadro 2.

QUADRO 2 Principais tumores lipomatosos ou adiposos

| Benignos |
|---|
| Lipoma e lipomatoses (ver Capítulo 7) |
| Lipomatoses de nervos |
| Lipoblastoma e lipoblastomatose |
| Angiolipoma (ver Capítulo 7) |
| Miolipomas de partes moles |
| Lipoma condroide |
| Lipoma pleomórfico/células fusiformes |
| Tumor lipomatoso pleomórfico atípico/células fusiformes atípico* |
| Hibernoma |
| **Intermediário** |
| Tumor lipomatoso atípico |
| **Malignos** |
| Lipossarcoma bem diferenciado (Figura 7): esclerosante, inflamatório, lipoma-*like* |
| Lipossarcoma desdiferenciado |
| Lipossarcoma mixoide (Figura 8) |
| Lipossarcoma pleomórfico |
| Lipossarcoma mixoide pleomórfico* |

* Lesões incluídas nessa nova classificação (2020).

### Lipossarcomas

- **Definição:** tumor maligno lipomatoso, geralmente profundo.
- **Epidemiologia:** segunda neoplasia maligna mais comum de partes moles.
- **Subtipos:**
  - ***Bem diferenciado*** (mais comum – 50%): baixo grau (esclerosante, inflamatório e lipoma-*like*). Acomete principalmente adultos após os 60 anos, mais comum em extremidades e retroperitônio.
  - ***Mixoide:*** de grau intermediário ou alto, a depender da presença de componente desdiferenciado (segundo mais comum): ocorre em adultos entre 40-50 anos, lesões mais profundas e intermusculares e em membros inferiores.
  - ***Desdiferenciado:*** alto grau: ocorre em idosos de 60-70 anos. Pode coexistir com subtipo bem diferenciado, sobretudo quando em retroperitôneo.
  - ***Pleomórfico:*** de alto grau (menos comum): pico de incidência na sexta década, geralmente intramusculares e em membros inferiores.
  - ***Mixoide pleomórfico.***

> Quanto maior o grau, menor o conteúdo adiposo macroscópico, maior a semelhança com outros sarcomas.

> *Não há transformação maligna de lipoma:* casos relatados podem corresponder a falhas no diagnóstico inicial.

- **Achados ao ultrassom:**
  - ***Bem diferenciado:*** massa predominantemente adiposa (mais de 70%), podendo apresentar septos grosseiros (mais de 2 mm) e nódulos focais. Calcificações em até 1/3 dos casos. Vascularização moderada/importante ao Doppler (Figura 7).
  - ***Mixoide:*** massa volumosa multilobulada e intermuscular, com pouco componente adiposo (menos de 10%) e com arranjo linear ou nodular. Pode apresentar hemorragia e vascularização heterogênea ao Doppler (Figura 8).
  - ***Desdiferenciado:*** massa lipomatosa com área sólida não lipomatosa > 1 cm, que pode corresponder a fibrose (difícil diferenciação), calcificações neoplásicas (sombra acústica posterior) ou necrose gordurosa (área anecogênica com vascularização periférica).
  - ***Pleomórfico:*** massa heterogênea intramuscular, com conteúdo adiposo em pequenos focos esparsos. Pode ter componente de hemorragia e necrose.

## Fibroblásticos/miofibroblásticos

Grupo distinto de lesões com comportamento clínico e características diversas, representados conforme mostrado no Quadro 3.

**QUADRO 3** Tumores fibroblásticos/miofibroblásticos

| Benignos |
|---|
| Fascite nodular (Capítulo 7) |
| Fascite proliferativa e miosite proliferativa |
| Miosite ossificante (Capítulo 12) e pseudotumor fibro-ósseo dos dedos |
| Fascite isquêmica |
| Elastofibroma (Capítulo 12) |
| Hamartoma fibroso da infância |
| Fibromatosis *Coli* |
| Fibromatose hialina juvenil |
| Fibromatose por corpo de inclusão |
| Fibroma das bainhas tendíneas |
| Fibroblastoma desmoplástico |
| Miofibroblastoma |
| Miofibroblastoma tipo mamário |
| Fibroma aponeurótico calcificante |
| Tumor fibroblástico EWSR1-SMAD3 positivo* |
| Angiomiofibroblastoma |
| Angiofibroma celular |
| Angiofibroma NOS* |
| Fibroma de tipo nucal |
| Fibroma acral |
| Fibroma de Gardner |
| **Intermediários** |
| Localmente agressivos:<br>▪ Fibromatoses tipo palmar/plantar (Capítulo 12)<br>▪ Fibromatose do tipo desmoide (Figura 9)<br>▪ Lipofibromatose<br>▪ Fibroblastoma de células gigantes<br>▪ Dermatofibrossarcoma *protuberans* (Capítulo 9) |
| Raramente metastáticos:<br>▪ Dermatofibrossarcoma *protuberans* fibrossarcomatoso<br>▪ Tumor fibroso solitário (Figura 10)<br>▪ Tumor miofibroblástico inflamatório<br>▪ Sarcoma miofibroblástico de baixo grau<br>▪ Tumor fibroblástico superficial CD34-positivo*<br>▪ Sarcoma mixoinflamatório fibroblástico<br>▪ Fibrossarcoma infantil |

*(continua)*

QUADRO 3 Tumores fibroblásticos/miofibroblásticos *(continuação)*

| Malignos |
|---|
| Tumor fibroso solitário maligno |
| Fibrossarcoma NOS |
| Mixofibrossarcoma (Figura 11) |
| Sarcoma fibromixoide de baixo grau |
| Fibrossarcoma epitelioide esclerosante |

## Fibromatose tipo desmoide

- **Sinônimo:** fibromatose agressiva/tumor desmoide.
- **Definição:** tumor fibroso (fibroblástico/miofibroblástico intermediário) que se origina da aponeurose/fáscia muscular, de alta recorrência local, mas com possibilidade de regressão espontânea, porém sem potencial maligno/metastático – *recomenda-se período de observação inicial ou vigilância ativa após o diagnóstico.*

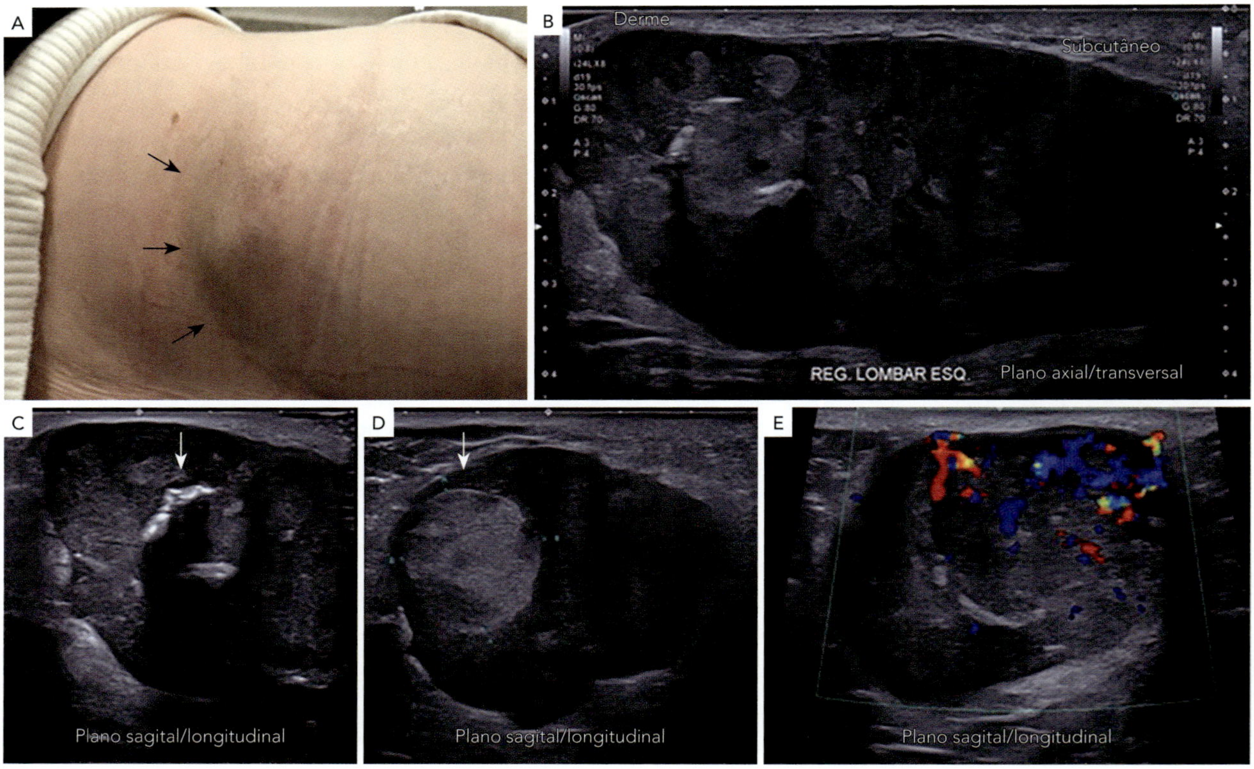


FIGURA 7 Imagem clínica (A) e de ultrassom (B, C e D: modo B e E: Doppler colorido 14 MHz) de paciente de 81 anos com queixa de crescimento progressivo de massa indolor em região do flanco direito (A), diagnosticada como lipossarcoma bem diferenciado, e caracterizada ao ultrassom como massa heterogênea (B), com calcificação (C: seta) e componente nodular adiposo (D: seta e marcadores) de permeio, com moderada vascularização ao Doppler (E).

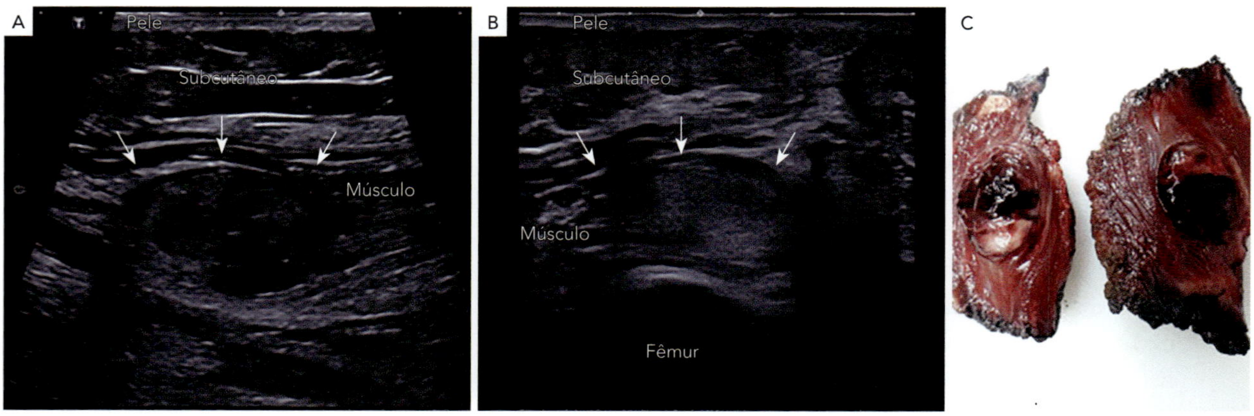


FIGURA 8 Imagens de ultrassom (modo B 14 MHz) demonstrando massa volumosa intermuscular na coxa direita de paciente de 57 anos, indistinta, caracterizada como formação nodular algo circunscrita heterogênea (A e B), diagnosticada como lipossarcoma mixoide após biópsia excisional. (A) Plano sagital/longitudinal. (B) Plano axial/transversal. (C) Peça cirúrgica após biópsia.

- **Epidemiologia:** raro, mais comum em mulheres de 25-35 anos, sendo 90% esporádicos. Poucos casos relacionados à polipose adenomatosa familiar e, especialmente sua variante denominada síndrome de Gardner.
- **Clínica:** geralmente queixa palpável em parede abdominal ou extremidade, com dor crônica e desfiguração. Pode ocorrer em alterações fibrocicatriciais/cicatrizes.
- **Achados ao ultrassom:** formações nodulares ou massas pouco circunscritas/mal definidas, hipoecoicas e heterogêneas que podem ter sombra acústica posterior e vascularização moderada ao Doppler (Figura 9).

> Diagnóstico diferencial: como ocorrem mais comumente em mulheres em idade fértil e próximo a cicatrizes, deve-se diferenciar da endometriose/implante endometrial.

## Tumor fibroso solitário

- **Definição:** tumor mesenquimal raro, maioria de comportamento indolente (10-30% dos casos podem ser

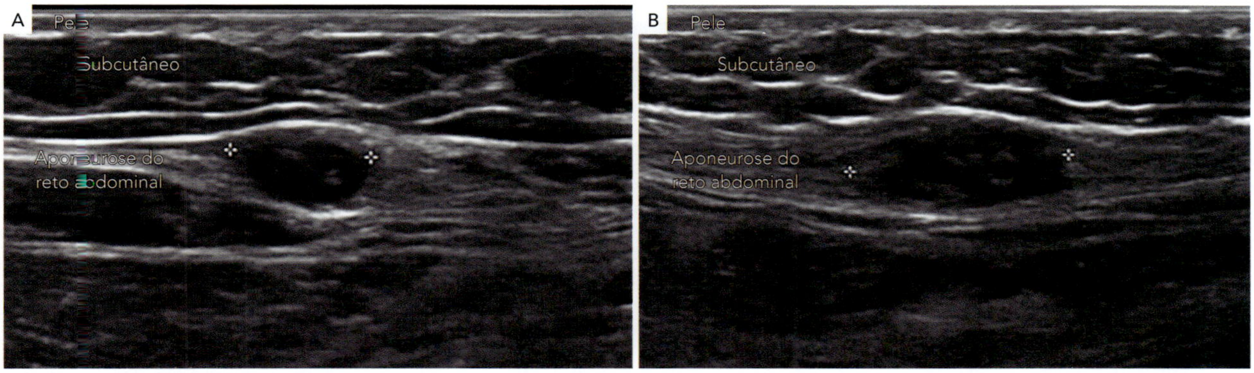


FIGURA 9 Imagens de ultrassom (modo B 14 MHz) demonstrando tumor desmoide em parede abdominal/aponeurose do reto abdominal caracterizado por formação nodular pouco circunscrita, hipoecoica e heterogênea. (A) Plano axial/transversal. (B) Plano sagital/longitudinal.

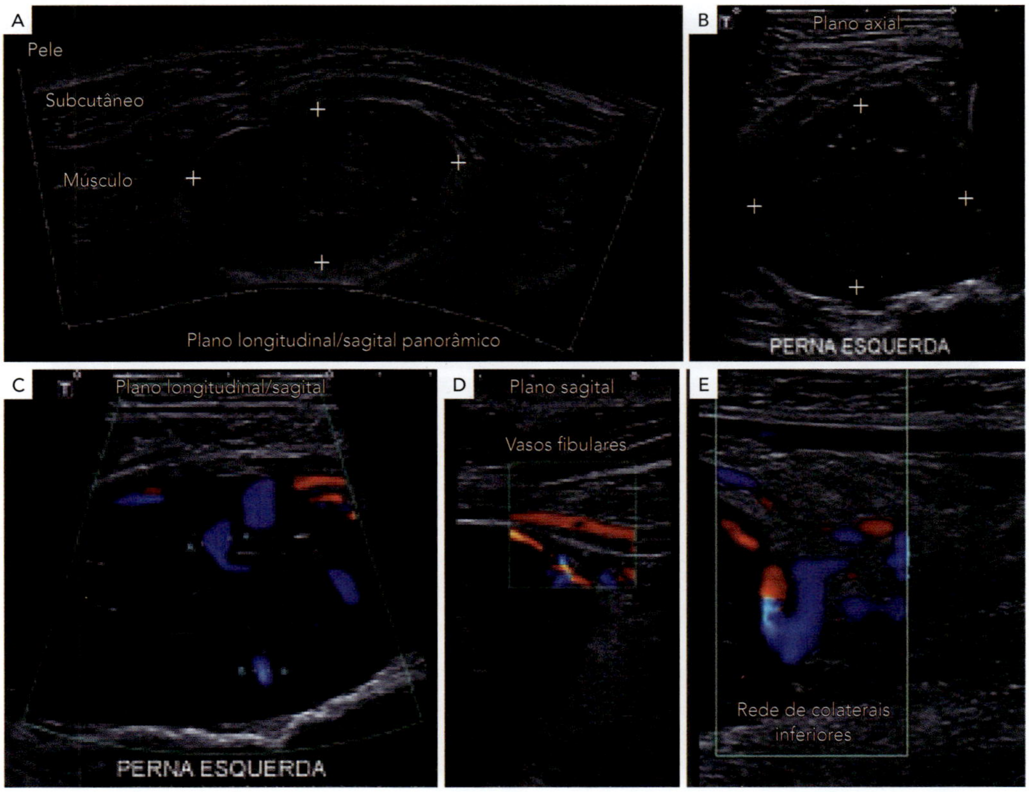


FIGURA 10 Imagens de ultrassom (modo B, panorâmica e Doppler colorido 14 MHz) demonstrando massa volumosa profunda na face posterior da perna esquerda de paciente de 65 anos, assintomático, diagnosticada como tumor fibroso solitário. Na imagem é caracterizada como massa circunscrita e hipoecogênica (A e B: modo B), com vascularização interna ao Doppler colorido (C), determinando deslocamento de estruturas adjacentes como os vasos fibulares (D) e com vasos ectasiados inferiores/rede de colaterais (E).

mais agressivos, com recorrências e metástases) e intratorácico, geralmente na pleura ou mais raramente em partes moles.

- **Epidemiologia:** menos de 2% dos tumores de partes moles, ocorre mais em adultos na quinta década de vida.
- **Clínica:** geralmente assintomáticos ou com manifestações por compressões extrínsecas.
- **Achados ao ultrassom:** massa sólida, homogênea e hipoecogênica, geralmente circunscrita, com vasta rede de vasos colaterais, que pode ter pequenas calcificações e áreas císticas/necróticas de permeio, com intensa vascularização ao Doppler e deslocando estruturas adjacentes (Figura 10).

## Mixofibrossarcoma

- **Sinônimo:** antigo histiocitoma fibroso maligno.
- **Definição:** tumor fibroblástico/miofibroblástico maligno, sarcoma fibroso de partes moles de origem mesenquimal.
- **Epidemiologia:** raro, mais observado em pacientes idosos, com a maioria dos casos em extremidades, sendo 77% deles em membros inferiores.
- **Clínica:** massas dérmicas ou subcutâneas, dolorosas, de crescimento lento.
- **Achados ao ultrassom:** massa sólida heterogênea com bordas infiltradas e mal definidas e intensa/moderada vascularização ao Doppler (Figura 11). Pode ter áreas anecoides de componente mixoide.

## Fibro-histiocíticos

Tumores de origem controversa e muito discutida, com componentes fibroblásticos malignos, e histiocíticos geralmente não envolvidos por malignidade, incluindo tumores sinoviais (Quadro 4).

QUADRO 4 Tumores fibro-histiocíticos

| Benignos |
|---|
| Tumor tenossinovial de células gigantes (Capítulo 12) |
| Histiocitoma fibroso benigno profundo |
| **Intermediários** |
| Tumor fibro-histiocítico plexiforme |
| Tumor de células gigantes dos tecidos moles NOS |
| **Malignos** |
| Tumor maligno tenossinovial de células gigantes |

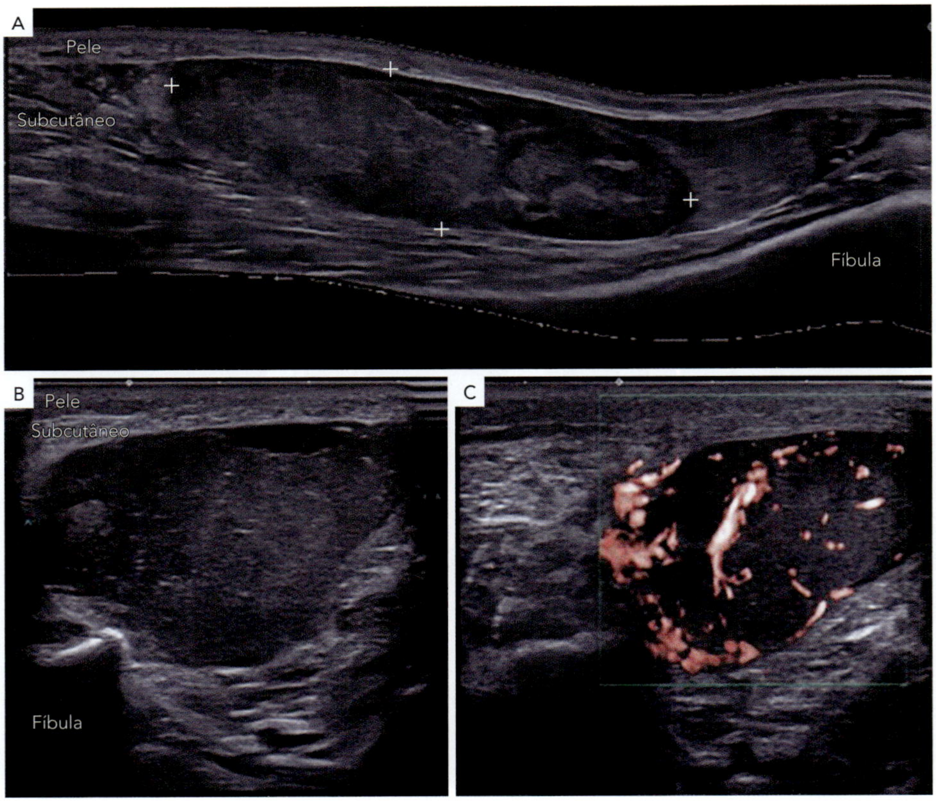


FIGURA 11 Imagens de ultrassom (14 MHz) demonstrando massa volumosa na perna esquerda de paciente de 68 anos, diagnosticada como mixofibrossarcoma. Na imagem é caracterizada como massa sólida, heterogênea e hipoecogênica, com vascularização interna ao Doppler SMI e bordas por vezes indistintas com a fáscia muscular e fíbula. (A) Modo B, plano longitudinal/sagital panorâmico. (B) Modo B e (C) Doppler SMI, plano axial/transversal.

## Músculo liso

Tumores de origem no músculo liso, com novas categorias incluídas (2020), listados no Quadro 5.

QUADRO 5 Tumores de músculo liso

| Benigno |
|---|
| Leiomioma |
| **Intermediários** |
| Tumor de músculo liso associado ao EBV* |
| Tumor de músculo liso de potencial maligno incerto |
| **Malignos** |
| Leiomiossarcoma (Figuras 12 e 13) |
| Leiomiossarcoma inflamatório* |

### Leiomiossarcoma

- **Definição:** sarcoma de partes moles com diferenciação histológica de células musculares lisas.
- **Epidemiologia:** um dos sarcomas de partes moles mais frequentes, representando 5-20% dos sarcomas de partes moles.
- **Clínica:** massas indolores/dolorosas com crescimento. Pode ocorrer em qualquer lugar do corpo, mais em subcutâneo ou profundo em membros, cabeça e pescoço e retroperitônio. Eventualmente ocorre na pele e em grandes vasos.
- **Achados ao ultrassom:**
  - ***Cutâneo*** (mais raro): formação nodular hipoecoica e heterogênea na derme com vascularização escassa ao Doppler e hiperecogenicidade circunjacente (Figura 12).
  - ***Partes moles:*** massas heterogêneas com limites definidos ou indistintos, com vascularização ao Doppler. Podem ter necrose central (Figura 13).

## Pericíticos/perivasculares

Lesões com padrão distinto de crescimento perivascular. Incluem os tipos listados no Quadro 6.

QUADRO 6 Tumores pericíticos/perivasculares

| Benignos |
|---|
| Tumor glômico NOS (Capítulo 14) (Figura 14) |
| Miopericitoma, incluindo miofibroma |
| Angioleiomioma (Figuras 15 e 16) |
| **Malignos** |
| Tumor glômico maligno |

### Tumores glômicos

- **Definição:** tumores originados dos corpos glômicos, estruturas neuromioarteriais contráteis da pele, envolvidas na termorregulação.
- **Epidemiologia:** raros, maioria benigno, representando 2% dos tumores de partes moles em extremidades.
- **Clínica:** geralmente nódulo doloroso termossensível, com hipersensibilidade ao frio, mais comumente nas extremidades/mãos (subungueais) em mulheres, e quando em homens ocorrem em outros locais. Geralmente nódulo único, oval, avermelhado ou azulado, mas podem ser múltiplos, especialmente em crianças e em membros inferiores.
- **Achados ao ultrassom:** nódulo sólido subcutâneo, oval, hipoecoico e circunscrito, com maior eixo paralelo à pele e reforço acústico posterior (Figura 14).

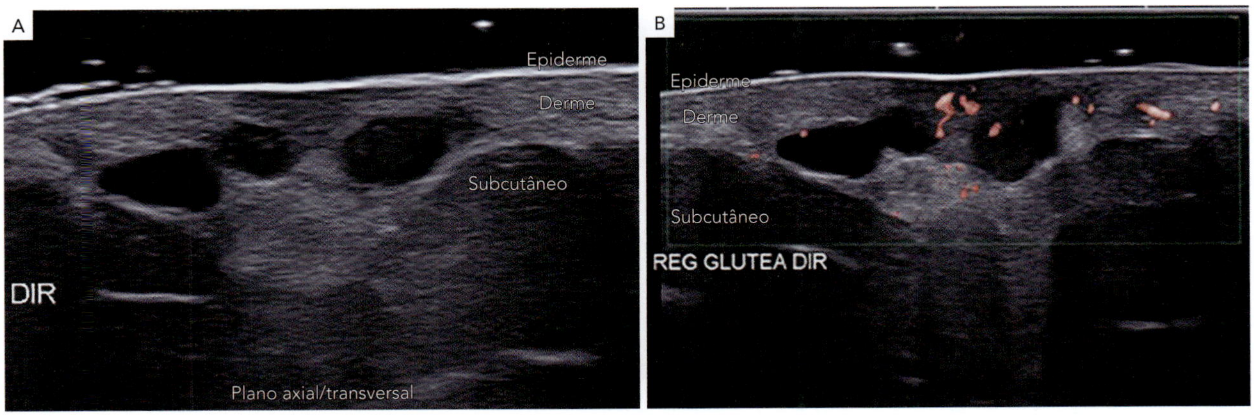


FIGURA 12 Imagens de ultrassom (A: modo B e B: Doppler SMI 24 MHz) de região glútea demonstrando lesão hipoecoica lobulada na derme com vascularização escassa ao Doppler, caracterizando recidiva de leiomiossarcoma dérmico.

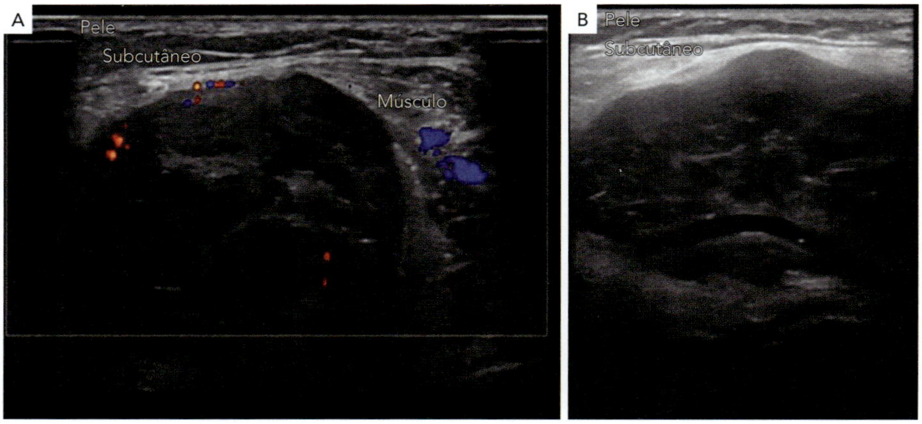


FIGURA 13 Imagens de ultrassom (A: Doppler colorido e B: modo B 12 MHz) demonstrando lesão hipoecoica heterogênea na fossa poplítea de paciente idosa, com vascularização escassa ao Doppler, diagnosticada como leiomiossarcoma de partes moles. (A) Plano axial/transversal. (B) Plano sagital/longitudinal.

> Sinais de alerta para lesões malignas: localização profunda e tamanho > 2 cm.

### Angioleiomiomas

- **Sinônimos:** angiomioma ou leiomioma vascular.
- **Definição:** neoplasia benigna derivada da parede (túnica média) de vasos da derme e subcutâneo.
- **Epidemiologia:** relativamente comum em mulheres de 30-60 anos, geralmente em extremidades (90%).
- **Clínica:** pode cursar com dor (60%), comum em membros inferiores (50-70%) – *quando em homens ocorre mais em membros superiores.*
- **Achados ao ultrassom:** lesões nodulares ovaladas, homogêneas, hipoecogênicas e circunscritas, com vascularização central e periférica ao Doppler (Figuras 15 e 16).

## Músculo estriado

Os tumores de origem do músculo estriado (Quadro 7) ocorrem mais comumente no coração (Figura 17), cabeça e pescoço e trato geniturinário. As lesões benignas, ou rabdomiomas, podem ocorrer na pele. Os rabdomiossarcomas, lesões malignas, são os tumores de partes moles mais comuns em menores de 15 anos, raros em adultos acima de 45 anos e incomuns em extremidades.

QUADRO 7 Tumores em músculo estriado

| Benigno |
|---|
| Rabdomioma (Figura 17) |
| **Malignos** |
| Rabdomiossarcoma embrionário |
| Rabdomiossarcoma alveolar |
| Rabdomiossarcoma pleomórfico |
| Rabdomiossarcoma de células fusiformes/ esclerosante (MYOD1-mutante)* |
| Ectomesenquimoma |

## Vascular

Lesões vasculares podem ser classificadas de diversas maneiras, de acordo com a clínica ou tipo de vaso predo-

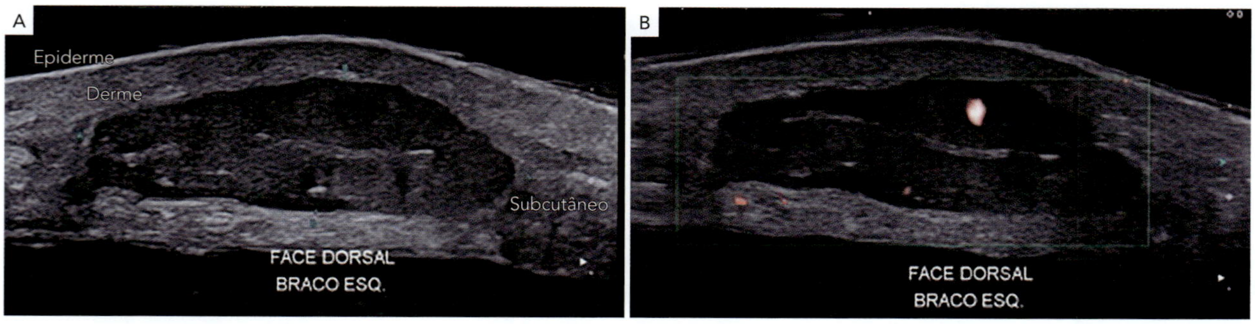


FIGURA 14 Imagens de ultrassom (A: modo B e B: Doppler SMI 33 MHz), plano longitudinal/sagital, em paciente com múltiplos nódulos dolorosos palpáveis em membros superiores, caracterizados por nódulos hipoecoicos ovais, circunscritos e com maior eixo paralelo à pele, localizados no subcutâneo, com vascularização escassa ao Doppler e medindo até 1,2 cm.

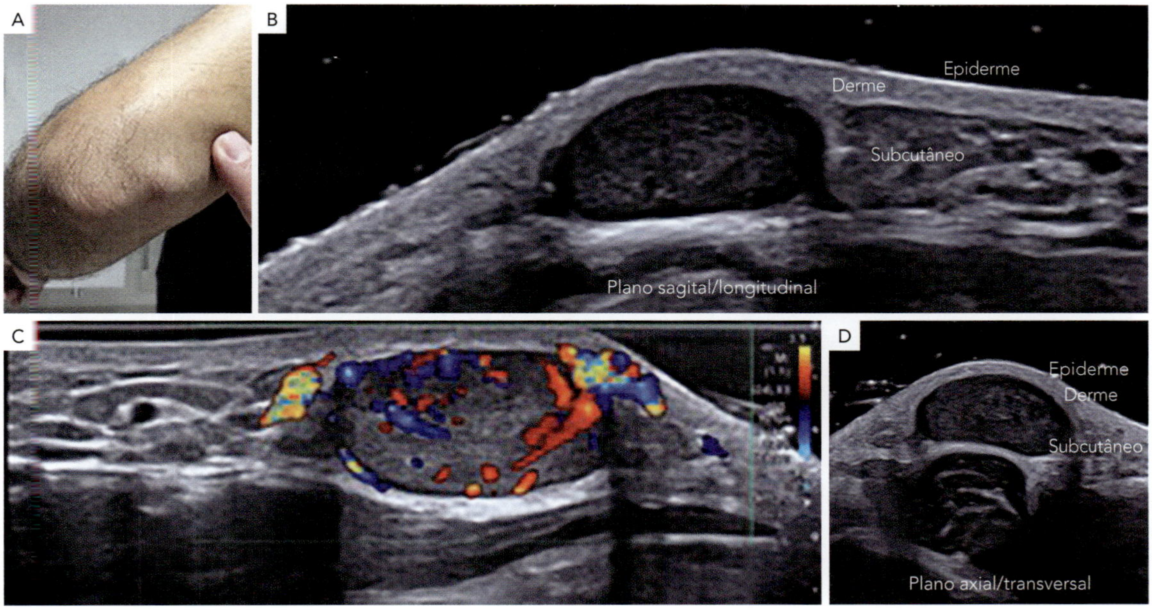


FIGURA 15 Imagem clínica (A) e de ultrassom (B e D: modo B e C: Doppler colorido 24 MHz) de braço esquerdo de paciente masculino de 39 anos, com queixa palpável posterior no cotovelo, dolorosa, diagnosticada como angiomioma, caracterizada como lesão nodular hipoecogênica, ovalada, sólida e circunscrita, localizada na transição da derme com o subcutâneo, com vascularização interna e periférica ao Doppler.

minante, por exemplo, sendo esta a classificação histológica, com seus diferentes representantes, alguns abordados em capítulos anteriores (Quadro 8).

QUADRO 8 Tumores vasculares

| **Benignos** |
|---|
| Hemangioma sinovial |
| Hemangioma intramuscular |
| Malformação arteriovenosa/hemangioma (Capítulo 10) |
| Hemangioma venoso |
| Hemangioma anastomótico* |
| Hemangioma epitelioide |
| Linfangioma e linfangiomatose |
| Hemangioma tufado adquirido |
| **Intermediários** |
| Hemangioendotelioma kaposiforme |
| Hemangioendotelioma retiforme |
| Angioendotelioma papilar intralinfático |
| Hemangioendotelioma composto |
| Sarcoma de Kaposi (Capítulo 9) |
| Hemangioendotelioma pseudomiogênico |
| **Malignos** |
| Hemangioendotelioma epitelioide (YAP1-TFE3)* (Capítulo 10) |
| Angiossarcoma |

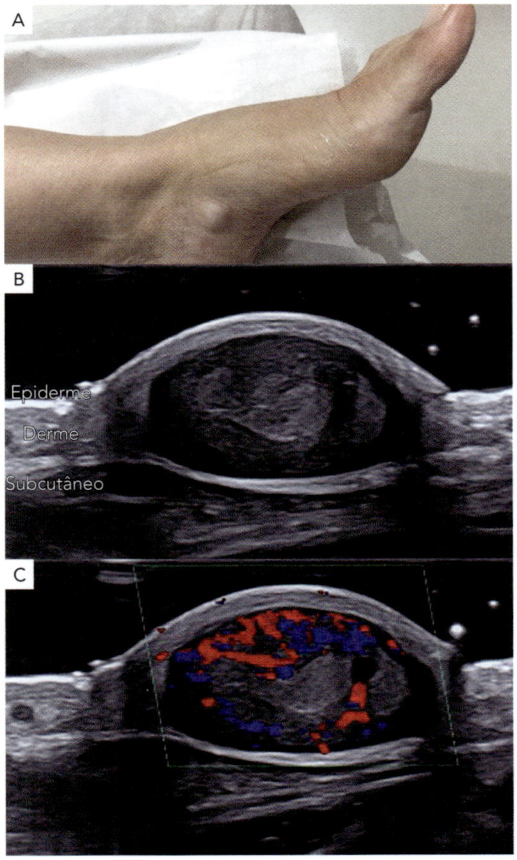


FIGURA 16 Imagem clínica (A) e de ultrassom (B: modo B e C: Doppler colorido 24 MHz), plano axial/transversal, de paciente do sexo feminino de 59 anos, com queixa palpável na face medial do pé esquerdo, diagnosticada como angiomioma, caracterizada como lesão nodular hipoecogênica, ovalada, sólida e circunscrita, localizada na transição da derme com o subcutâneo, com vascularização interna e periférica ao Doppler.

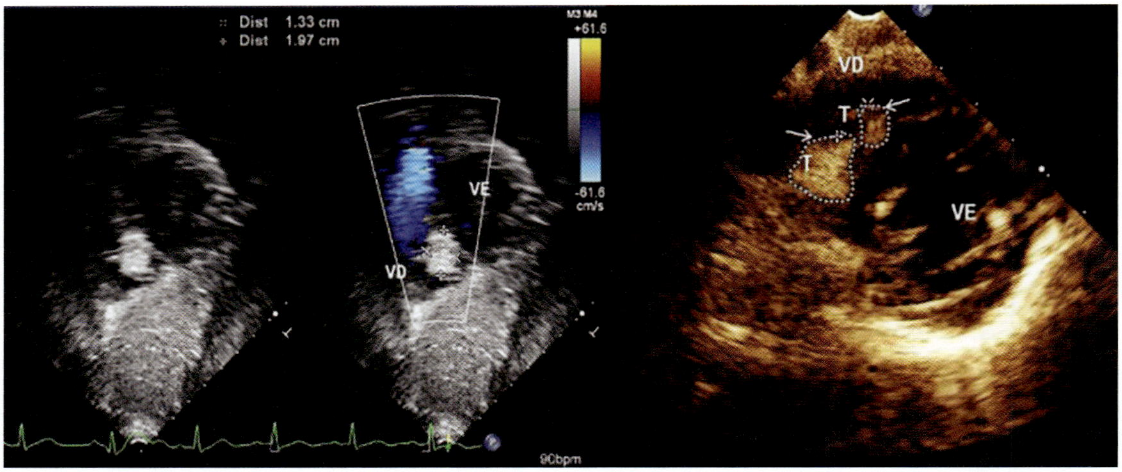


FIGURA 17 Imagens de ecocardiografia (5 MHz) de paciente do sexo masculino de 5 anos com formações nodulares sólidas hiperecogênicas (entre marcadores e linhas pontilhadas) intracardíacas no ventrículo direito típicas de rabdomiomas (T).

## Condro-ósseos (Quadro 9)

QUADRO 9 Tumores condro-ósseos

| Benigno |
|---|
| Condroma (Capítulo 14) |
| **Malignos** |
| Osteossarcoma extraesquelético |
| Condrossarcomas |

## Estromais gastrointestinais – GIST (Quadro 10)

Estes tumores não entram no diagnóstico diferencial de lesões dermatológicas.

QUADRO 10 Tumores estromais gastrointestinais

| Benigno |
|---|
| MicroGIST |
| **Maligno** |
| Tumores gastrointestinais estromais |

## Bainha neural (Quadro 11)

Os principais subtipos foram abordados no Capítulo 8.

QUADRO 11 Tumores de bainha neural

| Benignos |
|---|
| Schwannoma |
| Neurofibroma |
| Perineurioma |
| Tumor de células granulares |
| Mixoma de bainha neural |
| Neuroma solitário circunscrito |
| Meningioma |
| Tumor híbrido de bainha neural |
| **Malignos** |
| Tumor maligno de bainha de nervos periféricos |
| Tumor melanocítico maligno de bainha neural* |
| Tumor de células granulares maligno |
| Perineuroma maligno |

## Diferenciação incerta (Quadro 12)

QUADRO 12

| Benignos |
|---|
| Mixoma (mixoma celular) |
| Angiomixoma profundo (agressivo) |
| Tumor angiectásico pleomórfico hialinizante |

(continua)

QUADRO 12 *(continuação)*

| Benignos |
|---|
| Tumor fosfatúrico mesenquimal |
| Tumor epitelioide perivascular, benigno |
| Angiomiolipoma |
| **Intermediários** |
| Localmente agressivos:<br>▪ Tumor fibrolipomatoso hemossidérico<br>▪ Angiomiolipoma epitelioide |
| Raramente metastáticos:<br>▪ Fibroxantoma atípico<br>▪ Histiocitoma fibroso angiomatoide<br>▪ Tumor fibromixoide ossificante<br>▪ Mioepitelioma |
| **Malignos** |
| Tumor fosfatúrico mesenquimal maligno |
| Neoplasia de células fusiformes com rearranjo – NTRK* |
| Sarcoma sinovial (Figura 18) |
| Sarcoma epitelioide (variantes proximal e clássica) |
| Sarcoma alveolar de partes moles |
| Sarcoma de células claras (Figura 19) |
| Condrossarcoma mixoide extraesquelético |
| Tumor desmoplásico de células pequenas e redondas |
| Tumor rabdoide |
| Tumor perivascular epitelioide maligno (PEComa) |
| Sarcoma intimal |
| Tumor fibromixoide ossificante maligno |
| Carcinoma mioepitelial |
| Sarcoma indiferenciado |
| Sarcoma de células fusiformes indiferenciado |
| Sarcoma pleomórfico indiferenciado |
| Sarcoma de células redondas indiferenciado |

## Sarcoma sinovial

- **Definição:** neoplasia maligna mesenquimal sem relação com sinóvias, com diferenciação incerta.
- **Epidemiologia:** raro, mas considerado o quarto sarcoma mais comum. Acomete adolescentes e adultos jovens (15-40 anos).
- **Clínica:** massa com curso mais agressivo do que outros tumores de partes moles e pequenas dimensões, predominantemente em extremidades, especialmente em joelhos/fossas poplíteas.

> É o sarcoma mais comum do pé e tornozelo.

- **Achados ao ultrassom:** massas sólidas bem delimitadas ou com margens infiltrativas com contornos lobulados, periarticulares e hipervascularizadas ao Doppler (Figuras 18 e 19). Pode estar associado a sangramentos, calcificações, erosões ósseas e componentes císticos.

> É o tumor maligno mais confundido com mixomas e cistos (sempre utilizar o Doppler).

- **Diagnóstico diferencial:** lesões císticas e hematomas em organização.

## Sarcoma de células claras

- **Definição:** lesão maligna com diferenciação melanocítica. Previamente definido como "melanoma de partes moles".

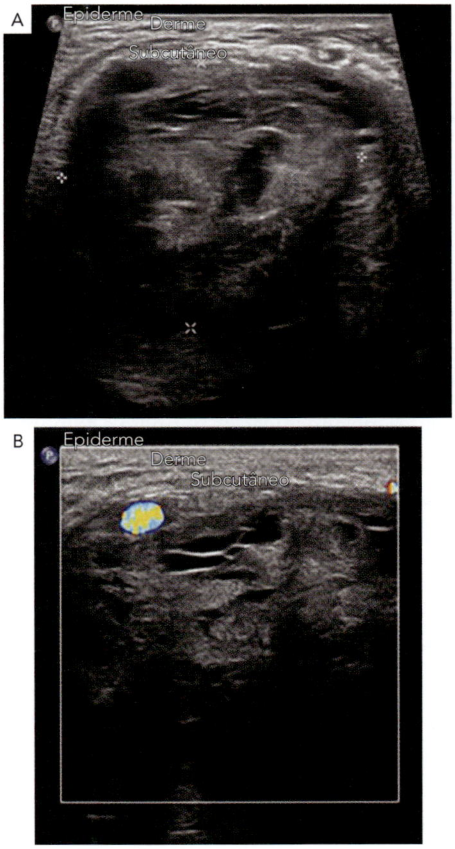


FIGURA 18 Imagens de ultrassom (A: modo B e B: Doppler colorido 14 MHz) de paciente do sexo masculino de 39 anos, com massa em cotovelo direito, diagnosticada como sarcoma sinovial, caracterizada como lesão nodular algo circunscrita, heterogênea, com áreas císticas com septações de permeio e vascularização interna ao Doppler. (A) Plano axial/transversal. (B) Plano sagital/longitudinal.

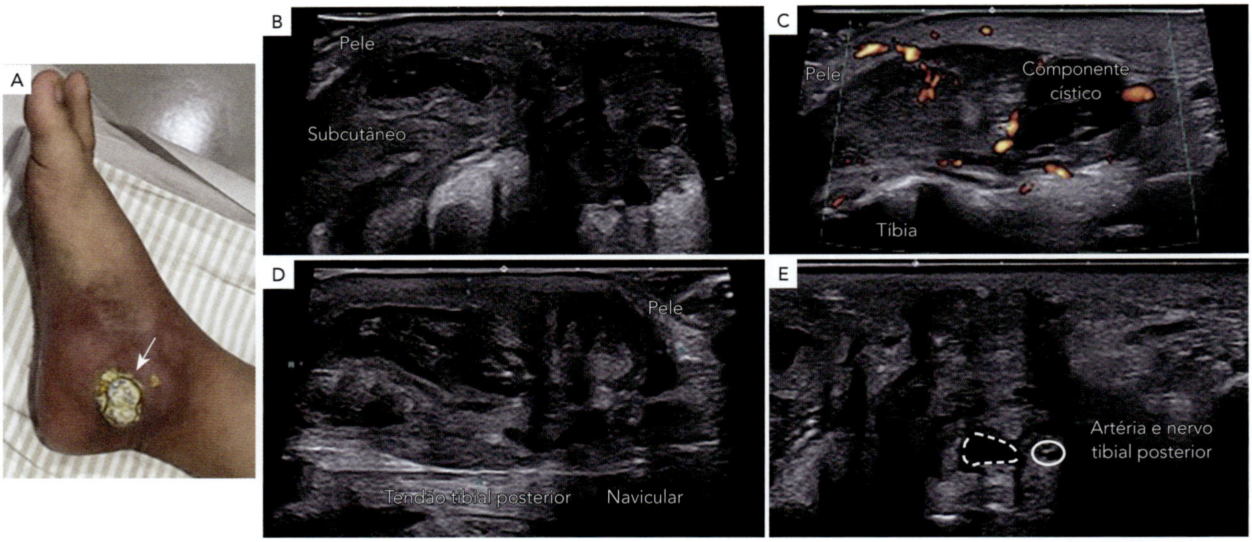


FIGURA 19 Imagens clínica (A) e de ultrassom (B, D e E: modo B e C: *power* Doppler 14 e 24 MHz) de paciente do sexo masculino de 33 anos, com massa no pé/tornozelo direito, diagnosticada como sarcoma sinovial, caracterizada como massa mal delimitada, heterogênea, com áreas císticas com septações de permeio e vascularização interna ao Doppler. Exame realizado para planejamento cirúrgico, evidenciando contato com o periósteo da tíbia (C) e bainha do tendão tibial posterior (D), com invasão da artéria tibial posterior (E: linha tracejada) e deslocamento do nervo (E: círculo). (B) Face medial, plano axial/transversal. (C) Face dorsal, plano longitudinal/sagital. (D) Plano axial oblíquo. (E) Plano axial oblíquo.

- **Epidemiologia:** rara, menos de 1% dos tumores de partes moles, acometendo pacientes de 7-83 anos com média de 27 anos.
- **Clínica:** geralmente tumores pequenos e profundos, adjacentes a tendões, aponeuroses e fáscias, mais comumente em pés e tornozelos.
- **Achados ao ultrassom:** massas sólidas, circunscritas, sem densificação circunjacente (podem simular lesões benignas inicialmente). Pode ser heterogênea com áreas anecoides melanocíticas de permeio e com intensa vascularização ao Doppler (Figura 20).
- **Diagnóstico diferencial:** tumores malignos de bainha neural e outros tumores melanocíticos.

## Sarcomas indiferenciados de células pequenas e redondas

Inclui o sarcoma de Ewing (sarcoma prototípico de células redondas) e outras três entidades com diferenças clínicas, patológicas e moleculares: sarcoma de células redondas com fusão EWSR1-non-ETS, sarcoma com rearranjo - CIC e sarcoma com alterações genéticas BCOR.

### Sarcoma pleomórfico de alto grau

- **Definição:** lesão maligna indiferenciada, antes conhecida como histiocitoma fibroso maligno.
- **Epidemiologia:** um dos sarcomas de partes moles mais comuns, surge no fim da idade adulta e representa 20-30% de todos os sarcomas de partes moles.
- **Clínica:** a maioria se origina das extremidades, cerca de 50% no membro inferior e 20% no superior, e do retroperitônio, cursando como massa com crescimento rápido e progressivo.
- **Achados ao ultrassom:** massas sólidas, heterogêneas, mal delimitadas e com margens infiltrativas com intensa vascularização ao Doppler. Pode ter áreas císticas/necróticas de permeio.

# BIÓPSIAS: TIPOS E INDICAÇÕES

As biópsias podem ser divididas em biópsias por agulha (PAAF – punção aspirativa por agulha fina e *core* ou *tru cut* – biópsias por agulha grossa) (ver Capítulo 16) e biópsias abertas (excisionais e incisionais).

As **biópsias por agulha fina** são pouco recomendadas na avaliação diagnóstica dos tumores de partes moles, pois, para definição histológica e graduação, torna-se necessária a avaliação tecidual. Eventualmente podem ser utilizadas na suspeita de recorrência, quando o diagnóstico histológico já fora previamente definido em outra oportunidade.

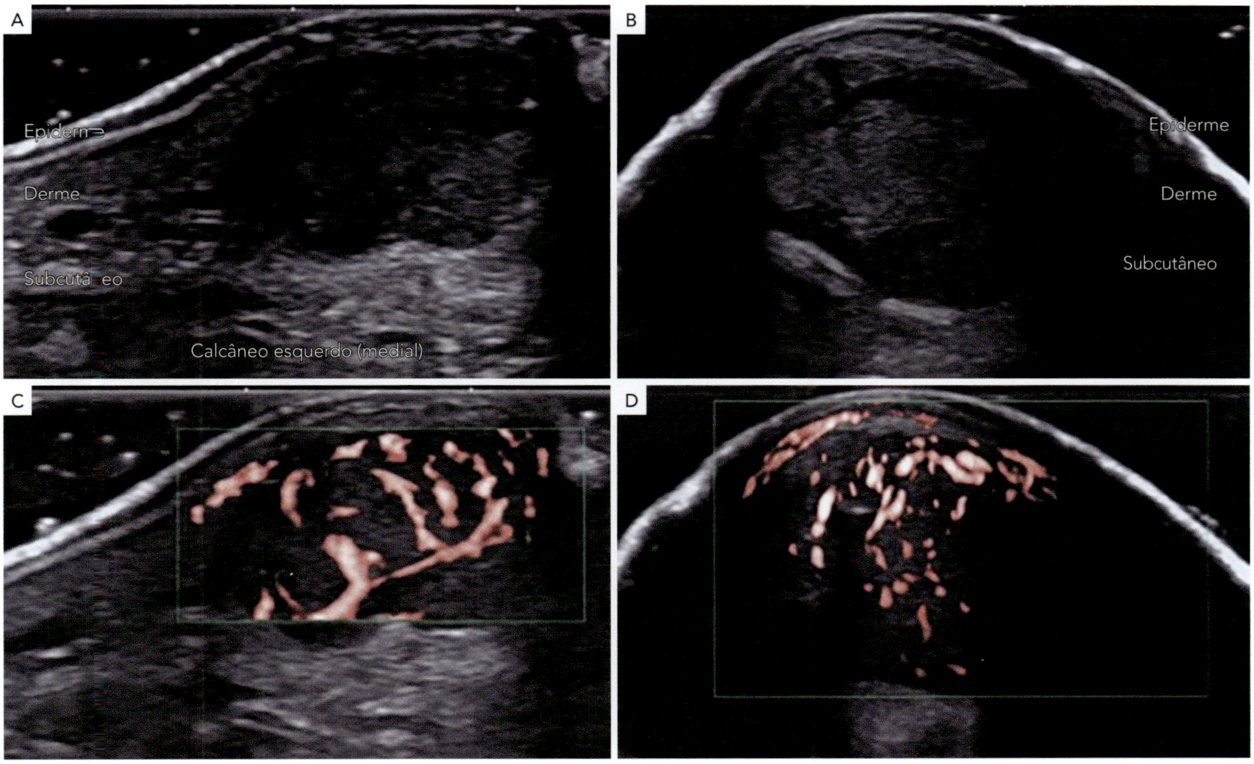


FIGURA 20 Imagens de ultrassom (A e B: modo B e C e D: Doppler SMI 14 e 24 MHz) de paciente do sexo masculino de 59 anos, com massa em calcanhar, diagnosticada como sarcoma de células claras, caracterizada como lesão nodular algo circunscrita, heterogênea, com intensa vascularização interna ao Doppler. (A e C) Plano sagital/longitudinal. (B e D) Plano axial/transversal.

Usualmente se recomenda realização de **biópsia por agulha grossa** guiada por imagem, em função de algumas vantagens: pode ser realizada sob anestesia local, sem necessidade de internação; minimiza a chance de incisões inadequadas, prejudiciais para a operação definitiva; tem menor custo; permite a escolha da área a ser biopsiada, evitando-se áreas necróticas e, consequentemente, minimizando o risco de amostras inadequadas.

Na indisponibilidade de biópsia guiada por imagem ou em tumores ulcerados que atingem a superfície cutânea, **biópsias incisionais** podem ser indicadas, dentro de padrões oncológicos, ao longo do eixo da futura ressecção (longitudinal nos membros), evitando-se a porção central do tumor (maior chance de necrose), mediante dissecção mínima, com hemostasia cuidadosa, a fim de evitar a disseminação local secundária à formação de hematomas.

As **biópsias excisionais** representam uma exceção e devem ser restritas a tumores pequenos (2-3 cm) e superficiais. A ressecção completa de lesões maiores e profundas com finalidade diagnóstica dificulta o tratamento cirúrgico definitivo, aumentando a chance de recorrências locais.

Outra consideração importante é a disponibilidade de realização de exame anatomopatológico com avaliação imediata da qualidade do material biopsiado. A realização de uma biópsia adequada na investigação diagnóstica dos tumores de partes moles é de tal importância que merece alguns comentários adicionais. É fundamental que se estabeleçam o grau e o subtipo histológico, razão pela qual a orientação por imagem contribui sobremaneira para a escolha da área adequada a ser biopsiada (em biópsias com material inadequado ou limitado, o grau pode ser subestimado).

Após uma biópsia incisional, se houver falha de diagnóstico, deve-se considerar nova biópsia e, nesse caso, favorecer a realização de biópsia por agulha grossa dirigida por imagem. A suspeita diagnóstica inicial é baseada no exame microscópico, no entanto, técnicas de imuno-histoquímica, citogenética clássica e testes moleculares podem ser necessários para uma conclusão definitiva. Assim, devemos direcionar o material para um patologista experiente em tumores de partes moles, com acesso a técnicas diagnósticas auxiliares. Para que todo esse caminho resulte em um diagnóstico correto e definitivo, é imperiosa a programação conjunta por parte de oncologistas, radiologistas e patologistas especializados.

## Planejamento de biópsias

A seguir são apresentados exemplos que demonstram e ilustram a importância do planejamento adequado na realização de biópsias dirigidas por imagem em tumores de partes moles.

### Lesões lipomatosas – Caso clínico

Paciente de 65 anos, do sexo masculino, com queixa de abaulamento indolor na face ventral do antebraço esquerdo há 2 meses. Ao exame físico, abaulamento visível no terço médio da face ventral do antebraço, homogêneo, sem alteração da pele, pouco móvel, indolor. Ao ultrassom, foi observada formação nodular com vascularização ao Doppler colorido, situada entre o ventre da musculatura anterior do antebraço e o rádio, indeterminada ao método (Figura 21). Na sequência, foi solicitada ressonância magnética (Figura 22).

Com base no aspecto clínico-radiológico, foi feita programação de biópsia por agulha grossa, dirigida por ultrassonografia (Figura 23).

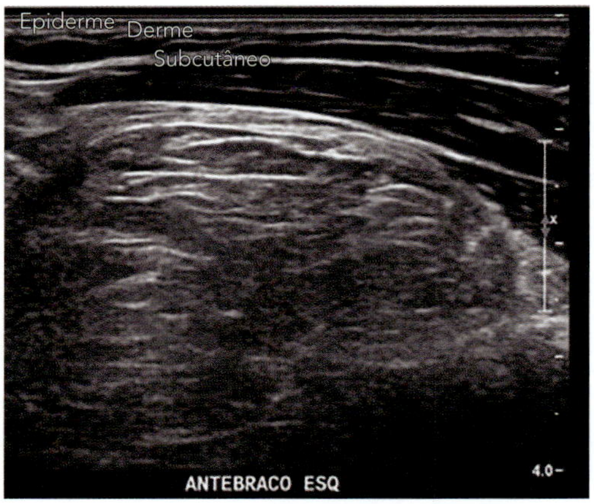


FIGURA 21 Imagem de ultrassom (modo B 14 MHz), plano axial/transversal, demonstrando lesão nodular circunscrita, profunda, hiperecoica, indeterminada ao método.

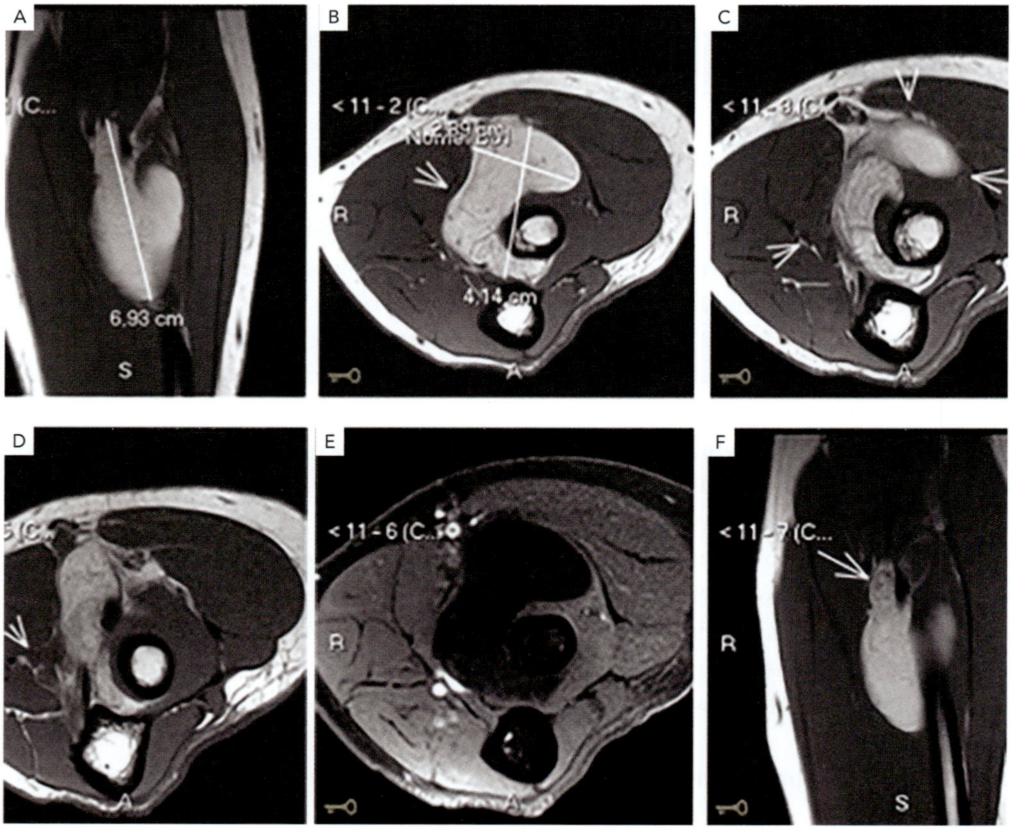


FIGURA 22 Composição de imagens de ressonância magnética demonstrando lesão nodular (setas) com sinal de gordura e septos finos, nos planos profundos da face volar/radial do antebraço proximal, compatível com lesão de linhagem lipomatosa, devendo-se considerar a possibilidade de lipossarcoma de baixo grau. A lesão (6,9 x 4,1 x 2,9 cm) apresenta amplo contato com o ventre do supinador, o tendão braquial e o bíceps braquial. Apresenta proximidade com os nervos radial superficial, interósseo posterior e mediano, assim como com o feixe vascular braquial. O limite profundo da lesão se insinua entre o rádio e a ulna. (A) T1 coronal. (B a D) T1 axial. (E) T2 FAT axial. (F) T1 sagital.

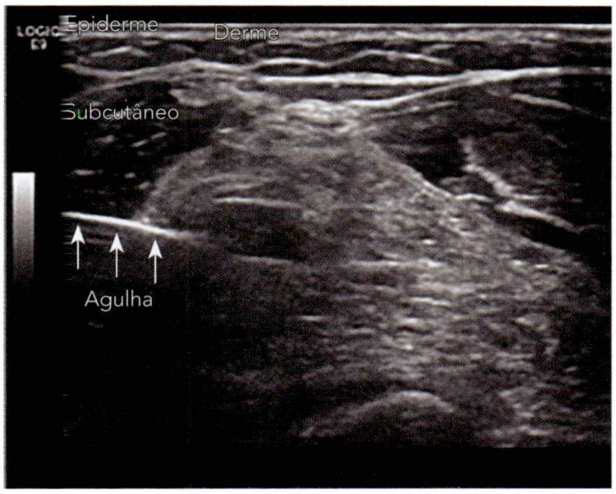


FIGURA 23 Imagem de ultrassom (modo B 14 MHz), plano axial/transversal, demonstrando procedimento de biópsia por agulha grossa (14 Gauge) de lesão lipomatosa, caracterizada por formação nodular sólida, hiperecogênica e profunda. Avaliação feita com patologista em sala e material classificado como satisfatório (4 amostras satisfatórias), sem complicações imediatas.

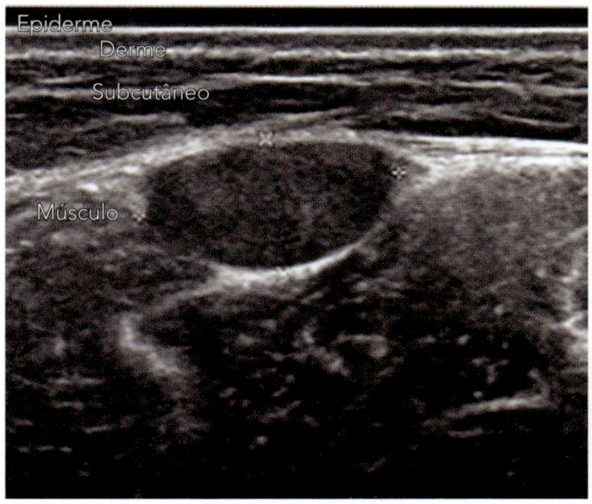


FIGURA 24 Imagem de ultrassom (modo B 14 MHz), plano axial/transversal, demonstrando formação nodular sólida hipoecogênica, circunscrita, ovalada, sem calcificações, sem área de liquefação, entre a fáscia e o ventre muscular na face posterior da coxa esquerda, com vascularização irregular em seu interior, medindo 2 x 0,9 x 1,8 cm.

Sabendo da dificuldade de diferenciação histológica entre lipomas e lipossarcomas bem diferenciados em imagens de lesões lipomatosas, o patologista foi previamente informado sobre a necessidade de separar material para amplificação do gene MDM2 por técnica de FISH. O resultado foi negativo para a amplificação do gene MDM2, e o diagnóstico final foi de lesão benigna (lipoma).

### Tumores fibrosos

Paciente de 46 anos, do sexo feminino, notou a presença de nódulo na face posterior da coxa esquerda em autoexame. Ao exame físico, confirmou-se a presença de nódulo sólido, indolor, perceptível apenas à palpação profunda, com cerca de 3 cm. Realizada ultrassonografia de partes moles (Figura 24), com a impressão diagnóstica de formação nodular sólida vascularizada intramuscular, prosseguindo então a investigação com realização de ressonância magnética (Figura 25).

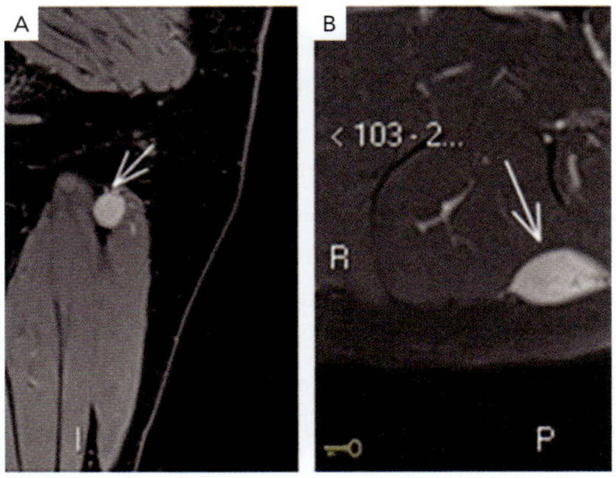


FIGURA 25 Imagens de ressonância magnética da coxa esquerda demonstrando lesão nodular ovalada (setas) medindo 1,9 x 1,9 x 1,0 cm e localizada em topografia subfascial/intramuscular do bíceps femoral em seu trajeto no terço proximal/médio da coxa, junto a sua margem medial com o semitendinoso, com importante realce homogêneo ao meio de contraste. (A) T1 FAT*C coronal. (B) T2 FAT axial.

Nesse caso, optou-se por biópsia com agulha grossa guiada por tomografia computadorizada (Figura 26).

O material foi considerado representativo e o resultado final, após análise imuno-histoquímica, compatível com tumor fibroso solitário.

## CONCLUSÃO

Achados de imagem das lesões malignas podem ser superponíveis e, muitas vezes, inespecíficos ou simuladores de lesões benignas. No entanto, com correto conhecimento da técnica e das características dos tumores de partes moles, é possível realizar um diagnóstico específico por imagem com relação ao tipo de tumor em mais de 2/3 dos casos, segundo a literatura. Assim sendo, a acurácia do ultrassom de alta frequência na correta caracterização de tumores varia entre 77-97%, com mais elevada acurácia ainda para distinção entre lesões benignas e malignas de partes moles, com valor preditivo negativo de 99,5%.

Nesse contexto, cabe aos médicos operadores conhecer as informações e características das lesões de partes moles que podem ser acessadas pelo ultrassom, e que permitem uma abordagem sistemática para diagnóstico diferencial,

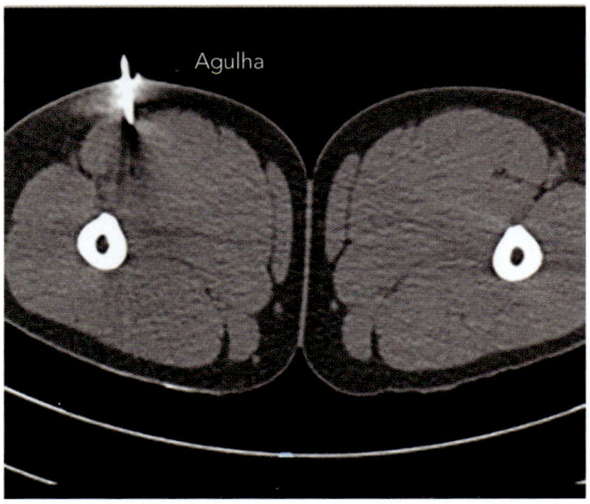


FIGURA 26 Imagem de tomografia computadorizada (janela de partes moles) da coxa esquerda (paciente em decúbito ventral) demonstrando biópsia por agulha grossa (*tru cut* 13 Gauge) de lesão sólida com atenuação de partes moles, na presença de patologista, sem intercorrências.

parte da propedêutica radiológica. É dever saber diferenciar lesões suspeitas, tendo em mente sinais de malignidade como tamanho maior que 5 cm e margens infiltrativas ou recortadas. Deve-se ainda conhecer as limitações do método, e saber quando indicar novos exames, ou os diferentes tipos de biópsia para confirmação anatomopatológica.

O ultrassom permite ainda, além da avaliação da lesão primária, a investigação de invasões e extensão para estruturas adjacentes (neurovasculares), metástases satélites e linfonodais, possibilitando o estadiamento local e sistêmico. A correta interpretação do exame fornece informações importantíssimas para o médico solicitante, permitindo o melhor e correto manejo dos pacientes.

## BIBLIOGRAFIA


1. Kallen M, Hornick J. The 2020 WHO Classification: what's new in soft tissue tumor pathology? Am J Surg Pathol. 2021;45(1):e1-e23
2. Kuhn KJ, Cloutier JM, Boutin RD, Steffner R, Riley G. Soft tissue pathology for the radiologist: a tumor board primer with 2020 WHO classification update. Skeletal Radiol. 2021;50(1):29-42.
3. Catalano O, Wortsman X. Dermatology ultrasound: imaging technique, tips and tricks, high-resolution anatomy. Ultrasound Q. 2020;36(4):321-7.
4. Griffith JF, Yip SWY, Hung EHY, Fong RCW, Leung J, Ng AWH, et al. Accuracy of ultrasound in the characterisation of deep soft tissue masses: a prospective study. Eur Radiol. 2020;30-2.
5. Choi JH, Ro J. The 2020 WHO Classification of Tumors of Soft Tissue: selected changes and new entities. Adv Anat Pathol. 2021;28(1):44-58.
6. Flucke U, Karanian M, Broek RW ten, Thway K. Soft tissue special issue: perivascular and vascular tumors of the head and neck. Head Neck Pathol. 2020;14(1):21-32.
7. von Mehren M, Kane JM, Bui MM, Choy E, Connelly M, Dry S, et al. NCCN guidelines insights: soft tissue sarcoma, version 1.2021. J Natl Compr Canc Netw. 2020;18(12):1604-12.
8. Sbaraglia M, Bellan E, Dei Tos AP. The 2020 WHO Classification of Soft Tissue Tumours: news and perspectives. Pathologica. 2020; p.1-15.
9. Mestiri S, Elghali MA, Bourigua R, Abdessayed N, Nasri S, Amine BA, et al. Soft tissue leiomyosarcoma: diagnostics, management, and prognosis: data of the registry cancer of the center of Tunisia. Rare Tumors. 2019;11.
10. Davanzo B, Emerson RE, Lisy M, Koniaris LG, Kays JK. Solitary fibrous tumor. Transl Gastroenterol Hepatol. 2018 Nov;3:1-9.
11. Fujioka K. High-resolution ultrasound imaging for angioleiomyoma: a painful and vascularized superficial tumor. Biomed J Sci Tech Res. 2018;9(5):7383-6.
12. Vanhoenacker FM, Parizel PM, Gielen J. Imaging of soft tissue tumors. Imaging Soft Tissue Tumors. 2017 Mar; p.1-666.
13. Baheti AD, O'Malley RB, Kim S, Keraliya AR, Tirumani SH, Ramaiya NH, et al. Soft-tissue sarcomas: an update for radiologists based on the revised 2013 World Health Organization classification. Am J Roentgenol. 2016;206(5):924-32.
14. Chou T, Pan SC, Shieh SJ, Lee JW, Chiu HY, Ho CL. Glomus tumor twenty-year experience and literature review. Ann Plast Surg. 2016 Mar;76:S35-40.
15. Kransdorf MJ, Murphey MD. Imaging of soft-tissue musculoskeletal masses: fundamental concepts. Radiographics. 2016;36(6):1931-48.
16. Scotto di Santolo M, Sagnelli M, Mancini M, Scalvenzi M, Delfino M, Schonauer F, et al. High-resolution color-Doppler ultrasound for the study of skin growths. Arch Dermatol Res. 2015;307(7):559-66.
17. Hung EHY, Griffith JF, Ng AWH, Lee RKL, Lau DTY, Leung JCS. Ultrasound of musculoskeletal soft-tissue tumors superficial to the investing fascia. Am J Roentgenol. 2014;202(6).
18. Fletcher C, Bridge J, Hogendoorn P, Mertens F (eds.). World Health Organization classification of tumours of soft tissue and bone: pathology and genetics of tumours of soft tissue and bone. 4.ed. Lyon, France: IARC Press; 2013.
19. Jo VY, Fletcher CDM. WHO classification of soft tissue tumours: an update based on the 2013 (4th) edition. Pathology. 2014;46(2):95-104.
20. Toprak H, Kiliç E, Serter A, Kocakoç E, Ozgocmen S. Ultrasound and doppler US in evaluation of superficial soft-tissue lesions. J Clin Imaging Sci. 2014;4(1):1-9.
21. Wortsman X, Jemec GBE. Dermatologic ultrasound with clinical and histologic correlations. Springer; 2013. p.1-623.
22. Park H-J, Kim SS, Lee S-Y, Choi Y-J, Chung E-C, Rho M-H. Sonographic appearances of soft tissue angioleiomyomas. J Ultrasound Med. 2012;31(10):1589-95.
23. Catalano O, Nunziata A, Siani A. Fundamentals in oncologic ultrasound. 2.ed. Springer; 2009.
24. Chiou H-J. Ultrasonography of soft tissue "oops lesions". J Med Ultrasound. 2008;16(3):231-2.
25. Wu JS, Hochman MG. Soft-tissue tumors and tumorlike lesions: a systematic imaging approach 1. Radiology. 2009;253(2):297-316.
26. Ma DL, Fang K, Liu KY, Deng L. Disseminated multiple glomus tumors: a case report. J Clin Dermatology. 2008;37(4):219-21.
27. Chiou HJ, Chou YH, Chiou SY, Wang HK. High-resolution ultrasonography in superficial soft tissue tumors. J Med Ultrasound. 2007;15(3):152-74.
28. Gielen J, Ceulemans R, van Holsbeeck M. Ultrasound of soft tissue tumors. In: De Schepper AM, Vanhoenacker F, Gielen J. PPM (ed.). Imaging of soft tissue tumors. 3.ed. Berlin, Heidelberg: Springer Berlin Heidelberg; 2006. p.3-18.
29. Mai KT, Belanger EC. Perivascular epithelioid cell tumour (PEComa) of the soft tissue. Pathology. 2006;38(5):415-20.
30. Alfageme F. Skin ultrasound handbook. CreateSpace Independent Publishing Platform; 2012.

12

# DIAGNÓSTICO DIFERENCIAL DAS LESÕES DE PARTES MOLES POR REGIÃO CORPORAL

Luciana Zattar
Marcelo Bordalo Rodrigues
André Mathias Baptista

## INTRODUÇÃO

Na prática clínica diária existem inúmeras patologias e lesões superficiais e de partes moles, de origem dermatológica ou não, identificadas geralmente como massas palpáveis ou até como achados incidentais em estudos radiológicos, que representam um desafio para clínicos e cirurgiões, por suas aparências inespecíficas.

A correta caracterização dessas lesões permite melhor definição de condutas e melhor manejo dos pacientes. O diagnóstico diferencial pode então ser feito por localização (Figura 1), uma das bases do raciocínio clínico, radiológico e dermatológico. O conhecimento das principais patologias e a compreensão da anatomia das diferentes regiões corporais são essenciais para a identificação topográfica e etiológica das lesões, passos importantes para a propedêutica diagnóstica.

Neste capítulo serão abordados, de maneira sistemática, os principais diagnósticos diferenciais dessas lesões de acordo com a região corporal acometida.

## LESÕES MAIS COMUNS POR REGIÃO CORPORAL

Nesta abordagem anatômica torna-se importante o conhecimento das estruturas e da anatomia de cada local, assim como as principais lesões e seus diagnósticos diferenciais.

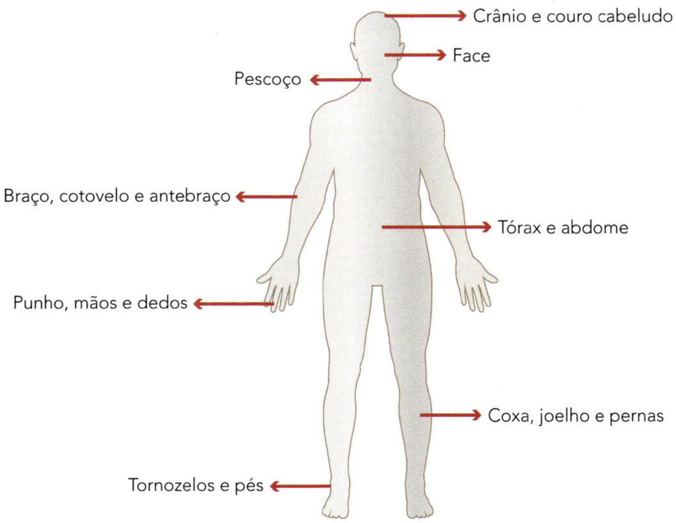


FIGURA 1 Esquema das principais regiões corporais para diagnóstico diferencial de lesões de partes moles.

## Couro cabeludo

### Estruturas e anatomia

O couro cabeludo é altamente vascularizado, além de ser composto pela gálea aponeurótica, subcutâneo e folículos pilosos, sobre estruturas ósseas da calota craniana.

### Lesões

Na avaliação de lesões do couro cabeludo, alguns diagnósticos diferenciais devem ser mantidos em mente:

- **Cisto triquilemal:** lesão anecogênica e sem vascularização ao modo B, (ver Capítulo 6). Faz diagnóstico diferencial com outros cistos, como dermoides e epidérmicos.
- **Lipoma subgaleal:** lesão com ecogenicidade de gordura (ver Capítulo 7) abaixo da gálea.
- **Miíase:** lesão heterogênea com aparência de corpo estranho e artefato de movimentação interna ao Doppler. Aventar a hipótese de infestação por bicho berne (ver Capítulo 13).
- **Neoplasias cutâneas:** primárias e secundárias (ver Capítulo 9).
- **Origem óssea:** geralmente lesão profunda, dois diagnósticos diferenciais importantes devem ser aventados:
  - ***Osteoma:*** tumor osteogênico benigno composto por osso maduro, de crescimento lento e geralmente assintomático. Apresenta-se como abaulamento ou lesão óssea exofítica, bem definida, que se projeta da tábua externa dos ossos do crânio (Figura 2).
  - ***Esporão occipital:*** variante anatômica que representa uma hipertrofia ou maior crescimento da protuberância occipital externa, ponto de inserção para o músculo trapézio (Figura 3). É mais comum em homens e geralmente assintomática. Pode estar associado à hipersolicitação por flexão cervical repetida.

## Face

### Estruturas e anatomia

A complexidade anatômica da face foi discutida no Capítulo 4, e, de maneira geral, é composta pela pele e seus anexos, compartimentos de gordura, glândulas parótidas e salivares menores, músculos, vasos e nervos, ossos e dentes.

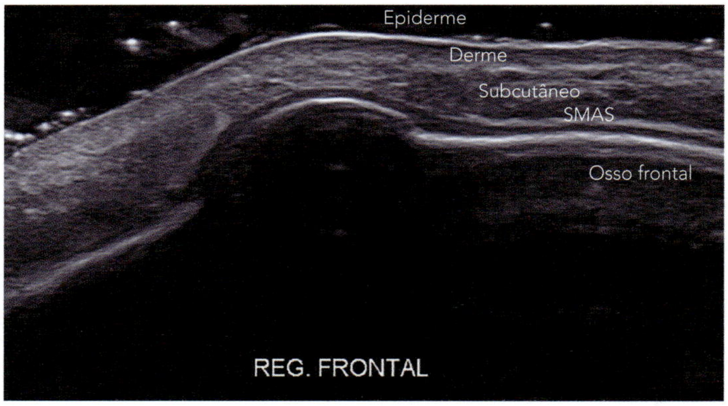


FIGURA 2 Imagem de ultrassom (modo B 24MHz), plano axial/transversal, demonstrando pequeno osteoma, local de queixa clínica palpável, caracterizado por abaulamento da cortical externa do osso frontal.

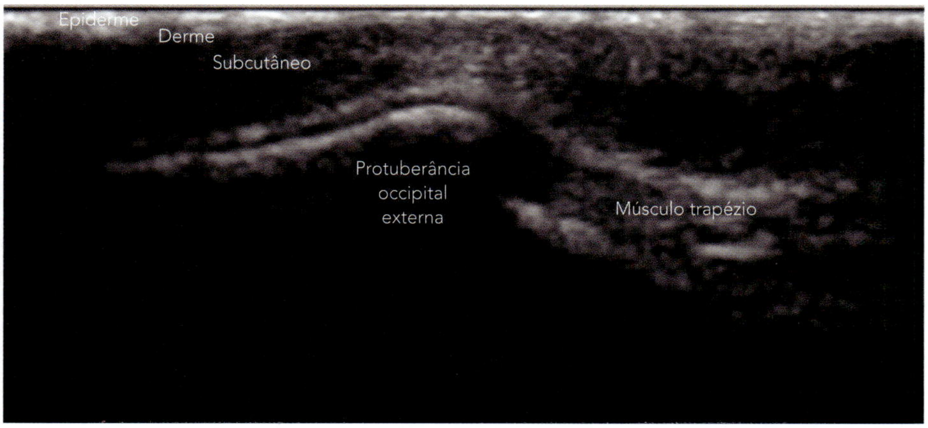


FIGURA 3 Imagem de ultrassom (modo B 14MHz), plano sagital/longitudinal, demonstrando pequeno esporão occipital, local de queixa clínica palpável, caracterizado por proeminência da protuberância occipital externa, local de inserção do músculo trapézio.

## Lesões

Na avaliação de lesões da face, além dos tumores cutâneos e dos cistos epidérmicos, alguns diagnósticos diferenciais devem ser mantidos em mente:

- **Osteomas:** geralmente frontais (já descritos).
- **Lipoma subgaleal:** lesão com ecogenicidade de gordura, em situação subgaleal (ver Capítulo 7).
- **Pseudoaneurisma de artéria temporal:** lesão temporal pulsátil, de origem traumática em 95% dos casos, que formam pseudoaneurismas, e de origem congênita ou aterosclerótica em apenas 5% dos casos. Aneurismas verdadeiros são raros. Sua correta caracterização é importante para evitar iatrogenias ou intervenções cirúrgicas inadvertidas. Quando há trombose, pode ser confundido com lesões císticas ou sólidas. Ao ultrassom são caracterizados como formações nodulares com conteúdo anecogênico, vascularização presente e o clássico sinal do *Yin-Yang* ao Doppler colorido (Figura 4).
- **Tumor de parótida:** representa 2-3% dos tumores de cabeça e pescoço e 80% das neoplasias de glândulas salivares. Cerca de 80% dos casos são lesões benignas, e mais comumente representadas pelo adenoma pleomórfico. Cursa como lesão palpável única, endurecida, móvel e indolor, de longa evolução. Ao ultrassom apresenta-se como formações nodulares hipoecogênicas com reforço acústico posterior e vascularização in-

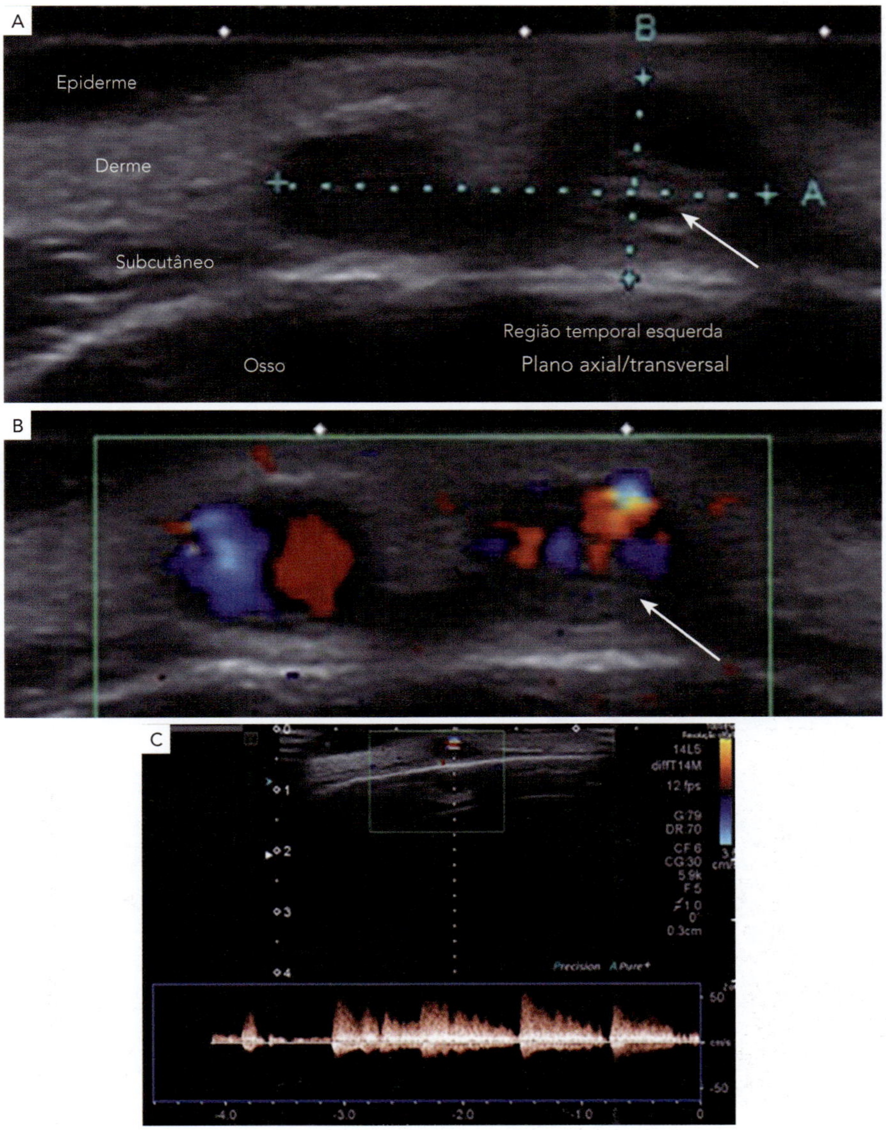


FIGURA 4 Imagens de ultrassom (A: modo B, B: Doppler colorido e C: pulsado 14 MHz) demonstrando pseudoaneurismas de artéria temporal, caracterizados por formações nodulares heterogêneas, com vascularização arterial presente ao Doppler e o clássico sinal do *Yin-Yang* e sinais de trombose parcial (setas).

terna ao Doppler (Figura 5). A segunda neoplasia benigna mais comum é o tumor de Warthin. Dentre as lesões malignas destacam-se os carcinomas mucoepidermoides e o adenoide cístico.

- **Abscesso dentário:** lesões odontogênicas com abscessos e fístulas orocutâneas são incomuns, e podem ser confundidas com afecções dermatológicas. O diagnóstico precoce e tratamento imediato podem diminuir a morbidade dos pacientes, reduzindo o risco de complicações como osteomielite e sepse. Aventar essa possibilidade em caso de lesão inflamatória na face, história ou antecedente de má higiene ou manipulação dentária recente. Ao ultrassom da face é caracterizado como coleção heterogênea profunda, com paredes espessas e densificação circunjacente com aumento da vascularização ao Doppler (Figura 6).

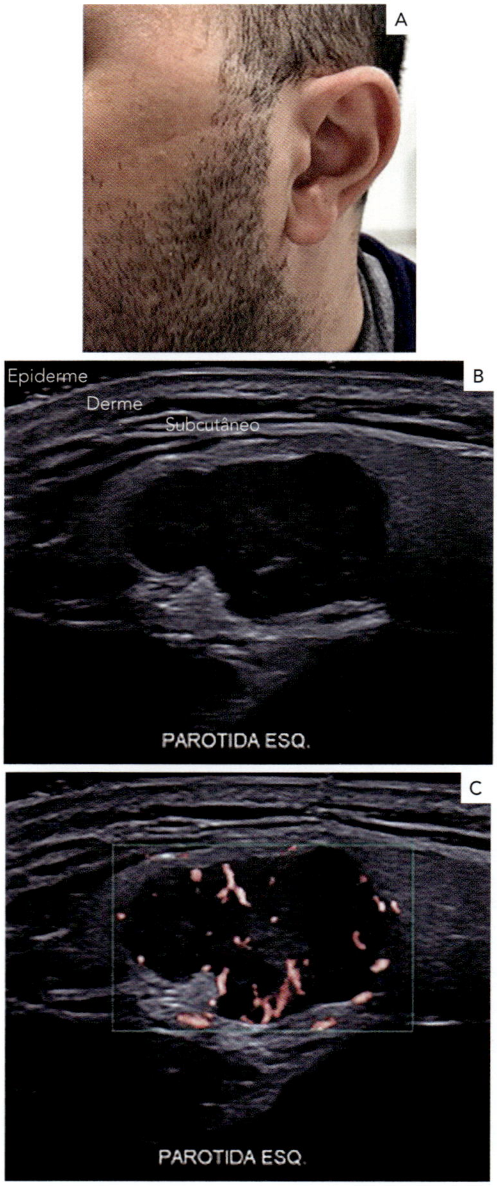


FIGURA 5 Imagens clínica (A) e de ultrassom (B: modo B e C: Doppler SMI 24 MHz), plano axial/transversal, demonstrando lesão sólida expansiva na parótida, hipoecogênica e lobulada, com reforço acústico posterior e vascularização interna ao Doppler.

## Pescoço

### Estruturas e anatomia

As camadas que compõem o pescoço incluem a pele e o subcutâneo, glândulas tireoide e submandibulares, músculos, vasos, nervos e linfonodos.

> Lembrar-se da embriologia e da formação dos arcos branquiais e da tireoide.

### Lesões

Além das lesões de pele, devemos lembrar de doenças congênitas e adquiridas:

- **Cistos do ducto tireoglosso:** cisto congênito mais comum da linha média, corresponde a 70% das patologias congênitas do pescoço e ocorre geralmente em crianças menores de 10 anos. Ocorre ao longo do trajeto de descida da glândula tireoide a partir do forame cego na base da língua, sendo a maioria (25-65%) em

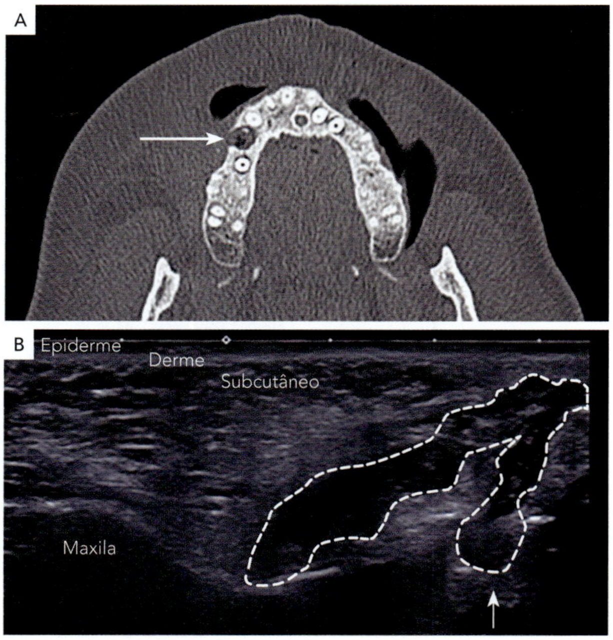


FIGURA 6 Abscesso dentário profundo (linha tracejada) caracterizado por descontinuidade da cortical óssea da maxila (setas) e coleção espessa profunda com densificação/hiperecogenicidade circunjacente. (A) Tomografia computadorizada (janela óssea). (B) Ultrassom (modo B 24 MHz), plano axial/transversal.

localização infra-hióidea, 15-50% no nível do hioide e 20-25% supra-hióidea. Ao ultrassom aparece como formação anecoide, ou hipoecoica com *debris*, circunscrita com reforço acústico posterior (Figura 7).

- **Cistos de fenda branquial:** surgem da obliteração incompleta das fendas branquiais, resultando em cistos (75%) ou trajetos fistulosos (25%), caracterizados como formações anecoicas com bordas bem definidas. Podem ter paredes espessas (Figura 8), ecos internos e septações, assim localizados:
  - **Primeiro arco:** menos comum, formam fístulas/seios próximo à parótida ou conduto auditivo externo.
  - **Segundo arco** – mais comum (95%): geralmente cistos, classificados em 4 tipos:

    I. Anterior ao esternocleidomastóideo (ECM) e profundo ao platisma.

    II. Profundo ao ECM e lateral ao espaço carotídeo (*mais comum*).

    III Medial entre a bifurcação carotídea e a parede faríngea.

    IV Espaço mucoso faríngeo medial à bainha carotídea. Fístulas cutâneas ocorrem mais comumente entre o terço médio e inferior da borda anterior do ECM.
  - **Terceiro arco:** relacionado ao seio piriforme, acima do nervo laríngeo, no espaço cervical posterior, atrás da carótida comum ou interna.
  - **Quarto arco:** relacionado ao seio piriforme, abaixo do nervo laríngeo.
- **Linfonodomegalias:** no pescoço existem 60-70 linfonodos (55% dos linfonodos do corpo). Consideram-se linfadenopatia alterações em seu tamanho (diferentes de acordo com o sítio e a idade do paciente), consistência ou número/proeminência. Ocorrem por proliferação de células neoplásicas ou inflamatórias, e incluem como etiologias: infecções, tumores, doenças autoimunes. Linfonodos em cadeias jugulodigástricas podem ter maiores dimensões. Na imagem, quando benignas, aparecem como linfonodos de dimensões aumentadas, com hilo preservado e espessamentos corticais simétricos (Figura 9). Em casos de malignidade, pensar em carcinomas espinocelulares com linfonodomegalias heterogêneas e áreas liquefeitas/necróticas de permeio.
- **Torcicolo muscular congênito:** considerado a terceira alteração musculoesquelética congênita mais frequente (atrás da displasia de quadril e pé torto), é caracterizado pela contratura unilateral do músculo esternocleidomastóideo, detectado em neonatos ou lactentes, de causa desconhecida e possivelmente relacionado a isquemia em tocotraumatismo ou posicionamento anormal no útero. Cursa com inclinação lateral da cabeça para o ombro homolateral ao músculo afetado e rotação do queixo para o lado contralateral, associado à massa/tumoração firme cervical. Pode evoluir com desenvolvimento de assimetrias craniofaciais (plagiocefalia). Na imagem aparece como espessamento fusiforme e heterogêneo do músculo esternocleidomastóideo acometido, com discreta desorganização de fibras, com vascularização interna ao Doppler (Figura 10).

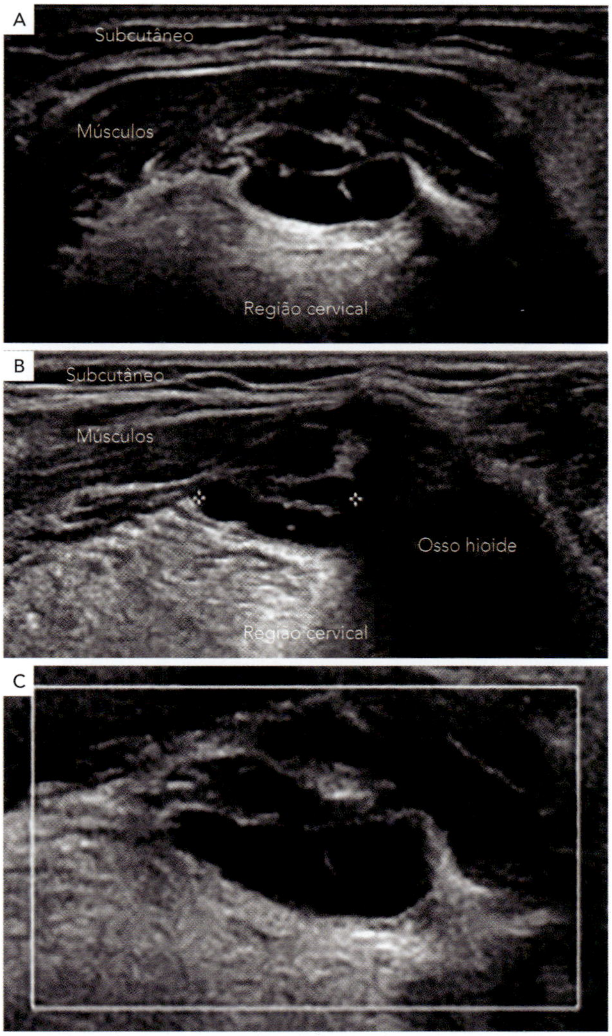


FIGURA 7 Imagens de ultrassom (A e B: modo B e C: Doppler 12 MHz) de paciente do sexo feminino com queixa palpável anterior no pescoço, demonstrando cisto de ducto tireoglosso, caracterizando lesão cística lobulada na linha média, em situação supra-hióidea, profunda à musculatura cervical anterior, sem vascularização interna ao Doppler. (A e C) Plano axial/transversal. (B) Plano sagital/longitudinal.

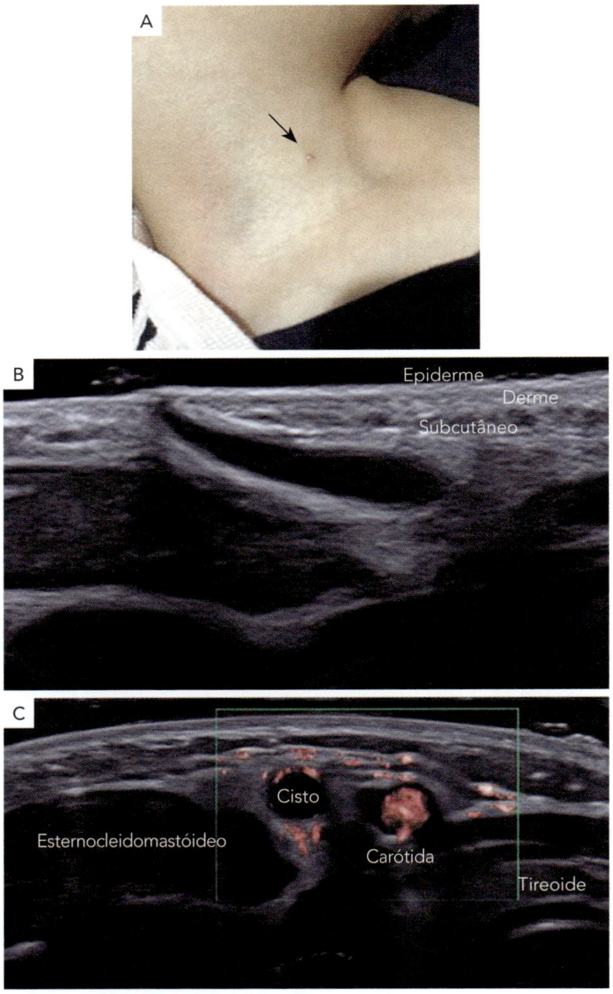


FIGURA 8 Imagens clínica e de ultrassom (B: modo B e C: Doppler SMI 24 MHz) em região cervical, em paciente masculino, demonstrando cisto de fenda branquial com fístula cutânea caracterizada como lesão cística tubuliforme com paredes espessas, sem vascularização interna ao Doppler, em situação anterior ao músculo esternocleidomastóideo e lateral ao espaço carotídeo. (A) Imagem clínica. (B) Plano sagital/longitudinal. (C) Plano axial/transversal.

### Diagnósticos diferenciais

Rânulas, linfangioma, laringocele, cisto tímico, cistos broncogênicos, tumores neurogênicos, lesões tireoidianas.

## Tórax e abdome

### Estruturas e anatomia

As camadas e estruturas que compõem o tórax e a parede abdominal incluem a pele, subcutâneo e músculos. Existem ainda as glândulas mamárias, vasos, nervos e linfonodos, além do arcabouço ósseo que inclui costelas, clavículas, esterno, escápulas e bacia.

### Lesões

No tórax e no abdome, além dos lipomas e cistos epidérmicos, deve-se incluir:

#### Ventral

- **Afecções esternoclaviculares e esternocostais**: abaulamentos paraesternais podem ser causados por patologias articulares, sobretudo esternoclaviculares, e incluem causas degenerativas, infecciosas, inflamatórias e até neoplásicas. Quando degenerativas, ocorrem mais comumente no lado dominante, devendo-se excluir a presença de calcificações (condrocalcinose). Em etiologias inflamatórias, considerar a possibilidade de artrite reumatoide (30% com acometimento esternoclavicular), artrite psoriática e a síndrome SAPHO (65-90% dos casos com acometimento esternoclavicular), estas últimas com possíveis manifestações cutâneas associadas que também podem ser avaliadas ao ultrassom (ver capítulo 13). Na imagem aparecem como derrame articular, espessamento sinovial e aumento da vascularização ao Doppler (Figura 11). Podem ter

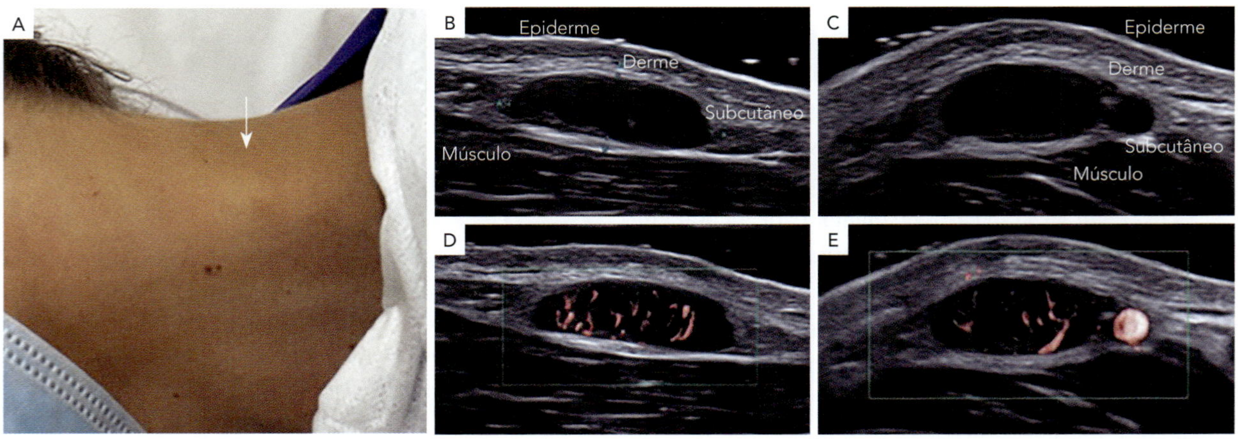


FIGURA 9 Imagens clínica (A) e de ultrassom (B e C: modo B e D e E: Doppler SMI 24 MHz), região cervical, em paciente do sexo feminino com queixa palpável lateral esquerda no pescoço, demonstrando linfonodomegalia reacional, caracterizada por linfonodo de dimensões aumentadas com hilo deslocado, córtex espessado e intensa vascularização polar ao Doppler. (B e D) Plano sagital/longitudinal. (C e E) Plano axial/transversal.

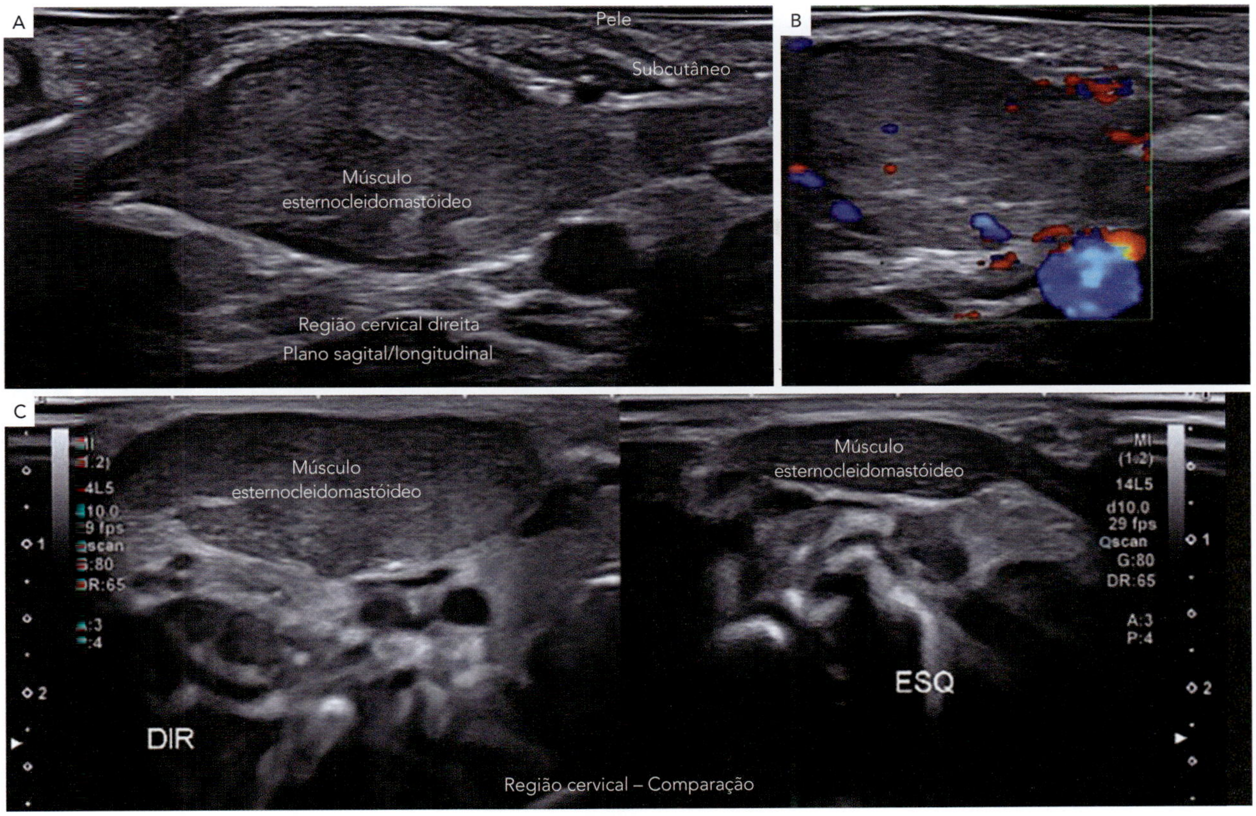


FIGURA 10 Imagens de ultrassom (A e C: modo B e B: Doppler colorido 14 MHz) em paciente com torcicolo congênito, caracterizado por espessamento fusiforme do músculo esternocleidomastóideo (A) acometido (DIR.), com discreta desorganização de fibras, e vascularização interna ao Doppler (B), quando comparado ao lado normal (C) contralateral (ESQ.).

erosões ósseas marginais, especialmente nas artropatias soronegativas, e hiperostose com esclerose na SAPHO – *devendo-se associar ao menos um estudo radiográfico direcionado*. Entre as causas neoplásicas, pode-se ter tumores primários como osteocondromas, mas atenção especial deve ser dada a pacientes com história de neoplasias mamárias e antecedente de radioterapia.

> Síndrome SAPHO: Sinovite, Acne, Pustulose palmoplantar, Hiperostose, Osteíte.

- **Tecido mamário supranumerário** (mamilos e mamas acessórias): malformações congênitas ou anomalias do desenvolvimento mamário que envolvem a parede torácica anterior, ao longo da crista mamária ou linha do leite, da virilha à axila. Inclui a politelia (mamilos extranumerários, *tipo mais frequente*) e a polimastia (tecido glandular extra). Raro, com incidência de 0,3-6%. Na imagem aparecem como estruturas glandulares heterogêneas com ductos de permeio quando há tecido mamário, e nódulo hipoecogênico intradérmico com vascularização ao Doppler (Figura 12) (ver Capítulo 3).
- **Doença de Mondor:** doença rara, benigna e autolimitada caracterizada por tromboflebite de veia superficial da mama e parede torácica anterior, de causa desconhecida. Pode cursar com dor, retração da pele e alteração palpável em cordão fibroso. Afeta mais mulheres, e geralmente ocorre no quadrante superolateral da mama. Na imagem aparece como estrutura vascular não compressível e sem fluxo ao Doppler (Figura 13). Pode ter relação com carcinoma mamário (12%).
- **Endometrioma de parede abdominal:** presença de tecido endometrial funcionante (glândulas endometriais e estroma) em localização fora da cavidade endometrial e da musculatura uterina e que geralmente responde à estimulação hormonal. Localização extrapélvica é menos frequente. Quando na parede abdominal, localiza-se próximo ou na cicatriz cirúrgica, de cesariana, pós-histerectomia convencional e laparoscópica, e outras. Clinicamente cursa como tumoração dolorosa, com maior volume e sensibilidade de acordo com o ciclo menstrual. Na imagem aparecem como formações nodulares irregulares, espiculadas e com vascularização ao Doppler (Figura 14).

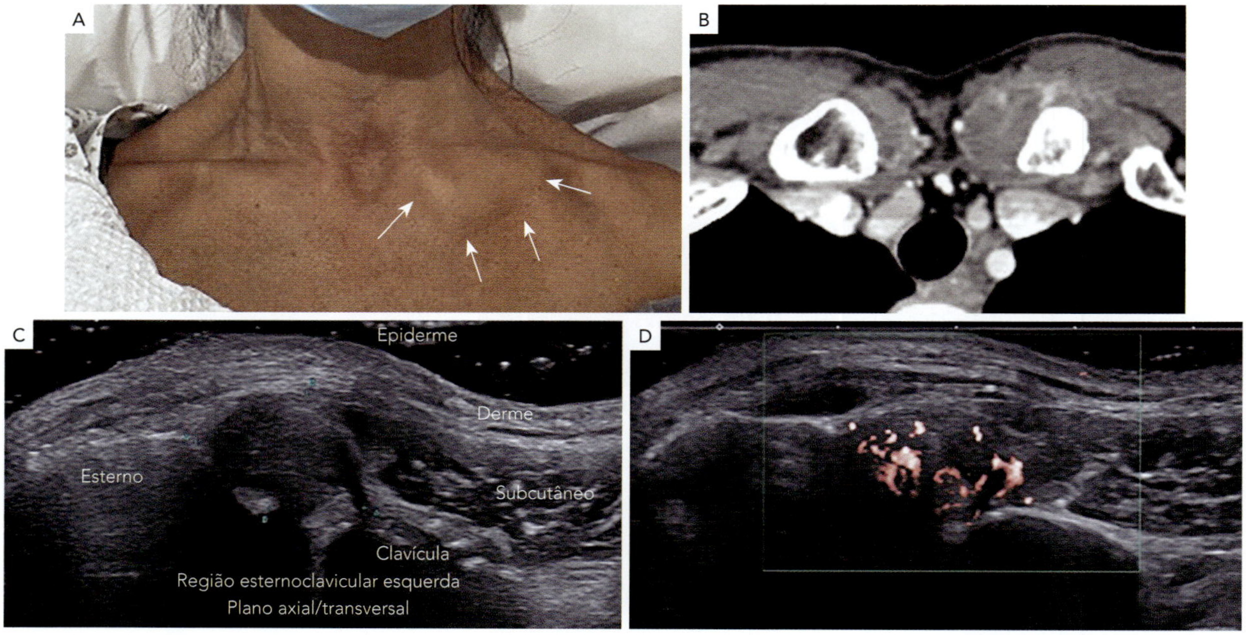


**FIGURA 11** Imagem clínica (A), de tomografia computadorizada (B: plano axial, janela de partes moles), e imagens de ultrassom (C: modo B e D: SMI 24 MHz) demonstrando aumento volumétrico paraesternal à esquerda caracterizado como derrame articular, espessamento sinovial e aumento da vascularização ao Doppler centrado na articulação esternoclavicular à esquerda.

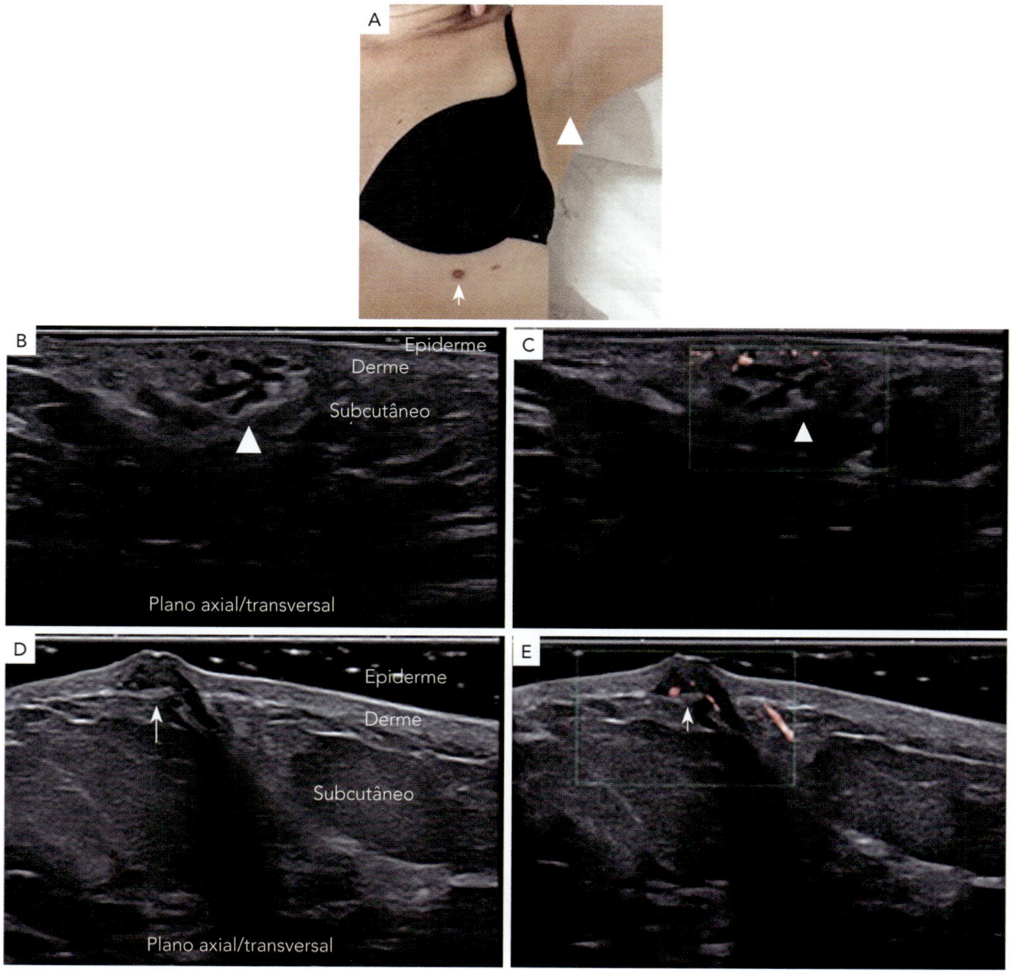


**FIGURA 12** Imagem clínica (A) e imagens de ultrassom (B e D: modo B e C e E: SMI 24 MHz) demonstrando a presença de tecido mamário ectópico na axila (B e C: cabeça de seta) e mamilo ectópico em região inframamária (D e E: seta).

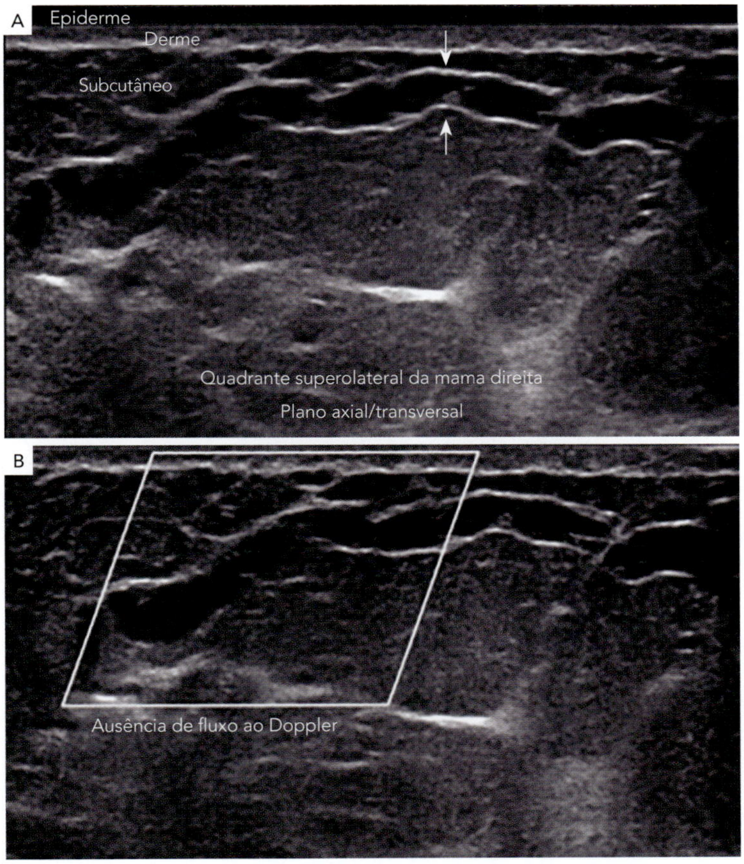


FIGURA 13 Imagens de ultrassom (A: modo B e B: Doppler 14 MHz) demonstrando achados da doença de Mondor, caracterizados como tromboflebite de veia superficial da mama direita, evidenciando estrutura vascular não compressível (A: setas) e sem fluxo ao Doppler (B).

## Dorsal

- **Elastofibroma dorsi:** proliferação de tecido conectivo fibroso, uni ou bilateral, entre o ângulo inferior da escápula e a parede torácica, que se desenvolve por fricção. Mais comum em mulheres de meia-idade e idosas. Na imagem aparece como formação nodular circunscrita ou com margens indefinidas, estriada, com ecogenicidade semelhante à gordura e bandas hipoecoicas de permeio ou hipoecoica com linhas hiperecoicas de permeio (Figura 15), sem sinais de infiltração ou erosão óssea.
- **Afecções sacrais:**
  - **Mielomeningoceles:** alterações espinais são acessíveis ao ultrassom, especialmente em neonatos e bebês com menos de 6 meses. O exame ou a investigação são indicados em caso de massas ou malformações cutâneas no dorso, especialmente quando em linha média, incluindo crescimentos anormais de pelo, fossetas e alterações de coloração da pele. O ultrassom pode demonstrar a anatomia intraespinhal (Figura 16) e detectar alterações patológicas como lipomas espinais (lipomieloceles ou lipomielomeningoceles, fibrolipomas ou lipomas intradurais ou de filo terminal), hidro e siringomielia, seios e fossetas sacrais, relacionados ao disrafismo. Pode-se ainda detectar sinais de medula presa e diastematomielia (divisão em duas hemimedulas).
  - **Cisto pilonidal:** formação cística sacral de paredes indefinidas, com sinais inflamatórios (ver Capítulo 6).
  - **Fístulas anorretais:** são comunicações não fisiológicas do canal anorretal com a pele, geralmente ocasionadas por processos inflamatórios na luz anorretal, sobretudo associadas a inflamações glandulares ou fissuras anais e formação de abscessos (40%). Outras associações incluem neoplasias anorretais e doença inflamatória intestinal – devendo-se prosseguir com a investigação. Cursam com dor e drenagem de secreção local e sintomas sistêmicos (febre e calafrios). Na imagem aparecem como trajetos anfractuosos no subcutâneo e em direção à pele com conteúdo heterogêneo/*debris* e densificação com aumento da vascularização ao Doppler circunjacente.

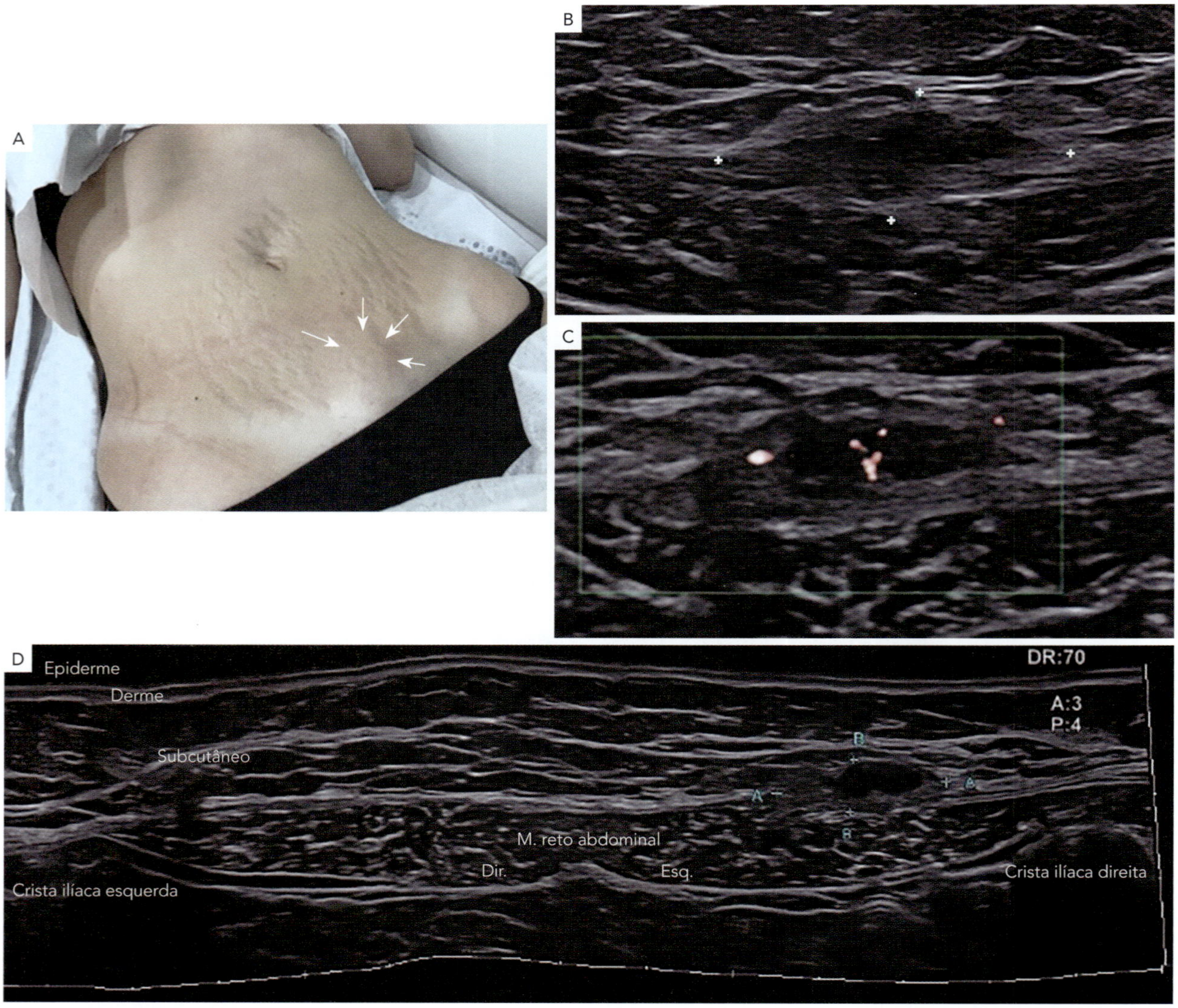


FIGURA 14 Imagem clínica e imagens de ultrassom (modo B, Doppler SMI e panorâmica 24 MHz) demonstrando nodulação na pelve/fossa ilíaca esquerda (setas) caracterizada como formação nodular hipoecogênica heterogênea e irregular junto à fáscia muscular superficial do reto abdominal à esquerda (entre marcadores), característica de endometrioma de parede, em local de cicatriz de cesariana. (A) Imagem clínica. (B) Modo B e (C) Doppler SMI, parede abdominal, plano axial/transversal. (D) Modo B, parede abdominal, plano axial/transversal panorâmico.

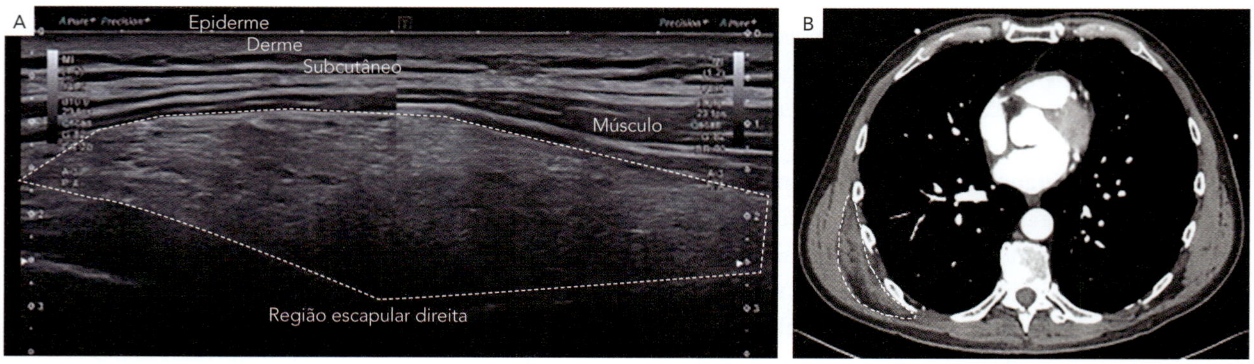


FIGURA 15 Elastofibroma à direita, caracterizado como formação nodular hiperecogênica com estruturas hipoecoicas de permeio, circunscrita e profunda à musculatura (linha tracejada branca). (A) Ultrassom (modo B 24 MHz), plano axial/transversal. (B) Tomografia computadorizada (com contraste e janela de partes moles).

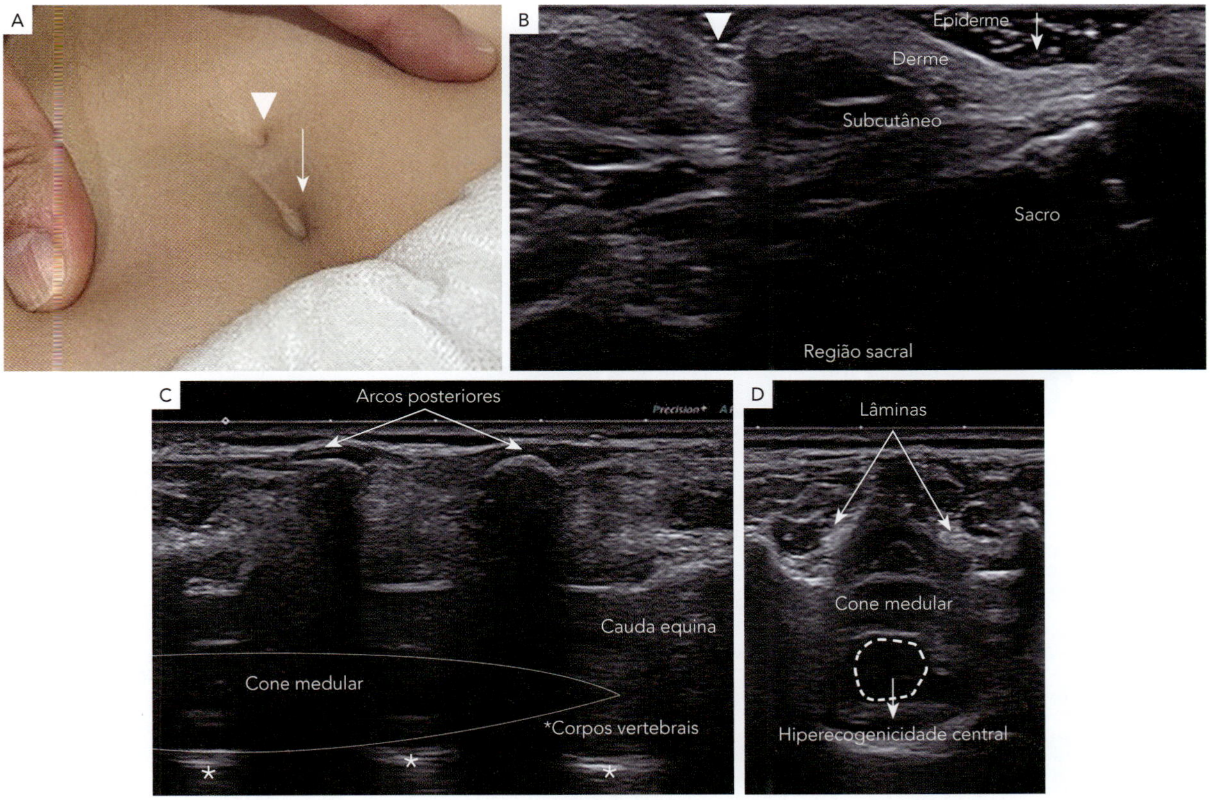


FIGURA 16 Imagem clínica e imagens de ultrassom (modo B 24 MHz) demonstrando fossetas sacrais (cabeça de seta e seta em A e B), caracterizadas como depressões cutâneas, neste caso sem comunicação profunda. Observar a correspondência anatômica para avaliação do cone medular (linha tracejada branca) e cauda equina. (A) Imagem clínica. (B e C) Plano sagital/longitudinal. (D) Plano axial/transversal.

A avaliação profunda por vezes é impossibilitada, devendo-se prosseguir com a investigação por meio de estudo de ressonância magnética (Figura 17).

## Lesões incomuns

- **Granuloma de corpo estranho por esternotomia:** a migração de fios de esternotomia é rara, e pode estar associada a lesões vasculares ou pneumotórax. No caso de migrações superficiais, observam-se alterações cutâneas, com formação de nodulações do tipo corpo estranho ou ulcerações da pele. Ao ultrassom, observa-se formação nodular hipoecogênica, de limites indistintos, com aumento da vascularização ao Doppler e conteúdo hiperecogênico central, linear ou retorcido, que corresponde ao fio de esternotomia (Figura 18).
- ***Surfer knot:*** nódulo adquirido de tecido conectivo fibroso que se desenvolve em resposta a repetidos traumas de baixo grau na parede anterior da transição toracoabdominal de surfistas. Apresenta resolução espontânea quando cessa a causa/trauma. Outros locais incluem as tuberosidades tibiais e o dorso dos pés. Na imagem, aparecem como massas ou formações nodulares heterogêneas, hiperecogênicas, centradas no subcutâneo (Figura 19).

# Cotovelo e antebraço

## Estruturas e anatomia

As camadas e estruturas que compõem o membro superior, mais precisamente o cotovelo e o antebraço, incluem pele, subcutâneo, músculos, vasos, nervos e linfonodos, além do arcabouço ósseo, que inclui úmero, rádio e ulna.

## Lesões

No cotovelo e antebraço, além das lesões benignas conhecidas, destacam-se:

- **Variações musculares:** anomalias musculares podem ocorrer em qualquer lugar do corpo e não são raras no membro superior. Incluem músculos duplicados e acessórios, conexões musculotendíneas anormais, ausência de tendões ou ventres anômalos, que podem simular lesões expansivas e até levar a compressões de

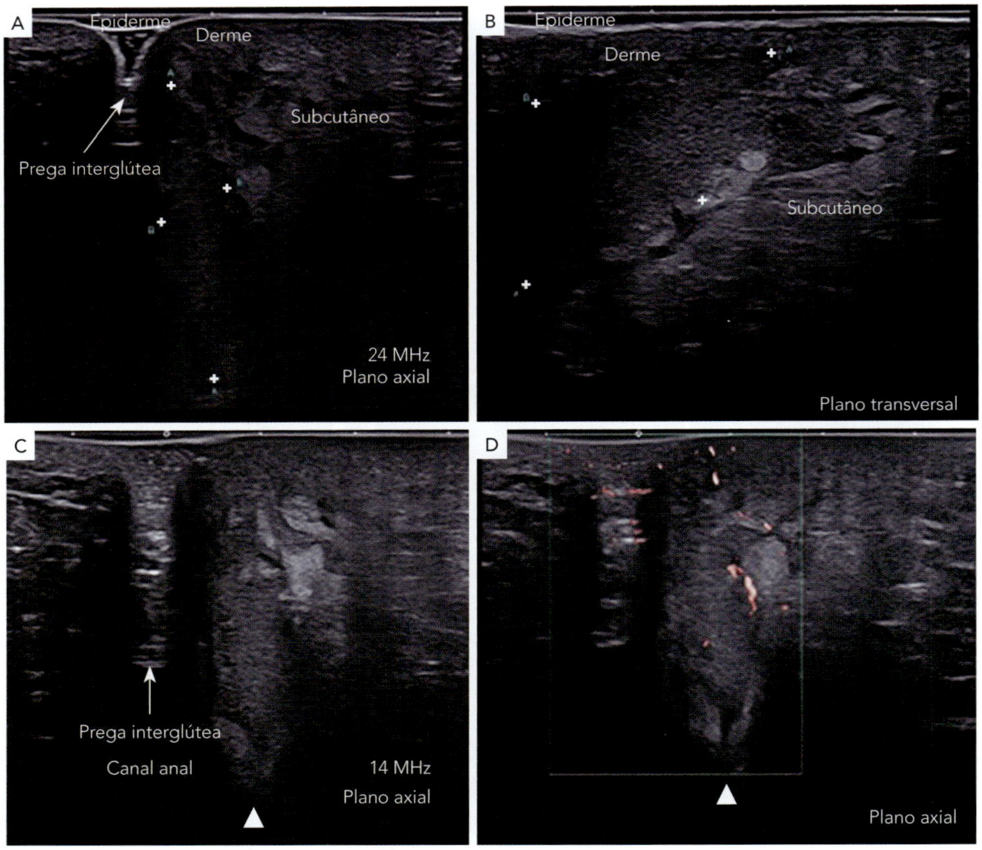


FIGURA 17 Imagens de ultrassom (A e B: modo B 24 MHz; C: modo B e D: Doppler SMI, 14 MHz) em região perianal demonstrando fístula anal com trajeto anfractuoso no subcutâneo e em direção à pele com conteúdo heterogêneo com *debris* (A e B: marcadores) e densificação com aumento da vascularização ao Doppler circunjacente (cabeças de seta), próximos à prega interglútea (setas).

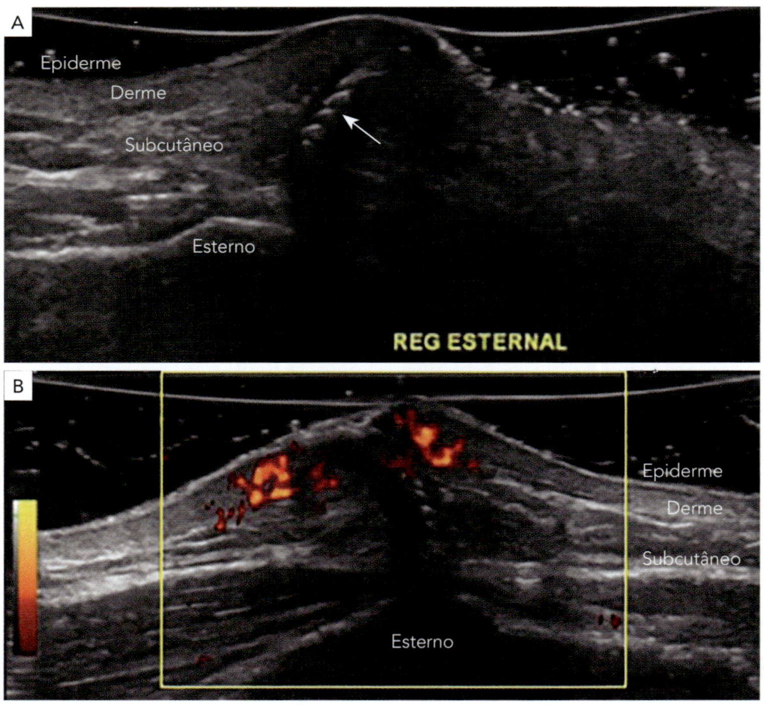


FIGURA 18 Imagens de ultrassom (A: modo B e B: *power* Doppler 14 MHz) demonstrando formação nodular hipoecogênica, na pele, de limites imprecisos e vascularização aumentada ao Doppler, com estrutura linear hiperecoica em mola (seta) em seu interior, caracterizando granuloma de corpo estranho por migração de fio de esternotomia em paciente do sexo masculino de 69 anos. (A) Plano sagital/longitudinal. (B) Plano axial/transversal.

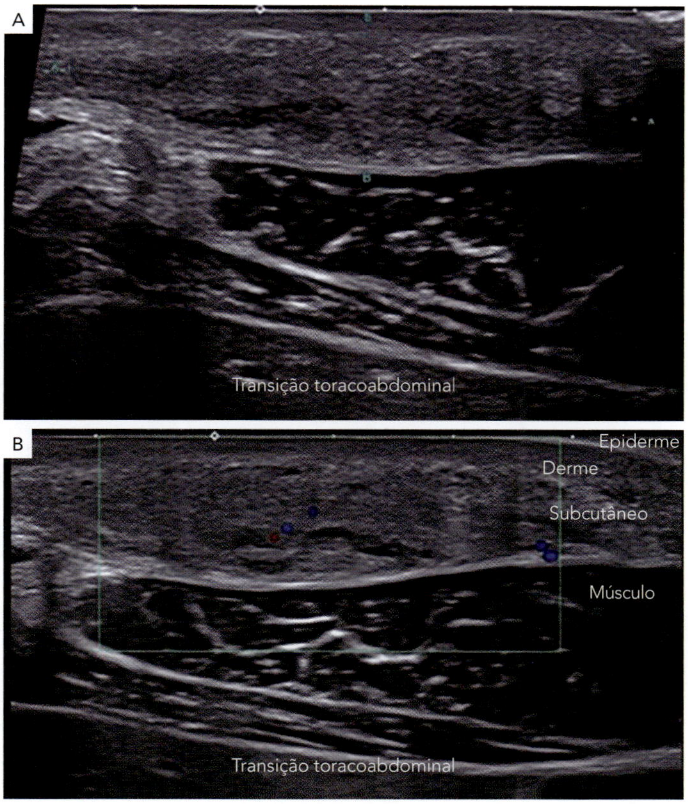


FIGURA 19 Imagens de ultrassom (A: modo B e B: Doppler colorido 14 MHz), plano axial/transversal, demonstrando um *surfer knot*, caracterizado como formação nodular no subcutâneo da área de interesse (A: marcadores), hiperecogênica e heterogênea, com tênue vascularização ao Doppler (B).

nervos, especialmente se localizados na face flexora do antebraço. Ao ultrassom caracteriza-se ventre acessório/inserção baixa na topografia dos flexores superficiais dos dedos (Figura 20).

- **Bursite:** é a inflamação das bursas, estruturas saculiformes entre tendões e o subcutâneo ou estruturas ósseas com consequente produção de líquido sinovial e estruturas císticas, com paredes espessadas por proliferação sinovial. Cursam com formações expansivas, dolorosas ou não e por vezes eritematosas. Pode estar relacionada a trauma, artrite reumatoide e gota. Comumente ocorre na face posterior do cotovelo ( bursite olecraniana), podendo ocorrer nos ombros (subacromial-subdeltóidea) ou joelho (pré ou infrapatelar). Na imagem, aparece como formações císticas com conteúdo anecogênico e paredes espessadas (Figura 21). Pode ter *debris* e septações internas, além de sinais de rotura, com edema e lâminas líquidas circunjacentes, ou infecção, com sinais inflamatórios e flogísticos associados.
- **Tromboflebite:** presença de trombo em veias subcutâneas, caracterizada por material hipoecogênico (agudo) ou hiperecogênico heterogêneo (tardio) no interior dos vasos, não compressível e determinando a ausência de fluxo ao Doppler, com consequentes achados inflamatórios circunjacentes, com espessamento da parede do vaso e hiperecogenicidade do subcutâneo (Figura 22). Cursa como nodulações ou estruturas lineares eritematosas, endurecidas e dolorosas. Incluem causas traumáticas, como por excesso de exercício físico, a situações paraneoplásicas.

## Mãos, punhos e dedos

### Estruturas e anatomia

As camadas e estruturas que formam o membro superior, assim como do cotovelo e antebraço, incluem a pele, subcutâneo, músculos, vasos, nervos e linfonodos, além das articulações e ossos do arcabouço ósseo, que inclui o rádio, a ulna, ossos do carpo e dedos.

### Lesões

- **Cistos artrossinoviais** (ver Capítulo 6).

- **Nódulo reumatoide:** manifestação cutânea mais comum na artrite reumatoide, especialmente em doenças severas ou no uso de metotrexato. São nódulos firmes, que ocorrem em cerca de 20% dos pacientes com artrite reumatoide, próximo a articulações submetidas a microtraumas como cotovelos e dedos. Na imagem aparecem como formações nodulares sólidas, hipoecogênicas e circunscritas com vascularização escassa ao Doppler (Figura 23).
- **Fibromatose palmar:** fibromatose superficial mais comum (1-2% da população), caracterizada por proliferação fibroblástica benigna com comportamento infiltrativo ( Dupuytren). Cursa como nódulo indolor e de crescimento lento, mais comumente no quarto e quin-

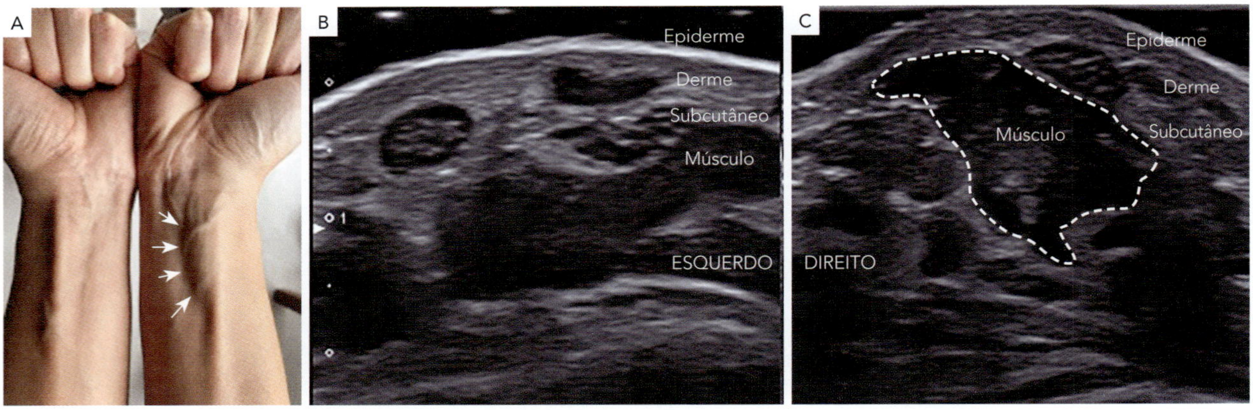


FIGURA 20 Imagem clínica (A) e imagens de ultrassom (B e C: modo B 24 MHz), plano axial/transversal, demonstrando a presença de abaulamento na face ventral distal do punho direito (setas), caracterizada na imagem como ventre muscular acessório (C: linha tracejada branca) relacionado aos flexores superficiais dos dedos, mais facilmente visualizado na comparação com o lado contralateral normal (B).

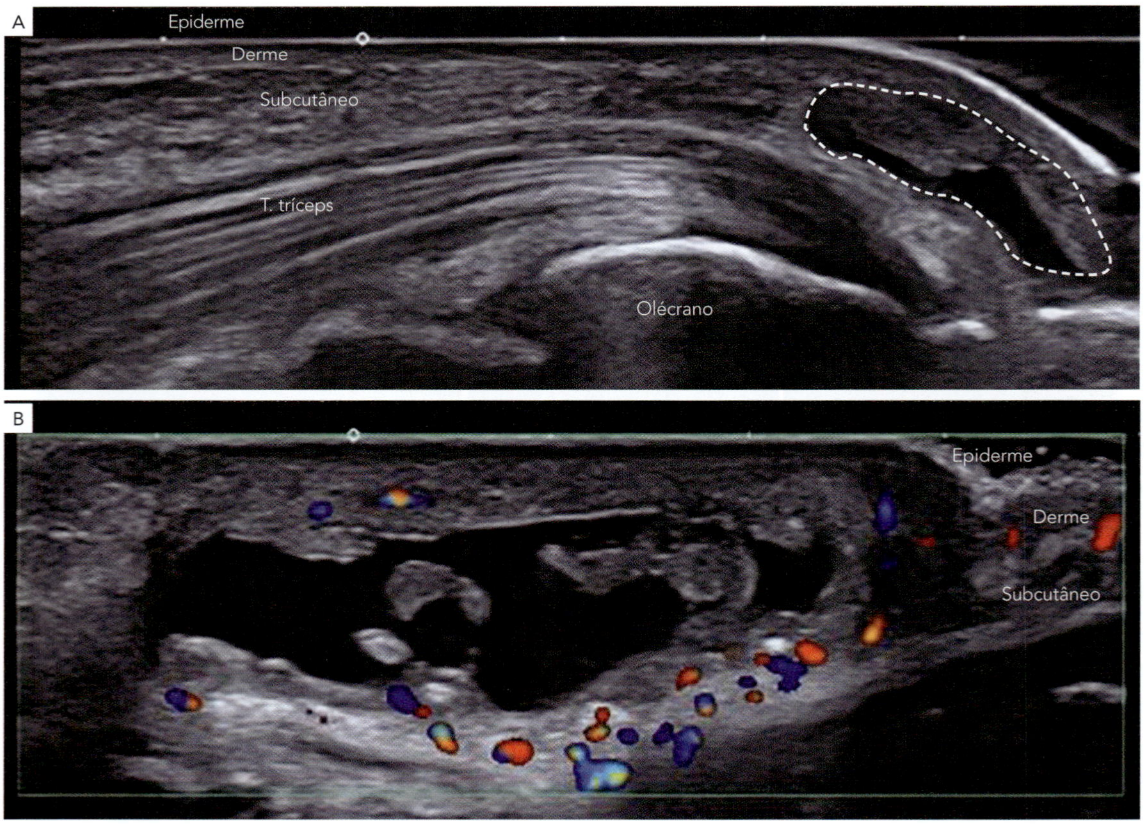


FIGURA 21 Imagens de ultrassom (A: modo B e B: Doppler colorido 14 MHz) demonstrando a presença de bursite olecraniana (linha tracejada branca), caracterizada por formação nodular com paredes espessas e vascularizadas e conteúdo anecogênico no subcutâneo da região olecraniana/face posterior do cotovelo esquerdo. (A) Plano sagital/longitudinal. (B) Plano axial/transversal.

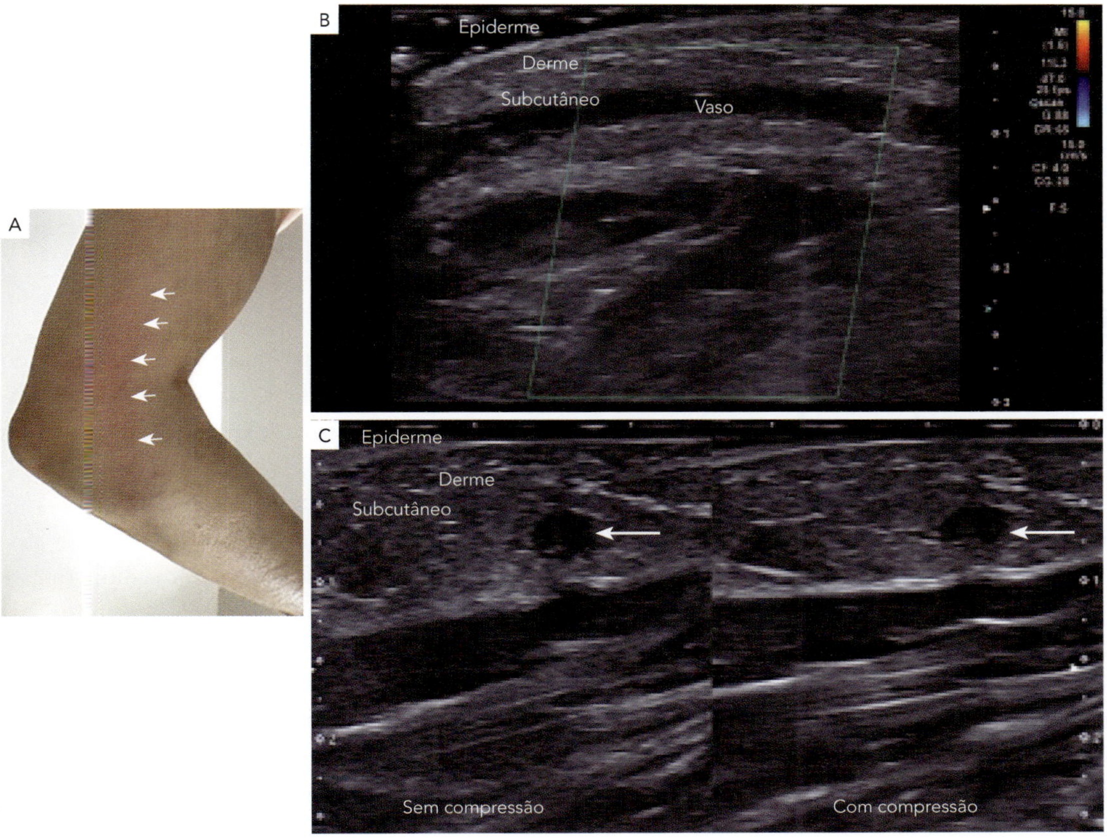


FIGURA 22 Imagens clínica e de ultrassom (modo B e Doppler colorido 24 MHz) em face medial do braço esquerdo demonstrando a presença de tromboflebite, caracterizada por estrutura em cordão eritematoso na pele (setas), e ao ultrassom como estrutura vascular com conteúdo hipoecogênico em seu interior, não compressível. Ausência de vascularização ao Doppler. (A) Imagem clínica. (B) Doppler colorido, plano sagital/longitudinal. (C) Modo B comparativo, plano axial/transversal.

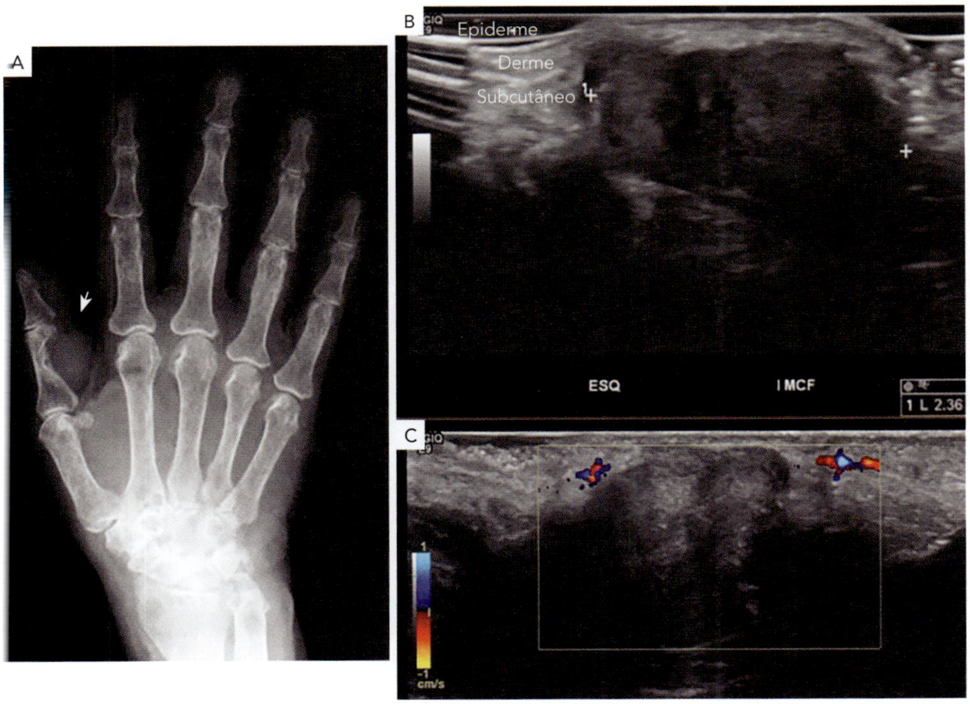


FIGURA 23 Nódulo reumatoide (seta), caracterizado ao ultrassom como nódulo sólido periarticular, hipoecoico e lobulado (marcadores) sem significativa vascularização ao Doppler. (A) Radiografia simples de mão esquerda. (B) Ultrassom (modo B) de polegar esquerdo – face palmar, plano sagital/longitudinal. (C) Ultrassom (Doppler colorido 15 MHz) de polegar esquerdo – face palmar, plano sagital/longitudinal.

to dedos. Pode estar associada a trauma, alterações imunes ou genéticas. Na imagem apresenta-se como espessamento focal mal delimitado ou formação nodular sólida e bem definida, hipoecoica ou heterogênea, com reforço acústico posterior, podendo ser hipervascularizada (Figura 24). Verificar de maneira dinâmica se há alteração do excursionamento tendíneo (Vídeo 1).

**VÍDEO 1** Imagens de ultrassom modo B de fibromatose palmar demonstrando excursionamento tendíneo preservado às manobras dinâmicas.

- **Tumor de células gigantes (TGC):** lesão benigna de bainha tendínea, também denominada como tenossinovite nodular localizada. Cursa como nodulação endurecida, que pode ser dolorosa, geralmente na face volar dos dedos, mais comumente em pacientes de 30-50 anos, podendo ocorrer também em tornozelos e raramente em grandes articulações. Histologia idêntica à sinovite nodular pigmentada, esta intra-articular. Na imagem aparece como nódulo hipoecoico ou heterogêneo, lobulado e circunscrito, adjacente a bainhas tendíneas, com graus variáveis de vascularização ao Doppler (Figura 25). Pode determinar remodelamento ou erosões ósseas.

> O tumor de células gigantes é o mais comum das mãos.

## Coxa, joelho e perna

### Estruturas e anatomia

O membro inferior, assim como o superior, é formado pela pele, subcutâneo, músculos, vasos, nervos e linfonodos, além do arcabouço ósseo e de articulações que incluem o fêmur, tíbia e fíbula.

### Lesões

- **Miosite ossificante:** lesão fibroblástica/miofibroblástica caracterizada por massa ossificada benigna de partes moles, que pode estar relacionada a história de trauma (50%), mais comumente em grandes músculos de extremidades. Cursa como nodulação assintomática ou dolorosa e com edema. Na imagem, seu aspecto varia de acordo com o estágio de evolução, com calcificações mais formadas em 3-8 semanas, ossificação cen-

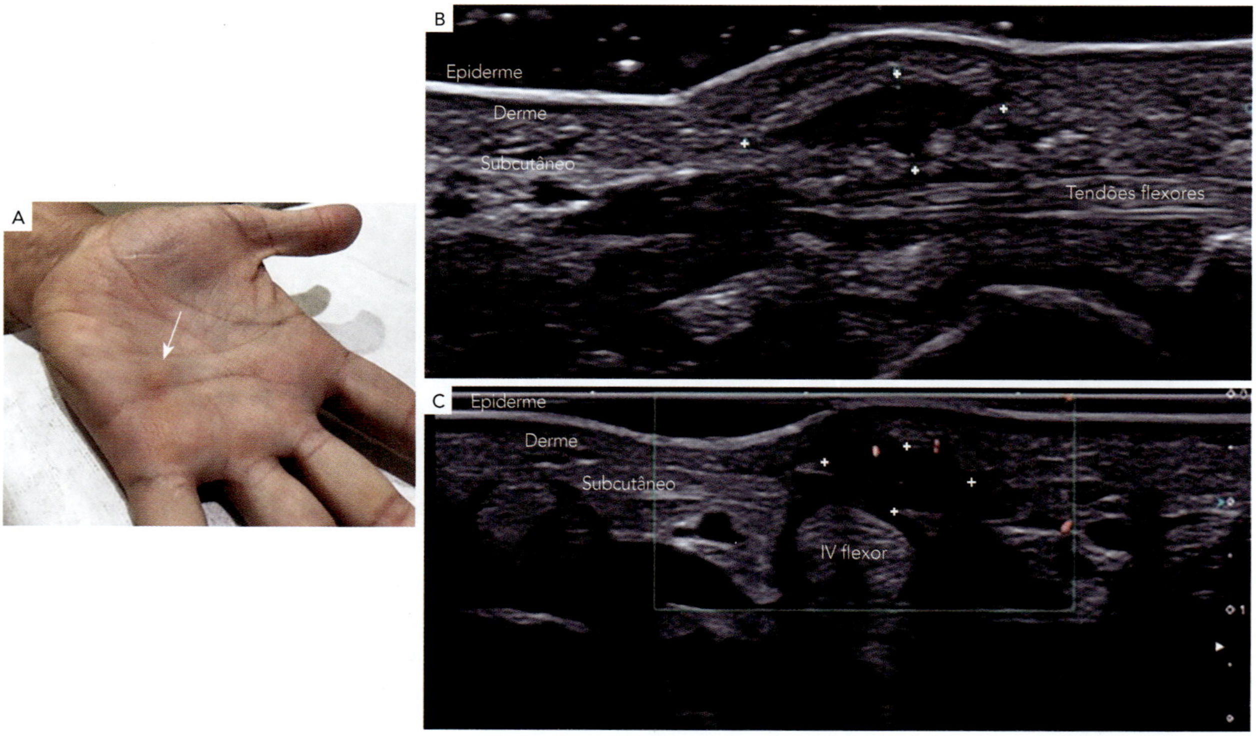


FIGURA 24 Imagens clínica e de ultrassom (B: modo B e C: Doppler SMI 24 MHz), plano sagital/longitudinal, demonstrando a presença de fibromatose palmar (seta), caracterizada por formação nodular irregular, circunscrita, com tênue vascularização ao Doppler na face volar da mão, adjacente ao quarto dedo (marcadores). (A) Imagem clínica. (B) Face palmar, plano sagital – IV metacarpo. (C) Face palmar, plano axial – mão.

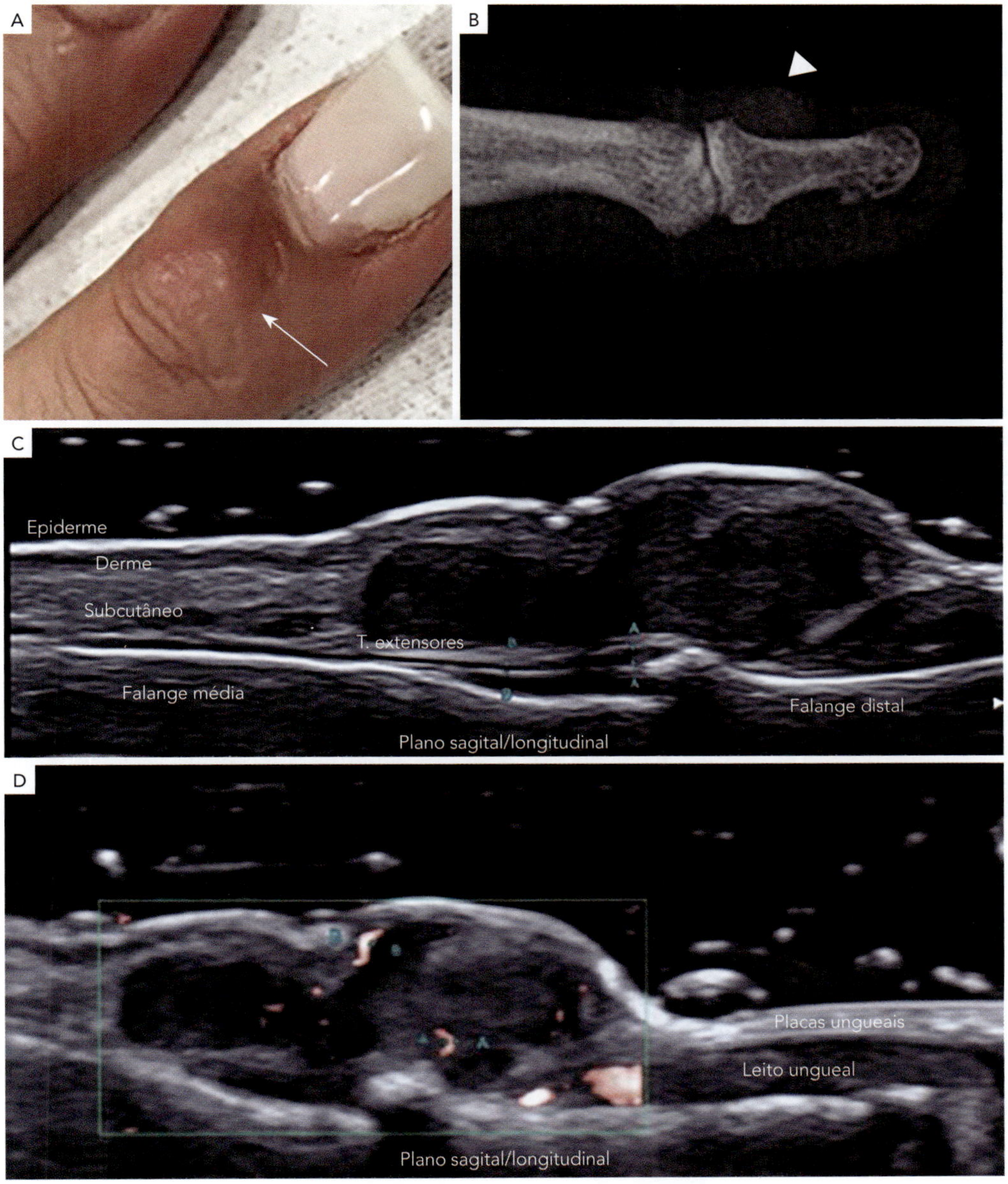


FIGURA 25 Imagens clínica (A), radiografia simples (B) e ultrassom (C: modo B; D: Doppler SMI 24 MHz) demonstrando tumor de células gigantes na face dorsal distal do segundo dedo esquerdo (seta e cabeça de seta), caracterizado como formação nodular hipoecogênica e lobulada, adjacente ao tendão extensor terminal (C: marcadores), com tênue vascularização interna ao Doppler, sem remodelamento ou erosões ósseas.

trípeta, inicialmente periférica. No ultrassom aparece como hiperecogenicidade heterogênea, mal definida, lobulada e com conteúdo sólido. Podem ter edema circunjacente e intensa vascularização, simulando sarcomas na ressonância magnética (Figura 26).

Considerada uma *don't touch lesion*, deve ser reconhecida para se desconsiderar biópsias ou intervenções.

- **Morel-Lavallée:** lesão por cisalhamento dos tecidos, que ocorre por separação do subcutâneo da fáscia muscular, comumente ocorrendo na face lateral da coxa, formando cavidade que se enche de fluido serossanguinolento/massa hemolinfática. Geralmente relacionado a trauma. Na imagem aparece como coleção anecoica profunda, superficial à fáscia muscular ou à fáscia lata (Figura 27). Pode ter ecos internos ou *debris*, paredes espessadas e aspecto semelhante a um hematoma.
- **Hérnias musculares:** protrusão de parte de um ventre muscular através de defeitos da fáscia muscular. Cur-

sam como nodulações que podem ser dolorosas, maiores à contração muscular, mais comumente em adolescentes e adultos jovens. Podem estar relacionadas a esportes, trauma ou a vasos perfurantes, formando pontos de fragilidade na fáscia. Ocorrem mais comumente nas pernas, junto ao músculo tibial anterior. Na imagem apresentam-se como insinuações da musculatura hipoecogênica, abaulando e protruindo através de um defeito na fáscia muscular, com aspecto em haltere ou cogumelo (Figura 28). Fazer sempre avaliação dinâmica com contração muscular (Vídeo 2).

**VÍDEO 2** Imagens de ultrassom modo B demonstrando avaliação dinâmica de hérnia muscular tibial anterior, maior à contração muscular com dorsoflexão do pé.

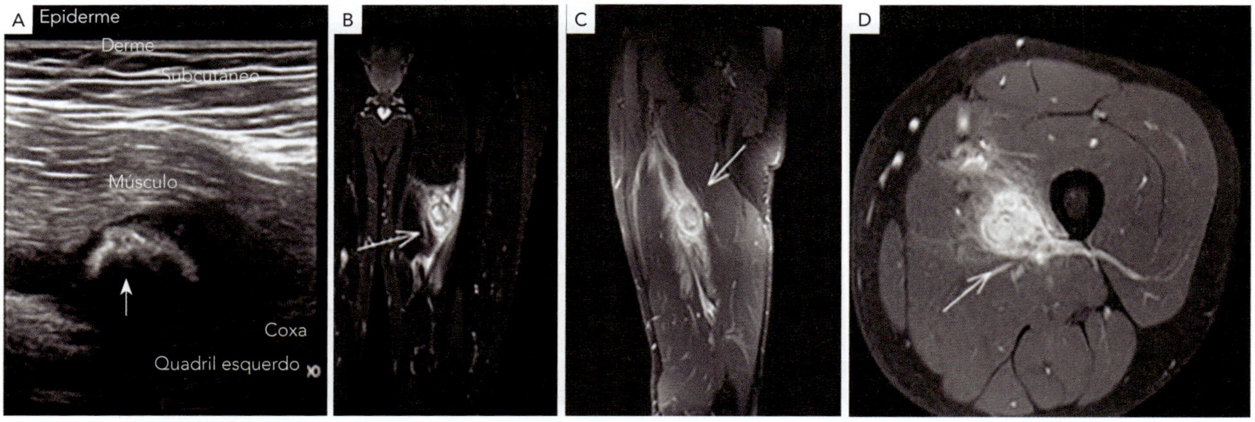


**FIGURA 26** Imagens de ultrassom (A: modo B 14 MHz, plano sagital/longitudinal) e de ressonância magnética (B: coronal T2; C: sagital T1 FAT pós-contraste; D: axial T1 FAT pós-contraste), demonstrando miosite ossificante, caracterizada por calcificação heterogênea central, com sombra acústica posterior ao ultrassom (seta), e densificação/edema circunjacente.

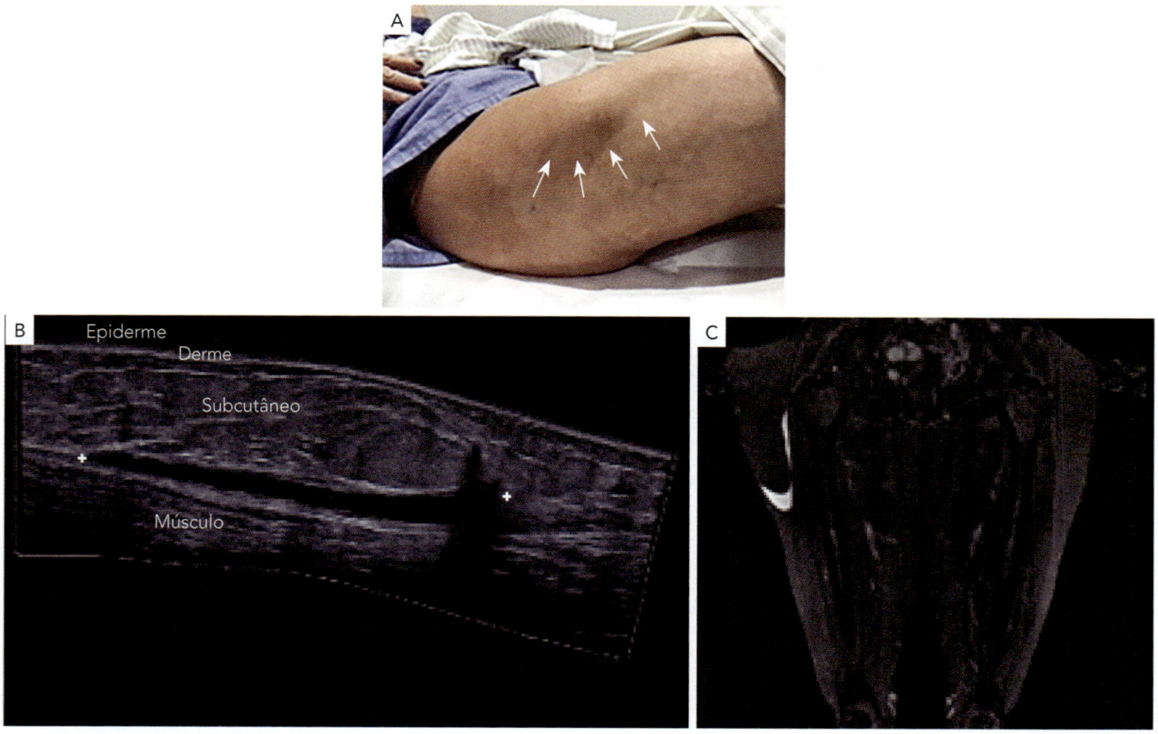


**FIGURA 27** Abaulamento na face lateral proximal da coxa direita (setas), diagnosticada como lesão de Morel-Lavallée, caracterizada como coleção profunda entre a fáscia lata e o subcutâneo. (A) Imagem clínica. (B) Ultrassom (modo B panorâmico 24 MHz), plano coronal/longitudinal. (C) Ressonância magnética (coronal T2 FAT).

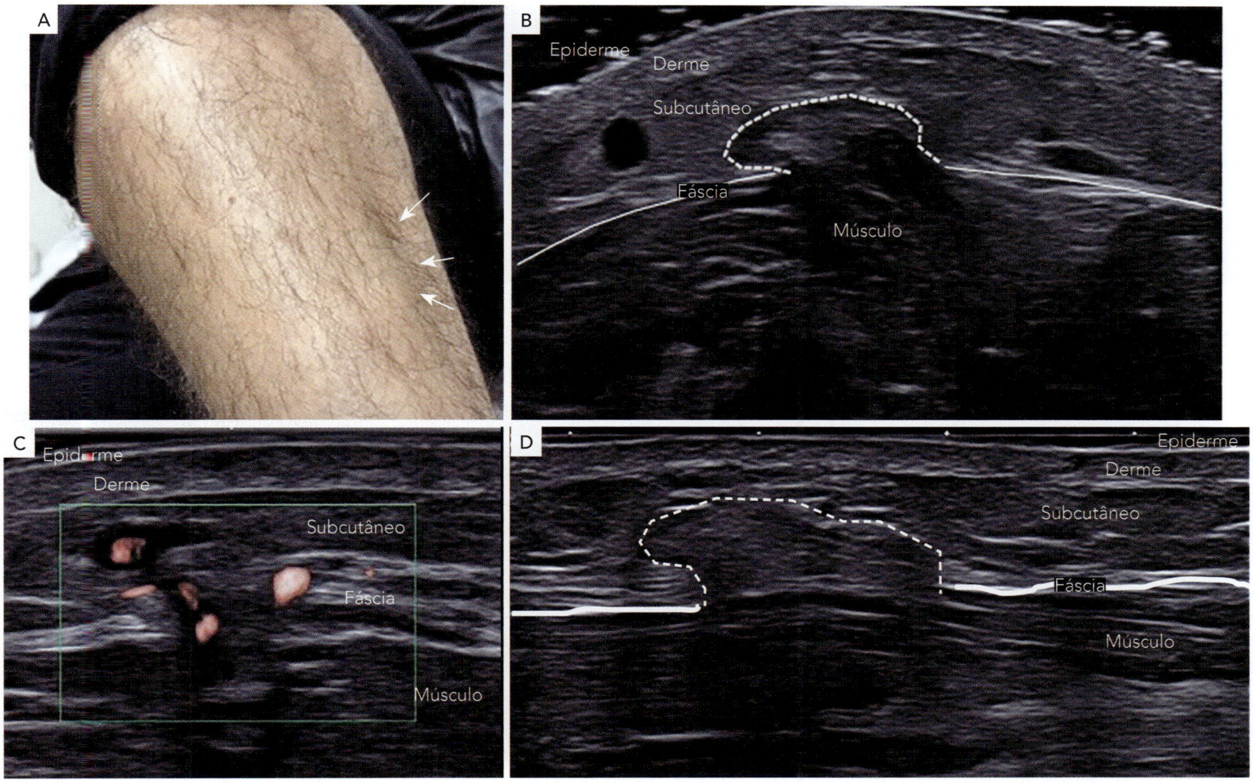


FIGURA 28 Imagens clínica (A) e de ultrassom (B e D: modo B e C: Doppler SMI 24 MHz) demonstrando abaulamento na face anterior da perna esquerda de paciente jovem (setas), diagnosticada como hérnia muscular, caracterizada como insinuação do ventre muscular do tibial anterior (linha branca tracejada) através de defeito na fáscia muscular (linha branca contínua) em local de vasos perfurantes (C). (B e C) Plano axial/transversal. (D) Plano sagital/longitudinal.

- **Sinovite vilonodular pigmentada:** forma intra-articular do tumor de células gigantes, é considerada uma proliferação benigna/hipertrofia sinovial localizada. Mais comumente monoarticular e geralmente no joelho (70%). Na imagem aparece como formação nodular intra-articular hipoecoica lobulada, que pode estar relacionada a espessamento sinovial e derrame articular, com tênue vascularização ao Doppler (Figura 29).

### Diagnóstico diferencial

Deve-se aventar ainda as possibilidades de alterações vasculares (aneurismas ou tromboses) e cistos articulares (cisto poplíteo ou de Baker).

## Tornozelo e pé

### Estruturas e anatomia

O tornozelo e o pé, extremidades do membro inferior, também são formados por pele, subcutâneo, músculos, vasos, nervos e linfonodos, além do arcabouço ósseo e de articulações que incluem tíbia, fíbula, tarso, metatarsos e falanges.

### Lesões

- **Fibromatose plantar:** fibromatose superficial, menos comum que palmar, caracterizada por proliferação fibroblástica benigna com comportamento infiltrativo ( Ledderhose). Geralmente medial na fáscia plantar (60%). Cursa como nódulo de crescimento lento, que pode ser doloroso, mais comumente em homens de 30-50 anos. Pode estar associada a trauma, diabetes, alcoolismo e doenças hepáticas. Na imagem apresenta-se como espessamento focal mal delimitado ou formação nodular sólida oval ou alongada, bem definida e hipoecoica, podendo ser hipovascularizada, única ou múltipla (Figura 30).
- **Neuromas:** neuropatia degenerativa reacional do nervo plantar interdigital, que não corresponde a tumor verdadeiro, com reação fibrótica perineural, degeneração axonal e proliferação vascular. Cursa com dor/metatarsalgia e ocorre geralmente em mulheres de meia-idade e no terceiro espaço intermetatársico distal ( Morton). Na imagem aparecem como formação nodular ovalada e hipoecoica, mais comumente hipovascular (Figura 31).

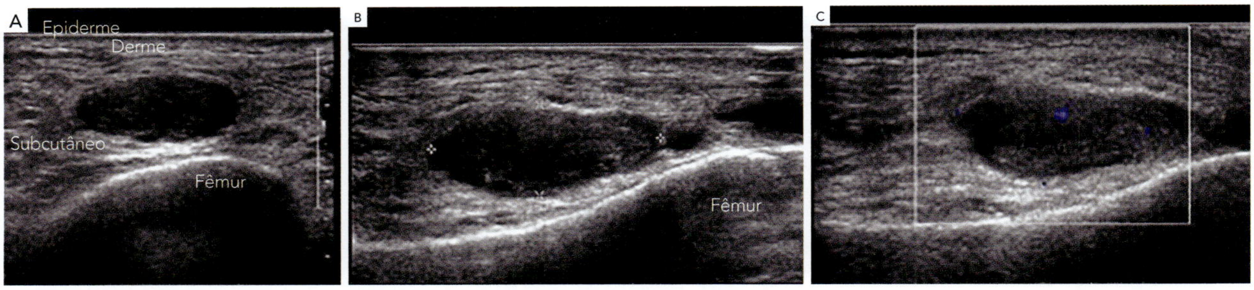


FIGURA 29 Imagens de ultrassom (17 MHz) demonstrando sinovite vilonodular pigmentada na face lateral de joelho esquerdo, profunda ao trato iliotibial, caracterizada como formação nodular lobulada, circunscrita e hipoecogênica, com tênue vascularização ao Doppler. (A) Modo B, plano axial/transversal. (B) Modo B e (C) Doppler colorido plano sagital/longitudinal.

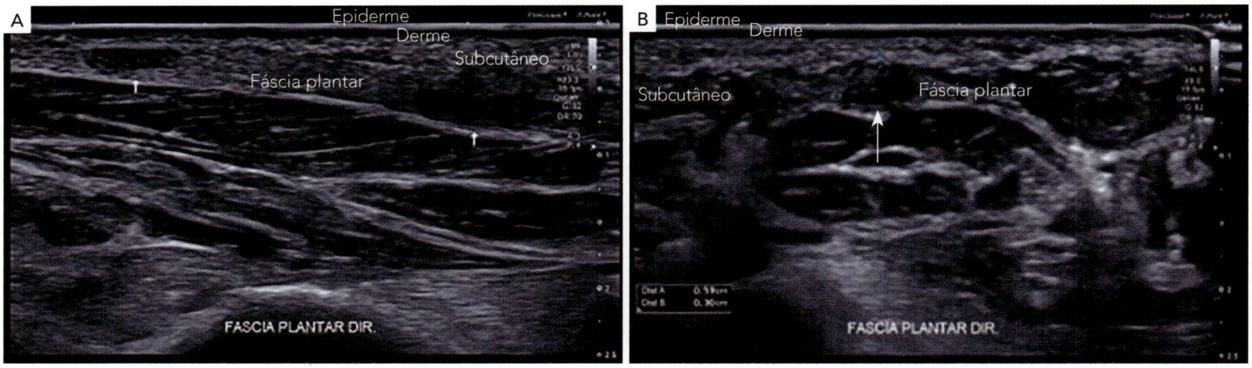


FIGURA 30 Imagens de ultrassom (modo B 24 MHz) demonstrando fibromatose plantar caracterizada como formações nodulares ovaladas hipoecoicas (setas e marcadores) na fáscia plantar. (A) Plano sagital/eixo longo. (B) Plano axial/eixo curto.

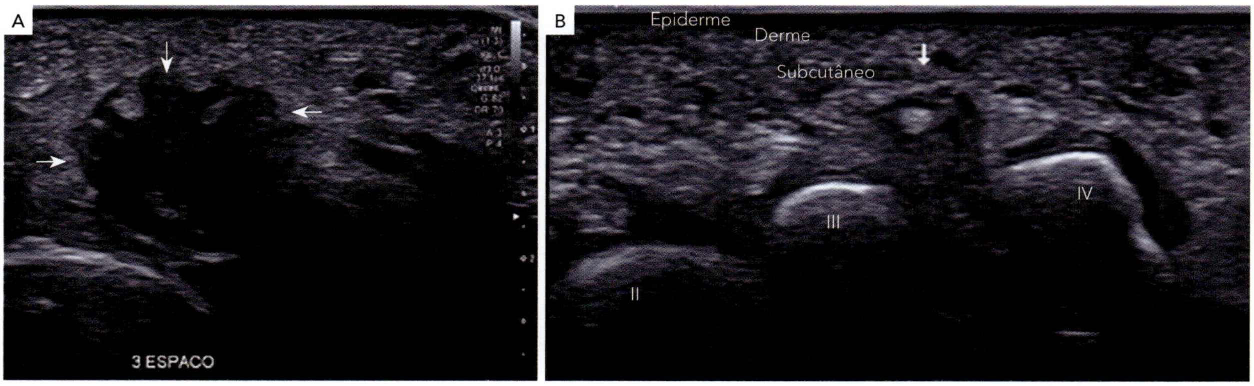


FIGURA 31 Imagens de ultrassom (modo B 24 MHz) de face plantar de antepé esquerdo demonstrando neuroma de Morton caracterizado como formação nodular de margens indistintas (setas), hipoecoica e heterogênea, no terceiro espaço intermetatársico distal. (A) Plano sagital/eixo longo. (B) Plano axial/eixo curto.

### Diagnóstico diferencial

Lembrar ainda da possibilidade de tofos gotosos e de tumor de células gigantes.

## CONCLUSÃO

A abordagem anatômica das lesões de pele e de simuladores de lesões dermatológicas deve ser considerada durante a realização do exame ultrassonográfico na prática diária, para estreitamento de hipóteses e diagnóstico diferencial. Deve-se ter em mente, além de lesões cutâneas, patologias abordadas neste capítulo derivadas do espectro de estruturas anatômicas de acordo com cada localidade ou região do corpo, como linfonodos, vasos, glândulas, músculos, tendões, cartilagem e osso, entre outros.

## BIBLIOGRAFIA

1. Choi JH, Ro J. The 2020 WHO Classification of Tumors of Soft Tissue: selected changes and new entities. Adv Anat Pathol. 2021;28(1):44-58.

2. Kallen M, Hornick J. The 2020 WHO Classification: what's new in soft tissue tumor pathology? Am J Surg Pathol. 2021;45(1):e1-e23.
3. Kuhn KJ, Cloutier JM, Boutin RD, Steffner R, Riley G. Soft tissue pathology for the radiologist: a tumor board primer with 2020 WHO classification update. Skeletal Radiol. 2021;50(1):29-42.
4. Catalano O, Wortsman X. Dermatology ultrasound. imaging technique, tips and tricks, high-resolution anatomy. Ultrasound Q. 2020;36(4):321-7.
5. Flucke U, Karanian M, Broek RW ten, Thway K. Soft Tissue Special Issue: perivascular and vascular tumors of the head and neck. Head Neck Pathol. 2020;14(1):21-32.
6. Griffith JF, Yip SWY, Hung EHY, Fong RCW, Leung J, Ng AWH, et al. Accuracy of ultrasound in the characterisation of deep soft tissue masses: a prospective study. Eur Radiol. 2020;30-2.
7. Sbaraglia M, Bellan E, Dei Tos AP. The 2020 WHO Classification of Soft Tissue Tumours: news and perspectives. Pathologica. 2020; p.1-15.
8. von Mehren M, Kane JM, Bui MM, Choy E, Connelly M, Dry S, et al. NCCN Guidelines Insights: soft tissne sarcoma, version 1.2021. J Natl Compr Canc Netw. 2020;18(12):1604-12.
9. Mestiri S, Elghali MA, Bourigua R, Abdessayed N, Nasri S, Amine BA, et al. Soft tissue leiomyosarcoma: diagnostics, management, and prognosis: data of the registry cancer of the center of Tunisia. Rare Tumors. 2019; p.11.
10. Fujioka K. High-resolution ultrasound imaging for angioleiomyoma: a painful and vascularized superficial tumor. Biomed J Sci Tech Res. 2018;9(5):7383-6.
11. Davanzo B, Emerson RE, Lisy M, Koniaris LG, Kays JK. Solitary fibrous tumor. Transl Gastroenterol Hepatol. 2018;3:1-9.
12. Vanhoenacker FM, Parizel PM, Gielen J. Imaging of soft tissue tumors. Springer. 2017; p.1-666.
13. Baheti AD, O'Malley RB, Kim S, Keraliya AR, Tirumani SH, Ramaiya NH, et al. Soft-tissue sarcomas: an update for radiologists based on the revised 2013 World Health Organization classification. Am J Roentgenol. 2016;206(5):924-32.
14. Chou T, Pan SC, Shieh SJ, Lee JW, Chiu HY, Ho CL. Glomus tumor twenty-year experience and literature review. Ann Plast Surg. 2016 Mar;76:S35-40.
15. Kransdorf MJ, Murphey MD. Imaging of soft-tissue musculoskeletal masses: fundamental concepts. Radiographics. 2016;36(6):1931-48.
16. BP O. An unusual foreign body in the neck: a case of sternal wire migration. Clin Med Rev Case Reports. 2015;2(7):2-4.
17. Scotto di Santolo M, Sagnelli M, Mancini M, Scalvenzi M, Delfino M, Schonauer F, et al. High-resolution color-Doppler ultrasound for the study of skin growths. Arch Dermatol Res. 2015;307(7):559-66.
18. Sharma D, Dhiman P, Menon J, Krishna KV. Sternocostoclavicular joint swelling; diagnosis of a neglected entity. Arch Bone Jt Surg. 2015;3(2):94-8.
19. Hung EHY, Griffith JF, Ng AWH, Lee RKL, Lau DTY, Leung JCS. Ultrasound of musculoskeletal soft-tissue tumors superficial to the investing fascia. Am J Roentgenol. 2014;202(6).
20. Jo VY, Fletcher CDM. WHO classification of soft tissue tumours: an update based on the 2013 (4th) edition. Pathology. 2014;46(2):95-104.
21. Quadros LS, Roy PA, D'Souza AS. Accessory forearm flexor muscle: a rare case report. Brunei Int Med J. 2014;10(6):326-8.
22. Toprak H, Kiliç E, Serter A, Kocakoç E, Ozgocmen S. Ultrasound and doppler US in evaluation of superficial soft-tissue lesions. J Clin Imaging Sci. 2014;4(1):1-9.
23. Fletcher C, Bridge J, Hogendoorn P, Mertens F (eds.). World Health Organization classification of tumours of soft tissue and bone: pathology and genetics of tumours of soft tissue and bone. 4.ed. Lyon, France: IARC Press; 2013.
24. Wortsman X, Jemec GBE. Dermatologic ultrasound with clinical and histologic correlations. Springer; 2013. p.1-623.
25. Alfageme F. Skin ultrasound handbook. CreateSpace Independent Publishing Platform; 2012.
26. Park H-J, Kim SS, Lee S-Y, Choi Y-J, Chung E-C, Rho M-H. Sonographic appearances of soft tissue angioleiomyomas. J Ultrasound Med. 2012;31(10):1589-95.
27. Figueiredo A, José F, Maia S, Paula A, Andrade F De. Artigo Original endometrioma de parede abdominal. ABCD Arq Bras Cir Dig. 2011;24(1):26-9.
28. Catalano O, Nunziata A, Siani A. Fundamentals in oncologic ultrasound. 2.ed. Springer; 2009.
29. Wu JS, Hochman MG. Soft-tissue tumors and tumorlike lesions: a systematic imaging approach 1. Radiology. 2009;253(2):297-316.
30. Rodrigues V, Nayak SB, Rao MKG, Vollala V, Somayaji N, Rao AS. Abnormal muscle in the anterior compartment of the forearm: a case report. Cases J. 2009;2(12):1-4.
31. Chiou H-J. Ultrasonography of soft tissue "oops lesions." J Med Ultrasound. 2008;16(3):231-2.
32. Ma DL, Fang K, Liu KY, Deng L. Disseminated multiple glomus tumors: a case report. J Clin Dermatology. 2008;37(4):219-21.
33. Chiou HJ, Chou YH, Chiou SY, Wang HK. High-resolution ultrasonography in superficial soft tissue tumors. J Med Ultrasound. 2007;15(3):152-74.
34. Gielen J, Ceulemans R, van Holsbeeck M. Ultrasound of soft tissue tumors. In: De Schepper AM, Vanhoenacker F, Gielen J. PPM (ed.). Imaging of soft tissue tumors. 3.ed. Berlin, Heidelberg: Springer Berlin Heidelberg; 2006. p.3-18.
35. Mai KT, Belanger EC. Perivascular epithelioid cell tumour (PEComa) of the soft tissue. Pathology. 2006;38(5):415-20.

# 13

# DIAGNÓSTICO E ACOMPANHAMENTO DAS DERMATOSES INFLAMATÓRIAS

Luciana Zattar
Cristina Abdalla

## INTRODUÇÃO

### Definição

Lesões inflamatórias da pele formam um grupo heterogêneo de doenças, agudas ou crônicas, que envolvem a quebra da barreira cutânea e a ativação das imunidades inata e adaptativa por meio da produção de citocinas inflamatórias. São queixas comuns na prática diária, por vezes consideradas a causa mais comum de atendimentos da dermatologia clínica, envolvendo altos custos com tratamentos e medicações, além de muitos efeitos psicológicos e sociais.

Neste capítulo serão abordadas as dermatoses inflamatórias que podem se beneficiar do exame de ultrassom dermatológico.

### Causas

Estas dermatoses possuem diversas etiologias. Para abordagem didática, serão subdivididas em: doenças infecciosas, inflamatórias e autoimunes.

## CARACTERIZAÇÃO DE PATOLOGIAS INFLAMATÓRIAS

### Achados clínicos gerais

As manifestações clínicas de doenças cutâneas inflamatórias são variáveis e, por vezes, inespecíficas, incluindo a presença de lesões eritematodescamativas, exsudativas, lesões bolhosas, lesões em placa, nódulo, fístulas, lesões flutuantes e abscessos e lesões atróficas, e que podem acometer a pele e o aparelho ungueal (ver Capítulo 14).

### Achados ultrassonográficos gerais

Na imagem também apresentam achados inespecíficos e variáveis que incluem as alterações que serão descritas a seguir.

#### Aumento da vascularização ao Doppler

Aumento do número ou do diâmetro de vasos caracterizados ou alteração do fluxo ao Doppler com maiores velocidades ou menores resistências.

#### Presença de coleções líquidas

Podem ser diferenciadas em (ver Figura 1):

- **Abscesso:** coleção purulenta (pus) organizada com conteúdo misto, anecogênico ou hipoecogênico, com margens irregulares, associada a densificação circunjacente e aumento da vascularização ao Doppler. Pode ter septos ou *debris* no interior ou ainda trajetos fistulosos anfractuosos.
- **Seromas:** coleções de líquido exsudativo, seroso ou linfático, com conteúdo anecogênico, ovaladas ou anfractuosas, sem sinais inflamatórios, normalmente compressíveis. Também denominados linfoceles. Geralmente suas dimensões diminuem muito lentamente (meses a anos).
- **Hematomas:** coleções de sangue com conteúdo heterogêneo, a depender do estágio de degradação da he-

moglobina – variando inicialmente como conteúdo hiperecogênico até anecogênico com septos de fibrina – e bordas irregulares. Podem ter hiperecogenicidade e aumento da vascularização circunjacente ao Doppler. Em alguns casos apresentam-se de forma permeativa/infiltrativa, com hiperecogenicidade difusa das camadas da pele (Figura 2). Geralmente suas dimensões diminuem em dias.

- **Sero-hematoma:** coleções que combinam componentes hemáticos e exsudativos.

> **Importante:** a presença de vascularização interna nessas coleções líquidas deve levantar a possibilidade de associação de tumor de partes moles com hemorragia e/ou necrose – *utilizar o Doppler para melhor avaliação.*

## Edema/linfedema

São acúmulos de líquido venoso e/ou linfático que podem ocorrer por alterações na drenagem ou circulação venolinfática, caracterizados por: hipoecogenicidade da derme, hiperecogenicidade da hipoderme e lâminas líquidas compressíveis entre os lóbulos de gordura. No linfedema observa-se ainda espessamento da epiderme, derme e hipoderme (toda a espessura da pele).

## Paniculite

Definida como inflamação da hipoderme, na imagem pode apresentar diferentes padrões, de acordo com o acometimento predominante de septos e/ou lóbulos de gordura:

- **Lobular (nebuloso):** hiperecogenicidade difusa dos lóbulos adiposos do subcutâneo (Figura 3).

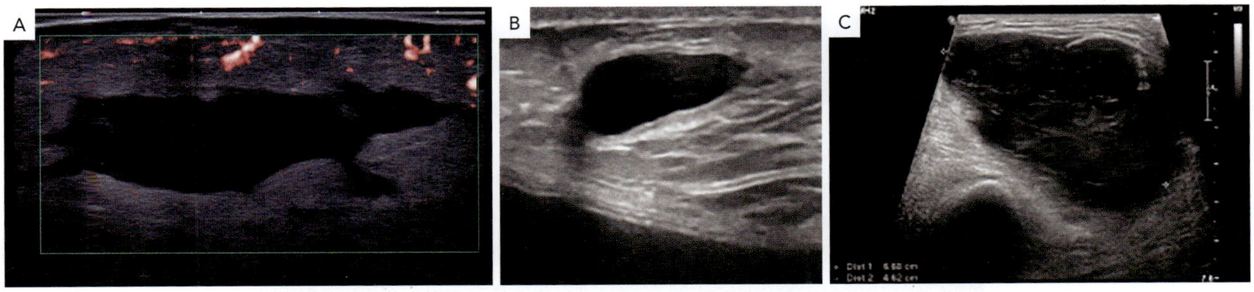


FIGURA Imagens de ultrassom caracterizando exemplo de coleções líquidas que podem ser manifestações de patologias inflamatórias na imagem: abscesso (A: Doppler SMI 24 MHz): pequena coleção anfractuosa com conteúdo hipoecogênico associada a densificação circunjacente e aumento da vascularização ao Doppler, na face anterior da perna; seroma (B: modo B 14 MHz): coleções de líquido exsudativo, anecogênico, sem sinais inflamatórios, em pós-operatório de implantes mamários; hematoma (C: modo B 14 MHz): coleções de sangue com conteúdo heterogêneo e traves hiperecogênicas de permeio.

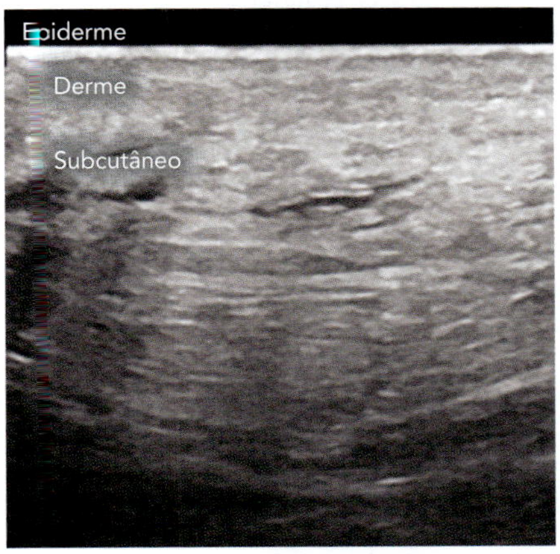


FIGURA 2 Imagem de ultrassom (modo B 11 MHz), plano axial/transversal, em coxa esquerda demonstrando hematoma infiltrativo caracterizado por hiperecogenicidade difusa da pele com lâminas líquidas de permeio, sem coleções.

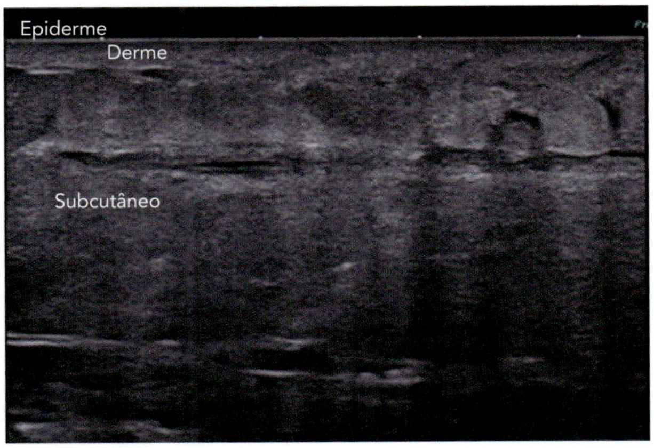


FIGURA 3 Imagem de ultrassom (modo B 24 MHz), plano sagital/longitudinal, em perna direita demonstrando padrão de paniculite lobular ou "nebuloso", caraterizada por hiperecogenicidade difusa dos lóbulos adiposos do subcutâneo.

- **Septal (pedras de calçamento):** espessamento e hipoecogenicidade dos septos fibrosos interlobulares do subcutâneo (Figura 4).
- **Mista:** interposição dos achados, com aumento da ecogenicidade dos lóbulos e septos proeminentes.

Podem apresentar-se com ou sem vasculite (espessamento parietal de vasos, hipoecogenicidade inflamatória circunferencial ou aumento da ecogenicidade da gordura circunjacente aos vasos) ou ainda com sinais de liquefação da gordura (Figura 5).

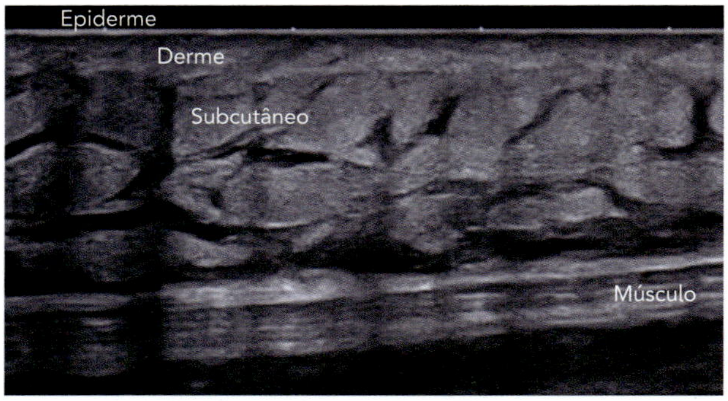


FIGURA 4 Imagem de ultrassom (modo B 24 MHz), plano sagital/longitudinal, em perna esquerda demonstrando padrão de paniculite septal ou em "pedras de calçamento", caraterizada por espessamento hipoecoico dos septos fibrosos do subcutâneo.

> **Eritema nodoso**
> - **Definição:** considerada a forma clínica mais comum da paniculite.
> - **Achados clínicos:** é caracterizado por placas/nódulos eritematosos dolorosos, que medem geralmente 1-6 cm, na face extensora/anterior dos membros inferiores e especialmente nas pernas, de forma simétrica. Ocorre mais em mulheres (cerca de 3-5 vezes mais que homens), na segunda à quarta décadas de vida. São lesões geralmente limitadas, com resolução em 2-8 semanas.
> - **Causas:** idiopática (mais comum), infeciosa (28-48%), sarcoidose (11-25%), drogas (3-10%), gravidez (2-5%), enteropatias (1-4%). Pode ser ainda uma forma de manifestação paraneoplásica e estar associado a vasculite.
> - **Achados ultrassonográficos:** paniculite septal com/sem vasculite e hemorragias (Figuras 6 e 7).

## PRINCIPAIS DERMATOSES INFLAMATÓRIAS

Serão abordadas as principais patologias inflamatórias de acordo com as categorias a seguir.

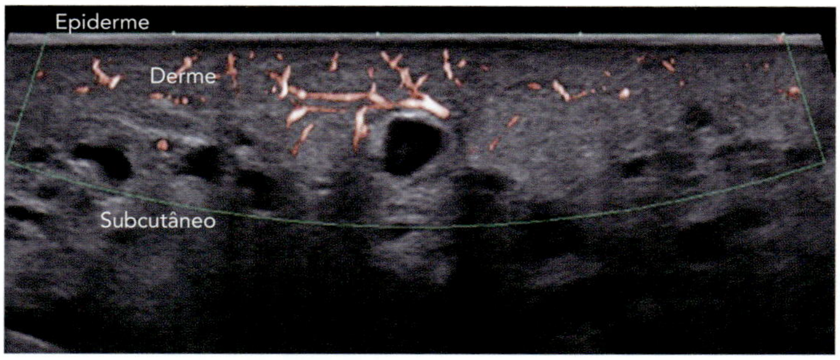


FIGURA 5 Imagem de ultrassom (Doppler SMI 24 MHz), plano sagital/longitudinal, em perna esquerda demonstrando padrão de paniculite com liquefação de gordura (formações nodulares hipoecoicas de permeio) e aumento difuso da vascularização ao Doppler.

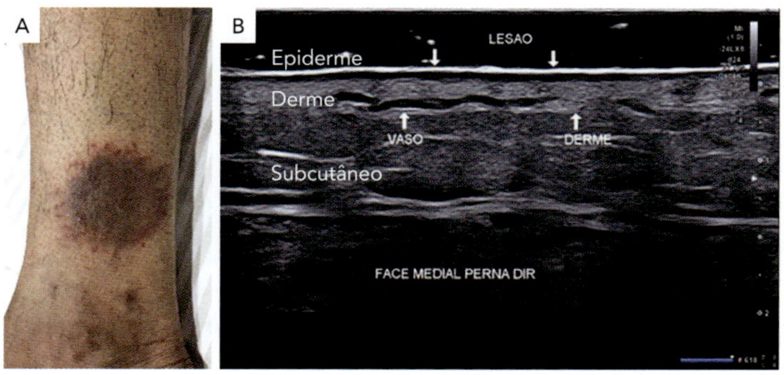


FIGURA 6 Imagem clínica (A) e de ultrassom (B: modo B 24 MHz), plano sagital/longitudinal, demonstrando lesão de eritema nodoso caracterizada como placa eritematosa na face anterior da perna, evidenciando-se linha hipoecogênica subepidérmica com espessamento da derme, perda da interface da derme com o subcutâneo e hiperecogenicidade difusa do subcutâneo notando-se vaso ectasiado de permeio na derme.

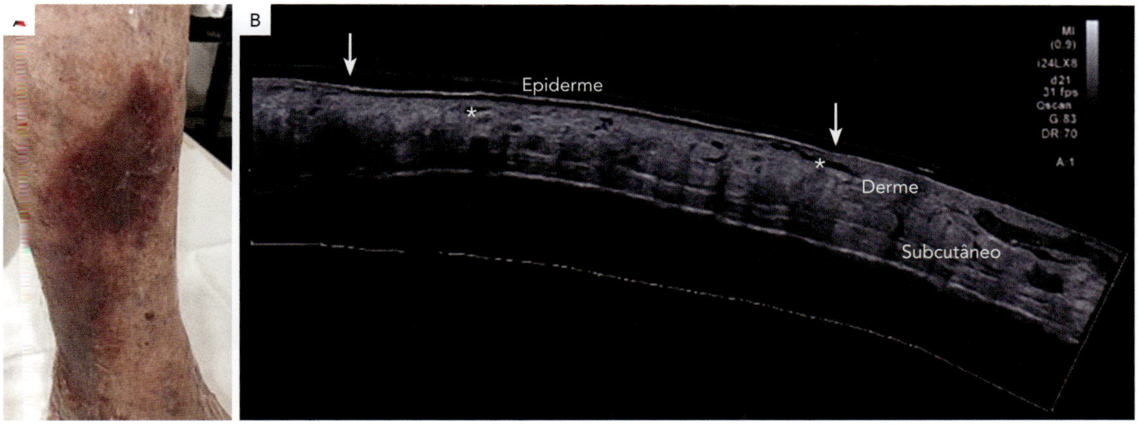


FIGURA 7 Imagem clínica (A) e de ultrassom (B: modo B panorâmico24 MHz), plano sagital/longitudinal, demonstrando lesão caracterizada como placa eritematosa na face anteromedial da perna direita (eritema contusiforme), evidenciando linha hipoecogênica subepidérmica (as setas delimitam os limites da lesão), com espessamento da derme, perda da interface da derme com o subcutâneo e hiperecogenicidade difusa do subcutâneo notando-se vasos ectasiados de permeio (asteriscos).

**Principais causas inflamatórias**

- Acne.
- Rosácea.
- Granuloma anular.
- Psoríase.
- Hidradenite supurativa.
- Sarcoidose.
- Corpo estranho.

**Principais causas infecciosas**

- Celulite (erisipela).
- Abscesso.
- Miíase.
- Verruga plantar.
- Outras: herpes labial, *tinea corporis*.

**Principais causas autoimunes**

- Lúpus eritematoso sistêmico/cutâneo.
- Esclerodermia/morfeia/síndrome CREST.

## Principais causas inflamatórias

Envolvem patologias com alteração na resposta imune inata, resultando na produção de interleucinas inflamatórias, sem a produção de anticorpos ou envolvimento de células-T autorreativas, levando à inflamação da pele. Existem inúmeros representantes, com autoinflamação local, cursando com foliculites (acne) ou perifoliculites (rosácea), ou sistêmicas, que incluem o exantema urticariforme, dermatoses neutrofílicas e outras. Serão abordadas algumas patologias em que a imagem pode ser relevante.

### Acne

- **Definição:** doença cutânea inflamatória da unidade pilossebácea com alteração da flora bacteriana (*Propionibacterium acnes*) e produção alterada de sebo e queratina.
- **Achados clínicos:** cursa com lesões geralmente em face e dorso, mais comuns em adolescentes (80%) e adultos jovens. Pode apresentar comedões, pápulas, pústulas, nódulos e cistos, e cicatrizes ou depressões na pele em fases tardias/pós-resolução.
- **Achados ultrassonográficos:** na imagem aparece como dilatação de folículos, espessamento, menor ecogenicidade e aumento da vascularização da derme, pseudocistos e trajetos fistulosos superficiais (Figura 8). Em casos crônicos pode-se observar calcinose (focos hiperecogênicos com sombra acústica) e depressões com alterações fibrocicatriciais (Figura 9). Há um escore de gravidade que pode ser acessado por imagem:

**Classificação da gravidade da acne pela ultrassonografia (Wortsman, X.):**

- **Leve:** menos de 5 pseudocistos e sem fístulas.
- **Moderada:** 5-9 pseudocistos e sem fístulas.
- **Grave:** 10 ou mais pseudocistos e/ou fístulas.

### Rosácea

- **Definição:** doença cutânea inflamatória crônica idiopática, multifatorial, relacionada a fatores genéticos (mais comum em célticos), ambientais (exposição a raios UV), vasculares e inflamatórios, e ao patógeno *Demodex folliculorum*.
- **Achados clínicos:** cursa com lesões centrais na face, com eritema transitório ou persistente, pápulas e pústulas in-

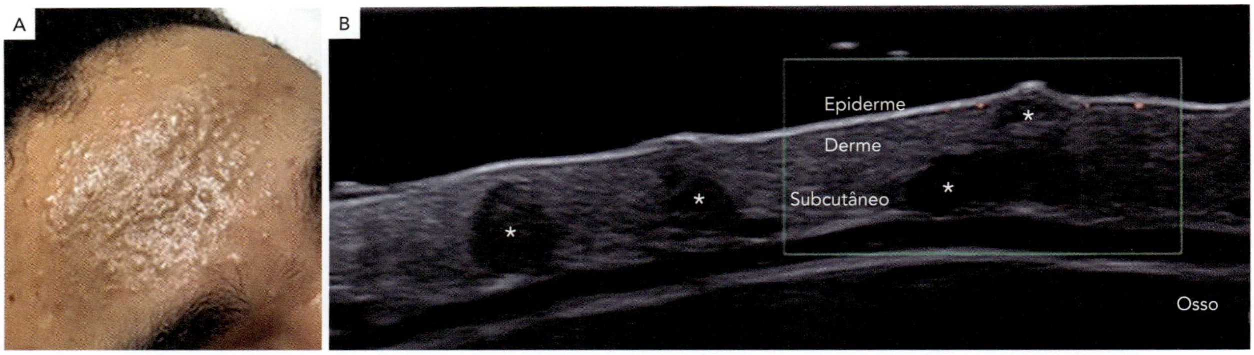


FIGURA 8 Imagem clínica (A) e de ultrassom (B: Doppler SMI 24 MHz), plano axial/transversal, demonstrando achados relacionados à acne comedogênica, com espessamento, menor ecogenicidade da derme e múltiplos pseudocistos (*) em região frontal.

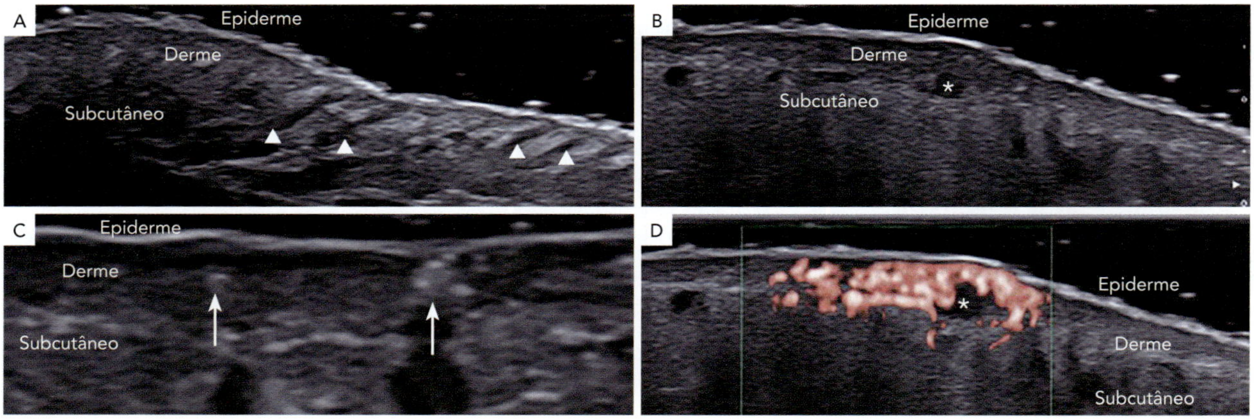


FIGURA 9 Imagens de ultrassom (modo B e Doppler SMI 33 MHz) demonstrando achados relacionado à acne, com espessamento/dilatação de folículos (cabeça de seta), espessamento, menor ecogenicidade e aumento da vascularização da derme, e pseudocistos (*). Em casos crônicos pode-se observar calcinose com focos hiperecogênicos e sombra acústica posterior (setas). (A) Folículos espessados. (B) Hipoecogenicidade da derme. (C) Calcinose. (D) Hipervascularização da derme e pseudocisto.

flamatórias e teleangiectasias. Uma das apresentações clínicas é o rinofima, no qual o nariz se apresenta de aspecto bulboso causado pela hiperplasia de glândulas sebáceas permeadas por fibrose e teleangiectasias. Apresenta prevalência de 1,3-5% e acomete mais mulheres; homens apresentam mais rinofima (alteração nasal).

- **Achados ultrassonográficos:** na imagem aparecem como pele/derme espessada, glândulas sebáceas dilatadas e proeminentes e espessamento de folículos (Figura 10) principalmente em região nasal, malar medial e até em pálpebras – imagem pode ser utilizada para graduação e acompanhamento.

## Granuloma anular

- **Definição:** doença cutânea inflamatória aguda autolimitada de causa desconhecida, com associações que incluem: infecção por vírus, vacinas, picadas de insetos, imunossupressão, drogas.
- **Achados clínicos:** lesões sobrelevadas de aspecto anular ou em ferradura, que podem ser únicas ou múltiplas. Geralmente ocorre no dorso dos pés e dorso das mãos. Podem ser localizadas (profundo, perfurante, eritematoso) ou generalizadas.
- **Achados ultrassonográficos:** na imagem aparecem como formação nodular heterogênea (necrobiose de colágeno), mal definida, geralmente hipoecoica em relação ao subcutâneo e com vascularização interna ao Doppler (Figura 11).

É importante conhecer esta patologia e seus achados de imagem pois pode ser considerada uma *don't touch lesion*, que tende a regredir espontaneamente (75% em 2 anos).

## Psoríase

- **Definição:** doença inflamatória que afeta pele, unhas, ênteses e articulações.
- **Achados clínicos:** cursa com placas eritematoescamosas, mais evidentes nas faces extensoras dos membros, tronco e couro cabeludo. Observa-se envolvimento das

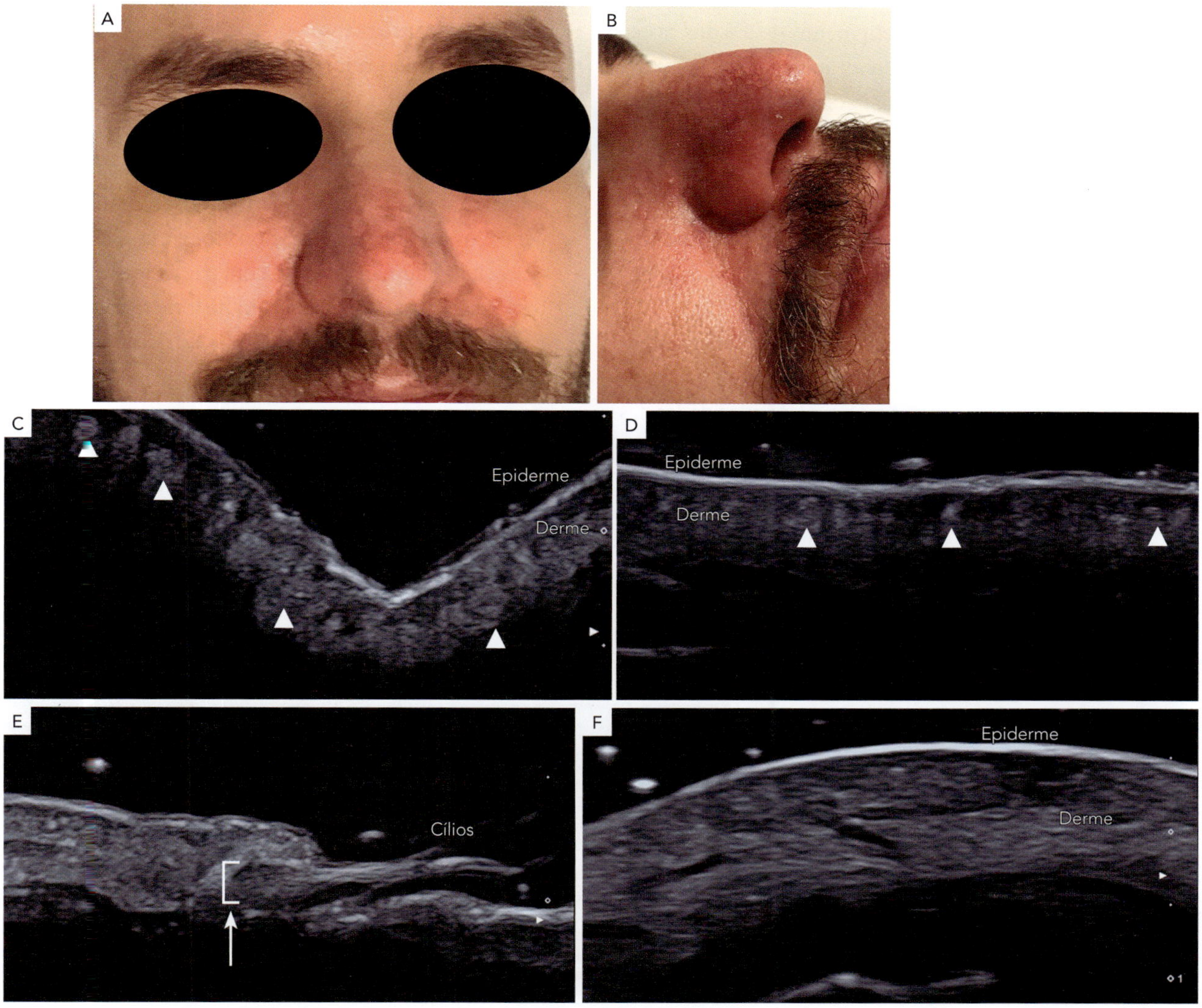


**FIGURA 10** Imagens clínicas e de ultrassom (modo B 33 MHz) demonstrando achados relacionado à rosácea, com glândulas sebáceas dilatadas (cabeças de seta) na região nasal e malar, espessamento de folículos (seta) em pálpebras e espessamento e hipoecogenicidade da derme. (A e B) Imagens clínicas. (C) Região nasal e (D) malar: glândulas sebáceas dilatadas. (E) Espessamento de folículos. (F) Espessamento e hipoecogenicidade da derme em região malar.

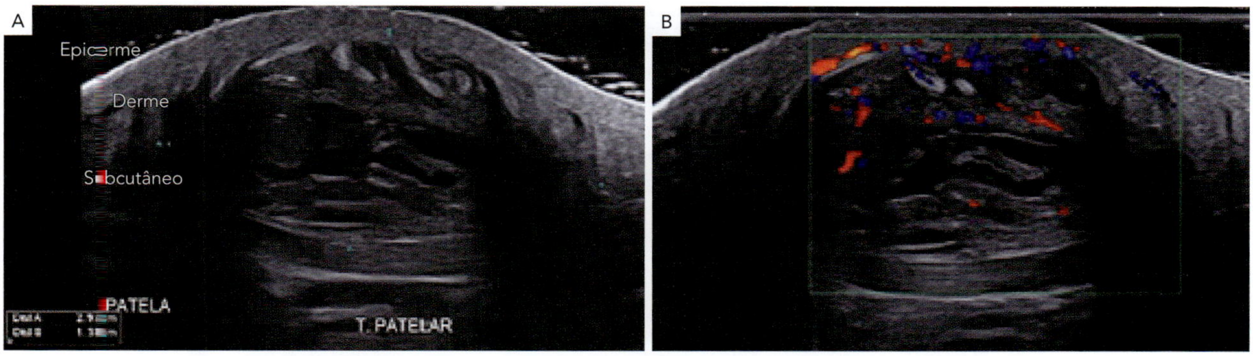


**FIGURA 11** Imagens de ultrassom (modo B e Doppler colorido 24 MHz), plano sagital/longitudinal, em joelho esquerdo demonstrando granuloma anular profundo, caracterizado por formação nodular heterogênea, mal definida, hipoecoica e com vascularização interna ao Doppler.

unhas sem lesões cutâneas em menos de 5% dos casos. Cerca de 10-20% dos pacientes apresentam acometimento articular com artrite psoriásica, e desses 80% apresentam psoríase nas unhas.

- **Achados ultrassonográficos:** na imagem as alterações variam de acordo com o local de acometimento:
  - *Pele:* espessamento da epiderme, hipoecogenicidade e espessamento da derme superior, com aumento do fluxo sanguíneo dérmico (Figura 12).
  - *Unha:* espessamento do leito ungueal com aumento da vascularização ao Doppler, perda da definição da placa ventral, espessamento e irregularidades das placas ungueais (ver Capítulo 14) (Figura 13).
  - *Tendão:* espessamento e/ou redução da ecogenicidade.
  - *Articulação:* derrame articular, espessamento sinovial e aumento da vascularização periarticular.
  - *Osso:* erosão ou proliferação das margens ósseas.

## Hidradenite supurativa

- **Definição:** doença inflamatória recorrente crônica do aparelho pilossebáceo, parte da tétrade de oclusão folicular, com risco de infecção secundária, fístulas, cicatrizes e com grande impacto na qualidade de vida. Sua etiopatogenia envolve fatores endocrinológicos, imunológicos, genéticos e ambientais, relacionados a tipos de antígeno leucocitário humano (HLA), com padrão de herança autossômico dominante (1/3 com história familiar) e certos fatores de risco como obesidade/fricção de dobras, síndrome metabólica e tabagismo.

### Tétrade de oclusão folicular

- Acne conglobata.
- Celulite/foliculite dissecante do couro cabeludo.
- Cisto pilonidal.
- Hidradenite supurativa.

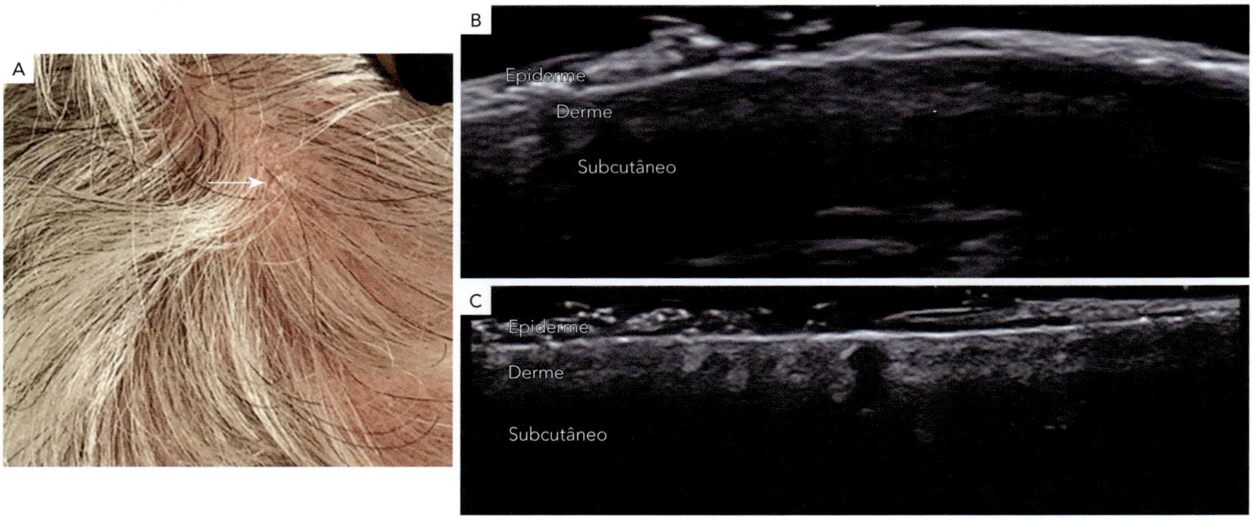


FIGURA 12 Imagem clínica (A) e de ultrassom (modo B, B: 24 MHZ e C: 33 MHz), plano axial/transversal, demonstrando achados relacionados à psoríase com lesões descamativas em couro cabeludo. Na imagem observa-se espessamento e heterogeneidade da derme, sobretudo de seu componente superficial, e discreto espessamento da epiderme.

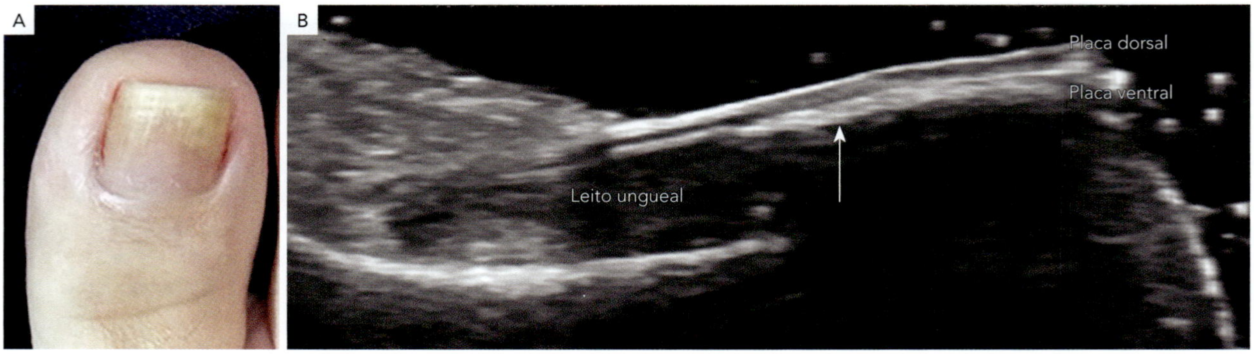


FIGURA 13 Imagem clínica (A) e de ultrassom (B: modo B 17 MHz) demonstrando achados relacionados à psoríase ungueal com espessamento hiperecogênico da placa ventral (seta).

- **Achados clínicos:** cursa com lesões do tipo nódulos, abscessos, túneis e fístulas e cicatrizes. Ocorre mais em mulheres e geralmente em locais de glândulas apócrinas como axila, região inter/inframamária, glúteos, região inguinal, perianal. Possui baixa prevalência, estimada em 4% no mundo e 0,41% no Brasil. Existem critérios clínicos para diagnósticos, e os principais são:
  - ***Hurley:*** de acordo com o número e a localização das lesões, classifica a gravidade clínica em estágios 1 a 3.
  - ***Classificação IHS-4*** (*International Hidradenitis Supparativa Severity Score System*): estratificação da gravidade da doença em três níveis (leve, moderada e grave).

*Escores clínicos subestimam a severidade e estágio da doença.*

Os pacientes geralmente apresentam atraso em seu diagnóstico que pode chegar de 7-12 anos.

- **Achados ultrassonográficos:** a imagem permite avaliação da severidade da doença (importante para o planejamento pré-operatório), além do monitoramento de lesões. Os achados incluem: lesões hipoecogênicas ou coleções de líquido anecoico com ecos (*debris*), fragmentos de fios em seu interior, tratos fistulosos anfractuosos na derme e tecido subcutâneo e aumento da vascularização (periférica, interna ou mista). Existem critérios diagnósticos ao ultrassom, achados específicos recentemente descritos em aparelhos de altíssima frequência (70 MHz) e alterações que permitem estadiamento da doença por imagem.

**Critérios ultrassonográficos:** 3 ou mais dos 5 critérios são diagnósticos (Figura 14 e Vídeo 1):

1. Folículos espessados.
2. Espessamento e/ou alteração da ecogenicidade da derme.
3. Pseudocistos dérmicos.
4. Coleções líquidas.
5. Tratos fistulosos.

**VÍDEO 1** Imagens dinâmicas de ultrassom (modo B 33 MHz) demonstrando achados clássicos relacionados à hidradenite supurativa, observando-se os 5 critérios diagnósticos pela imagem: espessamento de folículos, espessamento e hipoecogenicidade da derme, presença de coleções, pseudocistos e fístulas.

### Achados ultrassonográficos específicos

Foram descritas alterações nas estruturas pilossebáceas sugestivas de gravidade, que não são detectáveis clinicamente ou com os aparelhos de ultrassom usuais por seu tamanho (submilimétrico), que auxiliam o diagnóstico precoce e a compreensão dos mecanismos fisiopatológicos da doença e dos fatores que contribuem para a criação das lesões e perpetuação da inflamação. São eles (Figuras 15 e 16) (Wortsman, X.):

1. Forma dos folículos: mais comumente curvo e espessado (90%).
2. Estrutura do pelo: bi (mais comum) ou trilaminar.
3. Estruturas retidas na pele: compactos de queratina (hipoecogênicos).
4. Fragmentação de hastes pilosas (Figura 17).
5. Padrão de envolvimento da região: homogêneo ou heterogêneo (mais comum).
6. Sinais ultrassonográficos: espada, ponte, balão e doador.
7. Fragmentação da queratina: cilíndrica (relacionado à severidade) (Figura 18) ou multifragmentada.
8. Variações anatômicas de glândulas apócrinas.
9. Alterações no diâmetro: folículos e glândulas apócrinas.

#### Sinais ultrassonográficos

- Balão: dilatação dos folículos.
- Espada: fragmento hiperecoico extruindo de folículo espessado/em balão (relacionado à severidade).
- Doador: folículo dilatado que pode "doar queratina" e protrui em coleções líquidas, pseudocistos ou fístulas.
- Ponte: banda hipoecoica na base de dois ou mais folículos dilatados (relacionado à severidade).

A ultrassonografia apoia o diagnóstico e o estadiamento da hidradenite supurativa por meio da detecção de lesões subclínicas e também permite o rastreamento da inflamação ativa, pontos críticos para o manejo da doença, uma vez que o tratamento varia de acordo com a atividade e gravidade. Pode ainda fazer o mapeamento pré-cirúrgico com marcação de lesões na pele (Figura 19), além de monitorar resposta a tratamentos clínicos (Figura 20).

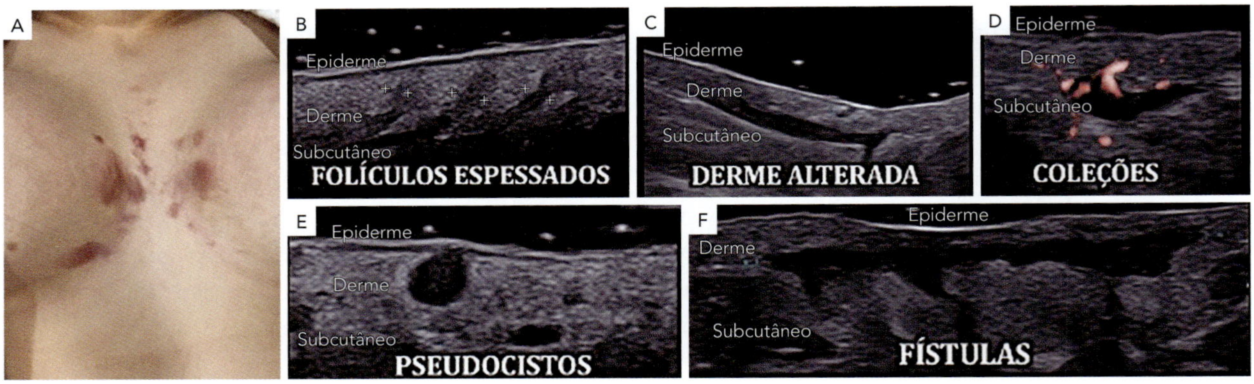


FIGURA 14 Imagens clínica (A) e de ultrassom demonstrando achados clássicos relacionados à hidradenite supurativa na região intermamária. Na imagem observam-se os 5 critérios diagnósticos pela imagem: espessamento de folículos (B: modo B 33 MHz), espessamento e hipoecogenicidade da derme (C: modo B 24 MHz), presença de coleções (D: Doppler SMI 24 MHz), pseudocistos (E: modo B 33 MHz) e fístulas (F: modo B 33 MHz).

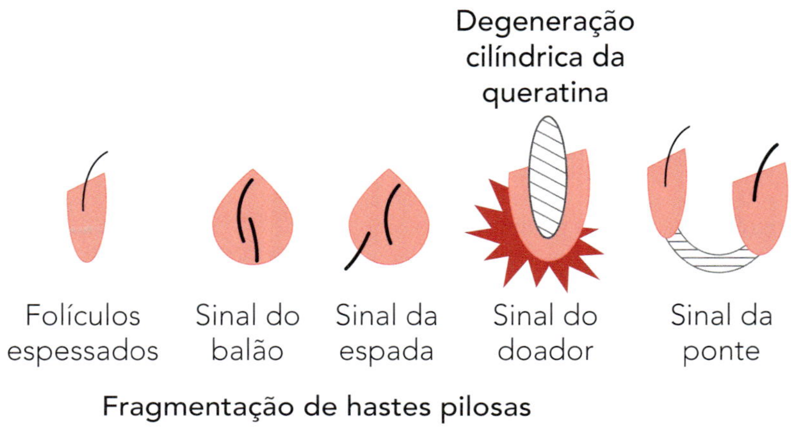


FIGURA 15 Esquema dos achados da hidradenite supurativa observados apenas em aparelhos de altíssima frequência, com os sinais descritos: espada, balão, doador e ponte. Presença de fragmentação de hastes pilosas e de degeneração cilíndrica da queratina.

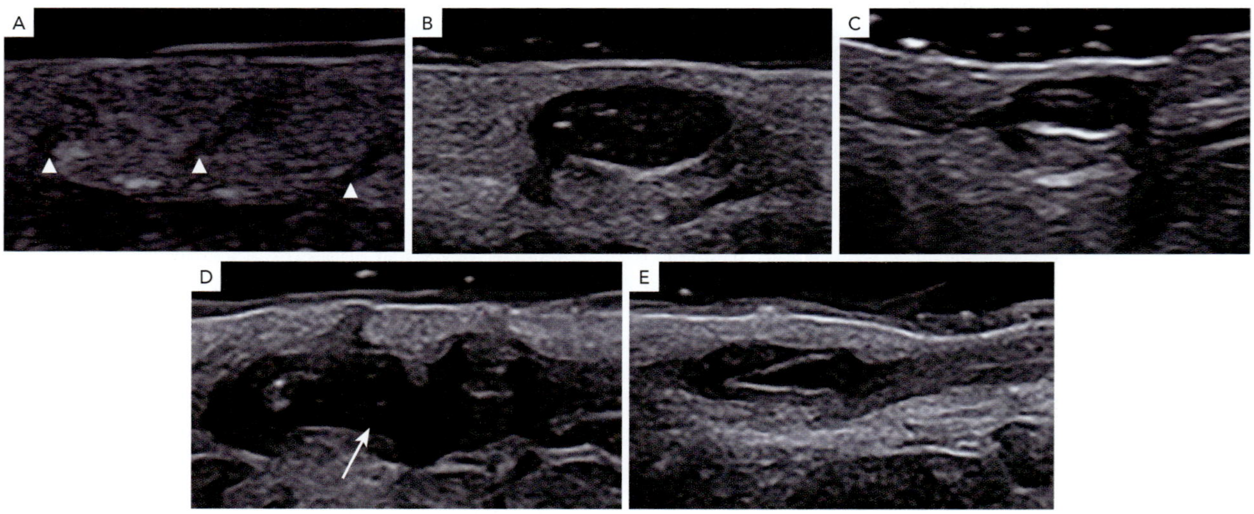


FIGURA 16 Imagens de ultrassom (modo B 33 MHz) da hidradenite supurativa, destacando-se análogos dos sinais descritos e observados apenas em aparelhos de altíssima frequência. (A) Folículos espessados (cabeças de seta). (B) Sinal do balão. (C) Sinal da espada. (D) Sinal da ponte (seta). (E) Sinal do doador.

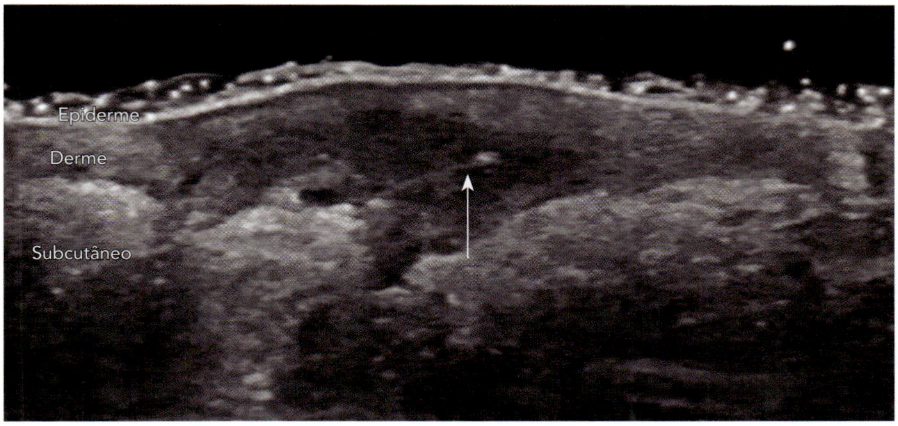


FIGURA 7 Imagem de ultrassom (modo B 14 MHz), plano sagital/longitudinal, em coxa direita (face interna) demonstrando achados clássicos relacionados à hidradenite supurativa na região inguinal, com espessamento e hipoecogenicidade da derme, presença de coleções/fístulas e fragmentos hiperecogênicos de hastes pilosas em seu interior (seta).

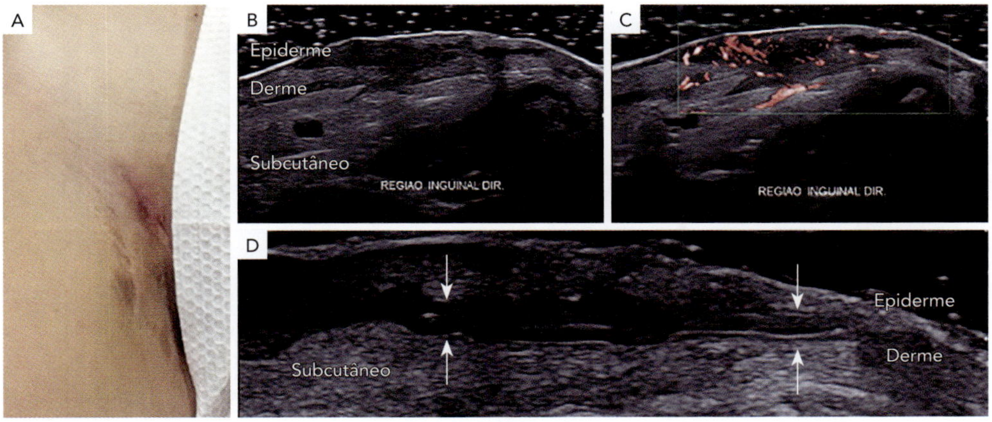


FIGURA 8 Imagens clínica e de ultrassom de região inguinal direita demonstrando achados clássicos relacionados à gravidade da hidradenite supurativa na região inguinal, com espessamento e hipoecogenicidade da derme, presença de coleções/fístulas, com degeneração cilíndrica da queratina (setas). (A) Imagem clínica. (B) Modo B e (C) Doppler SMI, 24 MHz, plano axial/transversal. (D) Modo B 33 MHz, plano sagital/longitudinal.

### Estadiamento ultrassonográfico: SOS-HS

- Estágio 1: coleção líquida única e/ou alterações da derme em um único segmento corporal (uni ou bilateral), sem fístulas.
- Estágio 2: 2-4 coleções líquidas e/ou trajeto fistuloso único com alterações da derme em pelo menos 2 segmentos corporais (uni ou bilateral).
- Estágio 3: 5 ou mais coleções líquidas e/ou 2 ou mais fístulas com alterações da derme, e/ou envolvimento de 3 ou mais segmentos corporais (uni ou bilateral).

## Sarcoidose

- **Definição:** doença inflamatória sistêmica, crônica e granulomatosa, de causa desconhecida, caracterizada pela presença de granulomas não caseosos nos órgãos afetados.
- **Achados clínicos:** mais comum em mulheres e com pico bimodal na terceira e quinta décadas de vida, com doença mais severa e refratária em pacientes com fototipo mais elevado. Manifestações diversas, multissistêmicas, que mais frequentemente envolve os pulmões, sendo o acometimento cutâneo o segundo mais comum. A pele é acometida em 25-30% dos pacientes, com lesões não específicas (eritema nodoso) a infiltrados granulomatosos específicos que cursam com: lesões maculopapulares, pápulas, placas, nódulos subcutâneos, lesões cicatriciais e eritematosas infiltrativas (lúpus pérnio é a manifestação cutânea mais característica: lesões papulonodulares infiltrativas na região central da face, eritematosas e com teleangiectasias). O acometimento muscular pode ocorrer, geralmente com granulomas no tecido conjuntivo perimisial e efeito de massa.

Manifestação aguda da sarcoidose: **síndrome Löfgren**: linfadenopatia hilar pulmonar bilateral, artrite aguda e eritema nodoso.

- **Achados ultrassonográficos:** na imagem aparecem áreas milimétricas, hipoecogênicas, heterogêneas e bem delimitadas, circundadas por halo ou zona edematosa hiperecogênica com efeito de massa, que desloca as camadas adjacentes (Figuras 21 e 22). Ao Doppler apresenta vascularização aumentada, intralesional e circunjacente. Com o tratamento geralmente há aumento da ecogenicidade da derme e das áreas afetadas.

Alterações cutâneas podem ser os primeiros achados ou a única manifestação (em cerca de 1/3 dos pacientes) da sarcoidose. Seu correto diagnóstico pode ajudar a controlar a doença, uma vez que a maioria dos pacientes tende a desenvolver doença sistêmica meses a anos depois.

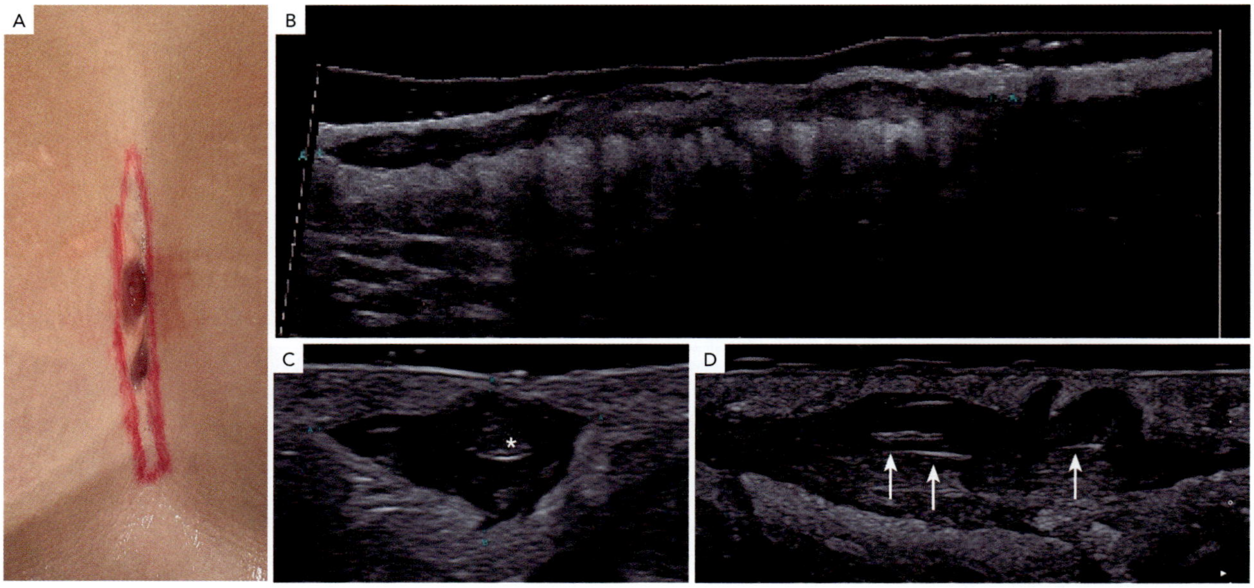


FIGURA 19 Imagens clínica (A) e de ultrassom (Modo B 24 MHz), da região intermamária de paciente com hidradenite supurativa, para marcação pré-cirúrgica, evidenciando-se trajeto fistuloso anfractuoso (B: panorâmica sagital) com extensão além das margens clinicamente visíveis. Achados ultrassonográficos de compacto de queratina (*) e fragmentos de hastes pilosas retidos (setas). (C) Plano axial/transversal. (D) Plano sagital/longitudinal.

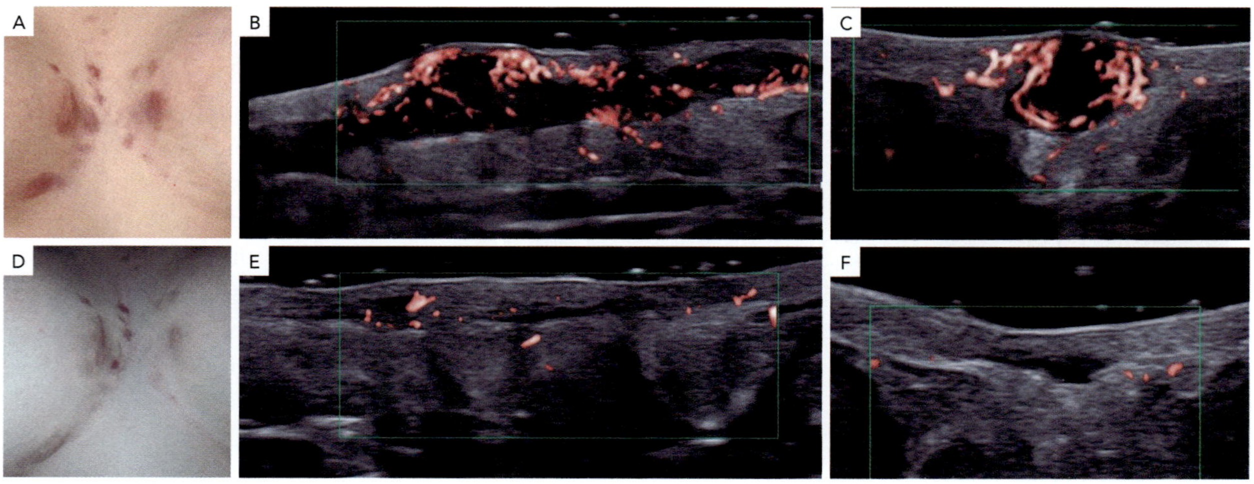


FIGURA 20 Imagens clínicas (A e D) e de ultrassom (Doppler SMI 24 MHz), da região intermamária de paciente com hidradenite supurativa, evidenciando-se coleção/trajeto fistuloso anfractuoso com aumento da vascularização ao Doppler (B e C), ao diagnóstico. Notando-se importante redução dos achados com boa resposta ao tratamento clínico medicamentoso (E e F). (B e E) Plano sagital/longitudinal. (C e F) Plano axial/transversal.

### Corpo estranho

- **Definição:** inclusão de materiais exógenos na pele, que podem ser biológicos ou sintéticos.
- **Achados clínicos:** cursam com queixa de lesões papulosas, nodulares, geralmente dolorosas, acompanhadas de ulceração ou fístula. Sinais flogísticos podem estar presentes e eventualmente há secreção. Geralmente existe história de trauma recente ou lesão perfurocortante associada.
- **Achados ultrassonográficos:** na imagem aparecem como estruturas lineares hiperecogênicas (*depende do material*), geralmente circundada por tecido inflamatório/granulomatoso hipoecogênico. Podem ter artefato de sombra acústica posterior ou de reverberação, em materiais inertes, e associação com bolhas de ar ou coleções líquidas (Figura 23).

> O ultrassom é ótimo para detecção, identificação e localização exata nas camadas da pele, e pode ainda guiar a remoção.

## Principais causas infecciosas

Envolvem patologias com solução de continuidade e infecção secundária ou infestação da pele.

### Celulite (erisipela)

- **Definição:** infecção que pode ter como porta de entrada uma solução de continuidade da pele, causada principalmente por agentes como estreptococo beta hemolítico do grupo A (*S. pyogenes*) e *Haemophilus influenzae* do tipo B.
- **Achados clínicos:** cursa com eritema/rubor, edema e calor na pele (sinais flogísticos).
- **Achados ultrassonográficos:** na imagem aparece como padrão de edema e de paniculite (Figura 24). Pode ter coleções/abscessos associados.

### Abscesso

- **Definição:** coleção líquida purulenta ou infectada circundada por achados inflamatórios.

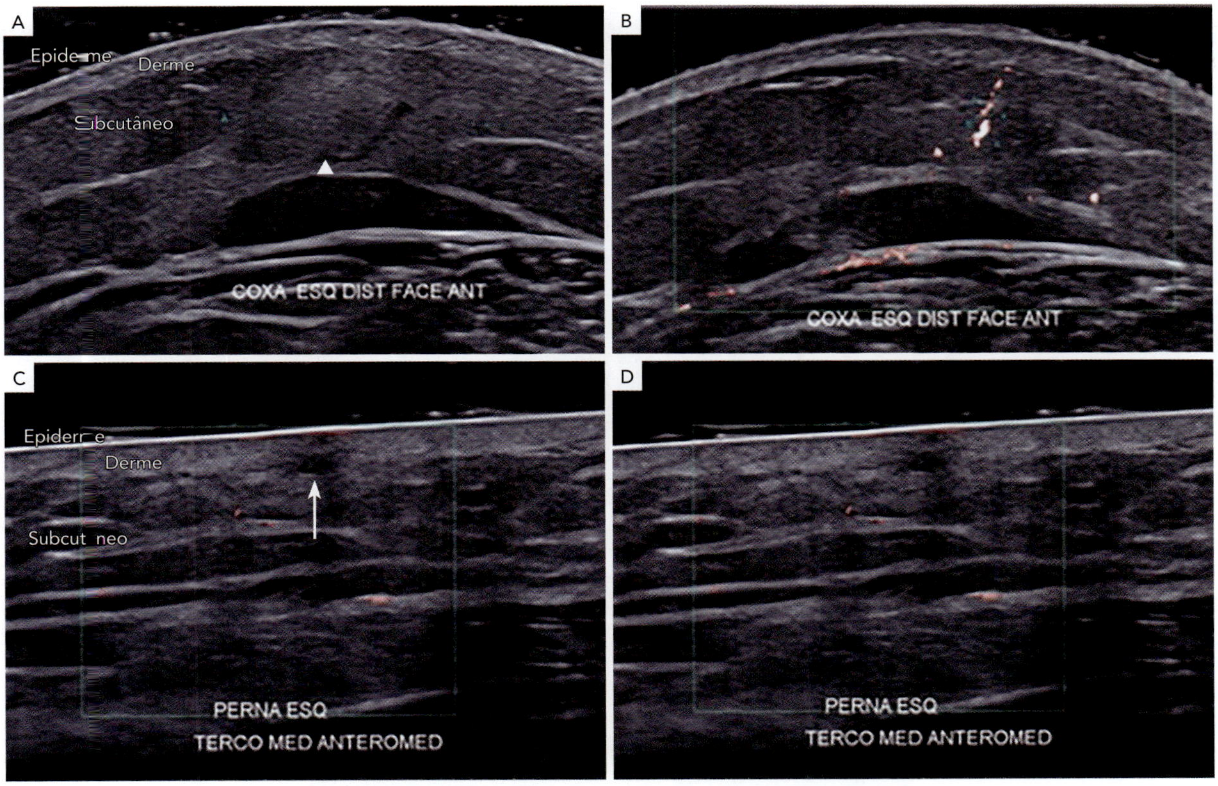


FIGURA 21 Imagens de ultrassom demonstrando achados de sarcoidose cutânea com pequenas áreas hipoecogênicas na derme/transição da derme com o subcutâneo (seta) com perda da interface entre as camadas, hiperecogenicidade circunjacente (cabeça de seta) e aumento da vascularização ao Doppler. (A) Modo B e (B) Doppler SMI 24 MHz, plano axial/transversal. (C) Modo B e (D) Doppler SMI 24 MHz, plano sagital/longitudinal.

- **Achados clínicos:** cursam com lesão flutuante com sinais flogísticos associados.
- **Achados ultrassonográficos:** na imagem aparecem como coleções com ecogenicidade mista, que podem ter focos hiperecogênicos (*debris*) de permeio, com margens irregulares. Associa-se geralmente a hipoecogenicidade da derme, a hiperecogenicidade do subcutâneo e a aumento da vascularização periférica (Figura 25). Pode ter trajetos fistulosos anfractuosos superficiais ou profundos, como em fístulas odontogênicas (ver Capítulo 12).

**VÍDEO 2** Imagens dinâmicas de ultrassom (modo B 24 MHz) demonstrando miíase no couro cabeludo, caracterizada por estrutura linear hiperecogênica dérmica/hipodérmica central, circundada por tecido inflamatório/granulomatoso hipoecogênico (setas), apresentando movimentação espontânea.

O ultrassom pode monitorar, guiar o tratamento e orientar a drenagem/punção.

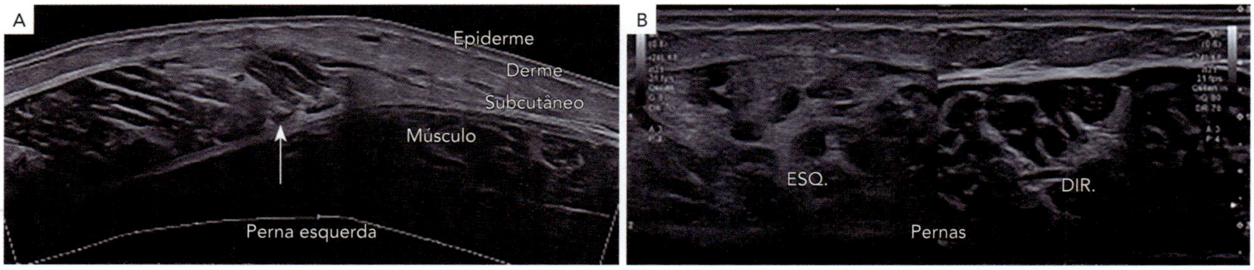


FIGURA 22 Imagens de ultrassom (modo B 24 MHz) demonstrando achados de sarcoidose muscular com heterogeneidade e irregularidades difusas das fibras musculares distais do gastrocnêmio medial (seta), com hiperecogenicidade circunjacente, indefinição das camadas superiores e sobretudo da fáscia muscular, associado a discreto efeito de massa. Comparação do lado afetado (ESQ.) com o normal (DIR.). (A) Plano sagital/longitudinal panorâmico. (B) Plano axial/transversal.

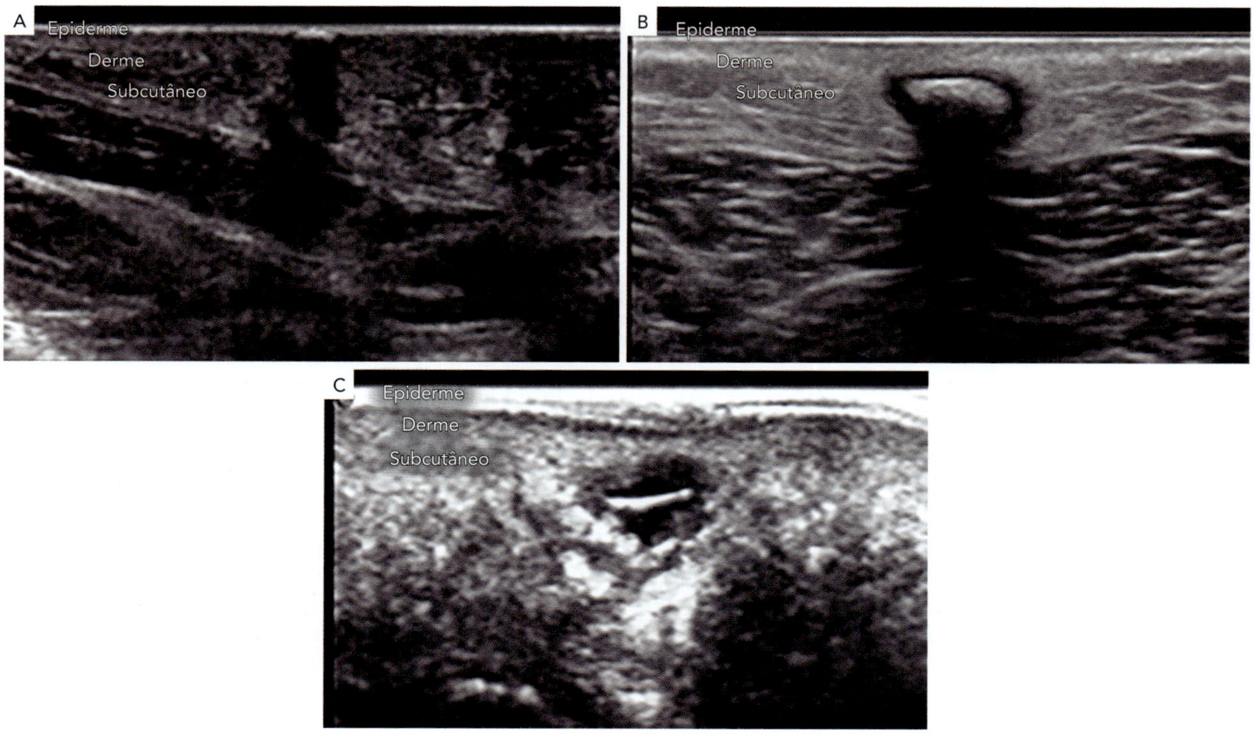


FIGURA 23 Imagens de ultrassom (modo B 18 MHz) demonstrando corpos estranhos em diferentes profundidades, caracterizados como estruturas lineares hiperecogênicas, por vezes com sobra acústica posterior, circundadas por tecido inflamatório/granulomatoso hipoecogênico, com localização: (A) subepidérmica, (B) na interface da derme com subcutâneo e (C) no subcutâneo.

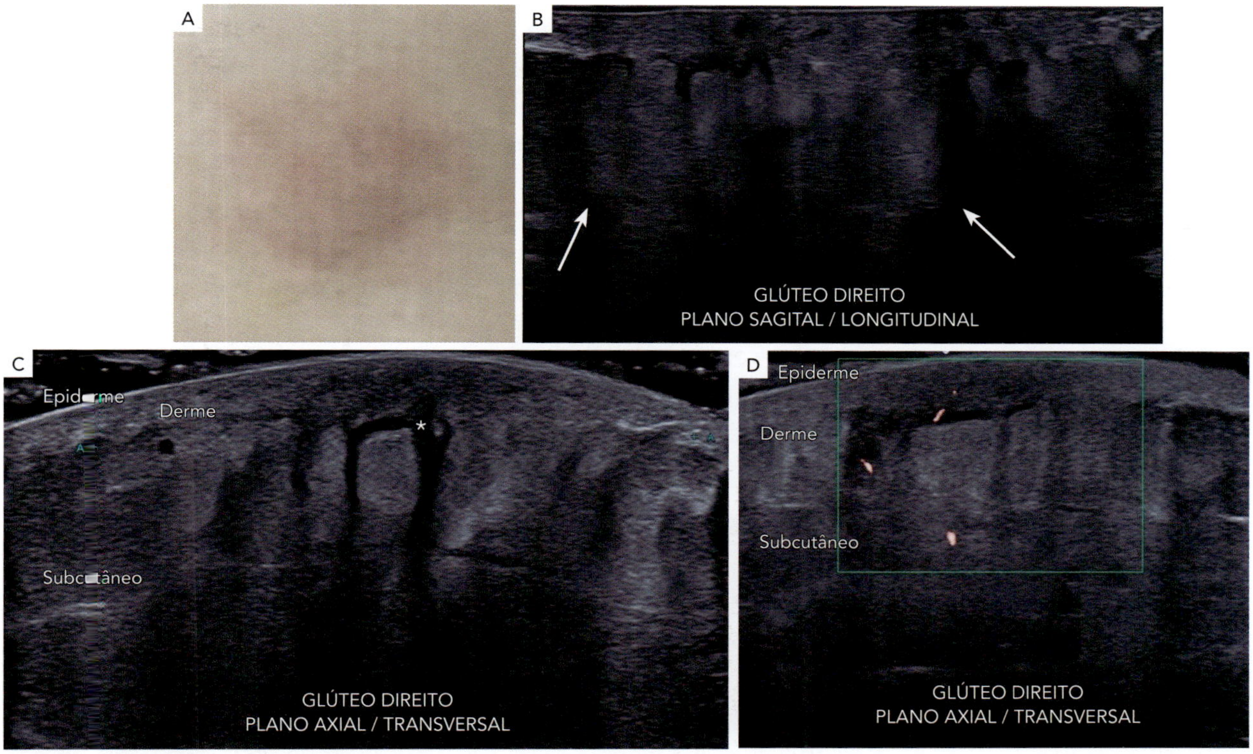


FIGURA 24 Imagens clínica (A) e de ultrassom de glúteo direito demonstrando paciente com celulite caracterizada como espessamento e hipoecogenicidade da derme e padrão de paniculite lobular (setas), com hiperecogenicidade difusa dos lóbulos adiposos do subcutâneo e lâminas líquidas hipoecoicas de permeio (*), associado a discreto aumento da vascularização ao Doppler. (B) Modo B 24 MHz, plano sagital/longitudinal. (C) Modo B e (D) Doppler SMI 24 MHz, plano axial/transversal.

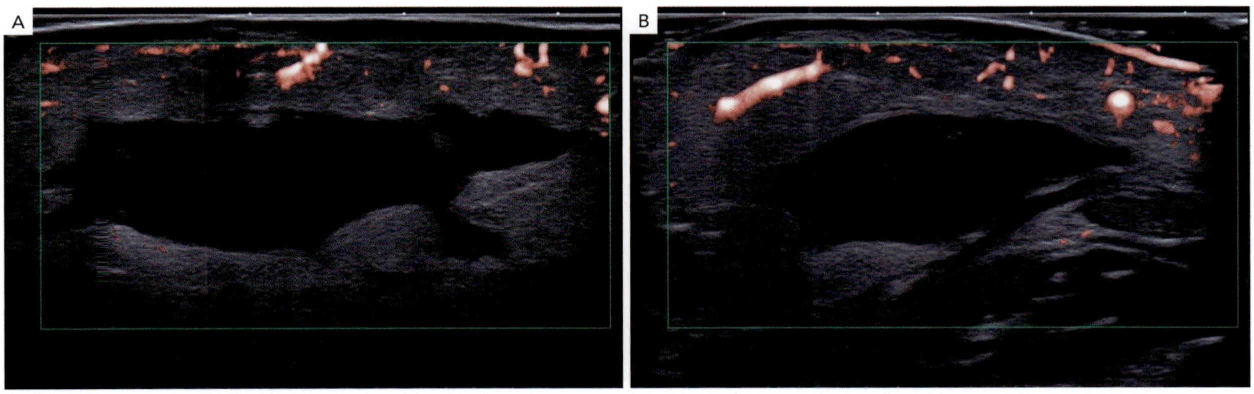


FIGURA 25 Imagens de ultrassom (Doppler SMI 24 MHz) do terço distal da perna, demonstrando abscesso caracterizado como coleção heterogênea, hipo/anecogênica, margens irregulares, com hiperecogenicidade do subcutâneo e aumento da vascularização periférica ao Doppler. (A) Plano sagital longitudinal. (B) Plano axial/transversal.

## Miíase

- **Definição:** a miíase é uma infestação da pele causada pela presença de larvas de moscas, de diversos gêneros e espécies, sendo o homem o hospedeiro intermediário.
- **Achados clínicos:** pode ser de dois tipos: na ***furunculoide***, na qual a larva penetra na pele, surge um nódulo em um período de 30-60 dias; na do tipo ***cavitária***, as larvas de mosca são depositadas em uma lesão ulcerada preexistente.
- **Achados ultrassonográficos:** na imagem as larvas aparecem como estruturas lineares hiperecogênicas dérmicas ou hipodérmicas centrais, circundadas por tecido inflamatório/granulomatoso hipoecogênico (Figura 26). Pode apresentar movimento espontâneo caracterizado de maneira dinâmica (Vídeo 2) ou por meio de artefato ao Doppler (Figura 27). Associa-se a densificação periférica e a aumento da vascularização ao Doppler.

## Verruga plantar

- **Definição:** infecção da pele pelo papilomavírus humano.
- **Achados clínicos:** cursam como lesões verrucosas nas plantas dos pés e dedos que podem apresentar pontos escurecidos centrais circundados por anel de hiperqueratose. Popularmente conhecida como "olho de peixe".
- **Achados ultrassonográficos:** na imagem aparece como estrutura epidérmica e dérmica fusiforme e hipoecogênica, com grau variável de vascularização ao Doppler (maior em lesões dolorosas e ativas) (Figura 28). Pode acometer a região plantar e dedos/periungueal, ou ocorrer na mão (verruga palmar), e estar associada a bursites adventícias adjacentes.

## Outras causas infecciosas

As lesões aqui abordadas são comuns na prática dermatológica e geralmente não são avaliadas por imagem. São achados inespecíficos e pouco relatados na literatura.

- **Herpes simples:** doença infecciosa causada pelo herpesvírus tipo 1 (80%) e tipo 2, cursando com lesões dolorosas em vesículas ou em crosta na boca, que podem acometer a pele ou o vermelhão do lábio e ainda genitais, glúteo e mais raramente outras áreas do tegumento. Na imagem aparecem como lesão hipoecogênica subepidérmica com pequenas estruturas anecogênicas de permeio, associada

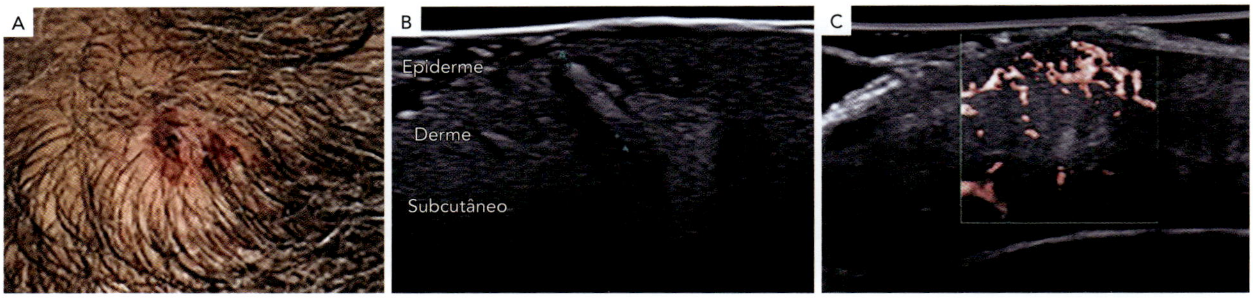


FIGURA 26 Imagens clínica (A) e de ultrassom (B: modo B e C: Doppler SMI, 24 MHz), plano axial/transversal, demonstrando miíase furunculoide no couro cabeludo, caracterizada por estrutura linear hiperecogênica dérmica/hipodérmica central (marcadores), circundada por tecido inflamatório/granulomatoso hipoecogênico, associado a densificação periférica e a aumento da vascularização ao Doppler.

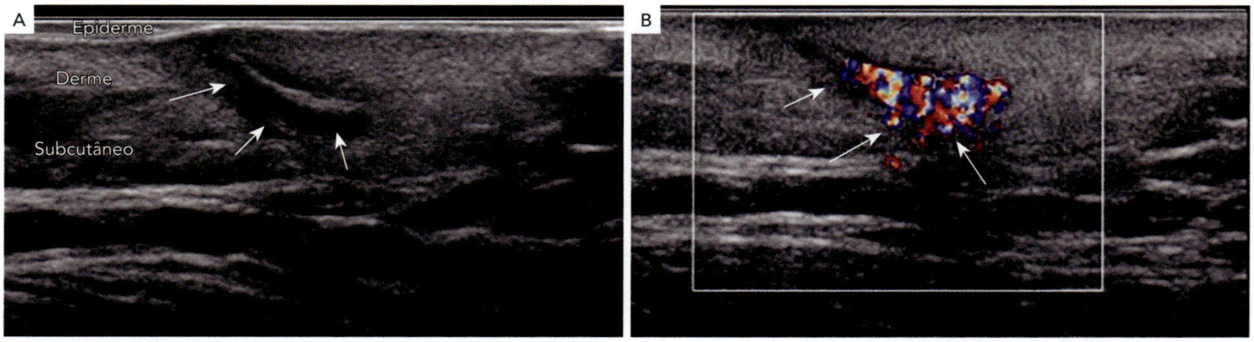


FIGURA 27 Imagens de ultrassom (A: modo B e B: Doppler 18 MHz), plano sagital/longitudinal, demonstrando miíase no couro cabeludo, caracterizada por estrutura linear hiperecogênica dérmica/hipodérmica central e circundada por tecido inflamatório/granulomatoso hipoecogênico (setas), apresentando artefato de movimentação ao Doppler.

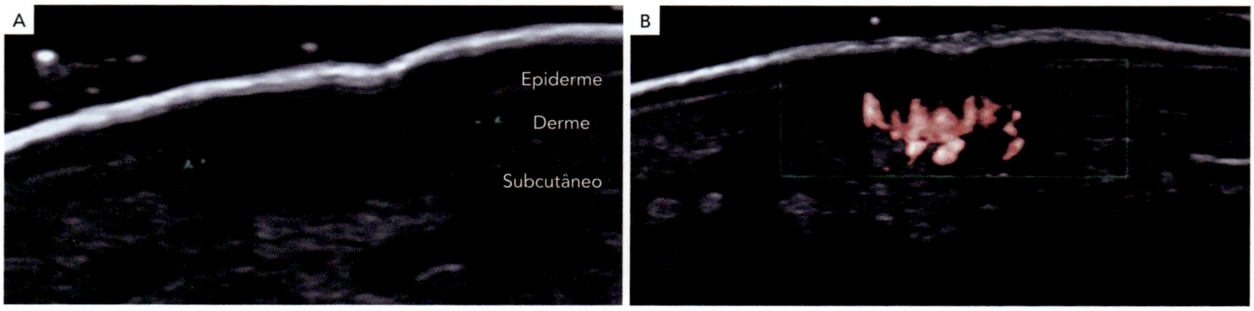


FIGURA 28 Imagens de ultrassom (A: modo B e B: Doppler SMI 14 MHz), plano axial/transversal, de face plantar (pé direito) demonstrando verruga plantar caracterizada por estrutura epidérmica e dérmica fusiforme e hipoecogênica (entre marcadores), com intensa vascularização profunda ao Doppler.

a hiperecogenicidade e a espessamento da derme e aumento difuso da vascularização ao Doppler (Figura 29).

- ***Tinea corporis*:** dermatofitoses são micoses superficiais, causadas por fungos filamentosos denominados dermatófitos, que infectam estruturas queratinizadas como pelos, unhas e pele. Os agentes etiológicos associados a essa infecção em humanos pertencem a três gêneros: *Microsporum*, *Trichophyton* e *Epidermophyton*. Clinicamente se apresentam como lesões anulares com a borda eritematodescamativa. Ao exame ultrassonográfico apresenta imagem como lesão plana hipoecogênica subepidérmica com discreto aumento da vascularização ao Doppler, com maior espessamento e vascularização na borda da lesão (Figura 30).

## Principais causas autoimunes

Envolvem patologias autoimunes com produção de autoanticorpos circulantes e ativação de células-T autorreativas, levando à inflamação sistêmica e/ou da pele. Existem inúmeros representantes, e serão abordadas algumas patologias em que a imagem pode ser relevante.

### Lúpus eritematoso

O lúpus eritematoso é uma doença autoimune do tecido conjuntivo, que apresenta manifestações cutâneas e/ou sistêmicas de aspecto polimorfo. As manifestações clínicas e achados de imagem se sobrepõem ou estão relacionados, entre os extremos considerados a doença cutânea localizada (lúpus eritematoso cutâneo) e a doença sistêmica severa (lúpus eritematoso sistêmico), de acordo com o esquema a seguir (Figura 31).

#### Lúpus sistêmico

- **Definição:** doença autoimune crônica multissistêmica, de etiologia ou origem multifatorial, relacionada a fatores hormonais, genéticos, ambientais e psicológicos.
- **Achados clínicos:** apresenta amplo espectro clínico, com acometimento de articulações, pele e rins. Ocor-

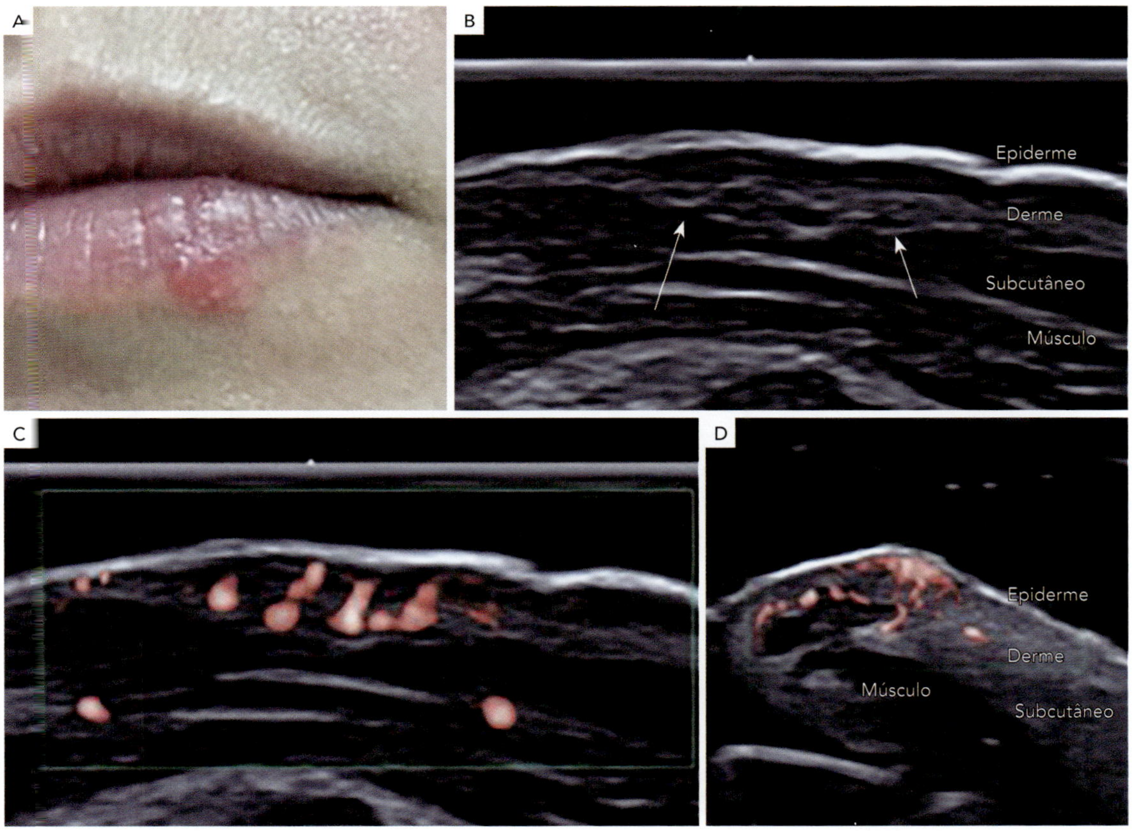


FIGURA 29 Imagens clínica (A) e de ultrassom demonstrando herpes labial no lábio inferior esquerdo caracterizado como lesão hipoecogênica subepidérmica com pequenas estruturas anecogênicas de permeio (setas), hiperecogenicidade e espessamento da derme e aumento difuso da vascularização ao Doppler. (B) Modo B e (C) Doppler SMI 24 MHz, plano axial/transversal. (D) Doppler SMI 24 MHz, plano sagital/longitudinal.

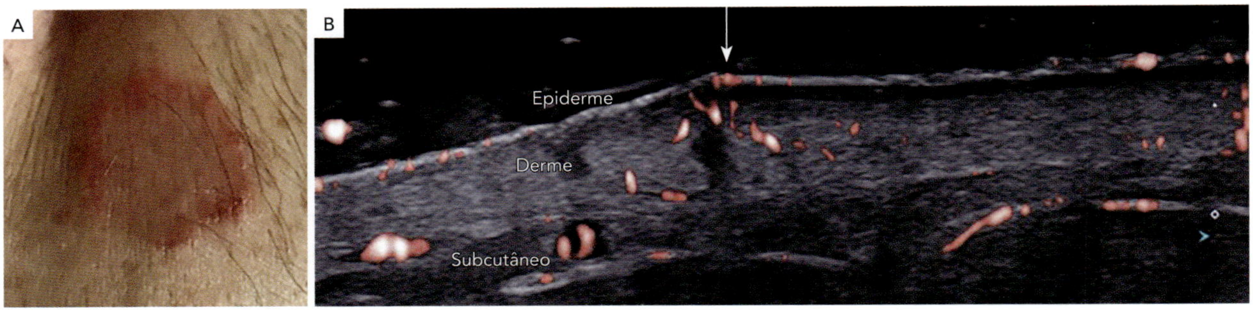


FIGURA 30 Imagens clínica (A) e de ultrassom (B: Doppler SMI 33 MHz), plano axial/transversal, de região axilar direita demonstrando *tinea corporis* caracterizada como lesão plana hipoecogênica subepidérmica com discreto aumento da vascularização ao Doppler, com maior espessamento e vascularização na borda da lesão (seta).

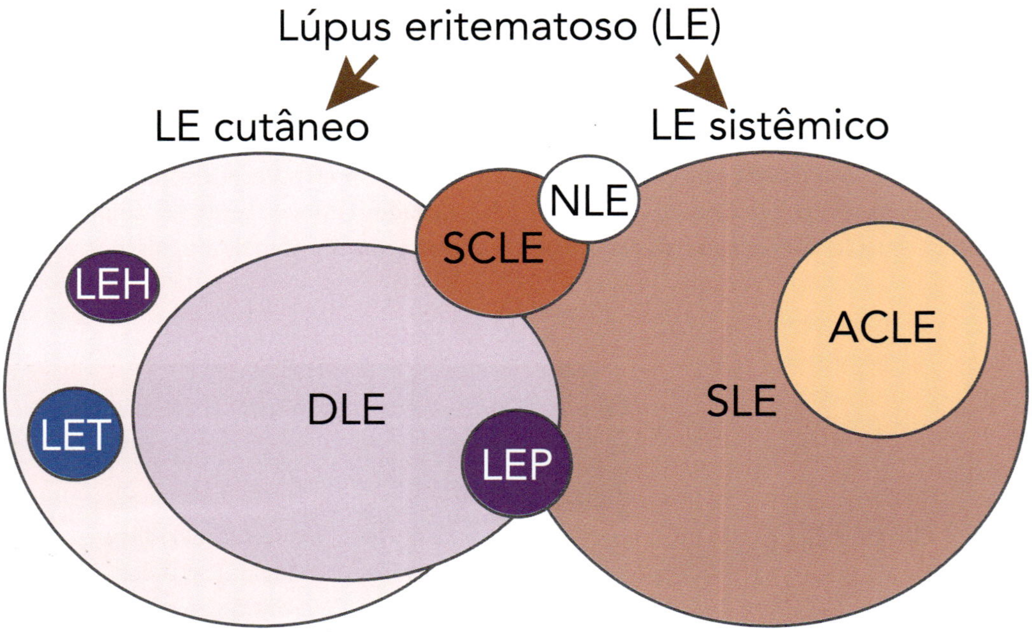


FIGURA 31 Esquema do espectro de manifestações do lúpus eritematoso. ACLE: lúpus eritematoso cutâneo agudo; DLE: lúpus eritematoso discoide; LEH: lúpus eritematoso hipertrófico; LEP; lúpus eritematoso profundo; LET: lúpus eritematoso túmido; NLE: lúpus eritematoso neonatal; SCLE: lúpus eritematoso subagudo; SLE: lúpus eritematoso sistêmico.

re mais em mulheres na terceira década de vida. Possui critérios diagnósticos bem estabelecidos, com diagnóstico confirmado quando há 4 ou mais dos 11 itens a seguir:

- Eritema malar.
- Lesão discoide.
- Fotossensibilidade.
- Úlceras orais/nasais.
- Artrite.
- Serosite.
- Comprometimento renal.
- Alterações neurológicas.
- Alterações hematológicas.
- Alterações imunológicas.
- Anticorpos antinucleares.

- **Achados ultrassonográficos:** na imagem aparecem de acordo com as manifestações clínicas acessíveis ao ultrassom dermatológico, com alterações:
  - ***Cutâneas*** (80%): em áreas fotoexpostas, cursa com rash malar em vespertílio, lesões discoides, maculopapulares e bolhosas. Na imagem aparecem de acordo com o tipo e atividade.
  - ***Musculoesqueléticas*** (75-90%): poliartrite simétrica não erosiva, em mão (interfalangianas), joelho, punho e ombro. Os achados de imagem incluem principalmente edema, sinovite e derrame articular (Figura 32).
  - ***Paniculite*** (raro): cursam como nódulos ou placas bem delimitadas, persistentes e firmes, na face, couro cabeludo, mama, braços, coxas e glúteos. Na ima-

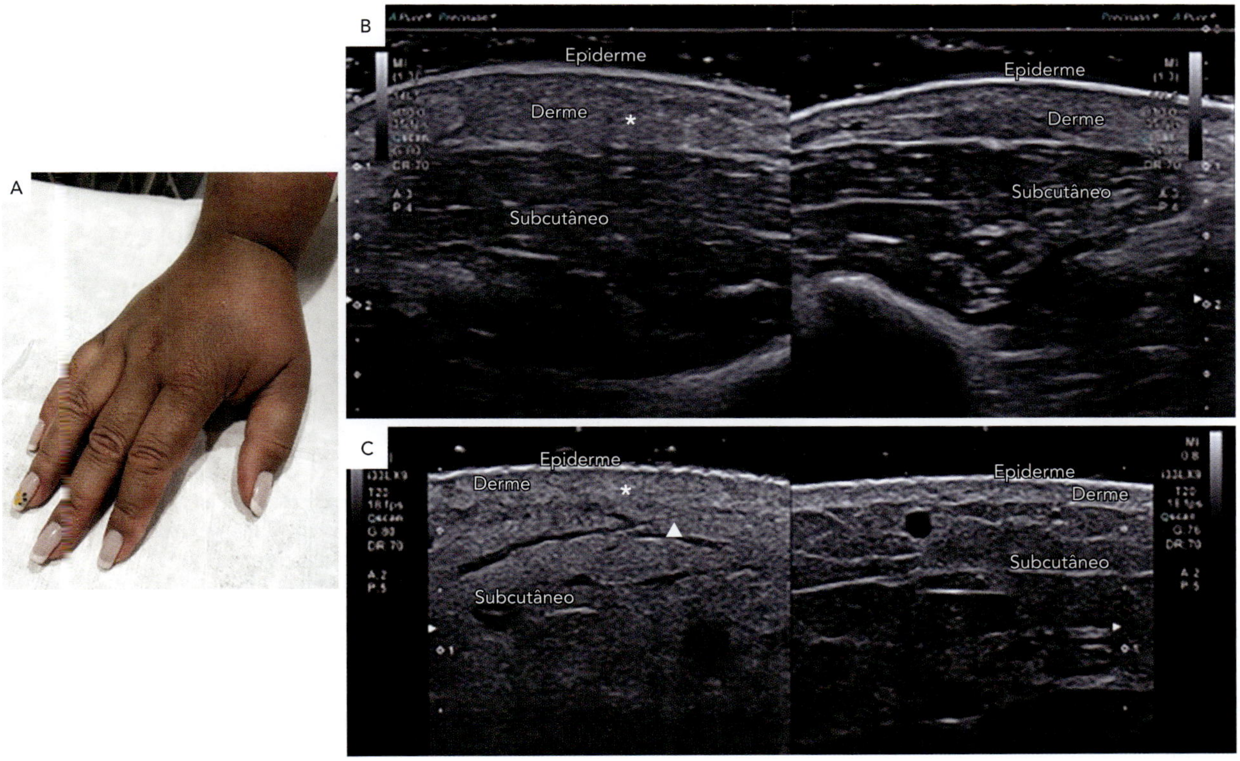


FIGURA 32 Imagem clínica (A) e de ultrassom plano longitudinal/sagital, demonstrando achados relacionados ao lúpus eritematoso sistêmico, com acometimento da mão direita, caracterizando-se espessamento da derme (*), perda da diferenciação da derme com o subcutâneo (cabeça de seta) e paniculite mista. (A) Imagem clínica. (B) Modo B 33 MHz, comparativo de mãos, face palmar. (C) Modo B 33 MHz, comparativo de mãos, face dorsal.

sem os achados são clássicos de paniculite, geralmente lobular (Figura 33).

## Lúpus eritematoso cutâneo

- **Definição:** doença autoimune, que pode ainda ser subdividida em: aguda, subaguda e crônica. *A expressão "lúpus eritematoso cutâneo" pode ser aplicada a pacientes com lesões cutâneas produzidas pelo lúpus eritematoso, independentemente de o comprometimento ser exclusivamente cutâneo ou parte da doença sistêmica.*
- **Achados clínicos:** apresenta amplo espectro clínico, em 2/3 dos casos cursa como dermatose fotossensível, apresentando diferentes formas, com fases de atividade e apresentações distintas da doença:
  - ***Agudo:*** erupção malar clássica e/ou maculopapular eritematosa generalizada em áreas fotoexpostas ao sol.
  - ***Subagudo:*** lesões de aspecto anular que podem confluir formando placas.
  - ***Crônico*** (discoide): placas eritematoescamosas com atrofia central e espículas córneas.
- **Achados ultrassonográficos:** variam de acordo com a atividade das lesões. Quando ativo, observam-se hipoecogenicidade e espessamento fusiforme da derme e aumento da ecogenicidade do subcutâneo com hipervascularização (paniculite lobular). Na fase crônica há atrofia das camadas cutâneas e hipovascularização.

## Esclerodermia/morfeia

- **Definição:** esclerodermia é uma doença autoimune rara do tecido conjuntivo com patogênese complexa e desconhecida, com anomalias vasculares, inflamação e fibrose, que pode ser ainda dividida em duas formas: **esclerodermia localizada**, que inclui a morfeia, esclerodermia linear e a esclerodermia em golpe de sabre, e **esclerose sistêmica**, que pode ser ainda subclassificada em cutânea limitada (síndrome CREST) ou cutânea difusa, baseada em critérios clínicos e sorológicos. A morfeia é a forma cutânea e localizada da esclerodermia. A esclerodermia apresenta diversos tipos e subtipos, desde doença localizada a generalizada, em uma ou mais de duas regiões corporais. A síndrome CREST envolve calcinose, fenômeno de Raynaud, dismotilidade esofágica, esclerodactilia e telangiectasias.
- **Achados clínicos:** variáveis de acordo com o subtipo e a atividade da doença, cursam com placas endureci-

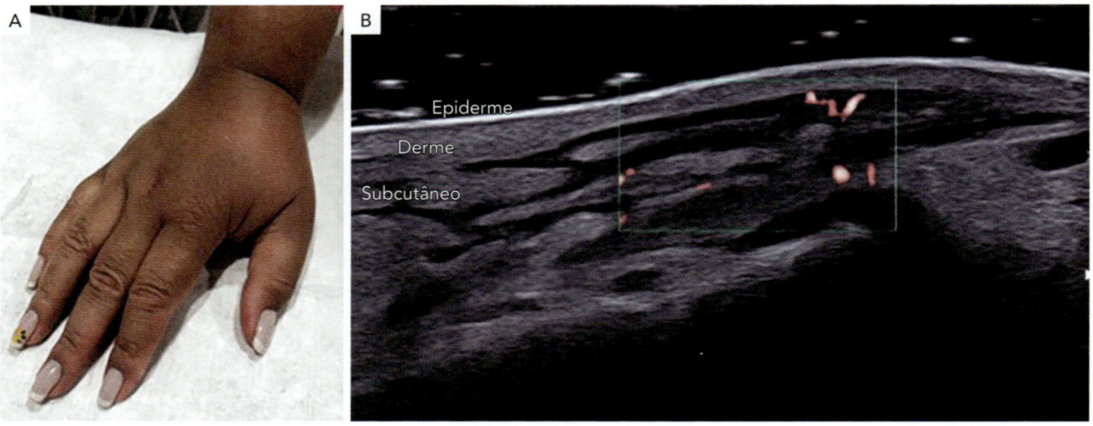


FIGURA 33 Imagem clínica e de ultrassom (Doppler SMI 24 MHz), plano longitudinal/sagital, demonstrando achados relacionados ao lúpus eritematoso sistêmico, com acometimento da mão direita, caracterizando-se edema periarticular na I articulação carpometacarpiana (polegar) com lâminas líquidas, densificação do subcutâneo e discreto aumento da vascularização ao Doppler. (A) Imagem clínica. (B) I carpometacarpiana (polegar direito).

das eritematosas e ou arroxeadas, placas atróficas com alopecia, máculas atróficas ou placas hiperpigmentadas em face, membros e dorso. Existem diversos achados que incluem:

- ***Esclerose sistêmica:*** esclerodactilia, fenômeno de Raynaud e alterações capilares dos tecidos periungueais. Na forma cutânea limitada observa-se espessamento da pele da face e distal aos cotovelos e joelhos, sem envolvimento de tronco. Já na forma cutânea difusa o espessamento cutâneo pode ser em face, proximal nos cotovelos e joelhos e/ou tronco.
- ***Síndrome de Parry-Romberg:*** atrofia hemifacial (pode ter acometimento de parótidas).
- ***Morfeia localizada profunda:*** relação com trauma em crianças em até 26%. Observam-se mais comumente alterações da derme e subcutâneo, mas pode-se observar acometimento da fáscia e musculatura.

Reação morfeiforme: na imagem observa-se alteração cutânea semelhante à morfeia, reacional a traumas e cirurgias (fibrose).

É difícil estimar a extensão e a atividade da doença somente por meio de achados clínicos.

- **Achados ultrassonográficos:** na imagem as alterações variam de acordo com o tipo/subtipo, mas principalmente com a atividade da doença (Figuras 34 a 37):
  - ***Ativa:*** sinais inflamatórios: hipoecogenicidade e espessamento da derme, perda da diferenciação da derme com subcutâneo, hiperecogenicidade do subcutâneo (paniculite septal, mista ou focal/perivascular) e aumento da vascularização da derme e subcutâneo ao Doppler. O envolvimento da fáscia pode aparecer como borramento ou espessamento e diminuição da ecogenicidade, geralmente com hiperecogenicidade do subcutâneo adjacente. Já o muscular aparece como maior ecogenicidade das fibras musculares e aumento da vascularização.
  - ***Atrofia:*** redução da espessura e aumento da ecogenicidade da derme e subcutâneo e padrão fibrilar (colágeno). Pode-se observar hipovascularização nas fases atróficas.

*A imagem permite estimar a extensão e a atividade da doença*, devendo-se ter em mente que a apresentação pode ser assíncrona (no paciente e nas lesões) e heterogênea.

*Atrofia clínica não significa inatividade ao ultrassom* – avaliar sempre o centro e a margem das lesões, assim como a periferia das áreas acometidas, com varredura em dois eixos perpendiculares e observação de toda a espessura da pele, incluindo fáscia e músculos, fazendo-se comparações contralaterais.

## ACOMPANHAMENTO DE PATOLOGIAS INFLAMATÓRIAS

As alterações e achados clínicos podem subestimar a severidade e a atividade de todas as doenças inflamatórias

**TABELA 1** Principais patologias inflamatórias

| Dermatoses inflamatórias | Origem | Aspectos clínicos | Aspectos ultrassonográficos | Comentários |
|---|---|---|---|---|
| Inflamatórias | | | | |
| Acne | Doença cutânea inflamatória da unidade pilossebácea com alteração da flora bacteriana (*Propionibacterium acnes*) e produção alterada de sebo e queratina. | Comedões, pápulas, pústulas, nódulos e cistos, e cicatrizes ou depressões na pele em fases tardias/pós-resolução.<br>Lesões geralmente em **face e dorso**, mais comuns em adolescentes (80%) e adultos jovens. | Dilatação de folículos, espessamento, menor ecogenicidade e aumento da vascularização da derme, pseudocistos e trajetos fistulosos superficiais.<br>Casos crônicos: calcinose (focos hiperecogênicos com sombra acústica) e depressões com alterações fibrocicatriciais. | ***Escore de gravidade***:<br>▪ Leve: menos de 5 pseudocistos e sem fístulas.<br>▪ Moderada: 5-9 pseudocistos e sem fístulas.<br>▪ Grave: 10 ou mais pseudocistos e/ou fístulas. |
| Rosácea | Doença facial inflamatória crônica idiopática, multifatorial. | Lesões centrais na face, com eritema transitório ou persistente, pápulas e pústulas inflamatórias e teleangiectasias, até rinofima. | Pele/derme espessada, glândulas sebáceas dilatadas e proeminentes e espessamento de folículos principalmente em região nasal, malar medial e até em pálpebras<br>***Imagem pode ser utilizada para graduação e acompanhamento.*** | Relacionada a fatores genéticos (célticos), ambientais (exposição a raios UV), vasculares e inflamatórios, e ao patógeno *Demodex folliculorum*. |
| Granuloma anular | Doença cutânea inflamatória aguda autolimitada de causa desconhecida | Lesões sobrelevadas de aspecto anular ou em ferradura, únicas ou múltiplas. Geralmente ocorre no dorso dos pés e dorso das mãos. | Formação nodular heterogênea, mal definida, geralmente hipoecoica em relação ao subcutâneo e com vascularização interna ao Doppler. | Considerada uma "*don't touch lesion*", que não necessita ser biopsiada. |
| Psoríase | Doença inflamatória que afeta a pele, unhas, ênteses e articulações. | Placas eritematoescamosas, mais evidentes nas faces extensoras dos membros, tronco e no couro cabeludo, até envolvimento das unhas. | ***Variam de acordo com o local de acometimento:***<br>▪ Pele: espessamento da epiderme, hipoecogenicidade, espessamento e hipervascularização da derme superior.<br>▪ Unha: espessamento do leito ungueal com aumento da vascularização ao Doppler, perda da definição da placa ventral, a espessamento e irregularidades das placas. | ***Alterações tendíneas e articulares também podem ser acessadas ao ultrassom.*** |

(continua)

**TABELA 1** Principais patologias inflamatórias *(continuação)*

| Dermatoses inflamatórias | Origem | Aspectos clínicos | Aspectos ultrassonográficos | Comentários |
|---|---|---|---|---|
| **Inflamatórias** | | | | |
| Hidradenite supurativa | Doença inflamatória recorrente crônica do aparelho pilossebáceo, parte da Tétrade de Oclusão Folicular, com risco de infecção secundária, fístulas, cicatrizes.<br>Envolve fatores endocrinológicos, imunológicos, genéticos e ambientais. | Lesões elementares do tipo nódulos, abscessos, túneis, fístulas e cicatrizes.<br>Ocorre mais em mulheres e geralmente em locais de glândulas apócrinas como **axila, região inter/inframamária, glúteos, região inguinal, perianal**. | **Critérios ultrassonográficos:** 3 ou mais dos 5 critérios são diagnósticos:<br>1. Folículos espessados.<br>2. Espessamento/alteração da ecogenicidade da derme.<br>3. Pseudocistos dérmicos.<br>4. Coleções líquidas.<br>5. Tratos fistulosos.<br>**Estadiamento ultrassonográfico: SOS-HS:** I a III.<br>A imagem permite avaliação da severidade da doença (planejamento pré-operatório), além do monitoramento de lesões. | ***Escores clínicos subestimam a severidade e estágio da doença.***<br>***Pacientes geralmente apresentam atraso no seu diagnóstico que pode chegar a 7 a 12 anos.***<br>***Fatores de risco:*** obesidade/fricção de dobras, síndrome metabólica e tabagismo. |
| Sarcoidose | Distúrbio inflamatório sistêmico, crônico e granulomatoso, de causa desconhecida, caracterizado pela presença de granulomas não caseosos nos órgãos afetados. | Manifestações diversas, multissistêmicas, mais frequentemente envolve os pulmões, acometimento cutâneo (2º): lesões não específicas (eritema nodoso) a infiltrados granulomatosos específicos: maculopapulares, pápulas, placas, nódulos subcutâneos, lesões cicatriciais e eritematosas infiltrativas. | Áreas milimétricas, hipoecogênicas, heterogêneas e bem delimitadas, circundadas por halo ou zona edematosa hiperecogênica com efeito de massa, que desloca as camadas adjacentes. Ao Doppler apresenta vascularização aumentada, intralesional e circunjacente. | **Síndrome Löfgren:** linfadenopatia hilar pulmonar bilateral, artrite aguda e eritema nodoso. |
| Corpo estranho | Inclusão de materiais exógenos na pele, que podem ser biológicos ou sintéticos. | Queixa de lesões papulosas, nodulares, geralmente dolorosas, acompanhadas de ulceração ou fístula, sinais flogísticos podem estar presentes e eventualmente secreção. | Estruturas lineares hiperecogênicas, geralmente circundadas por tecido inflamatório/granulomatoso hipoecogênico. Artefato de sombra acústica posterior ou de reverberação, em materiais inertes, e associação com bolhas de ar ou coleções líquidas | ***O ultrassom é ótimo para detecção, identificação e localização exata nas camadas da pele, e pode ainda guiar a remoção.*** |
| **Infecciosas** | | | | |
| Celulite/erisipela | Infecção da pele através de solução de continuidade da pele, causada principalmente pelos agentes *S. pyogenes* e *Haemophilus influenzae B*. | Eritema/rubor, edema e calor na pele (sinais flogísticos). | Padrão de edema e de paniculite. | Podem ter coleções/abscessos associados. |

*(continua)*

TABELA 1 Principais patologias inflamatórias *(continuação)*

| Dermatoses inflamatórias | Origem | Aspectos clínicos | Aspectos ultrassonográficos | Comentários |
|---|---|---|---|---|
| Infecciosas | | | | |
| Abscesso | Coleção líquida purulenta ou infectada circundada por achados inflamatórios. | Lesão flutuante com sinais flogísticos associados. | Coleções com ecogenicidade mista, que podem ter focos hiperecogênicos (*debris*) de permeio, com margens irregulares. Hipoecogenicidade da derme e hiperecogenicidade do subcutâneo e aumento da vascularização periférica. | Podem ter trajetos fistulosos anfractuosos superficiais ou profundos, como em fístulas odontogênicas. |
| Miíase | Infestação da pele causada pela presença de larvas de moscas, de diversos gêneros e espécies, sendo o homem o hospedeiro intermediário. | **Dois tipos: *furunculoide***, onde a larva penetra na pele surge um nódulo em um período de 30 a 60 dias; ***tipo cavitária***, as larvas de mosca são depositadas em uma lesão ulcerada preexistente. | Larvas aparecem como estruturas lineares hiperecogênicas dérmicas ou hipoedérmicas centrais, circundadas por tecido inflamatório/ granulomatoso hipoecogênico. Associam-se densificação periférica e aumento da vascularização ao Doppler. | Pode apresentar **movimento espontâneo** caracterizado de maneira dinâmica ou através de artefato ao Doppler. |
| Verruga plantar | Infecção da pele pelo papilomavírus humano. | Lesões verrucosas nas plantas dos pés e dedos que podem apresentar pontos escurecidos centrais circundados por anel de pele mais espessada. | Estrutura epidérmica e dérmica fusiforme e hipoecogênica, com grau variável de vascularização ao Doppler *(maior em lesões dolorosas e ativas)*. | Popularmente conhecida como "olho de peixe". |
| Autoimunes | | | | |
| Lúpus | Doença autoimune do tecido conjuntivo, que apresenta manifestações cutâneas e/ou sistêmicas de aspecto polimorfo.<br>Relacionada a fatores hormonais, genéticos, ambientais e psicológicos. | Amplo espectro clínico, com acometimento de articulações, pele e rins. | ***Lúpus cutâneo: (a) Ativo:*** hipoecogenicidade e espessamento fusiforme da derme e aumento da ecogenicidade do subcutâneo com hipervascularização. ***(b) Crônico:*** atrofia das camadas cutâneas e hipovascularização.<br>***Paniculite: raro:*** geralmente lobular.<br>***Musculoesqueléticas: 75-90%:*** edema, sinovite e derrame articular. | Lúpus sistêmico possui critérios diagnósticos bem estabelecidos. |
| Autoimunes | | | | |
| Esclerodermia/morfeia | Doença inflamatória autoimune rara do tecido conjuntivo com patogênese complexa e desconhecida, com anomalias vasculares, inflamação e fibrose.<br>Formas: ***esclerodermia localizada*** (morfeia, esclerodermia linear e a em golpe de sabre), e ***sistêmica***, (cutânea limitada ou síndrome CREST) ou cutânea difusa. | Variáveis de acordo com o subtipo e a atividade da doença, cursam com placas endurecidas eritematosas e ou arroxeadas, placas atróficas com alopecia, máculas atróficas ou placas hiperpigmentadas em face, membros e dorso. | Variam de acordo com o tipo/subtipo e atividade:<br>***Ativa: sinais inflamatórios:*** hipoecogenicidade e espessamento da derme, perda da diferenciação da derme com subcutâneo, hiperecogenicidade do subcutâneo (*paniculite septal, mista ou focal/ perivascular*) e aumento da vascularização da derme e subcutâneo ao Doppler. Pode ter envolvimento da fáscia e músculo.<br>***Atrofia:*** redução da espessura e aumento da ecogenicidade da derme e subcutâneo e padrão fibrilar (colágeno). Pode-se observar hipovascularização. | ***É difícil estimar extensão e atividade da doença somente através de achados clínicos. A imagem permite estimar extensão e atividade da doença, devendo-se ter em mente que a apresentação pode ser assíncrona (no paciente e nas lesões) e heterogênea.<br>Atrofia clínica não significa inatividade ao ultrassom.*** |

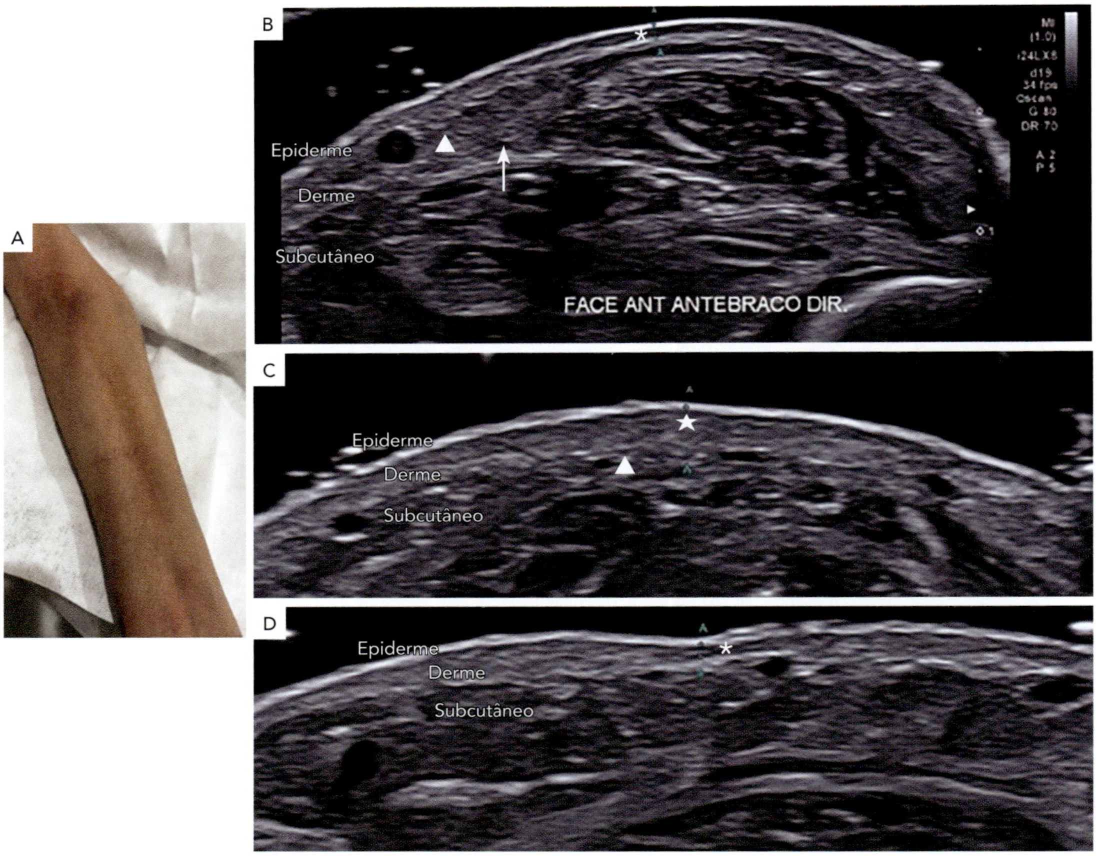


**FIGURA 34** Imagens clínica (A) e de ultrassom (B a D: modo B 24 MHz), plano transversal/axial, demonstrando achados de morfeia relacionados à doença do enxerto contra hospedeiro (GVHD – *graft-versus-host disease*), com lesões atróficas na face extensora dos braços. Na imagem observam-se sinais de atividade da doença, com espessamento da derme (estrela) e espessura de 1,48 mm, borramento da interface da derme com o subcutâneo (cabeças de seta) e focos de hiperecogenicidade do subcutâneo (seta). Observam-se ainda sinais de atrofia da derme (*), com espessuras de até 0,41 mm.

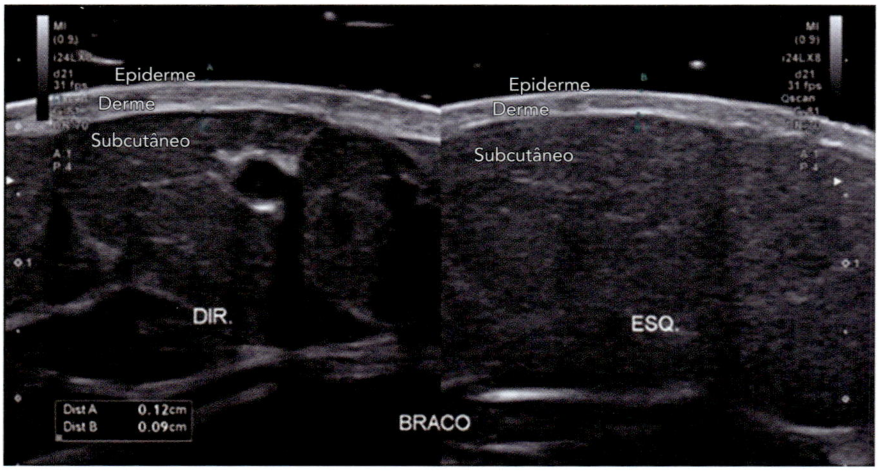


**FIGURA 35** Imagem de ultrassom (comparativo modo B 24 MHz), plano transversal/axial, demonstrando achados relacionados à alteração cutânea em paciente com esclerodermia, comparando-se o lado afetado (ESQ.), onde se observa discreta atrofia da derme (espessura de 9,0 mm) e hiperecogenicidade do subcutâneo, com o lado normal (DIR.) com derme mais espessa (12,0 mm) e subcutâneo mais hipoecogênico.

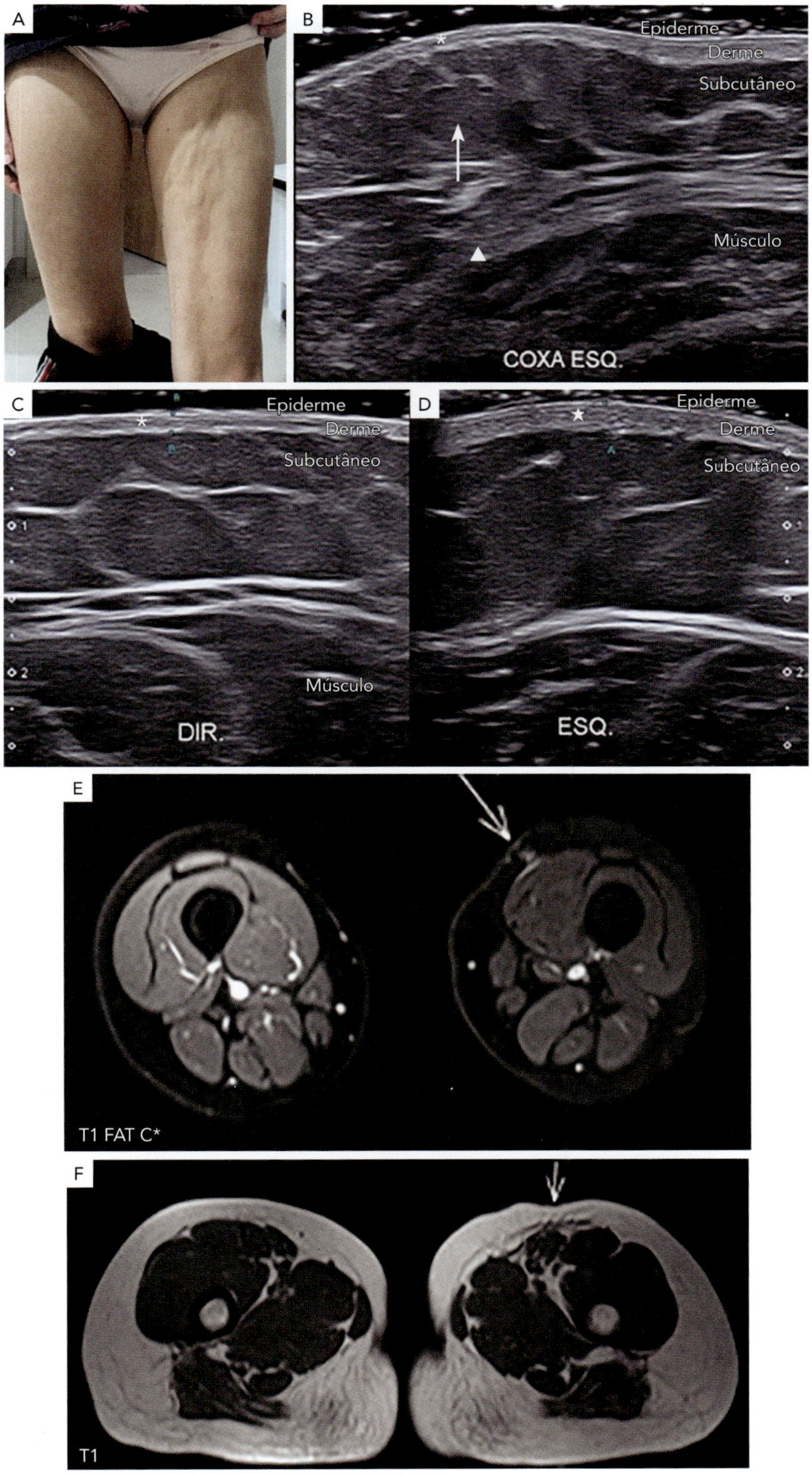


FIGURA 36 Imagem clínica (A) e de ultrassom (B a D: modo B 24 MHz), plano transversal/axial, demonstrando achados relacionados à morfeia do tipo linear localizada, neste caso relacionada a trauma na infância, com lesões atróficas na face anterior da coxa esquerda. Na imagem observam-se sinais de atividade da doença, com espessamento da derme (estrela), hiperecogenicidade do subcutâneo (seta), espessamento da fáscia muscular (cabeça de seta), além de sinais de atrofia da derme (asteriscos). (E e F) Imagens de ressonância magnética evidenciando alterações fibrocicatriciais no subcutâneo e fáscia do terço proximal anterior da coxa (F: T1: seta) e realce no subcutâneo, fáscia e porção superficial do ventre muscular do vasto medial, no terço distal anteromedial da coxa (E: T1 FAT*C: T1 com saturação de gordura pós-contraste: seta).

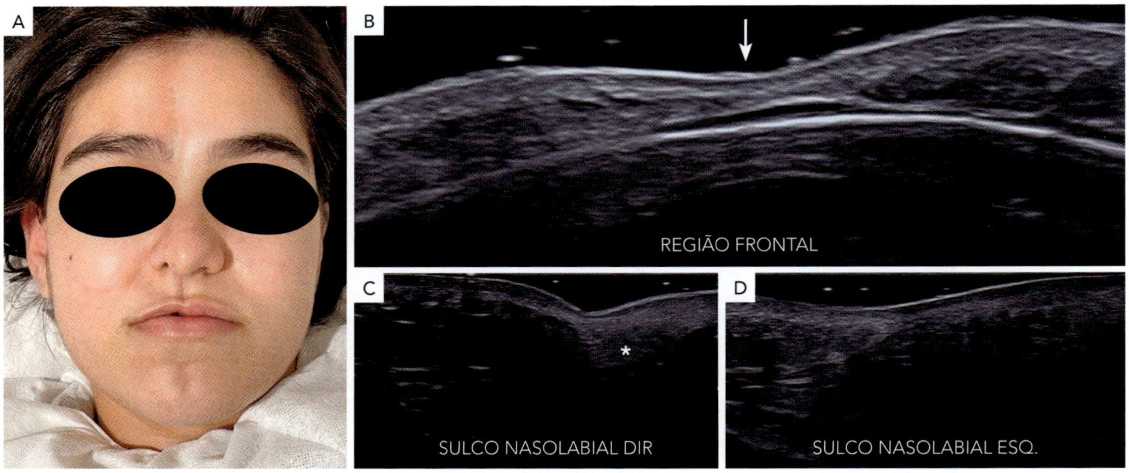


FIGURA 37 Imagem clínica (A) e de ultrassom (modo B 24 MHz), plano transversal/axial da região frontal (B) e comparativo dos sulcos nasolabiais à direita (C) e à esquerda (D: normal), demonstrando achados relacionados à morfeia localizada/atrofia hemifacial, com lesão atrófica na fronte (seta) e sinais de atividade no sulco nasolabial direito (C), com perda da diferenciação da derme com o subcutâneo e hiperecogenicidade da hipoderme (asterisco).

já descritas. Nesse sentido, o ultrassom de alta resolução é o método auxiliar ideal para a avaliação dessas patologias, pois permite a identificação de relações causais ou fatores relacionados à refratariedade das doenças (p. ex., como a presença de corpos estranhos), identifica sinais de atividade, regressão/involução ou atrofias das lesões, além de avaliar a resposta a tratamentos e de diagnosticar complicações, como abscessos, necroses e fístulas.

**O que avaliar ao ultrassom**

- Relações causais ou de refratariedade.
- Características das camadas da pele ao modo B.
- Anexos, camadas da pele e outras estruturas acometidas.
- Padrão de fluxo ao Doppler – INTERFACES normal/alterado.
- Acompanhamento: mudanças – atividade ou atrofia.
- Complicações: abscessos e fístulas.

## CONCLUSÃO

A ultrassonografia de alta frequência permite criteriosa análise *in vivo* das lesões inflamatórias da pele e anexos e suas características, imprescindíveis no diagnóstico, acompanhamento, avaliação de estágios e respostas a tratamentos.

A ultrassonografia de alta frequência deve ser sempre considerada como método auxiliar no diagnóstico e acompanhamento de lesões inflamatórias de partes moles.

## BIBLIOGRAFIA


1. Schwingen J, Kaplan M, Kurschus FC. Review: current concepts in inflammatory skin diseases evolved by transcriptome analysis: In-depth analysis of atopic dermatitis and psoriasis. Int J Mol Sci. 2020;21(3).
2. Wortsman X, Calderon P, Castro A. Seventy-MHz Ultrasound Detection of Early Signs Linked to the Severity, Patterns of Keratin Fragmentation, and Mechanisms of Generation of Collections and Tunnels in Hidradenitis Suppurativa. J Ultrasound Med. 2020;39(5):845-857.
3. Wortsman X. Why, how, and when to use color Doppler ultrasound for improving precision in the diagnosis, assessment of severity and activity in morphea. J Scleroderma Relat Disord. 2019;4(1):28-34.
4. Wortsman X, Carreño L, Ferreira-Wortsman C, et al. Ultrasound characteristics of the hair follicles and tracts, sebaceous glands, Montgomery glands, apocrine glands, and arrector pili muscles. J Ultrasound Med. 2019;38(8):1995-2004.
5. Wortsman X. Atlas of dermatologic ultrasound. Springer; 2018.
6. Aluja Jaramillo F, Quiasúa Mejía DC, Martínez Ordúz HM, González Ardila C. Nail unit ultrasound: a complete guide of the nail diseases. J Ultrasound. 2017;20(3):181-92.
7. Barcaui E de O, Carvalho ACP, Lopes FPPL, Piñeiro-Maceira J, Barcaui CB. High frequency ultrasound with color Doppler in dermatology. An Bras Dermatol. 2016;91(3):262-73.
8. Wortsman X. Imaging of hidradenitis suppurativa. Dermatol Clin. 2016;34(1):59-68.
9. Wortsman X, Castro A, Figueroa A. Color Doppler ultrasound assessment of morphology and types of fistulous tracts in hidradenitis suppurativa (HS). J Am Acad Dermatol. 2016;75(4):760-767.
10. Dybiec E, Pietrzak A, Bartosińska J, Kieszko R, Kanitakis J. Ultrasound findings in cutaneous sarcoidosis. Postępy Dermatologii i Alergol 1. 2015; p.51-5.
11. Oge LK, State L, Muncie LHL, Phillips-Savoy AR. Rosacea: diagnosis and treatment. Am Fam Physician. 2015;92(3):187-96.
12. Akasbi Nessrine, Abourazzak Fatima Zahra HT. Acometimento musculoesquelético na sarcoidose. J Bras Pneumol. 2014;40(2):175-82.
13. Dainichi T, Hanakawa S, Kabashima K. Classification of inflammatory skin diseases: a proposal based on the disorders of the three-la-

yered defense systems, barrier, innate immunity and acquired immunity. J Dermatol Sci. 2014;76(2):81-9.
14. Grönhagen CM, Nyberg F. Cutaneous lupus erythematosus: an update. Indian Dermatology Online Journal. 2014 Jan;5(1):7-13.
15. Wortsman X, Claveria P, Valenzuela F, Molina MT, Wortsman J. Sonography of acne vulgaris. J Ultrasound Med. 2014;33(1):93-102.
16. Dasgeb B, Kainerstorfer J, Mehregan D, Van Vreede A, Gandjbakhche A. An introduction to primary skin imaging. Int J Dermatol. 2013;52(11):1319-30.
17. Wortsman X, Wortsman J, Sazunic I, Carreño L. Activity assessment in morphea using color Doppler ultrasound. J Am Acad Dermatol. 2011;65(5):942-8.
18. Wortsman X, Wortsman J. Clinical usefulness of variable-frequency ultrasound in localized lesions of the skin. J Am Dermatology. 2010;62(2):247-56.
19. Plaza JA, Prieto VG. Inflammatory skin conditions. Mod Surg Pathol. 2009;2:1843-89.
20. Schwartz RA, Nervi SJ. Erythema nodosum: a sign of systemic disease. Am Fam Physician. 2007;75(5):695-700.
21. Wortsman X, Jemec GBE. Real-time compound imaging ultrasound of hidradenitis suppurativa. Dermatologic Surg. 2007;33(11):1340-1342
22. Am K, Cronin P. MRI features of hidradenitis suppurativa and review of the literature. Abdom Imaging. 2005;185:1201-4.

14

# ULTRASSONOGRAFIA DO APARELHO UNGUEAL

Luciana Zattar
Renato Sernik

## INTRODUÇÃO

### Definição

A unha é um anexo cutâneo com importância funcional e estética.

### Achados clínicos

As patologias ungueais se manifestam com alterações diversas na coloração, nas placas e nas regiões periungueais. Várias são as causas implicadas, como: infecciosas (50% das alterações são por onicomicose), traumáticas, tumorais , entre outras. Perfazem um desafio diagnóstico por sua complexidade anatômica, pequeno tamanho e manifestações clínicas inespecíficas.

### Achados de imagem

Os diferentes métodos de avaliação radiológicos desempenham papel importante na avaliação ungueal, permitindo a caracterização e diferenciação das lesões, e possuem particularidades, que incluem:

- **Radiografia simples e tomografia computadorizada**: importantes na avaliação da presença de calcificações e alterações ósseas secundárias, sendo limitados no estudo do leito ou aparelho ungueal (Figura 1).

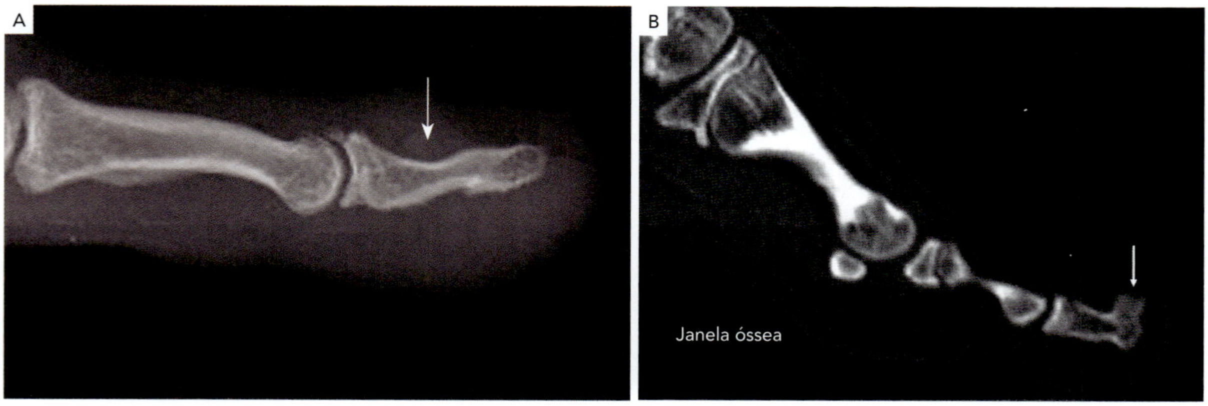


FIGURA 1 (A) Radiografia simples, em perfil, demonstrando aumento de partes moles de aspecto nodular na topografia da prega ungueal proximal do terceiro quirodáctilo, com tênue calcificação em seu interior (seta). (B) Tomografia computadorizada do hálux, plano sagital, apresentando exostose óssea na falange distal (seta).

- **Ressonância magnética:** método com ótima resolução anatômica, mas, além de necessitar de bobina específica e equipamentos de alto campo (3-7 Tesla) com cortes finos ou volumétricos, apresenta indefinição das placas na maioria dos casos (Figura 2).
- **Ultrassonografia:** considerada o método de escolha para a avaliação ungueal, são necessários operadores experientes, além de aparelhos de alta resolução, já disponíveis comercialmente, contando com transdutores de alta resolução com frequência de até 33 MHz. Dentre suas principais características destacam-se:
  - Exame com alta disponibilidade e baixo custo.
  - Método não invasivo, proporcionando maior conforto ao paciente.
  - Possibilidade de execução de estudo dinâmico por meio de compressões, verificação de aderências e manobras de flexão e extensão dos dedos, além da possibilidade de comparações contralaterais.
  - Elevada resolução espacial, permitindo avaliar a origem (matriz, placa ou leito ungueal), dimensão e composição (sólida, cística ou mista) das lesões e possíveis recorrências. O Doppler colorido demonstra a vascularização dos processos expansivos e a atividade inflamatória em doenças reumatológicas.

# ANATOMIA UNGUEAL

O aparelho ungueal é parte integrante da polpa digital, possuindo anatomia complexa, abordada no Capítulo 3.

# PRINCIPAIS DOENÇAS

As afecções ungueais podem ser didaticamente divididas em doenças congênitas, de crescimento, tumorais, inflamatórias e traumáticas (Figura 3).

> Importante: drogas e medicamentos podem causar alterações nas unhas – *sempre questionar o paciente.*

## Variantes anatômicas, doenças congênitas e genéticas

Este grupo heterogêneo de doenças geralmente não necessita de avaliação ultrassonográfica, incluindo variantes anatômicas como o mau alinhamento, a fibrose cística, o tumor fibroso pseudodigital, a alopecia areata e a ictiose.

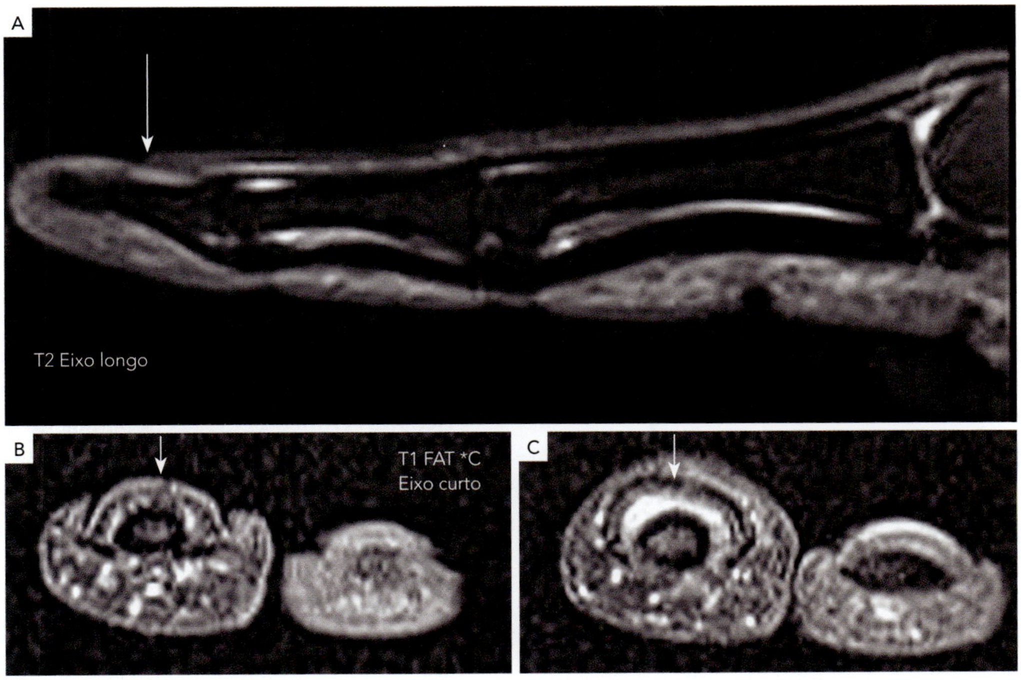


FIGURA 2 Imagens de ressonância magnética do aparelho ungueal (setas) ponderadas em T2 (A: eixo longo) e T1 com saturação de gordura pós-contraste (B e C: eixo curto distal e proximal, respectivamente).

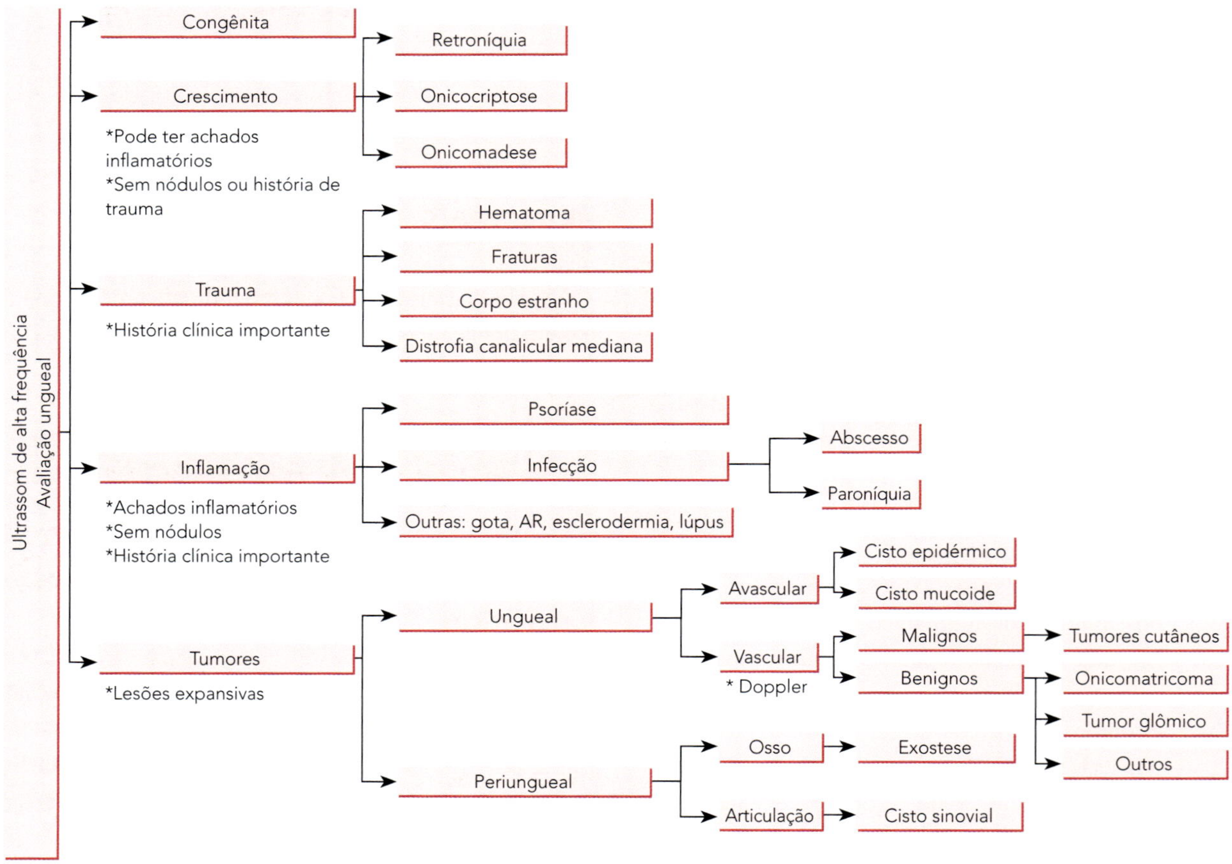


FIGURA 3 Esquema da avaliação ungueal e suas principais afecções. AR: Artrite reumatoide.

## Alterações de crescimento

As alterações de crescimento das unhas podem ocorrer por parada/interrupção de seu desenvolvimento, presente na onicomadese ou por projeções anormais das placas aos tecidos periungueais, causando paroníquias ou, popularmente, a "unha encravada", que incluem a onicocriptose e a retroníquia.

### Onicocriptose

- **Definição:** crescimento lateral/periungueal anormal das placas ungueais em direção ao periníquio, que pode estar relacionada a fatores genéticos, a alterações no formato da unha (como unhas curvas) ou a corte inadequado e má higiene.
- **Achados clínicos:** geralmente cursa com dor e achados inflamatórios com paroníquia/"corpo esponjoso", mais comumente no hálux.
- **Achados ultrassonográficos:** observa-se insinuação da placa ungueal para o interior do periníquio, com espessamento da pele e redução da ecogenicidade relacionado ao edema/processo inflamatório circunjacente. Caracteriza-se a placa ungueal hiperecogênica envolvida pelo periníquio. Na fase aguda pode ser encontrado aumento de vascularização caracterizada por hiperfluxo ao Doppler (Figura 4).

### Retroníquia

- **Definição:** crescimento posterior anormal das placas ungueais em direção à prega ungueal proximal.
- **Achados clínicos:** cursa com parada do crescimento das unhas com paroníquia crônica proximal.
- **Achados ultrassonográficos:** existem três critérios diagnósticos (Figura 5), sendo necessária a presença de pelo menos dois para a confirmação da doença (Figuras 6 e 7):

1. Halo hipoecogênico ao redor da placa ungueal proximal (sempre presente).
2. Distância da origem da placa à base da falange distal menor ou igual a 5,1 mm no hálux e polegar ou quando na comparação com o lado contralateral normal a diferença das distâncias é maior que 0,5 mm.

3 Espessamento da prega proximal no hálux maior ou igual a 1,9 mm em mulheres e 2,2 mm em homens, ou quando na comparação com o lado contralateral normal a diferença das distâncias é maior que 0,3 mm.

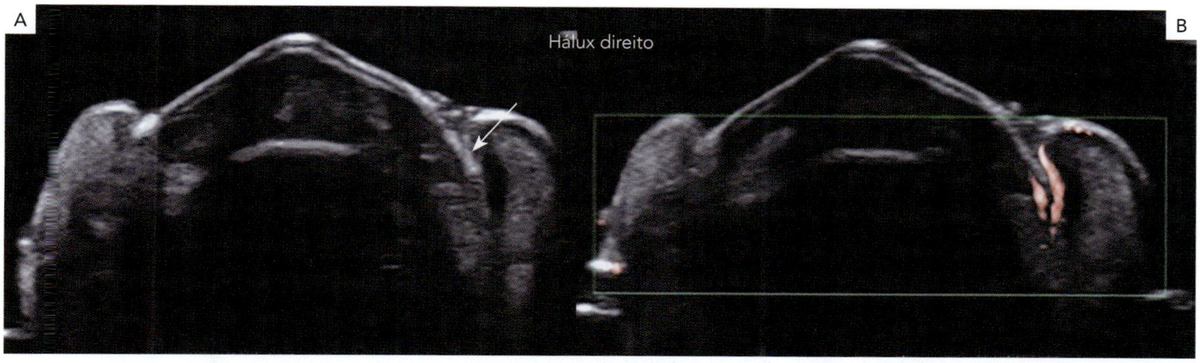


FIGURA 4 Imagens de ultrassom (24 MHz), plano transversal – eixo curto, demonstrando onicocriptose, caracterizada pelo crescimento lateral anormal da placa ungueal representada por imagem linear hiperecogênica (seta) envolta pelo periníquio, que se mostra espessado e hipoecogênico. Presença de hiperfluxo periungueal ao Doppler relacionado ao processo inflamatório. (A) Modo B. (B) Doppler SMI.

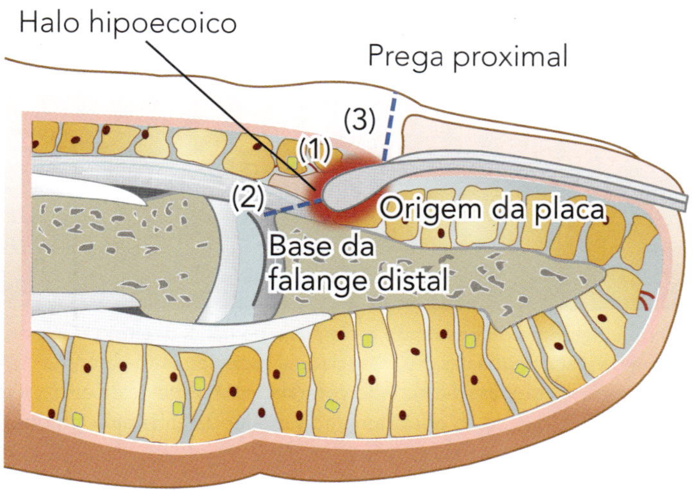


FIGURA 5 Ilustração dos critérios diagnósticos para retroníquia: (1) halo hipoecogênico ao redor da placa ungueal; (2) distância da origem da placa à base da falange distal; (3) espessamento da prega proximal.

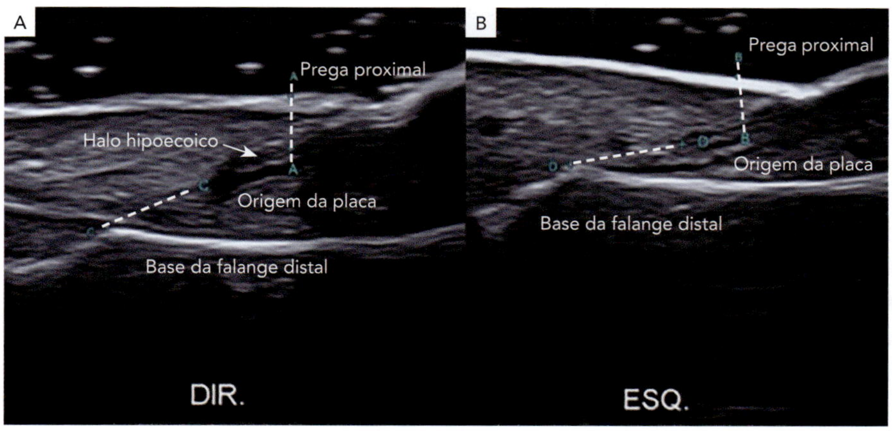


FIGURA 6 Imagens comparativas de ultrassom (modo B 24 MHz) demonstrando retroníquia no hálux direito, caracterizada pela presença de halo hipoecogênico na origem da placa ungueal associada a tênue espessamento da prega ungueal proximal. A diferença das distâncias das placas (D-C) à base das falanges distais dos háluces é de 0,9 mm, e do espessamento da prega ungueal proximal (A-B) é de 0,3 mm. (A) Patológico (DIR.). (B) Contralateral normal (ESQ.).

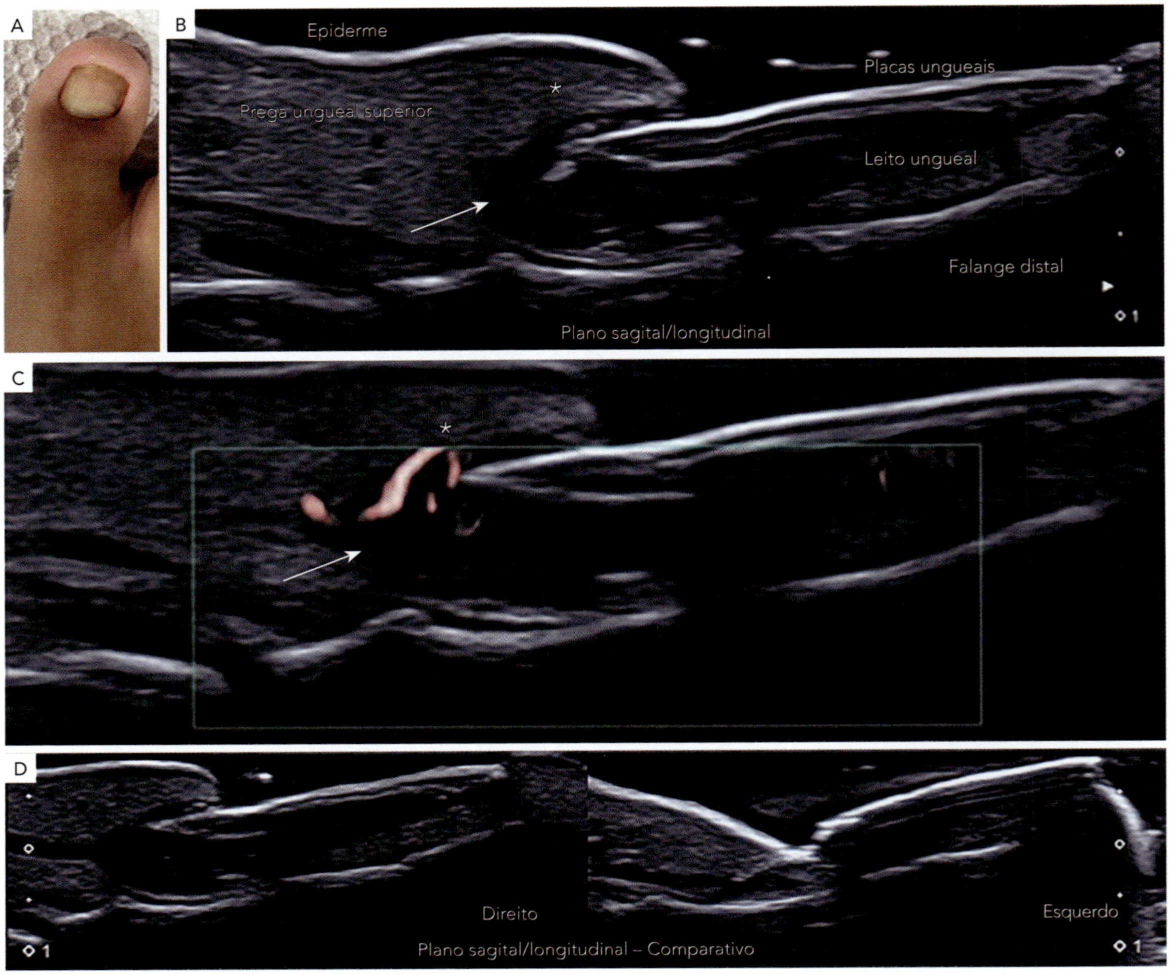


FIGURA 7 Imagens clínica (A) e de ultrassom demonstrando retroníquia no hálux direito, caracterizada pela presença de exuberante halo hipoecogênico na origem da placa ungueal (setas) associado a espessamento da prega ungueal proximal (*) (B: modo B e C: Doppler SMI 24 MHz, eixo longo). Em comparação ao lado contralateral normal (esquerdo), a distância da origem da placa ungueal à base da falange distal está maior, devido ao deslocamento superior da unha pelo importante processo inflamatório (D: modo B 24 MHz).

## Onicomadese

- **Definição:** parada temporária do crescimento ungueal, que resulta no descolamento da placa em relação ao leito ungueal. Está relacionada a causas inflamatórias e infecciosas.
- **Achados clínicos:** cursa com parada do crescimento das unhas por 1-2 semanas com separação, elevação e descolamento da placa na base da unha. A nova unha cresce sem conexão com a unha anterior, sendo mais comum no hálux.
- **Achados ultrassonográficos:** o descolamento da placa em relação ao leito ungueal determina sombra acústica posterior, que pode estar associada a espessamento e perda do padrão bilaminar das placas. Ocorre segmentação persistente da placa ungueal, com o surgimento de nova placa ungueal proximal, que pode ter sinais inflamatórios circunjacentes como: halo hipoecogênico, hipoecogenicidade e aumento da espessura do leito/matriz, com *gap* em relação à unha antiga (Figura 8). Retroníquia pode estar presente concomitantemente.

## Trauma

As alterações traumáticas da unha incluem lesões contusionais, avulsivas e com solução de continuidade, que podem associar-se a fratura das placas. Dentre os principais achados ultrassonográficos destacam-se: o hematoma, os corpos estranhos e sequelas como fissura/distrofia canalicular mediana.

### Hematoma

- **Definição:** acúmulo de sangue geralmente no leito ungueal, que pode ser permeativo ou formar coleção, por trauma contusional recente ou microtraumas/trauma de pequeno impacto (como o uso de sapatos apertados).

- **Achados clínicos:** cursa com coloração arroxeada/escura da unha e geralmente com histórico de trauma recente.
- **Achados ultrassonográficos:** os achados variam de alteração da ecogenicidade/espessamento do leito ungueal com margens indistintas (hipo, hiper ou anecoico) (Figura 9) a coleções anecoicas e septadas (Figura 10). Dependendo da intensidade do trauma, pode apresentar espessamento e hipoecogenicidade da placa ungueal e fratura da falange distal.

A ultrassonografia é importante para detectar o aumento do hematoma e guiar o tratamento (conservador ou com perfuração das placas ungueais). Fornece informações importantes para conduta conservadora quando:

- Hematoma menor que 25-50% da área do leito ungueal.
- Ausência de fraturas (cortical óssea íntegra).

**Importante**: hematomas subungueais podem mimetizar lesões melanocíticas – *a ultrassonografia pode detectar e diferenciar lesões nodulares.*

## Fissura/distrofia canalicular mediana

- **Definição:** fissura geralmente relacionada à trauma na matriz, eventualmente pode ter origem familiar ou estar relacionada a drogas/medicações.
- **Achados clínicos:** cursa com depressão cupuliforme, sulco ou divisão longitudinal da placa ungueal.
- **Achados ultrassonográficos:** observa-se geralmente alteração da espessura e hipoecogenicidade da porção central da prega e/ou leito ungueal acompanhada por hipovascularização. A placa ungueal pode apresentar espessamento focal com indefinição, irregularidade ou descontinuidade (Figura 11).

**Importante**: pode ser manifestação de tumores (melanoma), geralmente desaparecendo se a causa for removida.

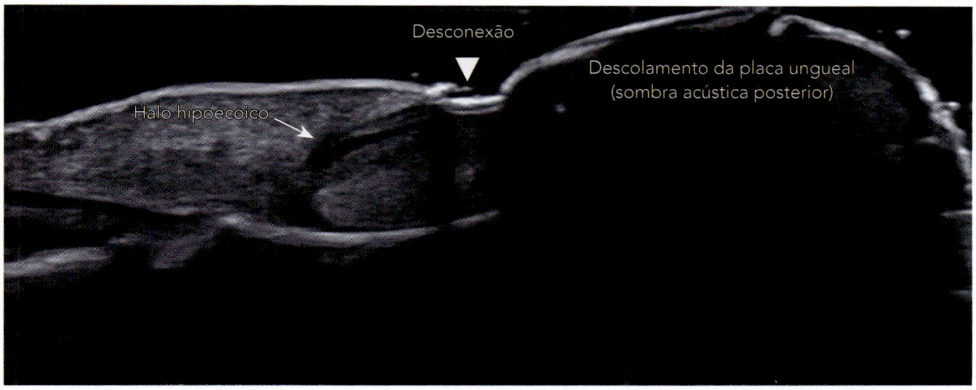


FIGURA 8 Imagem de ultrassom (modo B 24 MHz), plano longitudinal/eixo longo, demonstrando onicomadese no hálux direito, caracterizada por descolamento da placa ungueal com consequente sombra acústica posterior. Nova placa ungueal proximal associada a halo hipoecogênico (seta) pode ser notada, com desconexão em relação à unha antiga (cabeça de seta).

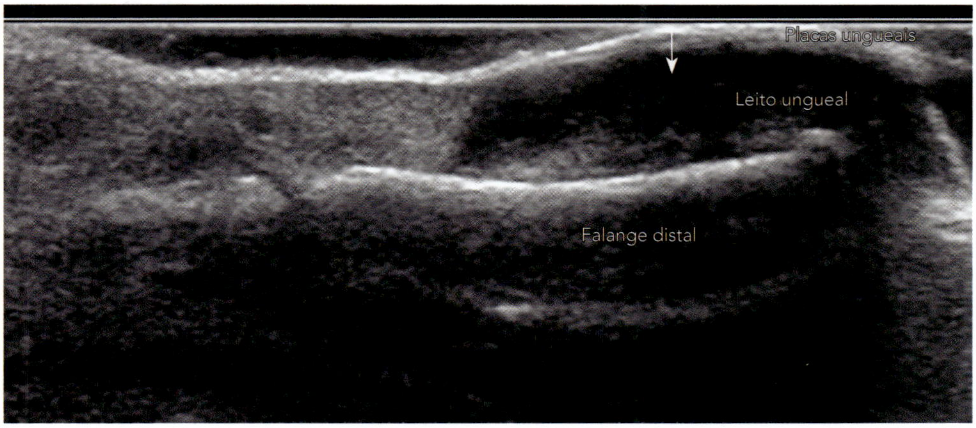


FIGURA 9 Imagem de ultrassom (modo B 17 MHz), plano sagital/longitudinal, demonstrando hematoma ungueal permeativo, caracterizado por espessamento difuso do leito ungueal com discreta hiperecogenicidade (seta), sem coleções.

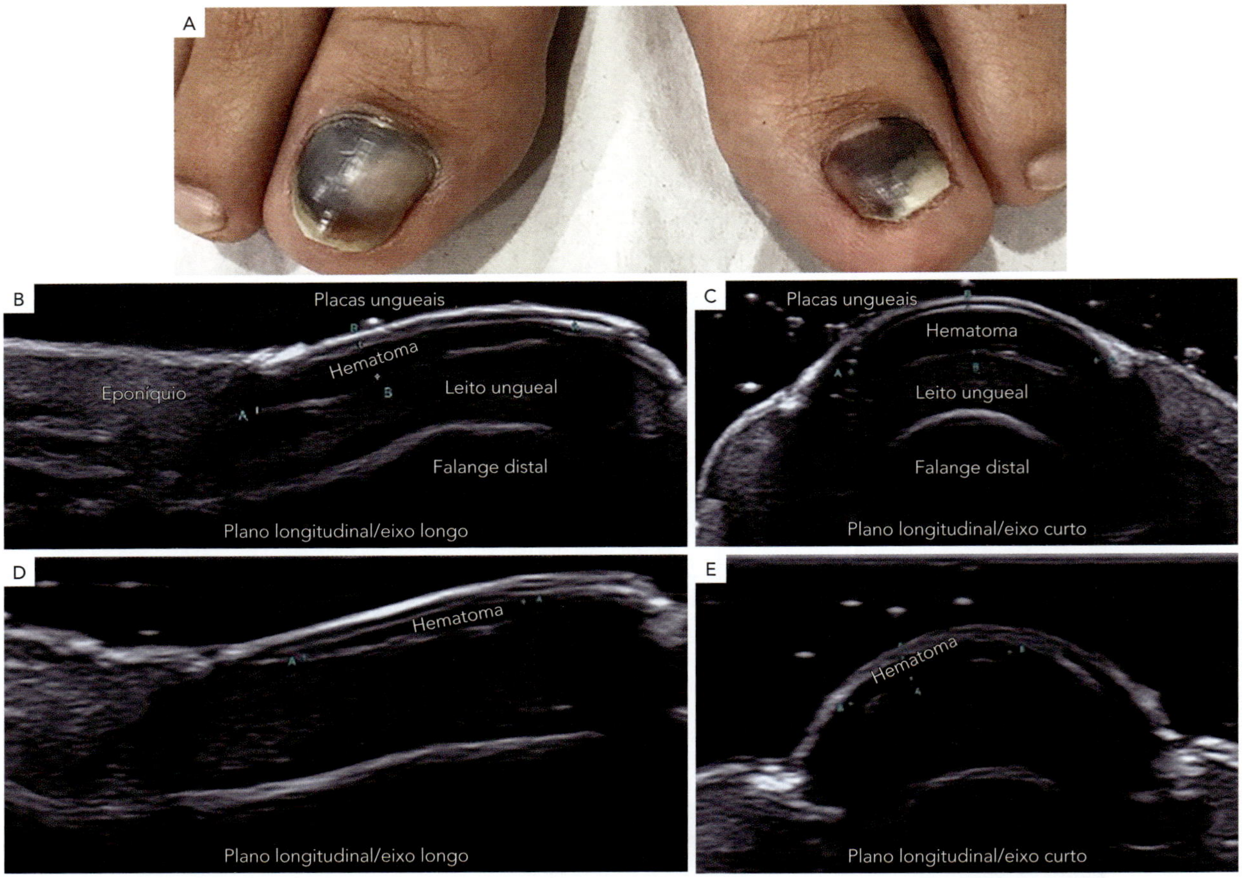


FIGURA 10 Imagem clínica (A) e de ultrassom (modo B 24 MHz) demonstrando hematomas ungueais bilaterais no hálux, caracterizados pela presença de coleções anecogênicas, superficiais, circunscritas e bem delimitadas nos leitos ungueais, logo abaixo das placas, maior à direita. (B e C) Hálux direito. (D e E) Hálux esquerdo.

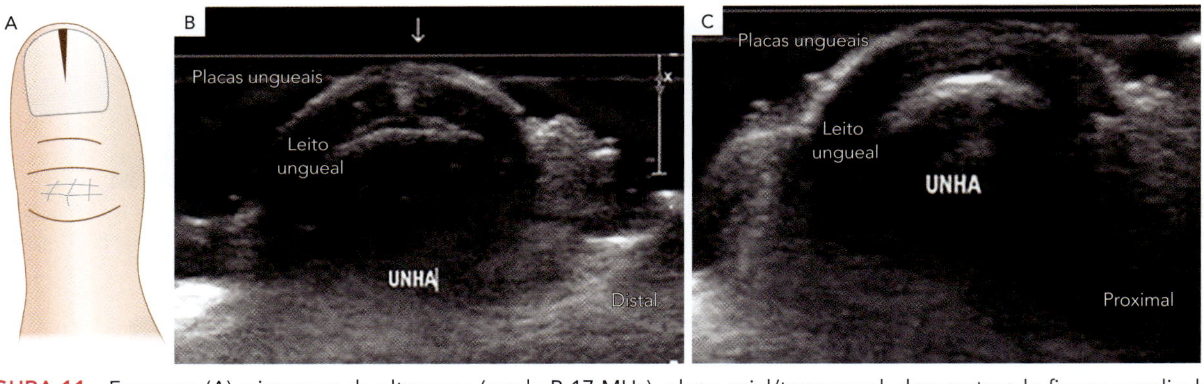


FIGURA 11 Esquema (A) e imagens de ultrassom (modo B 17 MHz), plano axial/transversal, demonstrando fissura canalicular mediana, caracterizada como discreta descontinuidade central da placa ungueal (B: seta) com indefinição proximal (C).

## Corpo estranho

- **Definição:** inclusão de material exógeno inerte ou não, geralmente após trauma, que pode representar também pequeno fragmento de unha.
- **Achados clínicos:** cursa com formação nodular granulomatosa e dolorosa ou com paroníquias de repetição.
- **Achados ultrassonográficos:** caracteriza-se por imagem hiperecogênica com sombra acústica posterior, principalmente se material inerte, associada a halo hipoecogênico inflamatório e aumento da vascularização periférica ao Doppler colorido (Figura 12).

Outros métodos de imagem, como radiografia e tomografia computadorizada, podem auxiliar na identificação e caracterização do material (Figura 13).

### Fratura

- **Definição:** descontinuidade completa das placas ungueais frequentemente associada a lesão da matriz e/ou do leito ungueal. Geralmente os traumas de mão são do tipo ocupacional em adultos e por esmagamento em crianças.
- **Achados clínicos:** evolui com hematomas por lesão contusa a lacerações com solução de continuidade.
- **Achados ultrassonográficos:** descontinuidade das placas ungueais com halo hipoecogênico inflamatório na placa proximal, espessamento do eponíquio ou da prega proximal (Figura 14). Pode ter soluções de continuidade da matriz/leito ungueal se o trauma for aberto. Fratura da cortical óssea da falange distal pode estar presente (Figura 15).

> Tomografia computadorizada e radiografias estão indicadas para melhor caracterização de fraturas da falange distal quando houver suspeita.

## Inflamação/infecção

As alterações inflamatórias que acometem as unhas podem ser de origem infecciosa, como a onicomicose, paroníquias e abscessos subungueais, ou relacionadas a doenças reumáticas e autoimunes, como a psoríase, a artrite reumatoide, a esclerodermia, a dermatomiosite/calcinose e o lúpus. Serão abordadas a seguir as causas principais e mais comuns na prática.

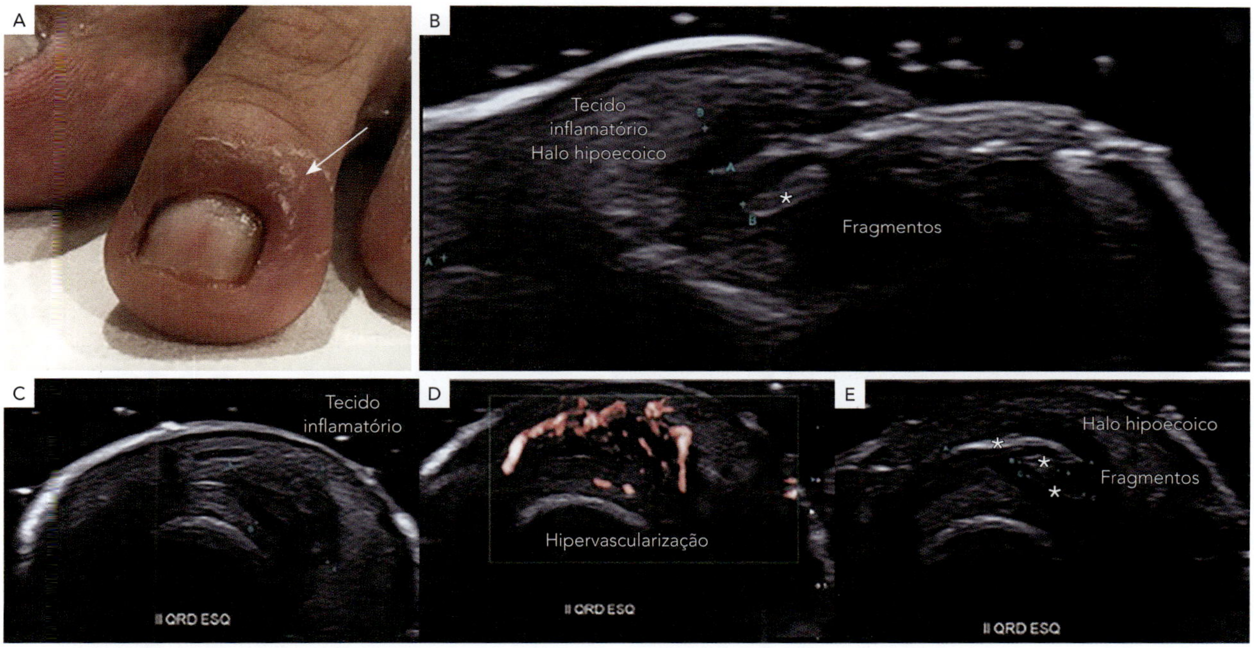


FIGURA 12 Imagem clínica (A) e de ultrassom (24 MHz) de paroníquia crônica lateral no segundo dedo, caracterizando-se fragmentos hiperecogênicos (*) adjacentes à borda proximal da placa ungueal, associados a halo hipoecogênico com aumento da vascularização periférica ao Doppler. (B) Plano longitudinal/eixo logo, modo B. (C a E) Plano transversal/eixo curto, modo B (C e E) e Doppler SMI (D).

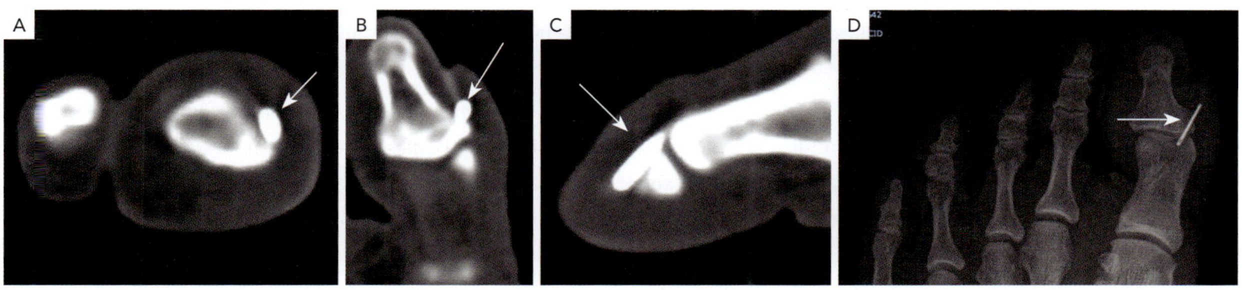


FIGURA 13 Imagens de tomografia computadorizada (TC) em partes moles e radiografia simples demonstrando corpo estranho metálico (setas: fragmento de agulha) junto ao contorno medial da base da falange distal do hálux, determinando paroníquia de repetição. TC do dedo com janela em partes moles, em plano axial (A), coronal (B) e sagital (C). (D) Radiografia simples.

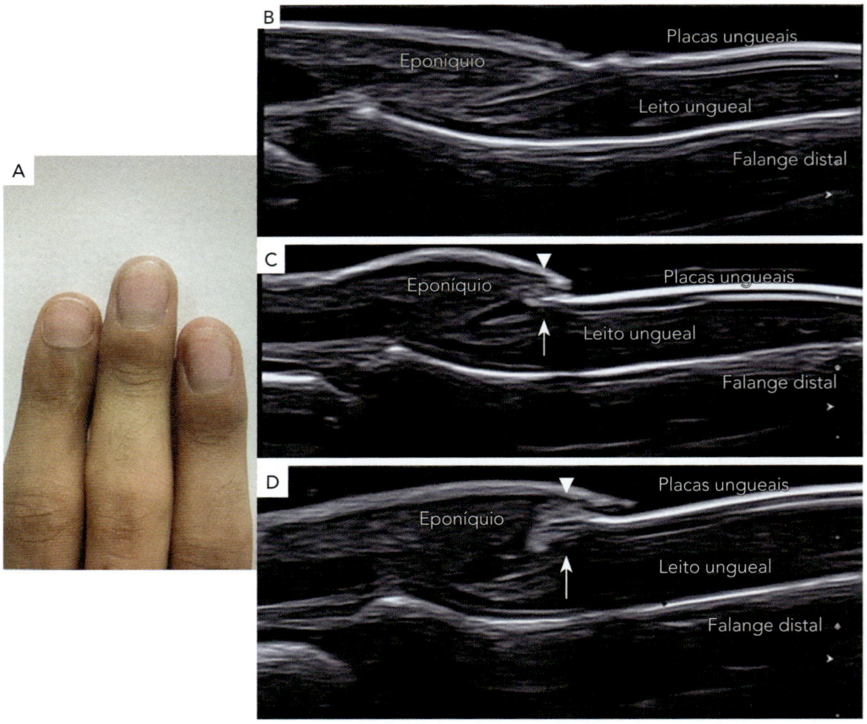


FIGURA 14 Imagens clínica (A) e de ultrassom (modo B 24 MHz), plano longitudinal/eixo longo, de adolescente com história de trauma por esmagamento, demonstrando fratura das placas ungueais do terceiro e quarto quirodáctilos (QRD) da mão direita, caracterizadas por descontinuidade das placas ungueais (setas) associada a espessamento das pregas proximais (cabeças de seta). Não foram observadas fraturas ósseas. (B) II QRD. (C) III QRD. (D) IV QRD.

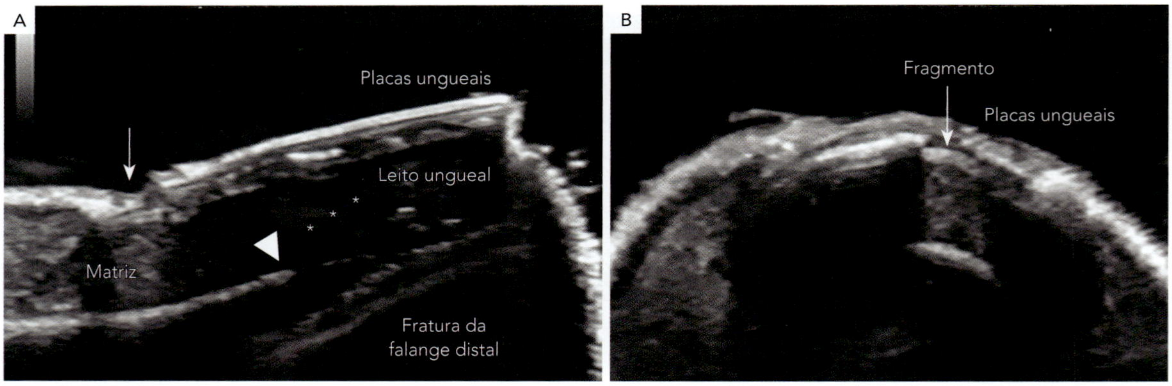


FIGURA 15 Imagens de ultrassom (modo B 17 MHz) demonstrando fratura da placa ungueal, com descontinuidade da placa e pequenos fragmentos (setas), associada a fratura óssea da falange distal (cabeça de seta) e hematoma no leito ungueal (*). (A) Plano sagital/longitudinal. (B) Plano axial/transversal.

## Paroníquia

- **Definição:** processo inflamatório, agudo ou crônico, das pregas e tecidos ao redor da unha que pode ser causada por infecção ou invasão bacteriana.
- **Achados clínicos:** cursa com espessamento e sinais flogísticos ao redor das unhas, comumente relacionados a soluções de continuidade nas cutículas.
- **Achados ultrassonográficos:** na imagem aparece como espessamento e hipoecogenicidade dos tecidos periungueais com aumento da vascularização ao Doppler, e pode se associar a hipoecogenicidade do leito ungueal, com aumento da vascularização (Figuras 16 e 17).

> **Importante:** sempre realizar a comparação contralateral para detecção de alterações subclínicas, e questionar sobre o uso de medicações que podem causar paroníquias (Figura 18).

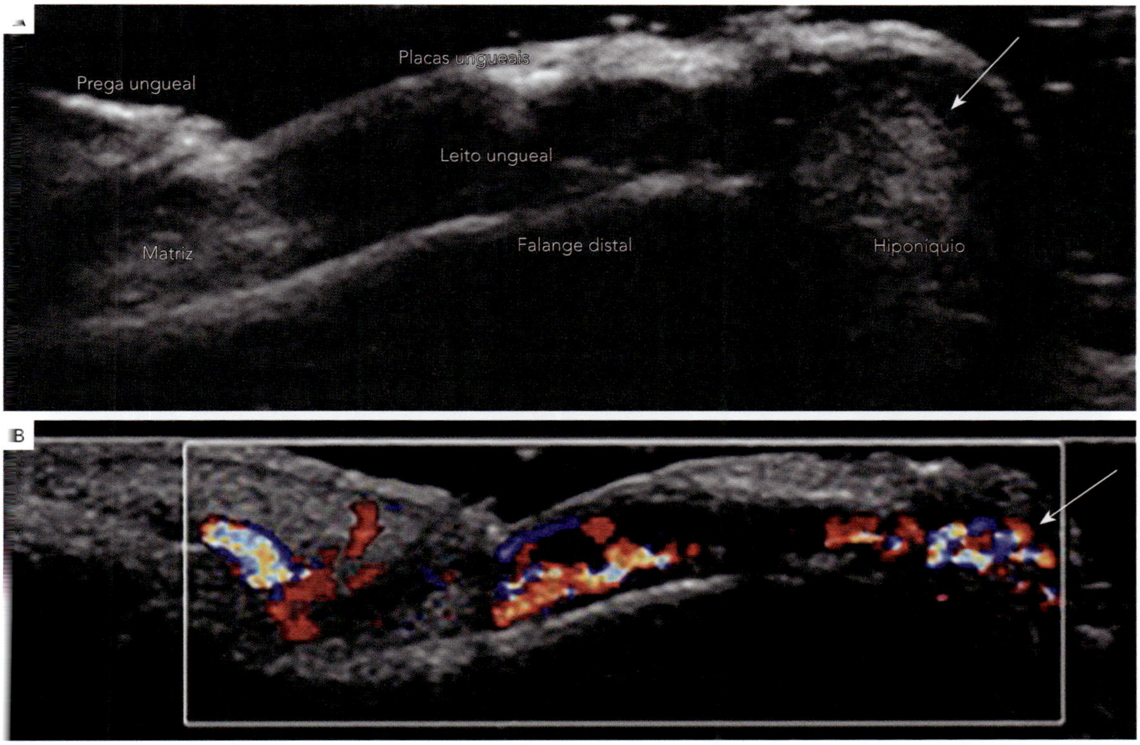


FIGURA 16 Imagens de ultrassom (A: modo B e B: Doppler colorido, 17 MHz), plano longitudinal/eixo longo, demonstrando paroníquia caracterizada por espessamento e heterogeneidade da ecotextura do hiponíquio (setas) com aumento da vascularização ao Doppler colorido.

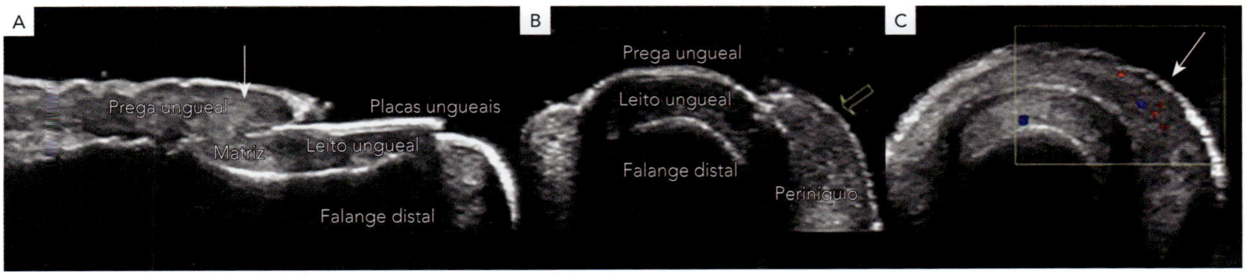


FIGURA 17 Imagens de ultrassom (17 MHz) de polegar esquerdo demonstrando paroníquia caracterizada por espessamento e heterogeneidade das pregas ungueais proximal e lateral (setas) associada a discreto aumento da vascularização ao Doppler. (A) Modo B, eixo longitudinal/sagital. (B) Modo B e (C) Doppler colorido, eixo axial/transversal.

## Abscesso

- **Definição:** infecção do leito ungueal com formação de coleção purulenta.
- **Achados clínicos:** sinais flogísticos e espessamento do aparelho ungueal com possível drenagem de secreção.
- **Achados ultrassonográficos:** o abscesso aparece como coleção hipoecogênica/anecoica, com espessamento e aumento da vascularização do leito ungueal/periungueal (Figuras 19 e 20). Pode apresentar trajeto fistuloso periungueal associado a bolhas gasosas, que se caracterizam por imagens puntiformes hiperecogênicas com reverberação acústica posterior.

> A ultrassonografia pode fornecer informações relevantes para a conduta como a presença, localização e tamanho de coleção. Na suspeita de acometimento ósseo com osteomielite indica-se ressonância magnética, sendo a radiografia simples e a tomografia computadorizada menos sensíveis para o diagnóstico precoce.

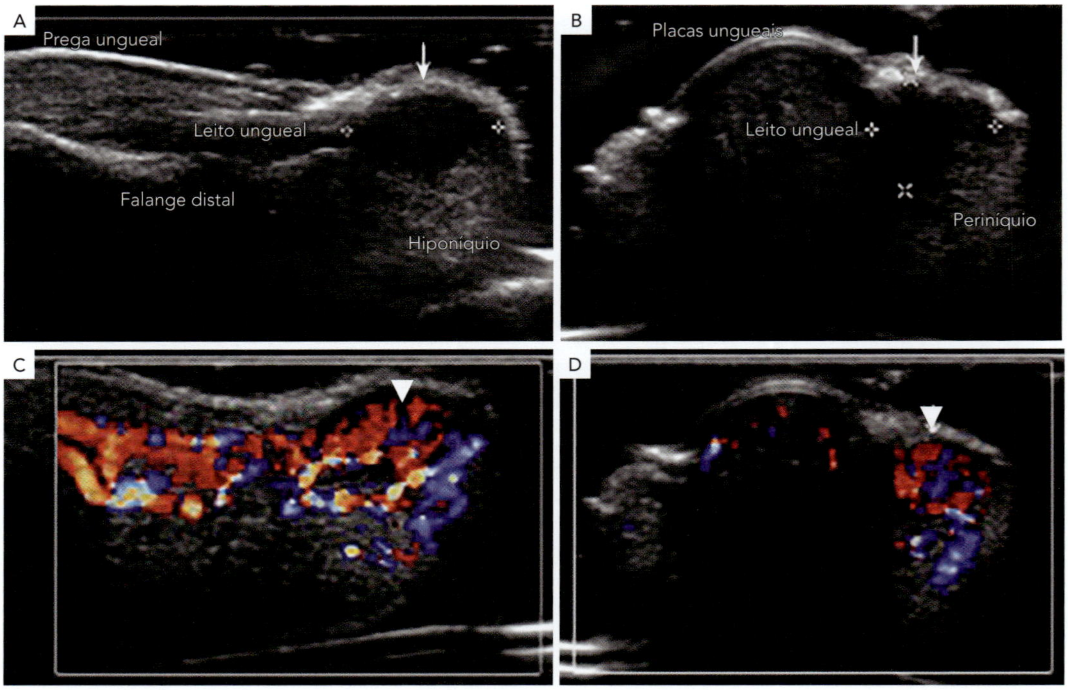


FIGURA 18 Imagens de ultrassom (A e B: modo B e C e D: Doppler colorido 17 MHz) demonstrando paroníquia induzida por isotretinoína, caracterizada por alteração da ecogenicidade do periníquio (setas) com imagem anecogênica e aumento da vascularização ao Doppler (cabeças de seta). (A e C) Plano longitudinal, eixo longo. (B e D) Plano transversal, eixo curto.

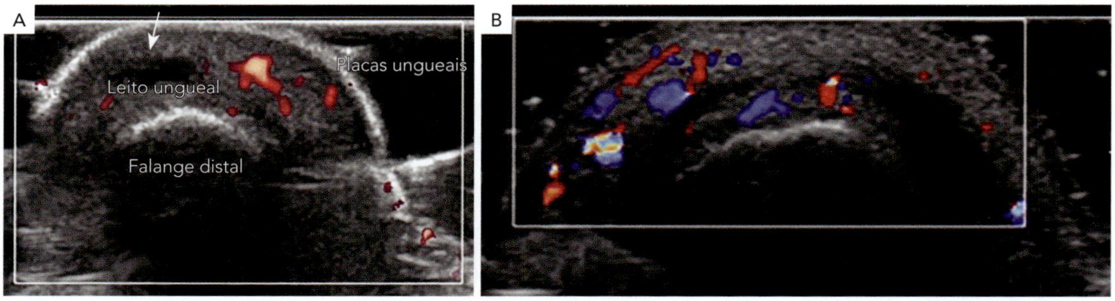


FIGURA 19 Imagens de ultrassom (Doppler colorido 17 MHz), plano transversal/eixo curto distal (A) e proximal (B), demonstrando abscesso subungueal, caracterizado por coleção purulenta anecogênica (seta) com aumento da vascularização do leito ungueal ao Doppler.

## Psoríase

- **Definição:** doença inflamatória crônica autoimune que afeta pele, unhas, ênteses e articulações. O acometimento da unha é muito comum (50-90% dos indivíduos), estando geralmente associado a lesões cutâneas (em somente 5% dos casos a unha se altera sem envolvimento da pele). Quando a doença cursa com artrite (aproximadamente 10-20% dos casos), lesões do aparelho ungueal estão presentes em 80% dos doentes.
- **Achados clínicos:** apresenta amplo espectro clínico, com onicólise, hiperqueratose a descoloração.
- **Achados ultrassonográficos:** podem ser encontrados antes das manifestações clínicas ou em estados subclínicos, caracterizados por: espessamento e aumento da vascularização do leito ungueal, alteração das placas ungueais, desde perda de definição da placa ventral a áreas focais hiperecogênicas, até irregularidade e espessamento. Em casos mais graves ou avançados o acometimento passa a ser difuso, envolvendo também a placa dorsal, evidenciado pela ondulação ungueal (Figuras 21 a 23).

**Importante:** alterações ungueais estão relacionadas à maior duração de doença e a risco de artrite de interfalangianas distais (o acometimento ungueal pode ser preditor de artrite) – sempre avaliar as articulações e as ênteses.

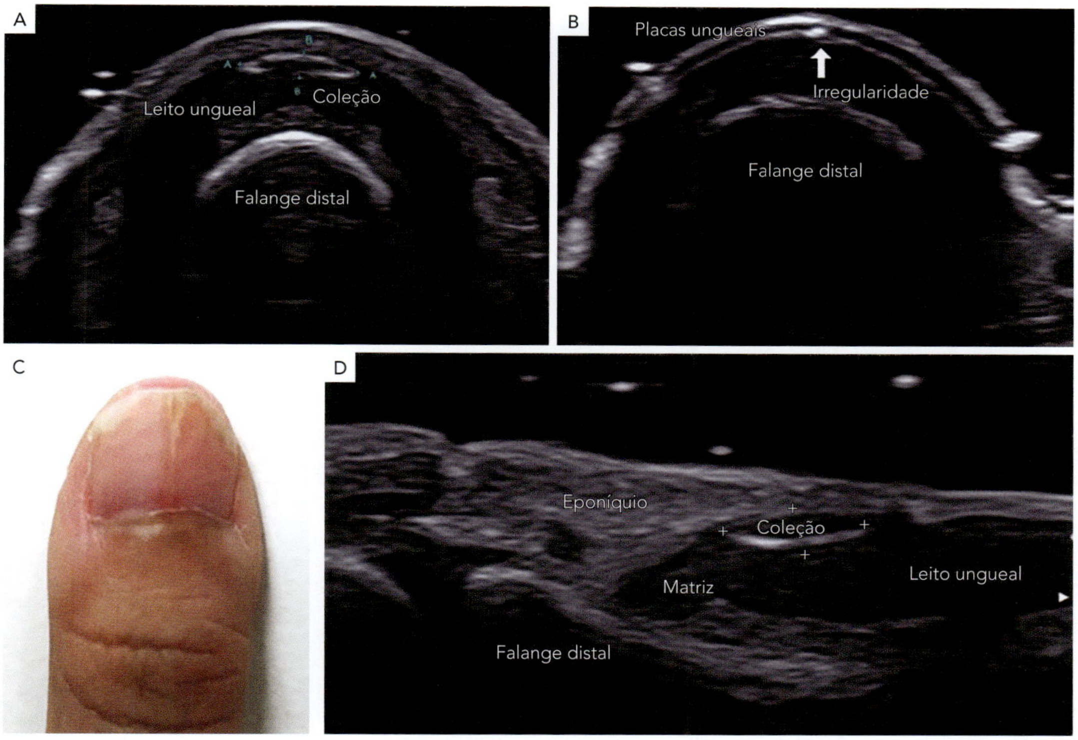


FIGURA 20 Imagens clínica e de ultrassom (modo B 24 MHz) de paciente com história de drenagem de secreção recente, evoluindo com deformidade ungueal. Na ultrassonografia, observa-se pequeno abscesso subungueal caracterizado por imagem ovalada anecoica (coleção), determinando irregularidade distal da placa ungueal (seta). (A e B) Plano transversal/eixo curto. (C) Imagem clínica. (D) Plano longitudinal/eixo longo.

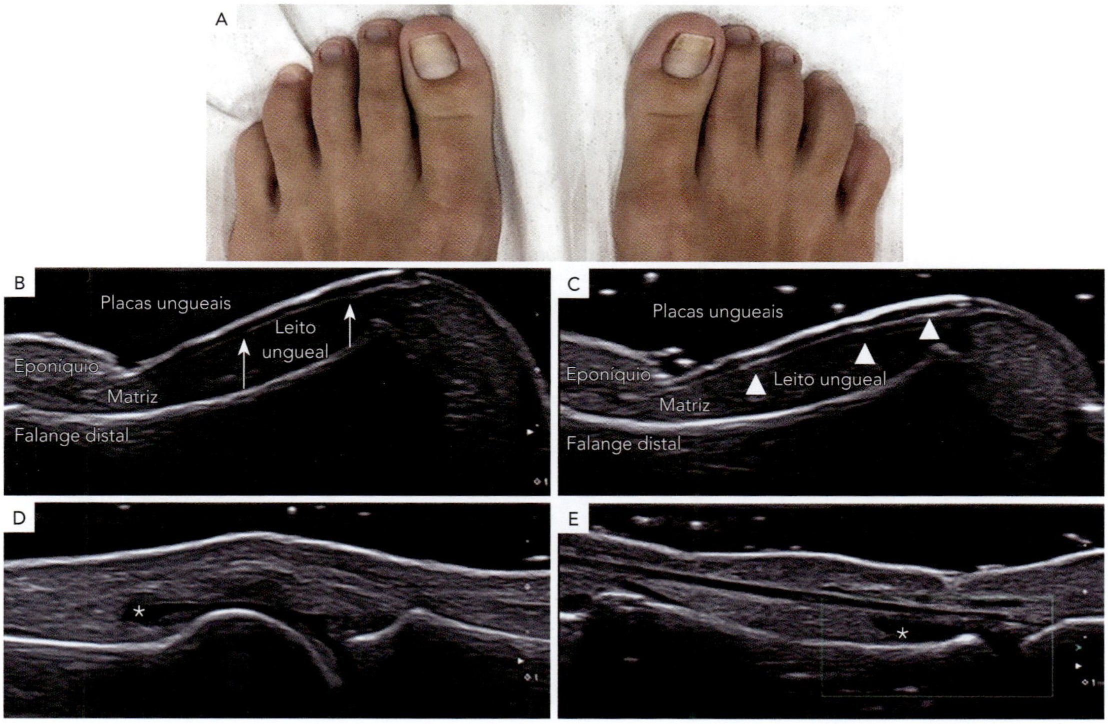


FIGURA 21 Imagens clínica e de ultrassom (modo B e Doppler SMI 24 MHz), plano longitudinal/eixo longo, demonstrando psoríase ungueal incipiente. Paciente jovem com história de irregularidades crônicas das placas ungueais com discreta hiperqueratose, tratada como onicomicose. Observam-se sinais incipientes de psoríase ungueal caracterizada por áreas de perda de definição da placa ventral (setas) e diminutos depósitos hiperecogênicos (cabeças de seta). Derrame articular nas articulações interfalangianas e metatarsofalangianas dos háluces (*), possivelmente relacionado a artrite. (A) Imagem clínica. (B) Hálux esquerdo. (C) Hálux direito. (D) Articulação metatarsofalangiana direita. (E) Articulação interfalangiana direita.

## Artrite reumatoide

- **Definição:** doença inflamatória autoimune caracterizada por artrite simétrica geralmente de pequenas articulações.
- **Achados clínicos:** além dos achados clássicos do envolvimento articular de punhos, mãos e pés, pode apresentar alterações no aparelho ungueal, sobretudo nos tecidos periungueais, além de roturas e atrofias tendíneas, erosões ósseas e redução dos espaços articulares.
- **Achados ultrassonográficos:** pode-se observar espessamento da prega ungueal proximal e do leito ungueal, que se mostra hipoecogênico com aumento da vascularização ao Doppler (Figura 24).

## Micose/onicomicose

- **Definição:** infecção fúngica do aparelho ungueal que pode acometer qualquer componente.

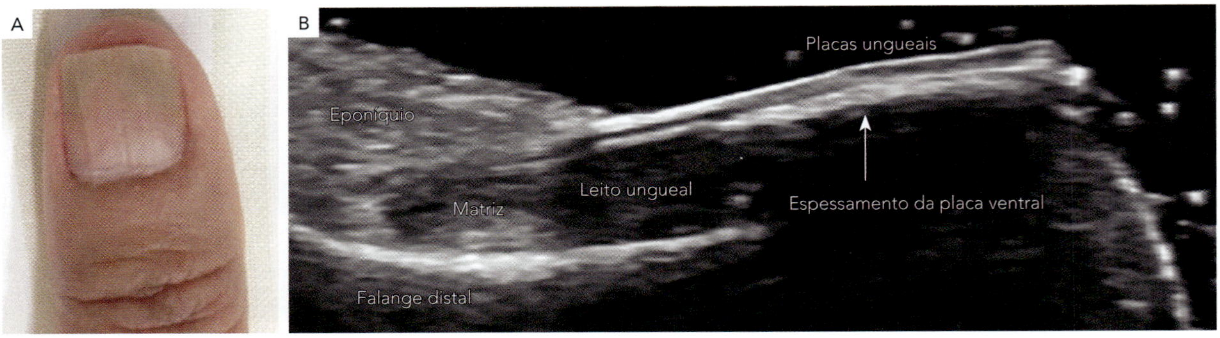


FIGURA 22 Imagens clínica (A) e de ultrassom (B: modo B 17 MHz), plano longitudinal/eixo longo, de paciente com psoríase ungueal leve caracterizada por depósitos hiperecogênicos com espessamento na placa ventral da unha.

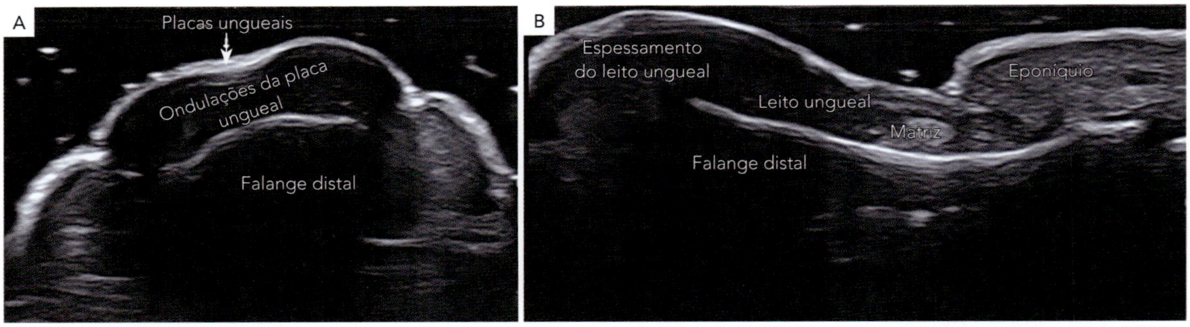


FIGURA 23 Psoríase ungueal crônica. Notar o espessamento difuso do leito ungueal acompanhado por ondulações das placas ungueais (seta). (A) Plano transversal/eixo curto. (B) Plano longitudinal/eixo longo.

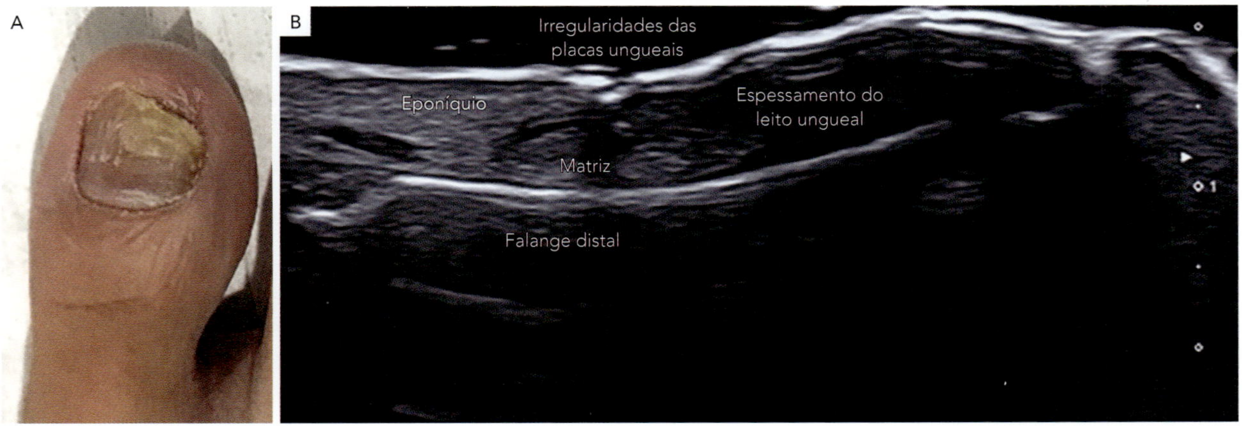


FIGURA 24 Imagens clínica (A) e de ultrassom (B: modo B 24 MHz), plano longitudinal/eixo longo, de paciente com artrite reumatoide, caracterizando acometimento do aparelho ungueal, com irregularidades das placas com hipoecogenicidade e espessamento do leito ungueal.

- **Achados clínicos:** cursa geralmente com onicólise e paroníquia ou com espessamento das placas ungueais.
- **Achados ultrassonográficos:** observa-se envolvimento das duas placas, com espessamento difuso, perda do espaço interplaca proximal e maior espessamento do leito ungueal (Figura 25). Descolamento e menor distância da placa ungueal à articulação interfalangiana distal podem ocorrer.

## Tumores

Inúmeras lesões expansivas (benignas ou malignas) podem acometer o aparelho ungueal, podendo ter origem nas unhas (tumores ungueais) ou nas estruturas adjacentes (tumores periungueais).

### Tumores ungueais benignos

Diversos tumores benignos podem originar-se no aparelho ungueal, destacando-se: o onicomatricoma, o tumor glômico, o tumor fibroso, os cistos mucosos, o perineuroma, o queratoacantoma, os granulomas e as verrugas.

#### Onicomatricoma

- **Definição:** tumor fibroepitelial, única neoplasia primária da matriz ungueal.
- **Achados clínicos:** principais características: xantoníquia, espessamento da lâmina ungueal, estriações e aumento da curvatura transversa.
- **Achados ultrassonográficos:** na ultrassonografia evidencia-se área de espessamento com a presença de estrutura hipoecogênica com pontos ou linhas hiperecogênicas de permeio, geralmente na região proximal do leito/matriz ungueal. Sua localização pode ser excêntrica com extensão interlaminar (Figuras 26 e 27). Ao Doppler é normalmente hipovascularizado.

#### Tumor glômico

- **Definição:** neoplasia benigna do corpo glômico, um hamartoma neuromioarterial, responsável pela termorregulação ungueal.
- **Achados clínicos:** a queixa principal é de dor por trauma leve ou alteração de temperatura e cor da unha, em 50% dos casos. Acomete geralmente adultos de 30-50 anos, mais comumente em quirodáctilos (95%), e proximal (64%) no leito ungueal, menos comumente pode acometer as porções média (9%) e distal (27%). Teste de Love: útil para localizar a lesão, positivo quando há dor ao se aplicar pressão com a ponta de um instrumento fino e rombo.
- **Achados ultrassonográficos:** apresenta-se como massa sólida, ovalada, hipoecogênica e bem definida no

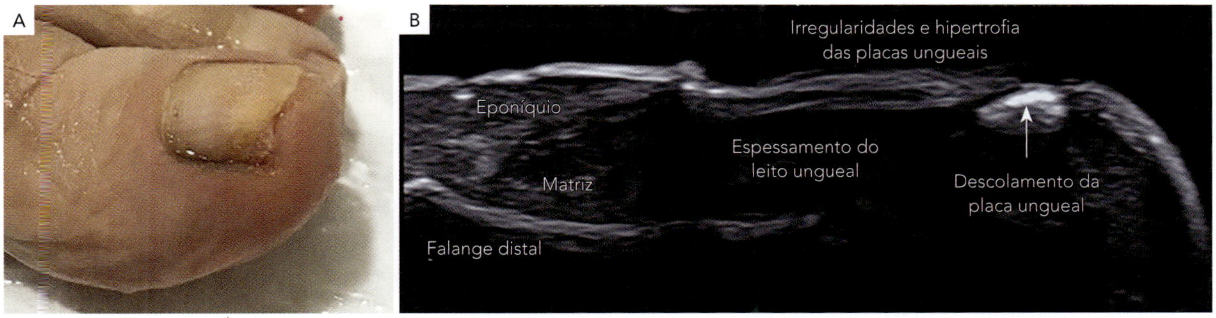


FIGURA 25 Imagens clínica (A) e de ultrassom (B: modo B 24 MHz), plano longitudinal/eixo longo, de paciente com onicomicose, notando-se irregularidades e espessamento das placas ventral e dorsal, com descolamento distal (seta), associado a espessamento e hipoecogenicidade do leito ungueal.

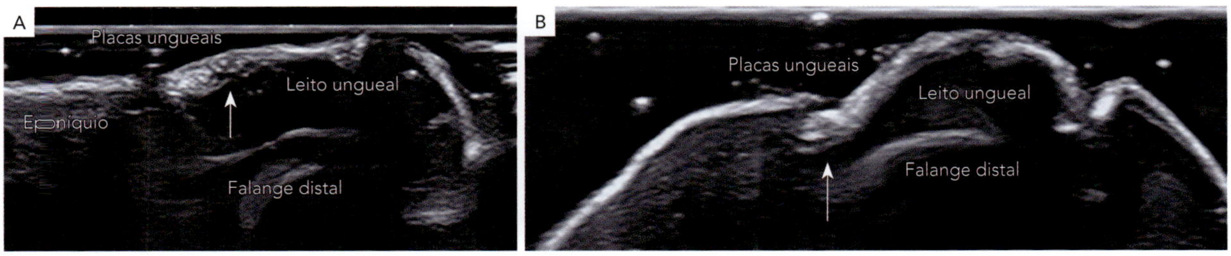


FIGURA 26 Imagens de ultrassom (modo B 24 MHz) de paciente com onicomatricoma, caracterizado por espessamento focal, excêntrico, na região proximal da placa ungueal, notando-se pontos/linhas hiperecogênicas em seu interior (seta). (A) Plano longitudinal/eixo longo. (B) Plano transversal/eixo curto.

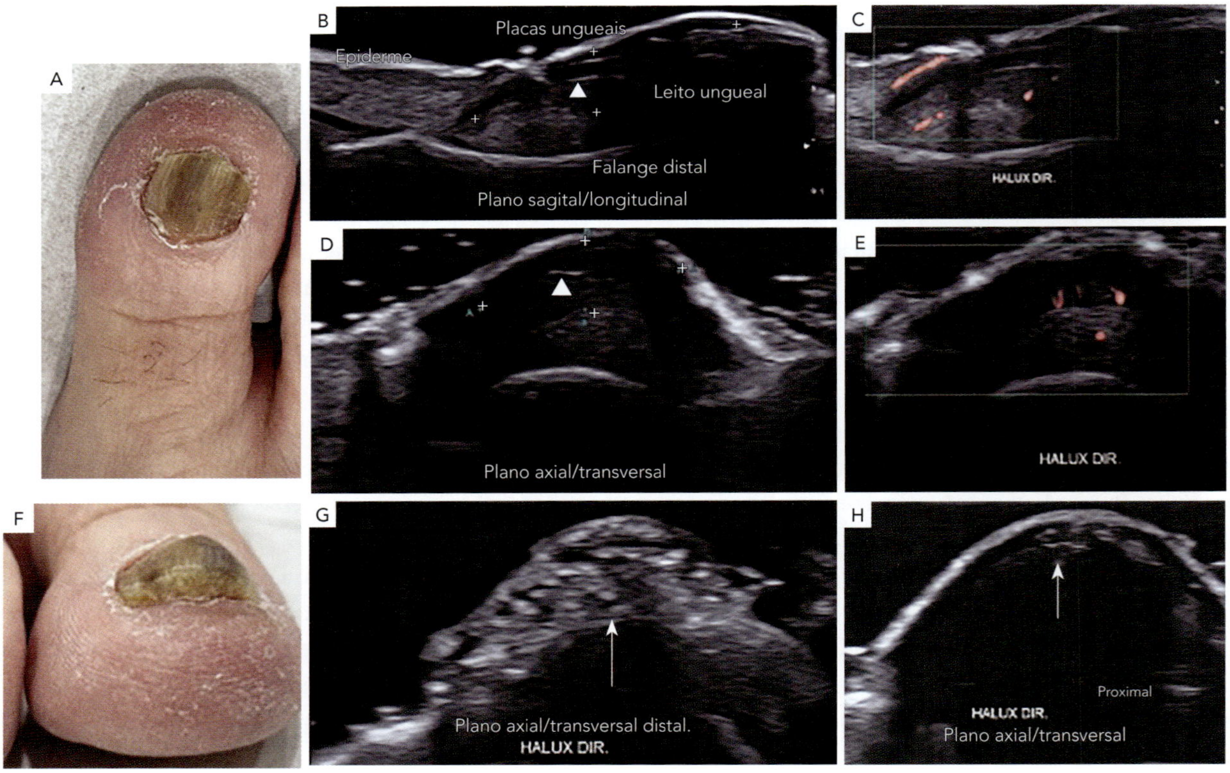


FIGURA 27 Imagens clínica (A e F) e de ultrassom (24 MHz) de paciente com onicomatricoma caracterizado por estrutura hipoecogênica (marcadores) proximal e excêntrica no leito ungueal, com extensão interlaminar, apresentando pontos (setas) e linhas hiperecogênicas (cabeças de seta) de permeio. (A) Modo B e (B) Doppler SMI, plano sagital/longitudinal. (D, G e H) Modo B e (E) Doppler SMI, plano axial/transversal.

leito ungueal, geralmente hipervascularizada (80%), com fluxo arterial de baixa resistência no Doppler colorido. Pode determinar remodelamento da cortical da falange (*erosão é menos comum*) (Figuras 28 e 29).

## Tumor fibroso

- **Definição:** faz parte do espectro das neoplasias fibrosas, sendo de origem congênita ou adquirida.
- **Achados clínicos:** cursa com alterações excêntricas no leito ou na região periungueal.
- **Achados ultrassonográficos:** na ultrassonografia visualiza-se formação nodular hipoecogênica, ovalada a fusiforme, excêntrica no leito ungueal (corno ungueal), determinando remodelação das placas e da cortical óssea (Figura 30). Geralmente é hipovascularizada, exceto nos casos de angiofibroma, onde podem estar presentes finos vasos.

## Cisto mucoso

- **Definição:** cisto formado pela degeneração mucosa do tecido conjuntivo/colágeno.
- **Achados clínicos:** presença de nodulações ungueais/periungueais, podendo apresentar alteração da placa.
- **Achados ultrassonográficos:** o achado principal é de um cisto (formação nodular oval/arredondada anecogênica, com reforço acústico posterior, avascular), em região periungueal. A placa ungueal pode apresentar deformidade nos casos de compressão da matriz pelo cisto (Figura 31).

## Tumores periungueais benignos

Lesões tumorais benignas podem também se originar de tecidos periungueais e incluem: exostose, encondromas, osteocondromas, cistos artrossinoviais, fibroqueratoma, granuloma.

## Exostose

- **Definição:** ossificação endocondral de proliferação de tecido fibroso/cartilaginoso. Ocorre crescimento ósseo excêntrico, que pode ser recoberto de cartilagem. Geralmente associado a história de trauma ou infecção crônica.

**Diferencial:** osteocondroma – aponta para fora da articulação, enquanto a exostose aponta para a articulação.

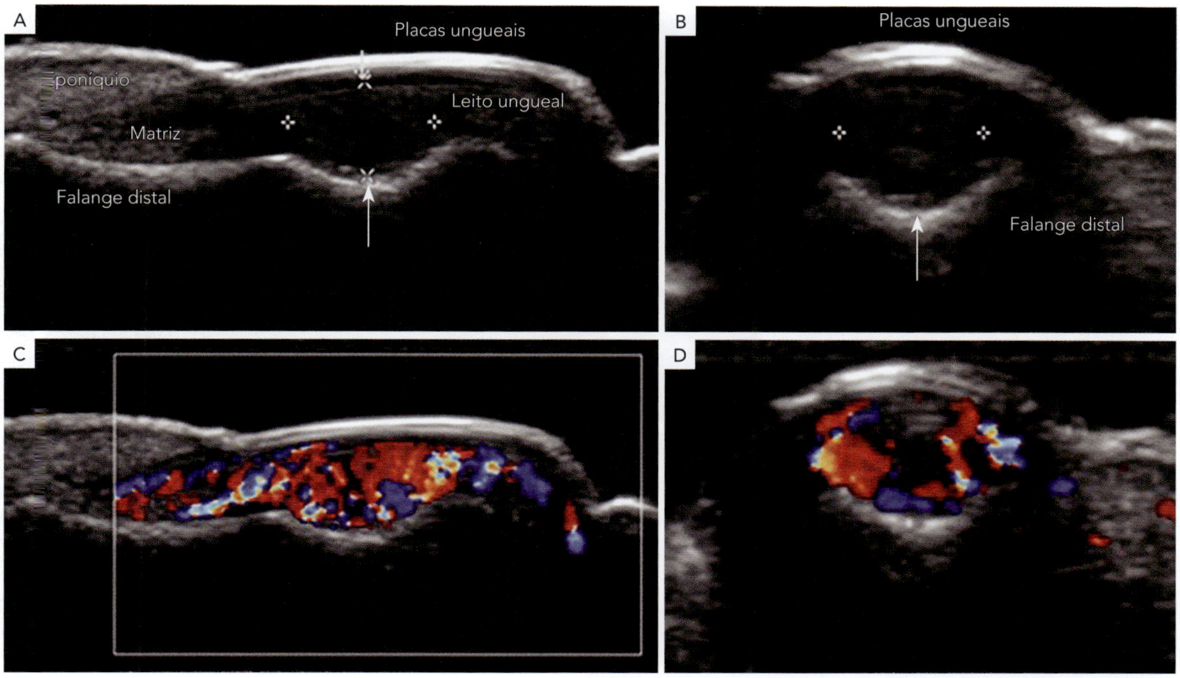


FIGURA 28 Imagens de ultrassom (17 MHz) de tumor glômico, caracterizado por nódulo hipoecogênico, de limites parcialmente nítidos, hipervascularizado no leito ungueal, associado a remodelamento ósseo (setas). (A) Modo B e (C) Doppler colorido, plano longitudinal/eixo longo. (B) Modo B e (D) Doppler colorido, plano transversal/eixo curto.

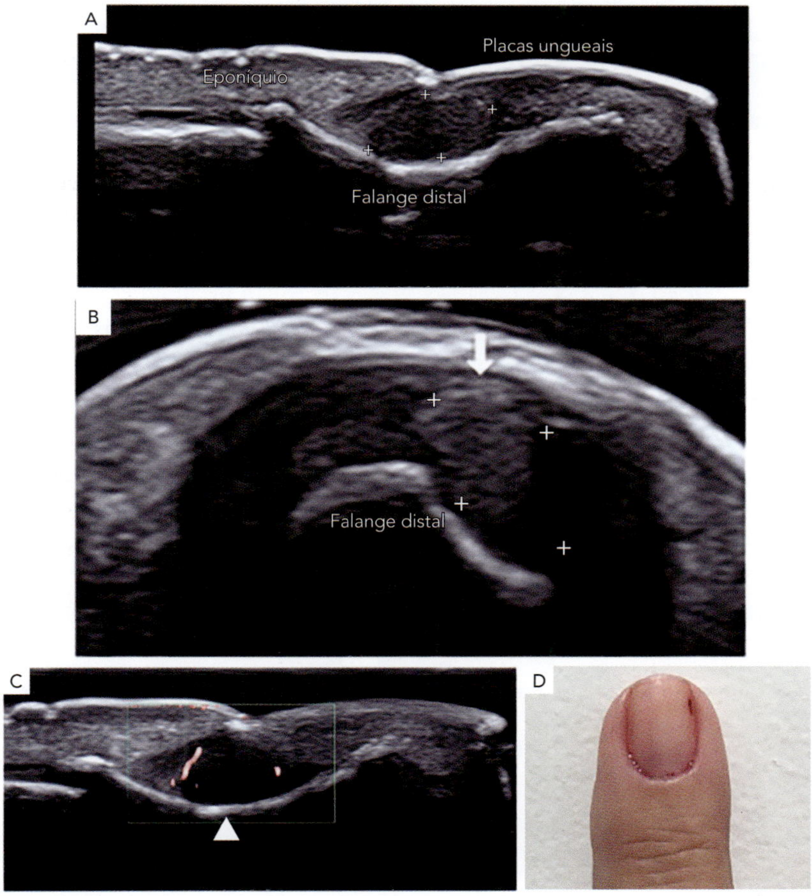


FIGURA 29 Imagens clínica (D) e de ultrassom (24 MHz) de tumor glômico, caracterizado por nódulo hipoecogênico (setas), de limites parcialmente nítidos no leito ungueal, com discreta vascularização de permeio ao Doppler, associado a remodelamento ósseo (cabeça de seta). (A) Modo B e (C) Doppler SMI, plano longitudinal/eixo longo. (B) Modo B, plano transversal/eixo curto.

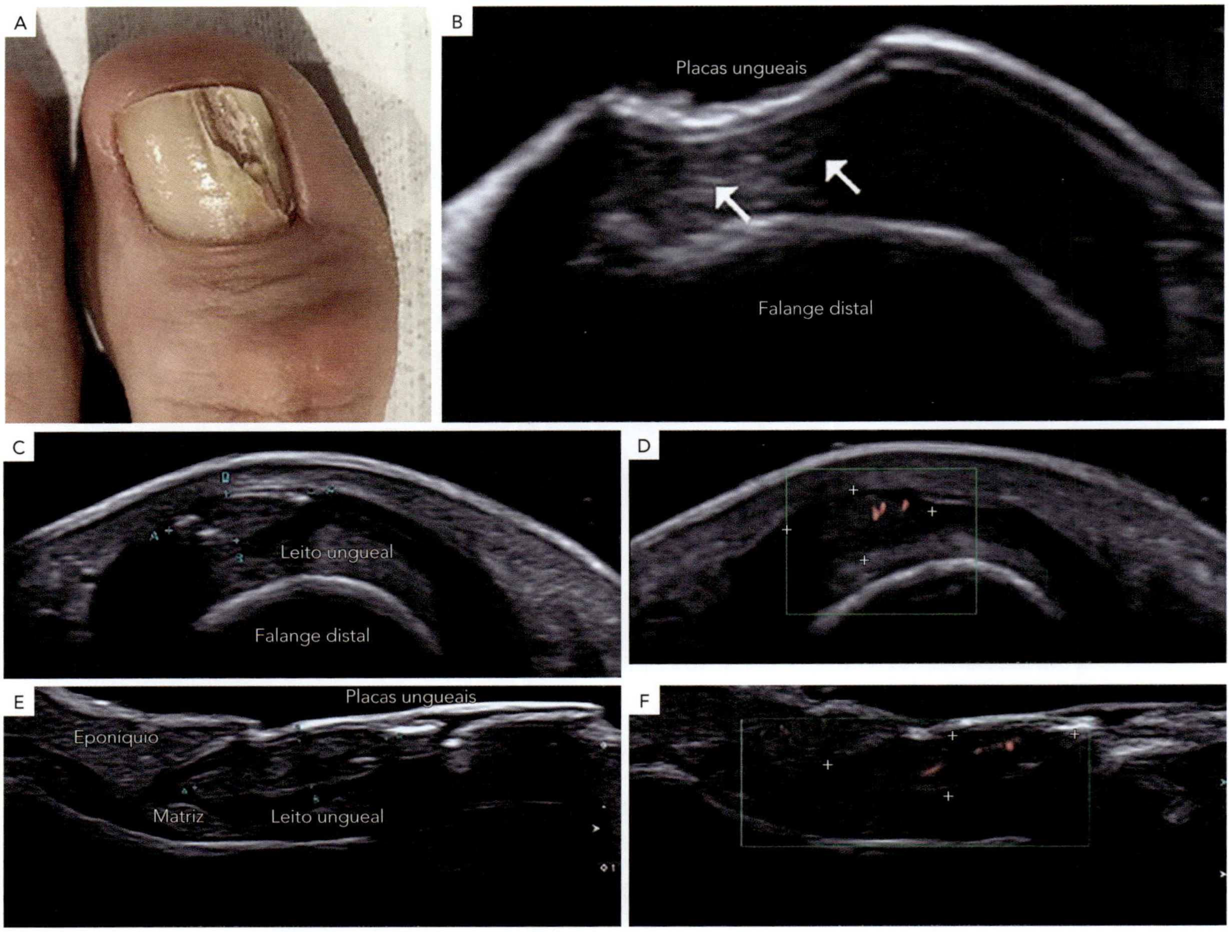


FIGURA 30 Imagens clínica (A) e de ultrassom (24 MHz) de paciente com tumor fibroso, caracterizado por formação nodular hipoecogênica fusiforme (marcadores), excêntrica no leito ungueal, determinando remodelação das placas ungueais (setas). Notar a hipovascularização ao Doppler (D e F). (B e C) Modo B e (D) Doppler SMI, plano transversal/eixo curto. (E) Modo B e (F) Doppler SMI, plano longitudinal/eixo longo.

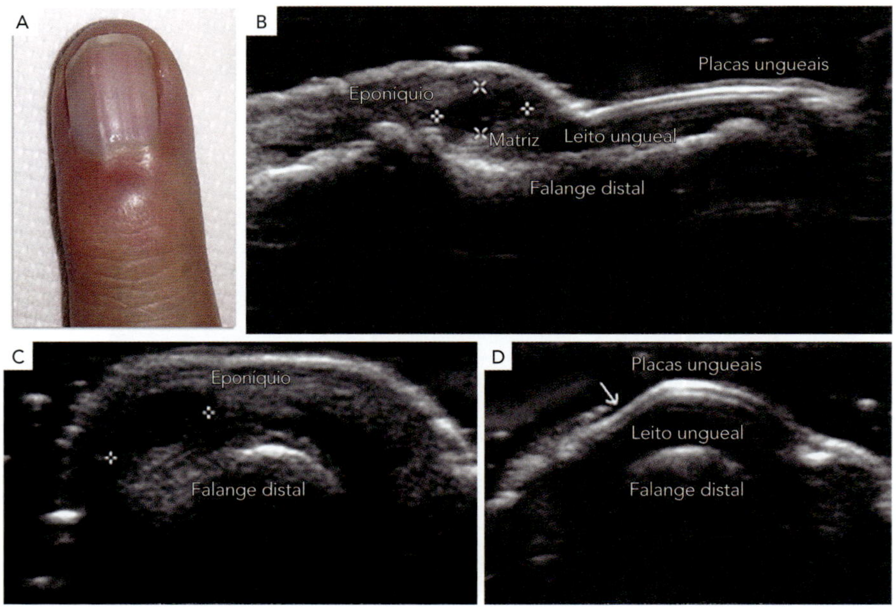


FIGURA 31 Imagens clínica (A) e de ultrassom (modo B 17 MHz) de paciente com cisto mucoso, caracterizado por imagem ovalada anecoica (marcadores), com reforço acústico posterior, na prega ungueal proximal, determinando deformidade da placa (seta) por compressão da matriz. (B) Plano longitudinal/eixo longo. (C e D) Plano transversal/eixo curto.

- **Achados clínicos:** cursa com elevação dolorosa da unha de rápido crescimento, geralmente envolvendo o hálux. Acomete mais mulheres (2:1), adultas jovens/adolescentes.
- **Achados ultrassonográficos:** apresenta-se como estrutura hiperecogênica, bem definida, com sombra acústica posterior, conectada à falange distal, determinando projeção superior das placas (Figura 32). A vascularização é variável ao Doppler.

## Encondroma

- **Definição:** conhecido também como condroma, consiste em tumor benigno de origem cartilaginosa, podendo acometer os ossos – considerado o tumor ósseo mais comum das mãos (50%) – e menos frequentemente as partes moles. Cerca de 80% dos condromas de partes moles ocorrem nas mãos, sendo raros em região subungueal.
- **Achados clínicos:** cursa com lesão nodular endurecida, de crescimento lento, geralmente em adultos de 30-60 anos.
- **Achados ultrassonográficos:** caracteriza-se por nódulo hipoecogênico circunscrito, com graus variados de vascularização, associado a foco hiperecogênico com sombra acústica em seu interior, representando calcificação (Figura 33).

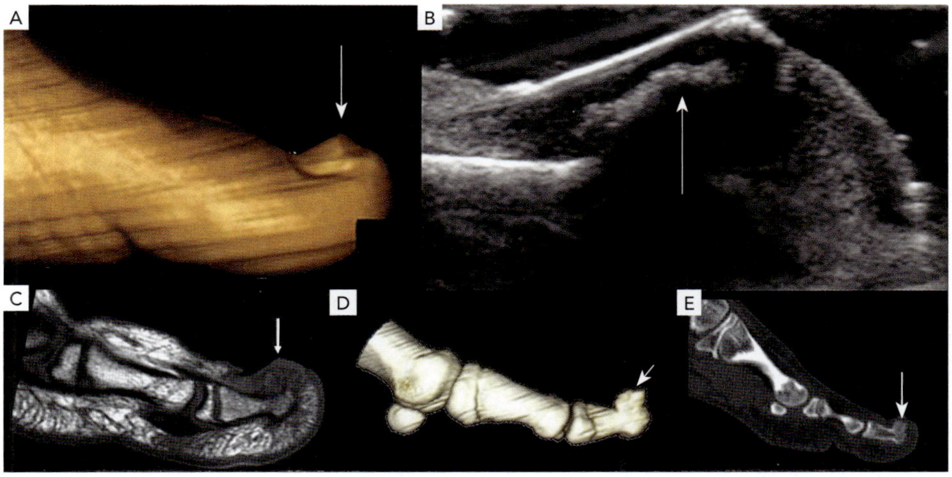


FIGURA 32 Imagens de paciente com exostose subungueal (setas). A ultrassonografia (B) mostra uma estrutura hiperecogênica, com sombra acústica posterior, contígua a cortical da falange distal, determinando elevação das placas. Na ressonância magnética (C) o aspecto é, por vezes, incaracterístico, sendo definido o diagnóstico somente com o exame de tomografia computadorizada (D e E). (A) Reconstrução 3D de tomografia. (B) Plano longitudinal/eixo longo, ultrassom modo B 14 MHz. (C) Ressonância magnética, T1 eixo longo. (D) Tomografia computadorizada (reconstrução). (E) Tomografia computadorizada, janela óssea, eixo longo.

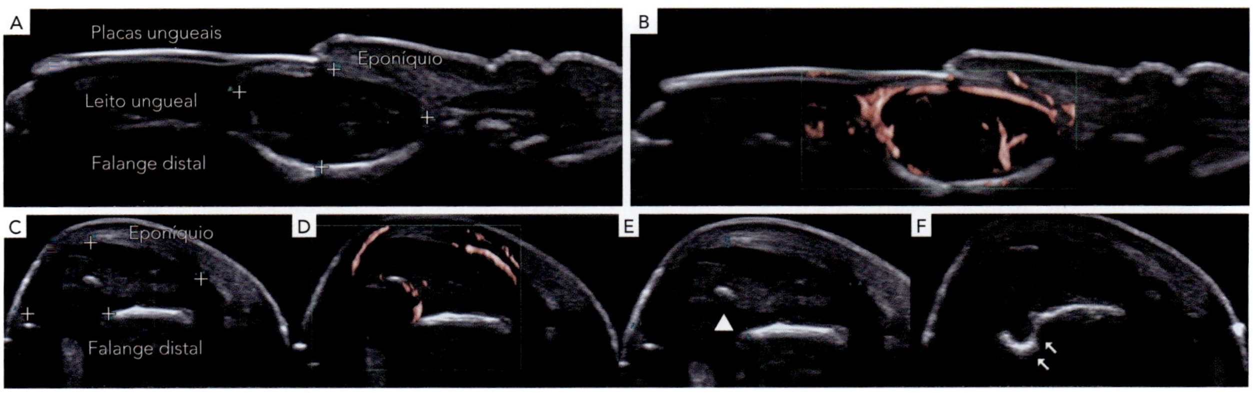


FIGURA 33 Imagens de ultrassom (24 MHz), de paciente com encondroma subungueal, caracterizado por nódulo sólido, hipoecogênico, circunscrito, com pequena calcificação (cabeça de seta) de permeio, determinando remodelamento da cortical óssea da falange (setas). Ao Doppler, apresenta vascularização central e principalmente periférica. (A) Modo B e (B) Doppler SMI, plano longitudinal/eixo longo. (C, E e F) Modo B e (D) Doppler SMI, plano transversal/eixo curto.

> Na investigação diagnóstica dos encondromas pode-se fazer uso da radiografia (Figura 34), observando-se aumento de partes moles com calcificação de permeio (presente em 33-70% dos casos)

### Cistos artrossinoviais

- **Definição:** conhecidos também por cistos mixoides, são cistos de origem articular, que se originam comumente da articulação interfalangiana distal. É o tipo mais comum de cisto (80%) ungueal.
- **Achados clínicos:** mostram-se como nódulos periungueais indolentes.
- **Achados ultrassonográficos:** a imagem assemelha-se à do cisto mucoso, diferenciando-se apenas pela comunicação com a articulação interfalangiana distal (Figura 35), onde geralmente são evidenciados sinais de artrose ou sinovite.

### Cisto de inclusão epidérmica

- **Definição:** cisto por implantação da epiderme no subcutâneo ou osso, geralmente relacionado a trauma de alto grau (por vezes muitos anos antes) e cirurgias. Comum na pele, mas raro no aparelho ungueal.
- **Achados clínicos:** nodulação periungueal ou ungueal de crescimento lento.
- **Achados ultrassonográficos:** formação nodular arredondada, hipoecogênica e sem vascularização, determinando erosão óssea/osteólise local e deformidade da placa ungueal por compressão da matriz (Figura 36).

## Tumores periungueais malignos

As lesões malignas que acometem o aparelho ungueal têm geralmente a mesma origem dos tumores malignos da pele, incluindo o melanoma, o carcinoma espinocelular e as lesões secundárias (metástases).

### Melanoma

- **Definição:** lesão neoplásica maligna, incomum no aparelho ungueal. Considerado como melanoma acral, que é mais comumente *in situ*, representa 2-3% dos melanomas em caucasianos e 15-20% em negros, com prognóstico ruim.
- **Achados clínicos:** cursa com pigmentação assintomática ou distrofia da placa, podendo ser amelanótico. Geralmente acomete o polegar/hálux, de idosos e adultos de meia-idade.
- **Achados ultrassonográficos:** caracteriza-se por lesão sólida homogênea, hipoecogênica, mal delimitada e com aumento da vascularização ao Doppler colorido. Pode determinar erosão da placa e da matriz ungueal (Figura 37).

> **Importante:** a ultrassonografia pode ajudar a medir com acurácia a espessura do melanoma (um dos fatores prognósticos) e monitorar melanoníquias estriadas/congênitas.

### Carcinoma espinocelular

- **Definição:** proliferação maligna de células escamosas, rara. Tumor maligno primário mais comum do leito ungueal.
- **Achados clínicos:** no exame dermatológico aparece como lesão pequena eritematosa, de crescimento lento, e pode apresentar: discromia, paroníquia, onicocriptose, sangramento e dor. Ocorre principalmente no polegar e no indicador.
- **Achados ultrassonográficos:** nódulo hipoecogênico heterogêneo, mal delimitado e excêntrico, demonstrando erosão da placa ungueal e óssea por infiltração. Geralmente se observa hipervascularização intra perilesional de baixa resistência no Doppler (Figuras 38 e 39). Pode simular infecção.

### Metástases

- **Definição:** implantes secundários no leito ungueal, pele ou osso periungueais. São raras, sendo o pulmão o sítio primário mais frequente nas metástases para as mãos e o carcinoma de células renais o mais comum para os pés. Outros sítios primários incluem: mama, melanoma e cabeça e pescoço.
- **Achados clínicos:** as manifestações clínicas são variáveis, cursando com: espessamento ou nódulo eritematovioláceo indolor.
- **Achados ultrassonográficos:** nódulo hipoecogênico mal definido e excêntrico, com hipervascularização intra/perilesional ao Doppler, determinando erosão/distorção da placa ungueal e do osso por infiltração (Figura 40).

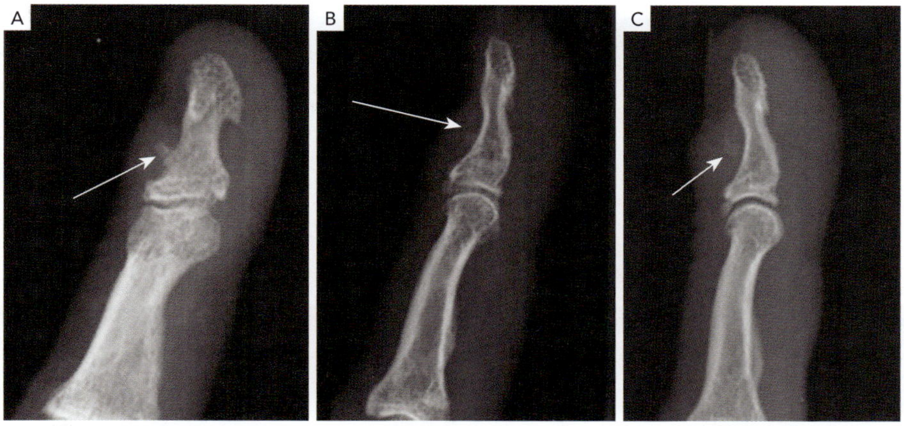


FIGURA 34 Imagens de radiografias simples (A e B: oblíquas e C: perfil) de paciente com encondroma subungueal notando-se aumento de partes moles periungueal com foco radiopaco (setas), compatível com calcificação.

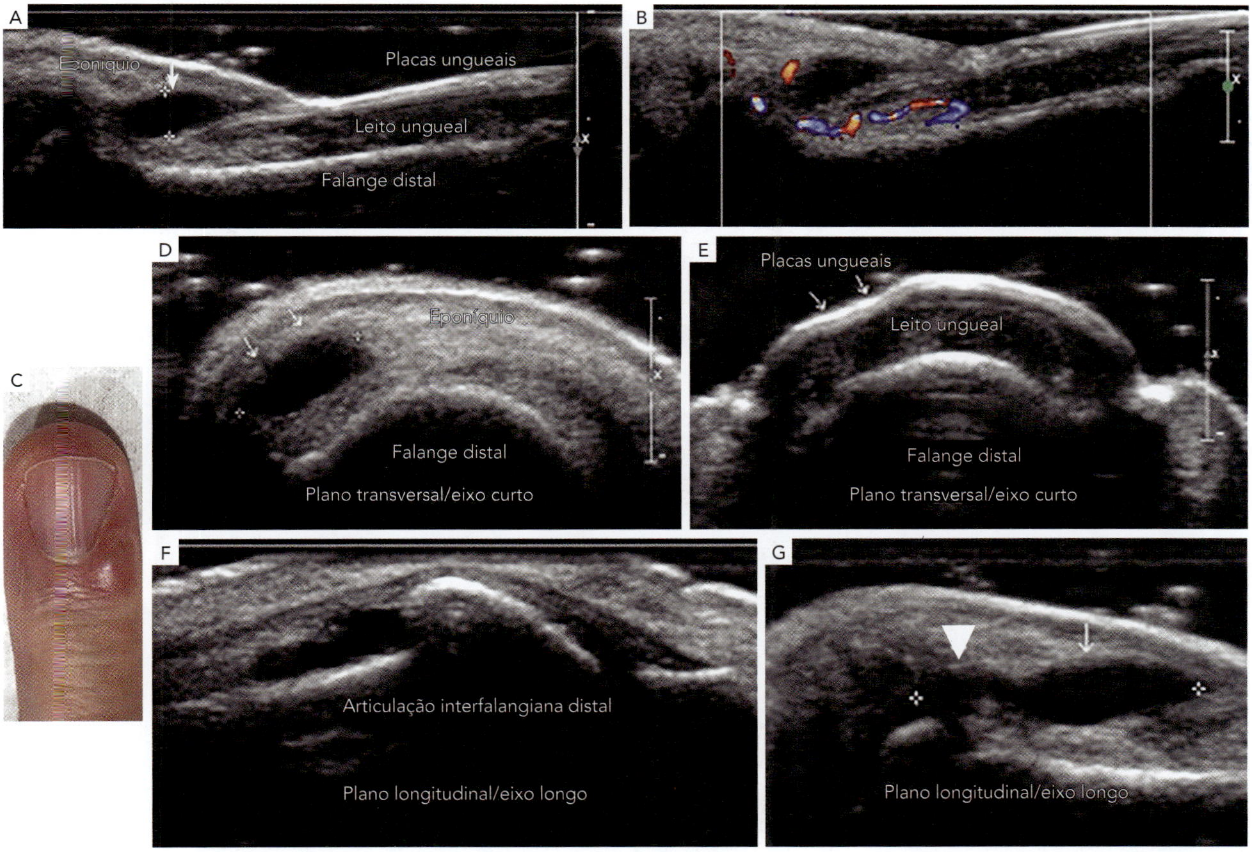


FIGURA 35 Imagens clínica (C) e de ultrassom (17 MHz), de paciente com cisto artrossinovial insinuado à matriz ungueal. Observa-se imagem ovalada, anecoica, avascular (marcadores), determinando remodelamento das placas ungueais (E: setas). A lesão demonstra trato anecoico (G: cabeça de seta) em comunicação com a articulação interfalangiana, onde é possível notar osteófito marginal (F) com alterações degenerativas. (A, F e G) Modo B e (B) Doppler colorido, plano sagital/eixo longo. (D e E) Modo B, plano transversal, eixo curto.

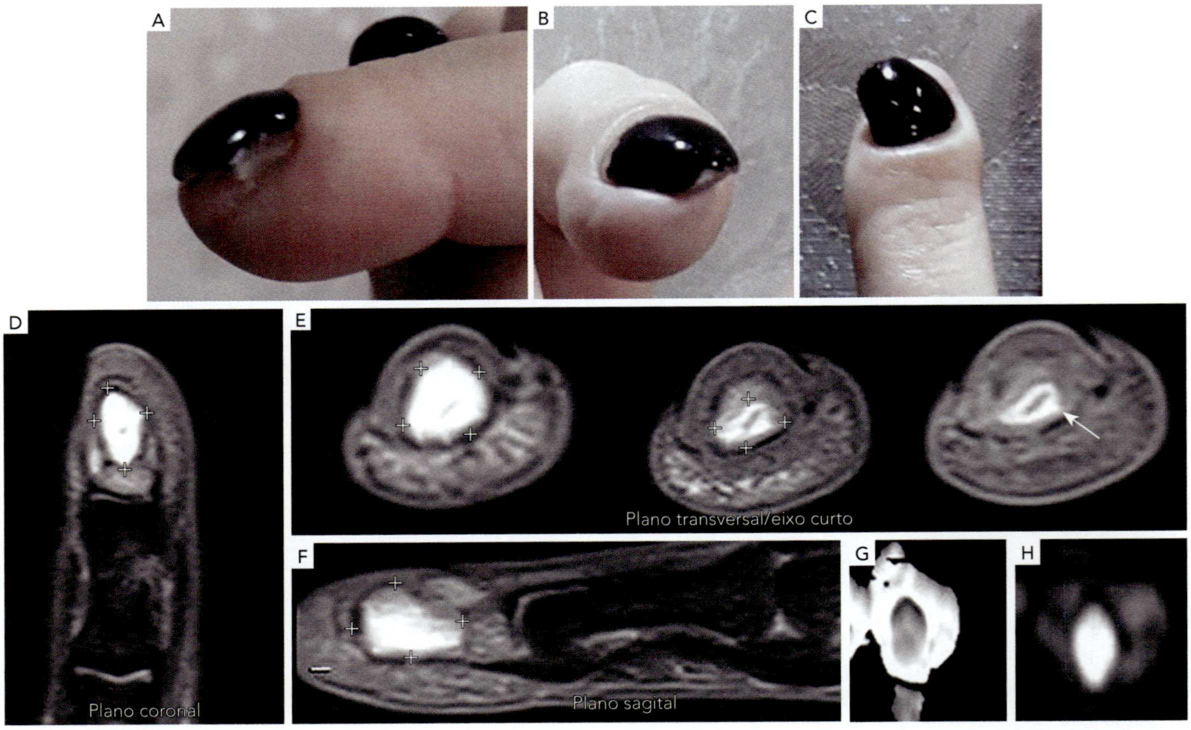


FIGURA 36 Imagens clínicas e de ressonância magnética de paciente com cisto de inclusão epidérmica, caracterizado no exame como formação cística intraóssea com restrição à difusão e realce periférico pelo meio de contraste (seta). (A a C) Imagens clínicas. (D a F) T1 FAT *C. (G e H) Difusão/mapa ADC, plano axial.

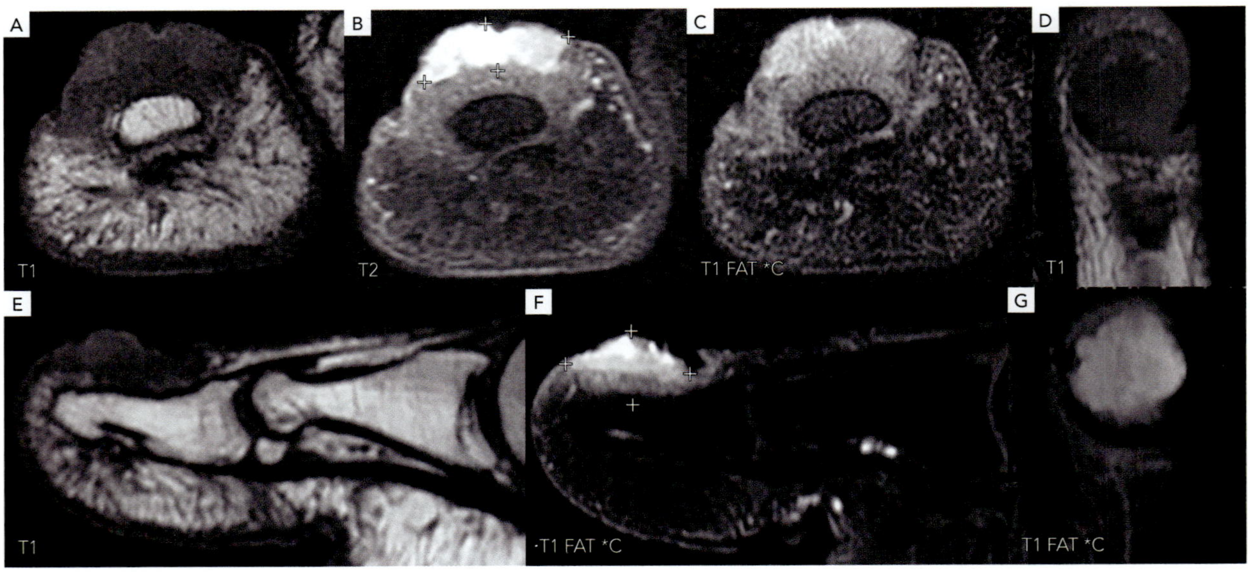


FIGURA 37 Imagens de ressonância magnética de paciente com melanoma acral/ungueal, caracterizado por lesão nodular heterogênea, de contornos irregulares e limites imprecisos (marcadores), apresentando realce pelo meio de contraste (T1 FAT *C), e discreta elevação de sinal em T1. (A a C) Plano axial/eixo curto. (D) Plano coronal. (E e F) Plano sagital. (G) Plano coronal. Fonte: imagens gentilmente cedidas pelo Dr. Paulo Victor P. Helito.

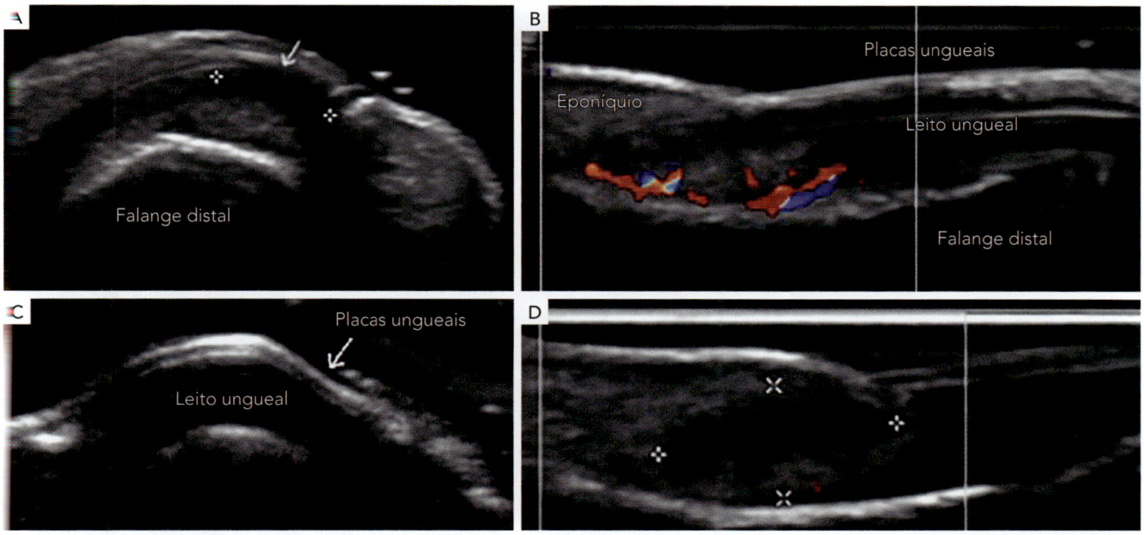


FIGURA 38 Imagens de ultrassom (17 MHz) de paciente com carcinoma espinocelular da unha, caracterizado por formação nodular hipoecogênica (marcadores), com deformidade da placa ungueal (C: seta) e discreta vascularização periférica ao Doppler. (A e C) Modo B, plano transversal/eixo curto. (B) Doppler colorido e (D) modo B, plano longitudinal/eixo longo.

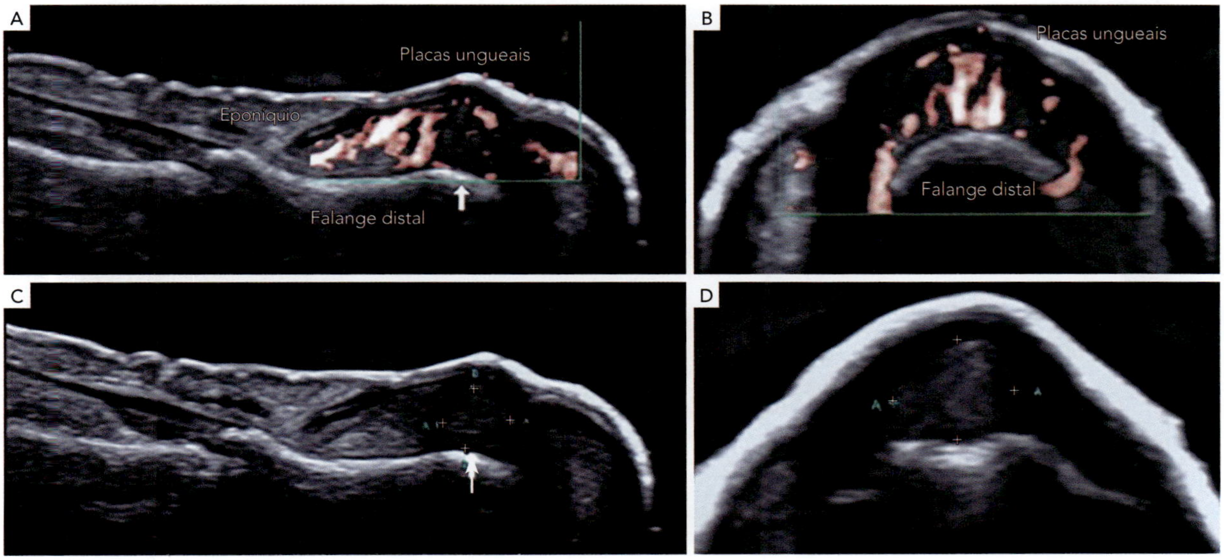


FIGURA 39 Imagens de ultrassom (24 MHz) de paciente com carcinoma espinocelular da unha, caracterizado por nódulo hipoecogênico heterogêneo e mal definido (marcadores), com importante vascularização intra e perilesional ao Doppler, associado a área de erosão da cortical óssea (seta). (A) Doppler SMI e (C) modo B, plano longitudinal/eixo longo. (B) Doppler SMI e (D) modo B, plano transversal/eixo curto.

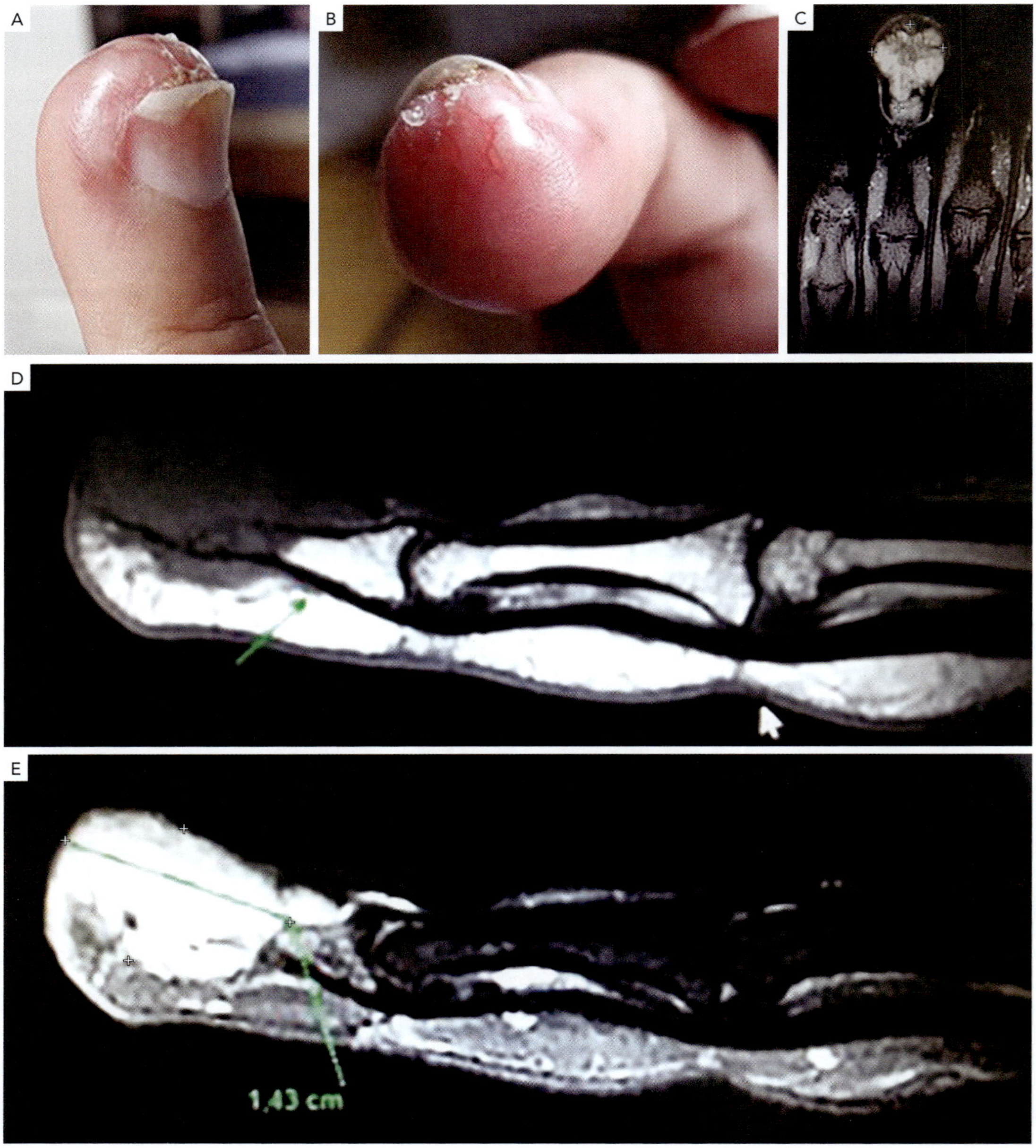


FIGURA 40 Metástase no aparelho ungueal. Formação nodular heterogênea e hipervascularizada, com deformidade das placas ungueais e invasão óssea. (A e B) Imagens clínicas. (C) Ressonância magnética (RM) T1 FAT *C, plano coronal. (D) RM T1, plano sagital. (E) RM T1 FAT *C, plano sagital. Fonte: imagens gentilmente cedidas pelo Dr. Eduardo Bertolli.

## CONCLUSÃO

A ultrassonografia de alta resolução é a modalidade de escolha para a avaliação do aparelho ungueal, pois possui ótima resolução anatômica, permitindo a identificação de cada um de seus componentes.

Consiste em um método de diagnóstico excelente para o estudo das lesões benignas inflamatórias e não inflamatórias. Atualmente, desempenha papel importante no seguimento e diagnóstico de doenças reumatológicas, como na psoríase, em que, por meio de medidas da espessura do leito ungueal e da presença de fluxo ao Doppler colorido, é capaz de detectar processo inflamatório em atividade.

Entretanto, para a diferenciação entre lesões expansivas sólidas benignas e malignas apresenta limitações, necessitando dos achados clínicos para aumentar a acurácia. A maioria das lesões, independentemente de sua natureza, apresenta-se como nódulo hipoecogênico vascularizado ou não.

De maneira geral, é importante no diagnóstico, localização e planejamento cirúrgico, e pode prevenir complicações e recorrências, otimizando a estética.

O que avaliar:

- Causas de refratariedade no caso de algumas doenças como na paroníquia.
- Características das placas, leito e matriz ungueal.
- Articulação interfalangiana distal e tendão terminal do aparelho extensor.
- Presença e padrão de fluxo ao Doppler colorido.
- Mudanças no aspecto das lesões, como na melanoníquia e na psoríase.
- História clínica: lembrar-se de medicações que o indivíduo possa estar utilizando e de doenças sistêmicas.

## BIBLIOGRAFIA

1. Hinchcliff KM, Pereira C. Subungual tumors: an algorithmic approach. J Hand Surg Am. 2019;44(7):588-98.
2. Wortsman X. Why, how, and when to use color Doppler ultrasound for improving precision in the diagnosis, assessment of severity and activity in morphea. J Scleroderma Relat Disord. 2019;4(1):28-34.
3. Fernández J, Reyes-Baraona F, Wortsman X. Ultrasonographic criteria for diagnosing unilateral and bilateral retronychia. J Ultrasound Med. 2018;37(5):1201-9.
4. Wortsman X. Atlas of dermatologic ultrasound. Springer; 2018.
5. Aluja Jaramillo F, Quiasúa Mejía DC, Martínez Ordúz HM, González Ardila C. Nail unit ultrasound: a complete guide of the nail diseases. J Ultrasound. 2017;20(3):181-92.
6. Aluja Jaramillo F, Quiasúa Mejía DC, Martínez Ordúz HM, González Ardila C. Nail unit ultrasound: a complete guide of the nail diseases. J Ultrasound. 2017;20(3):181-92.
7. Campos S, Lencastre A. Dermatoscopic correlates of nail apparatus disease: a look at the nail from another scope, the dermatoscope. Imaging in Dermatology. 2016;43-58.
8. Campos S, Lencastre A. Dermatoscopic correlates of nail apparatus disease: a look at the nail from another scope, the dermatoscope. Imaging in Dermatology. 2016:43-58.
9. Ally Essayed SM, al-Shatouri MA, Nasr Allah YS, Atwa MA. Ultrasonographic characterization of the nails in patients with psoriasis and onychomycosis. Egypt J Radiol Nucl Med. 2015;46(3):733-9.
10. Wortsman X. Ultrasound in dermatology: why, how, and when? Semin Ultrasound, CT MRI. 2013;34(3):177-95.
11. Wortsman X, Jemec GBE. Dermatologic ultrasound with clinical and histologic correlations. Springer; 2013. p.1-623.
12. Zappi E, Zappi EA. Dermatopathology: classification of cutaneous lesions. Dermatopathology: Classification of Cutaneous Lesions. 2013. p.1-204.
13. Gisondi P, Idolazzi L, Girolomoni G. Ultrasonography reveals nail thickening in patients with chronic plaque psoriasis. Arch Dermatol Res. 2012;304(9):727-32.
14. Thomas L, Vaudaine M, Wortsman X, Jemec GBE, Drapé JL. Imaging the nail unit. Baran Dawber's Dis Nails their Manag. 4 ed. 2012;101-82.
15. Wu JS, Hochman MG. Soft-tissue tumors and tumorlike lesions: a systematic imaging approach. Radiology. 2009;253(2):297-316.
16. Beaman FD, Kransdorf MJ, Tricia R. Superficial soft-tissue masses: analysis, diagnosis, and differential. Radiographics. 2007;27(2):509-24.
17. Cohen PR. Metastatic tumors to the nail unit: subungual metastases. Dermatologic Surg. 2001;27(3):280-93.
18. Dumontier CA, Abimelec P. Nail unit enchondromas and osteochondromas: a surgical approach. Dermatologic Surg. 2001;27(3):274-9.
19. Shimizu K, Kotoura Y, Nishijima N, Nakamura T. Enchondroma of the distal phalanx of the hand. J Bone Jt Surg – Ser A. 1997;79(6):898-900.
20. Salasche SJ, Orengo IF. Tumors of the nail unit. J Dermatol Surg Oncol. 1992;18(8):691-700.

# 15

# ULTRASSONOGRAFIA EM PROCEDIMENTOS ESTÉTICOS E COSMIATRIA

Luciana Zattar
Mary Lane Nemer

## INTRODUÇÃO

Nos últimos anos o número de procedimentos estéticos vem aumentando, desde a colocação de preenchedores, bioestimuladores de colágeno e fios a cirurgias plásticas, sejam estas minimamente invasivas ou não. Como não poderia ser diferente, esse crescimento é acompanhado de um aumento na taxa de complicações. A ultrassonografia comprovadamente pode aumentar a segurança desses procedimentos, uma vez que permite que uma avaliação seja realizada antes, durante e após sua realização. Neste capítulo será abordado o papel do ultrassom de alta resolução na cosmiatria e na estética, abordando-se sua aplicação e importância nos mais diferentes procedimentos.

## PREENCHEDORES

### Definição

Os preenchedores configuram um grupo heterogêneo de substâncias, utilizados desde 1893 (Neuber com gordura autóloga), composto de materiais dos mais diversos tipos, incluindo componentes sintéticos ou biológicos, endógenos ou exógenos, degradáveis/absorvíveis (supostamente temporários) ou não (longa duração ou permanentes), com reologia e comportamento variáveis.

> Reologia é a ciência que estuda como os materiais se comportam em resposta às forças aplicadas, analisando a mudança da forma e fluxo do preenchedor ao ser aspirado e ao passar pela agulha, por exemplo. Inclui parâmetros ou propriedades como viscosidade, plasticidade, elasticidade e escoamento da matéria.

### Finalidade

Possuem inúmeras e diferentes utilidades e funções, desde o tratamento de rugas, volumização, simetrização à bioestimulação de colágeno.

### Tipos

Incluem desde gordura autóloga a polímeros sintéticos, estes geralmente formados por partículas ou microesferas associadas a uma matriz (ou veículo), e serão abordados na identificação por imagem.

### Avaliação ultrassonográfica

O ultrassom de alta resolução pode ser utilizado antes, durante e após a injeção dos preenchedores. Seu uso será abordado de acordo com cada etapa, e é resumido no organograma a seguir (Figura 1).

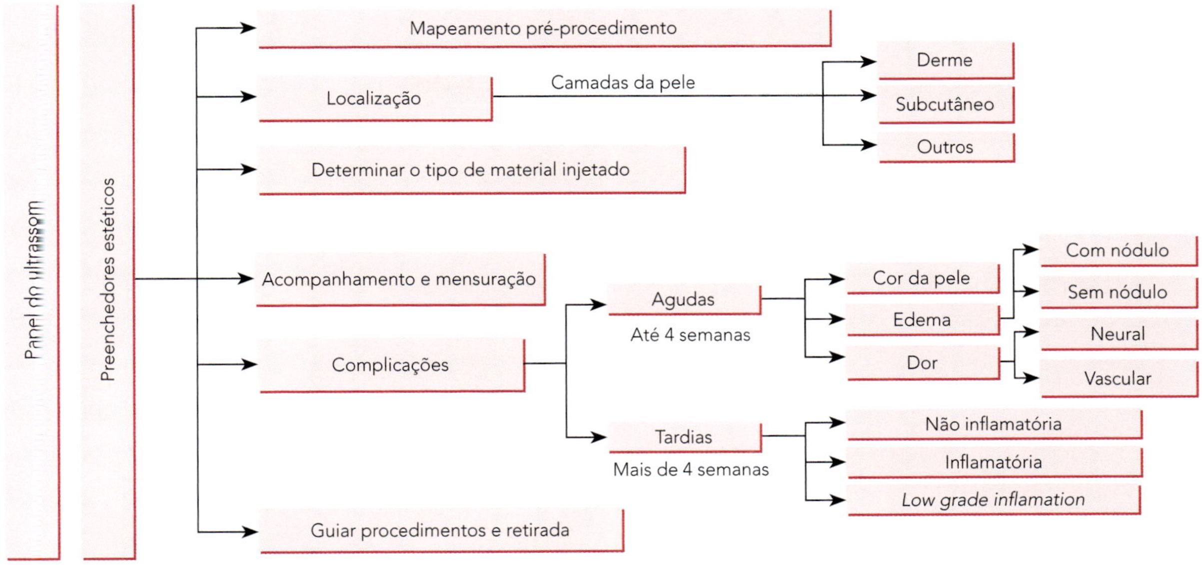


**FIGURA 1** Esquema com as aplicações do ultrassom na avaliação de preenchedores.

## Mapeamento pré-procedimento

O conhecimento da anatomia normal das regiões envolvidas nos procedimentos estéticos e cosmiatria é imprescindível para correta prática (ver Capítulos 3 e 4). É o conhecimento dos padrões da normalidade que permite a identificação de variantes e alterações, assim como das substâncias encontradas.

### Busca de variações anatômicas

Existem importantes variantes da normalidade que devem ser verificadas e relatadas para se evitar iatrogenias, sobretudo de glândulas salivares (Figura 2) e estruturas vasculares, diminuindo a chance de punções vasculares ou sialoadenites por injeção inadvertida. Podem ocorrer variantes anatômicas de presença, número e localização de vasos (Figura 3), especialmente arteriais, em diferentes regiões corporais, como a artéria de calibre persistente nos lábios ou o segmento exposto da artéria facial, próximo ao modíolo (Figura 4).

O mapeamento vascular pode ser feito no intuito de identificar variações sobretudo nas zonas de perigo da face (ver Capítulo 4), como glabela, nariz e região temporal (Figura 5), áreas hipervascularizadas, com irrigação terminal, ou pela anastomose dos ramos arteriais das carótidas interna e externa, com maior risco de injeção intravascular e acidentes isquêmicos encefálicos.

### Busca de outros materiais

O ultrassom é o único método que tem resolução e achados de imagem suficientes para detecção de preenchedores, implantes ou fios de sustentação já utilizados previamente, por vezes não lembrados, não relatados ou caluniados por pacientes. Essa caracterização é de suma importância, uma vez que interações ou a coexistência de materiais e procedimentos estéticos podem aumentar a taxa de complicações. A utilização de preenchedores semipermanentes ou temporários em área em que já existe a presença de preenchedores permanentes deve ser evitada devido ao risco de exacerbação ou estimulação da formação de nódulos e complicações, e o ultrassom permite definir essas áreas que devem ser evitadas, sendo considerada ferramenta de primeira linha na avaliação do local e da classe do material (temporário ou permanente).

> **Importante:** na prática, muitos detalhes dos procedimentos, assim como o agente utilizado, não são relatados ou lembrados pelos pacientes.

## Localização

A resolução anatômica alcançada pelos novos aparelhos permite a diferenciação das camadas da pele de acordo com seu componente principal (ver Capítulo 3). É possível também a avaliação de tecidos profundos e outras estruturas, como fáscia, sistema musculo-aponeurótico superficial (SMAS), nervos, músculos, tendões, compartimentos de gordura e outros (ver Capítulo 4), localizando precisamente os materiais preenchedores (Figura 6). O plano correto da aplicação do produto é crítico para alcançar melhores resultados e minimizar os eventos adversos, como a injeção superficial, sendo o ultrassom uma ótima ferramenta também para guiar os procedimentos (ver Capítulo 16).

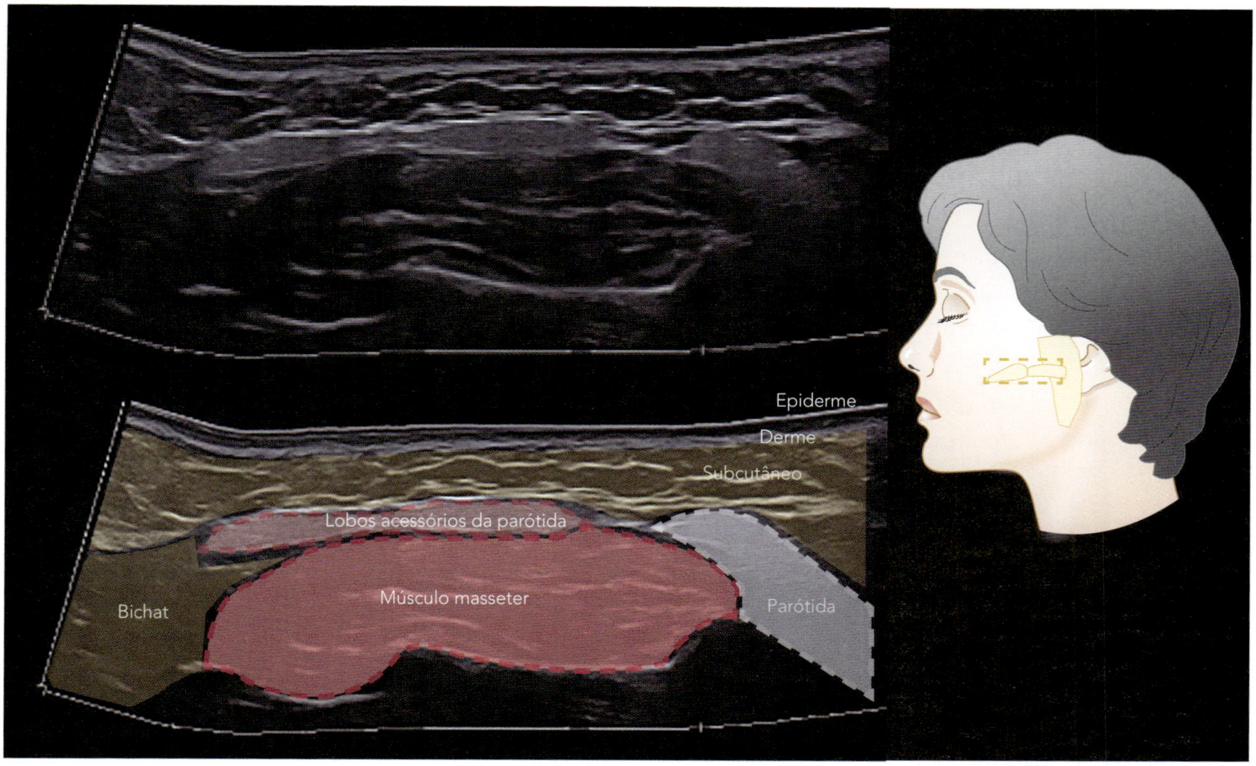


FIGURA 2 Esquema do exame e imagens de ultrassom (modo B 24 MHz), plano transversal/axial, em região parotídea demonstrando mapeamento facial que evidencia variação anatômica da glândula parótida com lobos acessórios.

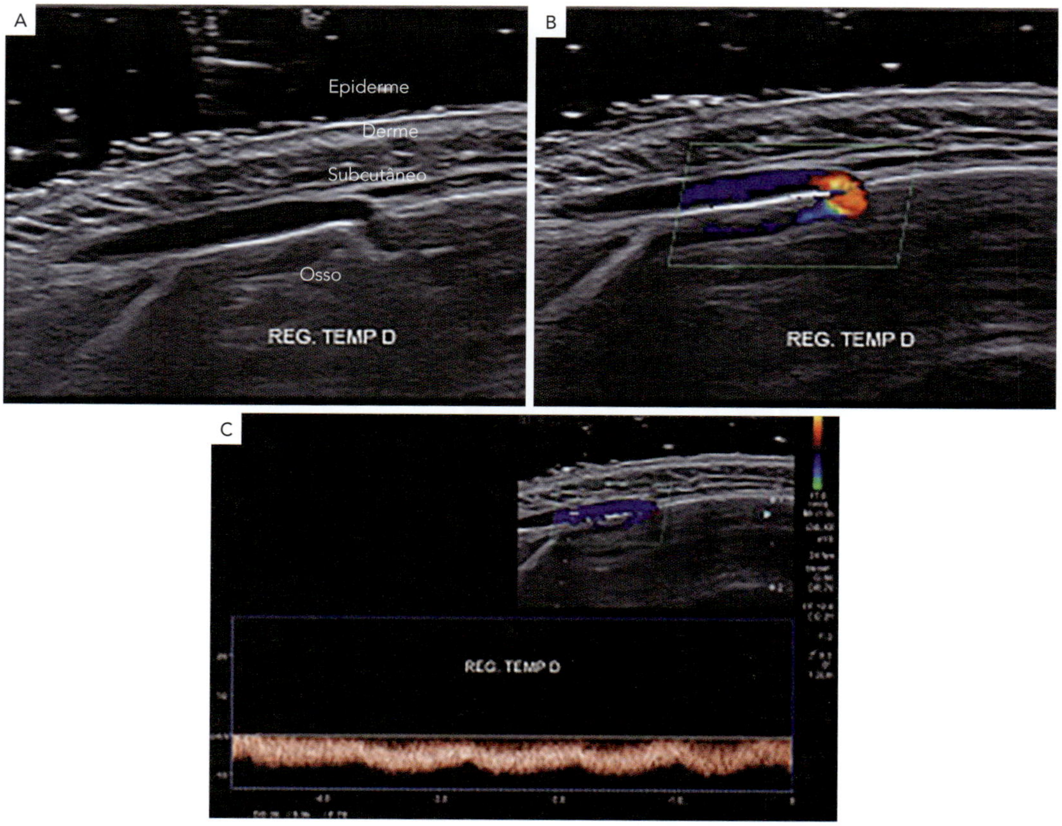


FIGURA 3 Imagens de ultrassom (A: modo B e B: Doppler *color* e C: Doppler pulsado 24 MHz), plano transversal/axial, demonstrando mapeamento facial que evidencia veia profunda de drenagem na região frontotemporal direita, uma variante anatômica, importante de ser relatada antes de procedimentos estéticos.

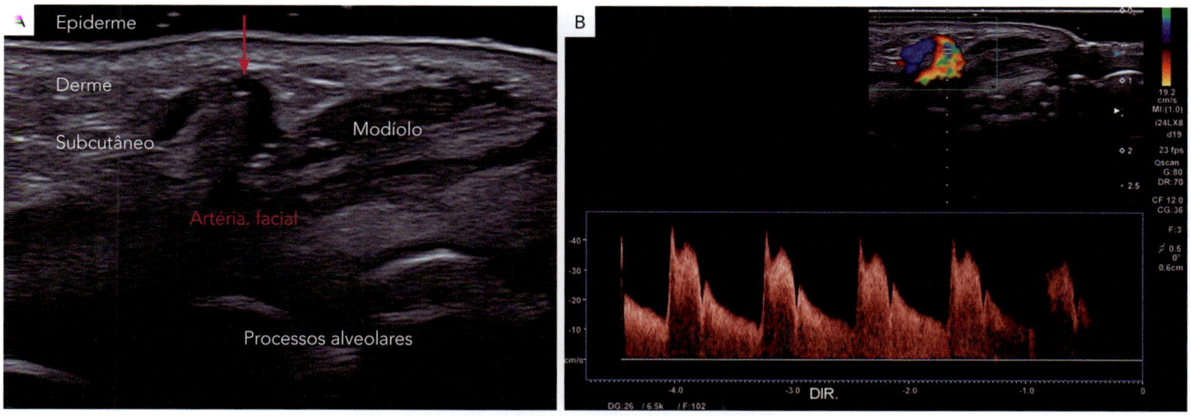


**FIGURA 4** Imagens de ultrassom (A: modo B e B: Doppler pulsado 24 MHz), plano transversal/axial, demonstrando mapeamento facial que evidencia segmento exposto da artéria facial (seta vermelha), importante de ser relatado antes de procedimentos estéticos.

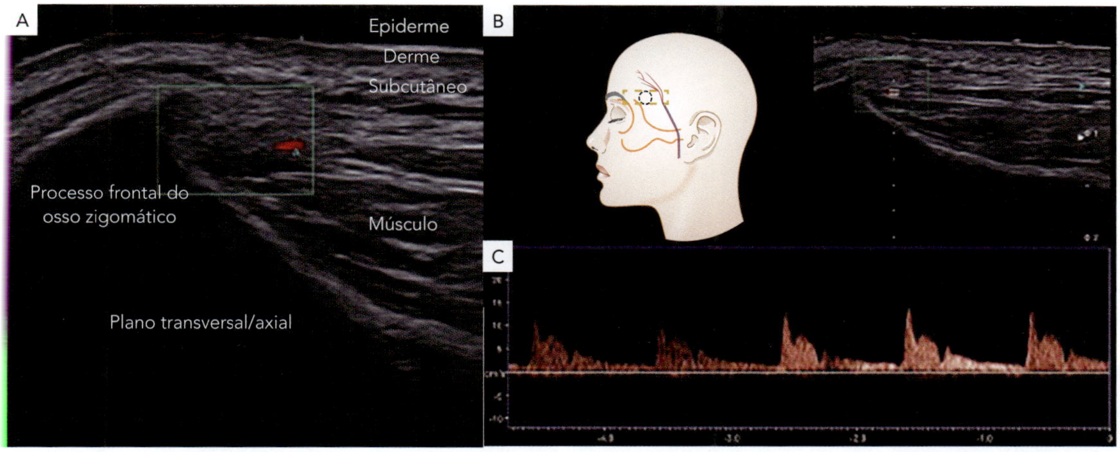


**FIGURA 5** Imagens de ultrassom (A: Doppler colorido e B: Doppler pulsado transversal 24 MHz) da região temporal evidenciando-se pequeno ramo arterial temporal (< 1 mm), distando cerca de 0,4 mm da superfície epidérmica, importante de ser relatado antes de procedimentos estéticos.

> **Importante:** apesar de descritos como dérmicos, na prática os preenchedores geralmente se localizam no subcutâneo ou em situação justaperiosteal.

> **Importante:** a maioria dos procedimentos com preenchedores e materiais bioestimuladores é realizada na face, mas deve-se destacar seu uso em outros locais do corpo, tais como glúteos, mãos, pescoço e colo. Durante a avaliação, considerar a possibilidade em qualquer lugar do corpo.

## Determinação do material

O ultrassom de alta resolução é o único método que permite a identificação *in vivo* do tipo de preenchedor utilizado, de maneira não invasiva, diminuindo a necessidade de biópsias. Os outros métodos radiológicos axiais de diagnóstico por imagem, como a tomografia computadorizada (TC) e a ressonância magnética (RM), apenas identificam a presença de materiais hidratados (RM) ou com atenuação de partes moles (Figura 7) e calcificados (Vídeo 1) (TC), sem ser possível determinar suas características, exceto o silicone na RM, que possui sequências próprias para identificação (Figura 8). Esses exames de imagem axiais possuem indicações específicas nas complicações, como em infecções profundas ou com acometimento ósseo que não são possíveis de avaliar pelo ultrassom.

**VÍDEO 1** Imagens dinâmicas de tomografia computadorizada (janela óssea) no plano coronal da face, demonstrando a presença de material preenchedor com calcificações de permeio.

> **Importante:** a determinação do material pelo ultrassom é feita pela avaliação de 3 características principais:
> - "Matriz".
> - Padrões de ecogenicidade.
> - Artefatos acústicos posteriores.

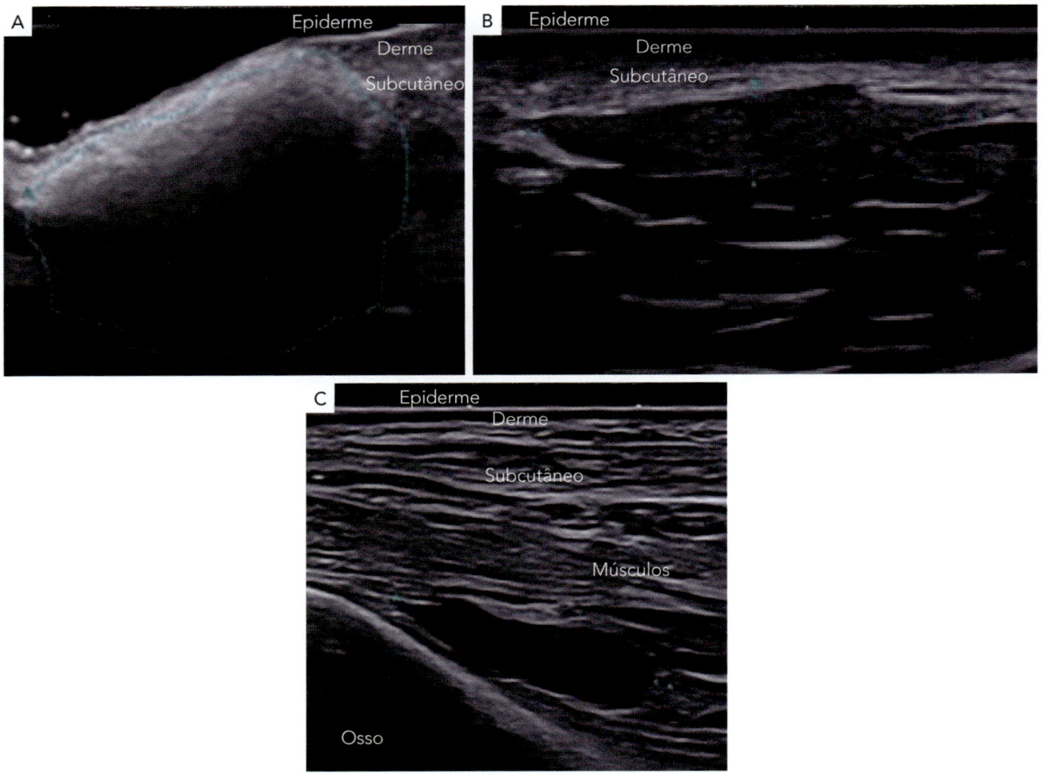


FIGURA 6 Imagens de ultrassom (modo B 24 MHz) demonstrando diferentes preenchedores em distintas camadas na pele, incluindo intradérmico, subcutâneo e justa-periosteal. (A) Intradérmico. (B) Subcutâneo. (C) Justaperiosteal.

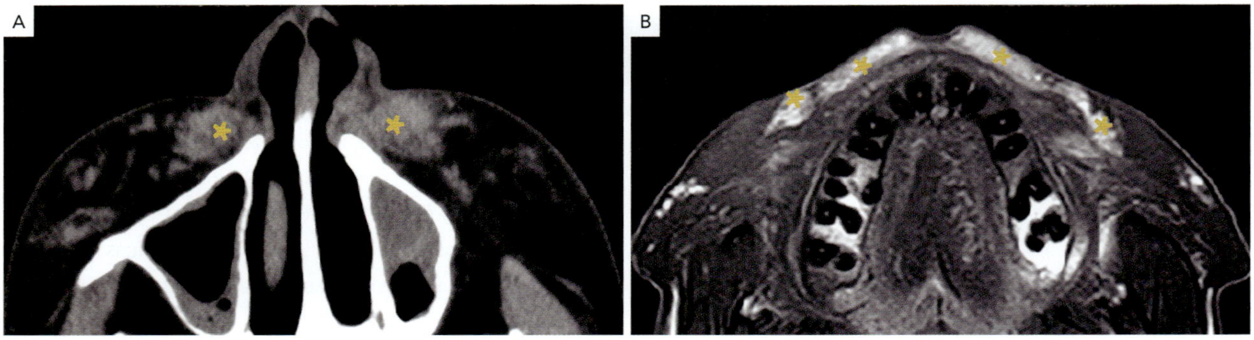


FIGURA 7 Imagens de tomografia computadorizada (A: janela de partes moles) e ressonância magnética (B: T2) nos planos axiais da face, demonstrando a presença de materiais preenchedores (*), respectivamente nos sulcos nasogenianos e lábio superior, sem especificação do subtipo, importante de ser relatado antes de procedimentos estéticos.

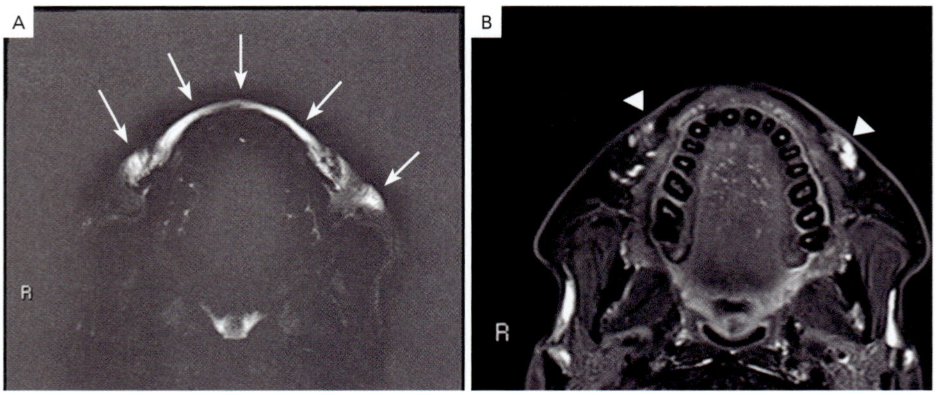


FIGURA 8 Imagens de ressonância magnética demonstrando identificação de silicone com alto sinal (setas) em sequência específica (A), que apresenta baixo sinal na sequência T2 com saturação de gordura (B), onde se observa outro material hidratado (cabeças de seta), inespecífico, mas não relacionado a silicone.

Os principais materiais da prática clínica diária serão comentados e demonstrados a seguir, dos sintéticos aos autólogos e permanentes aos degradáveis, construindo-se a seguinte subdivisão:

**1. Material sintético não degradável/permanente:**
- Silicone (puro e óleo).
- Polimetilmetacrilato.
  - Biopolímeros.
- Hidrogel (poliamida e poliacrilamida).
- Hidroxiapatita de cálcio.

**2. Material sintético semipermanente:**
- Ácido polilático.
- Policaprolactona.
- Polietilenoglicol hidrogel.

**3. Material sintético degradável:**
- Ácido hialurônico.

**4. Material autólogo:**
- Gordura (lipoenxertia).

## Silicone

- **Características:** é um composto industrial sintético e não degradável, formado por cadeia de polidimetilsiloxane purificada, não aprovado para uso dermatológico pelo FDA (*Food and Drug Administration*) ou pela Anvisa (Agência Nacional de Vigilância Sanitária). Na prática clínica está muito relacionado a complicações tardias que surgem até décadas após sua aplicação, comumente associado a infiltrações e migração, sobretudo para músculos e linfonodos, cursando com reações morfeiformes, angioedema e síndrome ASIA (síndrome autoimune induzida por adjuvantes).
- **Achados ultrassonográficos:** na imagem sua aparência depende da formulação. Quando em óleo, apresenta-se como depósitos hiperecoicos com reverberação posterior em "tempestade de neve". Já quando puro, cursa como áreas ovaladas anecoicas (Figura 9) (Vídeo 2), geralmente maiores que 1 cm. Por ser sintético e não degradável, seu aspecto de imagem não se modifica com o tempo.

Existem formulações mistas, silicone puro misturado com silicone óleo, que se apresentarão como depósitos hiperecoicos com reverberação posterior em "tempestade de neve" associados a áreas ovaladas anecoicas.

**VÍDEO 2** Imagens dinâmicas de ultrassonografia (modo B 24 MHz) demonstrando o padrão clássico do silicone, em lábios.

## Polimetilmetacrilato (PMMA)

- **Características:** material sintético e não degradável composto por microesferas de polímero de metilmetacrilato com veículo, que pode ser colágeno, ácido hialurônico ou coloide. É aprovado pelo FDA e pela Anvisa, para uso na dermatologia, cirurgia plástica e odontologia, em pequenos volumes. Na prática, observa-se que foi muito utilizado em cirurgias estéticas, mesmo sem consentimento ou conhecimento dos pacientes, para detalhamento ou retoques finos. Os nomes comerciais utilizados incluem *Artefill, Artecoll, Linea Saffe* e *Biossimetric.* Estão associados a complicações tardias, com nódulos palpáveis, por vezes calcificados.
- **Achados ultrassonográficos:** na imagem aparecem como focos hiperecogênicos ou camada irregular contínua com artefatos "em cauda de cometa" (Figura 10) (Vídeo 3) – *diferentes padrões estão associados possivelmente às distintas concentrações de microesferas de PMMA na composição dos materiais injetados.* Classicamente podem apresentar sombra acústica posterior após 6 meses.

**VÍDEO 3** Imagens dinâmicas de ultrassonografia (modo B 24 MHz) demonstrando o padrão clássico do PMMA, em face.

### Biopolímeros

Por definição, são polímeros sintéticos bioabsorvíveis, ou seja, biodegradáveis, que podem ser assimilados por um sistema biológico. Essa terminologia pode ser utilizada quando não se identifica claramente um único material, e pode ser um composto manipulado por profissionais na hora da injeção ou considerado um padrão secundário, mistura que ocorre nos pacientes. Por vezes, pode-se observar um composto sintético e não degradável formado por microesferas de metilmetacrilato e silicone, relacionado a complicações tardias combinadas dos dois polímeros.

Achados ultrassonográficos: na imagem, quando composto conforme comentado, os padrões de imagem do PMMA somam-se aos do silicone e notam-se focos hiperecogênicos com artefatos "em cauda de cometa" e matriz de "tempestade de neve" (Figura 11). Pode evoluir com artefato de sombra acústica posterior.

## Hidrogel

- **Características:** é um termo genérico utilizado pela Anvisa para qualquer gel aquoso sintético. Os princi-

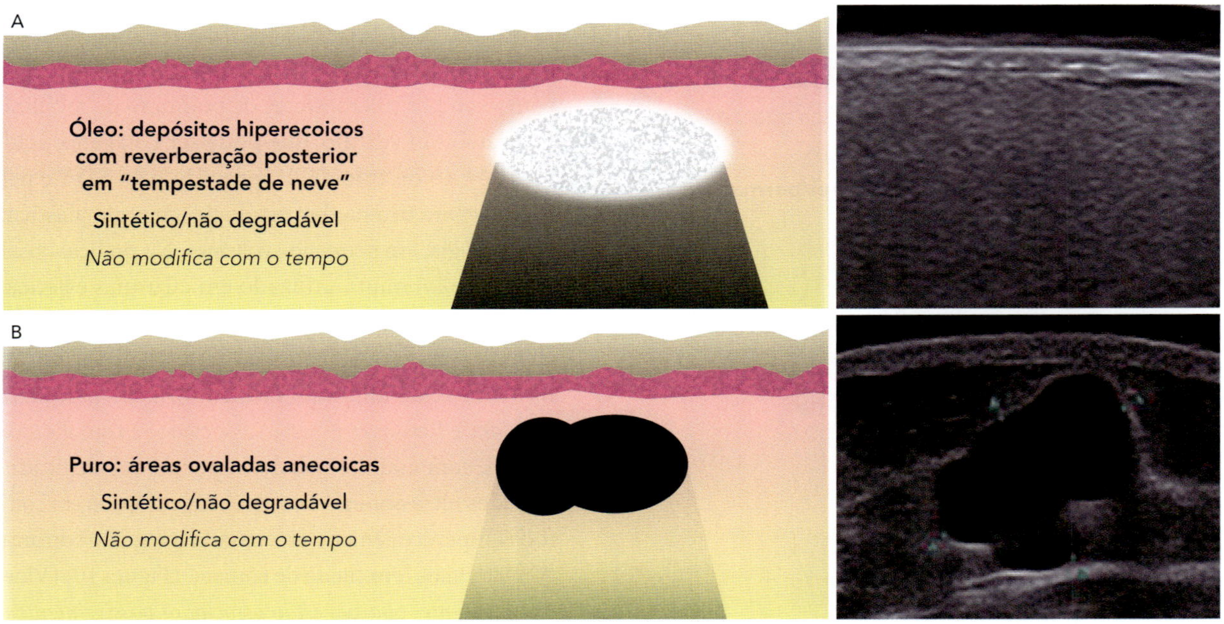


FIGURA 9 Descrição, esquema e aspecto de imagens de ultrassom (modo B) demonstrando o aspecto clássico do silicone óleo (A) e do puro (B).

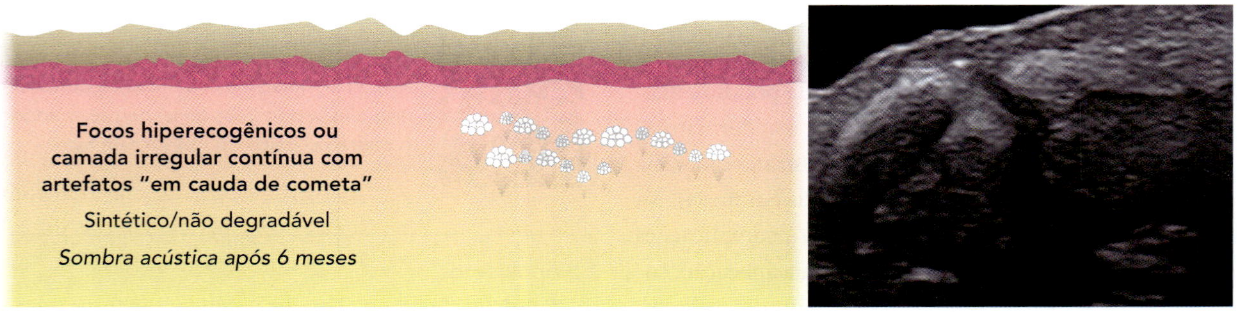


FIGURA 10 Descrição, esquema e aspecto de imagens de ultrassom (modo B) demonstrando o aspecto clássico do polimetilmetacrilato.

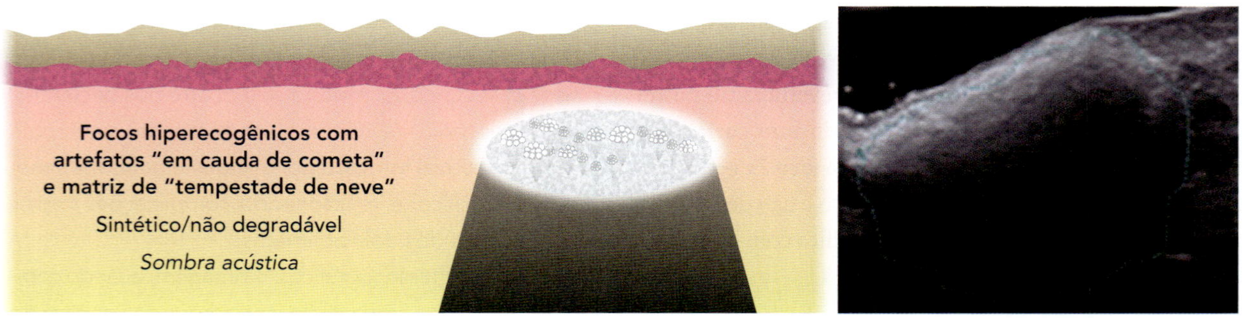


FIGURA 11 Descrição, esquema e aspecto de imagens de ultrassom (modo B) demonstrando o aspecto do composto de PMMA e silicone.

pais representantes são a poliamida, composto por gel hidrofílico de poliamida (nylon) e salina, sendo considerado permanente, inalterado, após 5 anos, e a poliacrilamida (PAAG), composto por gel de PAAG e salina, sendo considerado não degradável. Os nomes comerciais incluem *Aqualift* (poliamida) e *Aquamid* (poliacrilamida), entre outros. Geralmente complicam com nódulos palpáveis e migrações.

- **Achados ultrassonográficos:** na imagem (Figura 12) a poliamida aparece como depósitos hiperecogênicos com *debris* e reverberação posterior. Já a poliacrilamida aparece como depósitos ovais e anecoicos com linhas hiperecogênicas de permeio e hiperecogenicidade do subcutâneo.

## Hidroxiapatita de cálcio

- **Características:** material composto por microesferas de hidroxiapatita de cálcio, polissacarídeo *(carboximetilcelulose de sódio)* e glicerina, aprovado pelo FDA e pela Anvisa. Considerado um composto sintético e não degradável; atualmente se utilizam menores concentrações de microesferas de hidroxiapatita de cálcio, considerados então semipermanentes e bioestimuladores, os nomes comerciais incluem *Radiesse, Crystalys, Rennova Diamond.*
- **Achados ultrassonográficos:** na imagem aparece como depósitos hiperecoicos contínuos ou focais com sombra acústica posterior (Figura 13) (Vídeo 4), dependendo da concentração (Figura 14). Quando sintético e não degradável, seu aspecto de imagem não se modifica com o tempo.

VÍDEO 4 Imagens dinâmicas de ultrassonografia (modo B 24 MHz) demonstrando o padrão clássico da hidroxiapatita de cálcio, em sulco nasogeniano.

## Ácido polilático

- **Características:** é composto por microesferas de ácido poli-L-lático, carboximetilcelulose e manitol não pirogênico, um polímero sintético biocompatível, reabsorvível, inerte, que induz a neocolagênese, considerado bioestimulador (nome comercial de *Sculptra*). Geralmente degradado em 18 meses, é então considerado semipermanente. Antigamente era utilizado em maiores concentrações e quantidades em áreas de grande mobilidade muscular, como a região perioral, com nome comercial de *New-Fill.*
- **Achados ultrassonográficos:** na imagem aparecem como depósitos homogêneos hipoecogênicos com aumento da espessura e aumento da vascularização da pele (Figura 15). Desde o início de seu uso como bioestimulador, inúmeras técnicas de injeção foram utilizadas, de intradérmicas a justaperiosteais, o que pode determinar diferentes padrões na imagem.

## Policaprolactona

- **Características:** é um material sintético composto por microesferas de policaprolactona (2,5%) com hidrogel de carboximetilcelulose, e nome comercial de *Ellansé.* Considerado semipermanente, permanecendo de 1-5 anos, dependendo de sua formulação e de acordo com informações do fabricante.
- **Achados ultrassonográficos:** na imagem aparece como matriz hipoecoica com focos hiperecoicos em "cauda de cometa" (Figura 16).

## Polietilenoglicol (PEG) hidrogel

- **Características:** composto sintético formado por cadeia de polímeros de PEG (4%) e água não pirogênica, com o nome comercial de *Remake*, considerado degradável, mas já observado inalterado após 1 ano.
- **Achados ultrassonográficos:** na imagem aparece como depósito hipoecogênico lobulado e bem delimitado (Figura 17).

## Ácido hialurônico

- **Características:** produto mais utilizado mundialmente. O ácido hialurônico é uma substância normalmente presente em nosso corpo, responsável pela manutenção da hidratação e do turgor da pele. O gel de ácido hialurônico usado para preenchimentos é considerado biocompatível, por ser quimicamente similar ao que nosso corpo produz, mas sintetizado em laboratório. Formado por uma combinação de diferentes propriedades físicas e químicas que determinam as características finais do produto ou reologia: peso molecular e concentração, reticulação, viscoelasticidade e tamanho das partículas. É uma cadeia de dissacarídeo com solvente e reticulador (*crosslink*), que compõem materiais de baixa, média e alta densidade (também chamado *G prime*). Aprovado pelo FDA e pela Anvisa para uso na pele, possui diversos nomes comerciais, que incluem: *Juvedérm, Restylane, Volbella, Belotero, Renova, Elevess.*
- **Achados ultrassonográficos:** na imagem (Figura 18 e Vídeo 5), seu aspecto vai depender da composição/combinação e densidade. O ácido hialurônico (AH) puro aparece como áreas anecoicas/"pseudocísticas" milimétricas, quando de baixa densidade, e áreas anecogênicas maiores, geralmente mais volumosas e profundas, quando de alta densidade. Quando combinado com lidocaína, os depósitos aparecem anecoicos e com *debris*/ecos internos proeminentes. Em teoria os depósitos reduzem de volume após 3-6 meses, até desaparecer, mas em alguns casos são vistos após 5-10 anos da injeção.

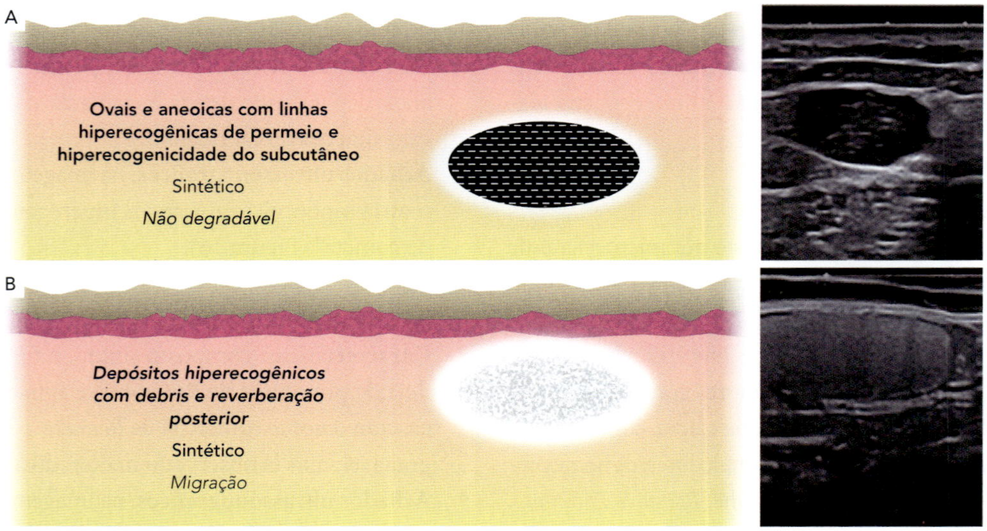


FIGURA 12 Descrição, esquema e aspecto de imagens de ultrassom (modo B) demonstrando o aspecto clássico da poliacrilamida (A) e da poliamida (B).

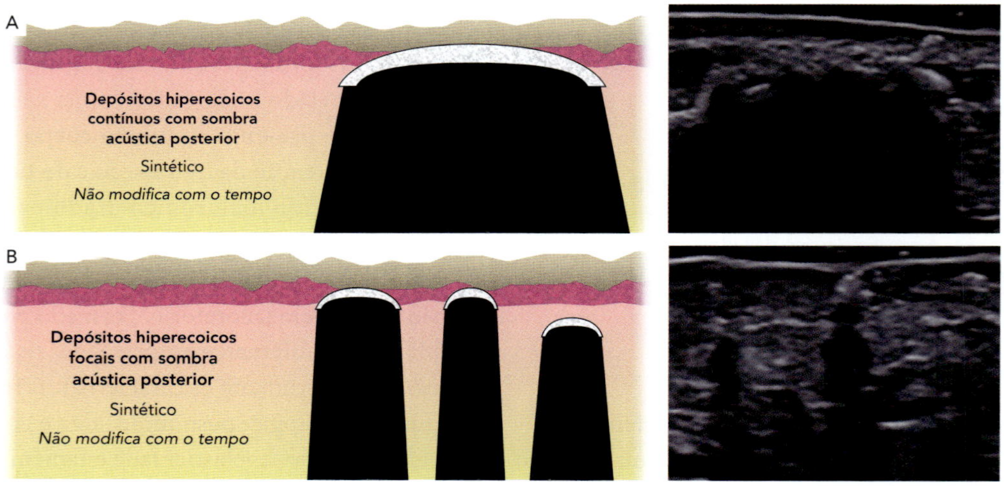


FIGURA 13 Descrição, esquemas e aspecto de imagens de ultrassom (modo B) demonstrando os aspectos clássicos da hidroxiapatita de cálcio, com alta (A) e baixa concentração (B).

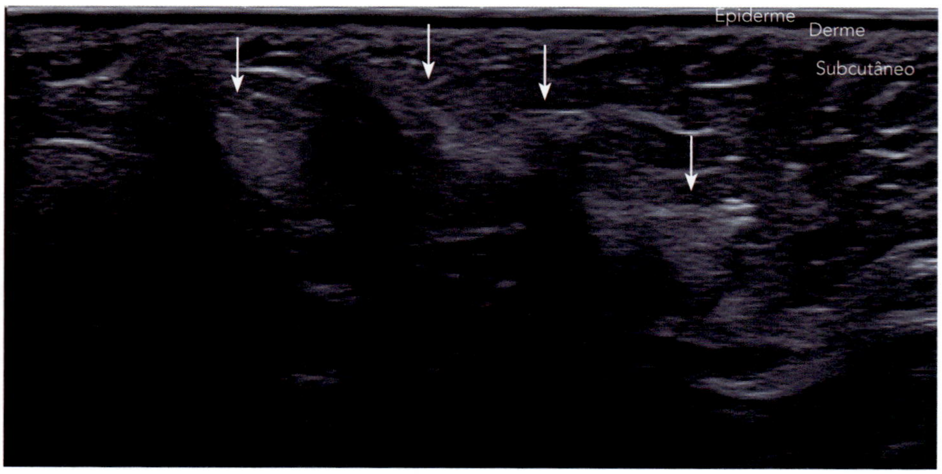


FIGURA 14 Imagem de ultrassom (modo B 24 MHz) demonstrando aspecto clássico da hidroxiapatita de cálcio diluída (*Radiesse*) caracterizada por focos hiperecoicos de permeio ao subcutâneo (setas), sem significativa ou com discreta sombra acústica posterior, por vezes aparecendo como discreto espessamento de septos adiposos na transição da derme com o subcutâneo.

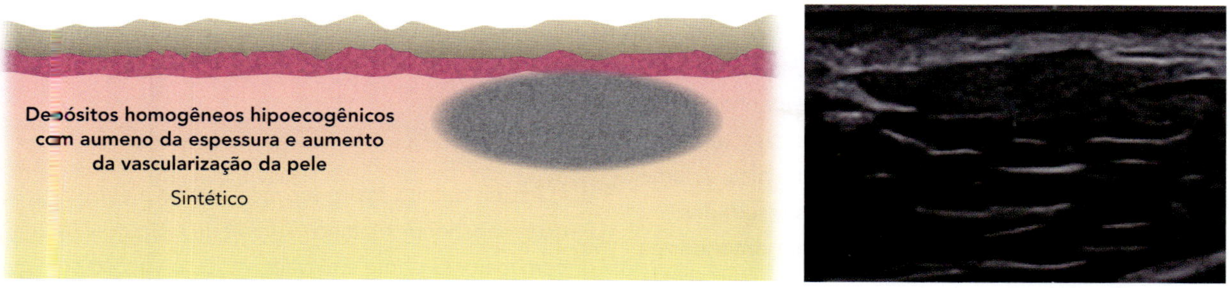


**FIGURA 15** Descrição, esquema e aspecto de imagens de ultrassom (modo B) demonstrando o aspecto clássico do ácido polilático.

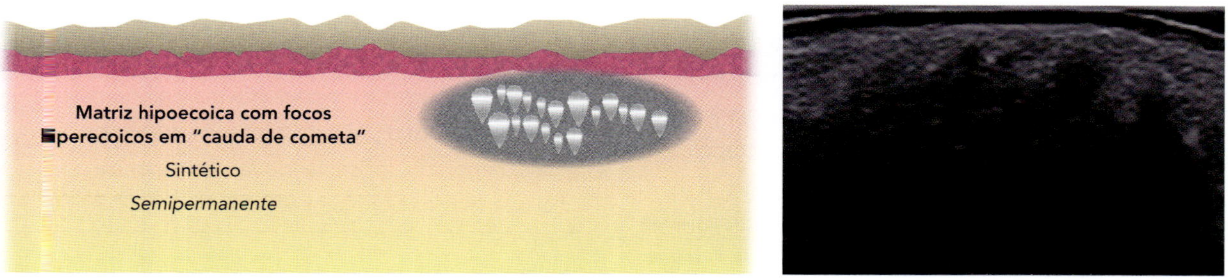


**FIGURA 16** Descrição, esquema e aspecto de imagens de ultrassom (modo B) demonstrando o aspecto clássico da policaprolactona.

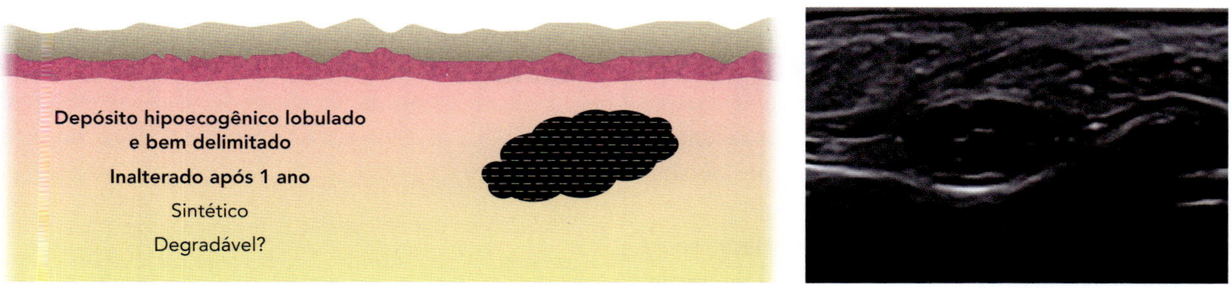


**FIGURA 17** Descrição, esquema e aspecto de imagens de ultrassom (modo B) demonstrando o aspecto clássico do polietilenoglicol.

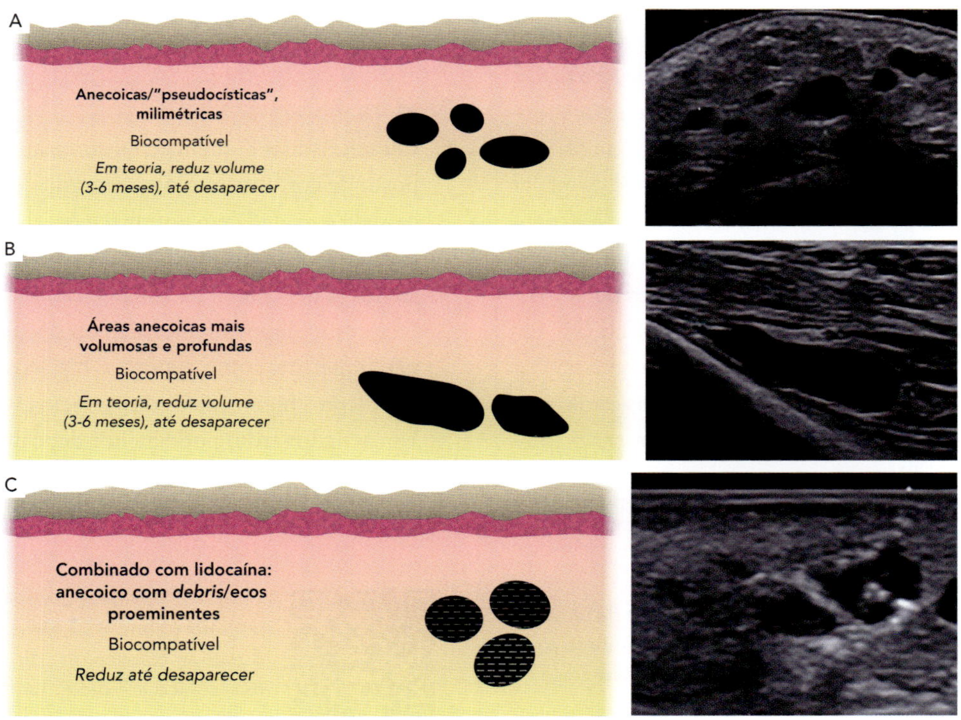


**FIGURA 18** Descrição, esquema e aspecto de imagens de ultrassom (modo B) demonstrando os aspectos clássicos do ácido hialurônico. (A) Puro, de baixa densidade. (B) Puro, de alta densidade. (C) Com lidocaína.

Importante

Cada empresa modifica as propriedades biofísicas do produto de maneira própria, para acompanhar a evolução e demandas da cosmiatria. Essas características permitem determinar a profundidade, técnica, volume e local ideais de injeção, para melhores resultados.

Compreender esses fatores é útil para entender os diferentes padrões de imagem do ácido hialurônico observados na prática – como o aspecto em bandas hipoecoicas (Figura 19) (Vídeo 6) –, que se devem às diferentes respostas imunológicas inerentes a cada paciente combinadas com as diversas particularidades físico-químicas do preenchedor e suas propriedades reológicas, que podem ajudar a determinar como essas substâncias se comportam após a aplicação.

*Nesse sentido, por sua importância e uso prevalente, alguns termos e características dos produtos devem ser de conhecimento do médico operador, e incluem:*

- **Concentração:** definida como a quantidade de partículas em miligramas (mg) por volume em mililitros (mL). Preenchedores com maior concentração têm maior capacidade de expansão de volume e geralmente com efeitos mais prolongados. Concentrações iguais ou superiores a 20 mg/mL são consideradas ideais, altas acima de 25 mg/mL.
- **Reticulação** (*crosslink*): quando na formulação se associam substâncias geradoras de ligações intermoleculares que aumentam a estabilidade e a durabilidade clínica do preenchedor, dificultam a ação da hialuronidase endógena, formando um material com maior longevidade. Uma das substâncias utilizadas é o BDDE (1,4 butanodiol diglicidil éter), que pode estar associado a complicações tardias, edema e nódulos.
- **Módulo elástico** (*G'* ou *G prime*): capacidade de resistir à deformação enquanto está sendo injetado, é influenciado pelo grau de *crosslink* e concentração. Quanto mais alto, maior a resistência às alterações de forma.
- **Módulo viscoso** (viscosidade complexa ou *G"*): capacidade de resistir às forças de cisalhamento ao fluir a partir da agulha. Quanto maior a viscosidade, menor a facilidade de o material se espalhar, sendo menos suscetível à tensão de escoamento.

G' e G" influenciam como o preenchedor resiste às forças de tensão da pele causadas pelo movimento facial.

Assim, quanto maior a concentração e a reticulação do preenchedor, maior o *G prime* do produto. Materiais com maior *G prime* e elevado módulo viscoso configuram produtos de alta densidade, com alta capacidade de elevação dos tecidos. Estes geralmente são aplicados em planos profundos e supraperiostais, para volumização. Consequentemente, na imagem, vão aparecer como depósitos maiores e em camadas mais profundas, e suas alterações com o passar do tempo serão mais sutis ou mais demoradas, observando-se permanência do material nos tecidos por maior tempo.

VÍDEO 5 Imagens dinâmicas de ultrassonografia (Modo B 24 MHz) demonstrando o padrão clássico do ácido hialurônico na face.

VÍDEO 6 Imagens dinâmicas de ultrassonografia (modo B 24 MHz) demonstrando o padrão em banda/hipoecoico do ácido hialurônico na face, região infraorbitária.

Nos últimos anos surgiu uma combinação do ácido hialurônico com hidroxiapatita de cálcio, com o nome comercial de *HArmonyCa*, descrito na imagem como depósitos hiperecogênicos lobulados, "em nuvem" (Figura 20) (Vídeo 7).

## Gordura: lipoenxertia

- **Características:** é um material ou agente biológico, composto de gordura autóloga, retirada de um local, processada e injetada em outras regiões.
- **Achados ultrassonográficos:** na imagem suas características dependem da composição; se liquefeita, aparece como depósito anecoico ou pseudocístico; já se não liquefeita, como depósitos hipoecoicos lobulados com septos hiperecoicos de permeio (Figuras 21 e 22). Um achado tardio pode incluir depósitos de ecogenicidade heterogênea e calcificações em casca de ovo.

VÍDEO 7 Imagens dinâmicas de ultrassonografia (modo B 24 MHz) demonstrando o padrão clássico do composto de ácido hialurônico e hidroxiapatita de cálcio na região de mandíbula.

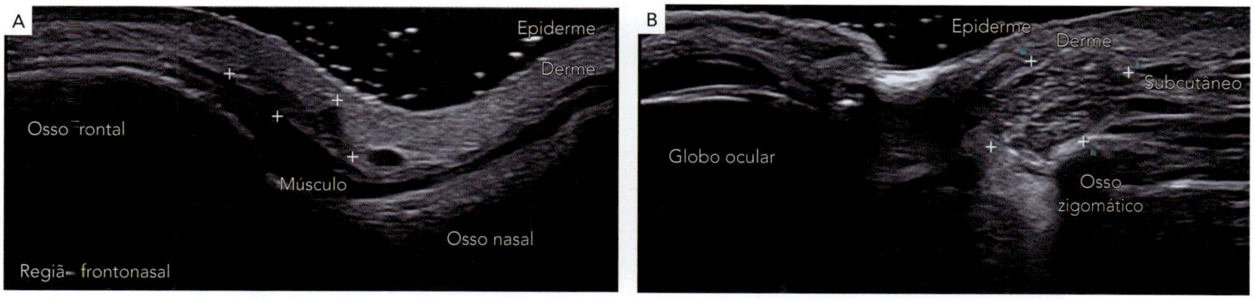


**FIGURA 19** Imagens de ultrassom (modo B) demonstrando outro aspecto possível do ácido hialurônico, com material em bandas hipoecoicas (marcadores). (A) Região frontonasal, plano sagital/longitudinal. (B) Região periorbitária, plano sagital/longitudinal.

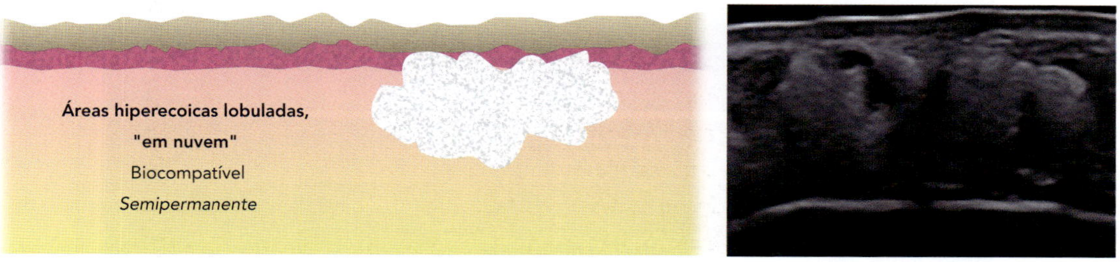


**FIGURA 20** Descrição, esquema e aspecto de imagens de ultrassom (modo B) demonstrando o aspecto clássico do composto de ácido hialurônico e hidroxiapatita de cálcio.

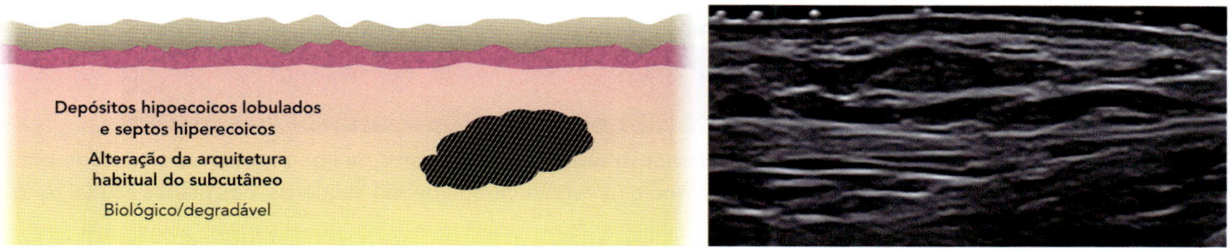


**FIGURA 21** Descrição, esquema e aspecto de imagens de ultrassom (modo B) demonstrando o aspecto clássico da gordura/lipoenxertia.

**Importante:** algumas vezes pode ser difícil determinar com exatidão o tipo de material identificado (Figura 23), frequentemente com padrões alterados por misturas e diferentes composições, mas, como regra geral, materiais sintéticos e permanentes tendem a ser hiperecogênicos e não se alteram com o tempo – *na dúvida, sugere-se acompanhamento por parte do clínico.*

Os principais preenchedores/bioestimuladores e suas características estão apresentados nas Tabelas 1 e 2.

## Acompanhamento e mensuração

Além de identificar, através do ultrassom é possível acompanhar a evolução ou integração dos preenchedores e bioestimuladores na pele, logo após sua injeção e/ou massagem (Figura 24), assim como suas modificações ao longo do tempo com surgimento de artefatos posteriores como sombra/calcificação por exemplo, após meses a anos, ou redução de volume (Figura 25). O ultrassom é um ótimo método para mensuração do volume estimado dos depósitos de alguns destes materiais (Figura 26), dado importante no planejamento de retiradas.

## Complicações

As complicações relacionadas aos materiais preenchedores são diversas e possuem inúmeras classificações, que incluem severidade (leve, moderada e grave), natureza (isquêmica, não isquêmica, inflamatória e não inflamatória) e tempo de ocorrência (imediata ou com menos de 24 horas, precoce ou entre 24 horas e 4 semanas, e tardia ou mais que 4 semanas). Para abordagem didática, as complicações serão divididas em agudas (imediatas ou precoces) e tardias, e subdivididas de acordo com o sintoma ou sinal clínico apresentado (Figura 1).

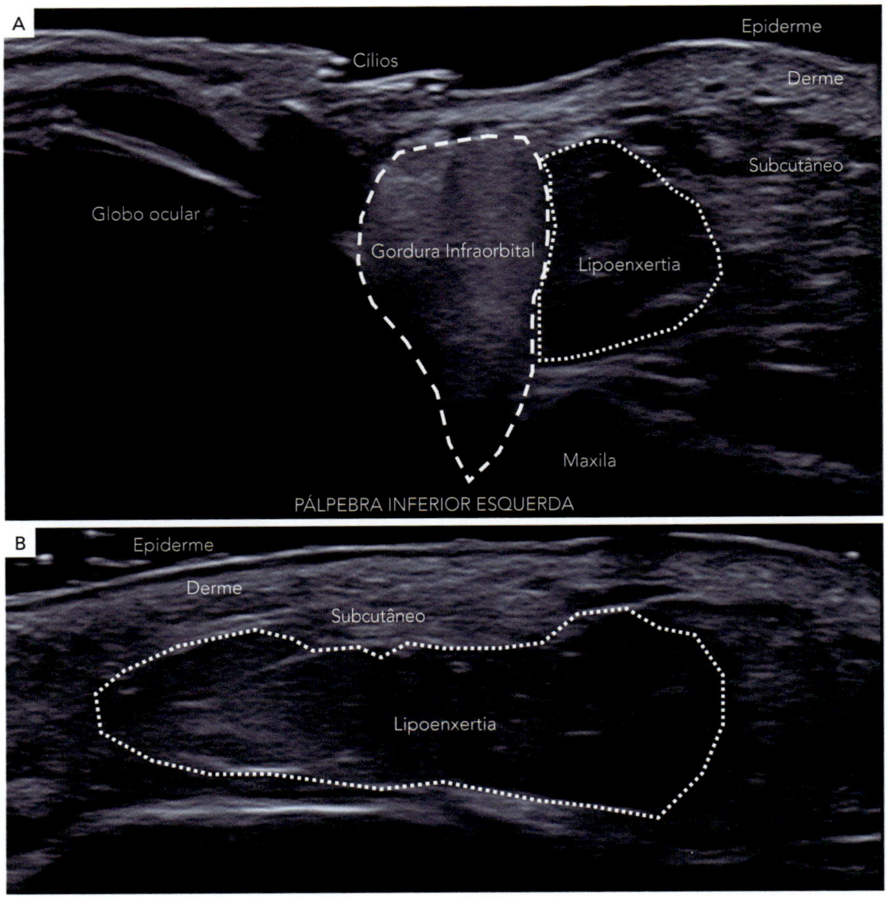


FIGURA 22 Imagens de ultrassom (modo B 24 MHz) demonstrando aspecto clássico da lipoenxertia caracterizada por depósito hipoecoico lobulado com finos septos hiperecoicos de permeio na região infrapalpebral esquerda, nos planos sagital (A) e axial (B).

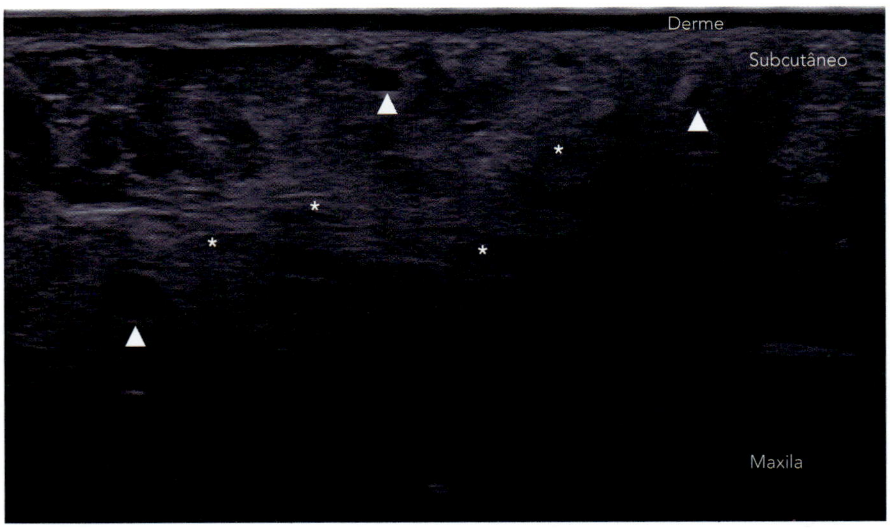


FIGURA 23 Imagem de ultrassom (modo B 24 MHz) demonstrando aspecto inespecífico de material preenchedor, provavelmente sintético, notando-se infiltração/hiperecogenicidade difusa do subcutâneo (*) com áreas hipoecoicas de permeio (cabeça de seta), que pode estar relacionado a associação de parafina com hidrogel, segundo suspeita da paciente.

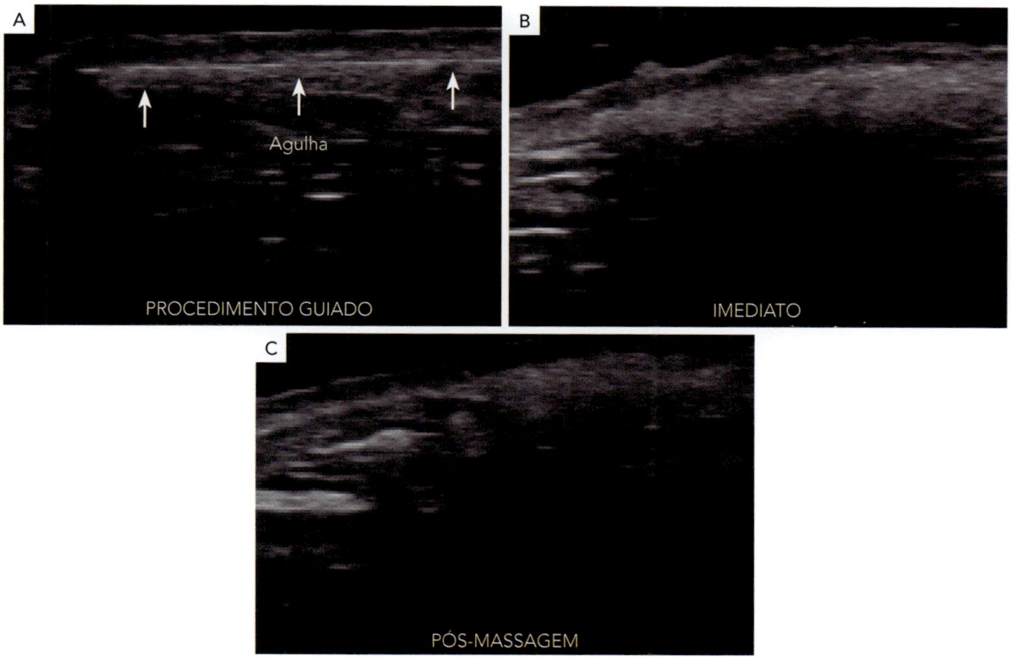


FIGURA 24 Imagens de ultrassom (modo B 18 MHz plano axial da região temporal) demonstrando procedimento de injeção guiada (A) de material bioestimulador (hidroxiapatita de cálcio diluída), com agulha (setas) em situação justadérmica, notando-se material mais hiperecogênico com maior sombra acústica posterior imediatamente após a injeção (B) e com menor ecogenicidade e sombra posterior após massagem (C), demonstrando integração.

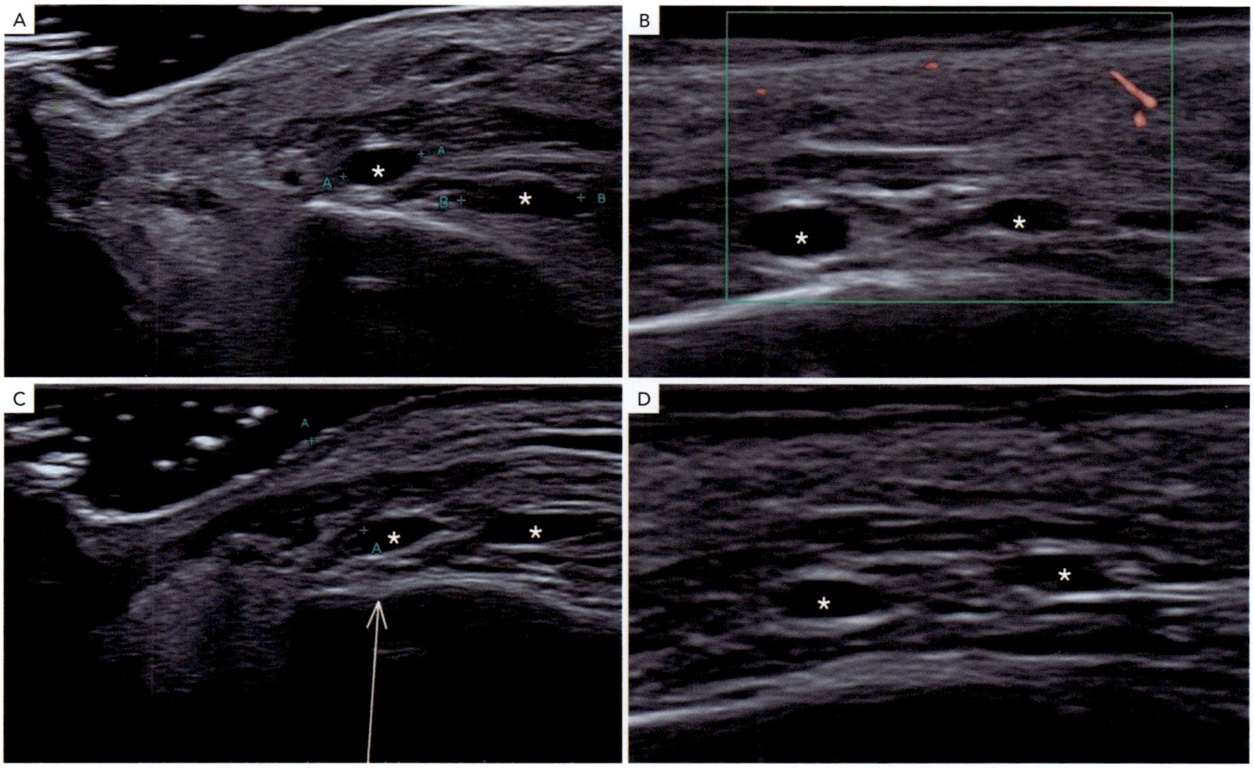


FIGURA 25 Imagens de ultrassom (modo B 24 MHz) nos planos sagital (A e C) e axial (B e D) demonstrando acompanhamento de preenchedor (ácido hialurônico) na região malar/infrapalpebral, notando-se discreta redução de volume do material (*) após 16 meses. (A e B) Imagens em janeiro de 2020. (C e D) Imagens em maio de 2021.

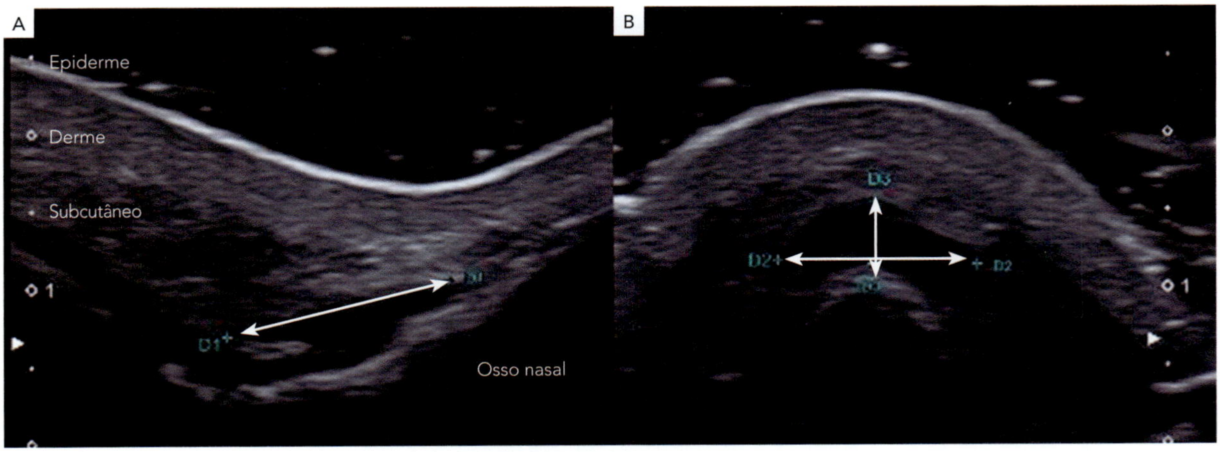


FIGURA 26 Imagem de ultrassom (modo B 24 MHz) demonstrando a mensuração do volume de ácido hialurônico em dorso nasal, medido nos planos sagital (A) e axial (B): 7,4 x 6,4 x 2,1 mm (craniocaudal x laterolateral e anteroposterior), estimando-se 0,1 mL de produto.

## Complicações agudas

São aquelas que ocorrem com menos de 4 semanas da injeção. Incluem alterações imediatas e precoces da cor da pele, edema e dor.

### Alterações da cor da pele

Alterações da cor da pele incluem hematoma, equimose, eritema, neovascularização, hiperpigmentação e efeito Tyndall, e normalmente não são avaliadas ao ultrassom, exceto para mensuração ou necessidade de punção de hematomas e caracterização de materiais superficiais ou camada da pele injetada.

Reações locais estão geralmente relacionadas apenas com a injeção, influenciadas pelo calibre da agulha, propriedades físico-químicas do preenchedor e velocidade/técnica de injeção. Hematomas são mais frequentes quando há maior dissecção do plano subepidérmico, com mais trauma, associados a uso de agulhas, técnica em leque, injeção rápida de maiores volumes ou em alta velocidade e uso de medicamentos anticoagulantes. Já o efeito Tyndall (Figura 27) está relacionado à injeção superficial, com consequente coloração azulada da pele, resultado de vestígios de hemossiderina e/ou distorção visual por refração da luz.

### Edema

É considerado uma das complicações mais comuns dos preenchimentos, e geralmente é localizado ou autolimitado, mais comum em lábios e regiões periorbitais. Pode ocorrer por causa inerente à intervenção ou ao trauma tecidual local, por angioedema ou ainda relacionado a nódulos, sejam estes inertes ou inflamatórios, como abscessos. O ultrassom permite ótima caracterização e diferenciação das causas dos edemas.

#### Edema sem nódulos

Podem ocorrer por edema inerente ao procedimento, angioedema e paniculite.

- **Paniculite:** as infecções de início precoce podem ser indistinguíveis clinicamente da resposta transitória aos procedimentos, e são geralmente causadas pela flora residente (*Staphylococcus* ou *Streptococcus*) introduzida pela injeção. Cursam com endurecimento, eritema, sensibilidade e prurido. Na imagem podem ser dos tipos lobular ou septal (ver Capítulo 13), e geralmente se observa aumento da espessura e vascularização da derme e do subcutâneo, maior hipoecogenicidade da derme e hiperecogenicidade do subcutâneo, perda da interface derme-subcutâneo e aumento da vascularização ao Doppler (Figura 28).
- **Edema tardio intermitente persistente (ETIP):** caracterizado como edema não compressível, que ocorre de 3 semanas a 3 anos após a injeção, nas áreas com preenchedor (em correspondência à área injetada), geralmente intermitente e com intervalos variáveis, recidivante/recorrente e persistente. Pode estar relacionado a diversos gatilhos, que incluem: manipulações ou processos inflamatórios/infecciosos na face, manipulações dentárias ou cirurgias de cabeça e pescoço; trauma; vacinação (sendo relatada inclusive após imunização para COVID-19); exercício físico; excesso de sal; hormônios/período menstrual. Na imagem normal-

TABELA 1 Principais preenchedores/bioestimuladores e suas características

| Tipo | Imagem | Composição | Duração | | Achados ultrassonográficos | Nome comercial | Comentários |
|---|---|---|---|---|---|---|---|
| **Óleo de silicone** | 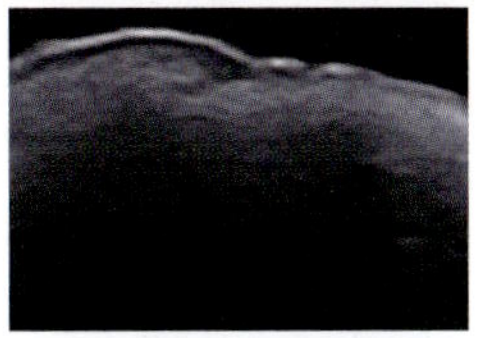 | Cadeia de polidimetilsiloxane purificada | Permanente | 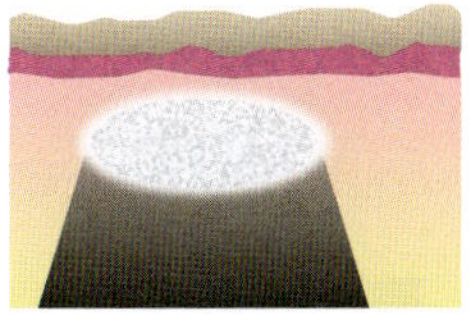 | Depósitos hiperecoicos com reverberação posterior em "tempestade de neve" | Silikon 1000 e Silskin | Muito relacionado a complicações tardias (infiltrações, migrações, reações morfeiformes, síndrome ASIA) |
| **Silicone puro** | 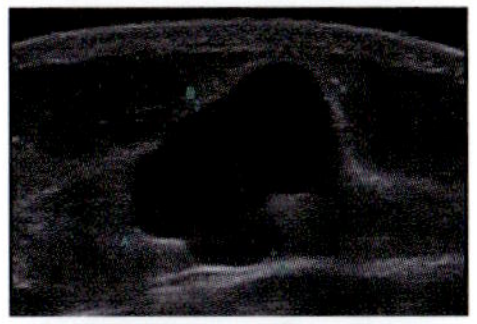 | Cadeia de polidimetilsiloxane purificada | Permanente | 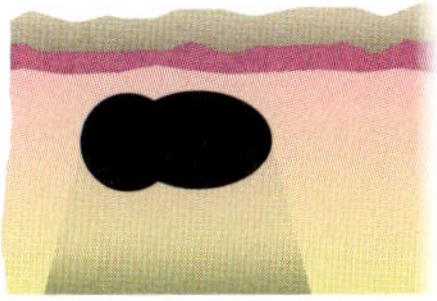 | Áreas ovaladas anecoicas | MDX 4-4011 e Dow Corning | Existem formulações mistas: com os dois padrões de imagem combinados |
| **Polimetilmetacrilato** | 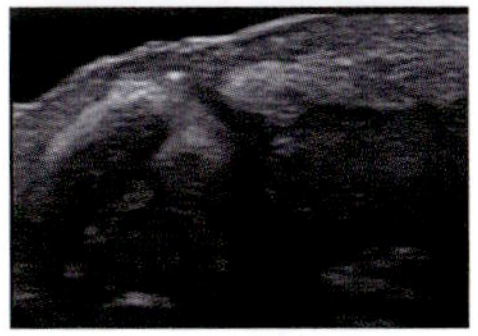 | Microesferas de polímero sintético de metilmetacrilato com veículo (colágeno, ácido hialurônico ou coloide) | Permanente | 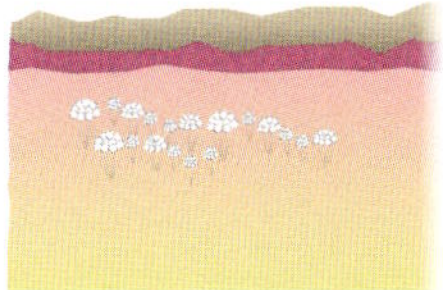 | Focos hiperecogênicos ou camada irregular contínua com artefatos "em cauda de cometa". Apresenta sombra acústica posterior após 6 meses | Artecool, Biossimetric, Linea Saffe Arteplast e Artefill | Relacionado a complicações tardias, com nódulos palpáveis calcificados |

*(continua)*

TABELA 1 Principais preenchedores/bioestimuladores e suas características *(continuação)*

| Tipo | Imagem | Composição | Duração | | Achados ultrassonográficos | Nome comercial | Comentários |
|---|---|---|---|---|---|---|---|
| **Hidrogel de poliacrilamida** | 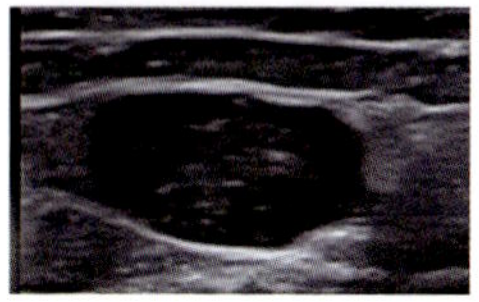 | Gel de poliacrilamida (PAAG) e salina | Permanente | 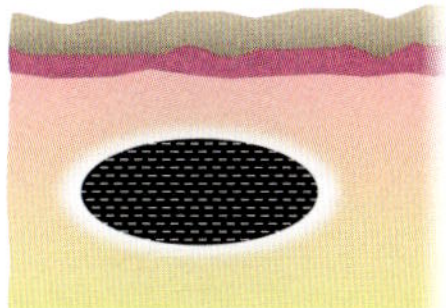 | Depósitos ovais e anecoicos com linhas hiperecogênicas de permeio e hiperecogenicidade do subcutâneo | Aquamid, interfall, OutLine, Royamid, Formacryl, Argiform, Amazingel, Bio-Formacryl e Kosmogel, Hidrogel | É um termo genérico utilizado pela Anvisa para qualquer gel aquoso sintético. Por serem sintéticos, normalmente complicam com migrações |
| **Hidrogel de poliamida** | 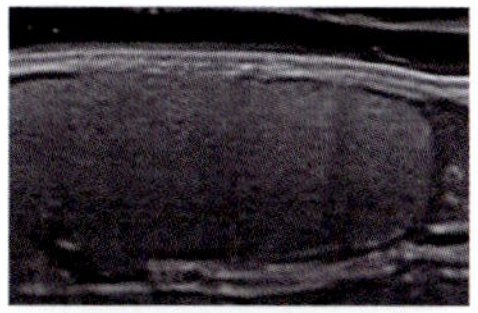 | Gel hidrofílico de poliamida (nylon) e salina | Permanente | 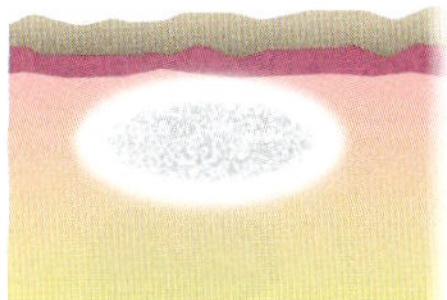 | Depósitos hiperecogênicos com *debris* e reverberação posterior | Aqualift | |
| **Hidroxiapatita de cálcio** | 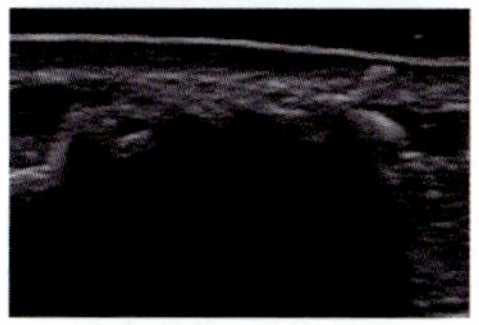 | Microesferas de hidroxiapatita de cálcio com polissacarídeo (carboximetilcelulose de sódio) e glicerina | Reabsorvível dentro de anos | 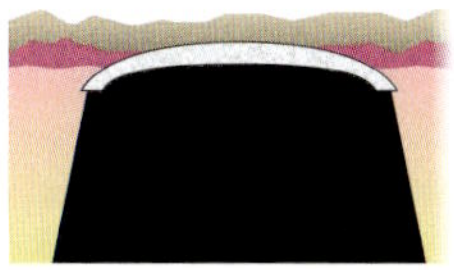 | Depósitos hiperecoicos contínuos ou focais com sombra acústica posterior, dependendo da concentração | Radiance, Radiesse, Crystalys e Rennova Diamond | Aspecto de imagem não modifica com o tempo |
| **Ácido poli-L-lático** | 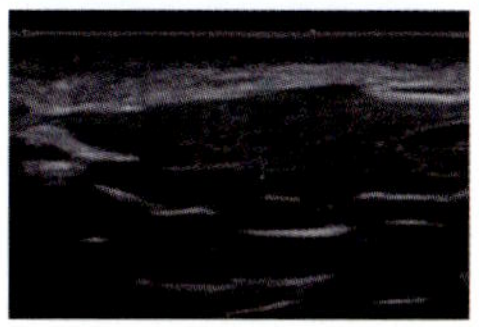 | Microesferas de ácido poli-L-láctico mais carboximetilcelulose de sódio, manitol não pirogênico e água estéril | Reabsorvível dentro de anos | 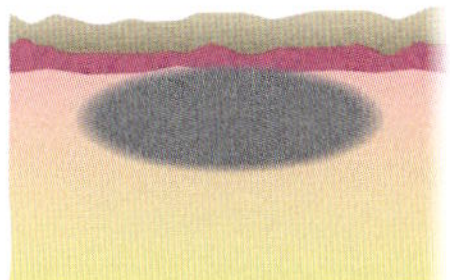 | Depósitos homogêneos hipoecogênicos com aumento da espessura e da vascularização da pele | Sculptra e New-Fill | Considerado bioestimulador, inúmeras técnicas de injeção utilizadas, de intradérmicas a justaperiosteais, o que pode determinar diferentes padrões na imagem |

*(continua)*

TABELA 1 Principais preenchedores/bioestimuladores e suas características (continuação)

| Tipo | Imagem | Composição | Duração | | Achados ultrassonográficos | Nome comercial | Comentários |
|---|---|---|---|---|---|---|---|
| **Policaprolactona** | 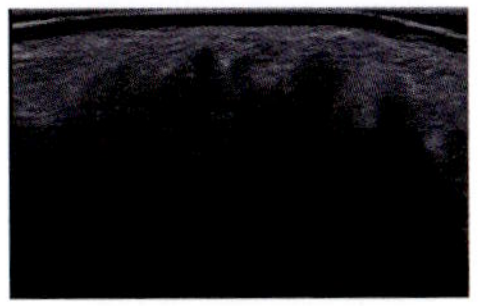 | Microesferas de policaprolactona (2,5%) com hidrogel de carboximetilcelulose | Semipermanente | 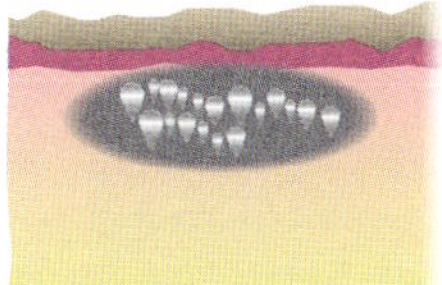 | Matriz hipoecoica com focos hiperecoicos em "cauda de cometa" | Ellansé | Considerado semipermanente, com duração de de 1 a 5 anos, dependendo de sua formulação e de acordo com informações do fabricante |
| **Hidrogel de polietilenoglicol** | 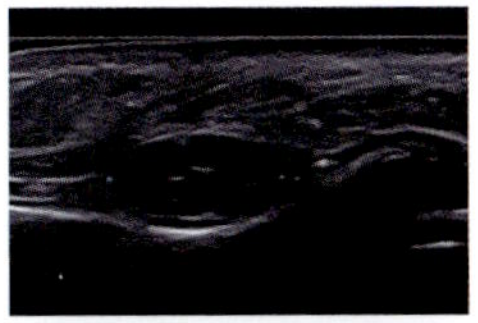 | Cadeia de polímeros de PEG (4%) e água não pirogênica | Semipermanente | 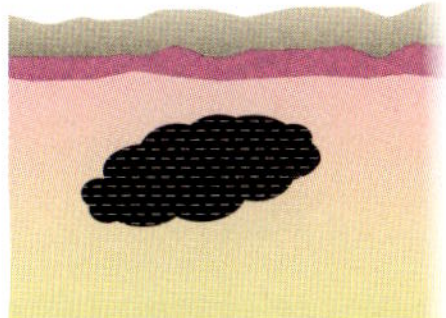 | Depósito hipoecogênico lobulado e bem delimitado | Remake | Considerado degradável, mas já observado inalterado após 1 ano |
| **Ácido hialurônico** | 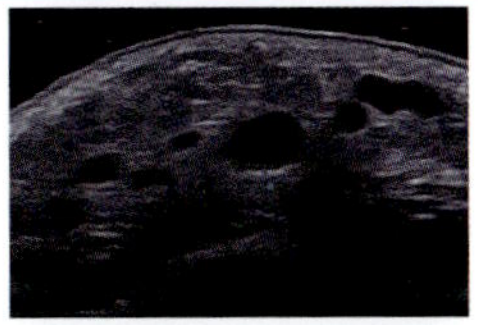 | Ácido hialurônico puro | Reabsorvível dentro de meses | 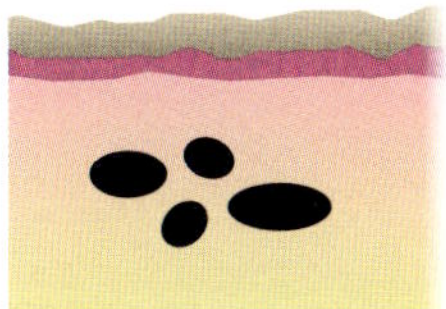 | Áreas anecoicas/ "pseudocísticas" milimétricas | Volbella, Belotero, Elevess, Hylaform, Restylane, Juvéderm, Perlane e Macrolane | Combinação de diferentes propriedades físicas e químicas que determinam as características finais do produto ou reologia. Em teoria os depósitos reduzem de volume após 3 a 6 meses, até desaparecer, mas em alguns casos são vistos após 5-10 anos |
| | 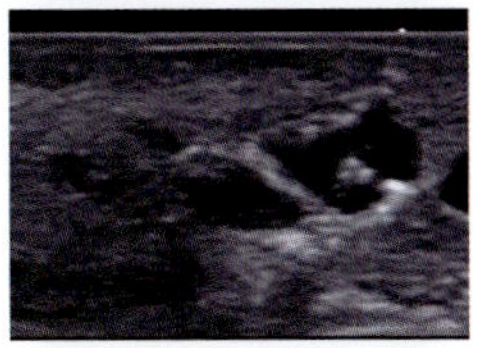 | Ácido hialurônico com lidocaína | Reabsorvível dentro de meses | 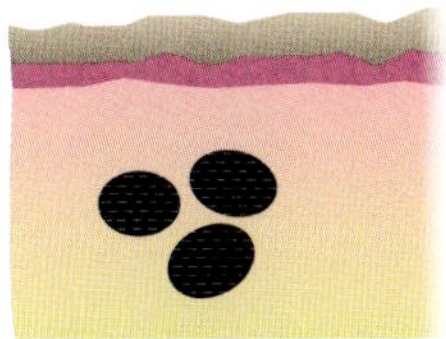 | Depósitos anecoicos e com *debris*/ecos internos proeminentes | | |
| | 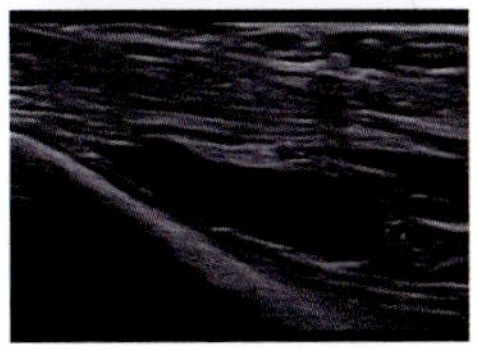 | Ácido hialurônico de alta densidade | Semidegradável | 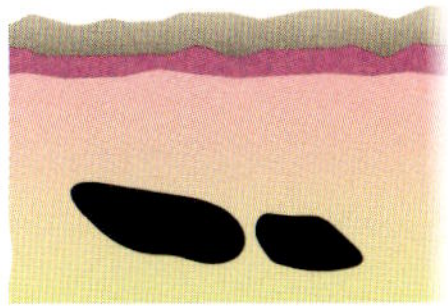 | Áreas anecoicas/ "pseudocísticas" maiores, proeminentes | | |

(continua)

TABELA 1 Principais preenchedores/bioestimuladores e suas características *(continuação)*

| Tipo | Imagem | Composição | Duração | | Achados ultrassonográficos | Nome comercial | Comentários |
|---|---|---|---|---|---|---|---|
| **Ácido hialurônico e hidroxiapatita de cálcio** | 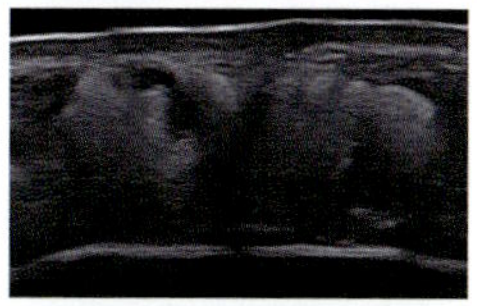 | Microesferas de ácido hialurônico reticulado e hidroxiapatita de cálcio | Semipermanente | 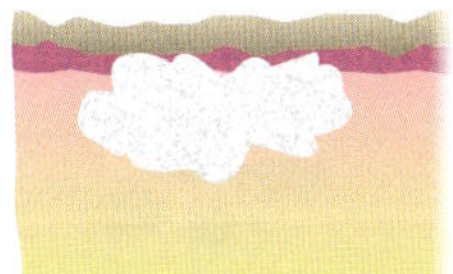 | Áreas lobuladas hiperecogênicas com aspecto "em nuvem" | HArmonyCa | Características de preenchedor e bioestimulador combinadas |
| **Gordura** | 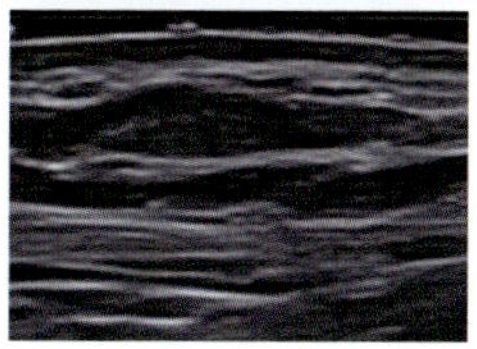 | Gordura autóloga processada | Reabsorvível | 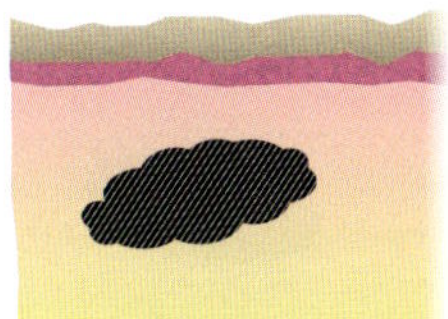 | Liquefeita: depósito anecoico ou pseudocístico<br>Não liquefeita: depósitos hipoecoicos lobulados com septos hiperecoicos de permeio | Não se aplica | Achado tardio: depósitos de ecogenicidade heterogênea e calcificações em casca de ovo |

**TABELA 2** Outros materiais também já utilizados

| Tipo | Duração | Nome comercial |
|---|---|---|
| Partículas de elastômero de silicone mais polivinilrolidona | Permanente | Biopastique |
| Colágeno bovino | Reabsorvível dentro de meses | Zyderm e Zyplast |
| Colágeno de origem humana | Reabsorvível dentro de meses | Autologen, Cosmoderm, Cosmoplast e Cymetra |
| Parafina | Permanente | Não se aplica |
| Gel de polialquilimida | Permanente | Bio-Alcamid |
| Ácido hialurônico mais microparticulas de dextranômero | Reabsorvível dentro de anos | Matridex e Reviderm intra |
| Fragmentos de hidroxietilmetacrilato/ etilmetacrilato e ácido hialurônico | Permanente | Dermalive e Dermadeep |
| Microesferas de polivinilidróxido mais gel de poliacrilamida | Permanente | Evolution |

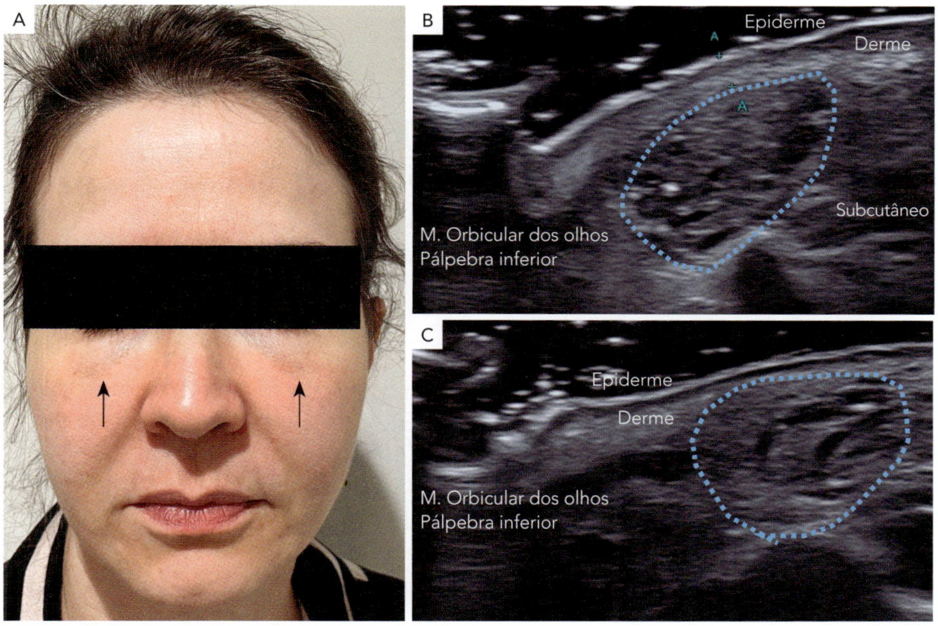


**FIGURA 27** Imagens clínica (A) e de ultrassom (modo B 24 MHz, plano sagital/longitudinal) demonstrando aspecto de efeito Tyndall relacionado à injeção superficial bilateral de ácido hialurônico (linha pontilhada azul) em pálpebras inferiores (B: direita e C: esquerda), com consequente coloração azulada da pele (setas pretas).

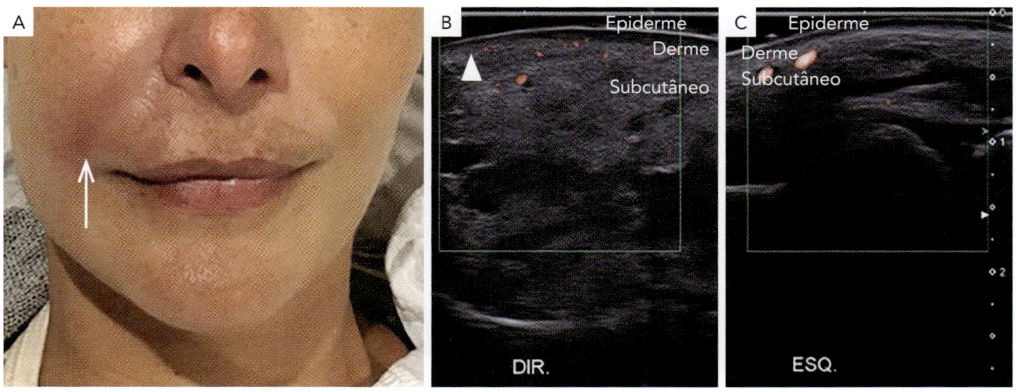


**FIGURA 28** Imagem clínica (A) e de ultrassom (Doppler SMI comparativo 24 MHz), plano axial/transversal, demonstrando paniculite após preenchimento no sulco nasogeniano direito (B), caracterizada como aumento difuso da ecogenicidade do subcutâneo, perda da interface derme-subcutâneo e discreto aumento da vascularização local ao Doppler, em comparação com o lado contralateral (C).

mente se observa a presença do material preenchedor associado a paniculite difusa (Figura 29).

- **Sialoadenites:** as alterações inflamatórias de glândulas salivares, sobretudo das parótidas, podem ocorrer após a injeção de preenchedores. As causas incluem contiguidade de processo inflamatório local, ou ainda injeção inadvertida dentro da glândula ou ducto ou depósitos que causam compressão ductal. Podem ser caracterizadas ao ultrassom como aumento difuso da glândula, hipoecogenicidade ou heterogeneidade do parênquima glandular, aumento da vascularização ao Doppler e hiperecogenicidade circunjacente (Figura 30). Injeções iatrogênicas (Figura 31) (Vídeo 8) podem ocorrer mais comumente quando há variantes anatômicas antes abordadas.

VÍDEO 8 Imagens dinâmicas de ultrassom (modo B 24 MHz) demonstrando a presença de material preenchedor anecogênico junto da glândula parótida direita.

*Edema com nódulos*

**Importante:** o ultrassom permite a diferenciação de causas inflamatórias/infecciosas ou inertes/não inflamatórias.

- **Nódulos não inflamatórios/inertes:** são queixas palpáveis associadas geralmente à má distribuição do produto com depósito/acúmulo do preenchedor ou à sobrecorreção com excesso de material ou injeção superficial (Figura 32).

- **Nódulos inflamatórios/infecciosos:** são os abscessos, geralmente causados por microrganismos da flora residente da pele (*Staphylococcus* ou *Streptococcus*) inoculados pela injeção, em associação com sinais flogísticos e até sintomas sistêmicos com febre e calafrios. Na imagem aparecem como coleções heterogêneas/septadas, aumento da ecogenicidade e da vascularização circunjacente (Figura 33) (Vídeos 9 e 10). O ultrassom é importante para a localização e a mensuração das coleções, assim como ferramenta para guiar aspirações e drenagens, melhorando a possibilidade de culturas e tratamento antibiótico direcionado (ver Capítulo 16). Em casos duradouros, considerar a possibilidade de infecções atípicas (*Mycobacterium*), biofilmes e abscessos frios (Figura 34).

**Importante:** materiais com infecção podem ter características inespecíficas (Figura 35).

VÍDEO 9 Imagens dinâmicas no plano transverso/axial (modo B 24 MHz) demonstrando-se abscesso no lábio superior (Figura 33), caracterizado como coleção heterogênea compressível associada a densificação circunjacente e aumento da vascularização ao Doppler.

VÍDEO 10 Imagens dinâmicas no plano longitudinal/sagital (modo B 24 MHz) demonstrando-se abscesso no lábio superior (Figura 33), caracterizado como coleção heterogênea compressível associada a densificação circunjacente e aumento da vascularização ao Doppler.

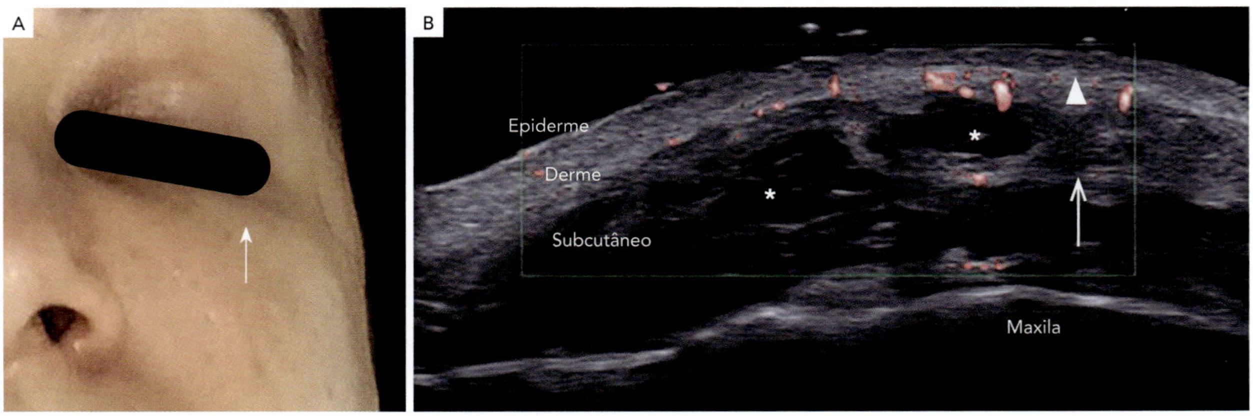


FIGURA 29 Imagem clínica (A) e de ultrassom (B: Doppler SMI 24 MHz), plano axial/transversal, demonstrando ETIP: paniculite relacionada a material preenchedor (*) na região malar, caracterizada como aumento da ecogenicidade do subcutâneo (seta), perda da interface derme-subcutâneo (cabeça de seta) e aumento da vascularização local ao Doppler.

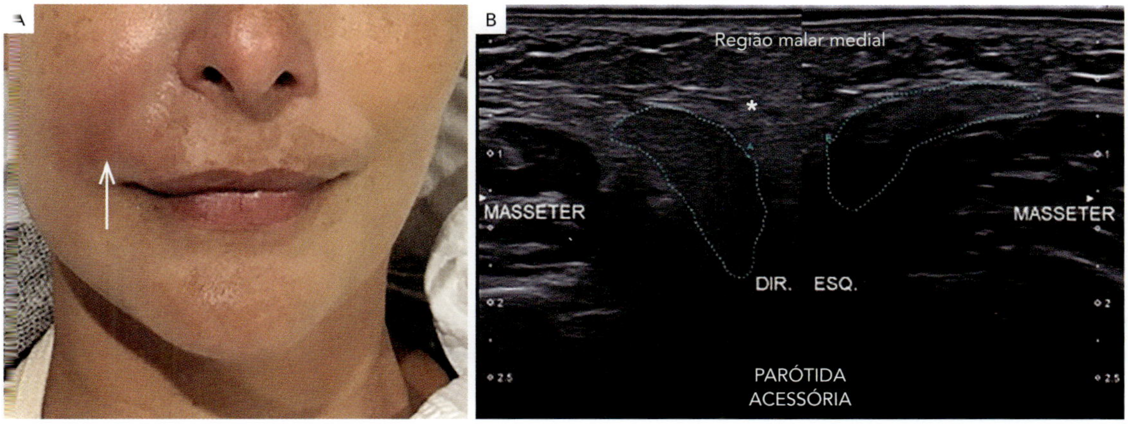


FIGURA 30 Imagem clínica (A) e de ultrassom (B: modo B comparativo 24 MHz), plano axial/transversal, demonstrando paniculite após o preenchimento no sulco nasogeniano direito, associado a sialoadenite/parotidite de lobo acessório da parótida à direita (DIR.), caracterizada como aumento difuso da glândula, hipoecogenicidade do parênquima glandular e hiperecogenicidade circunjacente (*) em comparação contralateral normal (ESQ.). Lobos acessórios (linha pontilhada azul).

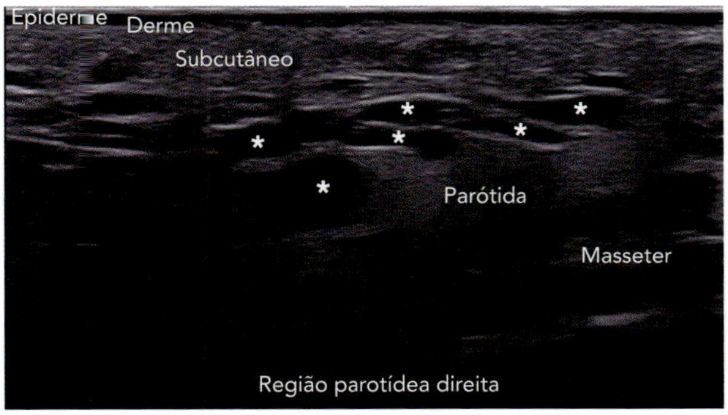


FIGURA 31 Imagem de ultrassom (modo B 24 MHz), plano transversal/axial, demonstrando a presença de material preenchedor anecogênico (*) junto da glândula parótida direita.

## Dor

A dor após procedimentos com preenchedores pode estar relacionada a causas infecciosas agudas, neurais e vasculares. O ultrassom com Doppler exerce papel importante, porém, não deve atrasar condutas de urgências ou emergências. Pode-se observar causas como neuropraxia, compressão neural ou vascular com isquemia e embolização. É possível ainda a ativação de herpes simples, causada por dano direto aos axônios, manipulação dos tecidos e resposta inflamatória. É rara, inferior a 1,5%, podendo-se realizar profilaxia em casos com história de herpes de repetição.

> A ativação do herpes simples deve ser diferenciada de eventos vasculares/isquêmicos cutâneos, uma vez que as duas entidades podem causar dor, vesículas e pústulas na pele. Sua correta caracterização clínica é imprescindível para melhor manejo dos pacientes e menores sequelas.

- **Dor neuropática:** complicação rara que geralmente ocorre por neuropraxia, quando há acometimento neural sem alteração estrutural na imagem. Cursa com disestesias, parestesias e anestesias. Na avaliação por imagem, lembrar-se da anatomia e da localização dos forames e nervos faciais (ver Capítulo 4). Avaliar a possibilidade de compressão extrínseca (Figura 36).
- **Dor isquêmica:** complicação rara, estimada em 0,001% dos procedimentos, e mais temida, que pode ocorrer por injeção intra-arterial, vasoespasmo ou oclusão extrínseca, possivelmente associada a variantes anatômicas ou a erro de técnica. Cursa com alteração de cor da pele (*livedo reticularis*), pústulas estéreis, podendo chegar à necrose cutânea. Na imagem pode-se não ter alteração significativa (Figura 37) a alteração da vascularização local com redução do fluxo sanguíneo ou padrões de oclusão ao Doppler (Figura 38), além de achados indiretos ao modo B como presença de material próximo a alguma estrutura vascular (Figura 39) ou espessamento parietal focal de vasos que possam ter sido inadvertidamente puncionados.
É considerada uma urgência, potencialmente irreversível, devendo ser prontamente reconhecida e tratada. Estando o ultrassom indicado, serve para diferenciar compressão externa de injeção intravascular ou para guiar o tratamento com injeção de hialuronidase, em dose/período necessários para reversão dos sintomas (ver Capítulo 16), não devendo atrasar o manejo ou conduta específica.
Em casos de embolia, pode ainda levar à alteração visual ou neurológica. Há risco de amaurose e acidentes vasculares isquêmicos encefálicos com oclusão da ar-

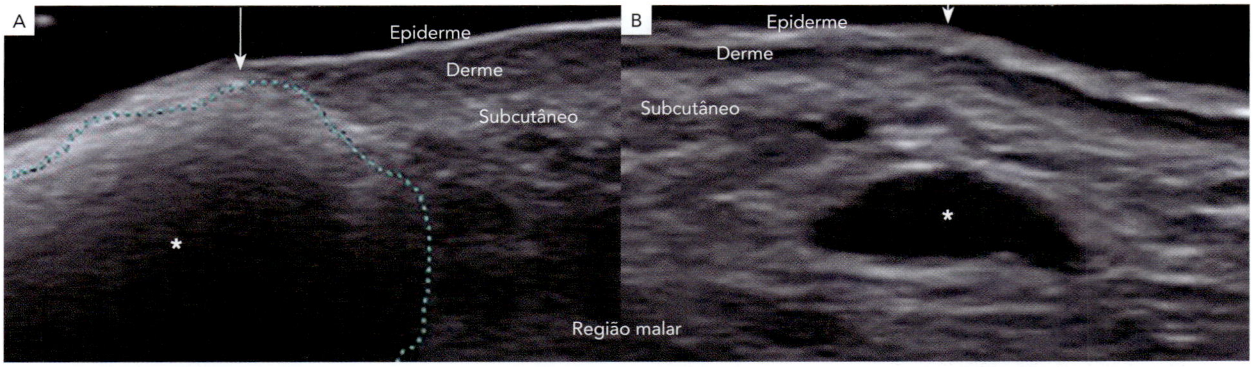


FIGURA 32 Imagens de ultrassom (modo B 24 MHz), plano axial/transversal, de diferentes pacientes com queixa de nódulos palpáveis (setas), notando-se abaulamento da pele/epiderme por diferentes causas: à esquerda nota-se excesso e superficialização de material preenchedor (*), caracterizando-se sobrecorreção (A); já à direita nota-se pequeno depósito de material (*) profundo (B) – essa diferenciação é importante para direcionar o tratamento.

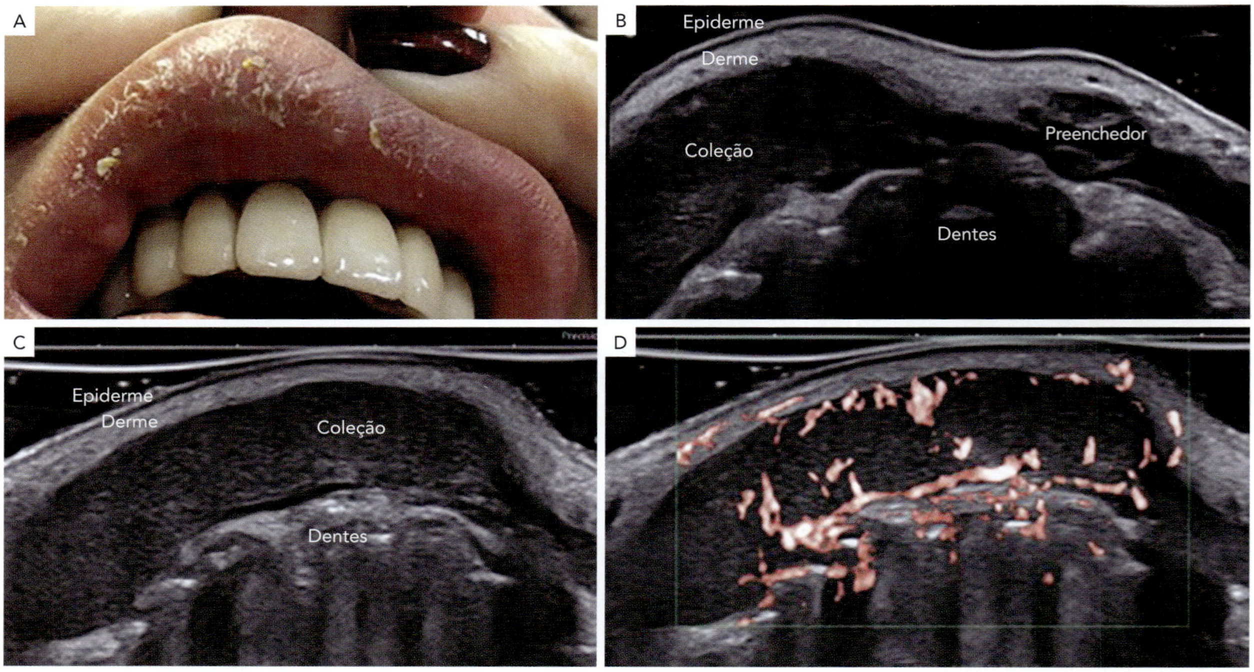


FIGURA 33 Imagens clínica (A) e de ultrassom (B e C: modo B e D: Doppler SMI 24 MHz), plano transversal/axial, de paciente com queixa de edema e calor no lábio superior à direita, caracterizando-se nódulo inflamatório ou abscesso, definido como coleção heterogênea compressível associada a densificação circunjacente e aumento da vascularização ao Doppler.

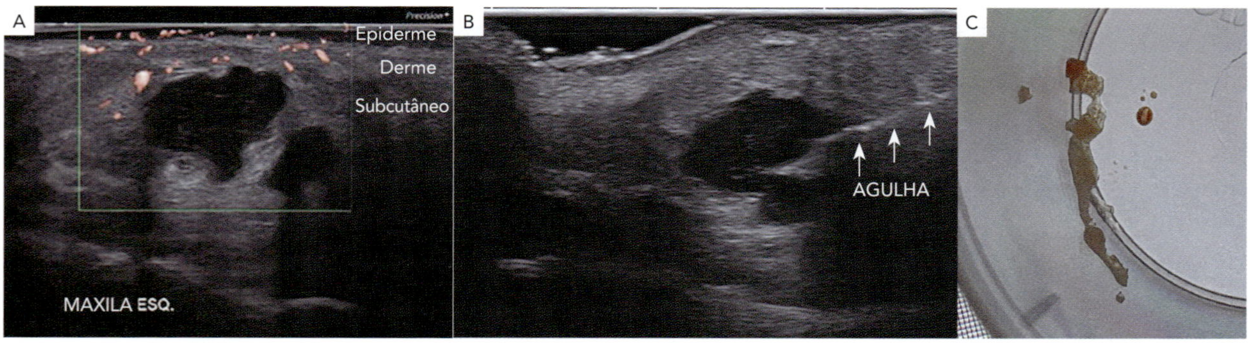


FIGURA 34 Imagens de ultrassom (A: Doppler SMI e B: modo B 24 MHz, plano axial/transversal) demonstrando coleção anfractuosa e heterogênea no subcutâneo, com densificação e aumento da vascularização ao Doppler, puncionada através de agulha (setas), caracterizando-se material em gel incolor (C: material de punção diagnóstica), provável ácido hialurônico, sem crescimento de patógenos, atribuível a abscesso frio/estéril, com achados clínicos e de imagem mais brandos e flutuantes, indicando-se lavagem com hialuronidase, soro, corticoide.

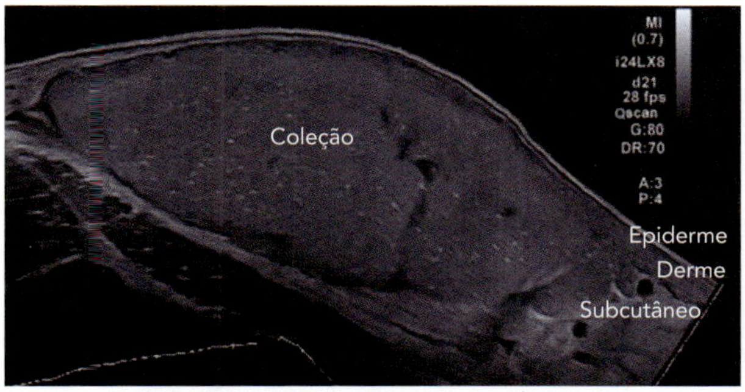


FIGURA 35 Imagem de ultrassom (modo B panorâmica 24 MHz) de paciente com abscesso relacionado a preenchedor em região glútea, notando-se coleção heterogênea associada a espessamento e hipoecogenicidade da derme e densificação/hiperecogenicidade do subcutâneo circunjacente.

téria central da retina e artéria cerebral média (Figura 40). As áreas mais associadas à complicações vasculares são as conhecidas "zonas de perigo" (ver Capítulo 4), em ordem decrescente: glabela, nasal, sulco nasolabial, fronte/temporal; são regiões de vasos superficiais e de anastomoses entre o sistema carotídeo interno e externo, que podem levar à punção vascular e fluxo retrógrado do material. As medidas preventivas incluem o uso de pequenos volumes, cânulas rombas (25 G ou com maior diâmetro/menor Gauge), injeção lenta e aspiração prévia à injeção. Cuidado com pacientes submetidos anteriormente a cirurgias plásticas/reconstrutoras ou rinomodelação.

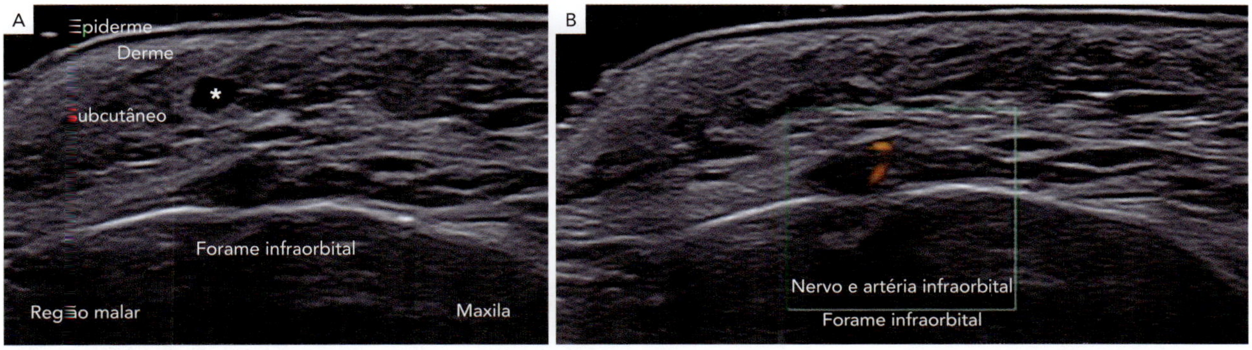


FIGURA 36 Imagens de ultrassom (A: modo B e B: *power* Doppler 24 MHz) demonstrando a proximidade de depósito de material preenchedor (*) do forame infraorbital, sem compressão evidente ao método.

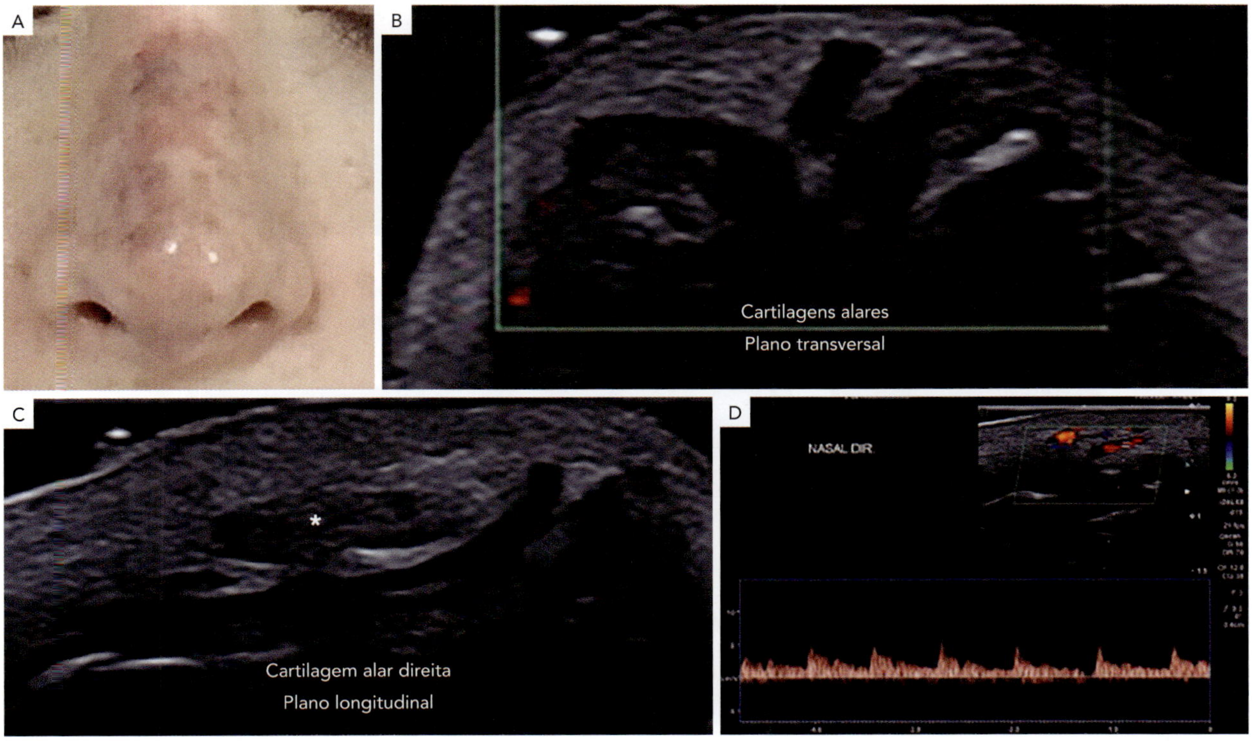


FIGURA 37 Imagens clínica (A) e de ultrassom (B: Doppler colorido, C: modo B e D: Doppler pulsado 24 MHz) demonstrando sinais de isquemia na região nasal após rinomodelação com ácido hialurônico, notando-se discreto livedo, tratado com hialuronidase há 1 dia, caracterizando-se sinais de rinoplastia cirúrgica prévia (B: seta: fragmento de cartilagem), presença de material preenchedor (C: *) em maior quantidade na asa nasal direita e discreta densificação do subcutâneo com vascularização local preservada ao Doppler pulsado (D).

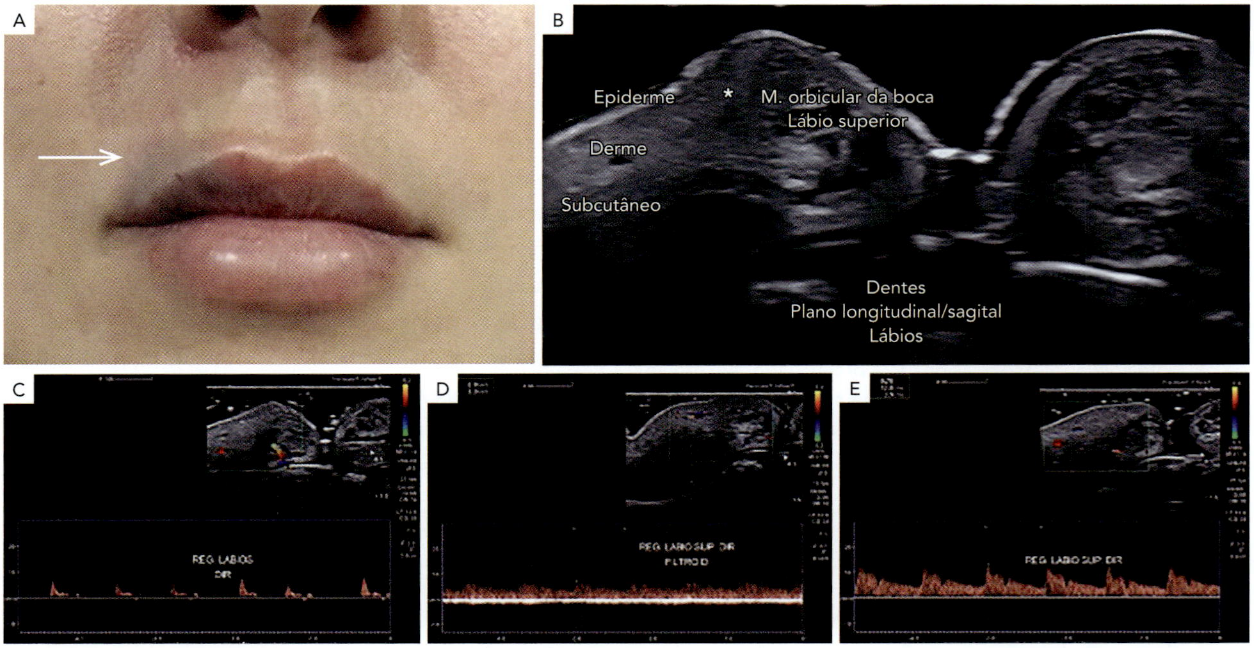


FIGURA 38 Imagens clínica (A) e de ultrassom (B: modo B e C a E: Doppler pulsado 24 MHz) demonstrando sinais de isquemia na região labial superior à direita após preenchimento com ácido hialurônico, notando-se livedo (seta), caracterizando-se densificação do subcutâneo local (*) com vascularização de alta resistência (C) no contorno externo direito do lábio superior, padrão de baixa resistência ou pós-estenótico (D) na região central e fluxo normal à esquerda do lábio superior (E), configurando provável oclusão arterial local.

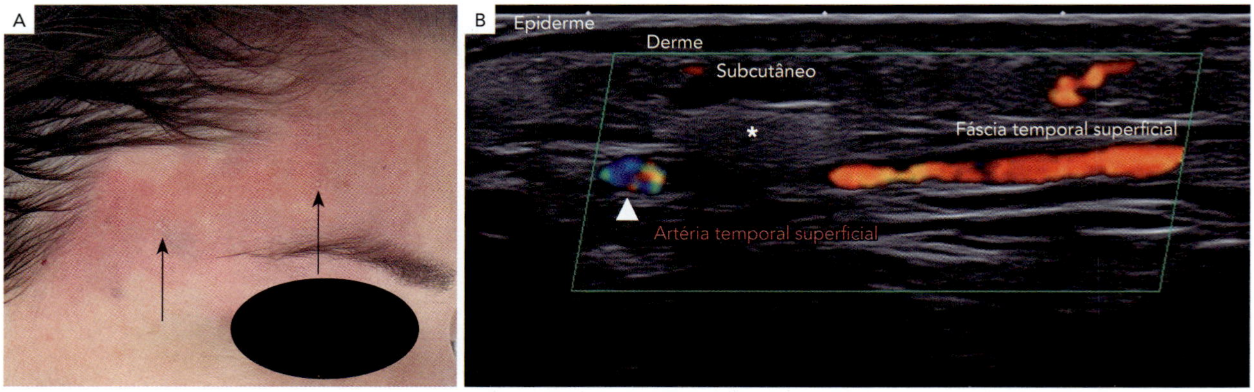


FIGURA 39 Imagens clínica (A) e de ultrassom (B: Doppler colorido 24 MHz, plano axial/transversal) demonstrando quadro de isquemia tecidual em território da artéria temporal superficial direita, com *livedo reticularis* e pústulas estéreis (setas pretas), notando-se material hiperecogênico (*) junto da fáscia temporal superficial determinando provável compressão extrínseca da artéria, com artefato de *aliasing* (cabeça de seta) proximal.

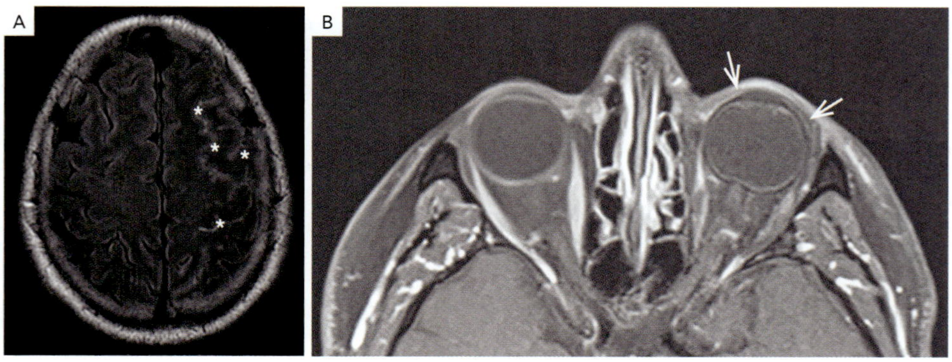


FIGURA 40 Imagens de ressonância magnética de paciente com sinais de embolia após preenchimento nas regiões temporais, evoluindo com amaurose, notando-se material com alto sinal (*) ocupando sulcos corticais no hemisfério esquerdo, e ausência de captação de contraste no globo ocular esquerdo (setas) e musculatura intrínseca ipsilateral, caracterizando-se quadro de acidente vascular encefálico e isquemia do globo ocular esquerdo. (A) Ressonância magnética de crânio, axial T2. (B) Ressonância magnética de órbitas, axial T1 FAT*C.

Os sinais e sintomas clínicos que devem interromper o procedimento de injeção são: dor, branqueamento da pele ou alteração de cor (livedo, coloração azulada ou cinza) ou retorno lento da vascularização/cor após a compressão maior que 2 segundos (Vídeo 11).

**VÍDEO 11** Imagens dinâmicas demonstrando sinal clínico de isquemia tecidual, caracterizado por retorno lento da vascularização/cor após a compressão, maior que 2 segundos.

As injeções de preenchedores podem desencadear resposta imune com reações de hipersensibilidade, que podem variar de leve vermelhidão até a anafilaxia, felizmente com baixa incidência, estima-se cerca de 0,6% com ácido hialurônico – *justifica-se a necessidade de medicações e carrinho de parada para injeção de preenchedores e da hialuronidase.* Cerca de 50% desses casos são transitórios. Devemos lembrar sempre de perguntar sobre antecedentes de alergias à lidocaína.

## Complicações tardias

As complicações tardias ocorrem após 4 semanas da injeção e podem ser agrupadas de acordo com a fisiopatologia, em alterações não inflamatórias, que incluem migração e nódulos, a inflamatórias, com abscessos tardios, paniculites e ETIP.

### Complicações tardias não inflamatórias

As complicações tardias que ocorrem após 4 semanas incluem a migração, nódulos e edema palpebromalar, e podem ser diferenciadas ao ultrassom.

- **Alterações de cor da pele:** incluem as já comentadas alterações de eritema, neovascularização, hiperpigmentação e efeito Tyndall, e normalmente não são avaliadas ao ultrassom, exceto para mensuração e caracterização de materiais superficiais ou camada da pele injetada (Figura 41).
- **Migração:** caracterizadas como material mais superficial ou em locais diferentes da aplicação, pelo efeito da gravidade ou pelos vetores de tração muscular (Figura 42), independentemente do tipo do material utilizado. Sua ocorrência pode ter relação com espessura da pele, locais com alta atividade muscular, excesso de produto, má técnica ou injeção sob pressão. Pode-se observar ainda a migração de materiais preenchedores para dentro de linfonodos regionais (Figura 43).
- **Nódulos tardios não inflamatórios:** maioria palpável e não visível, que correspondem a granulomas, este é um diagnóstico anatomopatológico, relacionado à reação de hipersensibilidade tipo IV. Na imagem observam-se nódulos circunscritos com material em seu interior, e podem ser calcificados (Figura 44), sem sinais inflamatórios ou alterações ao Doppler. Granulomas ocorrem em até 1%, por inflamação crônica nodular. A histopatologia é útil não apenas para o diagnóstico mas também para identificação do material ou natureza do implante, sendo mais comum nos permanentes. O uso do ultrassom ganha importância e respaldo na resistência e dificuldade de realizar biópsias em regiões esteticamente importantes, como a face, para evitar cicatrizes. Com correta caracterização e localização de nódulos tardios não inflamatórios, é possível ainda se realizar punctura e expressão com retirada total do material, sem necessidade de cirurgias, como em alguns casos de poliacrilamida. (Figura 45).

*Happy bump* é um termo utilizado na atualidade para descrever nódulos tardios não inflamatórios. Na clínica são caracterizados por alteração nodular palpável sem alterações flogísticas, e na imagem por nódulo sólido ao modo B, sem alterações ao Doppler.

- **Alopécia:** existem relatos de eflúvio telógeno tardio após técnicas avançadas de aplicação de preenchedores na região temporal, por provável isquemia tecidual.

### Complicações tardias inflamatórias

As complicações inflamatórias podem ser infecciosas ou não, e mostram ótima diferenciação e caracterização ao ultrassom. Este é considerado um método de grande valia para a definição de condutas pelo médico solicitante.

- ***Low grade inflamation:*** relacionada ao biofilme, sua formação demanda que alguma bactéria ou microrganismo contamine o procedimento, formando uma matriz

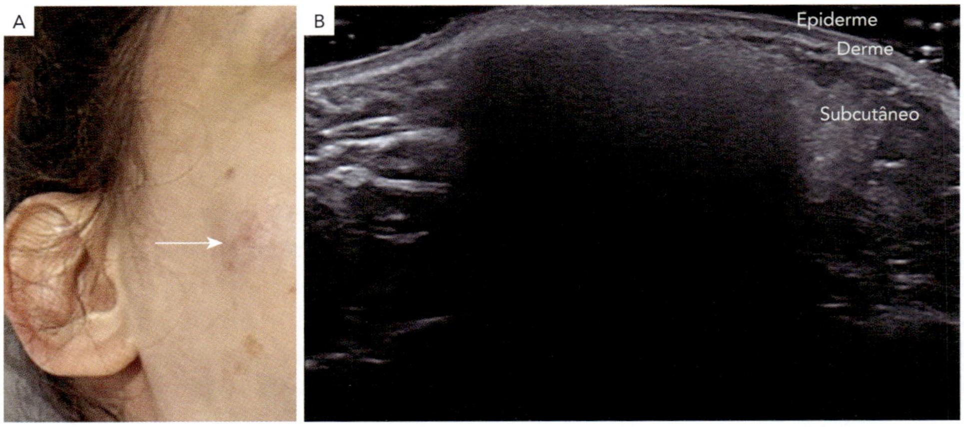


FIGURA 41 Imagens clínica (A) e de ultrassom (B: modo B 14 MHz), plano sagital/longitudinal, demonstrando alteração tardia de cor da pele da região malar direita, com eritema e neovascularização (seta), após injeção há anos de material permanente caracterizado ao ultrassom como silicone pelo artefato posterior em tempestade de neve.

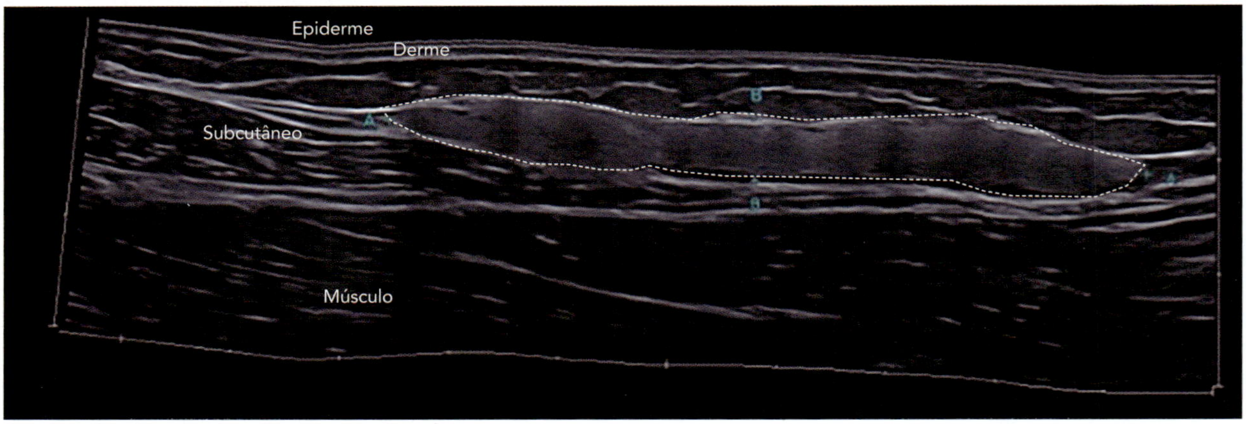


FIGURA 42 Imagem de ultrassom (modo B panorâmico 24 MHz), plano longitudinal/coronal, demonstrando migração caracterizada pela presença de material preenchedor delimitado pela linha tracejada em situação subcutânea na face anterior da coxa direita de paciente com antecedente de procedimento em glúteos.

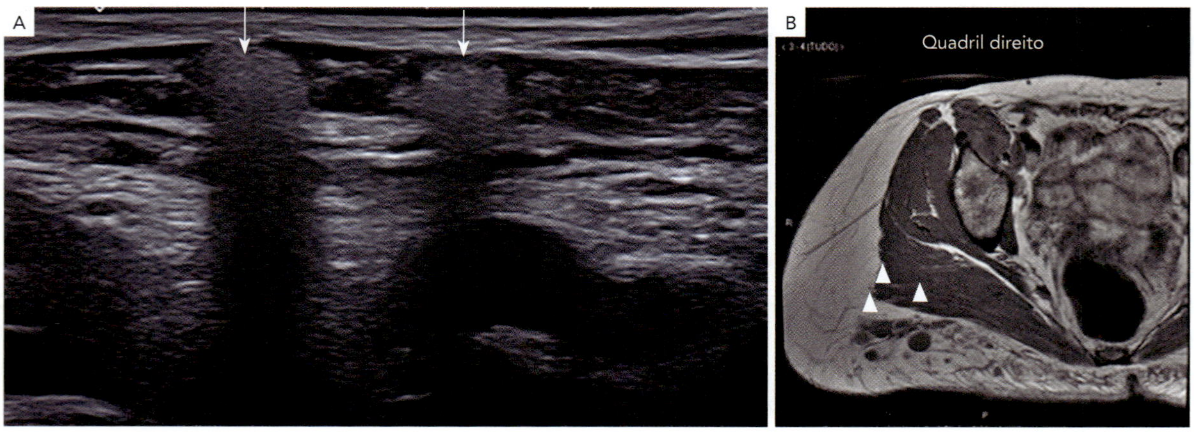


FIGURA 43 Imagens de ultrassom (A: modo B 24 MHz), plano transversal/axial, e ressonância magnética de quadril (B: T1) demonstrando migração caracterizada pela presença de material preenchedor (setas), mais provavelmente silicone puro, em linfonodos da região inguinal direita, em paciente com antecedente de preenchimento no subcutâneo dos glúteos (cabeças de seta).

com consistência semelhante à da cola, resistente a antibióticos e ao sistema imune. São geralmente infecções crônicas e recorrentes, de difícil diagnóstico, pois geralmente cursam com culturas microbiológicas negativas. Na imagem podem apresentar-se como lâminas líquidas e achados inflamatórios ao redor dos preenchedores, como densificação/hiperecogenicidade circunjacente ao modo B e aumento da vascularização ao Doppler.

- **Nódulos tardios inflamatórios:**
  - ***Angry red bump:*** são nódulos inflamatórios endurecidos formados por reação granulomatosa (hipersensibilidade tipo IV), com eritema, sensibilidade e edema pétreo (sinais flogísticos). Na imagem aparecem como massa ou nódulo mal definido ao modo B, com vascularização de permeio (Figura 46) ao Doppler.
  - ***Abscesso tardio:*** possivelmente relacionados ao biofilme ou inertes, com sinais flogísticos, na imagem aparecem como coleções heterogêneas, de paredes espessas, com hiperecogenicidade e aumento da vascularização circunjacente (Figura 47) ao Doppler. A manobra de compressão pode auxiliar na caracterização do conteúdo líquido, geralmente denso (ver Vídeos 9 e 10).

Novos termos

**Nódulos tardios** são também referidos na literatura como o **DON *(Delayed Onset Nodules)***, que podem ser inflamatórios (relacionados a biofilmes, reações granulomatosas, abscessos tardios, por exemplo) e não inflamatórios (migração, reação inflamatória crônica ou de baixo grau, por exemplo).

Reações inflamatórias tardias são também referidas na literatura como ***Delayed Inflammatory Reactions* (DIR)**, que cursam como alteração de cor (mais comumente eritema), nódulos dolorosos, endurecimento ou edema pétreo, que não resolvem espontaneamente. São comumente descritas em associação ao ácido hialurônico, e relacionadas a gatilhos: infecções virais, manipulações dentárias, sinusite ativa, material de baixa qualidade, combinação de materiais, técnica incorreta e até a vacinações (inclusive para COVID-19). O ultrassom é o método de imagem ideal para localizar e caracterizar a inflamação, modificando a conduta em casos de coleções (indica-se drenagem). O tratamento é feito com combinação de antibióticos, corticoides e hialuronidase, até imunossupressão e cirurgia.

- **Urticária:** reação de hipersensibilidade imunomediada que pode levar à formação de placas fugazes eritematosas e pruriginosas, em alguns casos crônicos associadas à vasculite. Pode estar associada à presença dos preenchedores ou proteínas exógenas/estranhas (relacionadas à contaminantes no ácido hialurônico) e a gatilhos como exposição solar, drogas e infecções. Na imagem aparece como placas subepidérmicas hipoecoicas altamente vascularizadas (Figura 48).

Em pacientes com efeitos adversos tardios aos preenchedores, sobretudo ácido hialurônico, o envolvimento de anticorpos antiácido hialurônico ainda não foi comprovado.

- **Reação morfeiforme:** descrita como alteração cutânea tardia que pode estar relacionada a preenchedores, especialmente os permanentes e não degradáveis, e mais comumente associada ao silicone óleo. É caracterizada como manchas avermelhadas/escurecidas na pele que surgem meses a anos após a injeção, com alterações inflamatórias semelhantes às da morfeia ao ultrassom. Na imagem observam-se espessamento e hiperecogenicidade da derme, perda da diferenciação da interface da derme com o subcutâneo e hiperecogenicidade difusa do tecido adiposo, no local exato em que se evidencia o material preenchedor (Figura 49). Importante a comparação com lado contralateral, ou áreas não comprometidas, para detecção de alterações sutis. Vale lembrar que essa reação pode ocorrer após a rotura de próteses de silicone e procedimentos cirúrgicos, como abdominoplastia e lipoaspiração.
- **Síndrome autoimune induzida por adjuvantes (ASIA):** conjunto de sinais e sintomas reumatológicos ou inflamatórios relacionados a adjuvantes. Induz a autoimunidade e reações de corpo estranho imunomediadas, contribuindo como gatilho para doenças sistêmicas granulomatosas, inflamatórias ou autoimunes em pacientes suscetíveis. Dentre os adjuvantes se destacam vacinas, hormônios, alumínio, silicone e ácido hialurônico. Cursa com mialgia, fraqueza muscular, artralgia/artrite, fadiga crônica, manifestações neurológicas, alteração cognitiva, perda de memória, febre, boca seca e até doenças como síndrome do intestino irritável, esclerose múltipla e esclerose sistêmica. O ultrassom pode auxiliar na caracterização de alterações em glândulas salivares, músculos, articulações e pele, sem achados patognomônicos ao método.

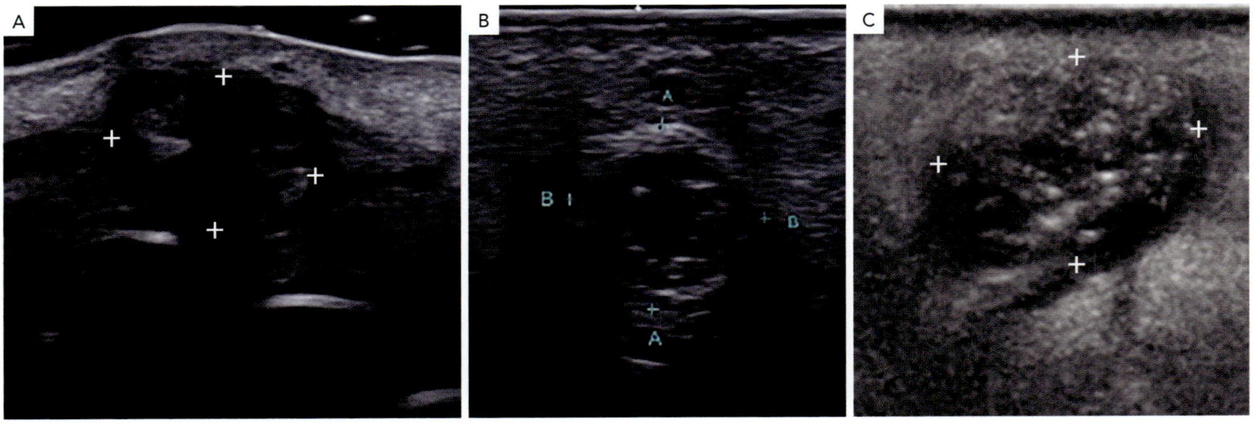

FIGURA 44 Imagens de ultrassom (modo B) caracterizando granulomas tardios, nódulos sólidos no subcutâneo de diferentes pacientes, em áreas anteriormente submetidas a procedimento com preenchedores. Notam-se diferentes materiais, da esquerda para à direita: ácido polilático (A), hidroxiapatita de cálcio (B) e polimetilmetacrilato (C), sem sinais inflamatórios.

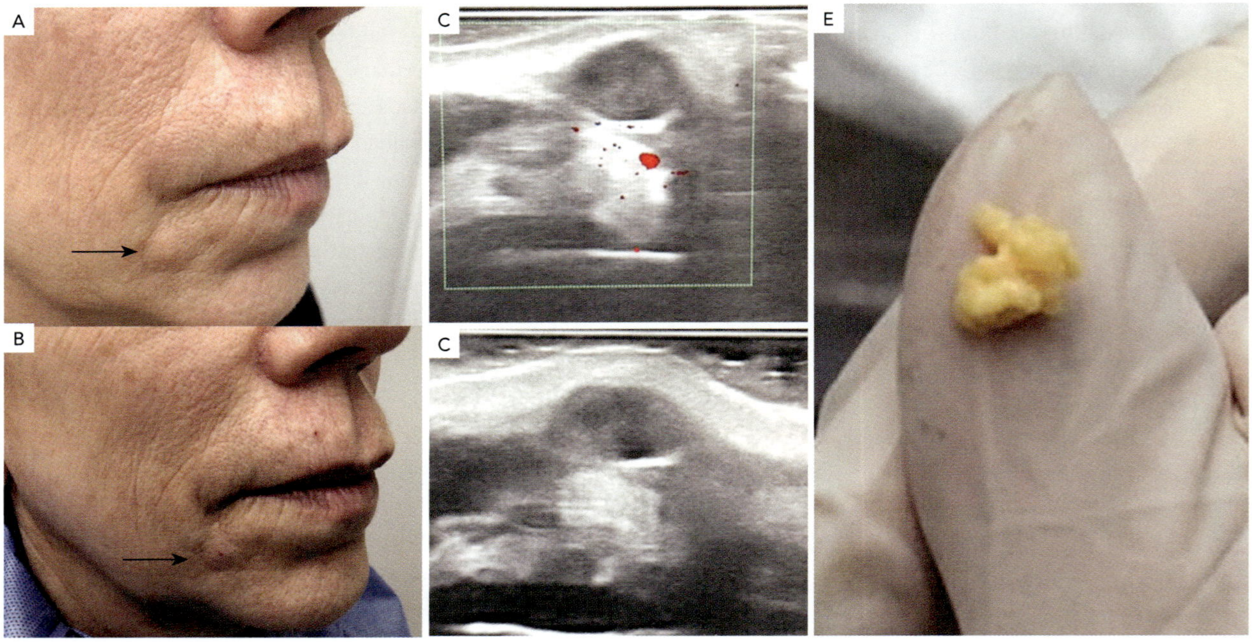

FIGURA 45 Imagens clínicas (A) antes e (B) após punctura e drenagem de material preenchedor, caracterizado como nódulo sólido hipoecoico e circunscrito ao ultrassom (C: Doppler colorido, plano transversal e D: modo B, plano axial, 22 MHz), notando-se material amarelado com características de poliacrilamida. Imagens cedidas por Mary Lane Nemer.

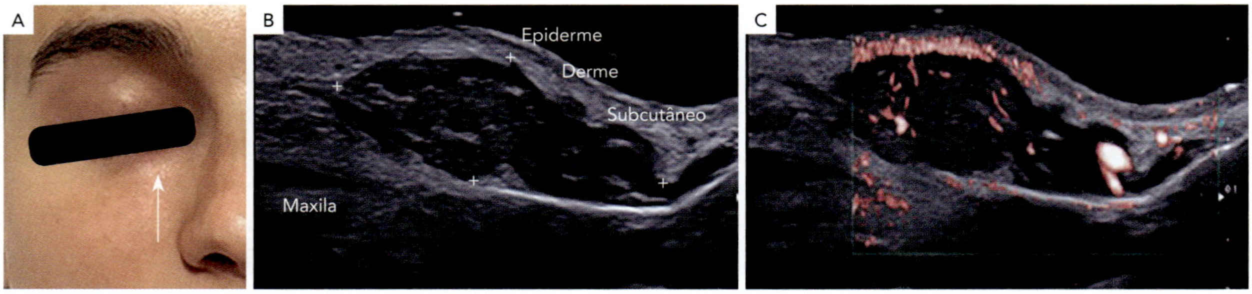


FIGURA 46 Imagens clínica (A) e de ultrassom (B: modo B e C: Doppler SMI 24 MHz), plano transversal/axial, de pálpebra inferior direita demonstrando paciente com queixa de lesão palpável endurecida e sinais flogísticos na região infrapalpebral direita (seta), notando-se nódulo sólido (marcadores) mal delimitado, com vascularização de permeio e achados inflamatórios periféricos.

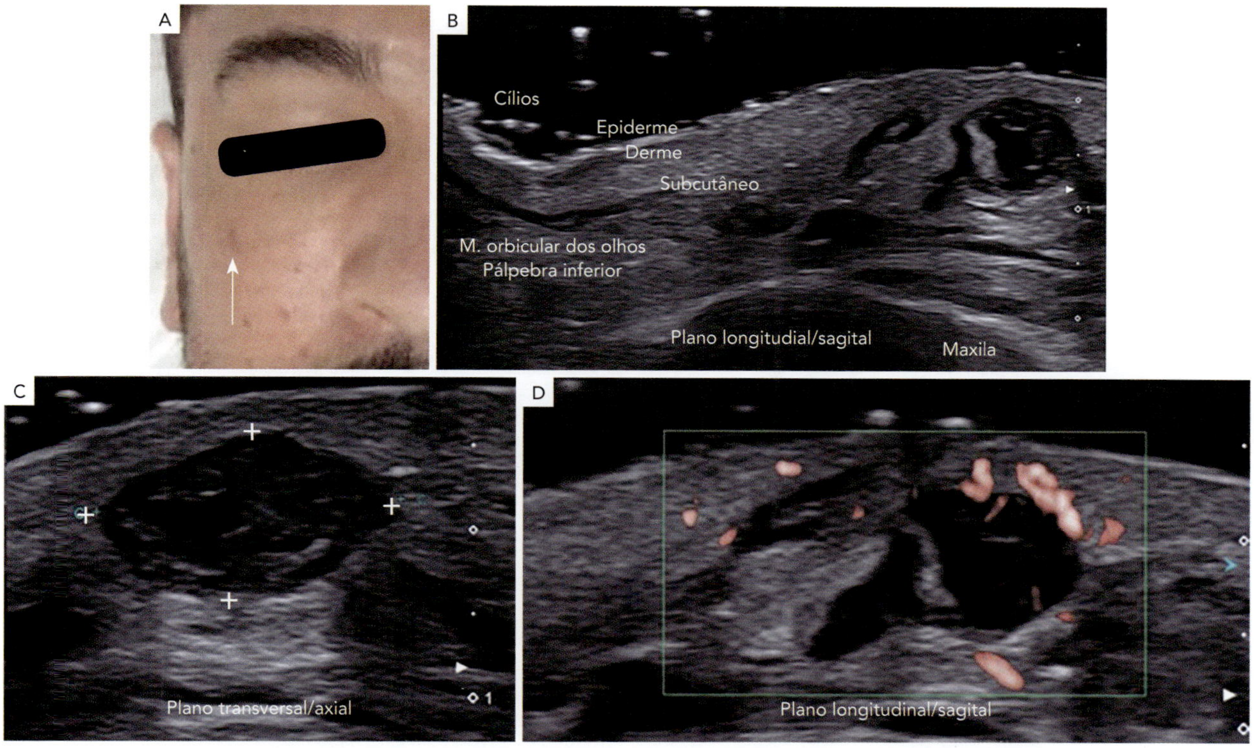


**FIGURA 47** Imagens clínica (A) e de ultrassom (B e C: modo B e D: Doppler SMI 24 MHz) demonstrando paciente com queixa de nódulo palpável e sinais flogísticos na região malar direita (seta), notando-se coleção heterogênea (marcadores), mal delimitada, com discreto reforço acústico posterior e achados inflamatórios periféricos, com aumento da vascularização circunjacente.

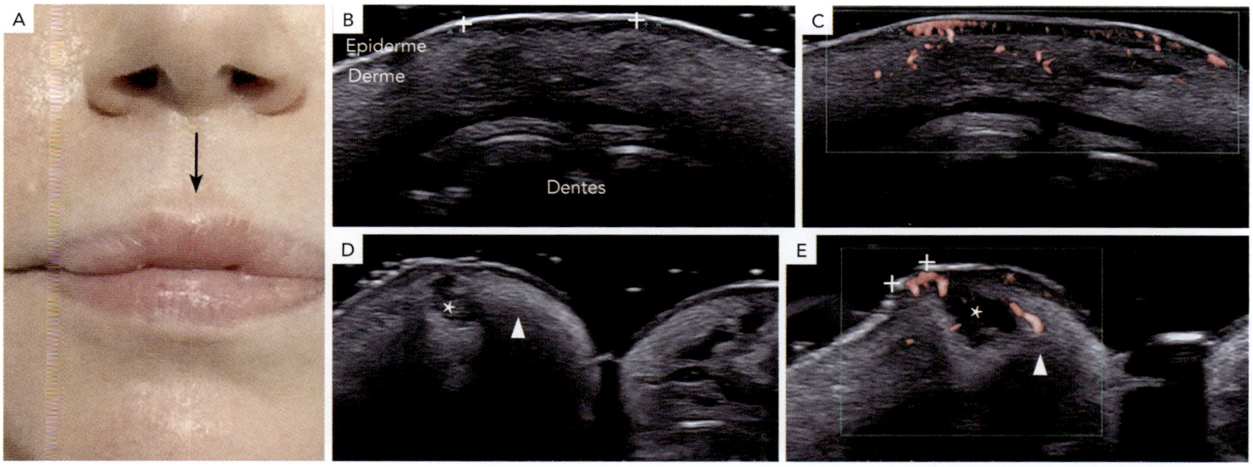


**FIGURA 48** Imagens clínica (A) e de ultrassom (B e D: modo B e C e E: Doppler SMI 24 MHz) demonstrando paciente com queixa de lesão endurecida eritematosa no filtro/lábio superior (seta), notando-se placa/espessamento hipoecogênico dérmico/subepidérmico (marcadores), com aumento da vascularização ao Doppler. Observa-se ainda a presença de dois diferentes preenchedores no lábio superior, possivelmente ácido hialurônico (*) e silicone (cabeça de seta), limitando a avaliação profunda. (B e C) Plano axial/transversal. (D e E) Plano sagital/longitudinal.

- **Alterações subclínicas de glândulas salivares e lacrimais:** mais recentemente foram descritas alterações inflamatórias ultrassonográficas subclínicas em glândulas lacrimais, parótidas e submandibulares, caracterizadas como hipoecogenicidade ou heterogeneidade difusa do parênquima glandular (Figura 50), aumento da vascularização ao Doppler quando comparado à glândula normal. A presença de depósito de preenchedores próximos às glândulas aumenta a chance de alterações, assim como a presença simultânea de diferentes materiais na face. Sua detecção e descrição são importantes, pois podem levar a sintomas e complicações relacionados a "olhos e boca seca", tais como conjuntivites e uveítes até halitoses e infecções orodentais. Pode ser uma reação adversa tardia aos agentes exógenos como descrito na síndrome ASIA.

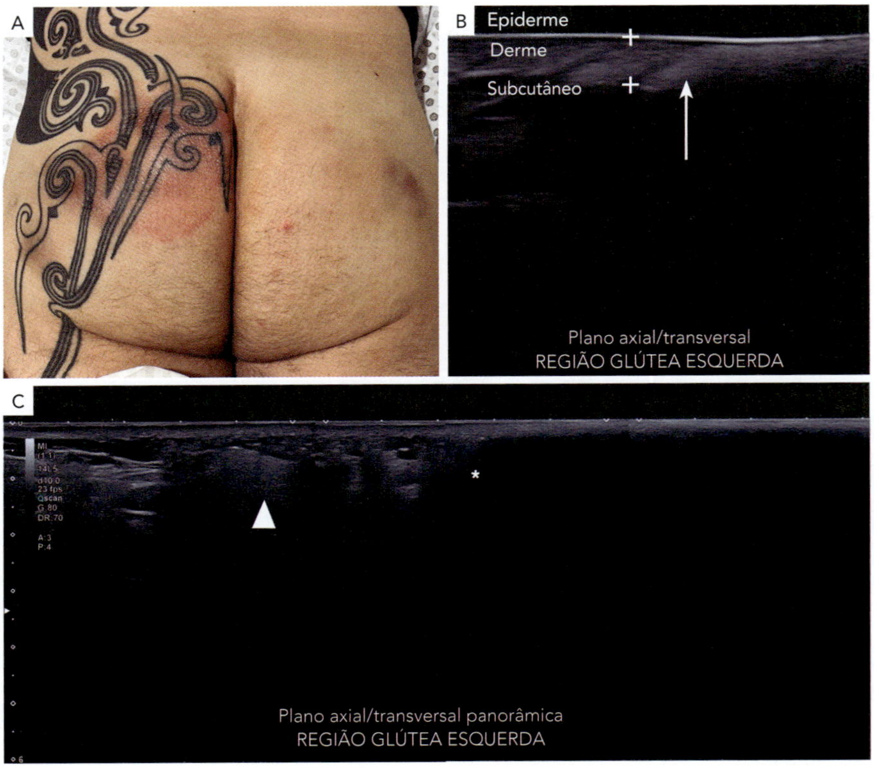


FIGURA 49 Imagens clínica (A) e de ultrassom (modo B, B: 24 MHz e C: 14 MHz) de paciente com mancha eritemato-amarronzada endurecida, na região superomedial do glúteo à esquerda, caracterizando lesão morfeiforme. Na imagem observa-se espessamento da derme (marcadores) e borramento da interface derme-subcutâneo (seta) e planos profundos. Há associação de materiais com características de preenchedores permanentes, apresentando artefatos em tempestade de neve (cabeça de seta) e sombra acústica posterior (*), que sugerem presença de silicone óleo e associação com PMMA (biopolímero), este em correspondência à lesão clínica.

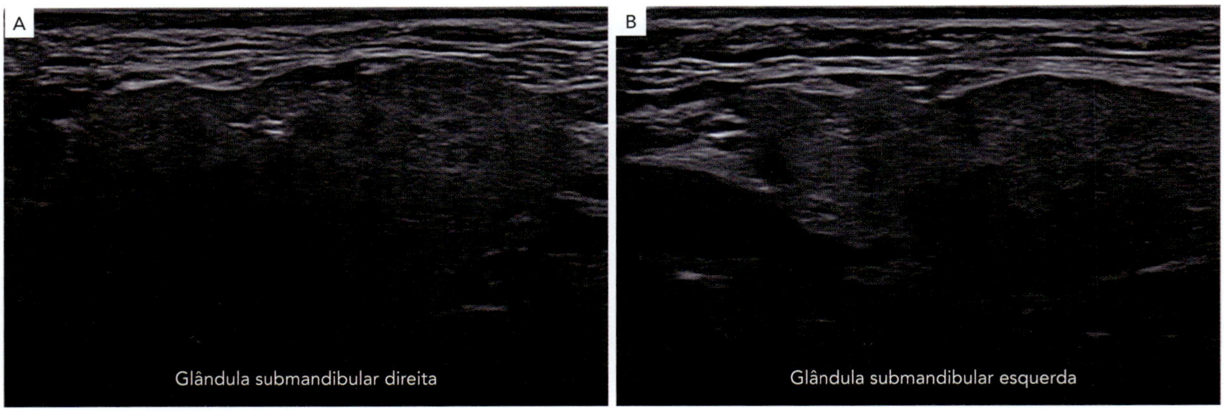


FIGURA 50 Imagens de ultrassom (modo B 24 MHz), plano transversal, demonstrando glândulas submandibulares direita (A) e esquerda (B) com parênquima difusamente heterogêneo.

### Guiar procedimentos

Para mais informações, ver Capítulo 16.

- Guiar a colocação dos preenchedores em planos precisos.
- Punção/aspiração de coleções/abscessos.
- Injeção guiada de medicamentos, como hialuronidase e antifibróticos.

## FIOS ESTÉTICOS

### Definição

São materiais cirúrgicos compostos de polímeros, absorvíveis ou não (os últimos sem aprovação pelo FDA desde 2007 pelo alto índice de complicações), colocados em planos e trajetos específicos de acordo com a finalidade e o local do corpo.

> Importante
> - Uma possível consequência indesejável, que pode ser considerada uma complicação dos preenchedores, nos materiais que apresentam artefatos posteriores como sombra acústica posterior ou tempestade de neve, tais como PMMA, silicone e hidroxiapatita de cálcio, é a impossibilidade de acesso ou visualização de camadas e estruturas profundas. A presença desses compostos e seus artefatos podem atrapalhar a avaliação de glândulas salivares, mamas e até tireoide, estruturas vasculares e musculotendíneas e até esconder lesões que se localizem em qualquer componente mais profundo que o local do material.
> - Evitar iatrogenias: descobertas acidentais de captação aumentada na tomografia computadorizada por emissão de pósitrons (PET-CT), modalidade de imagem altamente sensível para processos oncológicos e inflamatórios, podem levar a apreensão desnecessária e à investigação injustificada, com iatrogenias. Vale destacar que pode haver hipermetabolismo associado com preenchedores e bioestimuladores quando injetados em qualquer lugar do corpo, com consequente captação no exame. O ultrassom é importante para identificar a presença de material e contraindicar biópsias (Figura 51).
> - Sempre ter em mente que podem existir formulações e misturas desconhecidas e não padronizadas ou registradas, capazes de levar a reações, manifestações clínicas e achados ultrassonográficos diversos.

## Finalidade

Utilizados inicialmente para tração, sustentação e *lifting* facial, hoje também funcionam como bioestimuladores de colágeno. A absorção lenta dos mais novos fios tornou o resultado semipermanente, e a neocolagênese inicia-se no momento de inserção da agulha ou cânula no corpo e no desencadeamento de resposta inflamatória local com produção de fibrose, mantida enquanto o fio é absorvido.

## Técnica

Os planos de aplicação preconizados são ditos subdérmico (*bioestimulação*) e subcutâneo superficial (*tração*). Os dois conceitos gerais para colocação dos fios são: primeiro a suspensão subcutânea, tendo o SMAS como base para fixação e elevação dos tecidos através de vetores posteroverticais; o segundo é baseado no descolamento subperiosteal e no reposicionamento em bloco de todas as estruturas, com vetores puramente verticais. Fios mais finos e superficiais não têm função de sustentação ou suspensão, mas apenas de melhora da espessura da derme com neocolagênese.

## Tipos

Os fios podem variar de acordo com a absorção (absorvíveis ou não), composição (destacando-se a polidioxanona, a caprolactona e o ácido polilático), conformação (lisos, espiculados, espiralados) e espessura. As variadas apresentações permitem diversas formas de aplicação, canuladas ou com agulhas, inclusive com autofixação, passagens curvas, *loop* e fixação das duas extremidades do fio em um único ponto, à ancoragem na fáscia temporal ou outros pontos profundos. A seguir serão comentados os mais comuns na prática diária.

### Fios russos

São fios de polipropileno monofilamentados de dupla convergência, aprovados pela Anvisa, mas não pelo FDA, para correção de ptose facial e cervical, suspendem tecidos e redefinem contornos. Não são reabsorvíveis, o que pode aumentar a incidência de complicações.

### Ácido poli-L-lático (PLLA)

Composto biocompatível e absorvível com potencial estímulo de colágeno. A conformação principal é composta pelo fio de PLLA com cerca de 8-12 cones equidistantes bidirecionais (Figura 52) formados por lactídeo/glicolídeo (82% lactídeo e 18% glicolídeo), também absorvíveis. O nome comercial mais comum é *Silhouette Soft*. Outros produtos disponíveis são da marca brasileira Vida Bela. Normalmente utilizado para terço médio da face e mandíbula, ancorando a subderme das regiões malares em posição superior com fixação proximal na fáscia temporal. Os resultados costumam durar 12-18 meses.

### Polidioxanona (PDO)

Composto com características não tóxicas, não alergênicas e não pirogênicas, com potencial bioestimulador. Seu efeito é conferido a seu poder de tração e por ser absorvível, absorção esta espontânea por hidrólise, com reação inflamatória moderada seguida por neocolagênese e resultado mais duradouro por até 12-18 meses. Os nomes co-

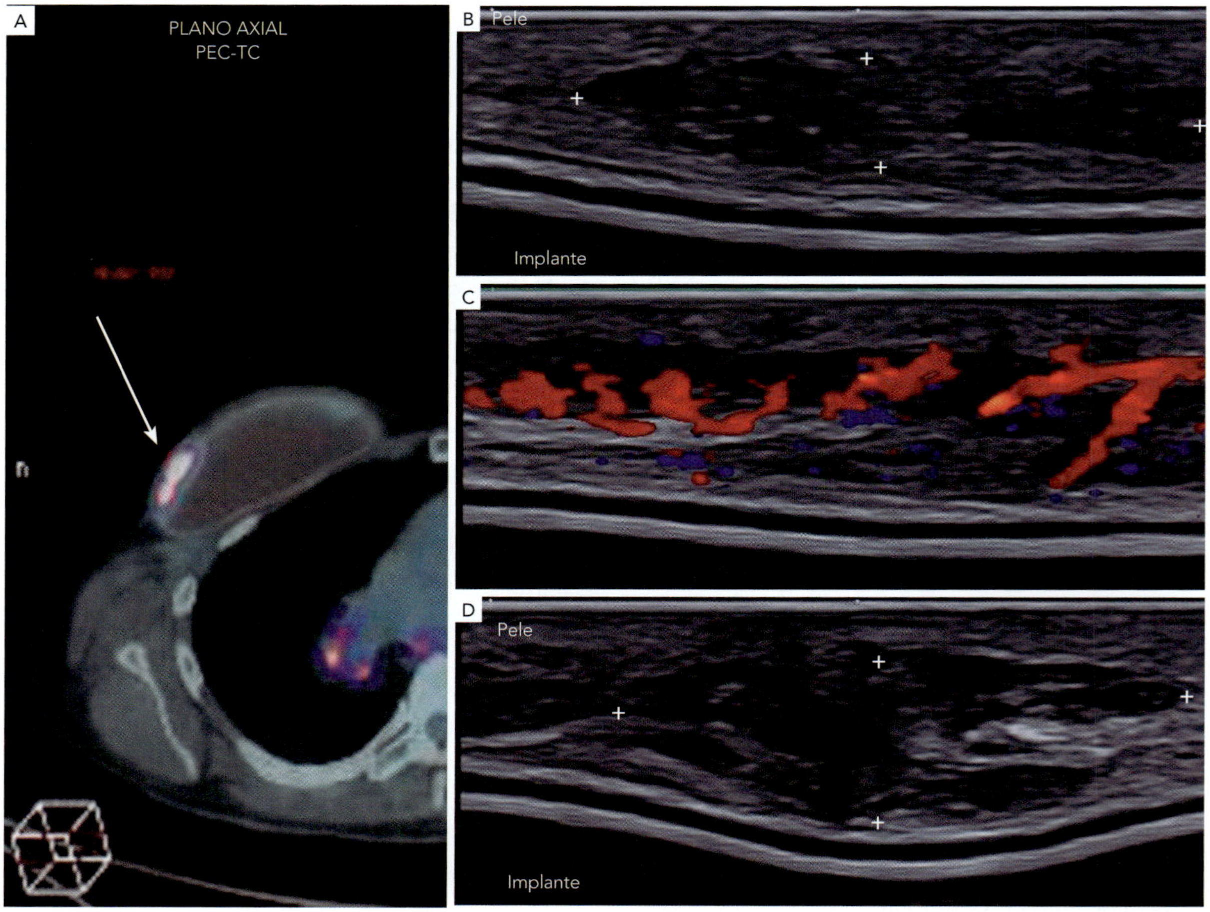


FIGURA 51 Imagem de PET-CT (A) caracterizando hipercaptação (seta), em local de preenchedor (hidroxiapatita de cálcio). Nota-se em imagens de ultrassom (B e D: modo B e C: Doppler colorido 24 MHz) material hipoecoico (marcadores) com discretos focos hiperecogênicos de permeio e aumento difuso local da vascularização ao Doppler. (B e C) Plano sagital/longitudinal. (D) Plano axial/transversal.

merciais incluem: *i-THREAD, Mint Lift (Rennova)* e *FIL-BLOC*, e marcas brasileiras: *Bioline* e *Vida Bela*. Possuem diferentes conformações e espessuras:

- **Conformação:**
  - ***Liso reto:*** bioestimulação (melhora densidade e rugas finas) (Figura 53).
  - ***Espiral/parafuso:*** bioestimulação (melhora densidade e rugas finas) e volumização.
  - ***Espiculado:*** bioestimulação e sustentação/tração, formado por garras ou espículas, em todos os lados, multidentado uni ou bidirecional (Figura 54).
- **Espessura:** variam de 7-0 a 0-0, o que influencia no tempo de degradação, que varia de 5 a 6 meses ou de 6 a 8 meses, dependendo do diâmetro e também da conformação do fio.

## Complicações

São relatadas em até 69% dos casos, e incluem:

- **Interação com preenchedores:** em caso de preenchedores permanentes como PMMA, deve-se evitar a aplicação dos fios no mesmo local. Já no ácido hialurônico, deve-se aguardar 90 dias, pois pode induzir a degradação ou hidrólise ou ainda dificultar a adesão do fio.
- **Hematoma:** complicação mais comum, geralmente relacionada à aplicação com agulhas (cânulas são possíveis para fios 7-0).
- **Inflamação:** presença de lâmina de líquido/tecido inflamatório circunjacente ao fio.
- **Superficialização/expulsão:** caracterizar a localização de acordo com as camadas da pele, retirar se for nas pontas (mímica facial). Em casos de superficialização com visualização do trajeto, o tratamento pode ser feito com a aplicação de ácido hialurônico.
- **Alopecia:** pode ocorrer por tração exagerada e isquemia no couro cabeludo; geralmente cursa com dor intensa após o procedimento.
- **Parotidite:** por transfixação inadvertida da glândula.

## Avaliação ultrassonográfica

### Caracterização

Na imagem se apresentam como estruturas lineares hiperecogênicas com duas linhas paralelas e variações que podem incluir espículas ou cones, geralmente subdérmicas ou no tecido subcutâneo. No eixo transversal ou axial do fio podem apresentar sombra acústica posterior, o que facilita sua localização (Figuras 52 a 54) (Vídeo 12).

> **VÍDEO 12** Imagens dinâmicas de ultrassom (modo B 24 MHz) demonstrando a presença de fios no eixo transverso, caracterizados como estruturas hiperecogênicas focais com sombra acústica posterior em região malar.

### Localização

Pode ser feita de acordo com as camadas da pele e lembrar de outros locais de aplicação além da face: colo e pescoço/papada, joelhos, abdome/periumbilical e dobra axilar.

### Avaliação de complicações

Incluem queixa de nódulos palpáveis, superficialização, retrações a infecções e neuropraxia que podem ser avaliadas e caracterizadas ao ultrassom (Figuras 55 a 60).

### Manejo de complicações

O ultrassom pode auxiliar na injeção guiada de ácido hialurônico, possível tratamento em casos de superficialização/retrações na pele à mímica facial, à localização para retirada.

# CIRURGIAS E OUTROS PROCEDIMENTOS

Não só houve aumento dos preenchedores, bioestimuladores e fios nos últimos anos, mas também de outros procedimentos estéticos diversos, que incluem: toxina botulínica, implantes, criolipólise/radiofrequência, lipoaspiração/abdominoplastia, blefaroplastia, rinoplastia, bichectomia, ultrassom microfocado, *emptiers* e outros. Com o aumento do número de procedimentos, cresce também a taxa de complicações passíveis de serem avaliadas por ultrassom. O método também pode ser útil antes, durante e após cada um destes procedimentos.

## Toxina botulínica

- **Características:** injeção de toxina botulínica tipo A, um agente indutor de paralisia flácida, com ação temporária de 3-5 meses, para prevenção de cicatrizes, tratamento de contorno facial e rugas de expressão e até hiperidrose, sialorreia e bruxismo.
- **Achados ao ultrassom:** na imagem nota-se aumento da ecogenicidade do subcutâneo e da musculatura e borramento entre camadas da pele; pode-se monitorar o efeito com exames seriados (Figura 61) (Vídeos 13 a 15).

> **Importante:** podem ocorrer complicações raras associadas à injeção de toxina botulínica, que incluem: infecção por germes atípicos (micobacteriose), granulomas de corpo estranho relacionados à marcação cirúrgica (caneta e lápis) ou à seringa siliconada ("siliconomas").

> **VÍDEO 13** Imagens dinâmicas de ultrassom (modo B 24 MHz) demonstrando a mímica facial antes do procedimento de injeção de toxina botulínica, notando-se melhor definição da interface da musculatura.

> **VÍDEO 14** Imagens dinâmicas de ultrassom (modo B 24 MHz) demonstrando a mímica facial na mesma paciente do Vídeo 13 após 2 dias do procedimento de injeção de toxina botulínica, notando-se espessamento/borramento da interface da musculatura com o subcutâneo, e progressiva paralisia/redução da mímica facial.

> **VÍDEO 15** Imagens dinâmicas de ultrassom (modo B 24 MHz) demonstrando a mímica facial na mesma paciente dos Vídeos 13 e 14 após 4 dias do procedimento de injeção de toxina botulínica, notando-se espessamento/borramento da interface da musculatura com o subcutâneo, e progressiva paralisia/redução da mímica facial.

## Implantes

- **Características:** compostos que podem ser formados por inúmeros materiais, e incluem silicone, polietileno e cartilagem, com múltiplas formas e diversos locais de

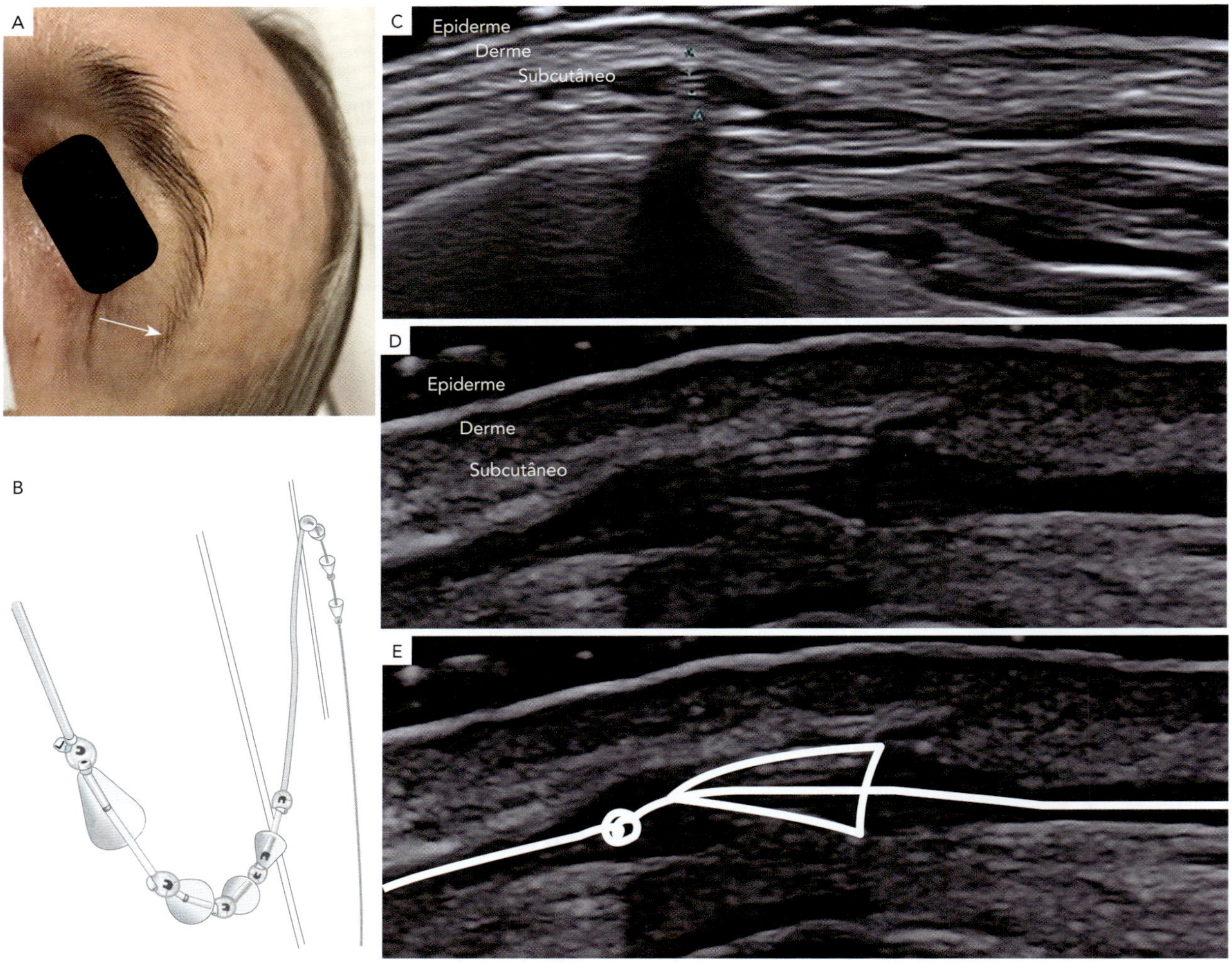


FIGURA 52 Fio com cone no subcutâneo superficial, em correspondência ao pequeno nódulo palpável na região da pálpebra/supercílio à esquerda. (A) Imagem clínica. (B) Desenho esquemático. (C) Ultrassom (modo B 24 MHz), plano transversal/axial. (D e E) Ultrassom (modo B 33 MHz), plano transversal/axial.

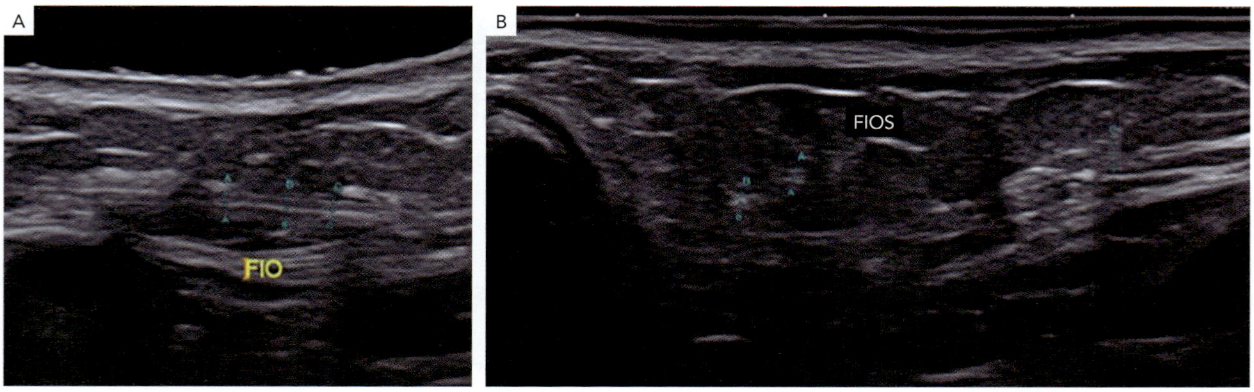


FIGURA 53 Imagens de ultrassom (modo B 24 MHz) demonstrando fios lisos no subcutâneo, caracterizados como estruturas tubuliformes/bilaminares hiperecogênicas (marcadores), neste caso medindo 0,04 cm de espessura, no eixo longo (A) e curto (B).

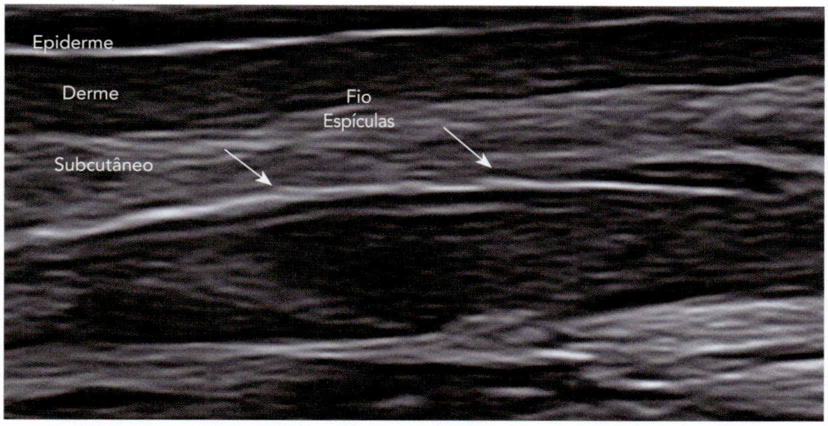


FIGURA 54 Imagem de ultrassom (modo B 33 MHz), plano transversal, em região malar direita demonstrando fio espiculado no subcutâneo superficial caracterizado como estrutura tubuliforme/bilaminar hiperecogênica com garras/espículas (setas).

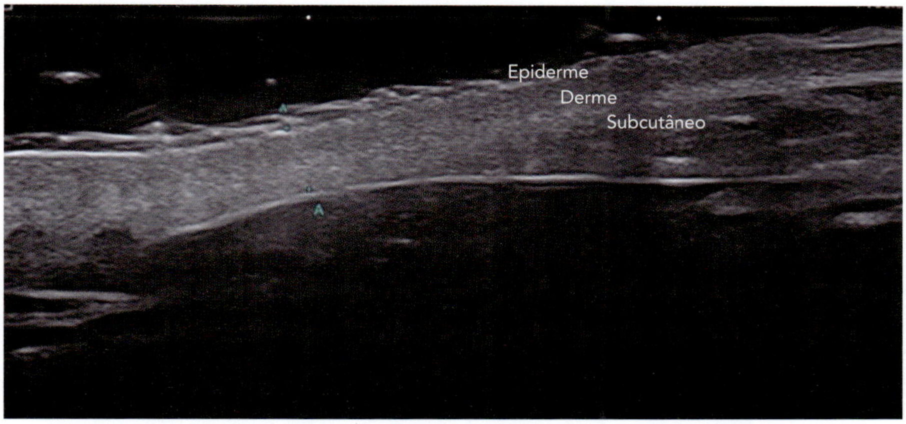


FIGURA 55 Imagem de ultrassom (modo B 33 MHz), plano longitudinal/sagital, em região malar direita demonstrando fio espiculado superficial caracterizado como estrutura tubuliforme hiperecogênica distando 1,8 mm da superfície cutânea.

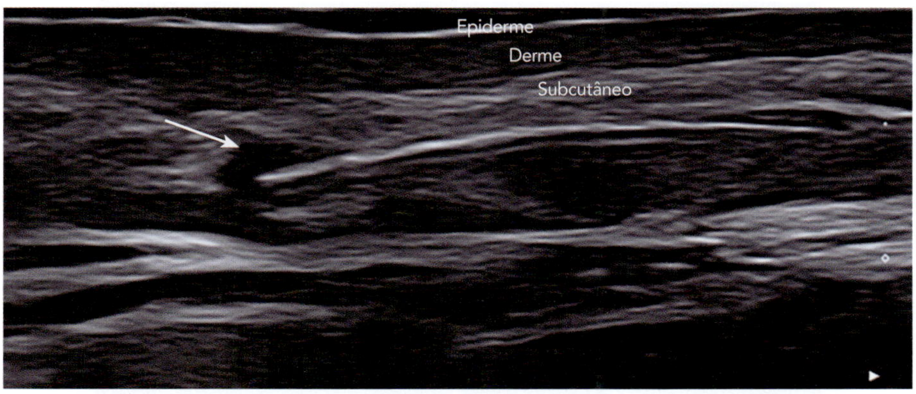


FIGURA 56 Imagem de ultrassom (modo B 33 MHz), plano longitudinal/sagital, em região malar direita demonstrando fio espiculado no subcutâneo superficial caracterizado como estrutura tubuliforme/bilaminar hiperecogênica apresentando pequena coleção líquida em sua ponta (seta).

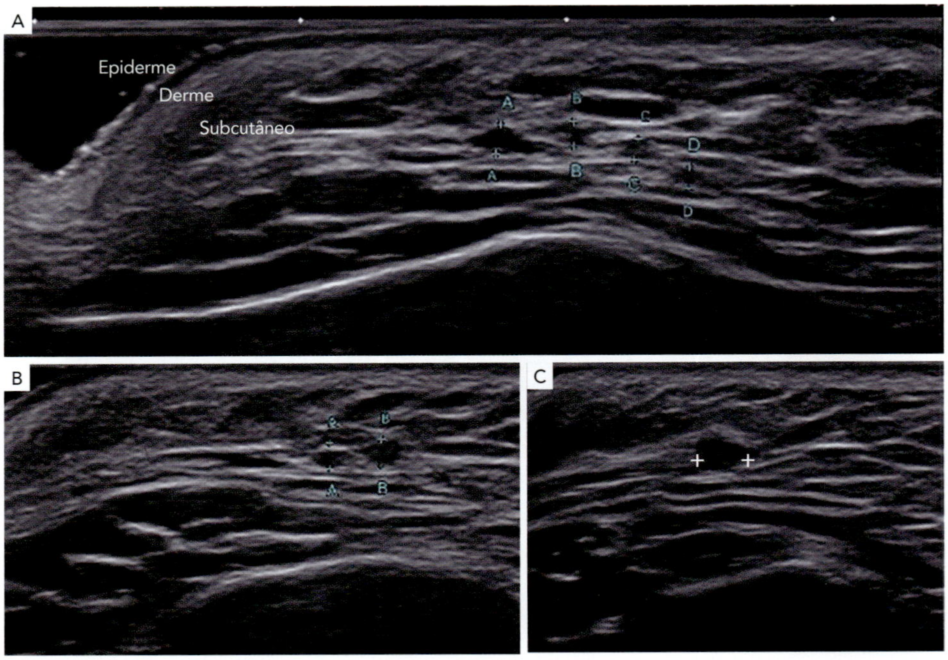


FIGURA 57 Imagens de ultrassom (modo B 24 MHz), plano longitudinal/sagital, demonstrando pequenos nódulos hipoecoicos (marcadores) no subcutâneo das regiões maxilozigomáticas e malares, relacionados à colocação de fios, em correspondência com as nodulações palpáveis apontadas pela paciente. (A) Região maxilozigomática esquerda. (B) Região maxilozigomática direita. (C) Região malar esquerda.

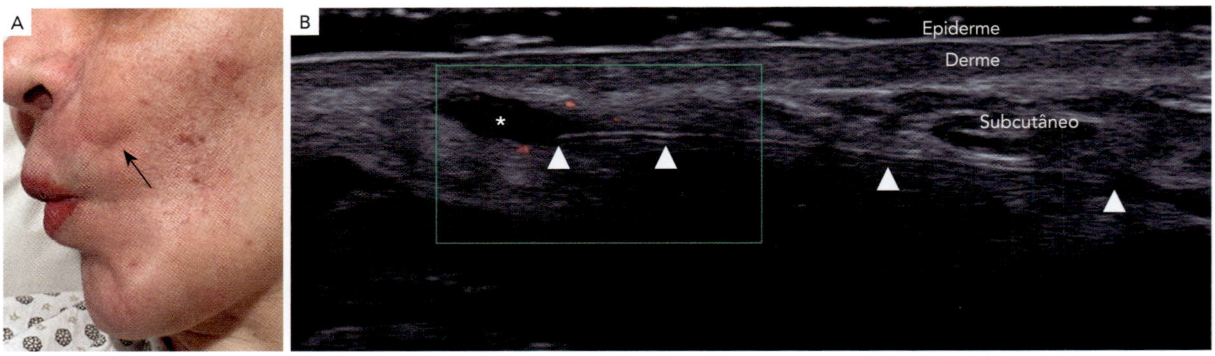


FIGURA 58 Imagens clínica (A) e de ultrassom (B: Doppler SMI 24 MHz, plano axial/transversal) demonstrando complicação de fio, com retração da pele à mímica facial (seta preta) e visualização do trajeto, caracterizado por superficialização do fio (cabeças de seta) e pequena coleção líquida (*) junto de sua ponta distal.

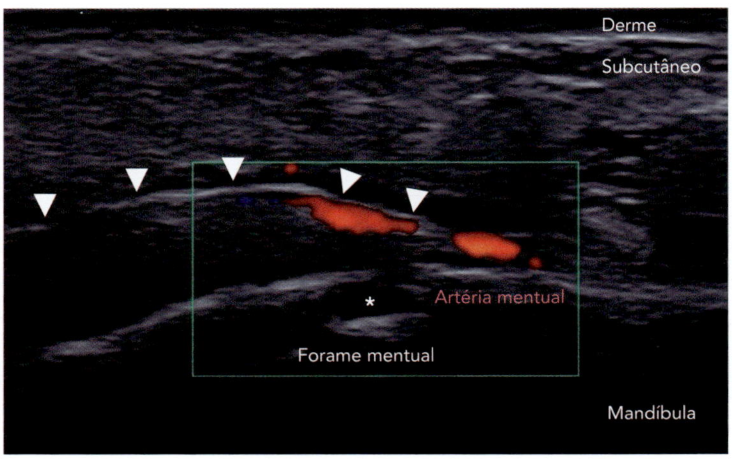


FIGURA 59 Imagem de ultrassom (Doppler colorido 24 MHz, plano axial/transversal) demonstrando trajeto do fio (cabeças de seta) próximo ao forame mentual (*), provavelmente causando neuropraxia, em paciente com dor local em região de mandíbula.

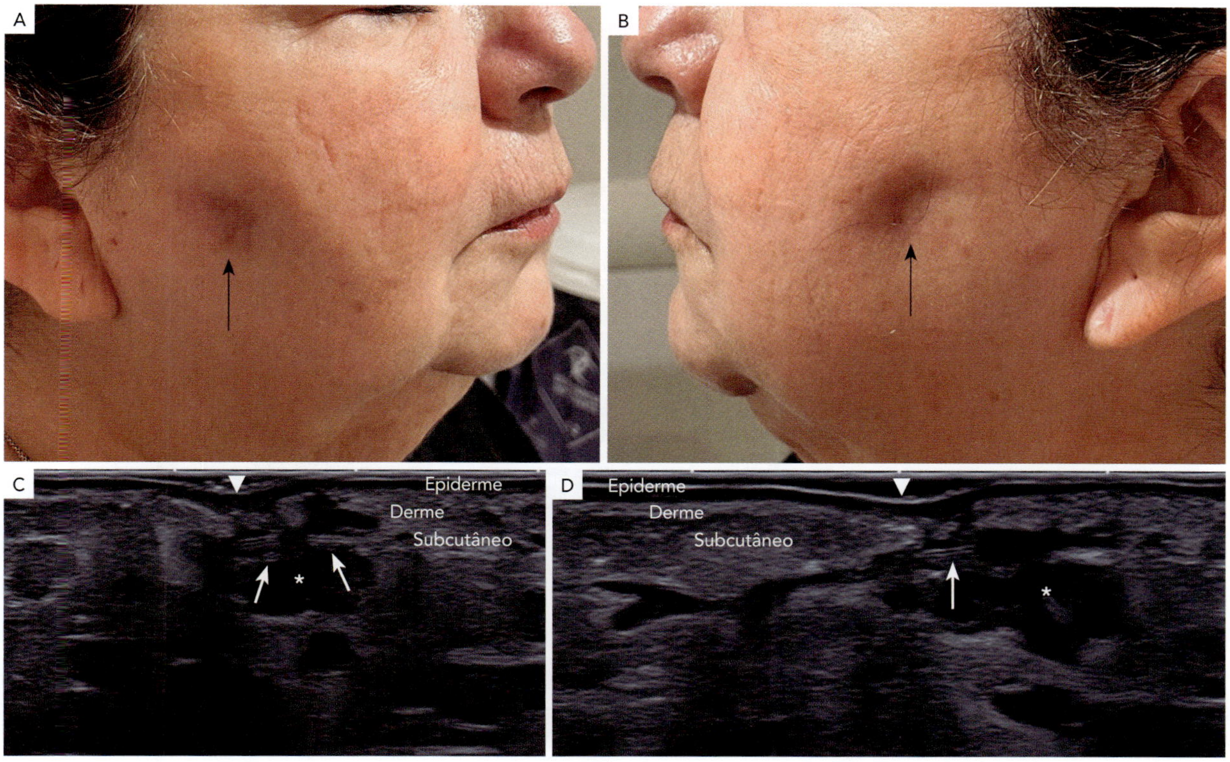


FIGURA 60 Imagens clínica da face (A: direita e B: esquerda) e de ultrassom (modo B 24 MHz, plano axial/transversal, C: direita e D: esquerda) demonstrando retração cutânea (A e B: setas pretas e C e D: cabeças de seta) associada a coleção anecogênica heterogênea (*) no subcutâneo com estruturas tubuliformes/fios (setas brancas) de permeio, caracterizando abscessos, possivelmente frios/estéreis.

aplicação na face, geralmente para volumização e contorno em mento, maxila e nariz. Existem inúmeros outros locais de implantes, que incluem mamas, glúteos e panturrilhas, e colocação em situação submuscular, intramuscular ou subfascial. Como outros procedimentos cirúrgicos, pode-se observar complicações com hematomas, seromas, infecções e até rupturas – mais estudadas nas mamas, onde podem ser intra ou extracapsulares, com consequente migração e reações inflamatórias.

- **Achados ao ultrassom:** na imagem aparecem como estruturas anecogênicas e circunscritas cujo plano de localização depende do local e da técnica (Figuras 62 e 63), quando de silicone, e faixas hiperecogênicas, quando de polietileno. O ultrassom é importante na avaliação das referidas complicações, abordadas no fim do capítulo.

Outros possíveis implantes que ainda podem ser avaliados e caracterizados ao ultrassom são os medicamentosos, geralmente hormonais e mais comumente alocados no subcutâneo do membro superior de mulheres (Figura 64) (Vídeo 16). O exame pode avaliar sua real localização, além de caracterizar possíveis complicações, como infecções e hematomas.

## Lipoaspiração

- **Características:** procedimento estético para redução de gordura com a finalidade de diminuir a lipodistrofia, para melhora no contorno corporal. É o segundo procedimento cirúrgico estético mais comum, atrás apenas da mamoplastia de aumento. Pode levar a complicações locais com edema prolongado, equimoses, hiperpigmentação, livedo, reações morfeiformes, alterações na sensibilidade da pele, coleções (seromas e hematomas), infecções e resultados inestéticos (correção insuficiente, retrações e irregularidades na pele, visíveis e palpáveis). Pode ainda levar a complicações sistêmicas como perfurações viscerais, trombose venosa profunda e embolia gordurosa.

VÍDEO 16 Imagens dinâmicas de ultrassom (modo B 24 MHz) demonstrando implante medicamentoso no subcutâneo do braço e determinando sombra acústica posterior.

- **Achados ao ultrassom:** o exame é útil já no pré-operatório, para planejamento cirúrgico, uma vez que permite a mensuração da espessura do tecido subcutâneo,

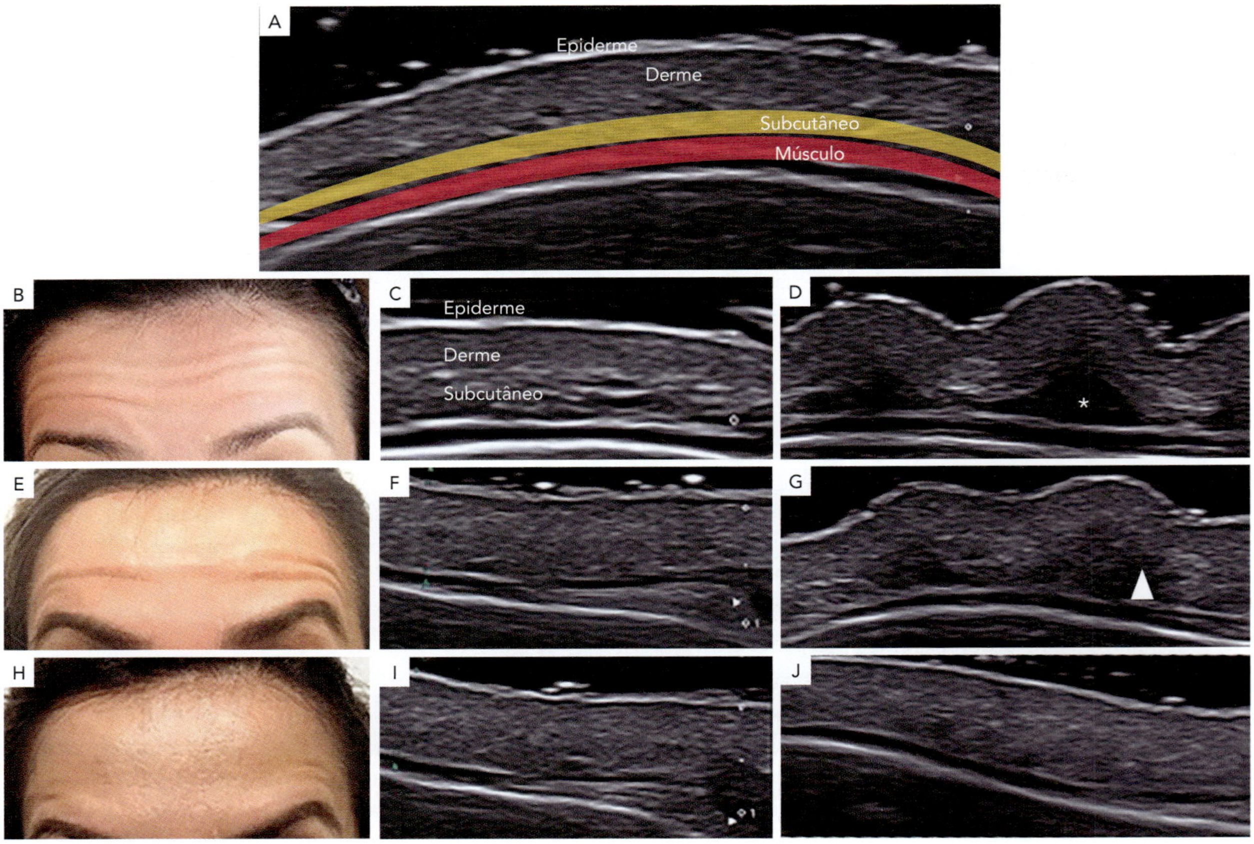


FIGURA 61 Imagens clínicas (B, E e H) e de ultrassom (C, D, F, G, I e J: modo B 24 MHz) demonstrando a anatomia da região frontal (A) e a análise antes (B), após 2 dias (E) e após 4 dias (H) do procedimento de injeção de toxina botulínica. Nota-se aumento da espessura total da pele de 3,16 mm (C), 3,74 mm (F) a 4,09 mm (I), respectivamente, e crescente borramento da interface da musculatura com o subcutâneo, comparando-se antes (*) e após o procedimento (cabeça de seta).

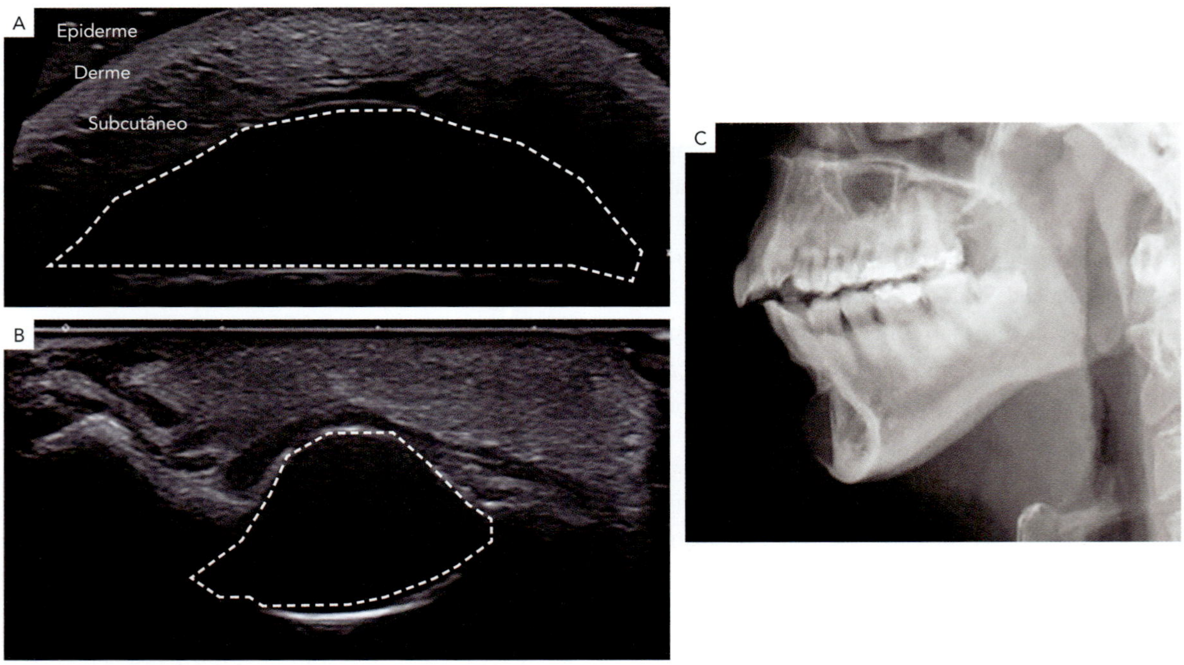


FIGURA 62 Implante de silicone (linha tracejada) na região mentoniana, caracterizada como estrutura circunscrita anecogênica profunda, junto à mandíbula. (A) Ultrassom (modo B 24 MHz), plano transversal/axial. (B) Ultrassom (modo B 24 MHz), plano longitudinal/sagital. (C) Radiografia simples (perfil)

assim como detecta a presença de hérnias ou defeitos de parede e outras alterações ou lesões capazes de aumentar a chance de complicações. No pós-operatório, pode ser utilizado para detecção, diferenciação e tratamento de complicações. Mais comumente, observam-se áreas hiperecoicas com coleções líquidas de permeio, geralmente laminares, pseudocistos por liquefação ou necrose a coleções hemáticas (Figura 65). Pode ser utilizado para guiar punções aspirativas.

## Abdominoplastia

- **Características:** procedimento cirúrgico para retirar excesso de pele e gordura do abdome e que pode ainda envolver a plicatura da musculatura abdominal anterior e lipoaspiração. Os riscos são os mesmos comentados na lipoaspiração, inerentes aos procedimentos cirúrgicos, e mais comumente se observam seromas, sero-hematomas e hematomas no pós-operatório.
- **Achados ao ultrassom:** o ultrassom também pode ser utilizado no pré-operatório, para avaliação local de hérnias, e no pós-operatório, para detecção das complicações. Na imagem, além das coleções líquidas e/ou hemáticas, pode ser caracterizado espessamento e redução da ecogenicidade da fáscia superficial dos retos abdominais, com irregularidades, tecido adiposo aderido à fáscia muscular e alterações fibrocicatriciais (Figura 66). Uma possível complicação inclui granulomas de corpo estranho com fios e/ou outros materiais de inclusão cirúrgica, comentados no fim do capítulo.

## Criolipólise

- **Características:** procedimento com finalidade liporredutora, alternativo às cirurgias, não invasivo, que faz sucção da pele e exposição do subcutâneo a temperaturas baixas na ordem de –2 a –10 °C. Pode estar relacionado a complicações como necrose cutânea e hipertrofia paradoxal da gordura.
- **Achados ao ultrassom:** na imagem aparece como áreas de aumento da espessura e ecogenicidade do subcutâneo, com imagens pseudocísticas de permeio que correspondem à liquefação ou necrose da gordura, e que pode estar associado a espessamento e hipoecogenicidade da derme e graus variáveis de vascularização ao Doppler (Figura 67) (Vídeo 17).

**VÍDEO 17** Imagens dinâmicas de ultrassom (modo B 24 MHz) demonstrando achados pós-criolipólise, com aumento da ecogenicidade do subcutâneo e áreas pseudocísticas de permeio.

## Lipolíticos/*emptiers*

- **Características:** são substâncias que levam à liporredução, com possível lise de adipócitos, e incluem corticoides, fosfatidilcolina e desoxicolato, cada vez mais populares por serem considerados procedimentos pouco invasivos. São indicados para locais com acúmulo de gordura geralmente resistente aos métodos tradicionais de perda de peso, como posterior do braço, medial e lateral do joelho, subcutâneo do abdome (periumbilical e flancos), pescoço (submentoniano e *jawl*) e até mesmo lipomas. Pode levar a complicações locais com dor, edema e assimetrias.
- **Achados ao ultrassom:** o exame pode auxiliar na avaliação antes do procedimento, na mensuração do tecido adiposo e na avaliação local. Após aplicação observam-se áreas hiperecogênicas de paniculite lobular esparsas

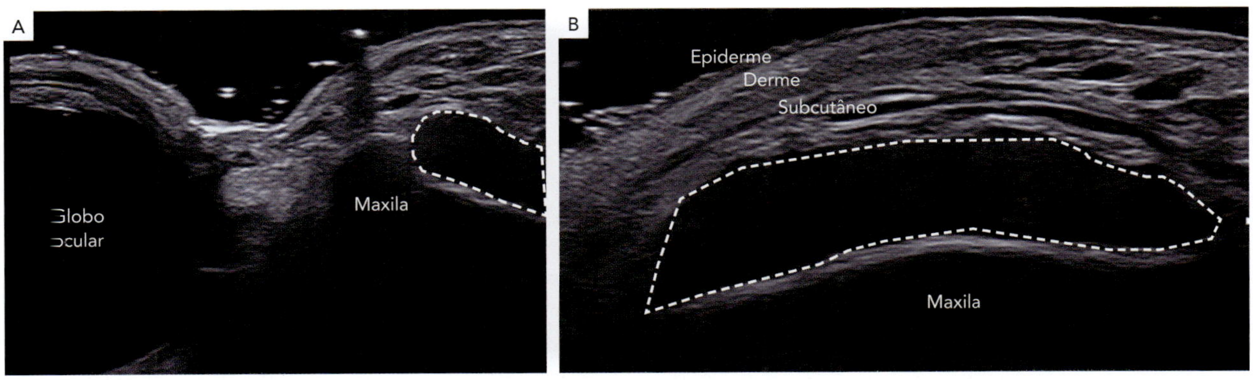


FIGURA 63 Imagens de ultrassom (modo B 24 MHz) demonstrando implante de silicone (linha tracejada) na região malar, caracterizada como estrutura circunscrita anecogênica profunda, junto à maxila. (A) Plano longitudinal/sagital. (B) Plano transversal/axial.

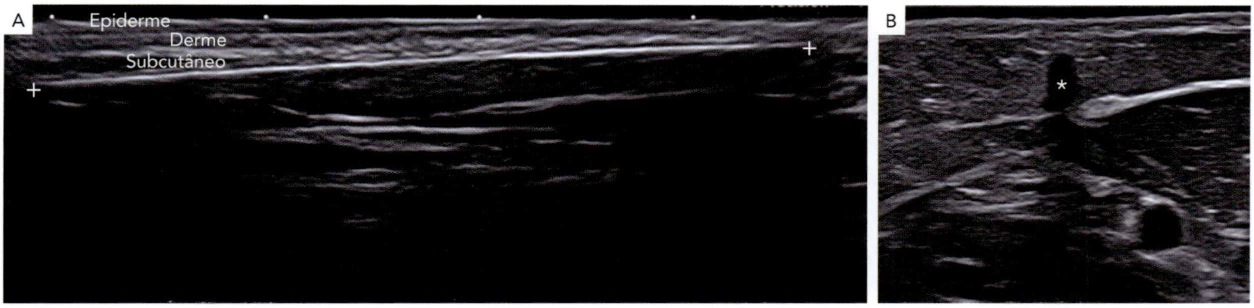


FIGURA 64 Imagens de ultrassom (modo B 24 MHz) em braço esquerdo demonstrando implante medicamentoso nos eixos longo (marcadores) e curto (*), centrado no subcutâneo e determinando sombra acústica posterior. (A) Plano longitudinal/coronal, face medial. (B) Plano transversal/axial.

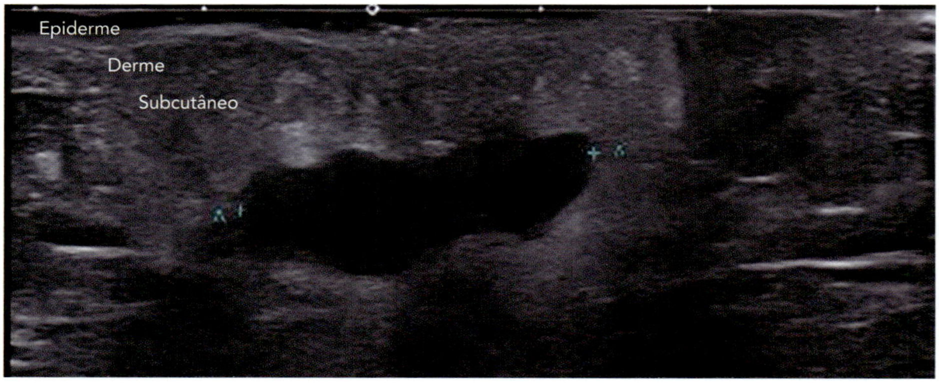


FIGURA 65 Imagem de ultrassom (modo B 24 MHz), plano transversal/axial, demonstrando achados pós-lipoaspiração em região de abdome, flanco direito, notando-se área hiperecoica com coleção líquida de permeio (marcadores).

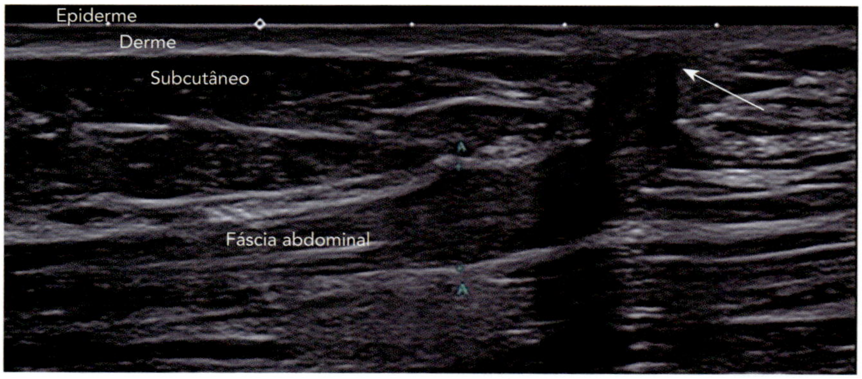


FIGURA 66 Imagem de ultrassom (modo B 24 MHz), plano transversal/axial, demonstrando achados pós-abdominoplastia no abdome inferior, notando-se alterações fibrocicatriciais (seta) e espessamento focal (marcadores) da fáscia superficial dos retos abdominais, em correspondência à queixa palpável.

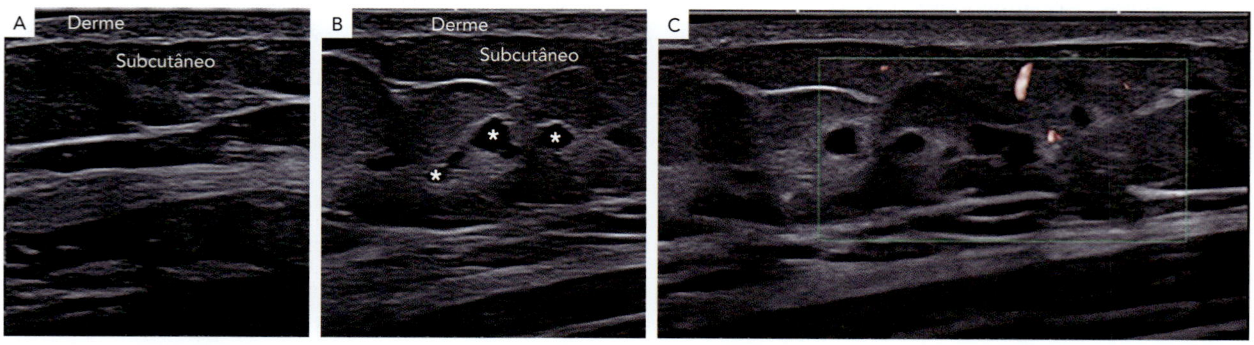


FIGURA 67 Imagens de ultrassom (A e B: modo B e C: Doppler SMI 24 MHz, plano axial/transversal) demonstrando achados pós-criolipólise. No flanco esquerdo, imagem da pele normal, área sem procedimento (A). No flanco direito observa-se aumento da ecogenicidade do subcutâneo, com áreas pseudocísticas de permeio (*) e discreta vascularização.

(Figura 68). Há possibilidade de guiar a aplicação, assim como é possível avaliar complicações após o procedimento, como infecções (Figura 69). A extensão da aplicação para diferentes locais do corpo, inclusive pálpebras, pode levar a achados e manifestações ainda a serem descritas.

> **Importante:** o ultrassom é útil para a avaliação do sucesso dos procedimentos liporredutores, sejam estes cirúrgicos ou não, uma vez que permite a mensuração e a comparação da espessura do tecido adiposo antes e após os procedimentos.

Alternativas não invasivas para a flacidez cutânea incluem ablação por radiofrequência, terapias a *laser* e ultrassom microfocado.

- O ultrassom microfocado, com os nomes comerciais de Ultraformer e Ulthera, não é um exame diagnóstico. Indicado no tratamento da flacidez, seu intuito é também promover o lifting facial, de forma não invasiva, utilizando o calor das ondas de ultrassom que atingem e aquecem camadas profundas da pele, levando à coagulação térmica e à desnaturação de fibras colágenas, com contração e estímulo à formação de novo colágeno local, da derme profunda aos compartimentos de gordura próximos à musculatura. Há contração muscular com efeito imediato que se prolonga por meses, com pico entre o quarto e o quinto mês da aplicação.
- O aparelho trabalha com alta energia focada em pequenas áreas, capaz de atingir temperaturas acima de 60 °C, com frequências de 4-19 MHz e profundidade focal de 1,5-4,5 mm.
- O *Ulthera* permite a visualização da pele em tempo real durante a aplicação do tratamento. Permite mapear a pele, sendo importante a visualização das camadas para reconhecer os melhores locais e o exato plano de aplicação (SMAS), otimizando os disparos.
- O resultado do tratamento pode ser avaliado pelo ultrassom de alta resolução, com aumento da ecogenicidade e espessura da pele.
- Pode levar a complicações locais, com edema e eritema, destacando-se acometimento neural com mononeurites, levando a alterações de sensibilidade e motricidade e consequentes parestesias, paralisias e fraquezas musculares, com resolução relatada em até 6 semanas.
- O ultrassom de alta resolução pode avaliar nervos periféricos em busca de alterações.

## Rinoplastia/rinosseptoplastia

- **Características:** procedimento cirúrgico estético nasal, com remodelamento ósseo e/ou da cartilagem nasal, que pode envolver fragmentos autólogos de cartilagem. As complicações mais comuns são sangramentos e infecções, mas imperfeições também podem ser consideradas complicações. O ultrassom pode auxiliar em sua avaliação, assim como na detecção de manipulações prévias, uma vez que cirurgias secundárias ou novas abordagens nasais aumentam o risco de complicação.
- **Achados ao ultrassom:** o método permite a avaliação anatômica e ótimo detalhamento local, em busca de assimetrias, sinais de manipulação ou complicações, antes e após os procedimentos. Na imagem pós-operatória geralmente se observam alterações fibrocicatriciais na pele, com irregularidades e fragmentos de cartilagem na ponta nasal ou columela (Figura 70).

## Rinomodelação

- **Características:** procedimento não cirúrgico que envolve a colocação de preenchedores para remodelamento e alteração da forma nasal, do dorso à ponta, que pode ser guiado por ultrassom (ver Capítulo 16). Envolve uma das consideradas zonas de perigo (ver Capítulo 4) da face, por ser uma área ricamente vascularizada e possuir irrigação terminal. Em busca de maior segurança, muitos médicos injetores buscam o ultrassom para avaliar, guiar e acompanhar a injeção, sobretudo com aparelhos portáteis, e devem estar atentos à técnica, operadores e resolução do método. O ultrassom permite o mapeamento prévio, importante em pacientes com manipulações nasais anteriores, sobretudo cirúrgicas, que mostram maiores taxas de complicação (Figura 36).
- **Achados ao ultrassom:** o método pode ser utilizado na avaliação nasal anterior à injeção, em busca de manipulações prévias, possíveis complicadores e alterações da anatomia local, sobretudo de artérias e cartilagens, ressaltando-se a importância do Doppler na avaliação. Na imagem após o procedimento, o ultrassom permite a correta localização do material e a definição de seu tipo, além de avaliar complicações. Geralmente se observa a presença de material exógeno no subcutâneo do dorso/ponta nasal (Figuras 71 a 73).

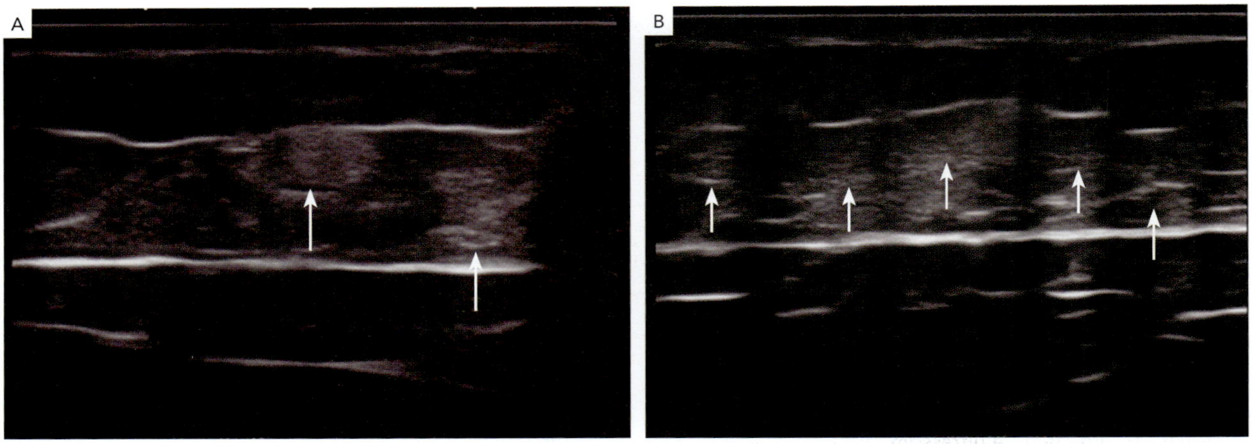


FIGURA 68 Imagens de ultrassom (modo B 18 MHz, plano axial/transversal) de flancos direito (A) e esquerdo (B) após injeção de substância lipolítica, notando-se áreas hiperecogênicas esparsas pelo subcutâneo com aspecto de paniculite lobular focal (setas).

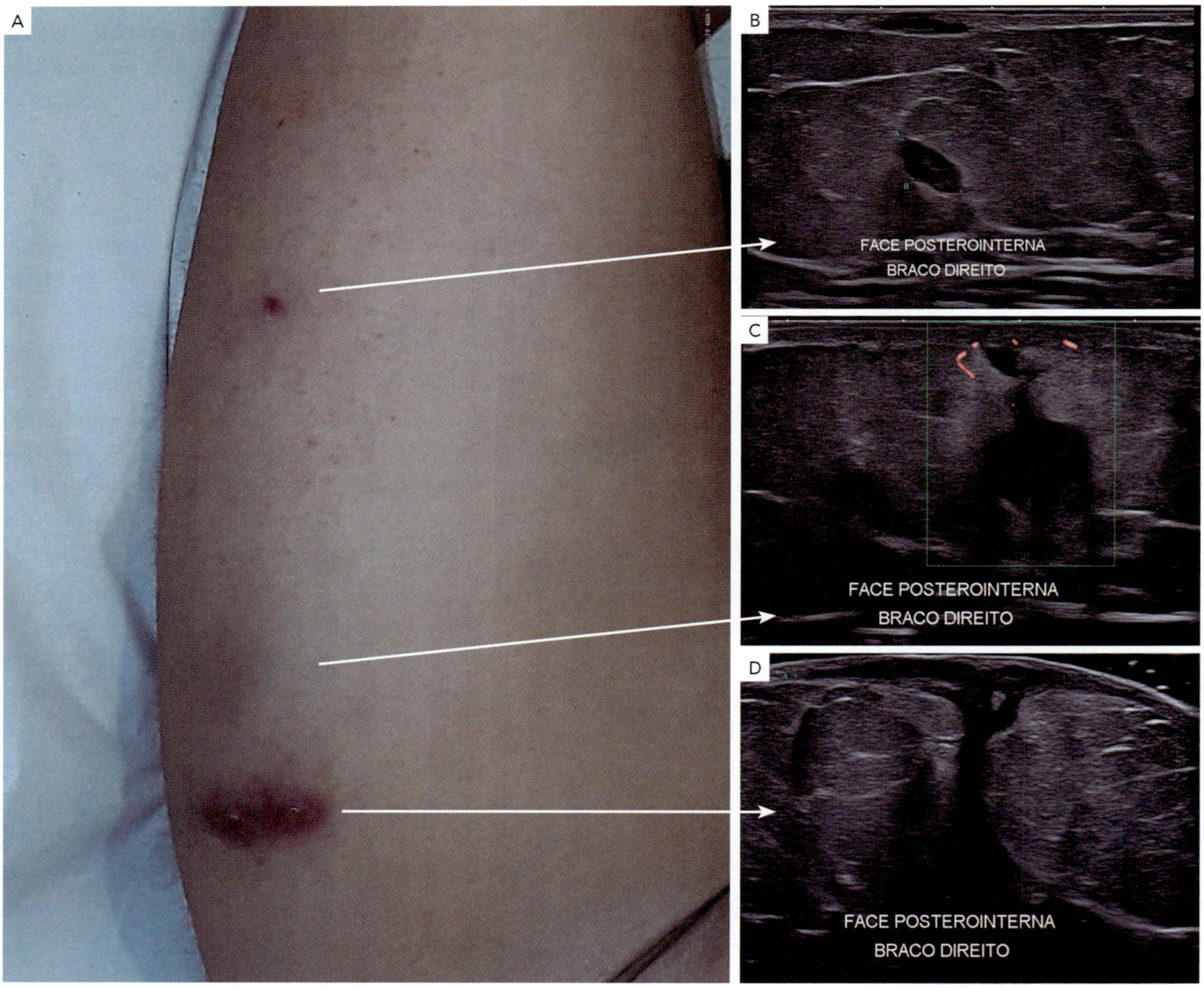


FIGURA 69 Imagens clínica (A) e de ultrassom (B e D: modo B e C: Doppler SMI, 24 MHz, plano axial/transversal) do braço demonstrando coleções líquidas que envolvem a derme e o subcutâneo, com densificação e aumento da vascularização ao Doppler circunjacente, relacionado a infecção/abscessos pós-procedimento com lipolítico.

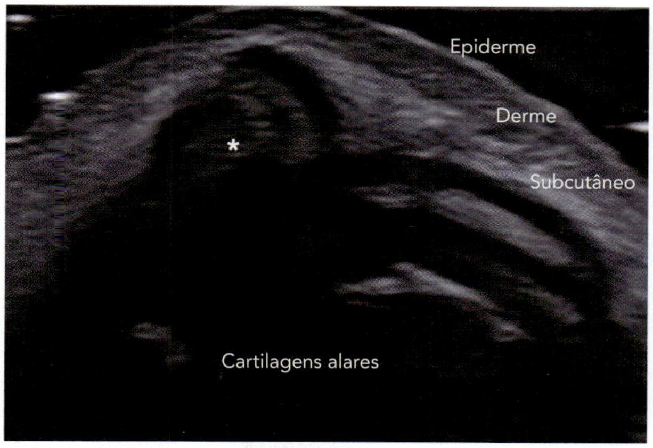


FIGURA 70 Imagem de ultrassom (modo B 24 MHz), plano transversal/axial, demonstrando achados pós-rinoplastia caracterizados como irregularidade/fragmento de cartilagem (*) na ponta nasal, interposto às cartilagens alares.

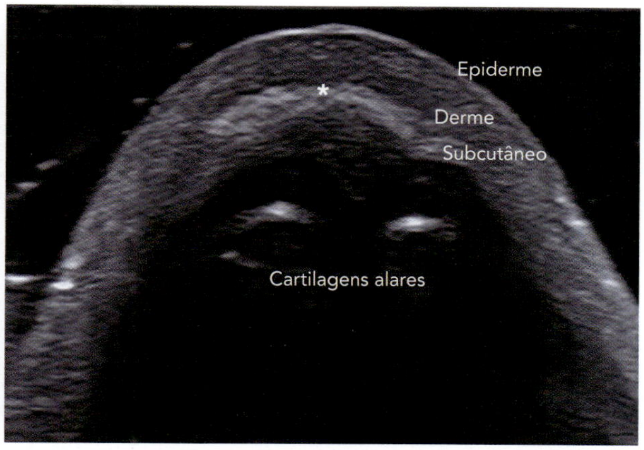


FIGURA 71 Imagem de ultrassom (modo B 24 MHz), plano transversal/axial, demonstrando achados de rinomodelação caracterizada como material hiperecogênico na transição da derme com o subcutâneo da ponta nasal (*).

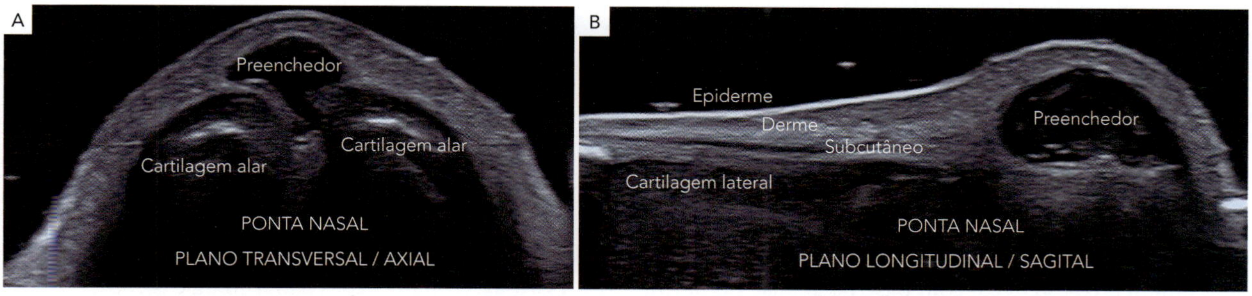


FIGURA 72 Imagens de ultrassom (modo B 24 MHz) demonstrando rinomodelação caracterizada por material preenchedor do tipo ácido hialurônico em ponta nasal, insinuando-se entre as cartilagens alares, no plano axial (A) e sagital (B).

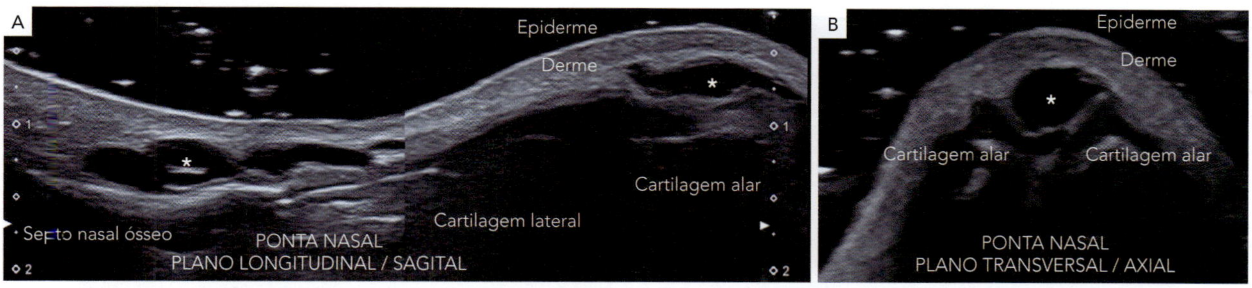


FIGURA 73 Imagens de ultrassom (modo B 24 MHz, A: plano sagital/longitudinal e B: plano axial/transversal) demonstrando rinomodelação caracterizada por material preenchedor (*) do tipo ácido hialurônico em dorso e ponta nasal.

## Análise de compartimentos adiposos: bichectomias e blefaroplastias

- **Características:** o ultrassom se destaca na avaliação das camadas da pele e sobretudo da identificação e mensuração dos compartimentos adiposos, que podem se tornar proeminentes, simulando nodulações, especialmente no processo de envelhecimento (ver Capítulo 4) (Figura 74). Sua correta análise é imprescindível para melhor indicação de procedimentos e melhor planejamento cirúrgico, evitando-se cirurgias desnecessárias.
- **Achados ao ultrassom:** caracterização, mensuração do corpo adiposo e detecção de variantes anatômicas.
  - ***Gordura de Bichat:*** corpo adiposo central na hemiface com extensões: temporal, pterigopalatina, pterigoide e bucal. Importante que seja avaliada antes de cirurgias para retirada de volume do terço médio da face (submandilar). Pode ser ressecada em bichectomias (Figura 75).
  - ***Gorduras periorbitárias:*** afetam a aparência das pálpebras, é importante que sejam avaliadas no planejamento de blefaroplastias, nas quais se retira pele flácida e/ou excesso de gordura, pois podem levar

a aspecto "cansado", com a pálpebra superior pesada ou caída, ou à formação de bolsa sob os olhos, respectivamente. Incluem:

- *Gordura intraconal/orbital:* componentes superior/supraorbital (Figura 77) e inferior/infraorbital (Figura 76), dentro da órbita e contidos pelo septo orbital. Podem protruir e se insinuar superficialmente com o envelhecimento.
- *Gordura ocular retro-orbicular (ROOF):* corpo adiposo profundo ao músculo orbicular dos olhos e superficial ao septo orbitário, com extensão medial até o nervo supraorbitário e lateralmente até a margem da órbita (Figura 77).
- *Gordura ocular infraorbicular (SOOF):* corpo adiposo profundo ao músculo orbicular dos olhos, inferior ao ligamento orbitomalar, no plano supraperiosteal, abaixo da margem da órbita do zigomático e do maxilar (Figura 76).

### Fotoenvelhecimento

O ultrassom pode monitorar e mensurar o envelhecimento cutâneo (ver Capítulos 3 e 4), assim como a resposta aos tratamentos estéticos, com base na análise do SLEB, e outras avaliações que incluem a espessura total da pele e características de ecogenicidade e espessura da derme.

## COMPLICAÇÕES

As complicações variam de acordo com os diferentes procedimentos aqui abordados, sendo o hematoma o mais comum. As características e achados das possíveis complicações, inerentes a procedimentos e cirurgias, devem ser de conhecimento do médico operador e estão listadas a seguir (Figura 78):

- **Coleções líquidas:** incluem hematomas, seromas e sero-hematomas que podem ser identificados, avaliados e mensurados por meio do ultrassom. Caracteristicamente, são coleções líquidas anecoicas ou hipoecogênicas e podem ter septos finos (ver Capítulo 13).
- **Abscessos/infecções:** são coleções líquidas purulentas, também passíveis de análise ultrassonográfica, caracterizados comumente como coleção heterogênea com *debris* em seu interior, associada a espessamento/densificação circunjacente e aumento da vascularização ao Doppler (ver Capítulo 13).
- **Fístulas:** comunicações não fisiológicas entre estruturas que podem ocorrer após cirurgias por falha/defei-

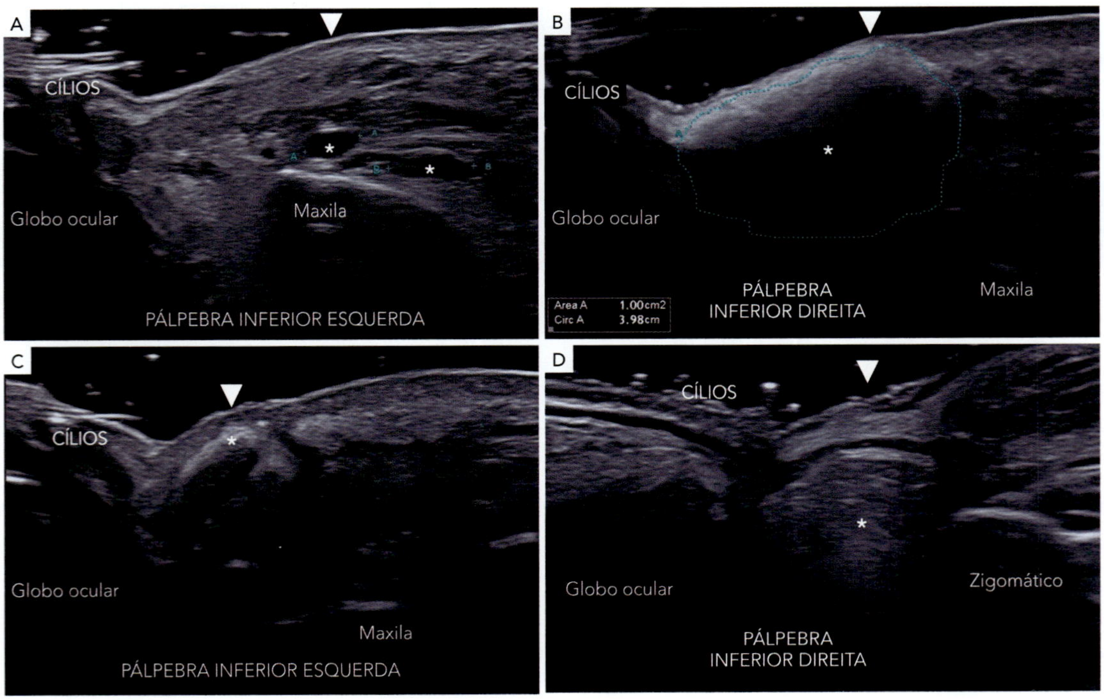


FIGURA 74 Imagens de ultrassom (modo B 24 MHz) demonstrando diferentes achados possíveis para abaulamentos/aumento volumétrico nas pálpebras inferiores (cabeças de setas) confirmando a importância do método na avaliação da face e dos coxins adiposos para indicação de correta abordagem: (A) ácido hialurônico (*); (B) biopolímero (*); (C) polimetilmetacrilato (*); (D) protrusão da gordura infraorbital (*).

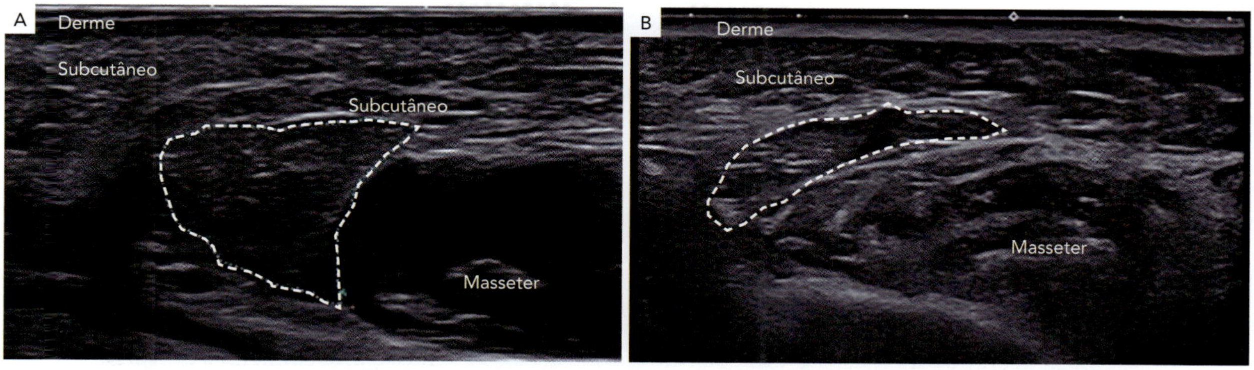


**FIGURA 75** Imagens de ultrassom (modo B 24 MHz), plano longitudinal/sagital, em face à esquerda demonstrando diferentes conformações e volume da gordura de Bichat (linha tracejada) no terço médio da face em dois pacientes distintos (A e B).

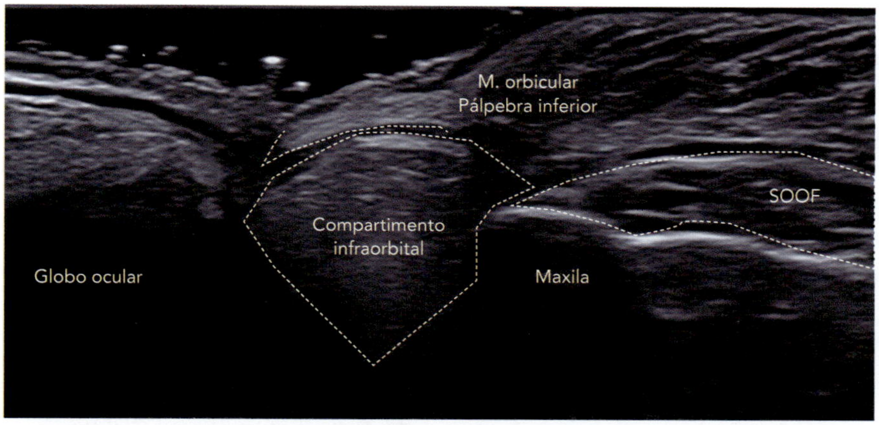


**FIGURA 76** Imagem de ultrassom (modo B 24 MHz), plano longitudinal/sagital, em face à esquerda demonstrando projeção do compartimento de gordura infraorbital, protruindo o músculo orbicular dos olhos da pálpebra inferior (linha pontilhada), e discreta inferiorização da gordura suborbicular dos olhos (SOOF).

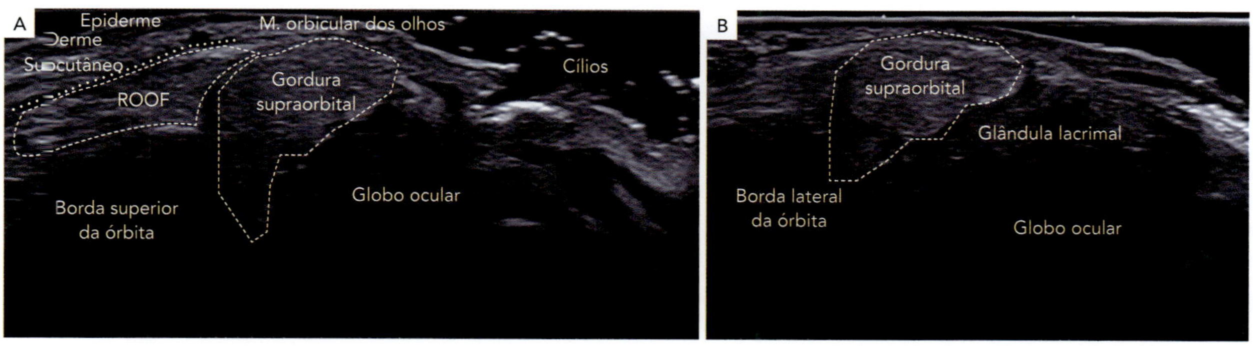


**FIGURA 77** Imagem de ultrassom (modo B 24 MHz) em face à esquerda demonstrando projeção da gordura supraorbital e retro-orbicular dos olhos (ROOF) (linhas tracejadas), protruindo o músculo orbicular dos olhos da pálpebra superior (linha pontilhada). (A) Plano longitudinal/sagital. (B) Plano transversal/axial.

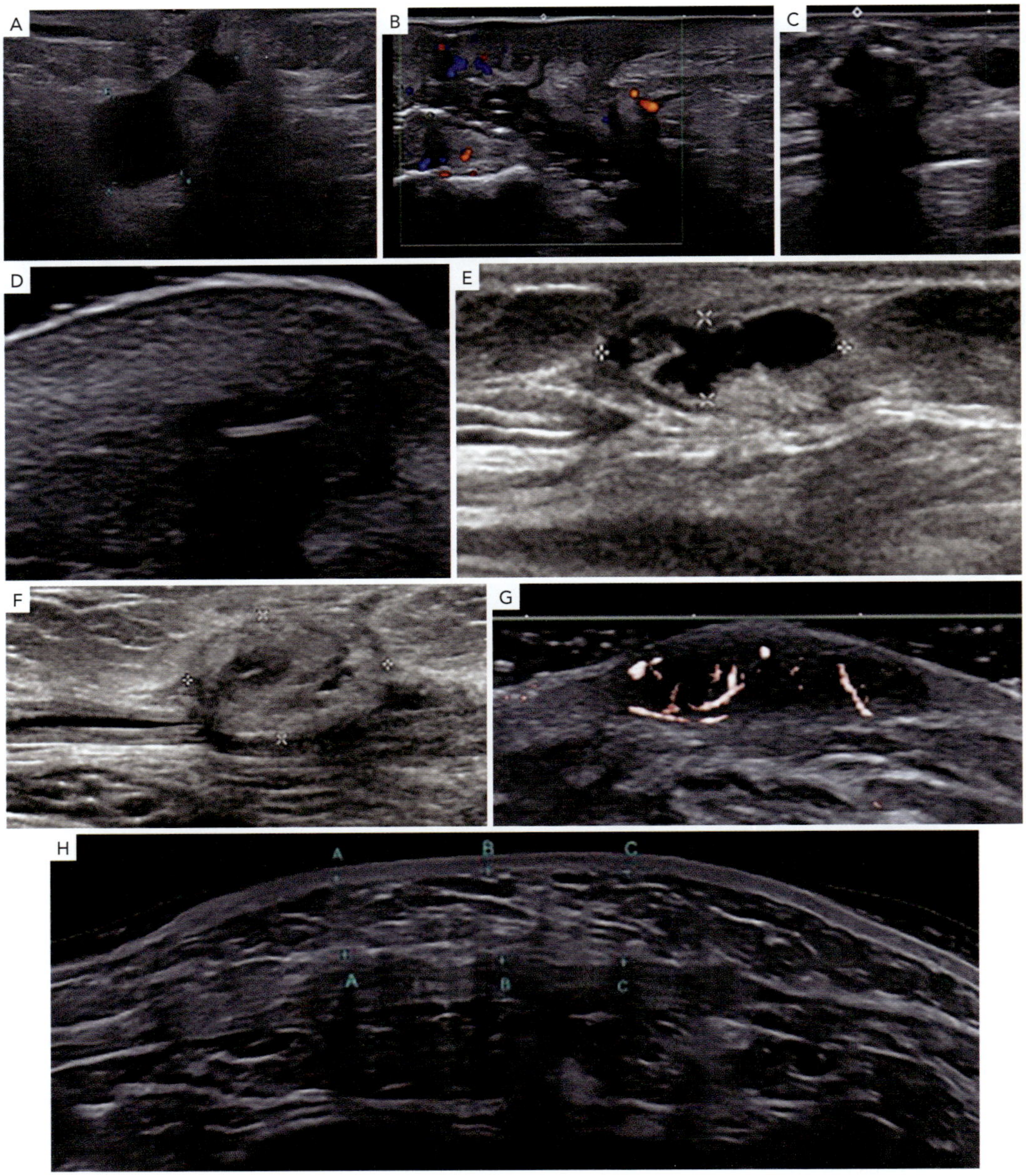


FIGURA 78 Imagens de ultrassom (modo B, Doppler colorido e SMI 14 e 24 MHz) demonstrando diferentes complicações que podem ocorrer relacionadas a procedimentos estéticos e cirúrgicos. (A) Seroma/hematoma. (B) Infecção/abscesso/fístula. (C) Calcificação. (D) Granuloma por fio. (E e F) Esteatonecrose. (G) Queloide. (H) Resultado inestético (excesso de gordura entre marcadores).

to de fechamento ou permanência de fatores irritativos como fios e materiais de inclusão cirúrgica. Na imagem são caracterizadas como estruturas anfractuosas com conteúdo heterogêneo de permeio e por vezes com bolhas gasosas. Geralmente se associam a achados inflamatórios circunjacentes com densificação do subcutâneo e aumento da vascularização ao Doppler.

- **Esteatonecrose:** caracterizada como necrose da gordura, comumente após procedimentos cirúrgicos, trauma ou radioterapia, tipicamente na mama, que leva à formação de nódulos heterogêneos no subcutâneo, por vezes com calcificações grosseiras de permeio, facilmente avaliados ao ultrassom.
- **Granulomas de corpo estranho:** reações de inflamação crônica granulomatosa, por hipersensibilidade do tipo IV, em resposta à presença de materiais de inclusão cirúrgica como fios não absorvíveis, gases, compressas e outros. O ultrassom pode evidenciar e localizar o granuloma, que pode ser caracterizado como área ou formação nodular hipoecogênica ao redor de estrutura de inclusão; se fio cirúrgico, este aparece como estrutura linear bilaminar hiperecogênica. Pode-se ob-

ervar aumento da vascularização circunjacente ao Doppler e calcificações de permeio.

- **Calcificações:** são alterações geralmente sequelares que podem estar relacionadas a calcinose por trauma (ver Capítulo 7), relacionadas a injeções, granulomas de corpo estranho ou esteatonecrose, facilmente caracterizadas ao ultrassom como formações hiperecogênicas com sombra acústica posterior. Em cirurgias, podem ainda ser observadas em trajetos de cânulas (Figura 79).
- **Cicatrização:** cicatrizes hipertróficas/queloides: o processo reparador dos tecidos após uma agressão ou cirurgia é seguido por resposta reparadora mesenquimal, autolimitada, com deposição de colágeno e neoformação vascular, terminando na cicatriz, caracterizada por densa massa de tecido colágeno sobreposta por uma epiderme adelgaçada. Cicatriz hipertrófica ocorre quando o processo continua de forma autolimitada. Queloide ocorre por síntese de colágeno defeituosa que cresce indefinidamente, podendo atingir volumes consideráveis. Essas alterações podem gerar resultados inestéticos ou simular processos expansivos. Sua correta avaliação e acompanhamento ao ultrassom são importantes. Comumente há espessamento focal da derme em área de cirurgia prévia, com aumento da vascularização ao Doppler (Figura 80). Especialmente em cirurgias oncológicas, não deve ser confundida com recidivas ou doença remanescente, sendo a história clínica importante – *na dúvida, fazer controle através da imagem.* Em queimaduras, a cicatrização pode formar espessamentos fibrosos mais densos, que limitam a avaliação profunda, e podem cursar com tunelizações e acúmulo de folículos pilosos com cistos e abscessos recorrentes.
- **Resultados inestéticos:** o ultrassom poderá ser solicitado para avaliação local e esclarecimento de insatisfação do médico ou do paciente com os resultados dos procedimentos. É importante esclarecer causas que possam gerar as queixas, como alterações fibrocicatriciais, excesso/aumento de volume persistente decorrentes de coleções, excesso de pele ou ainda resíduos/tecido remanescente.

## CONCLUSÃO

Para acompanhar a evolução e demandas da cosmiatria e diferentes padrões estéticos hodiernos, há contínuo desenvolvimento de materiais, surgimento de novos produtos e diversas técnicas cirúrgicas. Evidencia-se então a constante necessidade de estudos e atualização na área, devendo-se considerar não só as novas substâncias lançadas e comercializadas a todo tempo, mas também preenchedores e cirurgias antes realizados, e não mais disponíveis, e que hoje demandam avaliação ultrassonográfica, seja pelo surgimento de complicações tardias, pela interação com novos tratamentos ou ainda pela necessidade de avaliação para planejamento de procedimentos futuros.

O uso da ultrassonografia de alta frequência na avaliação pré e pós-procedimentos estéticos, especialmente a injeção de preenchedores estéticos, vem ganhando notoriedade e extrema importância na prática diária, aumentando a segurança relacionada a esses procedimentos. Para tanto, o conhecimento da anatomia da pele e face, das diferentes características e especificidades dos procedimentos, além das aplicações e peculiaridades do exame ultrassonográfico, é imprescindível. Cabe aos médicos construir o conhecimento e fornecer as informações necessárias para melhor avaliação e condução dos pacientes.

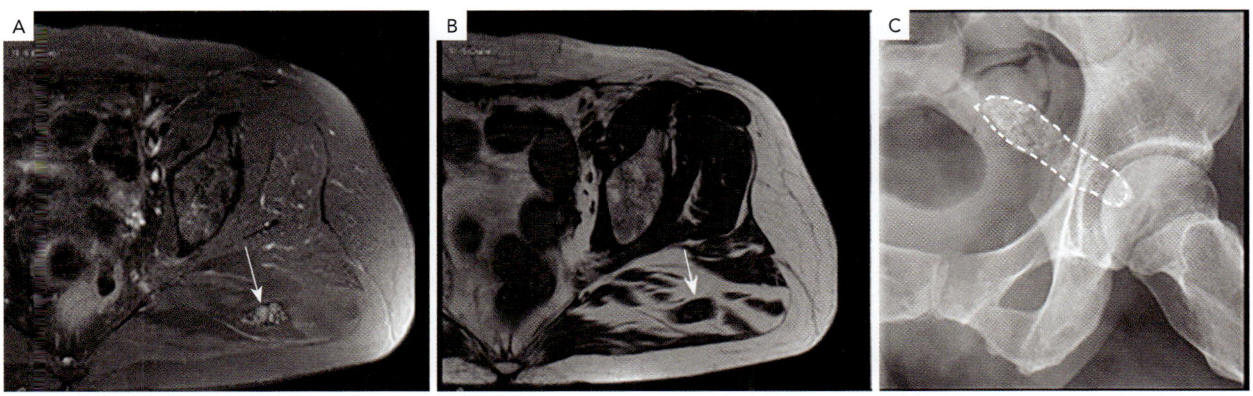


FIGURA 79 Imagens de ressonância magnética demonstrando formação nodular heterogênea e lobulada (setas) caracterizada como calcificação alongada à radiografia simples (linha tracejada) após procedimento de lipoaspiração em glúteos. (A) Ressonância magnética, T2 axial. (B) Ressonância magnética, T1 axial. (C) Radiografia simples.

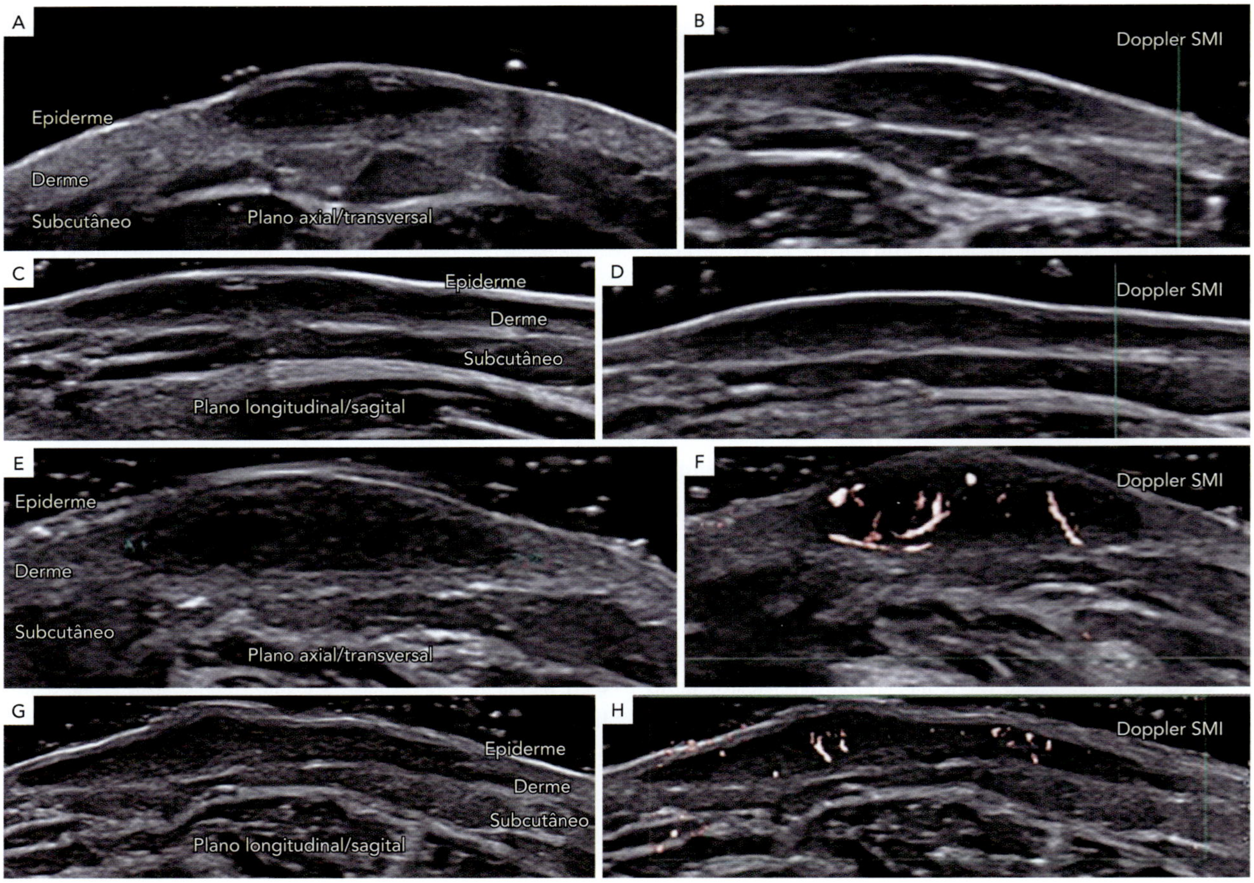


**FIGURA 80** Imagens de ultrassom (A a E e G: modo B e F e H: Doppler SMI 24 MHz) demonstrando queloide caracterizado por formação nodular intradérmica hipoecogênica e vascularizada, em local de cirurgia prévia, com aumento progressivo em relação aos exames iniciais (A a D) e de controle (E a H).

> O ultrassom deve ser sempre considerado como método de avaliação antes, durante e após procedimentos estéticos.

## BIBLIOGRAFIA


1. Artzi O, Cohen JL, Dover JS, Suwanchinda A, Pavicic T, Landau M, et al. Delayed inflammatory reactions to hyaluronic acid fillers: A literature review and proposed treatment algorithm. Clin Cosmet Investig Dermatol. 2020;13:371-8.
2. Munavalli GG, Knutsen-Larson S, Lupo MP, Geronemus RG. Oral angiotensin-converting enzyme inhibitors for treatment of delayed inflammatory reaction to dermal hyaluronic acid fillers following COVID-19 vaccination-a model for inhibition of angiotensin II–induced cutaneous inflammation. JAAD Case Reports [Internet]. 2021;10:63-8. Disponível em: https://doi.org/10.1016/j.jdcr.2021.02.018
3. Munavalli GG, Guthridge R, Knutsen-Larson S, Brodsky A, Matthew E, Landau M. COVID-19/SARS-CoV-2 virus spike protein-related delayed inflammatory reaction to hyaluronic acid dermal fillers: a challenging clinical conundrum in diagnosis and treatment. Arch Dermatol Res [Internet]. 2021;(0123456789). Disponível em: https://doi.org/10.1007/s00403-021-02190-6.
4. Wortsman X, Moll-Manzur C, Ramírez-Cornejo C, Alfaro-Sepúlveda D, Mellado-Francisco G, Rezende J, et al. Ultrasonographic subclinical signs of inflammation of the lacrimal, parotid, and submandibular glands in users of cosmetic fillers. J Ultrasound Med. 2021;1-13.
5. Catalano O, Varelli C, Sbordone C, Corvino A, De Rosa D, Vallone G, et al. A bump: what to do next? Ultrasound imaging of superficial soft-tissue palpable lesions. J Ultrasound. 2020;23(3):287-300.
6. Godinho Pereira A, Alves e Silva MRM. Ultrasound-guided bichectomy: a case report of a novel approach. Int J Case Reports Images. 2020;11:1.
7. Alijotas-Reig J, Esteve-Valverde E, Gil-Aliberas N, Garcia-Gimenez V. Autoimmune/inflammatory syndrome induced by adjuvants-ASIA-related to biomaterials: analysis of 45 cases and comprehensive review of the literature. 2018;120-40.
8. Bortolozo F, Bigarella RL. Apresentação do uso de fios de polidioxanona com nós no rejuvenescimento facial não cirúrgico. Brazilian J Surg Clin Res. 2018 Nov;16:67-75.
9. Heydenrych I, Kapoor KM, Boulle K De, Goodman G, Swift A, Kumar N, et al. A 10-point plan for avoiding hyaluronic acid dermal filler-related complications during facial aesthetic procedures and algorithms for management. Clin Cosmet Investig Dermatol. 2018;11:603-11.
10. Rappl T, Wurzer P, May S, Cristian A, Daryousch JC, Kamolz PL. Three-dimensional evaluation of static and dynamic effects of botulinum toxin a on glabellar frown lines. Aesthetic Plast Surg. 2018.

11. Shelke LW, Decates TS, Velthuis PJ. Ultrasound to improve the safety of hyaluronic acid filler treatments. J Cosmet Dermatol. 2018;17(6):1019-24.
12. Urdiales-Gálvez F, Delgado NE, Figueiredo V, et al. Treatment of soft tissue filler complications: expert consensus recommendations. Aesthetic Plast Surg. 2018;42(2):498-510.
13. Wollina U, Wiegand C, Hipler UC. Calcium hydroxylapatite microspheres: biocompatibility and clinical effects. Georgian Med News. 2018;(278):62-8.
14. Wortsman X. Atlas of dermatologic ultrasound. Springer; 2018.
15. Almeida ART, Sampaio GAA, Queiroz NPL. Hyaluronic acid in the rejuvenation of the upper third of the face: review and update. Part 2: temporal and supraorbital regions. Surg Cosmet Dermatology. 2017;9(2):113-121.
16. Almeida AT, Banegas R, Boggio R, et al. Diagnóstico e tratamento dos eventos adversos do ácido hialurônico: recomendações de consenso do painel de especialistas da América Latina. 2017;9(3):204-13.
17. Cavallieri FA, Balassiano LKA, Bastos JT, Fontoura GHM, Almeida AT. Edema tardio intermitente e persistente ETIP: reação adversa tardia ao preenchedor de ácido hialurônico. Surg Cosmet Dermatology. 2017;9(3):218-22.
18. Tavares JP, Oliveira CACP, Torres RP, Bahmad F. Facial thread lifting with suture suspension. Braz J Otorhinolaryngol. 2017;83(6):712-9.
19. Wortsman X, Quezada N. Ultrasound morphology of polycaprolactone filler. J Ultrasound Med. 2017;36(12):2611-5.
20. Alshekaili L, Mbbs SS, Gazlan S Al, Sheikh F, Rayes H Al, Khaliq AMR. Chronic urticaria due to unusual site and trigger of inflammation: a case report and review of literature. ARC J Clin Case Reports. 2016;2(2):12-5.
21. AS Addor F, Guerra Neri SRN. Injectable polyethylene glycol gel as dermal filler: 01 year clinical and ultrasound follow-up. J Clin Exp Dermatol Res. 2016;07(02):2-6.
22. Barcaui EO, Carvalho ACP, Lopes FPPL, Piñeiro-Maceira J, Barcaui CB. High frequency ultrasound with color Doppler in dermatology. An Bras Dermatol. 2016;91(3):262-73.
23. Faundez E, Vega N, Vera E, Vega P, Sepulveda D, Wortsman X. Clinical and color Doppler ultrasound evaluation of polyacrylamide injection in HIV patients with severe facial lipoatrophy secondary to antiretroviral therapy. Skin Res Technol. 2016:1-6.
24. Jaeger F, Henrique C, Cruz B, et al. A novel preoperative ultrasonography protocol for prediction of bichectomy procedure. 2016:7-12.
25. Meyer TN, Oliveira LR, Almeida SMCG, Ribeiro-Silva A. Foreign body reaction to polyamide filling in the face. Rev. Bras. Cir. Plást.2016;31(3):433-435
26. Parada MB, Cazerta C, Afonso JPJM, do Nascimento DIS. Manejo de complicações de preenchedores dérmicos. Surg Cosmet Dermatology. 2016;8(4):342-51.
27. Quezada-Gaón N, Wortsman X. Ultrasound-guided hyaluronidase injection in cosmetic complications. J Eur Acad Dermatology Venereol. 2016;30(10):e39-e40.
28. Fabi SG. Noninvasive skin tightening: focus on new ultrasound techniques. Clin Cosmet Investig Dermatol. 2015;8:47-52.
29. Wortsman X. Identification and complications of cosmetic fillers: sonography first. J Ultrasound Med. 2015;34(7):1163-72.
30. Balassiano LKA, Bravo BSF. Hialuronidase: uma necessidade de todo dermatologista que aplica ácido hialurônico injetável. Surg Cosmet Dermatol. 2014;6(4):338-43.
31. Pessa JE, Nguyen H, John GB, Scherer PE. The anatomical basis for wrinkles. Aesthetic Surg J. 2014;34(2):227-34.
32. Costa A, Coletta LCD, Talarico AS, Fidelis MC, Weimann ETS. Características reológicas de preenchedores dérmicos à base de ácido hialurônico antes a após passagem através de agulhas. Surg Cosmet Dermatology. 2013;5(1):88-91.
33. Machado Filho CDS, Santos TC, Rodrigues APLJM, Cunha MG. Ácido Poli-L-láctico: um agente bioestimulador [PolyLlactic acid: a biostimulating agent]. Artigo de revisão. Autores. Surg Cosmet Dermatol. 2013;5(4):345-50.
34. Wortsman X, Jemec GBE. Dermatologic ultrasound with clinical and histologic correlations. 2013.
35. Wortsman X. Ultrasound in dermatology: why, how, and when? Semin Ultrasound, CT MRI. 2013;34(3):177-95.
36. J Alijotas-Reig, V Garcia-Gimenez EL, MV-T. Autoimmune/inflammatory syndrome (ASIA) induced by biomaterials injection other than silicone medical grade. Lupus. 2012;21:1326-34.
37. Kavoussi H, Ebrahimi A. Delayed gel indurations as an adverse effect of polyacrylamide filler and its easy treatment. Dermatol Res Pract. 2012;2012.
38. Wortsman X, Wortsman J, Orlandi C, Cardenas G, Sazunic I, Jemec GBE. Ultrasound detection and identification of cosmetic fillers in the skin. J Eur Acad Dermatology Venereol. 2012;26(3):292-301.
39. Wortsman X. Common applications of dermatologic. J Ultrasound Med. 2012:97-111.
40. Grippaudo FR, Mattei M. The utility of high-frequency ultrasound in dermal filler evaluation. Ann Plast Surg. 2011;67(5):469-73.
41. Inglefield C. Early clinical experience of hyaluronic acid gel for breast enhancement. J Plast Reconstr Aesthet Surg. 2011;64(6):722-9.
42. Mansor S, Breiting VB, Dahlstrøm K, Andersen ÅB, Andersen O, Christensen LH. Polyacrylamide gel treatment of antiretroviral therapy-induced facial lipoatrophy in HIV patients. Aesthetic Plast Surg. 2011;35(5):709-16.
43. Nichols BJ, Carpenter J, Hribar KP, Go J, Rice DH. Acute parotitis after injection of poly-L-lactic acid for malar augmentation: a case report and review of relevant anatomy. Dermatologic Surg. 2011;37(3):381-6.
44. Pienaar WE, McWilliams S, Wilding LJ, Perera IT. The imaging features of MacrolaneTM in breast augmentation. Clin Radiol. 2011;66(10):977-83.
45. Rosing JH, Wong G, Wong MS, Sahar D, Stevenson TR, Pu LLQ. Autologous fat grafting for primary breast augmentation: a systematic review. Aesthetic Plast Surg. 2011;35(5):882-90.
46. Wortsman X, Wortsman J. Sonographic outcomes of cosmetic procedures. Am J Roentgenol. 2011;197(5):910-8.
47. Wortsman X, Wortsman J. Clinical usefulness of variable-frequency ultrasound in localized lesions of the skin. J Am Dermatology. 2010;62(2):247-56.
48. McCleave MJ, Grover R, Jones BM. Breast enhancement using MacrolaneTM: a report of complications in three patients and a review of this new product. J Plast Reconstr Aesthet Surg. 2010;63(12):2108-11.
49. Alijotas-Reig J. Recurrent Urticarial vasculitis related to nonanimal hyaluronic acid skin filler injection. Dermatologic Surg. 2009 Feb;35(Sup.1):395-8.
50. Rohrich RJ, Arbique GM, Wong C, Brown S, Pessa JE. The anatomy of suborbicularis fat: Implications for periorbital rejuvenation. Plast Reconstr Surg. 2009;124(3):946-51.

# 16

# PROCEDIMENTOS DERMATOLÓGICOS GUIADOS

Luciana Zattar
Paulo Victor P. Helito

## INTRODUÇÃO

O uso do ultrassom para guiar procedimentos dermatológicos, como biópsias, aspirações e injeções de substâncias, tem ganhado popularidade nos últimos anos. Recorrer à imagem não só aumenta a segurança dos procedimentos como também aumenta a acurácia e diminui complicações. A correta técnica desses procedimentos guiados, assim como suas indicações, contraindicações e possíveis complicações, devem ser conhecidas, e serão abordadas neste capítulo.

## TÉCNICA

Existem diversos modos de guiar procedimentos superficiais, na pele e em partes moles por meio do ultrassom. Sua escolha dependerá da experiência e preferência do médico examinador.

### Técnica indireta

Em geral utilizada em alvos maiores e mais superficiais, normalmente palpáveis. Neste procedimento o uso do ultrassom é limitado à localização do alvo, medidas de profundidade e marcação na pele com canetas específicas. Posteriormente é feita a abordagem/punção, sem o ultrassom, e por consequência sem a visualização em tempo real da agulha. Pode ser mais rápida e econômica.

### Técnica direta

Utiliza o ultrassom como método de imagem de monitorização contínua e em tempo real da progressão da agulha, sendo considerado mais seguro, por vezes preferível e indispensável, para evitar punções inadvertidas de estruturas. A perda da visibilidade da agulha na imagem ultrassonográfica é um dos grandes desafios a serem superados por iniciantes da prática guiada por ultrassom.

A forma de manuseio da agulha e do transdutor influenciam diretamente em sua visualização. A agulha é então inserida ao redor do *probe*, e visualizada na imagem a partir do momento em que passa pelo plano do ultrassom, como material linear hiperecogênico (hiper-refringente), antes disso é possível observar a movimentação dos tecidos próximos ao bisel da agulha, que pode ser inserida das maneiras descritas a seguir.

#### *Free-hand*

Neste procedimento a agulha está "livre" em uma mão do operador, e o transdutor na outra. Esta técnica tem algumas variáveis quanto à orientação da agulha em relação ao transdutor.

##### Punção ou trajeto da agulha

- **Fora do plano do transdutor:** quando a inserção é feita perpendicularmente ao transdutor, acima ou abaixo deste (abordagem tangencial), observa-se a agulha em seu eixo curto/perpendicular (Figura 1). Essa abordagem pode permitir que estruturas profundas que estão em risco não sejam atingidas, e pode tornar possível o uso de agulhas mais curtas – *agulhas longas estão sujeitas a maior deformação e desvio durante a penetração, sobretudo em alvos profundos.*

- **No plano do transdutor:** quando a inserção é feita lateralmente ao transdutor (abordagem coaxial), observa-se a agulha em seu eixo longo ou longitudinal (Figura 2) (Vídeo 1). Geralmente a penetração da agulha é feita cerca de 0,5 a 2 ou 3 cm do *probe*.

### Ângulo de inclinação da agulha

O ângulo de entrada da agulha na pele dependerá da estrutura anatômica e superfície a ser puncionada e da profundidade do alvo. De maneira geral, quanto mais superficial, maior a inclinação da agulha, ou seja, mais paralela à pele e à superfície do transdutor. A agulha é mais bem caracterizada quanto maior for seu calibre e quando com ângulo de inclinação de 0 a 45º da agulha com a pele (ou quando 90º da agulha com o feixe de ultrassom) (Figura 3), sendo o ideal o ângulo de 55 a 60º entre a agulha e o feixe/transdutor.

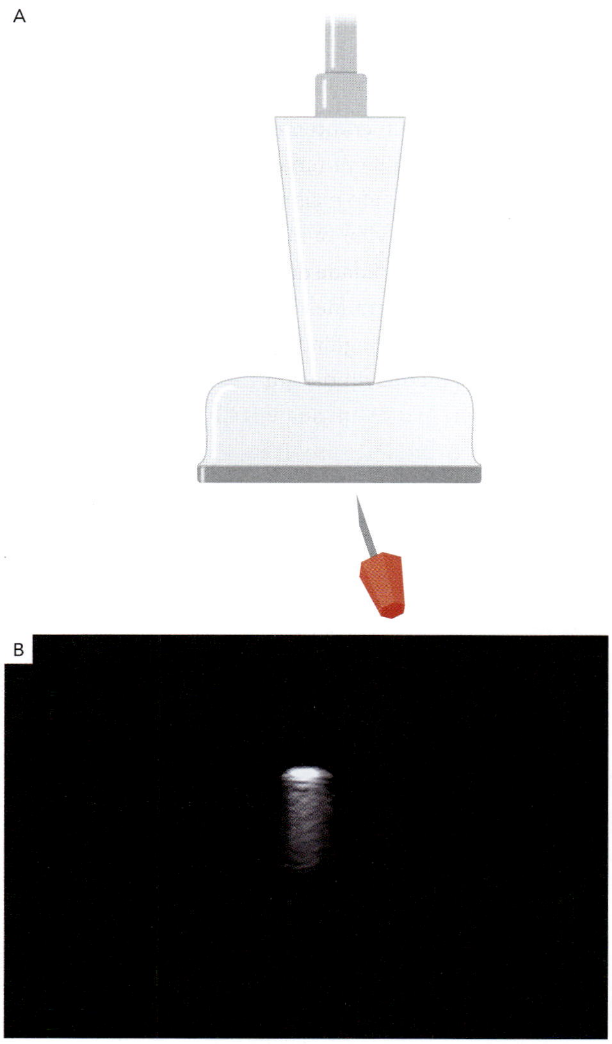

FIGURA 1 Esquema do exame e imagem de ultrassom (modo B) demonstrando a abordagem tangencial ou fora do plano do transdutor, perpendicularmente a este, observando-se a agulha em seu eixo curto.

O ângulo de inclinação e o trajeto das agulhas em superfícies planas são mais fáceis de serem planejados e controlados. Em superfícies tortuosas, a injeção mais paralela ao transdutor pode ser conseguida com a técnica alternativa do ***standoff* gel**, na qual se utiliza uma generosa quantidade de gel com o intuito de levantar a ponta distal do *probe* para visualização direta da agulha antes da penetração na pele (Figura 4) (Vídeo 2). Ideal para alvos muito superficiais ou estruturas curvas/extremidades.

### Agulha acoplada

Uso de dispositivos específicos que acoplam a agulha lateralmente ao transdutor (Figura 5), diferentes de acordo com o ângulo de punção desejado e sua variação. A agulha é presa ao transdutor e segue o traçado eletrônico predisposto/predeterminado no monitor. São mais utilizados para estruturas profundas, pois aumentam a precisão e diminuem o desvio de trajeto, mas impedem a correção da trajetória da agulha pelo operador, que deve ser removida e reposicionada no dispositivo.

Em qualquer dos métodos escolhidos, caso a visibilidade da agulha não seja possível devido ao não alinhamento com o transdutor, sempre que necessário pode-se e deve-se realizar seu recuo, e fazer a reintrodução da agulha com o melhor ângulo e trajetória possíveis.

VÍDEO 1 Imagens dinâmicas de ultrassom (modo B) demonstrando a abordagem coaxial ou no plano do transdutor, lateralmente a este, observando-se a agulha em seu eixo longo.

VÍDEO 2 Imagens dinâmicas de ultrassom (modo B) demonstrando a abordagem alternativa do *standoff gel*, na qual se utiliza uma generosa quantidade de gel com o intuito de levantar a ponta distal do *probe* para visualização direta da agulha antes da penetração na pele (ponta nasal).

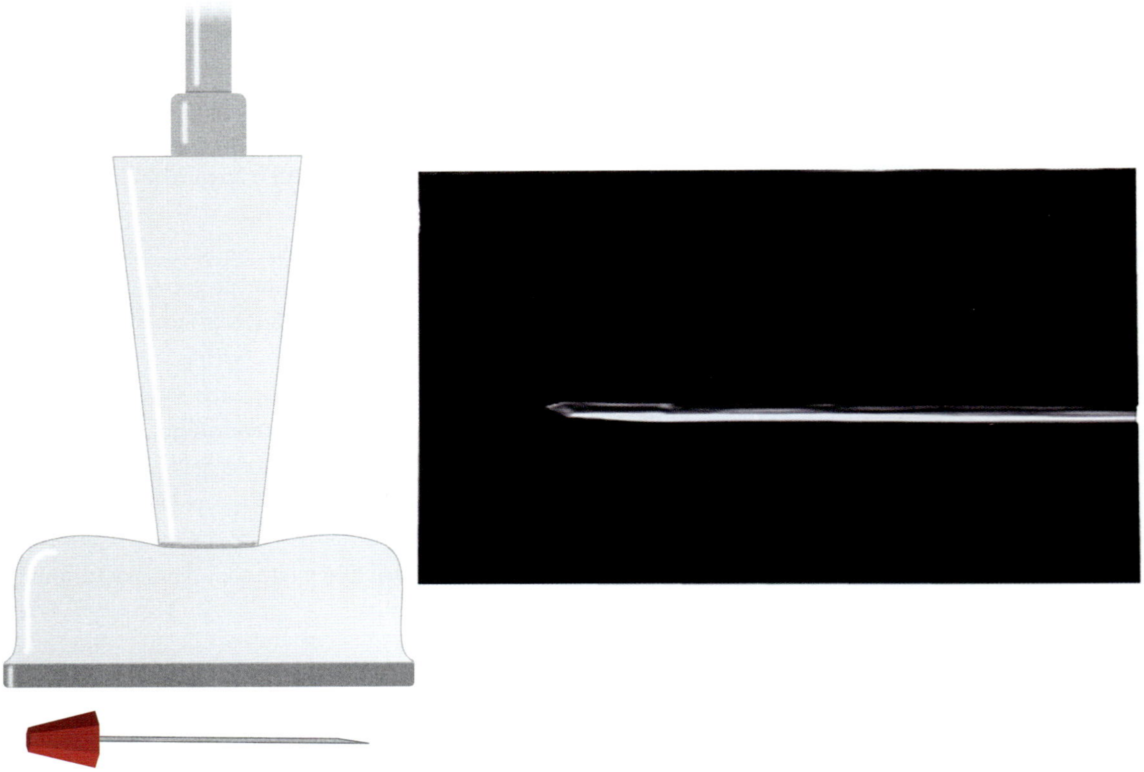

FIGURA 2 Esquema do exame e imagem de ultrassom (modo B) demonstrando a abordagem coaxial ou no plano do transdutor, lateralmente a este, observando-se a agulha em seu eixo longo.

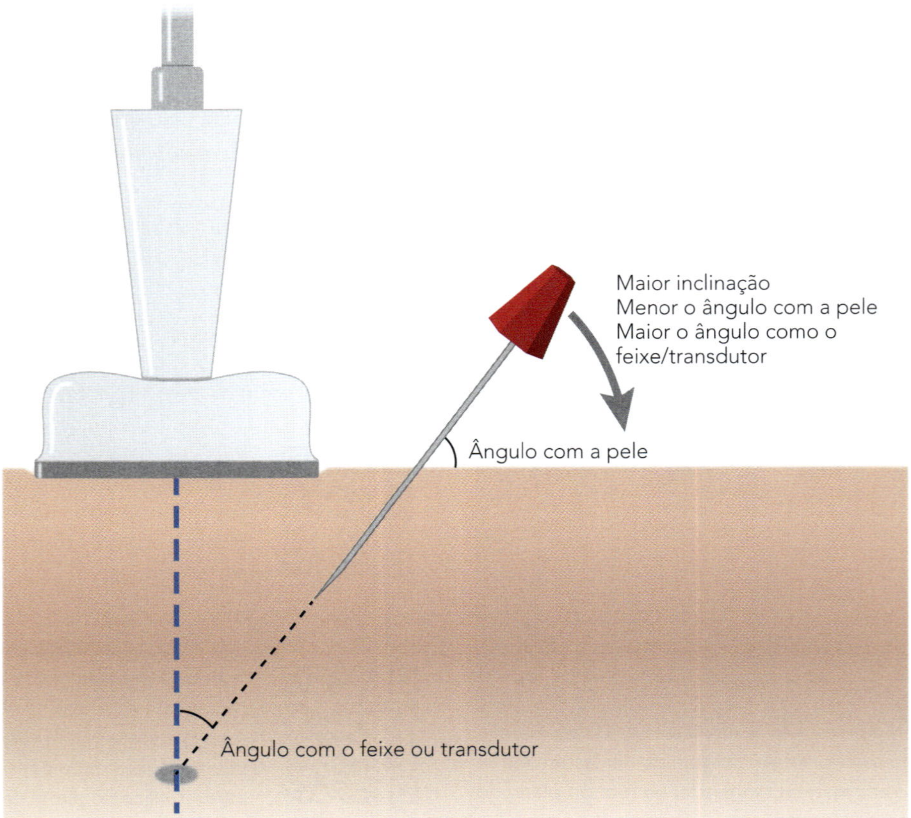


FIGURA 3 Esquema do exame demonstrando o ângulo de inclinação da agulha com a pele e com o transdutor/feixe.

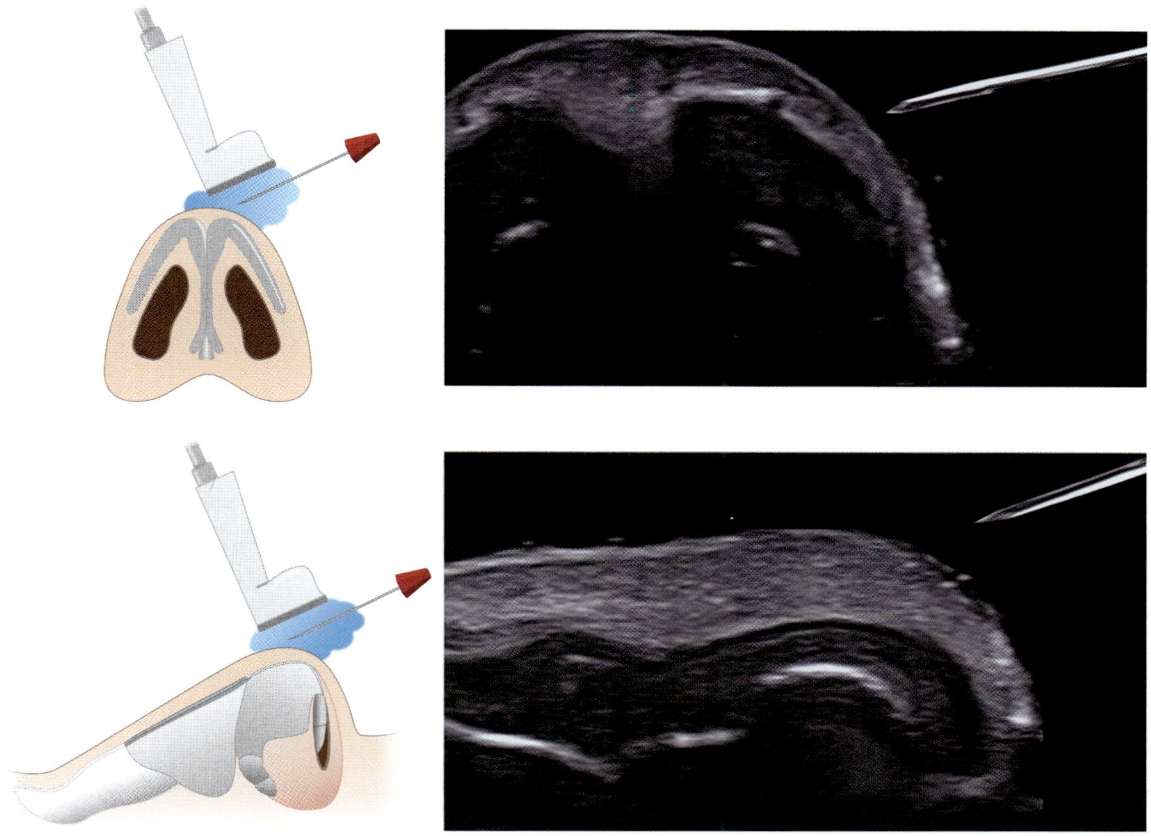

FIGURA 4 Esquema do exame e imagem de ultrassom (modo B) demonstrando a abordagem alternativa do *standoff gel*, na qual se utiliza uma generosa quantidade de gel com o intuito de levantar a ponta distal do *probe* para visualização direta da agulha antes da penetração na pele.

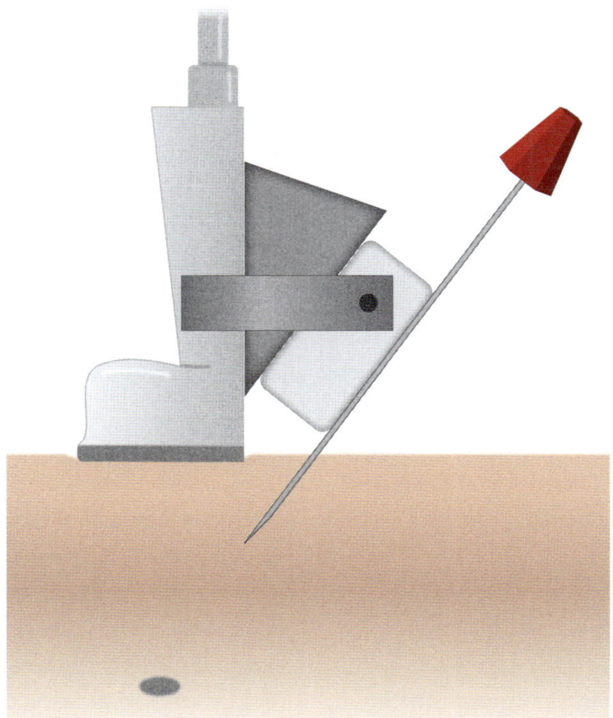

FIGURA 5 Esquema do exame demonstrando técnica da agulha acoplada lateralmente ao transdutor, com trajeto e ângulo predeterminados.

## PREPARO E MATERIAL

O preparo do exame inicia com a obtenção da história clínica do paciente, a visualização de exames anteriores e a discussão dos riscos individuais e inerentes ao procedimento, com questionamento sobre sinais de infecção atual, antecedentes pessoais, comorbidades, medicações (com atenção especial para medicações anticoagulantes) e alergias, e posterior assinatura do termo de consentimento informado do paciente.

### Exames laboratoriais

Geralmente não necessários em punções cutâneas e superficiais. Apesar das divergências entre serviços e literatura, atenção especial sempre deve ser dada aos índices de coagulação, devendo-se em alguns casos suspender o uso de aspirinas e medicações anticoagulantes, e considerar:

- Plaquetas > 50.000/mm$^3$ (50.000-1000.000 mm$^3$).
- Tempo de protrombina (TP) e tempo de atividade da protrombina (TTPA) normais (5,8-14,9 e 11-25 segundos, respectivamente).
- Razão normalizada internacional ou INR normal (≤ 1,5).

### Material

#### Gel e protetores

Utiliza-se sempre gel estéril específico e protetores plásticos estéreis para os transdutores e cabos ou desinfecção mecânica e com solução adequada degermante. A área do procedimento deve ser preparada com solução degermante e alcoólica, seguida de cobertura com campos estéreis.

#### Agulhas

São utilizadas para amostras diagnósticas/biópsias, aspirações diagnósticas ou terapêuticas e injeção de substâncias, e classificadas de acordo com o tamanho, configuração da ponta (aspiração ou corte) e método de amostra ou automatização (manual, semiautomática ou automática). As principais características incluem:

##### Calibre

Quanto ao diâmetro, podem ser divididas em:

- **Agulhas finas:** quando o diâmetro é menor que 1 mm, ou seja, 21 Gauge (G) ou mais fina (maior G). Geralmente utilizadas para amostras citológicas em punção por agulha fina (PAAF).
- **Agulhas grossas:** quando o diâmetro é maior que 1 mm, ou seja, 20 G ou mais espessa (menor G). Geralmente utilizadas para amostras histológicas (Core) ou drenagem de secreção.

> *Existe correlação direta entre o diâmetro da agulha e a acurácia diagnóstica, assim como com o índice de complicações.* Agulhas finas têm menor acurácia diagnóstica e menos complicações; já agulhas grossas apresentam maior acurácia diagnóstica e mais complicações.

##### Automatização

O uso de agulhas automatizadas ou semiautomatizadas pode tornar as punções mais rápidas e com melhores amostras de tecido, mostrando menor fragmentação.

## TIPOS DE PROCEDIMENTOS E INDICAÇÕES

Inúmeros são os exames passíveis de serem guiados, e incluem procedimentos diagnósticos a estéticos. Serão abordados aqui apenas os procedimentos superficiais da prática diária do ultrassom dermatológico.

### Biópsias

Com a evolução dos métodos de imagem, as lesões focais superficiais da pele e partes moles podem ser caracterizadas. Na abordagem de lesões (ver Capítulo 11), quando as características são indeterminadas, amostras citológicas ou histológicas da lesão são necessárias para diagnóstico e melhor manejo. Mesmo quando as lesões têm achados específicos por imagem, amostras podem ser necessárias por questões médico-legais, especialmente para indicação de tratamentos com quimioterapia, radioterapia ou cirurgia.

> O ultrassom é útil na avaliação inicial de lesões palpáveis, definindo e caracterizando o alvo ou identificando lesões que não devem ser puncionadas (*don't touch lesions*). Permite a visualização direta da lesão e sua relação com as camadas da pele e estruturas importantes, como vasos e nervos. Possibilita ainda a seleção da melhor área, regiões mais suspeitas ou com maior agressividade, ou ainda evita porções necróticas ou císticas, permitindo punções periféricas e diminuindo os falsos negativos.

***Don't touch lesions:*** existem lesões nas quais, quando caracterizadas, deve-se desencorajar punções ou biópsias, e dentre elas se destacam: pseudoaneurismas, variantes da normalidade/anatômicas, lipomas, cistos artrossinoviais, miosite ossificante, granuloma anular.

### *Punch* ou *shave*

Geralmente não guiados por imagem. Podem ser beneficiados de marcações na pele.

### Punção por agulha fina

- **Definição:** a punção por agulha fina envolve amostras de tecido com agulhas de pequeno diâmetro (mínimo 20 G) com o propósito de avaliação citológica, citoquímica e imunocitoquímica (Figura 6).
- **Indicações:** sobretudo na dermatologia oncológica em lesões palpáveis e/ou superficiais, para diferenciação entre lesões benignas e malignas, avaliação de recorrências ou lesões remanescentes locais, confirmação de satelitoses ou metástases em trânsito e investigação de acometimento linfonodal – *não suficiente em casos de linfomas*. Tem alta sensibilidade e especificidade para avaliação de linfonodos suspeitos, especialmente cervicais.

Na suspeita de lesões malignas primárias de partes moles, normalmente se indica biópsia do tipo Core, exceto em casos de recorrências pós-operatórias, em que a PAAF é geralmente suficiente.

- **Técnica:** além do preparo e do material já exposto, inicia-se com a desinfecção da pele, e é optativo fazer botão de anestesia. Prossegue-se com a introdução da agulha na pele de acordo com a técnica de escolha.
- **Amostra:** amostras celulares são geralmente conseguidas pela movimentação da agulha para a frente e para trás em vários ângulos (técnica multidirecional) junto de movimentos rotacionais e com pressão negativa do êmbolo de seringa (Vídeo 3). O objetivo é amostrar toda a área, ou a maior parte, da lesão, pois é possível ter distribuição variável de células tumorais com distintos graus de diferenciação e agressividade. O material é fixado em lâminas de vidro, expelido da agulha com o ar da seringa. É então feito esfregaço com outra lâmina a 10 graus uniformemente, e posterior fixação com solução adequada (álcool líquido 95%).

Deve-se ter cuidado com o preparo do material, pois alguns tumores de partes moles podem ter baixa celularidade, como os sarcomas quando comparados aos carcinomas.

- **Cuidados posteriores:** podem ser aplicados gelo e compressão manual na pele. Se o exame for guiado por ultrassom, uma avaliação pós-procedimento pode ser feita em busca de complicações, sobretudo sangramentos/hematoma.

### Core

- **Definição:** biópsia de fragmento ou com agulha grossa (máximo 21 G), que adquire maior quantidade de

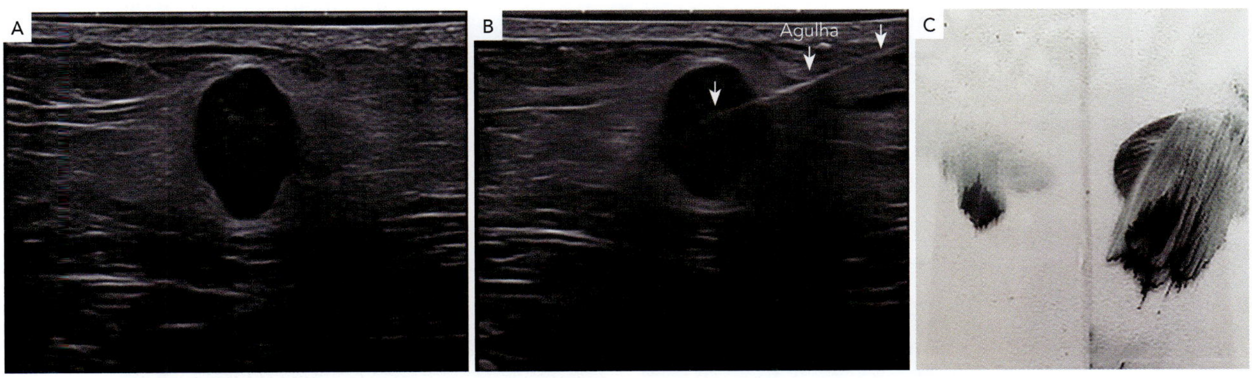


FIGURA 6 Ultrassom (modo B 24 MHz) demonstrando a avaliação inicial de lesão suspeita, caracterizada como nódulo sólido hipoecogênico e circunscrito em paciente com antecedente de melanoma. Procedimento de biópsia por agulha fina (setas) guiado por ultrassom com técnica *free-hand* e visualização direta da agulha no plano do transdutor. Montagem das lâminas com material enegrecido – confirmada metástase de melanoma. (A) Lesão alvo suspeita. (B) Punção por agulha fina guiada. (C) Lâminas.

VÍDEO 3 Imagens dinâmicas de ultrassom (modo B) demonstrando procedimento de biópsia por agulha fina guiada por ultrassom com técnica *free-hand* e visualização direta da agulha no plano do transdutor, com movimentação desta para melhor amostragem da lesão suspeita.

tecido, permitindo análise histológica das lesões (Figura 7). Reduz amostras inadequadas, possui elevada acurácia, semelhante às biópsias cirúrgicas, e é menos invasiva e com menor custo.

- **Indicações:** sobretudo na dermatologia oncológica por permitir a caracterização de lesões e trazer informações importantes como subtipos histológicos de tumores, o grau e sinais de invasão das lesões, além de parâmetros biológicos, histoquímicos e imuno-histoquímicos, permitindo melhor planejamento terapêutico. É escolhida após PAAF não diagnóstica ou inadequada ou na discrepância entre achados clínicos, radiológicos e citológicos.
- **Técnica:** além do preparo e do material já exposto, inicia-se com a desinfecção da pele e a realização de botão de anestesia. Prossegue-se com a introdução da agulha na pele de acordo com a técnica de escolha.
- **Amostra:** fragmentos de tecido são geralmente conseguidos por meio de dispositivos automatizados ou semiautomatizados, posicionando agulhas de corte anteriormente à margem da lesão e prosseguindo com o disparo. O material é então fixado em solução adequada (formalina 10%).
- **Cuidados posteriores:** são indicados gelo e compressão manual na pele. Se o exame for guiado por ultrassom, uma avaliação pós-procedimento pode ser feita em busca de complicações, sobretudo sangramentos/hematoma.

As biópsias, mesmo guiadas por imagem, independentemente de serem realizadas com agulhas finas ou grossas, podem subestimar o grau de malignidade, agressividade e invasividade de tumores em relação aos achados histológicos definitivos de biópsias cirúrgicas.

O risco de implantes locais ou metástases por disseminação ou semeadura após as biópsias existe, e pode ser reduzido se a punção for realizada no local de acesso/incisão cirúrgica planejada.

## Colocação de marcadores pré-cirúrgicos

Na avaliação pré-operatória de lesões tumorais, o ultrassom pode ainda ser utilizado para identificação, localização e marcação de lesões pequenas, superficiais e não palpáveis, não com caneta, mas com materiais de inclusão como fios ou marcadores metálicos, ou ainda a marcação Roll (*radioguided ocult lesion localization*) com radiotraçador (geralmente Tc99m), esta mais complexa porém mais precisa, e facilmente identificada no intraoperatório.

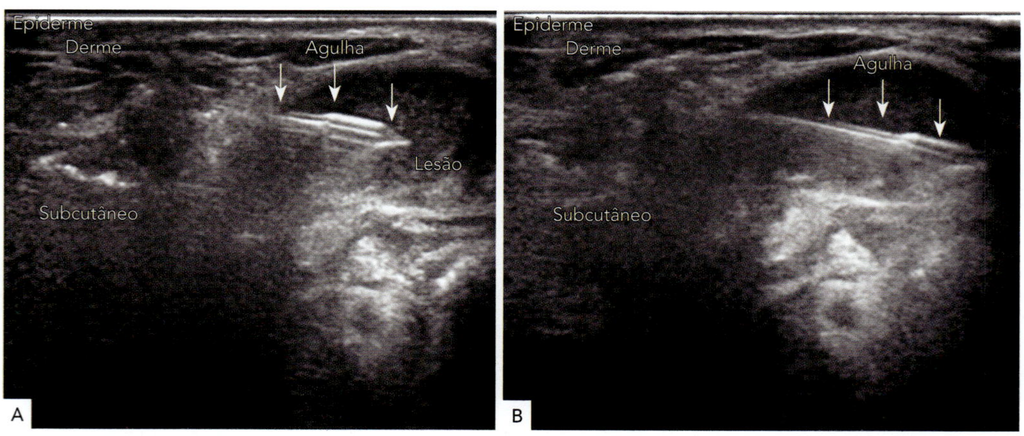


FIGURA 7 Imagens de ultrassom (modo B 14 MHz), plano transversal/axial, demonstrando biópsia por agulha grossa (Core) em procedimento guiado por ultrassom com técnica de visualização direta da agulha no plano do transdutor (setas), antes (A) e após (B) o disparo (notar o avanço da agulha).

## Punções aspirativas/aspirações

O ultrassom pode guiar a punção e a aspiração de coleções, sejam estas purulentas (abscessos), seromas, hematomas ou de origem indeterminada, permitindo a drenagem diagnóstica (Figura 8) ou terapêutica (de alívio). Dessa forma se obtém material para culturas, antibiograma, avaliação microscópica ou bioquímica. Pode-se ainda utilizar o método para guiar a colocação de drenos.

## Injeção de substâncias

### Toxina botulínica

Na dermatologia, a resolução do ultrassom permite a visualização direta da agulha, guiando a injeção de substâncias como toxina botulínica em glândulas salivares, em casos de sialorreia (Figura 9), ou na axila, em casos de sudorese/suor excessivo, ou ainda intramuscular em casos de bruxismo ou hipertrofia de masseter.

### Preenchedores

Mais recentemente na dermatologia estética ou cosmiatria, o interesse por injeções guiadas aumentou, sobretudo para colocação dos preenchedores estéticos (Figura 10), independentemente do material utilizado, em camadas exatas da pele ou em planos precisos na face. É importante especialmente em áreas hipervascularizadas e com irrigação terminal, como a glabela e o nariz nas rinomodelações, e para evitar a punção inadvertida de estruturas importantes como vasos, nervos e cartilagens.

A injeção no plano correto é vital, e o material preenchedor deve ser injetado apenas após a agulha ter atingido a profundidade apropriada, parando-se a injeção antes da retirada da agulha.

Com o crescente número de procedimentos envolvendo a aplicação de preenchedores, mais comumente o ácido hialurônico, aumentou também a necessidade de sua retirada, seja por resultado indesejado ou o surgimento de complicações, indicando-se então a injeção de hialuronidase (Figura 11) (ver Capítulo 15).

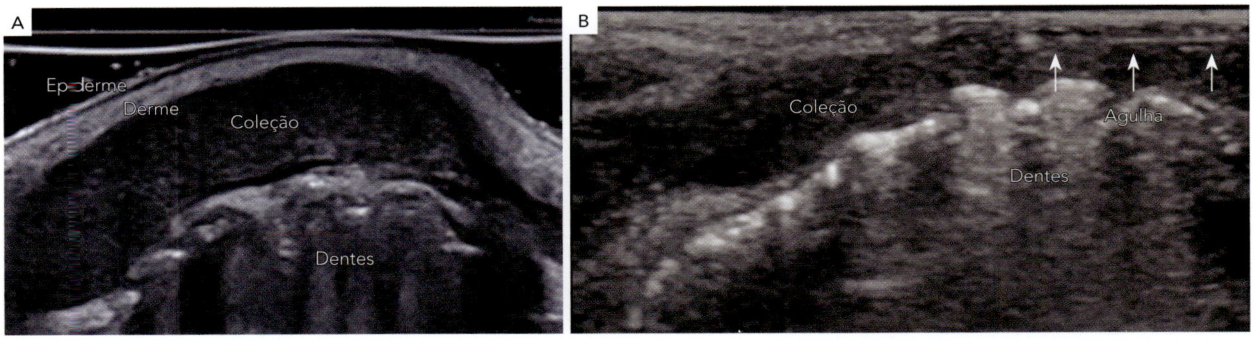


FIGURA 8 Imagens de ultrassom (modo B), plano transversal/axial, demonstrando coleção em lábio superior (A: 24 MHz), drenada mediante procedimento guiado por ultrassom com técnica de visualização direta da agulha (setas) no plano do transdutor (B: 14 MHz).

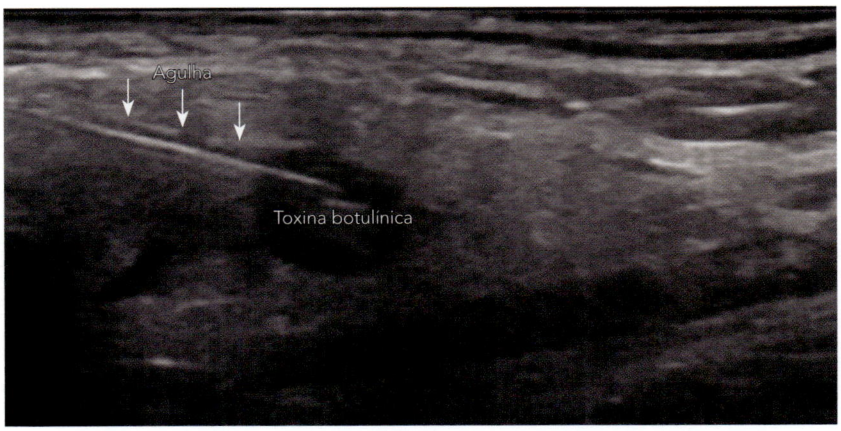


FIGURA 9 Imagem de ultrassom (modo B 14 MHz), plano transversal/axial, de glândula parótida direita demonstrando injeção de toxina botulínica (conteúdo líquido anecogênico) mediante procedimento guiado por ultrassom com técnica de visualização direta da agulha no plano do transdutor (setas).

O ultrassom é um ótimo método não invasivo que permite a localização do exato local do alvo (depósitos de ácido hialurônico), permitindo maior segurança e efetividade no procedimento de injeção e monitoramento de resposta à hialuronidase.

## Hialuronidase

- **Definição:** a hialuronidase é uma enzima proteica solúvel que determina a degradação enzimática de glicosaminoglicanos e hidrólise de reticuladores do ácido hialurônico, preenchedor mais utilizado mundialmente.
- **Indicação:** tratamento de nódulos por acúmulo de material, granulomas, reações inflamatórias (ETIP), efeito Tyndall, complicações vasculares agudas e outros.
- **Aplicação guiada:** a injeção difusa de hialuronidase nos tecidos afetados pela isquemia parece ser suficiente na maior parte dos casos, pois esta pode facilmente atravessar planos faciais e estruturas de tecidos por afetar o ácido hialurônico endógeno da matriz dérmica. Em alguns casos relata-se a necessidade real de injeção intravascular, que pode facilmente ser guiada pela ultrassonografia.
- **Ação:** possui meia-vida de 2 minutos, e ação que dura 24-48 horas, além de metabolização renal e hepática.
- **Dose:** varia de acordo com a indicação, de 5-75 unidades (U), indicando-se ainda 15 U por 0,1 mL ou 20 mg/mL de ácido hialurônico. Em casos de eventos isquêmicos teciduais, a injeção pode ser intravascular ou difusa pelos tecidos, esta mais fácil e suficiente na maior parte dos casos. É importante inundar a área o mais rapidamente possível. Nestes casos, recomenda-se dose mínima de 200 UI. Se nenhuma melhora for observada em 60 minutos, a injeção deve ser repetida.
- **Resultado:** pode ser monitorizado por imagem, e espera-se a redução de volume dos depósitos de ácido hialurônico, em 67-94% em 2 semanas.
- **Reações adversas:** são raras e envolvem edema, calor, eritema, prurido e dor (transitório e local); menos de 0,1% pode ter urticária ou angioedema e até anafilaxia – *deve-se realizar a injeção em ambiente hospitalar ou com carrinho de parada*. Questionar alergia por picada de abelha - reação cruzada.

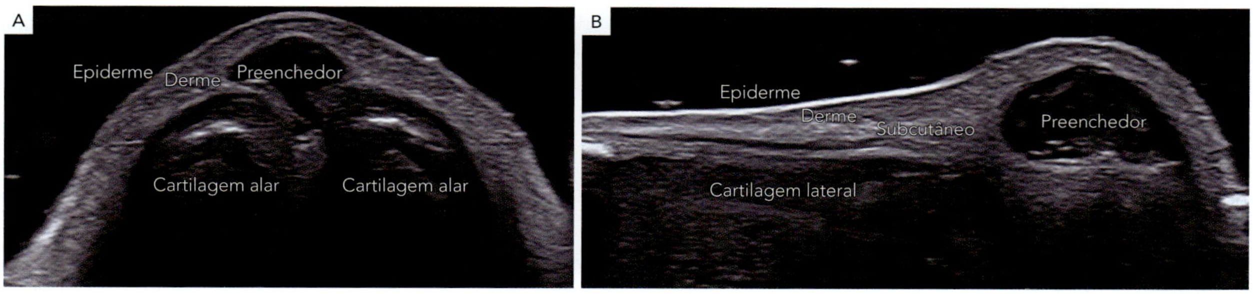


FIGURA 10 Imagens de ultrassom (modo B 24 MHz) demonstrando rinomodelação caracterizada por material preenchedor do tipo ácido hialurônico em ponta nasal, insinuando-se entre as cartilagens alares. (A) Plano transversal/axial. (B) Plano longitudinal/sagital.

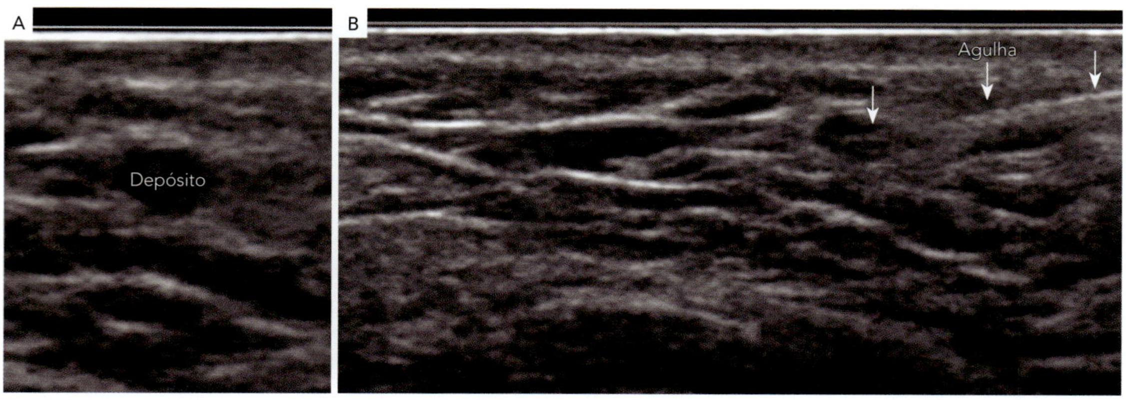


FIGURA 11 Imagens de ultrassom (modo B 14 MHz) demonstrando depósito de ácido hialurônico (A) e procedimento guiado por ultrassom para injeção de hialuronidase, com técnica de visualização direta da agulha no plano do transdutor (B: setas).

## Ablações e radiofrequência

Possuem poucas indicações em lesões cutâneas e de partes moles.

## CONTRAINDICAÇÕES E LIMITAÇÕES

O uso do ultrassom para guiar procedimentos é contraindicado em casos de pacientes não cooperativos (contraindicação relativa), ausência de acesso seguro, lesão de avaliação difícil pela ultrassonografia (muito profunda, posterior a estruturas ósseas, tecido calcificado ou gás) ou anomalias de coagulação conhecidas. Pode ser difícil em regiões como a parede torácica ou base do pescoço.

## CONCLUSÃO

O ultrassom é o método de escolha para procedimentos guiados em praticamente todas as regiões corporais, exceto aquelas de difícil acesso, como esqueleto ósseo axial, tórax e parede torácica. É mais acessível, mais rápido, mais flexível nas aplicações e mais econômico que os outros métodos disponíveis, como a tomografia computadorizada e a ressonância magnética.

Apresenta ainda a vantagem de ser móvel ou portátil, realizado em tempo real, com possibilidade de monitorização contínua da agulha, da lesão e das estruturas circunjacentes, permitindo a avaliação e a varredura em múltiplos planos. Não exige confinamento, tampouco utiliza radiação ou contrastes não indolentes.

Deve ser sempre considerado como método de orientação para procedimentos dermatológicos.

## BIBLIOGRAFIA


1. Bard RL. Image guided dermatologic treatments. Springer; 2020.
2. Quezada-Gaón N, Wortsman X. Ultrasound-guided hyaluronidase injection in cosmetic complications. J Eur Acad Dermatology Venereol. 2016;30(10):e39-40.
3. Solivetti FM, Elia F, Santaguida MG, Guerrisi A, Visca P, Cercato MC, et al. The role of ultrasound and ultrasound-guided fine needle aspiration biopsy of lymph nodes in patients with skin tumours. Radiol Oncol. 2014;48(1):29-34.
4. Marone U, Catalano O, Caracò C, Anniciello AM, Sandomenico F, Di Monta G, et al. Can high-resolution ultrasound avoid the sentinel lymph-node biopsy procedure in the staging process of patients with stage I-II cutaneous melanoma? Ultraschall der Medizin. 2012;33(7):179-85.
5. Peer S, Freuis T, Loizides A, Gruber H. Ultrasound guided core needle biopsy of soft tissue tumors: a fool proof technique? Med Ultrason. 2011;13(3):187-94.
6. Ulrich J, van Akkooi AJC, Eggermont AMM, Voit C. New developments in melanoma: utility of ultrasound imaging (initial staging, follow-up and pre-SLNB). Expert Rev Anticancer Ther. 2011;11(11):1693-701.
7. Van Akkooi AC, Voit CA, Verhoef C, Eggermont AMM. New developments in sentinel node staging in melanoma: controversies and alternatives. Curr Opin Oncol. 2010;22(3):169-77.
8. Catalano O, Nunziata A, Siani A. Fundamentals in oncologic ultrasound. 2.ed. Springer; 2009.
9. Richards PS, Peacock TE. The role of ultrasound in the detection of cervical lymph node metastases in clinically NO squamous cell carcinoma of the head and neck. Cancer Imaging. 2007;7(1):167-78.
10. Oxman M, Levin J, Johnson G, Schmader K, Straus S. Sentinel-node biopsy or nodal observation in melanoma. N Engl J Med. 2005;353(10):977-87.

17

# ULTRASSONOGRAFIA DE ALTA RESOLUÇÃO NA AVALIAÇÃO DOS RETALHOS CIRÚRGICOS

Antônio Sérgio Zafred Marcelino
Fábio Busnardo
Frederico Teixeira Júnior
Luciana Zattar

## INTRODUÇÃO

A ultrassonografia de alta frequência é o método de imagem de excelência na avaliação de estruturas superficiais, sendo aplicada em diversos estudos, especialmente dermatológicos.

A metodologia passou por diferentes etapas ao longo de décadas e hoje atinge um patamar de excelência; o que era alta resolução há alguns anos hoje está obsoleto.

Essa terminologia, definida para ultrassonografias realizadas com transdutores de frequências iguais ou superiores a 15 MHz, está hoje direcionada a utilizar transdutores de maior frequência, de 24 a 33 MHz e até mesmo superiores em alguns casos específicos.

Além de realizar a avaliação detalhada das camadas da pele em toda sua espessura, diferenciar lesões cutâneas, avaliar e guiar procedimentos, permite, como será visto, a identificação de estruturas vasculares submilimétricas: pequenas artérias e veias superficiais, que nem sequer eram identificadas por ultrassom no passado recente. Dessa forma, abriu-se uma janela de expectativa auxiliar no planejamento pré-operatório de retalhos na microcirurgia reconstrutiva ao proporcionar o mapeamento vascular das áreas doadora e receptora. Para alguns autores, é o método de eleição na condução desses casos.

## DEFINIÇÃO

Os retalhos cirúrgicos são considerados um dos pilares da cirurgia plástica reconstrutiva, compostos por segmentos de tecido de composição variável (cutânea, óssea, muscular, cartilaginosa ou mista), supridos por um pedículo vascular de origem conhecida. São obtidos a partir de um leito doador e transferidos para um sítio receptor que apresente defeito secundário a trauma, com perda tecidual ou reconstrução oncológica, por exemplo.

Entre os diversos tipos de retalhos, destaca-se o perfurante, caracterizado pela obtenção de tecidos superficiais à fáscia profunda, que preservam a musculatura. Suas principais vantagens incluem a preservação da função muscular, a programação da espessura do retalho, melhor integração no leito receptor e versatilidade, permitindo que a área doadora seja universal.

## HISTÓRICO DO ESTUDO DOS RETALHOS CIRÚRGICOS

O trabalho de referência que revolucionou a técnica dos retalhos microcirúrgicos foi realizado por G. I. Taylor e J. H. Palmer e publicado em 1987, tendo modificado os alicerces da cirurgia plástica reconstrutiva.

### Conceito de angiossomo

Taylor e Palmer desenvolveram o conceito de "angiossomo" (Figura 1). Com este trabalho original, introduziram, por exemplo, alguns novos procedimentos cirúrgicos no arsenal do cirurgião, incluindo o retalho livre e muitas outras combinações de transferência de tecido, como pele, músculo, tendão, osso e identificação dos territórios anatômicos e clínicos dos retalhos perfurantes de pele.

No resumo do seu trabalho, eles escreveram:

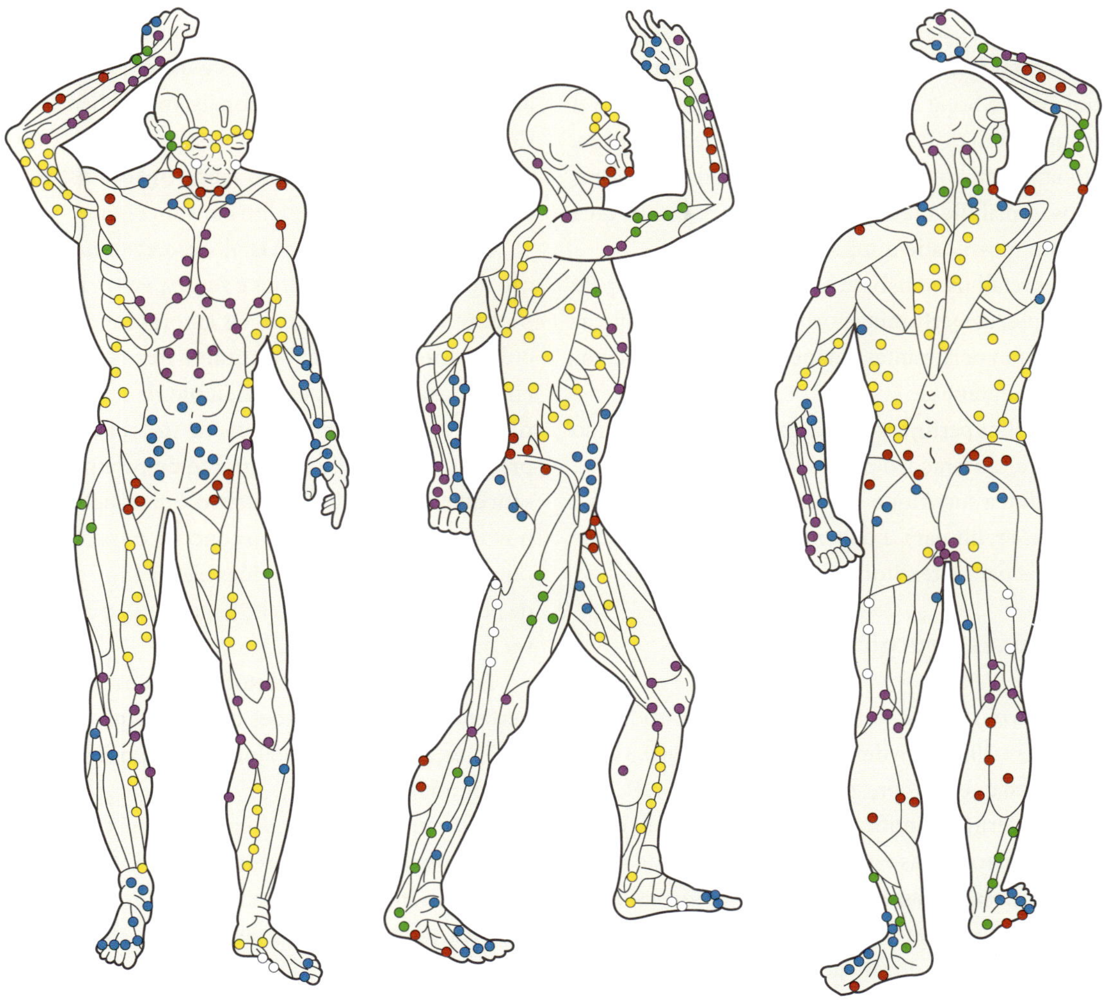

FIGURA 1 Mapa das perfurantes arteriais de 0,5 mm ou mais que são codificadas por cores para corresponder às artérias originais subjacentes e curso com as veias perfurantes associadas. Elas compõem a base para os retalhos perfurantes.

O suprimento de sangue para a pele e tecidos subjacentes foi investigado por estudos de injeção de tinta corante, dissecção, mapeamento de perfurantes e análise radiográfica de cadáveres frescos e membros isolados. Os resultados foram correlacionados com estudos regionais anteriores realizados neste departamento. O fornecimento de sangue é mostrado como uma rede tridimensional contínua de vasos não apenas na pele, mas em todas as camadas de tecido. O território anatômico de uma artéria fonte na pele e nos tecidos profundos foi correspondente na maioria dos casos, dando origem ao conceito de angiossomo. para corresponder na maioria dos casos, dando origem ao conceito de angiossomo.
As artérias seguem de perto a estrutura do tecido conjuntivo do corpo. O suprimento primário para a pele é feito pelas artérias cutâneas diretas, que variam em diâmetro, comprimento e densidade em diferentes regiões. Esse suprimento primário é reforçado por numerosos pequenos vasos indiretos, que são ramos terminais das artérias que suprem os tecidos profundos. Uma média de 374 perfurantes principais foi plotada em cada sujeito, revelando que ainda existem muito mais retalhos cutâneos potenciais. Nosso roteiro arterial do corpo fornece a base para o planejamento lógico de incisões e retalhos. Os angiossomos definiram os tecidos disponíveis para transferência composta. (Taylor e Palmer, 1987, p.114, tradução livre)

A partir desse conceito, houve significativa evolução nas metodologias cirúrgicas dos retalhos e, por consequência maior sucesso cirúrgico nesse campo, com novas técnicas propostas e constante evolução.

## Evolução dos retalhos cirúrgicos

Posteriormente, técnicas cirúrgicas foram aprimoradas e diferentes tipos de retalhos perfurantes padrão foram identificados.

Entre os retalhos perfurantes, um dos mais utilizados é o retalho anterolateral da coxa (ALT). Descrito inicialmente por Baek e Song et al. e com refinamentos de Wei et al., tornou-se um dos retalhos ideais para reconstrução, proporcionando anatomia confiável, pedículos longos, retalhos finos, sensibilidade e uma cicatriz razoável na área doadora, com morbidade mínima.

Para esses retalhos, com base no trajeto percorrido pelo vaso perfurante, as perfurantes principais podem ser categorizadas como perfurantes cutâneas diretas, septocutâneas e musculocutâneas.

Outros retalhos perfurantes podem ser utilizados, como o retalho lateral do braço, o paraescapular, o paraespinal, o da artéria glútea superior e os retalhos livres (*free flaps*) (safeno, *propeller*, fibular), a depender da identificação de artérias viáveis para o território doador e receptor.

### Novas técnicas cirúrgicas

Um novo termo, "perfurantes capilares", foi introduzido por Koshima em 2010 para definir perfurantes de 0,3 a 0,8 mm de diâmetro que não apresentam pulsação visível. Pretende-se com o termo identificar finos ramos arteriais e não verdadeiros capilares, mas essa nomenclatura ainda não é aceita por todos. As vantagens desses retalhos são a simplicidade de operação e o curto tempo necessário para a elevação dos retalhos, além do fato de os retalhos poderem ser obtidos de qualquer local em áreas ocultas. As desvantagens são a necessidade de técnica *super microsurgical* e a variação anatômica dessas perfurantes.

Hong et al., em 2014, sugeriram que uma nova abordagem de elevação no plano fascial superficial é confiável, fornecendo tecido viável com retalho de espessura entre 5 e 8,5 mm, um retalho muito pequeno e hemodinamicamente confiável.

O uso de retalhos perfurantes em cirurgias reconstrutivas é uma técnica cirúrgica superior quando comparado ao uso de retalhos convencionais. Inicialmente, o conceito de retalho baseado em um vaso perfurante, ou retalho "perfurante" foi visto como sendo novo e distinto do conceito mais antigo de retalho convencional.

Em 2018, Narushima et al. descreveram a vascularização dos retalhos superfinos e sua experiência com retalhos perfurantes de pele puros. Os autores investigaram a vascularização da artéria perfurante de pele pura da artéria circunflexa ilíaca superficial, junto de suas aplicações clínicas e achados em imagens de indocianina verde. Foi proposto um retalho perfurante de pele puro superfino, sem qualquer tecido subcutâneo. Sua conclusão é que esse novo conhecimento sobre o conceito de perfurante de pele puro permitirá aos cirurgiões elevar um retalho cutâneo de pele inteira com segurança, mas a vascularização precisa ser mais bem avaliada (Figura 2).

Para a maioria dos autores, a técnica de retalhos de perfurantes, suas variações e identificação de perfurantes capilares continuarão evoluindo, e todas as melhorias são bem-vindas.

A exemplo da evolução cirúrgica, supracitada, no diagnóstico por imagem diferentes métodos foram propostos para melhor estudo e identificação das artérias perfurantes. Nesse sentido, a ultrassonografia de alta frequência tem hoje papel de destaque (Figura 3).

## OUTROS MÉTODOS DE IMAGEM NO PLANEJAMENTO PRÉ-CIRÚRGICO

Vários são os métodos de imagem que estudam as artérias perfurantes. Os mais frequentes em nosso meio são o Doppler portátil "tipo lápis" (*pencil* Doppler), a angio-

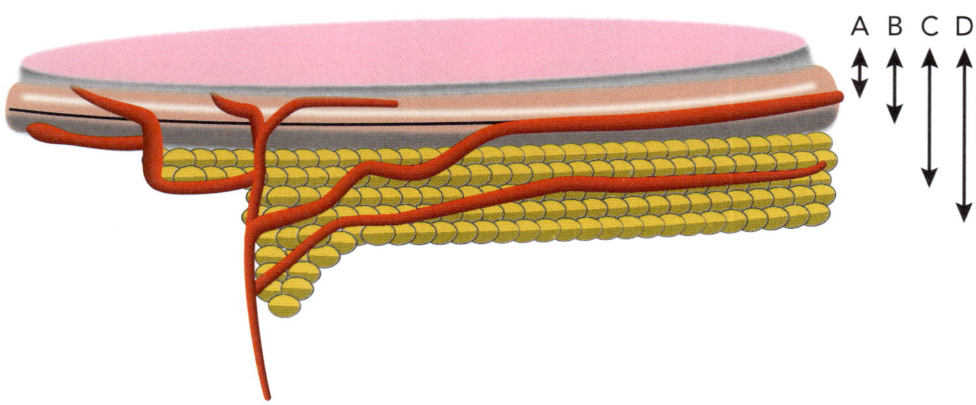


FIGURA 2 Tipos de retalho sem componente muscular. (A) Parcial da pele. (B) Total da pele. (C) Superfino. (D) Fino.

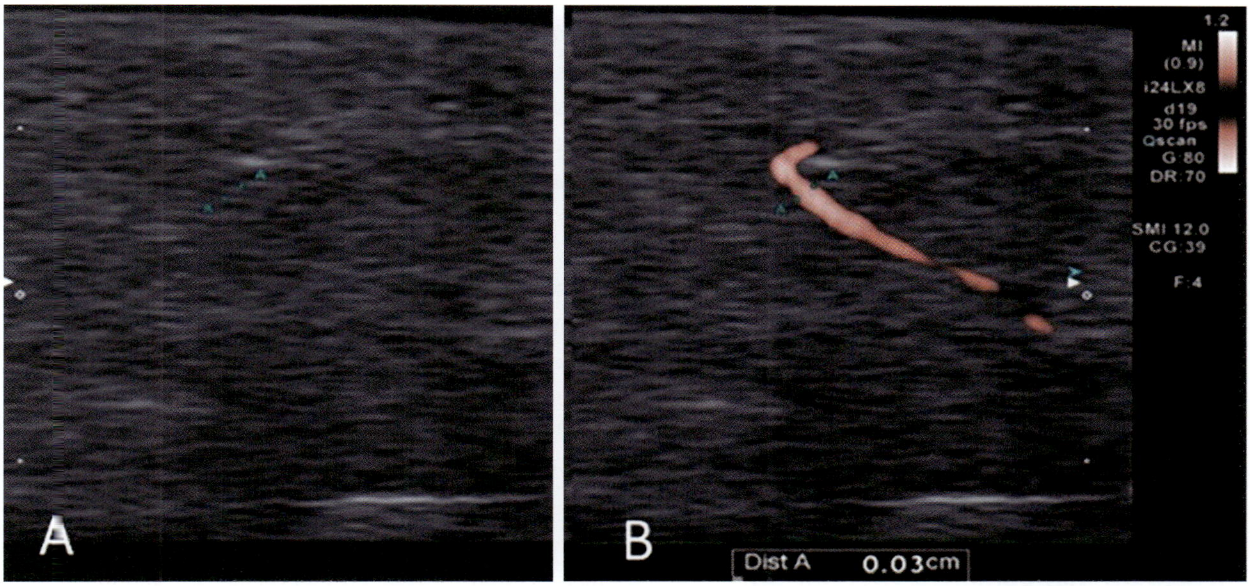


FIGURA 3 Imagens de ultrassom (24 MHz) modo B (A) e Doppler SMI (B) demonstrando a localização do ramo arterial perfurante, melhor identificado ao Doppler com diâmetro de 0,03 mm.

tomografia e a ultrassonografia de alta frequência, abordados adiante. A termografia, embora extremamente útil, é menos utilizada.

## Doppler tipo lápis (*pencil* Doppler)

O método mais comum para localizar as perfurantes tem sido a ultrassonografia Doppler portátil convencional, usando uma sonda Doppler tipo lápis. A desvantagem é que geralmente há pouca concordância entre a localização da perfurante encontrada clinicamente e a posição encontrada pelo Doppler. Isso ocorre porque a artéria perfurante geralmente segue um curso oblíquo da fáscia até a pele. Além disso, essas perfurantes podem ser musculocutâneas, não septocutâneas, o que pode tornar a dissecção mais complicada e extensa. O Doppler tipo lápis é incapaz de diferenciar entre esses dois cursos na pele.

Especificamente, o Doppler tipo lápis só pode avaliar perfurantes até a profundidade de 20 mm, o que pode ser desafiador em um paciente obeso com tecido subcutâneo espesso. Além disso, o Doppler tipo lápis não fornece nenhuma informação sobre o diâmetro ou fluxo da artéria perfurante. Ele apenas identifica o som pertinente à artéria perfurante em questão. Foi demonstrado que existe uma taxa de concordância de apenas 40% entre as perfurantes pré-operatórias identificadas com o Doppler tipo lápis e as encontradas no intraoperatório. Além disso, entre 25 e 50% das perfurantes provenientes do retalho anterolateral da coxa estão a mais de 1 cm do sinal Doppler. Isso ocorre devido ao curso oblíquo da porção subcutânea da perfurante.

## Angiotomografia computadorizada e ressonância magnética

A angiografia por tomografia computadorizada ou angiografia por ressonância magnética podem ser utilizadas, mas tendem a ser muito caras ou mais invasivas. Além disso, a injeção de meio de contraste é potencialmente alergênica e até nefrotóxica para alguns pacientes.

## Termografia

Esse procedimento envolve várias etapas. De início, procede-se ao resfriamento da pele entre 23 e 25°C. Utiliza-se então a câmera termográfica, para identificar o padrão de reaquecimento, e uma câmera portátil de imagem térmica, para realizar uma avaliação contínua. As primeiras áreas que reaquecem são as perfurantes que aparecem como pontos quentes, denominadas "perfurantes dominantes". Com base nessa identificação se procede à marcação na pele dos pontos de interesse. Em alguns trabalhos possui ótima concordância com o Ultrassom Doppler.

# ULTRASSONOGRAFIA DE ALTA FREQUÊNCIA COM DOPPLER PULSADO E COLORIDO

O uso de ultrassonografia *duplex* Doppler em cores como parte do planejamento pré-operatório de retalhos ALT fornece informações detalhadas sobre as perfurantes, sua situação, tamanho e curso intramuscular ou septocutâneo antes da dissecção do retalho. A sensibilidade da avaliação pré-operatória para perfurante chega a 100%.

Na nossa experiência atual utilizamos o ultrassom de alta frequência, com transdutores de 14, 24 e 33 MHz, e técnica aplicada para avaliação dessas artérias principais, além dos músculos ou ramos septocutâneos, suas perfurantes no tecido subcutâneo e as diminutas artérias capilares – em sua maioria inferiores a 0,8 mm de diâmetro no tecido subcutâneo e derme – bem como seu padrão de fluxo no Doppler colorido e pulsado em diferentes tipos de retalhos – já realizado em 25 pacientes (Figura 4).

## Técnica do mapeamento vascular por ultrassonografia de alta frequência

Vários fatores estão envolvidos na execução do exame de mapeamento vascular dos retalhos além da metodologia descrita por Kehrer et al., explicados a seguir.

### Conhecimento dos aspectos teciduais, anatomia vascular e do tipo de retalho necessário a depender do território em questão

É fundamental o conhecimento da ecogenicidade e das características de cada tecido (ver Capítulo 3), desde a pele, com as três camadas: epiderme, derme e subcutâneo, este com as fáscias superficial e profunda. Da mesma forma os planos musculares, nervos e vasos (veias e artérias).

Cada tecido apresenta uma ecogenicidade ao ultrassom, portanto é fundamental para os interessados na realização do exame o conhecimento das características teciduais específicas de cada território envolvido na avaliação do retalho.

A anatomia vascular de cada região é variável, pode ocorrer de a artéria perfurante estar ausente. Por exemplo, nos casos do retalho anterolateral da coxa, a perfurante pode estar ausente em ambos os membros inferiores em aproximadamente 1,8% da população, a depender da amostra.

### Seleção de um transdutor apropriado

A depender da profundidade a ser estudada, do tipo de retalho necessário (cutâneo, musculocutâneo, retalho superfino etc.), do biotipo do paciente, do diâmetro e profundidade da artéria a ser avaliada, existe toda uma variação de transdutores a utilizar; entre os mais comuns estão os de 7 a 10 MHz, por exemplo, e os de 24 a 33 MHz para aqueles ramos perfurantes extremamente finos (submilimétricos) do subcutâneo superficial e mesmo dérmicos.

Sempre realizar a avaliação com modo B e com o Doppler com regulagem específica a depender dos fatores citados. Regulagem da frequência de repetição de pulso, ganho da cor, angulação e *frame rate* variam de acordo com o território a ser estudado, bem como a profundidade. Dessa forma, o operador deve ter o domínio desses aspectos físicos envolvidos para otimizar ao máximo o resultado ao paciente.

### Abordagem estruturada para identificar a artéria e os ramos perfurantes desejados (protocolo de avaliação)

A exemplo de todo estudo ultrassonográfico, o realizador do exame deve ter um protocolo de otimização e avaliação da área de interesse com os conceitos acima definidos e certa dose de versatilidade na avaliação de cada paciente. Ainda, o compartilhamento de informações com o cirurgião é fundamental para melhores resultados.

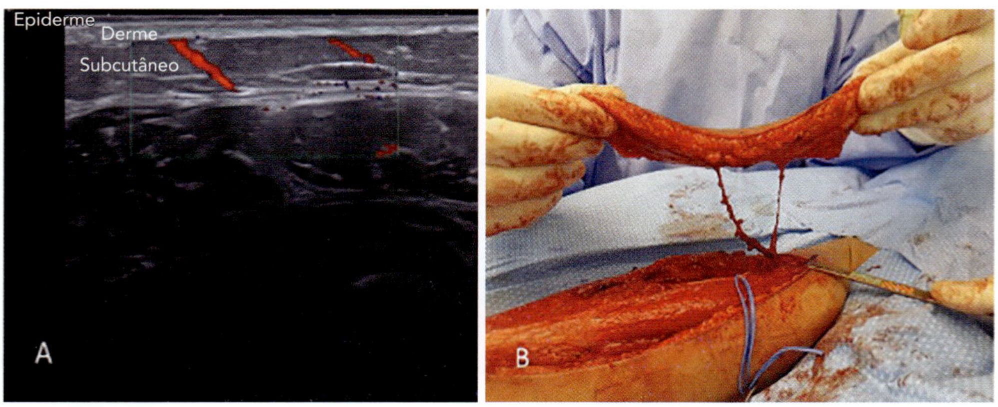


FIGURA 4 Imagens de ultrassom. (A) Doppler colorido 24 MHz na coxa direita, plano axial/transversal. (B) Correlação anatômica intraoperatória demonstrando a localização de ramos arteriais perfurantes no subcutâneo superficial com trajeto em paralelo.

### Descrição adequada do trajeto das artérias do retalho proposto (atenção para os limites da fáscia profunda)

Uma vez identificados os ramos arteriais profundos, deve-se ter especial atenção para os pontos de emergência desses planos para a fáscia profunda e para o subcutâneo.

O trajeto, se intramuscular, septal ou musculocutâneo, deve ser descrito, a depender do território estudado. Os ramos do subcutâneo superficial, que vão em direção e próximos à derme, podem ser estudados com o Doppler pulsado para identificar a intensidade de sinal; o trajeto (retilíneo ou oblíquo); a ramificação (bifurcação, trifurcação, por exemplo) e a avaliação locorregional devem incluir a identificação próxima de ramos perfurantes alternativos. Após esse estudo minucioso, a marcação na pele deve ser realizada a depender do tipo de retalho necessário. Se cutâneo, deve-se marcar os ramos arteriais mais superficiais; se musculocutâneo, incluir o ponto de emergência na fáscia profunda e as ramificações do subcutâneo superficial e próximos à derme.

### Realizar a marcação na pele de maneira didática para o cirurgião

Na literatura é proposta a marcação, pelo operador, do ramo arterial perfurante com um raio de segurança de 1 a 3 cm ao redor. Denominada "zona quente", é nessa área que a dissecção meticulosa deve ser realizada.

> Preferimos a marcação da área de segurança de acordo com o tamanho da área a ser reparada, sempre em consonância com o cirurgião plástico envolvido. Lembrar-se de marcar artérias perfurantes alternativas ao redor.

### Realização da cirurgia

A depender da *expertise* do cirurgião e do tipo de retalho, é fundamental que esse profissional conheça alguns conceitos ultrassonográficos para o sucesso do procedimento.

O menor tempo cirúrgico, a menor área a ser dissecada e a melhor perfusão do enxerto e a consequente melhor e mais rápida recuperação do paciente são os objetivos primordiais da análise ultrassonográfica.

### Compartilhamento dos achados intraoperatórios para desenvolvimento do aprendizado

O seguimento do paciente no pós-operatório imediato e tardio com o compartilhamento de informações com o colega cirurgião é fundamental para o desenvolvimento dia após dia da excelência nesse exame (Figura 5).

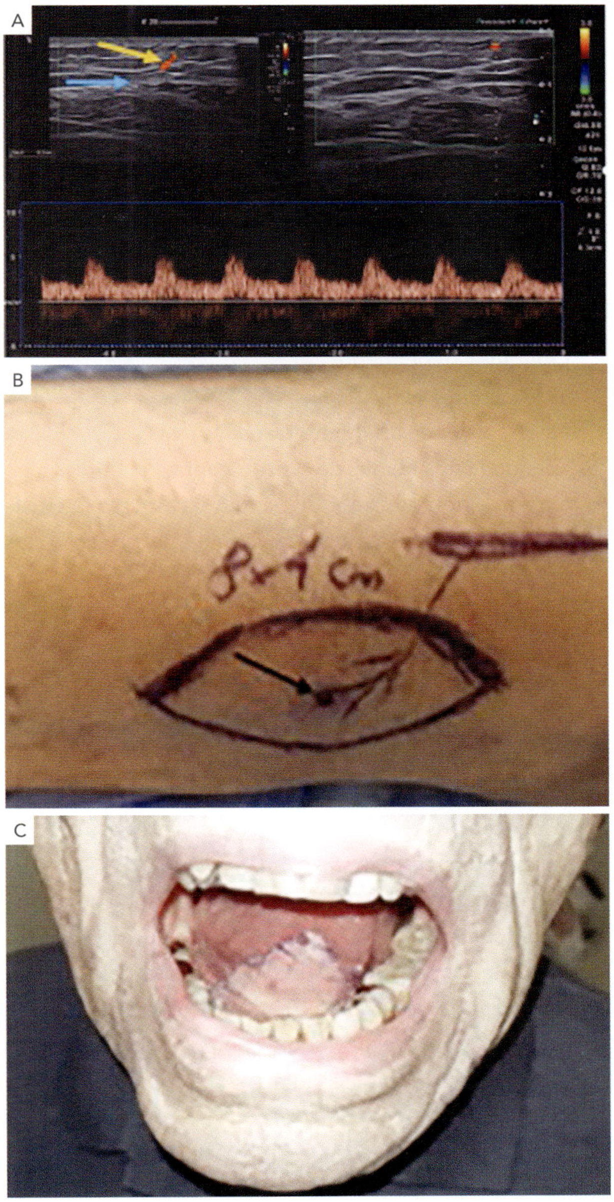

FIGURA 5 Imagens de ultrassom (Doppler colorido e pulsado 24 MHz) com identificação de artéria perfurante no subcutâneo superficial (seta amarela e cursor do Doppler pulsado) próximo à derme, com sua emergência próxima à fáscia profunda (seta azul). (B) Consequente marcação na pele do paciente do ponto central (seta preta), que corresponde à perfurante próxima à derme, de acordo com o retalho proposto – necessidade de retalho fino (pouca gordura e sem músculo). (C) Resultado pós-operatório em paciente com defeito em assoalho da boca após retirada de tumor, sem complicações e com sucesso pós-reconstrução.

## Vantagens

- Ótima resolução e penetração variável: permite a identificação e análise dos planos profundos, dos segmentos intramusculares e dos ramos superficiais (septais), subcutâneos superficiais e profundos e dérmicos para os casos de retalhos superfinos.

- Avaliação em tempo real, permite a comparação contralateral se necessário.
- Marcação precisa.
- Ausência de radiação/meios de contraste.

### Limitações

- Operador-dependente.
- Treinamento específico.
- Necessidade de diferentes transdutores para avaliação adequada dos planos de acordo com a profundidade.
- Curva de aprendizado a depender da *expertise* do realizador do exame e do cirurgião na interpretação dos achados.

## CONSIDERAÇÕES FINAIS

A ultrassonografia de alta frequência destaca-se como uma técnica promissora no mapeamento vascular e na programação dos retalhos cirúrgicos em casos específicos e determinados.

A correta técnica, o treinamento específico e o compartilhamento de informações entre os envolvidos (ultrassonografista e cirurgião plástico, responsável pela reconstrução) são necessários para o sucesso do procedimento e o bem-estar mais precoce do paciente, propiciando uma recuperação mais rápida e sadia.

## BIBLIOGRAFIA


1. Kehrer A, Sachanadani NS, da Silva NPB, Lonic D, Heidekrueger P, Taeger CD, et al. Step-by-step guide to ultrasound-based design of alt flaps by the microsurgeon: basic and advanced applications and device settings. J Plast Reconstr Aesthet Surg. 2020;73(6):1081-90.
2. Visconti G, Bianchi A, Hayashi A, Cina A, Maccauro G, Almadori G, et al. Thin and superthin perforator flap elevation based on preoperative planning with ultrahigh-frequency ultrasound. Arch Plast Surg. 2020;47(4):365-70.
3. Debelmas A, Camuzard O, Aguilar P, Qassemyar Q. Reliability of color Doppler ultrasound imaging for the assessment of anterolateral thigh flap perforators: a prospective study of 30 perforators. Plast Reconstr Surg. 2018;141(3):762-6.
4. Narushima M, Yamasoba T, Iida T, Matsumoto Y, Yamamoto T, Yoshimatsu H, et al. Pure skin perforator flaps: the anatomical vascularity of the superthin flap. Plast Reconstr Surg. 2018;142(3):351e-60e.
5. Visconti G, Hayashi A, Yoshimatsu H, Bianchi A, Salgarello M. Ultra-high frequency ultrasound in planning capillary perforator flaps: Preliminary experience. J Plast Reconstr Aesthet Surg. 2018;71(8):1146-52.
6. Visconti G, Salgarello M. Free-style capillary perforator-based island flaps for reconstruction of skin cancer defects of the face, body, and extremities. Ann Plast Surg. 2018;81(2):192-7.
7. Polańska A, Dańczak-Pazdrowska A, Jałowska M, Żaba R, Adamski Z. Current applications of high-frequency ultrasonography in dermatology. Postepy Dermatol Alergol. 2017;34(6):535-42.
8. Min P, Grassetti L, et al. A prospective head-to-head comparison of color Doppler ultrasound and computed tomographic angiography in the preoperative planning of lower extremity perforator flaps. Plast Reconstr Surg. 2016; 137:335-47.
9. Busnardo FF, Coltro PS, Olivan MV, Faes JC, Lavor E, Ferreira MC, et al. Anatomical comparison among the anterolateral thigh, the parascapular, and the lateral arm flaps. Microsurgery. 2015;35(5):387-92.
10. Kim JT, Kim SW. Perforator flap versus conventional flap. J Korean Med Sci. 2015;30(5):514-22.
11. Muntean MV, Strilciuc S, Ardelean F, Pestean C, Lacatus R, Badea AF, et al. Using dynamic infrared thermography to optimize color Doppler ultrasound mapping of cutaneous perforators. Med Ultrason. 2015;17(4):503-8.
12. Dorfman D, Pu LL. The value of color duplex imaging for planning and performing a free anterolateral thigh perforator flap. Ann Plast Surg. 2014;72(Suppl 1):S6-8.
13. Hong JP, Choi DH, Suh H, Mukarramah DA, Tashti T, Lee K, Yoon C. A new plane of elevation: the superficial fascial plane for perforator flap elevation. J Reconstr Microsurg. 2014 Sep;30(7):491-6.
14. Cheng HT, Lin FY, Chang SC. Diagnostic efficacy of color Doppler ultrasonography in preoperative assessment of anterolateral thigh flap cutaneous perforators: an evidence-based review. Plast Reconstr Surg. 2013;131(3):471e-3e.
15. Lakhiani C, Lee MR, Saint-Cyr M. Vascular anatomy of the anterolateral thigh flap: a systematic review. Plast Reconstr Surg. 2012;130(6):1254-68.
16. Yu P, Selber J. Perforator patterns of the anteromedial thigh flap. Plast Reconstr Surg. 2011;128(3):151e-7e.
17. Koshima I, Narushima M, Mihara M, Iida T, Gonda K, Uchida G, et al. New thoracodorsal artery perforator (TAPcp) flap with capillary perforators for reconstruction of upper limb. J Plast Reconstr Aesthet Surg. 2010;63(1):140-5.
18. Wei FC, Jain V, Celik N, Chen HC, Chuang DC, Lin CH. Have we found an ideal soft-tissue flap? An experience with 672 anterolateral thigh flaps. Plast Reconstr Surg. 2002;109(7):2219-26; discussion 2227-30.
19. Taylor GI, Palmer JH. The vascular territories (angiosomes) of the body: experimental study and clinical applications. Br J Plast Surg. 1987;40(2):113-41.
20. Song YG, Chen GZ, Song YL. The free thigh flap: a new free flap concept based on the septocutaneous artery. Br J Plast Surg 1984;37:149-59.
21. Baek SM. Two new cutaneous free flaps: the medial and lateral thigh flaps. Plast Reconstr Surg. 1983;71(3):354-65.

# 18

# SOLICITAÇÃO, DOCUMENTAÇÃO E RELATÓRIO DA ULTRASSONOGRAFIA DERMATOLÓGICA

Luciana Zattar

## INTRODUÇÃO

O exame de imagem é um documento fotografado e escrito pelas mãos do médico operador, assinado na parte inferior e entregue em mãos, devendo ser considerado e ressaltado que possui valor legal e emocional para os pacientes. Nesse sentido, é necessário ter cuidado e responsabilidade, desde a solicitação até a entrega do relatório.

*O exame de imagem é um retrato daquele momento.* Diversas coisas não antecipadas podem acontecer entre o exame e o retorno/consulta dos pacientes.

## SOLICITAÇÃO

O pedido de exame é um ato médico, e tal exame deve ser solicitado e realizado sempre com aparelhos de alta frequência (mais de 15 MHz) e com Doppler para estudo da vascularização. Quanto mais informações são fornecidas na solicitação, melhor serão o direcionamento e a condução do exame diagnóstico, que deve incluir: local e região anatômica do corpo, descrição da lesão e hipótese diagnóstica. Por se tratar de um exame operador-dependente, o ideal é que seja direcionado para equipes e profissionais com experiência na área de ultrassonografia dermatológica.

**Importante**: em caso de dúvida ou questionamento, sempre que necessário, deve-se entrar em contato com o médico solicitante antes do exame, para que este seja feito da melhor forma e traga o maior número possível de informações.

## DOCUMENTAÇÃO

A documentação do exame se inicia com a aquisição de imagens. É recomendável sempre adquirir fotos clínicas para melhor correlação com os achados radiológicos.

As imagens ultrassonográficas devem incluir textos, legendas e medidas pertinentes para expressar e exemplificar tudo o que foi visto durante a realização do exame, registrando as informações relevantes que constarão no laudo médico. Estas devem ser reprodutíveis, com registro da posição do transdutor e de marcos anatômicos importantes, o que permite que o estudo seja repetido da mesma maneira e os achados, monitorados.

As fotos devem ser gravadas e armazenadas de forma adequada, permitindo o acompanhamento e comparações evolutivas futuras.

Todos os detalhes contidos na documentação devem ser, então, condizentes com o laudo/relatório médico.

# RELATÓRIO

O laudo médico deve ser fornecido após a realização do exame e a aquisição das imagens, escrito de forma clara, sucinta e coesa, expressando tudo o que foi visto e ressaltando informações relevantes. Deve ser estruturado e, ao final, é importante e interessante que informe sua interpretação, uma conclusão ou impressão diagnóstica, a fim de auxiliar na condução e melhor manejo dos pacientes.

> Sempre que possível, o exame, a documentação e o relatório devem ser correlacionados com resultados clínicos e histopatológicos, englobando as diversas equipes e especialidades envolvidas no caso: dermatologistas, cirurgiões plásticos e/ou oncológicos, patologistas, imunologistas e oncologistas.

## Questões importantes

Existem alguns questionamentos que o médico operador deve ter em mente durante a realização do exame e que devem ser respondidos no relatório:

- A alteração/lesão é originada na pele?
- Qual a localização anatômica exata?
- Há alguma estrutura circunjacente relevante?
- A composição é sólida ou cística?
- É uma lesão vascular? Alto ou baixo fluxo? Arterial ou venosa? Qual o diâmetro e a velocidade de fluxo dos vasos? Há *shunt* ou regressão?
- É uma lesão/alteração inflamatória? Ativa, inativa ou atrófica?
- Quais as medidas em todos os eixos?
- O achado é sugestivo de alteração/lesão benigna ou maligna?
- Qual a hipótese e os diagnósticos diferenciais?

## Estruturação

A estruturação do laudo médico também é importante, e pode incluir:

- **Contexto clínico:** história, antecedentes, motivo do exame e suspeita clínica. Exemplo: paciente com antecedente de melanoma *in situ*, operado há 3 meses, em acompanhamento clínico.
- **Área de interesse:** local a ser examinado – descrição anatômica exata. Exemplo: exame direcionado para avaliação de lesão na asa nasal à esquerda.
- **Técnica:** transdutores utilizados e se com/sem Doppler. Exemplo: exame realizado com transdutores de alta frequência (14, 17, 24 e 33 MHz) e direcionado para avaliação de partes moles com Doppler.
- **Análise:** descrição radiológica dos achados do estudo por camada/estrutura.
- **Impressão diagnóstica:** hipóteses ou diagnósticos diferenciais possíveis.
- **Recomendação:** prosseguir a investigação com outros exames e/ou biópsia.
- **Correlação histopatológica:** se concordante/discordante com a patologia.

## Máscaras

As máscaras podem facilitar a elaboração do relatório médico. São frases ou descritores predeterminados, baseados nas formas mais comuns de apresentação das lesões e patologias, com espaços para incluir variações (/) e medidas (XXX ou __) e sentenças que podem ser removidas (###). Os principais exemplos utilizados na prática diária serão abordados a seguir:

### Lesões císticas

#### Cisto epidérmico

- **Descrição:** formação nodular circunscrita ane/hipoecoica na derme e no subcutâneo da área de interesse, com ecos internos/*debris*, reforço acústico posterior e ausência de vascularização ao Doppler, medindo __ x __ x __ mm (craniocaudal: CC x laterolateral: LL x anteroposterior: AP), distando __ mm da superfície epidérmica. ###Apresenta trajeto ane/hipoecoico em direção subepidérmica (*punctum*) e conteúdo de cálcio/calcificação e/ou hastes pilares compactas/hiperecogenicidade linear central.
- **Impressão diagnóstica:** formação cística circunscrita na área de interesse, com achados ultrassonográficos sugestivos de cisto epidérmico.

#### Cisto triquilemal

- **Descrição:** formação nodular circunscrita, heterogênea, com focos lineares hiperecoicos de permeio, localizada no subcutâneo superficial da área de interesse, medindo __x__x__ mm (LL x AP x CC), distando __ mm da superfície epidérmica. Apresenta discreto reforço acústico posterior e vascularização periférica ao Doppler. ###Destaca-se trajeto de artéria/veia calibrosa no subcutâneo em seu contorno lateral à direita/esquerda.

- **Impressão diagnóstica:** formação cística heterogênea na área de interesse, com achados ultrassonográficos sugestivos de cisto triquilemal.

### Cisto dermoide

- **Descrição:** formação nodular circunscrita ane/hipoecoica com paredes espessas, subfascial, na área de interesse, com remodelamento da cortical óssea externa, medindo __ x __ x __ mm (LL x AP x CC), distando __ mm da superfície epidérmica. Apresenta *debris* internos/linhas hiperecogênicas periféricas, discreto reforço acústico posterior e vascularização periférica ao Doppler.
- **Impressão diagnóstica:** formação cística heterogênea subfascial na área de interesse, com achados ultrassonográficos sugestivos de cisto dermoide.

### Cisto sinovial

- **Descrição:** formação nodular anecoica circunscrita na derme/subcutâneo da área de interesse, com trato que conecta à bainha tendínea/articulação XXX, medindo __ x __ x __ mm (LL x AP x CC), distando __ mm da superfície epidérmica. Apresenta discreto reforço acústico posterior e vascularização ausente ao Doppler.
- **Impressão diagnóstica:** formação cística heterogênea na área de interesse, com achados ultrassonográficos sugestivos de cisto sinovial, em comunicação com a bainha tendínea/articulação XXX.

## Lesões sólidas benignas

### Lipomas

- **Descrição:** lesão oval/arredondada no subcutâneo da área de interesse, com ecogenicidade semelhante à da gordura/discretamente hiperecogênica e com finos septos (menores que 0,2 cm) e maior eixo paralelo à pele, medindo __ x __ x __ mm (LL x AP x CC), distando __ mm da superfície epidérmica. ###Apresenta discreta vascularização interna ao Doppler.
- **Impressão diagnóstica:** formação nodular sólida com achados ultrassonográficos sugestivos de lipoma/fibrolipoma/angiolipoma.

### Pilomatricoma

- **Descrição:** formação nodular heterogênea na transição da derme com o subcutâneo da área de interesse, com calcificação periférica determinando sombra acústica posterior e limitando sua avaliação interna/com halo hipoecogênico e focos hiperecogênicos com sombra acústica posterior de permeio, medindo __ x __ x __ mm (LL x AP x CC), distando __ mm da superfície epidérmica. Apresenta vascularização central e periférica ao Doppler com vasos arteriais e venosos com diâmetros que variam de __ a __ mm, e velocidade de pico sistólico de até __ cm/s. ###Associa-se leve hiperecogenicidade do subcutâneo circunjacente.
- **Impressão diagnóstica:** formação nodular sólida heterogênea na transição da derme com o subcutâneo da área de interesse, compatível com pilomatricoma.

### Dermatofibroma

- **Descrição:** estrutura dérmica hipoecogênica mal definida na área de interesse, com distorção dos folículos pilosos regionais/conteúdo cístico/atrofia da derme e vascularização escassa/intensa, medindo __ x __ x __ mm (LL x AP x CC), distando __ mm da superfície epidérmica.
- **Impressão diagnóstica:** formação nodular intradérmica na área de interesse, sugestivo de dermatofibroma.

## Patologias neurais

### Neurofibroma

- **Descrição:** nódulo hipoecoico, fusiforme, circunscrito, restrito à derme e epiderme/subcutâneo ou subfascial na área de interesse, medindo __ x __ x __ mm (LL x AP x CC), distando __ mm da superfície epidérmica. ###Apresenta discreta vascularização interna ao Doppler.
- **Impressão diagnóstica:** formação nodular sólida e fusiforme restrita à derme e epiderme/no subcutâneo ou subfascial na área de interesse, compatível com neurofibroma.

### Schwannoma

- **Descrição:** lesão nodular/massa bem delimitada, hipoecogênica, ovalada/fusiforme, encapsulada, em continuidade mas excêntrica ao nervo XXX, medindo __ x __ x __ mm (LL x AP x CC), distando __ mm da superfície epidérmica. ###Apresenta discreta vascularização interna ao Doppler, reforço acústico posterior e o sinal do alvo.
- **Impressão diagnóstica:** formação nodular em continuidade mas excêntrica ao nervo XXX na área de interesse, sugestivo de schwannoma.

## Neoplasias cutâneas

### Neoplasias não melanoma

#### Descrição

- **Carcinoma basocelular:** lesão sólida hipoecogênica na transição dermoepidérmica, com focos hiperecogênicos de permeio, medindo __ x __ x __ cm (CC x LL x AP), ###com maior componente XXX distando __ cm da fáscia muscular superficial/cartilagem nasal/auricular/cortical externa do osso XXX. Apresenta vascularização interna ao Doppler, sem componentes profundos ou lesões satélites evidentes ao método.

- **Carcinoma espinocelular:** lesão sólida dermoepidérmica exofítica, com intensa vascularização ao Doppler, medindo __ x __ x __ cm (CC x LL x AP), ###com maior componente XXX distando ___ cm da fáscia muscular superficial/cartilagem nasal/auricular/cortical externa do osso XXX. ###Destacam-se componentes profundos/lesões satélites e invasão XXX. Apresenta intensa vascularização central ao Doppler.

#### Impressão diagnóstica

- Lesão sólida na transição dermoepidérmica, inespecífica, cujas características ultrassonográficas favorecem a possibilidade de carcinoma espinocelular (CEC)/basocelular (CBC), de alto/baixo grau.

### Melanoma

- **Lesão primária:** lesão nodular hipoecogênica/anecogênica e com sombra acústica posterior, redonda/oval/lobulada/irregular, localizada na epiderme/derme superficial/derme profunda, com vascularização ausente/escassa/periférica/difusa, medindo __ x __ cm e com espessura de __ mm, sem/com extensão profunda à derme superficial/derme profunda/ao subcutâneo/à musculatura adjacente.
- **Satelitose/ metástases em trânsito:** nódulo hipoecogênico/anecogênico e com reforço acústico posterior, redondo/oval/lobulado/irregular, com banda hipoecoica em sua borda XXX e vascularização ausente/escassa/periférica/difusa, medindo ___ x ___ cm. Localiza-se na derme superficial/derme profunda/subcutâneo, distando ___ cm da superfície epidérmica e ___ cm da cicatriz cirúrgica.
- **Metástase linfonodal:** linfonodo redondo/oval/lobulado/irregular, com banda hipoecoica em sua borda XXX, espessamento cortical assimétrico/focal ou nodular em seu contorno XXX/difuso e simétrico e hilo deslocado/reduzido/não homogêneo/ausente. Vascularização ausente/escassa/periférica/difusa. Mede ___ x ___ cm (relação: XX).
- **Impressão diagnóstica:** melanoma fino (< 1 mm) ou espesso (> 1 mm)/alterações fibrocicatriciais locais com/sem sinais de acometimento secundário.
- **Recomendação:**
  - Sugere-se prosseguir com PAAF.
  - Exame inconclusivo. Sugere-se controle em X semanas/prosseguir investigação.

### Anomalias vasculares

#### Descrição

- **Hemangioma:** formação nodular circunscrita e hipoecogênica, heterogênea, com discreto reforço acústico posterior, centrada no subcutâneo profundo da área de interesse, medindo __ x __ x __ mm (CC x LL x AP), apresentando vascularização difusa, com vasos predominantemente venosos/arteriais com diâmetros que variam de __ a __ mm e velocidade arterial de pico sistólica máxima de __ cm/s. ###Destaca-se continuidade/pedículo vascular profundo com vasos dérmicos de diâmetro de até __mm. Dista __ cm da superfície epidérmica.
- **Malformação arteriovenosa:** estruturas anecogênicas vasculares ectasiadas localizadas no subcutâneo superficial/profundo da área de interesse, medindo __ x __ x __ mm (CC x LL x AP), apresentando vasos predominantemente venosos/arteriais com diâmetros que variam de __ a __ mm e velocidade arterial de pico sistólica máxima de __ cm/s. ###Destaca-se continuidade/pedículo vascular profundo com diâmetro de até __mm em comunicação com a ###musculatura/glândulas circunjacentes. Dista __ cm da superfície epidérmica.

#### Impressão diagnóstica

- Formação nodular/estruturas anecogênicas no subcutâneo profundo da área de interesse, ###com pedículo vascular profundo, mais comumente relacionado a hemangioma/malformação vascular.

## Patologias inflamatórias

### Morfeia/ esclerodermia localizada

#### Descrição

- Derme com espessura variando de __ a __ mm, destacando-se áreas de espessamento com hipoecogenicidade, no XXX, e outras de atrofia, no XXX.
- Perda da interface derme-hipoderme nas áreas de interesse, com aumento da vascularização ao Doppler nessa topografia, com vasos venosos e arteriais com diâmetro variando de __ a __ mm, e velocidade de pico arterial sistólico de até __ cm/s.
- Aumento difuso da ecogenicidade do subcutâneo, destacando-se áreas hiperecogênicas esparsas nas áreas de interesse, medindo até __ x __ cm.

- Planos musculares de aspecto preservado. ###Perda da interface da fáscia muscular superficial com hiperecogenicidade e aumento da vascularização ao Doppler.

#### Impressão diagnóstica

- Áreas de espessamento/atrofia da derme esparsas nas áreas de interesse, associadas a alterações inflamatórias/paniculite lobular difusa, de aspecto inespecífico, mas que podem estar relacionadas a morfeia/esclerodermia localizada/reação morfeiforme, em/sem atividade.

## Hidradenite supurativa

- **Descrição:** espessamento e hipoecogenicidade da derme com perda da diferenciação da derme com o subcutâneo, destacando-se espessamento de folículos/pseudocistos dérmicos e lesões hipoecogênicas/coleções de líquido anecoico/com ecos (*debris*), fragmentos hiperecoicos em seu interior, tratos fistulosos anfractuosos na derme e tecido subcutâneo e aumento da vascularização (periférica, interna ou mista) ao Doppler. ###Medidas.
- **Impressão diagnóstica:** alterações inflamatórias da pele ###com fístulas/abscessos, comumente relacionadas a hidradenite supurativa.

## Patologias ungueais

### Alteração de crescimento das placas ungueais

#### Onicocriptose

- **Descrição:** placas ungueais (dorsal e ventral) preservadas, notando-se insinuação medial/lateral junto ao periníquio em profundidade estimada em até __ cm. ###Observa-se espessamento e densificação das partes moles circunjacentes com aumento da vascularização ao Doppler, de provável aspecto reacional/inflamatório local.
- **Impressão diagnóstica:** placas ungueais (dorsal e ventral) com insinuação medial/lateral, onde se associa processo reacional/inflamatório local, achados provavelmente relacionados a onicocriptose.

#### Retroníquia

- **Descrição:** espessamento da prega proximal associado a halo hipoecogênico ao redor da porção proximal da placa ungueal e redução da distância da origem da placa e à base da falange distal, medindo __ cm em comparação ao lado contralateral normal, que mede __ cm.
- **Impressão diagnóstica:** alterações inflamatórias periungueais com sinais ultrassonográficos de retroníquia.

### Alterações inflamatórias do aparelho ungueal

#### Abscesso

- **Descrição:** espessamento e aumento da vascularização do leito ungueal/periungueal com coleção líquida anecoica de permeio, medindo __ x __ x __ mm (CC x LL x AP). Apresenta aumento da vascularização periférica ao Doppler.
- **Impressão diagnóstica:** achados de alterações inflamatórias da unha com abscesso subungueal associado.

#### Psoríase

- **Descrição:** espessamento e aumento da vascularização do leito ungueal, com perda da definição/hiperecogenicidades focais na placa ventral/irregularidades/espessamento difuso das placas ungueais.
- **Impressão diagnóstica:** alterações inflamatórias da unha com sinais ultrassonográficos sugestivos de psoríase.

## Tumores ungueais

#### Tumor glômico

- **Descrição:** nódulo sólido, oval, hipoecoico e bem definido no leito ungueal, hipervascular ao Doppler com fluxo arterial de baixa resistência. ###Associa-se remodelamento da cortical dorsal da falange distal.
- **Impressão diagnóstica:** lesão nodular sólida no leito ungueal, mais provavelmente relacionada a tumor glômico.

#### Onicomatricoma

- **Descrição:** formação nodular/estrutura hipoecogênica com pontos ou linhas hiperecogênicas de permeio, envolvendo a matriz e o leito ungueal proximal com localização excêntrica junto ao contorno medial/lateral da unha e com extensão interlaminar. Apresenta fluxo hipovascular ao Doppler.
- **Impressão diagnóstica:** lesão nodular sólida excêntrica na matriz e leito ungueal mais provavelmente relacionada a onicomatricoma.

## Cosmiatria

### Preenchedores

#### Ácido hialurônico

- **Descrição:** borramento da interface derme-subcutâneo na região XXX, notando-se material amorfo, com diminutas formações anecogênicas de permeio (medindo até __ cm), de aspecto vacuolar/pseudocístico, ###com discreta hiperecogenicidade circunjacente e aumento da vascularização periférica ao Doppler, com vasos predominantemente arteriais/venosos medindo __ a __ mm e com velocidades de até __ cm/s.

- **Impressão diagnóstica:** borramento da interface derme-subcutâneo na região XXX, notando-se material amorfo de permeio, com características ultrassonográficas de ácido hialurônico, de baixo/alto peso molecular/densidade (*G prime*), ###com alterações inflamatórias/reacionais nas regiões XXX.

### Silicone

- **Descrição:** borramento da interface derme-subcutâneo na região XXX, notando-se depósitos hiperecoicos com reverberação posterior em "tempestade de neve", ###com discreta hiperecogenicidade circunjacente e aumento da vascularização periférica ao Doppler, com vasos predominantemente arteriais/venosos medindo __ a __ mm e com velocidades de até __ cm/s.
- **Impressão diagnóstica:** borramento da interface derme-subcutâneo na região XXX, notando-se depósitos hiperecoicos de permeio, com características ultrassonográficas de material preenchedor permanente, mais comumente relacionado a silicone puro, ###com alterações inflamatórias/reacionais nas regiões XXX.

### Polimetilmetacrilato

- **Descrição:** borramento da interface derme-subcutâneo na região XXX, notando-se focos hiperecogênicos/camada irregular contínua, com artefatos "em cauda de cometa", por vezes com sombra acústica posterior.
- **Impressão diagnóstica:** borramento da interface derme-subcutâneo na região XXX, notando-se material hiperecogênico de permeio, com características ultrassonográficas de material preenchedor permanente, mais comumente relacionado a polimetilmetacrilato.

### Hidroxiapatita de cálcio

- **Descrição:** borramento da interface derme-subcutâneo na região XXX, notando-se depósitos hiperecoicos contínuos/focais #com sombra acústica posterior.
- **Impressão diagnóstica:** borramento da interface derme-subcutâneo na região XXX, notando-se material hiperecogênico de permeio, com características ultrassonográficas de material preenchedor, mais comumente relacionado à hidroxiapatita de cálcio.

# AVALIAÇÃO DO EXAME DE ULTRASSOM DERMATOLÓGICO

Alguns pontos referentes ao exame e ao laudo de ultrassom dermatológico podem auxiliar na avaliação geral da qualidade do estudo realizado, destacando-se informações das imagens e do relatório.

## Informações das imagens (Figura 1)

- Localização correta do exame e/ou alteração com lateralidade.
- Foi utilizado transdutor/aparelho e ajustes adequados.
- Exame realizado em tempo satisfatório.
- Estudo feito com boa quantidade de gel.

## Informações do relatório

- Localização correta do exame e/ou alteração com lateralidade.
- Menção da técnica utilizada.
- Descrição coesa dos achados principais.
- Conclusão ou impressão diagnóstica/recomendação final.
- Realizado por profissional capacitado (registro médico/especialidade no Conselho Regional de Medicina).

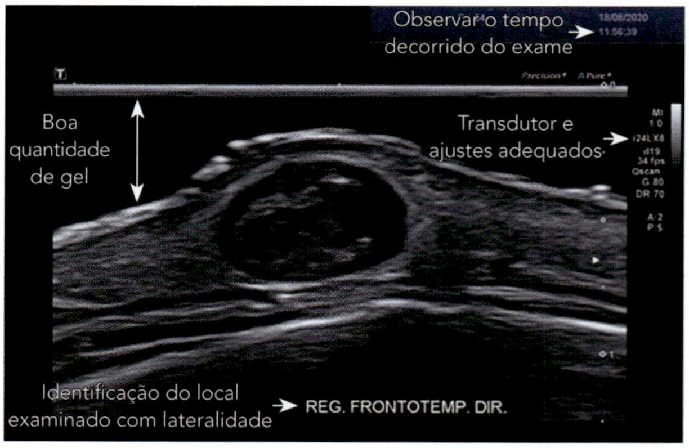


FIGURA 1 Informações que podem ser obtidas das imagens de ultrassom e que permitem avaliação geral da qualidade do exame.

## CONCLUSÃO

A solicitação, documentação e realização do relatório dos exames de ultrassom dermatológico são atos médicos, possuem peso legal e emocional e podem auxiliar, salvar ou atrapalhar nossos pacientes.

O médico operador deve ter responsabilidade e cuidado desde a solicitação até a escrita do laudo, sempre fornecendo informações coesas e coerentes.

## BIBLIOGRAFIA


1. Alfageme F, Wortsman X, Catalano O, Roustan G, Crisan M, Crisan D, et al. European Federation of Societies for Ultrasound in Medicine and Biology (EFSUMB) Position Statement on Dermatologic Ultrasound. Ultraschall der Medizin - Eur J Ultrasound. 2020.
2. Wortsman X. Atlas of dermatologic ultrasound. Springer; 2018.
3. Hibler B, Qi Q, Rossi A. Current state of imaging in dermatology. Semin Cutan Med Surg. 2016;35(1):2-8.
4. Wortsman X, Alfageme F, Roustan G, Arias-Santiago S, Martorell A, Catalano O, et al. Guidelines for performing dermatologic ultrasound examinations by the dermus group. J Ultrasound Med. 2016;35(3):577-80.
5. Bahner DP, Royall NA. Advanced ultrasound training for fourth-year medical students. Acad Med. 2013;88(2):206-213.
6. Wortsman X, Jemec GBE. Dermatologic ultrasound with clinical and histologic correlations. Springer; 2013; p.1-623.
7. Kleinerman R, Whang TB, Bard RL, Marmur ES. Ultrasound in dermatology: principles and applications. J Am Acad Dermatol. 2012;67(3):478-87.

# ÍNDICE REMISSIVO


## A

Abdominoplastia 297
Abscesso 243, 278
  e infecções 302
  tardio 285
Absorção 3
Ácido poli-L-lático (PLLA) 289
Ácido hialurônico 265
Ácido polilático 265
Acne e comedões 96
Acústica 1
Adiposos 169, 172
Agulhas
  finas 312
  grossas 312
*Aliasing* 8, 18
Alterações de crescimento 236
Anafilaxia 283
Anatomia
  aplicada 26
Anecogênicas 4
Angiofibroma 248
Angioleiomiomas 178
Angiolipoma 101
Angiossarcoma 159
Angiossomo 318
*Angry red bump* 285
Ângulo de inclinação da agulha 309
Anomalias vasculares 152
Aplasia *cutis* 78
Apócrino 97
Aponeurose do elevador da pálpebra superior 69
Artefatos 5
Artéria
  angular 54
  dorsal do nariz 61
  facial 54
  labial
    inferior 54
    superior 54
  maxilar 58
  oftálmica 61
  submentoniana 54
  supraorbital 61
  supratroclear 61
  temporal superficial 58
Artrite
  reumatoide 246
Aspecto em bandas hipoecoicas 268
Atenuação 3
Atrofia 16
Avaliação do exame de ultrassom dermatológico 330
Avaliação linfonodal 141

## B

Bichectomias 301
Bioestimuladores 258
Biofilme 285
Biopolímeros 263
Blefaroplastias 301
Bolha 15

## C

Calázio 96
Calcificações 44
Calcinose cutânea 104
Camadas da pele 26
Carcinoma

basocelular 127
de células escamosas 129
de Merkel 130
espinocelular 127, 252
Cartilagem 44
Cauda de cometa 263
Cianose 14
Cicatrização 305
Cicatrizes 16
hipertróficas/queloides 305
Cistadenoma 97
Cisto 16
artrossinovial 252
de inclusão 89
de inclusão epidérmica 252
de Moll 97
de mucosa oral 93
dermoide 91
epidérmico 89
epidermoide 89
folicular infundibular 89
istmocatágeno 89
maligno 90
mucoso de retenção 93
pilar 89
pilonidal 94
sebáceo 89
sinovial 92
sudorífero 97
triquilemal 89
triquilemal proliferante 90
Cisto mucoso 248
Cistos 88
Coleções líquidas 302
Compartimentos adiposos 301
Complicações 269
tardias 283
Composição 80
Condro-ósseos 169
Corpo adiposo profundo bucal ou bola de Bichat 53
Corpo estranho 240
Cosmiatria 259
Cotovelo e antebraço 197
Couro cabeludo 188
Coxa 202
Criolipólise 297
Crosta 16


## D


Dermatofibroma 104
Dermatofibrossarcoma *protuberans* 129
Dermatoses
inflamatórias 208
Derme 26
Diferenciação incerta 169
Documentação do exame 325
Doença
de Hansen 122
Doença de Bowen 129
*Don't touch lesions* 312, 313
Doppler 5, 322
colorido 5
espectral 6
pulsado 6
Dor 169
isquêmica 279
neuropática 279
Dupuytren 106


## E


Ecogenicidade 4
Écrino 97
Edema tardio intermitente persistente (ETIP) 272
Efeito piezoelétrico 3
Efeito Tyndall 272
Elastofibroma 170
Encondroma 251
Epiderme 26
Epitelioma calcificado 102
Eritema 14
Erosão 16
Escama 16
Escara 16
Esclerodermia
localizada 225
Esclerose 16
sistêmica 225
Escoriação 16
Espiradenoma 97
Esteatonecrose 304
Estromais gastrointestinais 169
Estruturas anexas da pele 28
Estruturas musculoesqueléticas 40
Exostose 248
Exulceração 16


## F


Fáscia capsulopalpebral 69
*Fascicular sign* 118
Fascite nodular 104, 170
Fibroblásticos 169
Fibro-histiocitários 167
Fibro-histiocíticos 169
Fibrolipoma 101
Fibromatoses 106
superficiais 170
Fibular comum 111
Filtro de parede 21
Fios

estéticos 288
russos 289
Fissura 16
Fissura/distrofia canalicular mediana 239
Fístulas 16, 302
Flictena 15
Foco 20
Fora do plano do transdutor 308
Fotoenvelhecimento 78, 302
Fratura 241
da placa ungueal 242
*Free-hand* 308
Frequência 20

## G

Ganho 20, 21
Glândulas
de Moll 97
Glândula tireoide 36
Globo ocular 69
Gordura(s)
de Bichat 301
intraconal/orbital 302
lipoenxertia 268
ocular infraorbicular (SOOF) 302
ocular retro-orbicular (ROOF) 302
periorbitárias 301
pós-septal ou orbital 69
Granulomas de corpo estranho 304
Granuloma teleangectásico 159
Guia de procedimentos 80

## H

Hamartoma
fibrolipomatoso 122
Hanseníase 122
*Happy bump* 283
Hemangioendotelioma
epitelioide 159
kaposiforme 159
Hemangioma
congênito 157
infantil 155
Hematoma 16, 238
subungueal 239
Herpes
simples 279
Hidradenoma 97
Hidrocistoma 97
Hidrogel 263
Hidroxiapatita de cálcio 265
Hiperecogênicas 4
Hipoderme ou tecido subcutâneo 26
Hipogênicas 4

Histiocitoma
fibroso benigno 104
fibroso maligno 176

## I

Implantes 291
Infiltração 16
Isoecoica 4

## J

Joelho e perna 202

## L

Lábios 71
Lacrimais e salivares 36
Laudo médico 326
Ledderhose 106
Leiomiossarcomas 167
Lesões
císticas 88
congênitas 78
de partes moles 187
vasculares 167
Ligamento retentor orbicular 48
Linfoma cutâneo 130
Linfonodos 36
Lipoaspiração 295
Lipolíticos/*emptiers* 297
Lipomas 101, 167
Lipomatosos 169, 172
Lipossarcomas 167
Liquenificação 16
*Livedo reticularis* 279
Localização 80
*Low grade inflamation* 283

## M

Macrodactilia 122
Macrodistrofia
lipomatosa 122
Mácula 14
Malformações vasculares 160
Mamárias 36
Mancha 14
anêmica 15
angiomatosa 15
Mãos 199
Mapeamento 259
vascular 259
Massa/tumoração 15
Melanoma 134, 252
acral/ungueal 254
Metástase 252
em trânsito 141

Micose fungoide 130
Micose/onicomicose 246
Microcirurgia reconstrutiva 318
Migração 283
*Milium* 89, 96
Miofibroblásticos 169
Mixofibrossarcoma 176
Modo B 5
Módulo elástico (G' ou G prime) 268
Módulo viscoso (viscosidade complexa ou G") 268
Mucocele labial 93
Musculares
  estriados 169
  lisos 169
Músculo 50
  bucinador 51
  corrugador do supercílio 50
  de Müller 69
  depressor do ângulo da boca 50
  depressor do lábio inferior 51
  elevador do ângulo da boca 51
  frontal 50
  levantador do lábio superior 51
    e da asa do nariz 51
  masseter 51
  mentual 51
  nasal 50
  orbicular da boca 51
  orbicular dos olhos 50
  platisma 51
  prócero 50
  risório 51
  tarsal inferior 69
  zigomático maior 51
  zigomático menor 50

## N

Nariz 65
Neoplasia
  angioproliferativa
    maligna 130
Nervo(s)
  auricular magno 65
  facial 65
  mandibular 63
  maxilar 63
  mediano 111
  oftálmico 63
  periféricos 114
  radial e interósseo posterior 111
  tibial posterior 111
  trigêmeo 63
  ulnar 111
Neurilemoma 121
Neurinoma 121
Neurofibroma 110, 118
  cutâneo localizado 118
  intraneural localizado 118
Neurofibromatose
  tipo 1 118
  tipo 2 121
Neuroma(s)
  de coto 116
  de Morton 170
  fusiformes 116
Neuropraxia 279
Nevo 106
  melanocítico congênito 106
  sebáceo de Jadassohn 106
Nódulos 15
  inertes 278
  infecciosos 278
  inflamatórios 278
  não inflamatórios 278
  tardios não inflamatórios 283

## O

Onda 1
Ondulatória 1
Onicocriptose 236
Onicomadese 238
Onicomatricoma 247
Ossificações 44

## P

Pálpebras 66
Paniculite 272
Pápula 15
Paroníquia 242
*Patch* 14
Patologias
  neurais 111
Perfurantes 318
  capilares 320
Pericíticos 169
Perivasculares 169
Pescoço 190
Peyronie 106
Piezoeletricidade 3
Pilomatricoma 102
Placa 15
  tarsal 67
Plexiforme 118
  difuso 120
  nodular 120
Poliacrilamida (PAAG) 264
Poliamida 264
Policaprolactona 265
Polidioxanona (PDO) 289

Polietilenoglicol (PEG) hidrogel 265
Polimetilmetacrilato (PMMA) 263
Preenchedores 258
Procedimentos
  dermatológicos 308
  estéticos 259
Profundidade 20
Provenientes 321
Pseudocistos 88
Psoríase 244
*Punctum* 89
Punhos e dedos 199
Púrpura 15
Pústula 15
  estéreis 279

## R

Rágade 16
Ramo nasal lateral 54
Reação morfeiforme 285
Reações de hipersensibilidade 283
Reflexão 3
Reforço acústico posterior 5, 18
Refração 3
Relatório 326
Reologia 258
Resultados inestéticos 305
Retalho anterolateral da coxa 320
Retalhos
  cirúrgicos 318
  perfurantes 320
Reticulação (*crosslink*) 268
Retroníquia 236
Reverberação 5, 18
Reverberação/*twinkle* 8
Rinomodelação 299
Rinoplastia/rinosseptoplastia 299
ROOF 53

## S

Sarcoma pleomórfico de alto grau 167
Sarcoma de Kaposi 130
Sarcomas 167
  indiferenciados de células redondas 169
Satelitoses 141
Schwannoma 110, 118, 121
Segmentos superficiais de gordura da face 48
Septo orbital 69
Sialoadenites 278
Silicone 263
Sinal
  da cauda 142
  da corda ou cordão 144
  do alvo 118, 121
Síndrome autoimune induzida por adjuvantes 285
Sistema musculoaponeurótico superficial 48
Solicitação do exame 325
Sombra acústica posterior 5, 18
SOOF 53
*Split-fat sign* 118
*Standoff gel* 309

## T

Técnica do exame 18
Telangiectasia 15
Tempestade de neve 263
Termografia 321
Tétrade de oclusão folicular 94
TGC 20
Tórax e abdome 192
Tornozelo e pé 205
Toxina botulínica 291
Transdutores 8
Tuberculoide 122
Tumor(es)
  de bainha neural 118, 167, 169
  de músculo liso 177
  de partes moles 167
  desmoide 106
  em músculo estriado 178
  estromal gastrointestinal (GIST) 167
  fibroblástico 104
  fibroso 248
  fibroso solitário 175
  glômico 170, 247
  pericíticos 177
  periungueal
    benigno 248
    maligno 252
  perivasculares 177
  ungueal
    benigno 247
  vasculares 154

## U

Úlcera 16
Ulceração 16
*Ulthera* 299
*Ultraformer* 299
Ultrassom
  microfocado 299
Ultrassonografia 1
  cutânea 77
Urtica 15
Urticária 285

## V

Variações

anatômicas 259
*Vasa nervorum* 114
Vascular 169
Vascularização 5
da pele 28
Vasos 36
Veia
temporal média 61
Velocidade
da onda 1
Vesícula 15
Virchowiana 122
Von Recklinghausen 118